W0261646

HANDBUCH DER SPEZIELLEN PATHOLOGISCHEN ANATOMIE UND HISTOLOGIE

BEARBEITET VON

G. ABELSDORFF-BERLIN · A. v. ALBERTINI-ZÜRICH · M. ASKANAZY-GENF · G. AXHAUSEN-BERLIN · C. BENDA-BERLIN · W. BERBLINGER-JENA · H. BORCHARDT-BERLIN · R. BORRMANN-BREMEN · W. CEELEN-BONN · E. CHRISTELLER†-BERLIN · F. DANISCH-JENA · A. DIETRICH-TÜBINGEN · A. ECKERT-MÖBIUS-HALLE · A. ELSCHNIG-PRAG · TH. FAHR-HAMBURG WALTHER FISCHER-ROSTOCK · E. FRAENKEL†-HAMBURG · O. FRANKL-WIEN · W. GERLACH-BASEL · E. v. GIERKE-KARLSRUHE · S. GINSBERG-BERLIN · R. GREEFF-BERLIN · GEORG B. GRUBER-GÖTTINGEN · R. HANSER-LUDWIGSHAFEN · C. HART†-BERLIN · G. HAUSER-ERLANGEN · K. HELLY-ST. GALLEN · F. HENKE-BRESLAU · E. HERTEL-LEIPZIG · G. HERXHEIMER-WIESBADEN · G. HERZOG-GIESSEN · E. v. HIPPEL-GÖTTINGEN · P. HUEBSCHMANN-DÜSSELDORF · L. JORES-KIEL · C. KAISERLING-KÖNIGSBERG · K. KAUFMANN-BERLIN · MAX KOCH†-BERLIN · WALTER KOCH-BERLIN · G. E. KONJETZNY-DORTMUND · E. J. KRAUS-PRAG E. KROMPECHER†-BUDAPEST · R. KÜMMELL-HAMBURG · F. J. LANG-INNSBRUCK · W. LANGE-LEIPZIG · A. LAUCHE-BONN · W. LÖHLEIN-JENA · H. LOESCHCKE-MANNHEIM · O. LUBARSCH-BERLIN · R. MARESCH-WIEN · H. MARX-MÜNSTER · E. MAYER-BERLIN · H. MERKEL-MÜNCHEN · H. v. MEYENBURG-ZÜRICH · ROBERT MEYER-BERLIN · J. MILLER-BARMEN J. G. MÖNCKEBERG†-BONN · H. MÜLLER-MAINZ · H. O. NEUMANN-MARBURG · S. OBERNDORFER-MÜNCHEN · W. PAGEL-SOMMERFELD · A. PETERS-ROSTOCK · ELSE PETRI-BERLIN L. PICK-BERLIN · K. PLENGE-BERLIN · A. PRIESEL-WIEN · W. PUTSCHAR-GÖTTINGEN H. RIBBERT†-BONN · O. RÖMER-LEIPZIG · R. RÖSSLE-BERLIN · E. ROESNER-BRESLAU · W. ROTH-WIESBADEN · H. G. RUNGE-HAMBURG · F. SCHIECK-WÜRZBURG · M. B. SCHMIDT-WÜRZBURG MARTHA SCHMIDTMANN-LEIPZIG · A. SCHMINCKE-TÜBINGEN · A. SCHULTZ-KIEL O. SCHULTZ-BRAUNS-BONN · E. SEIDEL-HEIDELBERG · C. SEYFARTH-LEIPZIG · H. SIEGMUND-KÖLN · W. SPIELMEYER-MÜNCHEN · C. STERNBERG-WIEN · O. STEURER-TÜBINGEN O. STOERK†-WIEN · A. v. SZILY-MÜNSTER · M. THÖLLDTE-WIESBADEN · M. VERSÉ-MARBURG K. WALCHER-MÜNCHEN · C. WEGELIN-BERN · A. WEICHSELBAUM†-WIEN · K. WESSELY-MÜNCHEN · K. WINKLER-BRESLAU · K. WITTMAACK-HAMBURG · E. WOLFF-BERLIN

HERAUSGEGEBEN VON

F. HENKE
BRESLAU

UND

O. LUBARSCH
BERLIN

DRITTER BAND
ATMUNGSWEGE UND LUNGEN
ZWEITER TEIL

MIT 249 ZUM GROSSEN TEIL
FARBIGEN ABBILDUNGEN

BERLIN
VERLAG VON JULIUS SPRINGER
1930

ATMUNGSWEGE UND LUNGEN

BEARBEITET VON

W. BERBLINGER · W. CEELEN · F. DANISCH
W. FISCHER · C. HART† · F. HENKE · W. KOCH
A. LAUCHE · H. LOESCHCKE · O. LUBARSCH
E. MAYER · H. MÜLLER · W. PAGEL · K. PLENGE
H. G. RUNGE · M. SCHMIDTMANN · M. VERSÉ

ZWEITER TEIL

MIT 249 ZUM GROSSEN TEIL
FARBIGEN ABBILDUNGEN

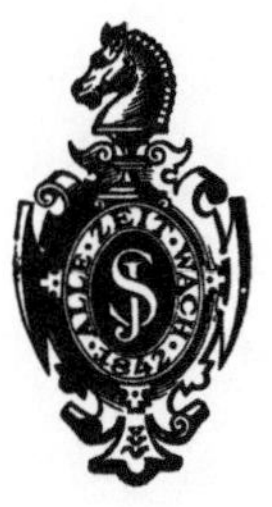

BERLIN
VERLAG VON JULIUS SPRINGER
1930

ISBN 978-3-642-47837-6   ISBN 978-3-642-47836-9 (eBook)
DOI 10.1007/978-3-642-47836-9

Inhaltsverzeichnis.

Inhalt von Band III/1.

1. Zusammenhangstrennungen Lageveränderungen und Fremdkörper der Lunge und Bronchien.

Von

W. Koch - Berlin - Westend.

Mit 31 Abbildungen.

Bei den Zusammenhangstrennungen und Fremdkörpern der Lunge und Pleura denkt man unwillkürlich zunächst an die vielen Kriegsverletzungen, die uns aus dem Weltkriege noch in erdrückender Zahl in Erinnerung sind. In Friedenszeiten waren es nur gelegentliche Beobachtungen, die uns nächst den Erfahrungen aus früheren Kriegen mit wesentlich geringerer Verwundetenzahl Untersuchungsmaterial an die Hand gaben. Die Mannigfaltigkeit moderner Schußwaffen hat auch die Verletzungsformen so vielseitig gestaltet, daß die Berichte aus früherer Zeit sie nicht mehr umfassen. Wenn jetzt nach dem Kriege die Waffenverletzungen nicht nur verhältnismäßig, sondern vielleicht auch absolut gegenüber der Vorkriegszeit abgenommen haben, so sind dafür andere Verletzungsformen, die gerade bei Lunge und Pleura mit ihrer großen Angriffsfläche sich auswirken, um so rascher im Ansteigen begriffen. Sie sind bedingt durch Verkehrsunfälle infolge des zunehmenden Schnellverkehrs, vor allem vermittels des Automobils und des Flugzeuges. Bei den Verletzungen von Lunge und Pleura und Fremdkörpern im Bereiche des Lungen- und Pleuraraumes sind es nach wie vor die von außen einwirkenden Gewalteinflüsse, die in erster Linie Berücksichtigung finden müssen und hier auch vor allem besprochen werden sollen. Dabei ist stets daran zu denken, daß bei von außen kommenden mechanischen Gewalteinwirkungen auf Lunge und Pleura meistens der Rippenkorb durchdrungen werden muß, so daß in einem großen Prozentsatz der Fälle, d. h. wenn nicht gerade Zwischenrippenräume für die Verletzungsbahn in Frage kommen, Zertrümmerungen des Rippenkäfigs mit in Anrechnung zu setzen sind. Weiter ist zu berücksichtigen, daß die Lungen nur einen Teil des Brustkorbes, wenigstens bei der Ausatmung und bei ruhiger oberflächlicher Atmung ausfüllen, daß aber bei den Komplementärräumen auch reine Pleuraverletzungen ohne Lungenverletzungen beobachtet werden können. Zieht man weiter in Betracht, daß für die Art und Schwere der Verletzungen nicht nur die verschiedenen Geschoßarten, sondern auch die Entfernung, aus welcher sie die Pleura und Lunge erreichen, und die Geschwindigkeit der Flugbahn eine so bedeutende Rolle spielen, daß die Richtung, in welcher der Körper getroffen wird und die Verwicklungen durch Mitverletzung von Nachbarorganen von ausschlaggebender Bedeutung sein müssen, so ergibt sich von vornherein, welch mannigfaltiges Bild bei Verletzungen und Fremdkörpereinschleppungen an Lungen und Pleura entstehen kann.

A. Zusammenhangstrennungen durch von außen einwirkende mechanische Ursachen.

1. Die Schuß- (Stich-)Verletzungen.

a) Streifschüsse.

Die Verletzungen der Lunge durch Geschosse werden zweckmäßig eingeteilt in: 1. Streifschüsse, 2. Steckschüsse, 3. Durchschüsse, 4. Zertrümmerungsschüsse. — Bei den Streifschüssen ist nicht an die Prell- oder Tangentialschüsse der Brustkorbwand gedacht, sondern an solche, bei welchen der Geschoßkörper die Lunge, bzw. Pleura berührt. Solche Schüsse sind also, auf den Brustkorb bezogen, Durch- bzw. Steckschüsse, und es muß zum mindesten die Pleura costalis oder Pleura diaphragmatica einmal durchlöchert werden. Da nun aber die Lunge der Pleura costalis im allgemeinen eng anzuliegen pflegt und nur in den Komplementärräumen oder im Bereich des Mediastinums durch vorbeieilendes Geschoß leichter gestreift werden kann, sind diese Schußverletzungen im allgemeinen nur selten. Ich habe sie noch am häufigsten bei Selbstmördern beobachtet, welche sich ihre Schußverletzungen in der Herzgegend beibrachten, wobei das Geschoß den Lungenrand streifte. Auch an der unteren Kante der Lungen findet man bisweilen derartige Streifschußverletzungen, die durch den komplementären Raum ihren Gang genommen hatten. Dann ist es die Lungenkuppe, welche bei Einschüssen in die Pleurakuppe mit gestreift wird, und schließlich kommen noch die tangential die seitliche oder hintere Brustwand treffenden Schußverletzungen mit in Frage, bei denen, wie später noch besonders besprochen werden muß, entweder ein Durchschuß durch die Brustwand mit sehr dicht liegenden Aus- und Einschüssen oder ein Aufreißen der Brustwand im Verlauf des Schußkanals in Frage kommt. Endlich spielen noch die Längsschüsse durch den Körper von der Bauchhöhle nach dem Jugulum zu oder umgekehrt eine Rolle, bei denen die mediastinalen Pleuraflächen der Lunge gestreift werden können. Dasselbe gilt für Schußrichtungen, die von vorn nach hinten oder umgekehrt durch das Mediastinum gehen.

Diese Streifschüsse der Lungen pflegen im allgemeinen örtlich umschrieben zu sein. In den leichtesten Fällen, wie ich unlängst bei einem Selbstmord beobachtete, wo der Schuß aus kleinem Trommelrevolver das Geschoß von dem linken Manubrium sterni durch den linken Thymusrand zwischen Arteria carotis und axillaris in den Wirbelkanal gesandt hatte, fand sich nur eine parietale Pleuraöffnung am Mediastinum und eine linsengroße Durchblutung mit feinen fibrinösen Belägen an der entsprechenden Pleurastelle des linken Oberlappens. Ein sicherer Riß der Lungenpleura konnte nicht gefunden werden, auch eine Infarzierung des darunter gelegenen Lungengewebes war nicht erfolgt. Die glattwandigen Geschosse der Handfeuerwaffen oder Schrapnellkugeln pflegen je nach Länge und Breite der Berührungsfläche nur umschriebene Blutungen in die Pleura und vielfach Infarzierungen des darunter liegenden Lungengewebes auszulösen. Bei keinem der von mir beobachteten reinen Streifschüsse war die Infarzierung eine besonders tiefgehende. Eine Ausnahme machten nur die Kantenschüsse an den unteren oder medialen Rändern der Lunge, soweit sie der Brustwand dicht anlagen, und ich hatte hier den Eindruck, als wenn bei der dabei beobachteten, etwas stärkeren Infarzierung von keilförmiger, die Lungenkanten ausfüllender Form eine Quetschung durch den Rippenkorb mit im Spiel gewesen wäre. Man muß aber auch daran denken, daß in den schmal ausgezogenen Lungenrändern günstigere Bedingungen für Infarzierung gegeben sind.

Nicht nur bei zackigen Geschossen, wie besonders den Granat- und Minensplittern, sondern auch bei den glattwandigen kann man bei reinen Streifschüssen Berstungsrisse der Pleura oder oberflächliche verschorfende Nekrose beobachten. Während bei den glatten Geschossen wohl nur das Reißen durch Aufplatzen angenommen werden muß, handelt es sich bei den zackigen Geschossen natürlich um ein Aufritzen der Pleura. Sowie die Pleura mit verletzt war, war auch die Infarzierung festzustellen, die aber für gewöhnlich sich immer noch auf die Nachbarschaft der durch den Streifschuß getroffenen Stellen beschränkte. Ob bei den oberflächlichen Verschorfungen der Pleura eine Hitzewirkung mit in Frage kommt, möchte ich offen lassen. BORST glaubt nicht an größere Temperaturen der Geschosse, die außerdem nur kurz einwirken; desgleichen MARWEDEL hält größere Erhitzung auch für unwahrscheinlich, während MERKEL immerhin mit Hitzeeinwirkung der Geschosse rechnen zu müssen glaubt. Ich habe mich selbst überzeugen können, daß Geschoßsplitter oder Infanteriegeschosse, die man bei Gelegenheit nach dem Einschlagen vom Boden oder aus Sand aufheben konnte und die, weil sie matt zu Boden fielen, sicher schon eine große Flugbahn hinter sich hatten, doch von so hoher Temperatur waren, daß man sie keinesfalls in der Hand halten konnte und habe weiter beobachtet, wie sich bei einem Soldaten, dem ein mattes Infanteriegeschoß nur die Kleidung durchschlagen hatte und zwischen Hemd und Oberbauchhaut liegen geblieben war, hier eine deutliche Brandblase gezeitigt hatte. Wenn man dazu weiter noch in Betracht zieht, daß, wie LÄWEN und HESSE festgestellt haben, die Infanteriegeschosse, die innerhalb der ersten 13 Stunden aus dem Körper entfernt waren, keimfrei befunden wurden (im Gegensatz zu A. G.-Geschossen), so möchte auch ich die Möglichkeit einer Hitzeeinwirkung nicht ganz ausschließen, wenn ich ihr auch eine größere Bedeutung nicht zumesse.

Zu den Streifschüssen noch mit hinzuzurechnen sind die Furchungs- bzw. Rinnenschüsse. So oft diese Schußform an der äußeren Bedeckung, an den Knochen, an den großen Bauchdrüsen, kurz an allen festeren Geweben des Körpers beobachtet wird, so selten ist sie eigentlich an der Lunge. Sie kommt an denselben Stellen vor, wie sie für die Streifschüsse überhaupt vorher erwähnt wurde und ist am ausgesprochensten in Beziehung mit Tangentialschüssen des Thorax, wo die Pleura in langer Furche aufgerissen und das Lungengewebe in breiter Zone und tief nach dem Hilus zu infarziert sein kann. Allerdings muß man berücksichtigen, daß es sich dabei oft um versteckte tangentiale Durchschüsse durch das Lungengewebe handelt, bei denen nur das Pleuradach vom Einschuß bis zum Ausschuß mit aufgeplatzt ist. Etwas anderes ist es natürlich bei zackigen A. G. Geschossen, wo ein wirkliches furchenartiges Aufreißen der Pleura und obersten Lungenabschnitte ohne weiteres erklärlich ist. Eine besondere Form der Rinnenschüsse beobachtet man an den Lungenkanten. Sie sind dabei wie mit Locheisen halbringförmig angestantzt (I. G.-Geschosse) oder zackig eingerissen, was wieder besonders an den mediastinalen und den unteren Rändern der Lunge zu sehen ist. Die Infarzierung in der Umgebung dieser Randdefekte ist meist scharf abgesetzt und umgibt in einer Ausdehnung, die bei kleineren Geschossen markstück- bis talergroß ist, den Randdefekt.

b) Steckschüsse.[1]

Bei den Steckschüssen der Lunge ist wiederum zu beachten, daß hier zunächst nur solche Schußformen besprochen werden sollen, bei denen das

---

[1] Die Mehrzahl der in diesem Kapitel wiedergegebenen Abbildungen sowie auch das Material für die mikroskopischen Untersuchungen der Schußverletzungen der Lungen entstammt der Kriegs- und Konstitutionspathologischen Sammlung der früheren Kaiser-Wilhelm-Akademie, jetzt Reichsgesundheitsamt.

Geschoß tatsächlich im Lungengewebe selbst bzw. im Bereiche seines Pleuraüberzuges stecken geblieben ist. Bei den im Pleuraraum liegen gebliebenen
oder in den parietalen Pleurablättern haftenden Geschossen, die gleichzeitig
mitbesprochen werden sollen, kann es sich für die Lunge, sofern sie mit in Frage
kommt, dann nur um einen Durchschuß, bzw. um Streif- oder Prellungsschuß
handeln. In den klinischen Diagnosen ist des öfteren von Lungensteckschuß
die Rede, wo das Geschoß zwar die Lunge verletzt haben mag, aber in Wirklichkeit nicht in der Lunge selbst, sondern in der Brustkorbwandung, in der Bauchhöhle oder in der Halsgegend stecken geblieben ist. Es ist in gewissem Sinne

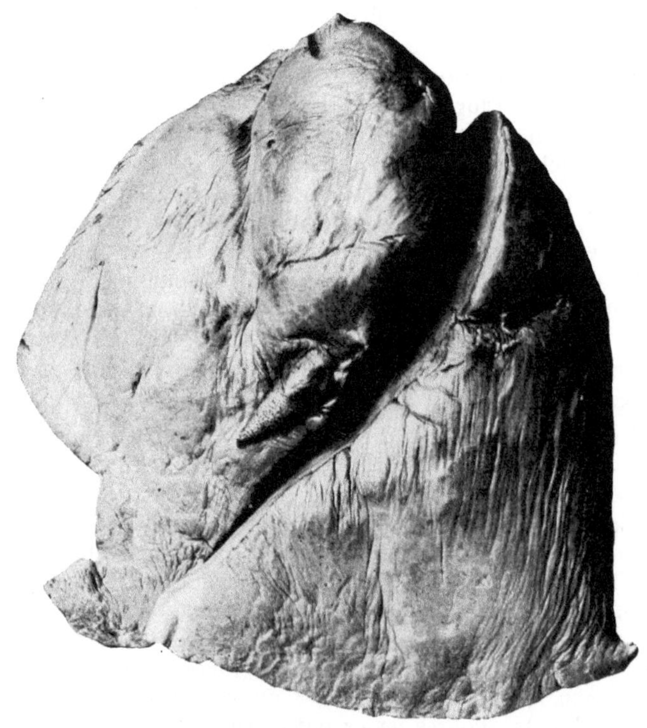

Abb. 1.

auffallend, daß wirkliche Steckschüsse der Lunge gar nicht so besonders häufig,
wenigstens nicht so oft der anatomischen Prüfung zugänglich sind. Gewisse
Erklärungen sind dafür möglich. Im großen und ganzen bietet die lufthaltige
Lunge dem mit einiger Rasanz auftreffenden Geschoß wenig Widerstand.
Andererseits schützt der knöcherne Brustkorb die Lungen vor dem Eintritt
matter Geschosse. Dem gegenüber vermag allerdings bei eingetretenem Geschoß
die Brustwand am Ende der Geschoßbahn im Körper das Geschoß wiederum
leichter zurückzuhalten, und es ist daher wohl erklärlich, daß Steckschüsse der
Rippenpleura oder des Zwischenrippenraums verhältnismäßig nicht so selten sind.
    Es braucht wohl nicht noch besonders betont zu werden, daß bei dem lufthaltigen leicht zerreißlichen Lungengewebe die Form und Geschwindigkeit
der Geschosse eine ganz besondere Rolle spielt, wenn das Geschoßmaterial
im Lungengewebe festgehalten werden soll. Ich sehe zunächst ab von ungewöhnlich großen Geschoßteilen, wie großen viele Zentimeter messenden Granat-

oder Bombensplittern oder Zünderteilen und dergleichen. Was wir, hiervon abgesehen, am häufigsten als Geschoßfremdkörper in der Lunge finden, sind Infanteriegeschosse, kleinere Granatsplitter und Schrapnellkugeln. Bei den Infanteriegeschossen, die, wie wir später noch sehen werden, sonst vielfach die Lungen so glatt durchschlagen, haftet das Geschoß in der Lunge selbst, wenn es als mattes Geschoß überhaupt nur noch mit geringer Gewalt durch die Brustwand bis in die Lunge gedrungen ist. Allerdings habe ich keinen Fall gesehen, bei dem das Geschoß gewissermaßen in der natürlichen Flugbahneinstellung im Lungengewebe zum Haften gekommen wäre. Hat aber das Geschoß durch Anstreifen oder Durchschlagen der Rippen, der Leber, der Wirbelkörper, des Herzens oder anderer Organe nicht nur eine Verzögerung in seiner Fluggeschwindigkeit, sondern auch eine Ablenkung seiner Längsachse von der eigentlichen Flugbahnrichtung erfahren, so sehen wir, wie es in der Lunge stecken bleibt. Dabei kann es in der Pleura der Lunge, meistens schräg eingespießt, festgehalten werden (Abb. 1).

Fall von I.G.-Steckschuß der linken Lunge. Von der Einschußstelle an der Außenseite des rechten Oberarmes, der schräg gebrochen war, geht die Geschoßbahn auf die rechte 7. Rippe, welche zwei Finger breit von der Wirbelsäule abgebrochen ist, und durch die Rückenmuskulatur zur linken 6. Rippe, die drei Finger breit von der Wirbelsäule durchschlagen wurde. Querer Durchschuß durch den linken Lungenunterlappen. Das Geschoß ist im Oberlappen subpleural stecken geblieben, da es seitlich an einer Rippe anprallte. Hier Pleura- und Periostdefekt. Geschoß sitzt mit der Bodenseite noch unter der Pleura, die Spitze ragt in Schußrichtung hervor. Tod an doppelseitigem Pneumothorax bei geringem Hämothorax. (K.W.A. Nr. 4672.)

Sehr oft muß man der Lage des Geschosses entnehmen, daß es sich um 180 ° gedreht hat und mit dem Boden voran in die Lunge eintrat. Die Geschosse brauchen dabei nicht deformiert zu sein. Ich habe im Gegenteil gefunden, daß eine auffällig große Zahl der Gewehrsteckschüsse, inmitten des Lungengewebes oder in der Pleura haftend, ihre Form völlig bewahrt hatten. Immerhin ist der Befund von Infanteriegeschossen mitten im Lungenparenchym doch nur ein verhältnismäßig seltener auf dem Sektionstisch. Daß Steckgeschosse der Lunge klinisch durch das Röntgenbild häufiger nachgewiesen werden, soll später noch zur Erörterung stehen.

Einen etwas größeren Widerstand für eindringende Geschosse bieten die Lungenwurzeln mit ihren stärkeren Gefäßen und Bronchialverzweigungen. Da aber die Verletzungen dieser großen Luft- und Blutbahnen auch das schwerere und oft schnell tödliche Krankheitsbild im Gefolge haben, sind Steckschüsse, die hier aufgefangen wurden, ebenfalls nicht so häufig zur Beobachtung gekommen. Eine besondere und etwas häufigere Form der I. G.-Steckschüsse ist bei mißstalteten Infanteriegeschossen und bei Mantelreißern zu beobachten. Besonders das französische Kupfervollgeschoß wurde mit Verbiegung der Spitze oder als plattgedrücktes Geschoß als Steckschuß beobachtet und bei den Mantelreißern der Mantelgeschosse, besonders russischer Geschosse, konnte man alle möglichen Formen der Aufsplitterung der Mantelhülle und der Umgestaltung des Bleikerns bis zu pilzförmig umgebildeten Geschossen im Lungengewebe als Steckgeschoß beobachten. Dementsprechend wurden abgesprengte Bleiteilchen des Geschoßkerns und häufiger noch Splitter des Geschoßmantels im Lungengewebe haftend gefunden.

Die Granat- bzw. Minen- oder Bombensplitterverletzungen stellen, nicht nur wegen der leichteren Möglichkeit zur Verletzung, sondern auch wegen ihrer Gestalt den größeren Anteil zu den Steckschüssen der Lungen, besonders winzige Splitter, Splitterplättchen und kleine zackige Bruchstücke bis etwa Bohnengröße sind häufig als Steckgeschoße der Lunge gefunden worden. Im Gegensatz zu den Infanteriegeschossen hafteten sie aber nicht so sehr in der

Lungenpleura, sondern wurden mehr im Lungenparenchym und besonders im Hilusbezirk angetroffen. Unter den größeren Granatsplittern habe ich solche von 10—15 cm Länge beobachtet und in der Literatur sind noch viel umfangreichere A. G.-Splitter als Lungensteckschüsse beschrieben.

Verhältnismäßig häufige Steckgeschosse sind die Schrapnellkugeln (Abb. 2). Entsprechend der Verwendung des Schrapnells wurden sie in den ersten beiden

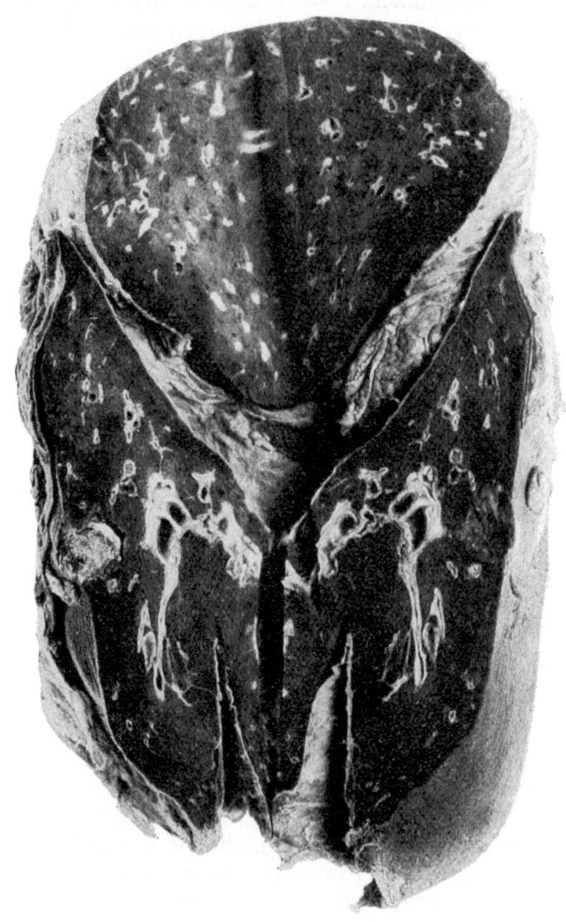

Abb. 2.

Jahren des Krieges am meisten beobachtet. Später traten sie hinter den Granat- und Bombenverletzungen ganz zurück. Die Schrapnellkugeln waren überhaupt infolge ihrer plumpen Form als Steckgeschosse des Körpers in allen Organen ein häufiger Befund. Sie sind in der Lunge an jeder Stelle des Gewebes zu finden gewesen und spielen bei dem unter der Pleura der Lungen oder im freien Pleuraraum liegenden Geschoßfremdkörpern eine hervorragende Rolle, wenn auch die absolute Zahl infolge der geringeren Verwendung des Schrapnells keine so große zu sein braucht.

Fall von $4^1/_2$ Monate altem Schrapnellkugelsteckschuß der Lunge. Kugel steckt reaktionslos subpleural seitlich in der Mitte des rechten Lungenunterlappens. Sie ist von schmaler, straff anliegender Kapsel umgeben. Schleierartige diffuse Verdickung der Pleura fast der ganzen Lunge. Zufallsbefund bei der Obduktion. Todesursache: Lymphosarkom. K. W. A. Nr. 5179.) (Abb. 2.)

Alle vorerwähnten Geschosse, besonders aber die Artillerie-, Bomben-, Minen- und Handgranatengeschosse können die verschiedenartigsten Fremdkörper in die Lunge mit hineinschleppen. An erster Stelle stehen hierbei die Knochensplitter des Brustkorbes, d. h. vor allem der Wirbelsäule und der Rippen. In zweiter Linie folgen Kleidungsfetzen, besonders Tuchfetzen der Uniform oder Wäsche. Demnächst kommen in Frage Bestandteile von Knöpfen der Kleidung, Metallteile, wie sie die Hosenträgerschnallen, Bleistifthülsen, Tornisterschnallen, Uhrensplitter und dergleichen erklärlich machen. Aber auch aus weiterer Umgebung des Körpers eingeschleppte Fremdkörper, wie Holzteile von Unterständen oder Schießscharten, Erde- und Pflanzenpartikel können in Begleitung des Steckschusses mit in die Lunge eingeschleppt werden.

Der anatomische Befund des Schußkanals im Verlaufe der Lunge bis zum Geschoßbett ist dementsprechend ein vielgestaltiger. Die gerade in die Pleura eingespießten oder dicht unter ihr liegenden Geschosse weisen natürlich noch keinen eigentlichen Schußkanal, sondern nur ein Geschoßbett auf. Sie liegen oft scheinbar völlig reaktionslos in ihrem Lager. Da sie als solche dann, wenn nicht noch andere Verletzungen den Tod verursachten, an sich nur ein geringfügiges Krankheitsbild zeitigen, findet man sie mehr als gelegentlichen Befund, oft lange Zeit, ja viele Jahre nach der Verwundung.

Von UNVERRICHT wird ein sehr bezeichnender Fall zur Sprache gebracht. Bei einem Offizier, der wegen rechtsseitiger Lungenspitzentuberkulose in Behandlung war, wurde röntgenologisch zufällig ein französisches Infanteriegeschoß in der linken Lunge entdeckt, ohne daß der Träger des Geschosses überhaupt eine Ahnung davon hatte, daß er einen Lungenschuß erhalten hatte. Er war seinerzeit am linken Oberarm verletzt und zu seiner eigenen Überraschung, durch den Schuß zu Boden geworfen worden. Es hat sich damals um ein verhältnismäßig mattes Geschoß gehandelt, das umgekehrt in der Lunge stecken blieb und keinerlei Lungenerscheinungen zeitigte (s. B 5).

Auffallend gering ist dann die Reaktion des Fremdkörpers auf die Umgebung. Eine dem Geschoß eng anliegende Kapsel von oft kaum 1 mm Wandstärke hüllt den Fremdkörper straff ein und scheinbar allenthalben lufthaltiges Gewebe umgibt das Geschoßbett. Verwachsungen der Pleura mit der Brustwand können fehlen, vielfach sind aber flächenhafte, häufiger noch umschrieben strangförmige Verwachsungen zu beobachten. Sitzt das Geschoß tiefer im Lungengewebe, so kann der Schußkanal bis zum Geschoß je nach Alter des Steckschusses noch klaffend oder besser gesagt mit Blut ausgefüllt und scheinbar geschlossen oder bei älteren Steckschüssen fast verwischt angetroffen werden. Bei dem Geschoßbett in tieferen Abschnitten der Lungen gilt dasselbe wie vorher gesagt. Auch hier kann eine verhältnismäßig schmale Kapselbildung den einzigsten Befund für das Geschoßbett ohne besondere Reaktion in der Umgebung darstellen. Das gilt besonders für Infanteriegeschosse und Schrapnellkugeln, sowie für kleine Granatsplitter. Anders ist es bei größeren oder stark verunreinigten Geschossen, sowie bei mitgerissenen Fremdkörpern. Man kann meistens schon daran die Verunreinigung des Geschosses erkennen, daß dasselbe locker in seinem Geschoßbett liegt und beim Aufschneiden der Lunge leicht herausfällt. Die reaktionslosen Fremdkörperhüllen legen sich so straff besonders um das rauhe Geschoß herum, daß man den Fremdkörper oft nur mit Mühe aus seinem Geschoßbett lösen kann. Bei den infizierten Geschossen finden sich, wenn der Körper schon ein eigenes Geschoßlager organisiert hatte, schmierige oder dünnflüssige Massen von zuweilen öliger Beschaffenheit oder eiterähnlichem Aussehen im Hohlraum des Geschoßlagers, und auch die Umgebung des Geschoßbettes zeigt chronisch entzündliche Veränderungen der

Lunge in lokaler oft aber ziemlich weit reichender Umgebung. Der mikroskopische Befund wird noch weiter unten des Näheren besprochen.

Bei den mitgeschleppten Fremdkörpern werden besonders die Knochensplitter häufig schon an der Lungenpleura abgestreift und sie haften hier am Einschuß in die Lunge als bei der frischen Verletzung lockerliegende Fremdkörper oder beim älteren Schuß als reaktionslos eingespießte und über die Pleura hinausragende Höckerchen. Man sieht die Knochensplitter aber auch im ganzen Verlauf des Schußkanals verstreut bis zum Geschoßbett hin. Im Geschoßlager selbst neben dem Fremdkörper habe ich keine Knochensplitter gefunden. Auch die sonst mitgerissenen Fremdkörper, wie besonders die Tuchfetzen, können im Verlauf des Schußkanals beobachtet werden. Gerade aber diese Zeugreste findet man dem Geschoß anhaftend auch im Geschoßlager selbst.

c) Durchschüsse.

Die Durchschüsse der Lungen können nach übereinstimmender klinischer und anatomischer Erfahrung unter Umständen zu den gutartigsten Verletzungen gehören. Das gilt besonders von glatten I.G.-Durchschüssen oder auch solchen mit kleinen Granatsplittern. Bei dem gestreckten Durcheilen des Lungengewebes durch ein lebendiges Infanteriegeschoß ist die Sprengwirkung auf Grund der nachgiebigen Struktur der Lungen eine so geringe, daß der Schußkanal sowohl bald nach der Verletzung, wie besonders späterhin kaum dem Kaliber des Geschosses gleichkommt, ja in späteren Stadien der Abheilung in völligem Mißverhältnis zu ihm steht und nach Ablauf einer größeren Zeitspanne nur noch mit Mühe nachzuweisen ist. Auch Ein- und Ausschuß der Pleura sind bei solchen frischen Durchschüssen unter Kalibergröße. Ein- und Ausschuß können im Gegensatz zu andern Organen dabei wenig charakteristisch sein, besonders was die Ein- und Ausstülpung der Schußränder betrifft, so daß es ohne Berücksichtigung der Wundverhältnisse an den äußeren Bedeckungen oft nicht leicht ist, nur an der Lunge die Schußrichtung zu bestimmen. Bei frischen Durchschüssen findet sich der Schußkanal meistens mit geronnener Blutsäule gleichmäßig ausgefüllt und die umgebenden Lungenabschnitte zeigen eine Infarzierung, die oft in ziemlich gleichmäßiger Ausdehnung, die selten mehrere Zentimeter erreicht, den Schußkanal mantelartig umgibt (Abb. 3).

Fall von 43 Stunden altem I.-G.-Durchschuß durch den rechten Lungenoberlappen. Schußrichtung von rechter Schulter vorn nach der linken Brustseite unterhalb des Rippenbogens seitlich. Einschuß in die rechte Lunge vorn halblinsengroß. Ausschuß an der medialen Lungenfläche erbsengroß. Röhrenförmiger Schußkanal mit mantelartiger hämorrhagischer Infarzierung. Mitverletzung des Magens, Querkolons und Herzens. (K.W.A. Nr. 4628.)

Nach Beitzke sollen typische hämorrhagische Infarkte den Schußkanal umgeben können und zwar sollen diese Infarkte blätterartig in der Weise den Schußkanal umsäumen, daß die Spitze des Infarkts am Schußkanal, die Basis nach der Lungenpleura zu gelegen ist. Im allgemeinen habe ich mehr den Eindruck gehabt, daß es sich um eine diffuse Blutung in die Alveolen um den Schußkanal als wie um typische nebeneinander gereihte Infarkte handelt. Beitzke hat jedoch an der Spitze der Infarkte die durchtrennten Lungenarterienäste nachgewiesen, und ich muß zugeben, daß besonders an den Randabschnitten der Lungen die Durchblutung um die Schußkanäle von ausgesprochen Infarktähnlichem Bau sein kann.

Typisch für die Geschoßart sind andererseits wieder die glatten Schrapnelldurchschüsse. Wie an andern Organen auch findet man an der Lunge rundliche Pleuraein- und -ausschüsse, die im Gegensatz zu den glatten I. G.-Durchschüssen fast Kalibergröße behalten können und auch der Schußkanal in fast

Fingerdicke klafft viel weiter, soweit er nicht bei frischen Verletzungen durch die Blutung ausgefüllt ist. Auch die Fernwirkung auf die Umgebung des Schußkanals mit hämorrhagischer Infarzierung erstreckt sich über größere Gebiete. Die Ein- und Ausschußränder zeigen nekrotische Randzone, und Ein- und Ausstülpung des Ein- und Ausschusses mit hin- und herschwankenden Pleurafetzen am Ausschuß sind fast regelmäßiger Befund. Jedenfalls hat man bei allen Schrapnellverletzungen den Eindruck, daß die quetschende Zerstörung eine große Rolle spielt, während beim glatten Durchschuß des Spitzgeschosses mehr das Auseinanderdrängen des Gewebes das Typische ist (Abb. 4).

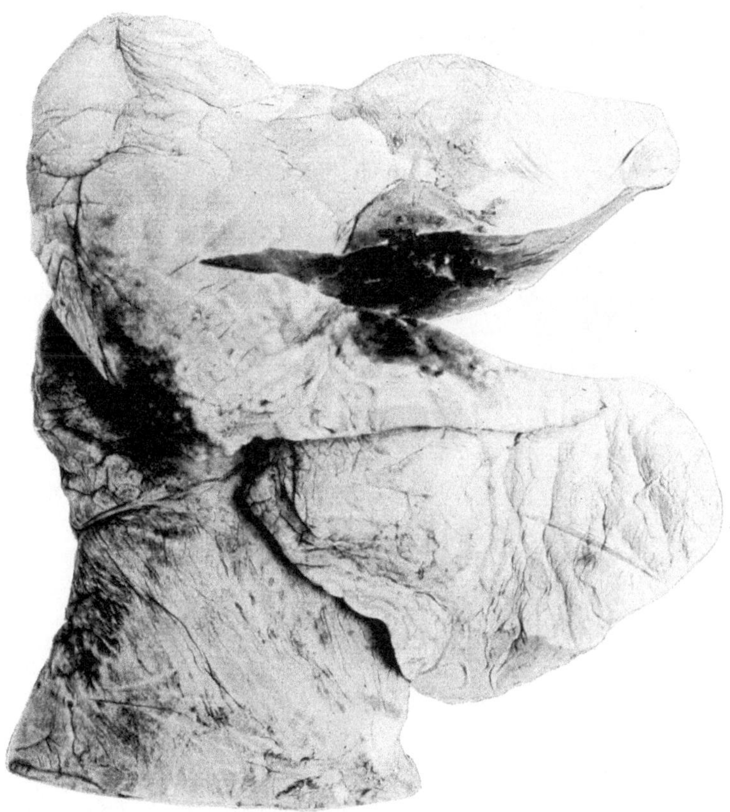

Abb. 3.

d) Zertrümmerungsschüsse.

Die unregelmäßigsten und im einzelnen nicht zu beschreibenden Verletzungen bringt natürlich das zackige A. G.-Geschoß. Ich erwähnte schon, daß kleine A. G.-Splitter allerdings auch glatte, unkomplizierte Durchschüsse verursachen können. Jedes größere und unregelmäßig gestaltete A.G.-Geschoß bedingt aber einen auffallend zerissenen Schußkanal. Schon die Pleura an der Einschußstelle, mehr noch aber am Ausschuß, zeigt dann weitgehende Zerfetzung, Ablösung und glasbruchartige Sprünge bis in weitere Umgebung der Pleuraschußlöcher. Auch der Schußkanal selbst weist, wenn man ihn auf Querschnitten zu seiner Achse untersucht, nicht nur an sich ganz unregelmäßige Kaliberweite auf, sondern auch die Infarzierung umgibt den Schußkanal in unregelmäßig gebuckelten Herden. Der Schußkanal kann sich an irgend einer Stelle des Verlaufs zu größerer Höhle erweitern. Er kann im Verlauf wie durch Sprengung die Pleura zum Bersten bringen, ohne daß an dieser Stelle das Geschoß ausgetreten wäre und sequestrierte Lungenfetzen sind innerhalb des Schußkanals in den größeren Sprenghöhlen nachzuweisen (Abb. 5).

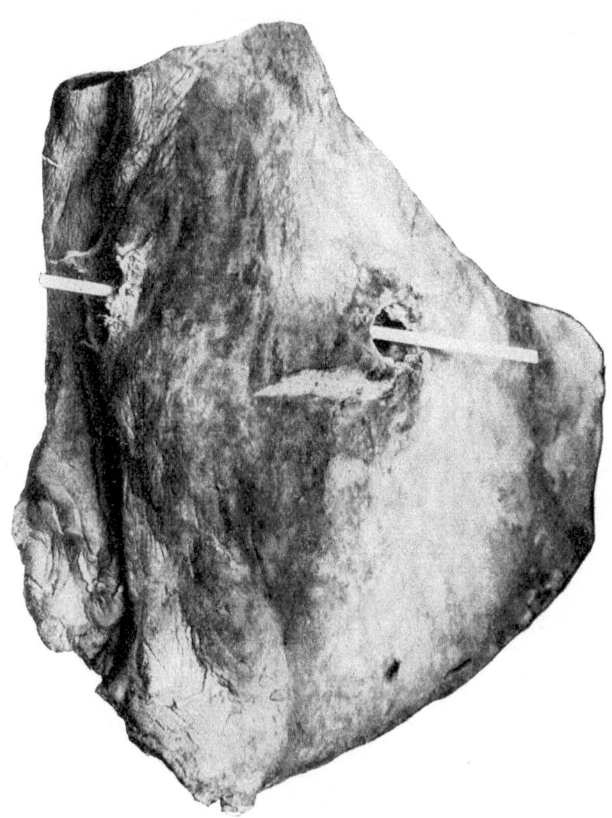

Abb. 4.

Fall J von 5 Tage altem Schrapnellkugeldurchschuß durch beide Lungenunterlappen. Doppelseitiger Hämothorax. Fibrinös-eitrige Pleuritis. Arrosion der Aorta thoracica, durch Thrombus gedeckt. Im rechten Lungenunterlappen (Abb. 4) führt das längere Sondenende in den ausgestanzten, kalibergroßen Einschuß in Höhe der 8. Rippe seitlich hinten. Einschuß 1 cm tief trichterförmig nach dem Schußkanal zu eingestülpt. Ausschuß hilusnah, etwas über kalibergroß, ausgestülpt, mit fetzigen Rändern. (K.W.A. Nr. 1403.)

Alle Durchschüsse können zu schweren Zerreißungen der Lunge führen, wenn es sich entweder um Nahschüsse oder um durch abgesprengte Knochensplitter und Fremdkörper komplizierte Durchschüsse handelt. Das gilt von allen Geschossen in gleicher Weise, am wenigsten vielleicht noch von den Schrapnellgeschossen, aber nächst den größeren A.G.-Splittern besonders von den I.G.-Geschossen. Die Ablenkung der Flugbahn ist für die Lunge naturgemäß besonders leicht durch Anstreifen des Geschosses an den Rippen gegeben und bei den I.G.-Verletzungen kommt alsdann nicht nur die Dumdumwirkung des Mantelreißers, sondern noch der Querschläger in Betracht. Die Verletzungen der letzteren ähneln den schweren Granatverletzungen. Es ist aber wiederholt beobachtet, daß bei derartigen Querschlägerlungenwunden das I.G.-Geschoß nur einen glatten Ausschuß zur Folge hatte, weil es, nach größerer Zertrümmerung

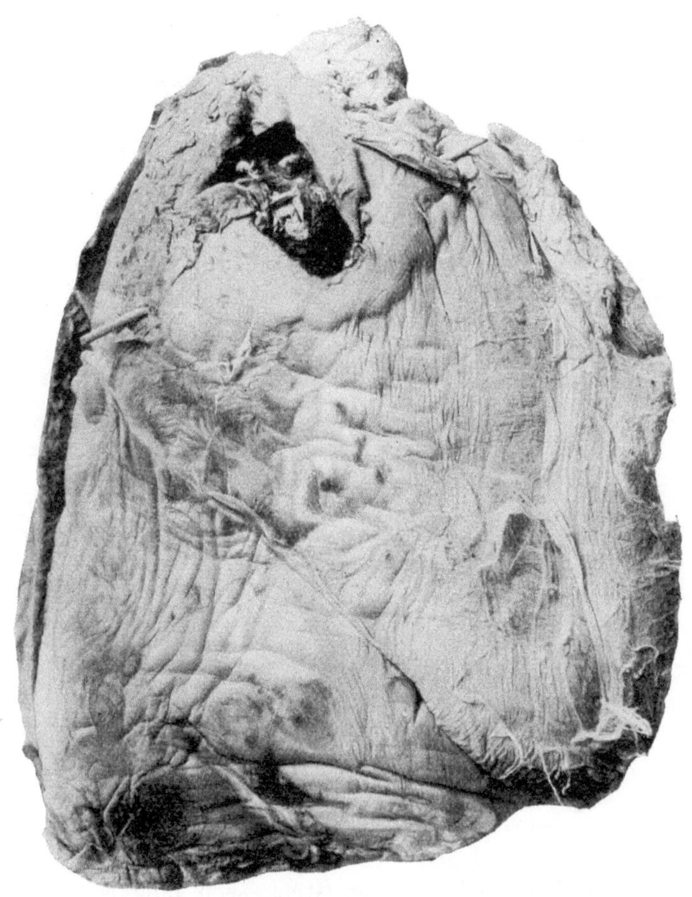

Abb. 5.

Fall von 5 Wochen altem A.G.-Steckschuß des Brustkorbes. Durchschuß durch den rechten Lungenoberlappen (in Richtung der weißen Sonde). Brandige Berstungshöhle in der Mitte des Schußkanals mit über Daumenglied großem Pleuraloch und flottierendem Lungengewebssequester. Ausgedehnte alte Pleuraverwachsungen. Tod an Nachblutung aus einem eröffneten Aneurysma der Lungenschlagader. (K.W.A. Nr. 4786.)

in Querschlägerstellung am Einschuß in die Lunge, sich weiter drehte und in mehr oder weniger gestreckter Flugbahn die Lunge verließ. Gar nicht so selten hat man dann Beweise dafür gefunden, daß das Geschoß mit dem Boden voran aus der Lunge austrat und vielleicht unter der Haut des Brustkorbes oder im Arm in dieser Stellung stecken blieb. Die Mitverletzungen durch mitgerissene Knochensplitter des Skelets sind nicht immer scharf von den eigentlichen Geschoßwirkungen zu trennen. Auffallend ist jedoch dabei, daß man die Splitter

weit von dem Bezirk antreffen kann, wo man den eigentlichen Durchschuß-
kanal vermuten muß. Die Verletzungen der Lunge selbst können in bezug
auf Ein- und Ausschußgebiet bei solchen Querschläger-, Mantelreißer- oder
Fremdkörpertrümmerdurchschüssen die eigenartigsten Verhältnisse aufweisen.
Zur Erläuterung sei auf das nachfolgende Präparat aufmerksam gemacht,
wo ein I.G.-Geschoß aus 15 m Entfernung den rechten Lungenunterlappen
subpleural glatt durchschlagen hatte und nach Zertrümmerung des 9. Brustwirbels den linken Unterlappen in über Handtellergröße an der Herzfläche

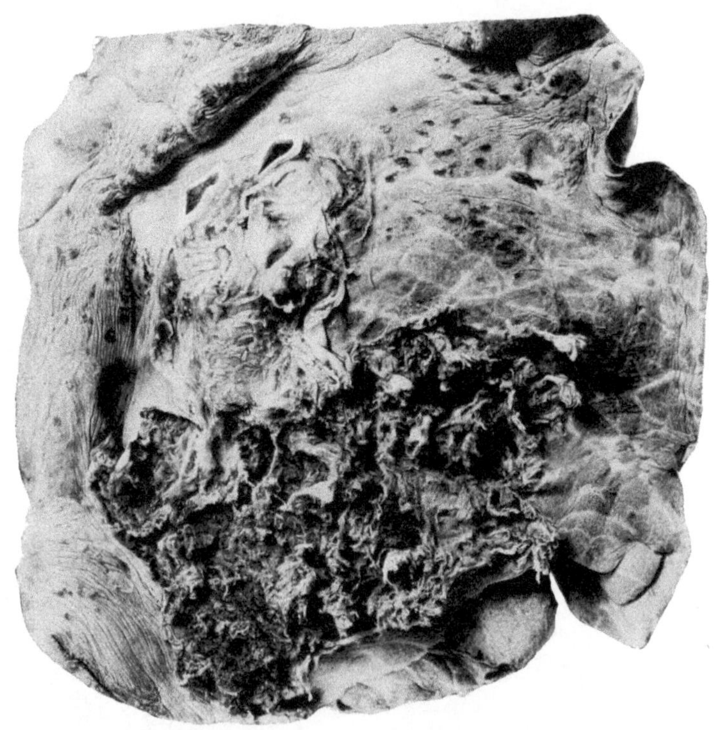

Abb. 6.

aufriß, an der kostalen Fläche an der Grenze von Lingula und Unterlappen
jedoch wieder mit etwas über kalibergroßem Durchschußloch die Lunge verlassen hat (Abb. 6 und 7).

Fall von I.G.-Nahschuß aus 15 m Entfernung. Einschuß rechts hinten neben Schulterblatt. Kleiner subpleuraler Schußkanal des rechten Unterlappens. Zertrümmerung des
9. Brustwirbels. Zerreißung des linken Ober- und Unterlappens in über Handgröße an der
medialen Lungenseite Querschläger- und Splitterwirkung (Abb. 6). Das Geschoß hat
dann die Lunge an der kostalen Seite wieder in etwas über kalibergroßem Loch verlassen
(Abb. 7). Ausschuß aus der Brusthöhle links vorn seitlich, etwa 18 : 12 mm groß. Mitverletzung von Herz und Aorta. Im rechten Pleuraraum etwa 1 l, im linken etwa 2 l Blut.
Keine Infarzierung der zertrümmerten Lunge. (K.W.A. Nr. 1441.)

Bei allen Durchschüssen ist, wenn man die Schußrichtung genau festlegen
will, zu berücksichtigen, daß infolge der Lappenstruktur der Lungen sich an der
Pleura der Lungen mehrfache Verletzungen finden können. So wären an der
rechten Lunge bei entsprechender Schußrichtung im günstigsten Falle 6 Pleura-
schußöffnungen in Betracht zu ziehen. und man muß dabei immer im Auge

behalten, daß jedes Pleuraloch an jedem Lappen einen besonderen Ein- bzw. Ausschuß darstellen kann und daß der Schußkanal in jedem Lungenlappen, besonders wenn er in dem einen hilusnahe, in dem andern hilusfern verläuft, auch selbständige Formen aufweisen kann. Gleichzeitige Verletzungen beider Lungen sind ebenfalls nicht so selten. Glatte Durchschüsse durch beide Lungen werden am ehesten an beiden Lungenkuppen gefunden, da im übrigen Brustkorbraum die Wirbelsäule und die mediastinalen Organe zu vielfachen Ablenkungen Veranlassung geben.

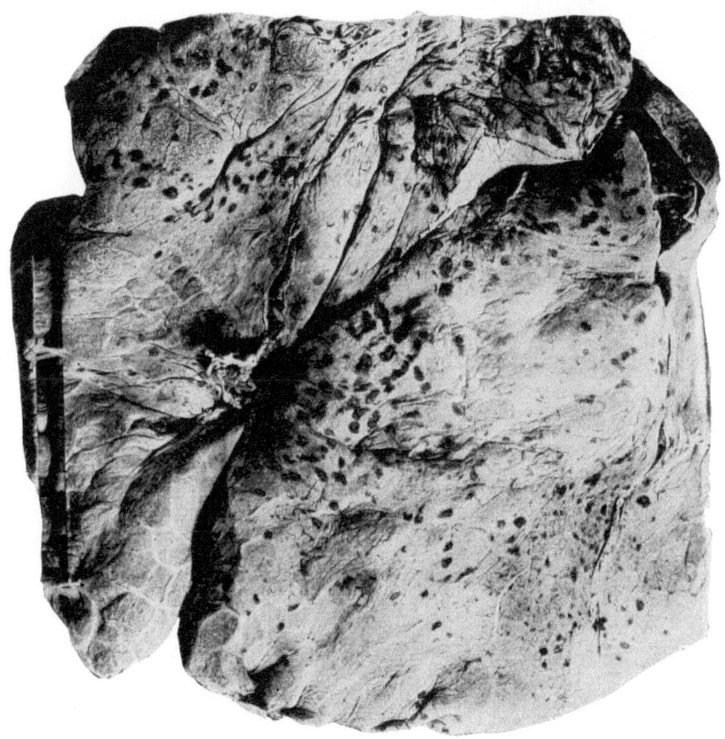

Abb. 7.

Die umfangreichen Zerreißungen der Lunge durch explosive Nahschüsse oder durch abnorm große Geschoßteile spielen für die Praxis keine große Rolle, da der Tod im unmittelbarer Folge einzutreten pflegt. Es sei allerdings daran erinnert, daß BURCKHARDT und LANDOIS einen Fall erwähnen, wo ein Soldat durch das Vollgeschoß eines Fliegerabwehrgeschützes in die rechte Brustseite mit völliger Zertrümmerung der rechten Lunge getroffen wurde und das Geschoß die Bauchhöhle an der rechten Lendenbeuge mit Prolaps der Eingeweide wieder verlassen hatte, der Verwundete aber doch noch 2 Stunden am Leben geblieben war. Anatomisch von Bedeutung ist bei diesen schweren Lungenzertrümmerungen, daß, wohl infolge des stürmischen Blutverlustes, die Infarzierung der Lunge in der Umgebung der Verletzung in solchen Fällen entweder ganz ausbleiben oder auf ein Geringes beschränkt sein kann. Man sieht alsdann die durchrissenen Gefäße und Bronchien frei in der Verletzungsfläche zutage liegen. Die größeren widerstandsfähigen Bronchien und Gefäße sind wie präpariert in ihrem Verlauf zu übersehen. Die Verunreinigung mit mitgerissenem Fremdkörpermaterial ist oft eine ungewöhnlich große.

2. Fernwirkung.

a) Tangentialschüsse.

Zu den indirekten Verletzungen der Pleura und Lunge leiten die sogenannten Tangentialschüsse über. Der Ausdruck Tangentialschuß wird klinisch

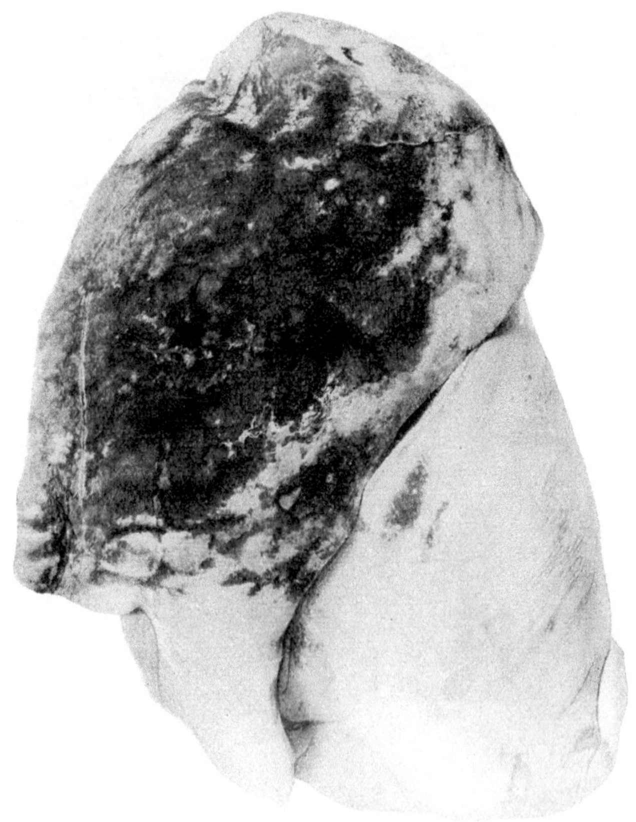

Abb. 8.

aus praktischen Gründen weiter gefaßt als man ihn anatomisch umgrenzen dürfte. Nach Burckhardt sind nicht nur die den Thorax tangential treffenden Schüsse in Betracht zu ziehen, sondern auch solche, welche als im strengen Sinne durchlaufende Schüsse in den Brustkorb eindringen und bei dessen Wand dicht anliegender Geschoßbahn den Brustkorb wieder im Ausschuß verlassen. Es ist klar, daß nach dieser klinischen Einteilung die verschiedensten Grade des Tangentialschusses beobachtet sind. Die Haut kann nur geprellt sein, es kann ein Rinnenschuß der Haut bestehen, es können Rippen mitverletzt sein, die ganze Thoraxwand kann tangential aufgerissen werden und schließlich kann ein tangentialer Durchschuß in Frage kommen. Bei diesen sowohl, wie bei den die ganze Brustwand aufreißenden Tangentialschüssen ist die Lunge meistens zum mindesten im Sinne des Streifschusses, gewöhnlich aber im Sinne des Rinnen- oder Furchenschusses mitverletzt. Bei schweren Rippenbrüchen, die bei diesen Tangentialschüssen oft eine große Anzahl von Rippen befallen (6—7 Rippenfrakturen sind wiederholt beschrieben) spielt die Einspießung von Knochentrümmern in die Lunge eine außerordentlich große Rolle. Dabei wird beobachtet, daß infolge der Wucht der Geschoßverletzung die Rippentrümmer nicht nur bis tief in das Lungengewebe hineingeschleudert, sondern auch verhältnismäßig weit entfernt vom Schußkanal in die Pleura eingespießt werden. Gerade hierbei wird die Lunge durch die mitgerissenen Knochenfragmente weitgehend zerfetzt. Die Hauptschuld an der Zertrümmerung der Lunge trägt aber der ungeheuer federnde Schlag des Geschosses bzw. der eingebogenen und gebrochenen Brustwand. Infolgedessen gehören die tiefen Tangentialschüsse allein infolge ihrer zerstörenden Wirkung mit zu den schwersten Lungenverletzungen, ganz abgesehen davon daß, wie später noch zu erörtern sein wird, die gegebenen Komplikationen durch die Brustkorberöffnung von ausschlaggebender Bedeutung sind. Aber selbst wenn es sich nicht um weitgehende Zertrümmerung größerer Rippenreihen handelt, sondern nur einzelne Rippen angebrochen oder leicht gesplittert sind, sieht man Einspießungen in die Lungenpleura und Berstungsrisse. Es versteht sich wohl von selbst, daß bei alledem von Bedeutung ist, ob der Tangentialschuß einen jugendlich elastischen oder einen mit schon spröden Knochen und unelastischen Knorpeln versehenen Brustkorb getroffen hat. BEITZKE hebt mit Recht hervor, daß selbst bei oberflächlicheren Tangentialschüssen die Fernwirkung auf die Lunge eine außerordentliche sein kann. Sie tut sich kund in Blutungen, die je nach Grad der Prellung von kleinen pleuralen Blutungen zu größeren flächenhaften pleuralen Blutungen, von kleinen umschriebenen Durchblutungen des Lungenparenchyms bis zu schwersten Infarzierungen großer Lungenabschnitte, ja ganzer Lungenlappen führen können (Abb. 8).

Ein typischer Fall sei kurz erwähnt:

Fall von Selbstmord mit Militärkarabiner. Einschuß: Markstückgroß, Höhe 2.—3. Rippe links $8^{1}/_{2}$ cm von der Mittellinie vorn. Ausschuß: Gut bohnengroß links hinten unterhalb der Gelenkfläche zwischen Schulterblatt und Oberarmkopf. Tangentialschuß am Brustkorb ohne Verletzung desselben. Kein Riß in der Pleura costalis. Die lufthaltige linke Lunge zeigt schwerste Pleuradurchblutung des ganzen Oberlappens außen und medial. In der Pleura zwei kleine Risse. Im linken Pleuraraum 120 ccm Blut. Keine wesentliche Infarzierung der Lunge. Sofortiger Tod an Verblutung aus zerrissenen Axillargefäßen. (K.W.A. Nr. 6354.)

BEITZKE betont weiter sehr richtig, daß bei solchen Fernwirkungsblutungen der Lunge die Abschnitte der Lungen besonders betroffen sind, welche nicht über komplementäre Räume verfügen, so besonders die Lungen in den Pleurakuppen, und er glaubt, vielfache kleine Gefäßzereißungen dafür verantwortich machen zu müssen, daß die Alveolen so weitgehend mit Blut gefüllt sind. Daß selbst bei so ausgedehnten Blutungen Pleurarisse völlig fehlen können, daß dementsprechend auch der Hämothorax vermißt werden kann oder nur geringe Blutmengen gefunden werden, sei nebenbei bemerkt.

b) Quetschung, Unfall.

Wie hier durch Tangential- oder Prellschüsse die Lunge in Mitleidenschaft gezogen wird, so sehen wir ähnliches bei Quetschungen des Brustkorbes aus den verschiedensten Ursachen. Unter den Kriegsverletzungen waren es besonders die Verschüttungen, der Fliegerabsturz oder indirekte geschoßartige Brustkorbquetschungen wie Steinschlag oder Niederwerfen des Körpers durch Luftdruck bei Explosionen, welche die indirekten Lungen- und Pleuraverletzungen hervorriefen. Es seien aber gleich die andern groben Gewalteinwirkungen, wie sie der tägliche Beruf des Arbeiters mit sich bringt, miterwähnt. Hierher gehören die Pufferverletzungen und Quetschungen im Eisenbahnbetrieb, die Bauunfälle durch stürzende feste Gegenstände wie Balken und gefällte Bäume oder Eisenträger, die Verschüttungen in Bergwerksbetrieben und Stein- oder Sandgruben, die Quetschungen durch in Bewegung befindliche Maschinen, der Hufschlag und andere Berufsunfälle. Ferner spielen die Unglücksfälle des Verkehrs durch Überfahrenwerden, der Absturz aus größerer Höhe, kurz alle Traumen, die mit oder ohne Brüche des die Lungen umgebenden Knochengerüsts einhergehen die gewöhnliche Rolle. Die schwersten Zerreißungen der Lunge selbst Abrisse der ganzen Lunge von der Bronchialwurzel sieht man beim Fliegerabsturz, besonders dann, wenn die Wirbelsäule mitgebrochen ist.

Daß vollständiger Abriß eines Lungenhauptbronchus nicht unbedingt tötlich zu sein braucht, und in bedingte Heilung mit Ausschaltung der Lunge von der Atmung übergehen kann, berichtet Krinitzki bei einer 31jährigen Frau. Diese hatte als 10jähriges Kind eine Brustquetschung durch ein 80 kg schweres Faß erlitten und war mit Bruch von 4 Rippen und anfänglichen schweren, dann unter dem Bilde der Pleuritis rezidivierenden Lungenerscheinungen nach einigen Jahren wieder gesund geworden. Sie starb 21 Jahre später an linksseitiger Lungenphthise. An der völlig atelektatischen, tuberkulosefreien rechten Lunge war der Hauptbronchus 3 cm unterhalb der Bronchialteilung abgerissen und endete blind in Narbengewebe. 3 cm weiter fand sich der distal blind endigende Stumpf des Hauptbronchus im Hilus der rechten Lunge.

Im übrigen kann das Bild der Fernwirkungsverletzungen der Lunge ein vielgestaltiges sein, und es ist mir wiederholt aufgefallen, daß man bei Quetschungen des Brustkorbes, wie nach Hufschlag oder bei sonstigen mehr umschriebenen Stößen gegen die Brustwand, die Pleurarisse und Blutungen nicht immer an dem der getroffenen Brustwandstelle zunächst liegenden Rippen- oder Lungenfelde findet, sondern sehr oft an der medialen dem Herzen zugekehrten Pleurafläche.

Andererseits wieder muß betont werden, daß Verletzungen zentraler Brusthöhlenorgane durch Fernwirkung auch ohne Pleurarisse und ohne nennenswerte Pleurablutungen erfolgen können.

Bei den ausgedehnten Infarzierungen der Lunge kommt es häufig zu Blutungshöhlen, die darauf schließen lassen, daß im Innern des Lungenparenchyms nicht nur diapedetische Blutungen in die Alveolen aus kleinen Gefäßrissen erfolgten, sondern daß größere Blutungen des Lungengewebes auf herdförmige Zerreißung des Lungengewebes hindeuten. In diesen Höhlen finden sich Bluttrümmer aller Stadien und die starke Braunfärbung bei älteren Prozessen deutet noch später die Entstehung der Höhlenbildung an. Es ist verständlich, wenn in solchen Zertrümmerungsbluthöhlen die Infektion später die mannigfaltigsten Komplikationen zeitigt.

Wie bei allen Lungenverletzungen, sowohl denen durch Geschoß oder mittelbare Brustkorbverletzungen, spielt für den Mechanismus des Zustandekommens der Zusammenhangstrennung des Lungengewebes eine ganz bedeutende Rolle, ob die Lunge Verwachsungen mit der Brustwand, bzw. Zwerchfell oder Mediastinum aufgewiesen hat. Um zunächst bei den indirekten Verletzungen zu bleiben, so können Verwachsungen der Lunge mit der Brustwand scherende Zerrungen auf die Lunge selbst ausüben und zu Zerreißungshöhlen im Lungenparenchym führen, wie sie z. B. im nachfolgenden Falle von Fliegerabsturz zu beobachten waren.

Fall von Fliegerabsturz aus 200 m Höhe. Apparat lag auf Flieger. Kein Bruch der Wirbelsäule oder Rippen. Ausgedehnte ältere Pleuraverwachsungen beiderseits. In der linken Pleurahöhle nur etwa 75 ccm Blut. Größere Pleurablutungen. Im Unterlappen zwei taschenförmige, klein apfelgroße blutgefüllte Zerreißungshohlräume, die bis zu dem Hilus, aber nicht ganz bis an die Pleura reichen. Sofortiger Tod durch schwere andere Verletzungen. (K.W.A. Nr. 2310).

In einem weiteren Fall von Lungenquetschung war dagegen aus der Zerreißungshöhle heraus die Verblutung in die Brusthöhle erfolgt.

Fall von Verschüttung. Rechte Lunge, chronisch tuberkulös, völlig verwachsen. Zwerchfellstand rechts 5., links 8. (!) Rippe. $2^{1}/_{2}$ l Blut im linken Pleuraraum. Im linken Unterlappen Zertrümmerungshöhle, in welcher bröckelige Blutgerinnsel liegen und in die ein durch Thrombus verschlossener Ast der Arteria pulmonalis, sowie ein offener Bronchus einmünden. Völlige Kollapsatelektase der linken Lunge. Höhle durch Schlitz mit dem Pleuraraum in Verbindung. Bruch der 9. Rippe ohne Verletzung der kostalen Pleura. Tod an innerer Verblutung, 9 Tage nach der Verschüttung. (K.W.A. Nr. 2448.)

Dieselben Gesetze gelten für alle anderen Verletzungen der Lunge. Die Verwachsungen der Lunge mit der Pleura können sowohl von günstiger wie von ungünstiger Bedeutung für den Organismus sein. Als günstig zu bewerten ist z. B. wenn bei Tangential- oder Streifschüssen des Brustkorbes bzw. tangentialen Durchschüssen die Verwachsungen die Verletzung der Lunge gewissermaßen aus dem Bereich der frei beweglichen Lunge herausnehmen und sich der Vorgang der Verletzungsfolgen damit außerhalb des Pleuraraums abspielt. Es kann dadurch bewirkt werden, daß auch in der verletzten Lunge selbst der traumatische Krankheitsherd örtlich umgrenzt bleibt und die übrige Lunge, wenn nicht besondere Verwickelungen vorliegen, unbeeinflußt läßt. Andererseits können eindringende Fremdkörper, ebenso wie die Fernwirkung, auf den Brustkorb umso schwerere Zerreißungen der Lunge verursachen, wenn die Lunge durch strang- oder flächenförmige Verwachsungen, wohlmöglich noch an starrer Brustwand, haftet. Auf die besonderen Verhältnisse der komplizierenden Blutung, des Pneumothorax oder der Infektion bei bestehenden Pleuraverwachsungen soll später noch eingegangen werden.

3. Stichverletzungen
a) durch Waffen.

Von auffallend geringer Bedeutung in bezug auf die Zahl der Verletzungen waren in diesem Kriege die Stichverletzungen der Lunge, soweit sie durch Waffen verursacht waren. Nach GARRÉ sollen im Kriege 1870/71 auf 2156 penetrierende Brustschußwunden nur 11 penetrierende Bajonettstichverletzungen in Frage gekommen sein. Im Balkankriege wurden, wie HERRNSCHNEIDER erwähnt, 185 Bajonettverletzungen (2,4 %) beobachtet. Prozentzahlen für den letzten großen Krieg, insbesondere für die Bajonettstichverletzungen des Brustkorbes, sind mir nicht zur Hand. In der kriegspathologischen Sammlung der Kaiser-Wilhelm-Akademie habe ich jedenfalls unter etwa 175 Kriegsverletzungen der Lungen nur 2 Fälle gefunden, die noch später erwähnt werden. Es ist das erklärlich, da nach dem kurzen Bewegungskriege der Stellungskrieg zum Nahkampf weniger Veranlassung gab und die auf große Entfernung berechneten modernen Schußwaffen völlig im Vordergrunde standen. Dementsprechend sind auch im Schrifttum nur wenig Fälle beschrieben. An und für sich sind die Stichverletzungen typisch. Die äußeren Bedeckungen weisen Ein- und Ausstichöffnungen auf, die der Form der eindringenden Waffe entsprechen können und dasselbe gilt für die Pleura. Meist sind die scharfrandigen Wunden an einer Seite etwas breiter klaffend, entsprechend der keilförmigen Gestalt der Bajonette, Degen und dergleichen. Auch dreieckige Stichwunden bei entsprechend geformten Bajonetten sind beobachtet. Die meist schneidende Wirkung der Stichverletzung durch blanke Waffen pflegt auch in der Lunge glatte Wundkanäle im Gefolge zu haben, deren Wände sich nach Entfernung des schneidenden Instrumentes zusammenlegen oder auch länger klaffen können. So fand HERZOG bei einer Bajonettstichverletzung durch dreieckiges russisches Bajonett am 9. Tage nach der Verletzung noch keine Zeichen von Vernarbung.

Die schneidende Wirkung hat außerdem im Gefolge, daß die Blutung recht erheblich sein kann. Bei der Besichtigung der Leichen von außen lassen sich nach den äußeren Verletzungen nur sehr schwer die Wirkungen des Stiches auf die inneren Brustorgane beurteilen. Man hat fast keinerlei Anhaltspunkte, wie weit die Stiche in die Tiefe gedrungen sind, und bei mehreren Verletzungen ist es auch nur selten möglich festzustellen, ob es sich um Ein- oder Ausstich oder um Durchstich durch den ganzen Körper handelt. Dabei ist es gerade bei Bajonettstichverletzungen immerhin doch öfter vorgekommen, daß nicht nur die Lunge, sondern der ganze Brustkorb von der Waffe durchbohrt wurde. Daß selbst solche auf den ersten Blick als besonders schwer anzusprechende Verletzungen in Heilung gehen können, wenn die lebenswichtigen Brustorgane nicht mitverletzt sind, oder die Blutung nicht sofort den Tod herbeiführt, beweist der Fall von HERRNSCHNEIDER.

Hier war die Waffe, auf welche sich der 19jährige Kriegsfreiwillige bei einem Sprung in den Schützengraben aufgespießt hatte, rechts neben dem Brustbein in Höhe des 3. Zwischenrippenraums eingedrungen, und die Ausstichöffnung fand sich ebenfalls rechts in Höhe des 3. Brustwirbels. Es hatte sich also offenbar nur um einen glatten Lungendurchstich ohne Herzverletzung gehandelt, und nach dem klinischen Befunde, der durch Punktion der Pleurahöhle laufend kontrolliert wurde, hatte nur ein mäßiger Hämothorax die Verwundung begleitet.

Die Stichverletzungen der Lunge sind, wie auch aus anderen Beobachtungen hervorgeht, also an und für sich nicht so besonders gefährlich. Die Kasuistik der Messerstichverletzungen gibt dafür weitere Anhaltspunkte. Andererseits ist gerade bei den Stichverletzungen im Auge zu behalten, daß es sich dabei öfters um mehrfache Verletzungen handelt und daß dabei nicht nur die Blutung aus etwa mitverletzten Gefäßbezirken oder wichtigen anderen, besonders auch Bauchhöhlenorganen den schnellen Tod herbeiführt, sondern daß auch die Infektion unsauberer Waffen und Instrumente den Ausgang der Verletzung im ungünstigen Sinne beeinflussen kann. Es seien hier 2 einschlägige Fälle kurz beschrieben.

30jährige Frau. Am Brustkorb 6, am linken Oberarm 5, am linken Unterarm und Hand 2, an den Schultern 3, am rechten Knie 2 Ein- bzw. Ausstiche. Mehrfache Ein- und Durchstiche durch beide Lungen, dgl. des Herzens. In den Pleurahöhlen je etwa $1/2$ l Blut, im Herzbeutel nur wenig Blut. Stich in die Leber und das Querkolon. Alle Lungenstiche scharfrandig, von dreieckiger (Bajonett-) Form, ohne Reaktion, ohne Blutungshof. (K.W.A. Nr. 1428/29.)

39jähriger Mann. Bajonettverletzung 21 Tage vor dem Tode. Einstichhautnarbe rechts seitlich zwischen 7. und 8. Rippe, rundlich, 5 mm. Rechter Unterlappen von 6. bis 9. Rippe mit schmierigen Belegen verklebt. Durch Unterlappen zieht von der Hautnarbe ab schräg nach unten gegen die Wirbelsäule zu ein Stichkanal quer durch die ganze Lunge. Der Kanal ist 5—7 mm weit, die Wandung ist glatt. Stichkanal mit dickem Eiter und wenig Gewebsfetzen gefüllt. Beginnende Gangrän der Lunge, ausgedehnte eitrige Pneumonie und Pleuritis. (K.W.A. Nr. 1430.)

Bei den Stichverletzungen ist mir aufgefallen, wie auffallend gering die hämorrhagische Infarzierung der Umgebung des Stichkanals ist. Sie tritt gegenüber der bei Schußverletzung erheblich zurück, und bei Bajonettstichverletzungen, wo es sich doch immerhin um eine verhältnismäßig größere Waffe handelt, betrug der Blutungssaum um den Stichkanal, allerdings bei einem sehr bald an Verblutung zugrunde gehenden Individuum, nur etwa $1/2$—$1^1/2$ cm. Für die Erklärung ist wohl heranzuziehen, daß die Seitenwirkung der rasanten Geschosse und die Zertrümmerungszone der Geschoßbahn bei den Stichverletzungen fehlt und im wesentlichen nur die scharf trennende Wirkung der Waffen in Frage kommt. Bei Verletzung mit stumpfen oder rundlichen Instrumenten, wie besonders mit spitzen Instrumenten der Handwerker oder bei Pfählungsverletzungen mit gröberem Material kommt daher die stärkere Zertrümmerung des Lungengewebes einer stärkeren Durchblutung der Umgebung des Stichkanals zugute. Für alle Lungenverletzungen gilt aber das, was für den erwähnten Fall schon angedeutet wurde, gemeinsam, daß, je schneller der Tod an Verblutung erfolgt, auch die Infarzierung der Wundumgebung desto geringer ist, ja, bei augenblicklichem Tod an Verblutung sogar völlig ausbleiben kann (s. auch Abb. 6).

b) Stichverletzungen durch anderes Material.

Auch im Anschluß an Stichverletzungen werden nicht so selten abgebrochene Stücke der benutzten Waffe oder des Stichinstrumentes in der Brusthöhle

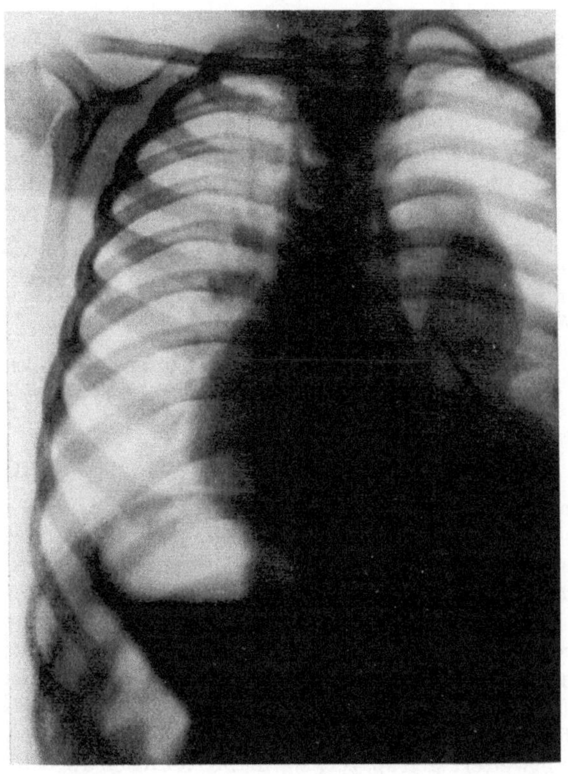

Abb. 9a.

bzw. in den Lungen gefunden. So beschreibt ZIEGELER eine abgebrochene Messerklinge von $5^{1}/_{2}$ cm Länge und $1^{1}/_{2}$ cm Breite im Oberlappen eines Mannes, die seit etwa 4 Jahren im Körper steckte und ziemlich reaktionslos durch eine feste bindegewebige Kapsel eingeschlossen war. Den Abbruch der (vielleicht schon schadhaften Klinge) glaubt er durch eine heftige Gegenbewegung der Schulter, durch eine Verschiebung des Schulterblatts gegen die Rippen durch Hebelwirkung erklären zu müssen. Abgesehen von derartigen Waffenstichverletzungen können natürlich durch Unfall oder Unvorsichtigkeit alle möglichen Geräte von spitziger Form gelegentlich in die Lunge eindringen und da durch die Atembewegungen einerseits, durch das Eigengewicht des eingedrungenen Instrumentes andererseits, Wanderungen der Fremdkörper in der Lunge stattfinden können, ist es, zumal bei kleineren Fremdkörpern, nicht immer leicht, den

Weg des Fremdkörpers in die Lunge nachzuweisen. In einem selbstbeobachteten Fall, der von Doering beschrieben ist, fand ich eine Nähnadel in der linken Herzkammer, die die linke Kammerspitze durchbohrt und zu Herztamponade geführt hatte. Der übliche Weg für solche Fremdkörper, besonders Nadeln, im Herzen ist der von der Speiseröhre aus durch den linken Vorhof, der der Speiseröhre anliegt, in das Herz hinein. Ich konnte für diesen Fall diesen Weg aber ausschließen, da sich an der Lingula des linken Lungenoberlappens, sowohl an der kostalen wie an der perikardialen Seite Reste umschriebener pleuritischer Auflagerungen und auch an entsprechender Stelle des Perikards am viszeralen und parietalen Blatt kleine perikarditischen Rauhigkeiten fanden, die den Weg der Nadel durch Brustwand und Lunge hindurch bewiesen.

Die aus diagnostischen oder therapeutischen Gründen notwendige Punktion der Pleurahöhle ist bisweilen die Veranlassung, daß Kanülen innerhalb des Pleuraraumes, sei es wegen Schadhaftigkeit des Materials, sei es infolge von Abwehrbewegungen des Patienten, abbrechen und alsdann im Rippenfellraum, besonders in den Sinus phrenico-costales aus der Brustwand in die Pleurahöhle hineinragend oder in die Lunge eingespießt gefunden werden.

Das Röntgenbild eines derartigen Falles zeigt Abb. 9a auf S. 19.

Es handelt sich um ein 2 Jahre altes Mädchen, das außerhalb des Krankenhauses von einem Arzt punktiert worden war. Wegen Empyems rechterseits von der 2. Rippe abwärts wurde die Rippenresektion ausgeführt. Die abgebrochene Kanülennadel, über deren Sitz innerhalb oder außerhalb der Lunge die Operation keinen sicheren Aufschluß gab, sitzt neben dem rechten Vorhof im Schatten der kollabierten rechten Lunge oberhalb des Empyemspiegels, aus der Höhe der 8. zur 9. Rippe schräg nach außen abwärts gelagert. Das Kind starb an Diphtherie. Die Obduktion konnte nicht gemacht werden.

4. Mikroskopische Befunde der Verletzungen.

Was die mikroskopische Beurteilung der Lungenverletzungen betrifft, so seien hier nur einige Beispiele von Schußverletzungen von Durch- und Steckschüssen bei I.G.-, A.G.- und Schrapnellkugelverwundung nach Altersstadien geordnet wiedergegeben. Ich verweise im übrigen auf die Arbeiten von Beitzke, Hannemann, Merkel und Borst. Dieser gibt für die mikroskopische Bewertung von Schußverletzungen eine recht übersichtliche Einteilung und unterscheidet 1. den primären Schußkanal, der zunächst enger als das Geschoß zu sein pflegt und in seinem Lumen abgerissene Gewebsstücke, Blut, Fremdkörpermaterial und unter Umständen das Geschoß selbst enthalten kann. Er erweitert sich später, wenn die Nekrosen abgestoßen sind, zu dem größeren sekundären Schußkanal, 2. nennt er die Zone der traumatischen Nekrose, worunter er die in Zusammenhang verbliebenen, aber durch Kompression und Stoß durch das Projektil mechanisch, thermisch und chemisch geschädigten Gewebsbestandteile versteht, die auch noch Fremdkörperteilchen und Infektionskeime beherbergen können und als Auskeimungsstelle für die Infektion in Frage kommen. 3. Folgt die Zone der molekularen Erschütterung als Wirkung der Stoßwelle des Geschosses. In dieser Zone spielen sich geringere nekrobiotische Vorgänge ab wie Karyorhexis, Pyknose und Verfettung, auch Gewebsrisse und kleine Blutungen sind hier noch zu erkennen.

An diese Borstsche Einteilung habe ich mich bei der Wiedergabe der folgenden Beispiele gehalten.

Mikroskopische Befunde der Verletzungen.

Alter der Verletzung etwa 20 Stunden. I.G.-Durchschuß durch die linke Lungenspitze. (K.W.A. Nr. 1425.) Linke Lunge an der Wirbelsäule und am Zwerchfell durch Stränge verwachsen. Im linken Pleuraraum mehrere Liter Blut, Pleurahöhle völlig gefüllt. Linke Lunge stark verkleinert. Einschuß in die Lunge fingerbreit unterhalb Spitze, medial, linsengroß, Pleura leicht zerfetzt und abgehoben. Ausschuß hinten oben an der Lungenspitze, schlitzförmig, innerhalb von umschriebenen Verwachsungen der Pleura. Schußkanal etwa 4 cm lang, 3 mm dick. Infarzierung der Umgebung des Schußkanals auf etwa 2 cm, lobulär scharf begrenzt, unterbrochen von lufthaltigen Läppchen, die bis an die unmittelbare Wand des Kanals heranreichen.

Mikroskopischer Befund des Schußkanals auf Querschnitt durch die Mitte zwischen Ein- und Ausschuß: Die Blutung im Bereiche des Schußkanals wird durch lobuläre Septen verhältnismäßig scharf begrenzt. Das den Lobulus umgebende Lungengewebe ist teils alveolär kollabiert, bzw. komprimiert, teils stark gebläht, wobei auch die Bronchioli respiratorii noch Aufblähung zeigen. Innerhalb des Schußbezirkes ist ein Trümmerfeld von Lungengerüstgewebe inmitten der Blutung zu sehen. Mittlere Arterienäste sind seitlich angerissen und blutleer. In der Wandlücke liegen ungeordnet die Trümmerstücke der Gefäßwand. Bronchialwände, aus dem Verband des Bronchialrohres gerissen, liegen frei im Blutgerinnsel. Der Epithelbelag ist dabei gut erhalten. Andere Bronchialstücke sind noch als Rohr erhalten und zeigen plasmatischen und Erythrozyteninhalt. In den Lymphbahnen größerer Septen ist ebenfalls plasmatische Stauung zu sehen. Die Venen sind teils zusammengefallen, teils strotzend gefüllt. Sie sind aus dem Gewirr der Blutmassen schwer auszusondern. Mehr in der Mitte des Kanals öffnen sich die zerrissenen Venen unmittelbar in das Blutgerinnsel. Die Alveolarsepten sind stellenweise in größeren Blutungen gar nicht, in der Nachbarschaft dann wieder in kleinsten und größeren Bruchstücken in wirrer Anordnung zu sehen. Die elastischen Fasern sehen dabei oft wie zusammengeschnurrt, verklumpt und gerollt aus. Thromben oder Fibrin findet sich nicht, weder in den Gefäßen, noch im Blutgerinnsel. Kein Blutpigment.

Alter der Verletzung etwa 24 Stunden. Schrapnellkugeldurchschuß durch die linke Lunge. (K.W.A. Nr. 1404.) Einschuß linker Unterlappen seitlich hinten, Höhe der 7. Rippe. Ausschuß Oberlappen medial, zwei Finger breit unterhalb Spitze. Schußkanal enger im Unterlappen als im Oberlappen. In der Zwischenlappenfurche bestanden gesonderte Ein- und Ausschußöffnungen. Kugel steckte in der linken Klavikula. 2 l Blut im Brustfellraum.

Mikroskopischer Befund des Schußkanals auf Querschnitt:

1. Unterlappenteil des Schußkanals, Mitte desselben. Das histologische Bild wird beherrscht von der Blutung und lokalen Zertrümmerung. Der starke Schußkanal ist prall mit Blut gefüllt, das wenig Schichtung zeigt und wenig Gewebstrümmer enthält. Dagegen besteht schwere traumatische Randnekrose, die in ziemlicher Breite Lungengerüst-Venen-Arterien- und Bronchialbruchstücke in dichtester Blutung eingebettet erkennen läßt. An dem einen Sektor dieser Zone liegt eine größere Vene, deren Lumen mit Erythrozyten, ferner herdförmig mit Leukozytenhaufen und Plasmainseln prall gefüllt ist, in denen streifige Verdichtungszüge sich andeuten. Die Wand der Vene ist nach der Peripherie des Schußkanals zu erhalten. Je mehr sich aber die Vene dem Lumen des Kanals zuwendet, desto stärkere Wandveränderungen werden sichtbar. Die Wandschichten splittern auf, die Muskelfasern schwinden und die Wand sieht wabig aus. In den Lücken liegen rote Blutkörperchen und Leukozyten, sowie Kerntrümmer spindeliger Kerne. Das Gewebe der Wand nimmt allmählich immer weniger Färbung an; nur die elastischen Fasern sind erhalten. Dann hört die Wand in breiter Zirkumferenz ganz auf und der Blutinhalt der Vene setzt sich in breiter Straße in das Blutkoagulum des primären Schußkanals fort. Das Alveolargerüst der Zone der traumatischen Nekrose ist breit, plump, homogenisiert. In den restlichen Alveolarräumen oft viel Leukozyten. Auch die vielfach in kleinste Bruchstücke zerteilten elastischen Fasern sehen, wenn auch weniger, geschädigt aus. Die Zone der hämorrhagischen Durchtränkung des Lungengewebes erstreckt sich sehr weit in die Umgebung.

2. Oberlappenteil des Schußkanals, Mitte desselben: Der Schußkanal ist noch größer als im Unterlappen. Er führt durch das Gebiet eines größeren, Knorpel führenden Bronchus und einer kräftigen Arterie. Diese ist in unregelmäßiger Sternform verengt. Die Intima verläuft, wie bei starker Kontraktion, stark wellig. Im Lumen sieht man aber noch rotes Blut, ohne Schichtung und ohne Andeutung von Thrombose bis auf einen schmalen Plasmasaum am Rande des Gefäßes. In einem Sektor sieht die Arterie lang ausgezogen aus. Hier berühren sich die Wände fast, und am Ende dieses Zapfens ist die Arterie an 2 Stellen unterbrochen. Die wie aufgequollen aussehenden ausgelösten Wandteile liegen etwas nach außen verlagert und nehmen kaum noch Farbe an. Der etwas entfernter liegende Bronchus ist nicht mit Blut gefüllt. Dagegen ist seine Wandung in allen Schichten, bis unter das zum Teil abgehobene Epithel von kleinen Blutungen durchsetzt. Im übrigen sind die Verhältnisse denen des Schußkanals im Unterlappen ähnlich, nur daß sich hier mehr Lungentrümmer, aber keine Fremdkörper im primären Schußkanal finden.

Alter der Verletzung etwa 36 Stunden. I.G.-Durchschuß durch die linke Lungenspitze. (K.W.A. Nr. 1409) Linker Oberlappen seitlich verwachsen. Einschuß seitlich vorn, drei Finger breit unterhalb Spitze, etwa 1 cm dick. Ausschuß hinten medial, etwas größer. 6 cm langer Schußkanal vorn und hinten leicht trichterförmig erweitert, mit Blut gefüllt. Maximaler Hämothorax.

Mikroskopischer Befund: 1. des Einschusses auf Längsschnitt. Dem Einschußloch der Pleura am Rande angelagert finden sich Fettgewebsinseln und Zellgewebe, das offenbar aus der Brustwand stammt, ebenso wie Knochensplitter, die an der gegenüberliegenden Seite des Einschußloches dicht unter der Pleura liegen. Der Schußkanal ist bei überhängender Pleura zu Anfang trichterförmig gestaltet. In diesem Trichter liegen geballte Blutgerinnsel in großen rundlichen und ovalären Formen als seitliche Auskleidungen des Kanals und setzen sich dann in mehr gestreckte Blutstraßen fort. Gröberes Fremdkörpermaterial findet sich im Schußkanal nicht. Nur an einer Stelle liegen schwärzliche Massen, die aber mit den dabeiliegenden Bindegewebsfetzen an verlagertes anthrakotisches Lungengewebe erinnern. In den Blutgerinnseln viel Fibrin in unregelmäßiger Stufung. Der eigentliche Schußkanal ist gegen das noch frisch infarzierte Lungengewebe verhältnismäßig gut abzugrenzen. Deutliche Wucherung besteht noch nicht, dagegen Markierung von Fibrinstreifen mit stärkerer zelliger Einlagerung an der Grenze von Blutgerinnsel und Lungengewebe. Trümmer des letzteren, zum Teil mit verhältnismäßig unversehrten Arterien ragen weit in das Blutgerinnsel hinein. In den Gefäßen rote und Leukozytenthromben, keine deutlichen Fibrinthromben.

2. Der Ausschuß auf Längsschnitt zeigt in bezug auf Altersstadium dieselben Verhältnisse wie der Einschuß. Auch er erweitert sich trichterförmig und die Blutgerinnsel des Kanals hängen vorquellend aus der Pleuraöffnung heraus. Im Schußkanal liegen kleine Knochentrümmer sowie Faszienfetzen, letztere unter der Pleura abgestreift. Auch Fettgewebsinseln mit viel Bindegewebsfasern finden sich neben lungeneigenen Gewebstrümmern mitten im Gerinnsel des Schußkanals. Im ganzen ist die Zertrümmerung, Blutung und Infarzierung stärker als im Bereiche des Einschusses und die Fremdkörpereinlagerungen sind als Abstreifungsdepots ebenfalls erheblicher, als beim Einschuß, wo sie größtenteils von der Pleuraaußenfläche abgefangen wurden. Kein Hämosiderinpigment im Ein- und Ausschuß. Dagegen zeigt ein im Ausschußkanal liegendes Knochenstückchen, entsprechend fleckiger Verschmutzung, eine deutliche Berliner Blaureaktion an Stelle der Verschmutzungsauflagerungen, denen wohl Metallteilchen des Geschosses beigemengt sind.

Alter der Verletzung etwa 3 Tage. I.G.-(?)Durchschuß durch den rechten Lungenoberlappen (K.W.A. Nr. 1410). Schußkanal führt etwa drei Finger breit unterhalb der Spitze von medial vorn nach medial dorsal. 2—3 l Blut in der rechten Pleurahöhle.

Mikroskopischer Befund des Schußkanals auf Schrägschnitt durch die Mitte zwischen Ein- und Ausschuß. Der Schußkanal führt hart an der Teilungsstelle eines größeren, Knorpel führenden Bronchus und an einer größeren Arterie vorbei. Der primäre Kanal ist mit roten Blutgerinnseln prall gefüllt, die in unregelmäßiger Verteilung schon reichlich Fibrinzüge und Leukozyten enthalten. Das Gerinnsel enthält, wie sich bei Elastikapräparaten erkennen läßt, keine Lungengewebsbestandteile. Dagegen liegt in der umgebenden Zone der traumatischen Nekrose ein größerer, zackiger Knochensplitter, der von einzelnen, lose liegenden Faszienfetzen und amorphen Schmutzteilchen umgeben ist. Der Knochensplitter ist dort festgehalten, wo die Elastikafärbung erhaltenes Lungengerüst wieder erkennen läßt. Er ist von einem dichten Fibrinnetz umgeben, das nach der Kanalseite breit in das zentrale Hämatom übergeht und leukozytär durchsetzt ist. Einzelne spindelige Kerne an der gegenüberliegenden Seite scheinen noch dem anliegenden Alveolargerüs- und nicht frischem Granulationsgewebe anzugehören. Bei der Berliner Blaureaktion zeigt das Knochenstück eine diffuse Bläuung, ebenso einzelne kleinere entfernt liegende Knochenpartikelchen und amorphe Verunreinigungsmassen, die bis in das Hämatom verstreut sind. Sonst findet sich keinerlei Blauung im ganzen Präparat. Die große erwähnte Arterie reicht mit ihrer einen Wand bis in die traumatische Nekrosezone. Sie ist, obwohl die Adventitia hier abgerissen ist, in ihrer eigentlichen Mediawand mit allen Muskelfasern gut erhalten. Doch liegt dieser Stelle ein wandständiger Thrombus an, der etwa $^1/_3$ des sonst mit Plasma ausgefütterten Lumens einnimmt. Größere, leukozytenreiches Exsudat führende Bronchialäste sind in der traumatischen Nekrosezone unterbrochen, das klaffende Lumen mit Fibrinpfröpfen verschlossen.

Alter der Verletzung $4^1/_2$ Tage. I.G.-Durchschuß durch das Obergeschoß der linken Lunge (K.W.A. Nr. 5196). Einschuß durch linken ersten Rippenknorpel. Ausschuß 4. linker Zwischenrippenraum, zwei Querfinger vom Wirbelkörper. Hämo-Serothorax von 3 l mit Streptokokken infiziert. Glatter Durchschuß, Geschoßkanal 8—9 mm stark.

Mikroskopischer Befund des Schußkanals auf Querschnitt, Einschußseite. Der schon ziemlich scharf sich abhebende (sekundäre) Schußkanal ist durch massiven Blutpfropf ausgefüllt. Das rote Blut ist homogenisiert, blaß verwaschen und zeigt Kerntrümmer weißer Blutzellen. Einzelne Fibrinstraßen ziehen hindurch. Nach dem Rande zu werden die roten Blutkörperchen deutlicher und das Fibrin reicher, es kleidet, erst als netzartige, dann als prall geschichtete Zone den Schußkanal aus. In diesem Bezirk sind im Elastikapräparat zusammengedrängte Lungengewebstrümmer an dicht liegenden Bruchstücken elastischer Fasern zu erkennen. Von einzelnen Venen zeigt das Elastikabild Teile des Gefäßrohres erhalten, aus denen thrombotische rote Blutstraßen in den Blutkuchen des Schußkanales übergehen. Eine ziemlich große Vene liegt hart am Rande des Kanals. Die elastische Ringhaut ist geschlossen erhalten. Sonst aber ist die ganze Wandung gequollen, homogenisiert, und in dem Mediaabschnitt sieht man nur in einem, dem Schußkanal abgewendeten Sektor erhaltene Kernfärbung. Wie weiter am Elastikapräparat zu sehen ist, ziehen einzelne strahlige Sprünge vom Schußkanal in das Lungengewebe hinein. Die Blutgefäße sind innerhalb dieser Risse erhalten und nur ein massives Ödem füllt die Spalten. Die nächst folgende Zone um den Schußkanal ist wie pneumonisch, in den meisten Alveolen mit Fibrinpfröpfen angefüllt, während die weitere Umgebung fast nur älteres Blut in allen Alveolen erkennen läßt. Die Ausschußseite bietet fast dasselbe Bild. Nur ist die Wand des Schußkanals stärker zerrissen und der Fibrinbelag in den so entstandenen Buchten massiver. Organisation der Fibrinzone, geschweige denn des zentralen Blutgerinnsels, ist nicht zu erkennen, auch keine Ansätze dazu.

Alter der Verletzung 5 Tage. I.G.-Durchschuß durch den linken Lungenoberlappen (K.W.A. Nr. 5196). Einschuß vorn medial, daumenbreit vom Rande, oval 4: 3 mm, zwei Querfinger unterhalb Spitze. Ausschuß hinten, oberhalb der Zwischenlappenfurche, von gleicher Größe. Schußkanal in der Mitte 8—9 mm dick, prall mit Blut gefüllt. Speckiger Saum um das Gerinnsel. Hämorrhagische Infarzierung unregelmäßig lobulär. Hämothorax mit Exsudat von 2—3 l. Streptokokken und anaerobe Stäbchen im Erguß.

Mikroskopischer Befund. 1. Vorderes (Einschuß-) Drittel des Schußkanals auf Querschnitt. Der Schußkanal ist mit rundlichem, rotem Blutgerinnsel tamponiert, das viel Leukozytenkerntrümmer enthält und an der Peripherie in geschichtete Fibrinmassen übergeht, die mit dem Alveolargerüst verfilzt sind. In der Randzone liegen größere Venen, die durch geschichtete Thrombusmassen verschlossen oder nach der Schußkanalseite zu teilweise thrombotisch ausgefüllt sind. Die Venenwand ist in Anlehnung an den Schußkanal aufgesplittert und aufgequollen, die Mediabestandteile sind nicht mehr zu unterscheiden An der gegenüberliegenden Seite ist die Venenwand wohl erhalten. Fremdkörpermaterial findet sich weder im Schußkanal, noch am Rande desselben. Das umgebende Lungengewebe ist auf große Strecken hin durch Infarzierung hepatisiert, so daß die Alveolarbezirke kaum zu trennen sind. Es finden sich aber zahlreiche stark geblähte, blutfreie Alveolen im Infarzierungsgebiet verstreut. Die dem Schußkanal zunächst gelegenen Lungenabschnitte sind konzentrisch zusammengepreßt. In fast allen Alveolen sieht man stark beladene Phagozyten, zum Teil in besonders aufgetriebenen Zellen, die mit bräunlichem Pigment beladen sind. Die Berliner Blaureaktion ist (bei den älteren Formolpräparaten) negativ, nur die TURNBULLsche Reaktion gibt schwach positive Reaktion.

Alter der Verletzung 8 Tage. A.G.-Durchschuß durch den rechten Oberlappen. (K.W.A. Nr. 1481). Starke Infarzierung der Umgebung des Schußkanals. Kollaps der rechten Lunge und fibrinös-eitrige Pleuritis. Jauchiger Hämothorax, durch Resektion entleert. Gasbrand der Schultergegend.

Mikroskopischer Befund des Schußkanals auf Querschnitt durch die Mitte desselben. Die Mitte des Schußkanals besteht aus rotem Blutgerinnsel ohne besondere Schichtung und mit sehr wenig weißen Blutzellen. Nach der Peripherie zu sieht man eingelagert geschichtetes Fibrin und die Zahl der Leukozyten, teils in Trümmerform, nimmt rasch zu. In dieser Zone liegt auch das Grenzgebiet der eigentlichen Lungenwand des sekundären Schußkanals. Die Alveolarsepten sind hier in verhältnismäßig schmalem Bezirk aufgequollen oder durchtränkt, sehen homogen verdickt aus, färben sich schlechter, sind leicht konzentrisch zusammengedrängt und senden abgerissene Septenenden in das Blutgerinnsel hinein. Die elastischen Fasern des sekundären Schußkanals sind schwer geschädigt, färben sich zentralwärts auffallend schlecht und zeigen mehr peripher Verklumpung und Zusammenrollung.

Arterienäste vom Wundkanalrande zeigen meistens rote, seltener geschichtete Thromben. Sichere Organisation besteht noch nicht, doch zeigen die innersten Zellagen schon Aufrichtung gegen den Blutkuchen. In vielen kleineren Venen ist das rote Blut anscheinend flüssig geblieben. In größeren Venen dagegen finden sich Thrombenmassen, die peripher geschichtet sind und in welche Granulationen der Wand schon deutlich einzusprießen beginnen. An einzelnen größeren Venen sieht man partielle Degeneration der Wand mit hernienartiger Ausstülpung oder mit aneurysmaartiger Ausbuchtung, Aufsplitterung der Wandschichten mit Fibrinanlagerung und Defekt der Adventitia. In den Bronchien in der Umgebung und am Rande des Schußkanals Blutgerinnsel, die das Lumen dicht füllen. Größere Bronchien zeigen breite Risse und klaffende Enden, aus denen Exsudat-, Plasma- und Blutstraßen im direkten Übergang zu der Wundkanalblutung stehen.

Die intraalveoläre Blutung, die interstitielle, perivaskulär und peribronchial, umgibt den Schußkanal auf weite Strecken, hört aber öfters scharf an gröberen Lungensepten auf.

In der nächsten Umgebung des Schußkanals, und zwar im Anschluß an den sekundären Schußkanal sind die Alveolen wie durch Druck zusammengepreßt bzw. atelektatisch zusammengefallen. Hier ist deutliche Organisation sichtbar, indem fischzugartige Spindelzellen quer durch das intraalveoläre Blutmaterial ziehen, allerdings in meist einzelnen Zellen. Außerdem verdient noch hervorgehoben zu werden, daß durch das Blutgerinnsel kleinere Arterienäste isoliert (und thrombosiert) hindurchziehen, in deren Umgebung das Alveolargerüst fehlt, und die offenbar dem Trauma größeren Widerstand entgegensetzen, als die Alveolarwände. Die Gefäße liegen dann allerdings nicht in der Mitte, sondern im Seitenbereich der Geschoßwirkung.

Alter der Verletzung 8 Tage. Schrapnellkugeldurchschuß der rechten und -steckschuß der linken Lunge. (K.W.A. Nr. 1391). Die Kugel hat den rechten Oberlappen von der Spitze her nach dem Hilus zu in fingerdickem Kanal durchsetzt, ist durch den 6./7. Brustwirbel gegangen, medial hinten in den linken Unterlappen eingetreten und ist nach Durchquerung des Unterlappens subpleural stecken geblieben. Der Kanal des rechten Oberlappens leicht speckig, der des linken Unterlappens schmierig belegt.

Mikroskopischer Befund des Schußkanals der rechten Lunge auf Querschnitt durch die Mitte. Lumenwärts ist der Kanal mit roten Gerinnseln ausgekleidet, in denen die Erythrozyten der Form nach erhalten, des öfteren aber wie ausgelaugt erscheinen. Das Blut liegt in einem Maschenwerk, zunächst feinfädigen, dann plumpen Fibrinnetzes und ist von Kerntrümmern und peripher von Kernen durchsetzt, die teils leukozytärer oder plasmazelliger Herkunft sind, teils ausgesprochen bindegewebigen Spindelzellen gleichen. Dem Blut- und Fibrinbelag schließt sich eine Zone jungen Granulationsgewebes an mit Fibrozyten, großen Exsudat- und Plasmazellen und eosinophilen Zellen. Das Granulationsgewebe geht aus von perivaskulären und peribronchialen Bindegewebshüllen und von verklumpten Septen fast atelektatischer Alveolen. Stellenweise liegt noch rotes Blut in mitten des Granulationswalles und seines Fibrinnetzes. Der Wall stellt die Organisationsgrenze gegen das Lungengewebe dar, soweit es durch die Schußverletzung nicht primär oder sekundär zugrunde gegangen ist. Die Organisation ist etwa bis zur Hälfte des Trümmer- und Blutungsfeldes des Schußkanals vorgedrungen. In dem Trümmerbereich, und zwar bis nahe an die Kanallichtung heran, liegen Gefäßschatten von Arterien und Venen, deren Lumen organisierte Thrombose oder Teilthrombose aufweist. Die Wandungen zeigen Nekrose und Quellung. Die mehr exzentrisch gelegenen Gefäße haben besser erhaltene Wandung und sind nur teilweise mit Thromben gefüllt. An größeren Arterien sieht man dabei vielfach sternförmige Gestalt auf dem Querschnitt durch unregelmäßige Einbuchtung oder Zusammenfallen der Wände. Die Bronchien sind, auch wenn das Epithel fehlt, meistens daran wieder zu erkennen, daß das Lumen neben Blut reichlich Leukozyten enthält. In der Zone zwischen Granulationswall und Trümmerfeld ist das Epithel vielfach an der Mitte fehlend, an den Randteilen in geordnetem Verbande erhalten. In einem größeren, Knorpel führenden Bronchus innerhalb des Granulationswalles fehlt fast das ganze Epithel. Einzelne Inseln desselben sieht man aber in beginnender Aussprossung. Außerhalb des gesamten Schußkanals, einschließlich Granulationswalles besteht das Bild der eitrigen schweren Bronchitis, Bronchopneumonie und der beginnenden Karnifikation. Keine Hämosiderinablagerung.

Alter der Verletzung 10 Tage. A.G.-Steckschuß des rechten Lungenoberlappens. (K.W.A. Nr. 1393). Einschuß im rechten Oberlappen in Höhe der 2./3. Rippe seitlich, erbsengroß. Der Schußkanal führt durch den Oberlappen nach medial, wo in pflaumengroßer Höhle ein dicker Granatsplitter subpleural steckte. Höhle mit pyogener Membran ausgekleidet. Zeugfetzen und Schmutz um den A.G.-Splitter. Empym. Sepsis.

Mikroskopischer Befund: 1. Einschußstelle des Lungenschußkanals auf Längsschnitt. Der Schußkanals klafft etwas und ist mit meist nekrotischem Blut ausgefüllt. Das Blut ist stark durchsetzt von Plasmazellen und Leukozytentrümmern, peripher stärker als zentral. Die granulierende Wandung des Kanals ist mit einer pyogenen Membran ausgekleidet, die allmählich in das Blutgerinnsel übergeht. Der auffallendste Befund ist der, daß in dieser Membran Freßzellen in ganz besonders großer Zahl und in breitester Straße sich finden, die mit roten Blutkörperchen, Schatten und Trümmern derselben, berstend voll gestopft sind. Die Trümmerform der Kerne deutet den eigenen Untergang an. Nach dem Granulationswall zu sieht man rundliche, chromatinreiche Kernformen und mehr längliche chromatinärmere Kerne in diesen Freßzellen, so daß Histiozyten mitbeteiligt sind.

Der Granulationswall ist breit, schon ziemlich derb, mit dickeren klumpigen Balken, in deren Netzwerk Reste von rotem Blut liegen. Er grenzt sich nach dem Membranbezirk des Kanals ziemlich scharf, nach dem Lungengewebe unscharf ab. Dieses zeigt nach der Granulationszone zuerst fast völlige Atelektase, dann unregelmäßige Blähung der Alveolen. Zwischen den geblähten Bezirken liegen Alveolargebiete, in denen rotes Blut oder Fibrin in Organisation oder staub- bzw. pigmenthaltige Zellen in buntestem Bilde zu finden sind. Alle Septen sind verdickt und zellig beladen. In allen Bronchien eitriger Katarrh. Ein dem Kanal dicht anliegender großer Bronchus zeigt wucherndes Bronchialepithel von der Wand in das Exsudat des Lumens hineinziehend und ein Teil der Knorpelinseln ist nekrotisch und in zackiger Verkalkung. Eine größere benachbarte Arterie ist in Verödung begriffen. Große Venen ohne Wandzerstörung und mit nur geringer thrombotischer Wandanlagerung reichen bis nahe an das Lumen des Schußkanals heran, und nur der speckige Kanalbelag zieht über sie hinweg, während andere, tiefer gelegene Venen wie zusammengepreßt aussehen und unterbrochene Thromben aufweisen.

2. Schnitt durch die Wand des Fremdkörperbettes (A.G.-Steckgeschoßbett). Das histologische Bild ist einförmig. Ein breiter derber Granulationswall wird von Fibrintrümmern bedeckt. Zackige Buchten der Abszeßwandschicht enthalten daneben noch Reste roten Blutes. Die Organisation des Fibrins geht bis an das Lumen des Geschoßbettes. Leukozyten sind kaum zu sehen, dagegen reichlich Plasmazellen. In der darunter liegenden Lunge ist das bunte Bild der chronisch eitrigen Bronchitis, der chronischen Bronchopneumonie mit starker Beteiligung des Interstitiums.

Alter der Verletzung 3 Wochen. Tangentialer Durchschuß durch den Rücken in Höhe des 7. Brustwirbels (K.W.A. Nr. 248) mit Zertrümmerung des 7. Wirbelbogens. Markstückgroße Eröffnung der Brusthöhle rechts mit Absprengung eines Splitters der 8. Rippe. Der bohnengroße Splitter sitzt in der Pleura. Darunter apfelgroßer Quetschungsherd der Lunge mit mehreren, durchschnittlich haselnußgroßen Höhlen, in denen gelbliche bis bräunliche rahmig dicke Flüssigkeit sich findet.

Mikroskopischer Befund zweier benachbarter Höhlenwandungen. Die Höhlen werden getrennt durch ein stärkeres Lungengewebsseptum, in dem Bronchialäste und stärkere Arterienstämme verlaufen. Im Lumen des einen Bronchialastes liegt leukozytenreiches Exsudat mit Blutkörperchenschatten. Das Bronchialepithel ist ungeordnet, mehrreihig, meist kubisch, nicht eigentlich zylindrisch und in Wucherung und Mauserung begriffen. Die Bronchialwand ist von Granulationszellen und Plasmazellen bis weit in die Umgebung durchsetzt. Eine parallel verlaufende kräftige Arterie ist durch weitgehend organisierten Thrombus fest verschlossen. Im restlichen Lumen sieht man feinen spaltförmigen Endothelsaum. Beiderseits des Septums liegt ein nicht sehr breiter Granulationswall, dem sich, ebenfalls beiderseits, eine breite, leuchtend gelbe Pigmentzone anschließt. Das Pigment ist akrystallinisch, gibt nicht die Berliner Blaureaktion, liegt frei, außerhalb von Zellen, in nekrotischen Erythrozytenmassen. Es folgt danach auf der einen Höhlenseite ein leukozytenreicher speckiger Belag. Auf der anderen Höhlenseite liegt der etwas schmalere Pigmentsaum an der Grenze völlig durchbluteten nekrotischen Lungengewebes, in dem noch die Schatten der Alveolarwände und in diesen ganz vereinzelte Trümmer elastischer Fasern zu sehen sind.

Alter der Verletzung 6 Wochen. A.G.-Durchschuß durch den linken Unterlappen. (K.W.A. Nr. 100). Kollapsinduration des Unterlappens. Gut abgekapselter Pyopneumothorax links hinten unten. Große eiternde A.G.-Wunde am Rücken. Lungenschußkanal mit ausgesprochenen bräunlichen Gerinnseln gefüllt.

Mikroskopischer Befund des Schußkanals auf Querschnitt. Der im mikroskopischen Schnitt etwa 6 mm Durchmesser haltende Schußkanal fällt durch kräftige gelbe Färbung seiner Umrandung auf. Das Lumen ist gleichmäßig ausgefüllt mit einer feinkörnigen, streifigen, nekrotischen Gewebsmasse, die zum größten Teil aus zerfallenen roten Blutzellen besteht und noch einzelne Kerntrümmer aufweist. Diese werden nach der Peripherie zu etwas reichlicher. Auch einzelne Pigmentschollen sind zu sehen. In der Außenzone dieses nekrotischen Pfropfes liegt gelbes Pigment in dichtesten Schollen und Klumpen in verhältnismäßig breiter Zone, in der Hauptsache nicht an Zellen gebunden, frei zwischen den Nekrosebröckeln. In diesem Bezirk sind vereinzelte Bindegewebszellen organisatorisch einsprießend zu sehen, und bei einzelnen der Zellen ist das Pigment den Kernen in Form des etwaigen Zelleibes angelagert. Der Pigmentzone folgt ein breiter Granulationswall. In den inneren Schichten dieses Organisationsgewebes, zunächst dem Pigmentwall, liegt das Pigment reichlicher intrazellulär, im ganzen aber auch nur in schmaler Zone. Die Berliner Blau- und Turnbullreaktion ist negativ. (Älteres Sammlungspräparat.) Der Granulationswall geht nach außen schnell in interstitiell karnifiziertes Lungengewebe über, in dem zuerst nur spärliche Alveolen mit verhältnismäßig hohem Epithel wie ausgestochen liegen. Daneben finden sich kleine Bronchiektasen mit regelmäßigem Zellbesatz und leukozytenreichem Sekret. Die kleinen Arterien im Bereiche der Karnifikation sind auffallend dickwandig. Bei den größeren Arterien läßt sich das nicht mehr beobachten. In weiterer Umgebung des Schußkanals besteht der karnifizierende Prozeß in mehr fleckförmiger Anordnung und die dazwischen liegenden Alveolen sind gebläht. Die Bronchiektasen sind auch hier und auch an größeren Bronchien zu erkennen. Intraalveoläre Karnifikation besteht nirgends. Der Vorgang ist durchaus interstitiell.

Es sei noch besonders hervorgehoben, daß der Schußkanal keinerlei Vernarbung, insbesondere auch keine regeneratorischen Vorgänge aufweist und daß der Kanal im Gegenteil noch ungewöhnlich klafft und mit nekrotischem Material prall gefüllt ist.

Alter der Verletzung 4¹/₄ Monate. Schrapnellkugel- und Uniformknopf-Steckschuß. Einschuß unter dem rechten Schlüsselbein. Knochensplitter, Geschoß und Uniformknopf aus der linken Lunge operativ entfernt bzw. abgestoßen (Rippenresektion). Pflaumengroße Steckschußhöhle im linken Oberlappen hinten unten, mit Resektionswunde kommunizierend. In beiden Lungenspitzen fibrös verheilte Tuberkulose.

Mikroskopischer Befund der Wandung und des umgebenden Lungengewebes der Steckschußhöhle. Das Lungengewebe ist größtenteils atelektatisch. Die Alveolen und Alveolargänge sind mit einkernigen Zellen, teils mit eingedicktem Ödem gefüllt, eng und zeigen in anderen Abschnitten typische Karnifikation. Die kleineren und großen Septen sind plump, von kleinzelligen Infiltraten begleitet und durchsetzt. Die Bronchialwandungen sind besonders schwer betroffen, unregelmäßig geschlängelt und ausgebuchtet. Das Epithel der Schleimhaut fehlt. Statt dessen sieht man granulierende Flächen. Bronchiale Knorpel sind willkürlich erhalten. Diese Bronchialveränderungen finden sich vorwiegend dicht unter der Steckschußwand. Diese stellt eine verhältnismäßig schmale Membran dar, die von einer Kerntrümmerzone über ein erst netzförmig feineres, dann grob geschichtetes Netzwerk aus altem Fibrin in eine gefäßreiche Granulationszone übergeht. Die benachbarten Alveolarbezirke sind konzentrisch zusammengepreßt und erweitern sich erst allmählich zu immer noch engem Lumen. Fremdkörpermaterial findet sich nicht mehr. Dagegen sieht man in einer Entfernung von etwa 2 cm von der Abszeßwand fibröse Tuberkel mit Riesenzellen, die ruhend zu sein scheinen, keine Verkäsung aufweisen und in keiner Weise den Eindruck frischeren Entstehens oder erhöhter Wucherung zeigen. (s. B.5.)

B. Folgen der Lungen- und Pleuraverletzungen.

1. Blutung

a) in die Lunge.

Bei der Besprechung der Lungen- und Pleuraverletzungen ist mit der Statistik nur verhältnismäßig wenig anzufangen. Sie hat nur bedingten Wert, weil z. B. das große Material der auf den Schlachtfeldern liegen gebliebenen Verletzten nicht mit berücksichtigt werden kann. Sauerbruchs Zahlen seien vielleicht kurz angeführt, der im Jahre 1915 bei 22145 Verletzten, mit 8034 Toten, 836 Lungenverletzte angibt, ferner erwähnt, daß bei 300 auf den Schlachtfeldern liegenden Soldaten 112, also etwa 30⁰/₀ Brustschüsse hatten. Auch die Prozentzahl der Todesfälle bei Lungenschüssen schwankt so weitgehend je nach dem Ort, wo die Fälle beobachtet wurden, daß diese Zahlen auch nur in diesem Zusammenhang bewertet werden dürfen. Der Unterschied der errechneten Hundertsätze ergibt sich eindeutig aus den statistischen Aufzeichnungen Merkels, und er führt mit Recht die großen Schwankungen der Zahlenangaben darauf zurück, daß die Beobachtungen zum Teil im Operationsgebiet, zum

Teil im Etappen- und Heimatgebiet gemacht wurden. Etwas besser, wenn auch nicht beweisend, zu bewerten sind die statistischen Zahlen für die Folgen der Brustkorbverletzungen.

Mit der Lungenverletzung bringt man unwillkürlich in Zusammenhang den blutigen Auswurf. Nicht nur die klinischen, sondern auch die anatomischen Untersuchungen ergaben aber, daß Lungenverletzung und Blut in den Luftröhrenästen, besonders in den abführenden Luftwegen, durchaus nicht immer zusammen gefunden werden müssen. Es herrscht nach HARTERT in bezug auf die Hämoptoe eine gewisse Regellosigkeit. Sie kann außerordentlich im Vordergrund stehen oder bald aufhören, sie kann andererseits in nur geringem Umfange sich über viele Wochen hinziehen und sie kann tagelang völlig fehlen oder als Spätblutung stürmisch auftreten. Im allgemeinen ist jedenfalls die Blutung in den Bronchialbaum nach Schußverletzungen nicht das wesentliche Merkmal. Auch hier ist wieder zu bedenken, daß bei Verletzung kleineren Bronchien das Eindringen von Blut in die größeren abführenden Bronchialwege nicht so sehr in Frage kommt, daß aber bei Verletzung größerer Bronchialäste auch große Lungengefäße mit verletzt zu sein pflegen und die Verblutung nach innen in den Pleuraraum derjenigen in den Bronchialbaum voranzustehen pflegt, so daß man in solchen Fällen bei der Sektion zwar größere Blutmengen im Bronchialbaum antreffen kann, daß aber die Klinik solche Fälle seltener zur Beobachtung bekommt. Außer den hier erwähnten und meist schnell eintretenden Todesfällen ist daher, wie SAUERBRUCH betont, die Verblutung aus der Lunge primär infolge der Verletzung ein seltener Befund. SAUERBRUCH macht dabei noch auf den geringeren Blutdruck im kleinen Kreislauf und die Retraktion des Lungengewebes, sowie auf die mechanische Wirkung des Hämothorax aufmerksam. Es kommt noch hinzu, daß gerade bei schwer Brustkorbverletzten die unwillkürliche Ruhestellung der verletzten Seite das Abhusten hintenanhält. Die klinischen Angaben über blutigen Auswurf gehen weit auseinander. Nach SAUERBRUCH soll die Hämoptoe bei Lungenverletzten selten fehlen.

Nach BORCHARDT ist der blutige Auswurf eine wichtige, aber keine ständige Folge des Lungenschusses. BURCKHARDT und LANDOIS fanden ihn nur in der Hälfte ihrer Fälle, und sie geben noch folgende Statistik anderer Chirurgen an: SCHREYER 85%, HOHLBECK 62%, HILDEBRANDT 60%, STEWENSON 54%, KÜTTNER 50%, LUBOJACKI 11%. Vergleicht man mit diesen auseinandergehenden Zahlen die Obduktionsbefunde, so habe ich bei frischen Lungenverletzungen fast stets kleinere Blutungen im abführenden Bronchialsystem, unter Umständen ganze Ausgüsse des Bronchialbaums mit Blut und sehr häufig Blutaspiration in den verletzten und unverletzten Lungen gefunden. Während schon nach wenigen Tagen bei der Sektion das Blut im Bronchialbaum völlig fehlen kann, ist Blutaspiration dagegen noch länger nachzuweisen.

b) Blutung in den Pleuraraum.

Gegenüber dieser direkten Blutung aus der Lungenwunde in die Luftwege hinein spielt aber die Blutung in den Pleuraraum eine ganz überragende Rolle. Der Hämothorax, allerdings in den verschiedensten Graden der Ausbildung, wird bei Lungenverletzungen kaum vermißt. Man muß aber unterscheiden zwischen dem stürmischen Hämothorax, der bei Verletzung großer Lungengefäße (wenn nicht andere blutführende Organe noch mitbetroffen sind, wie Herz und große Gefäße) den Pleuraraum mit großen Mengen Blutes (bis 4 Liter und mehr) anfüllt und zu schnellem Tode führt, und dem gewöhnlichen Hämothorax, der die Begleitung fast jeder Lungenverletzung sein kann und in ganz verschieden hohem Grade auftritt.

Fall von Berstung eines Aneurysmas der rechten Arteria subclavia in den rechten Pleuraraum (Sportunfall). $4^1/_4$ l Blut und Blutgerinnsel im Thoraxraum. Rechte Lunge atelektatisch. Nur ein Teil des Oberlappens taucht lufthaltig aus dem Bluterguß. Mediastinum und Herz nach links verdrängt. Leber durch tiefgedrängtes Zwerchfell abwärts verlagert und nach links gehebelt (Abb. 9b). (Westend S.N. 417/28.)

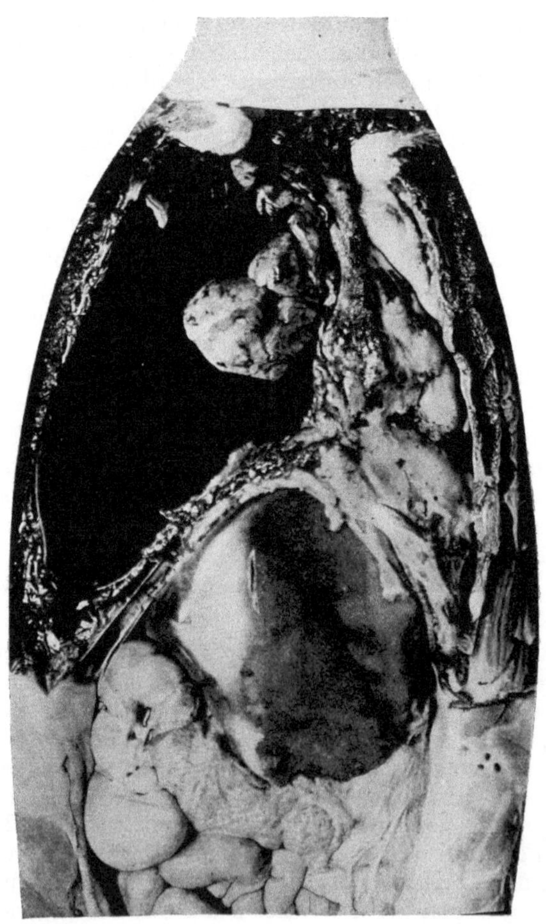

Abb. 9 b.

Auch nach den anatomischen Befunden läßt sich Sauerbruchs Angabe bestätigen, daß der Hämothorax selten zu solchen Ausmaßen führt, daß er mit starken Verdrängungserscheinungen einhergeht. Es kommt hinzu, daß man, wenn die Verletzung nicht ganz frisch ist, beim Hämothorax nicht immer einwandfrei unterscheiden kann, wie viel bei dem blutig flüssigen Erguß auf Kosten eines beigemengten serösen Exsudats zu setzen ist. Im allgemeinen werden bei Verletzungen der Lunge, je nach Schwere derselben, Blutmengen oder Mengen blutiger Flüssigkeit, die mehr als $^1/_2$—1 Liter betragen, seltener ge funden, vorausgesetzt, daß nicht die exsudative Pleuritis das Bild schon verwickelt hat (Abb. 10, 11, 12 u. 13 auf S. 30—33).

Fall von 4 Tage altem Brustdurchschuß (Dienstrevolver). Nahschuß (Selbstmord). Einschuß kalibergroß links unter der Mamilla im 5. Zwischenrippenraum. Durchschuß durch die Lingula des linken Oberlappens und den medialen basalen Abschnitt des linken Unterlappens. Ausschuß in Höhe des 12. Brust- und 1. Lendenwirbels. Streifschuß der Herzspitze mit frischer Infarzierung der Muskulatur. Herzbeutel schlitzartig eröffnet. Zwerchfell nicht verletzt. Quetschungserweichung des Lendenmarks (Konus) über 3 cm hin. Hämothorax von über 1 l.

Die Einschußwunde in der Brustwand (a) entspricht wegen Höherrückens der Lunge durch die Hämo-Pneumothoraxwirkung nicht mehr dem nach oben verlagerten Schußkanal der Lunge (b). Der Pneumothorax ist nicht von Bedeutung, es überwiegt die Wirkung des Hämothorax. Die Lunge ist nach vorn und durch den Bluterguß von der Brustwand abgedrängt (Abb. 11—12). Im Frontalschnitt durch den Thorax hinter dem Herzen sieht man den oben an der Brustwand verwachsenen Oberlappen nur teilweise, den Unterlappen stark medial gedrängt (Abb. 12). Der Unterlappen ist nicht vom Zwerchfell abgehoben, weil die Lunge und das Zwerchfell im Bereich des Schußkanals sich ruhigstellen. Der hintere Pleuraraum war mit Blut gefüllt. Die Lunge ist mit blutigen Belägen bedeckt und nach vorn und seitlich gedrängt. Das Zwerchfell (angeschnitten) ist beutelig nach vorn gedrängt. Die linksseitige Wirbelkanalwand zeigt den Schußkanal, der Rückenmarkkonus die hämorrhagische Infarzierung (Abb. 13 c).

29jähriger Mann. In ausgeblutetem Zustand eingeliefert. Lähmung der Beine, der Blase und des Mastdarms. Auswurf nur leicht blutig, später rostbraun. Puls 120. Während des 4 tägigen Krankenlagers stets bei Bewußtsein (K.W.A. Skt.Nr. P.A. 17/1922).

Wenn man über die Herkunft der Blutung sich ein Bild machen will, so sind außerdem bei diesen Blutungen in den Pleuraraum nicht immer in erster Linie die Lungenwunden selbst verantwortlich zu machen, sondern Verletzungen der Interkostalgefäße, der A. mammaria interna, der Vena azygos können wesentlich mit im Spiel sein, und gerade bei diesen Mitverletzungen wird der Hämothorax ein verhältnismäßig großer. An Thoraxschnitten von der vorher mit Formalin gehärteten Leiche lassen sich bei dem Hämothorax infolge der nivellierenden Wirkung des gleichzeitigen Pneumothorax die Blutgerinnsel nicht nur in den abhängigen Teilen der unteren Brustkorbhälfte, sondern bis hoch hinauf zur Pleurakuppel neben dem Mediastinum und in den Zwischenlappenfurchen nachweisen, da es sich durchweg um bettlägerige Kranke handelt. Beim älteren Hämothorax ist die riffelartige Bedeckung der Pleura mit blut-gefärbten Fibringerinnseln besonders eindrucksvoll zu beobachten. Die fibrinös-exsudative Reaktion der Pleura spielt aber dabei die größere Rolle als die Niederschläge aus der Pleurablutung selbst. Die Gerinnsel (an der Leiche) machen den Eindruck, daß das Blut der Pleurahöhle der Aufsaugung nur schwer zugänglich ist und wie ein Fremdkörper im Pleuraraum liegt. Es ist daher nicht zu verwundern, daß gerade nach Hämothorax im Ausheilungsstadium die Schwartenbildung eine besonders starke wird und daß dem klinischen Standpunkt auch auf Grund der anatomischen Befunde nur zugestimmt werden kann, daß man den Hämothorax durch Punktion möglichst entfernen soll, wenn die Gefahr der Nachblutung oder sonstige Verwicklungen dieses erlauben. In Übereinstimmung mit dem klinischen Befund (Probepunktion) wird bei frischen Lungenschüssen das Blut des Hämothorax auch bei der Sektion in flüssigem Zustande angetroffen. Gerinnsel können so gut wie ganz fehlen. Ich möchte aber erwähnen, daß es auch Fälle gibt, wo man bei der Sektion richtige rote Blutklumpen im Hämothorax finden kann. Das bei der Sektion ausgeschöpfte Blut gerinnt schnell an der Luft. Über dieses unterschiedliche Verhalten geben die Untersuchungen von TOENNISSEN näheren Aufschluß. TOENNISSEN fand bei frischem Hämothorax dunkelrote Flüssigkeit mit derselben Zellzusammensetzung wie im Blut mit etwas geringerer Erythrozytenzahl. Die Flüssigkeit gerann nicht. Bei späterer Untersuchung fand er hellere Flüssigkeit mit nicht abnehmender Zahl von roten Blutkörperchen und gleichbleibender

Zahl der Leukozyten, unter denen die eosinophilen einen sehr großen Prozentsatz
bis zu $70^0/_0$ einnahmen. Die Flüssigkeit hatte die Fähigkeit zur Gerinnung
wiedergewonnen. Zu Beginn der resorptiven Phase traten die Lymphzellen
in den Vordergrund. Die Flüssigkeit wurde noch weniger hämorrhagisch bis
rein serös und büßte wieder an Gerinnungsfähigkeit ein. Toennissen glaubt
das verschiedene Verhalten der Gerinnungsfähigkeit mit Penzoldts Ansicht

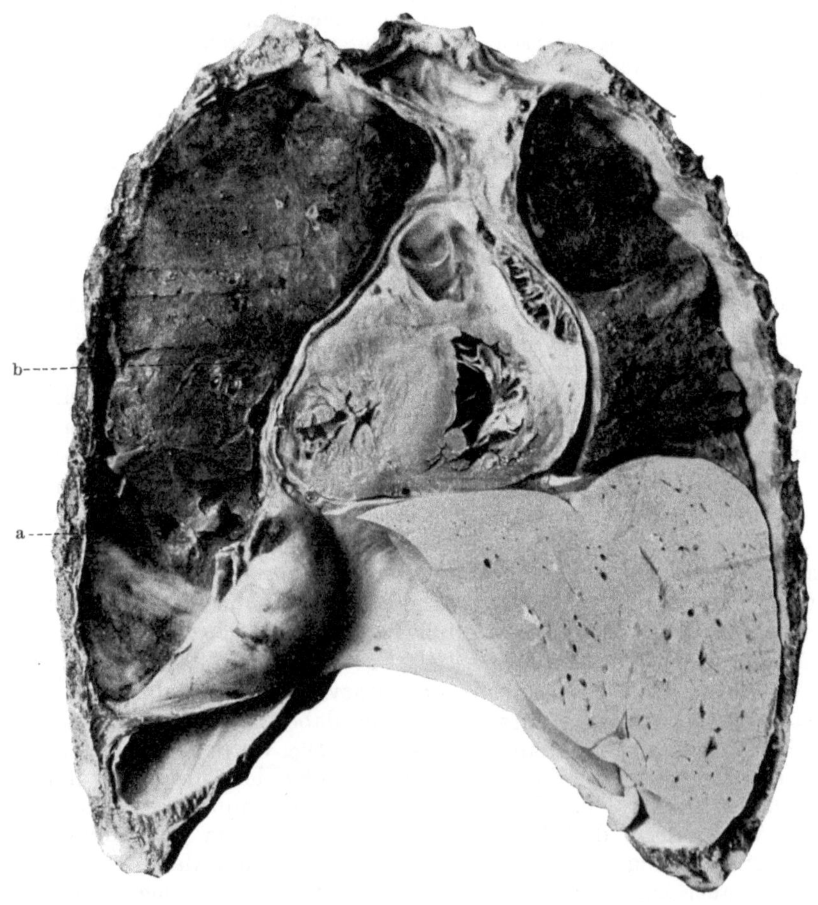

Abb. 10.

erklären zu können, daß bei zunächst stark verzögerter Gerinnungsfähigkeit
des frischen Pleuraergusses durch pleuritische Reizung, die durch Zunahme
der Leukozytenzahl bewiesen wird, neue gerinnungsfähige Stoffe in den
Erguß gelangen. Mit Abklingen der akut-entzündlichen Erscheinungen (Eintritt der Lymphozytose) läßt die Gerinnungsfähigkeit wieder nach, weil entweder die gerinnungsfähigen Substanzen aufgebraucht oder auf die Dauer nicht
haltbar sind.

Die Aufsaugung des Blutergusses kann, wie Beitzke erwähnt, in den Lymphbahnen längs der Bronchien und Arterien in Richtung auf den Hilus zu nach-

gewiesen werden und auch die Lymphknoten der Lungenwurzel zeigen das typische Bild der Blutresorption. Über die Ausgänge des Hämothorax habe ich schon erwähnt, daß starke Schwartenbildung unter Umständen die Folge sein kann. Es muß aber auch erwähnt werden, daß nicht nur kleinere, sondern selbst größere Blutergüsse fast restlos aufgesaugt werden können.

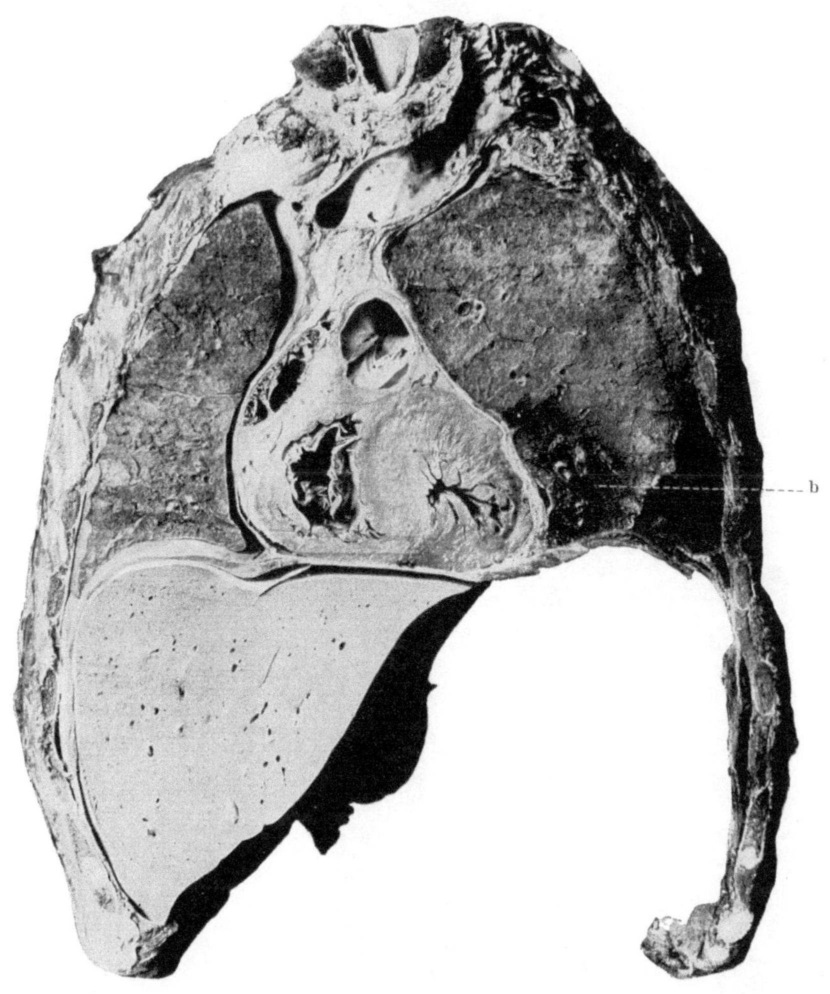

Abb. 11.

Es ist anatomisch nicht so leicht vorstellbar, wie die massenhaften zelligen Bestandteile eines größeren Blutergusses so vollständig weggeschafft werden können. Es gehört offenbar dazu, daß die Infektion ausbleibt und die Reizung der Pleura sich in geringen Grenzen hält. Dann ist durch Zerfall der roten Blutzellen die Resorption nicht nur auf dem pulmonalen Lymphwege, sondern besonders durch die Lymphbahn der kostalen und Zwerchfellpleura offenbar imstande, das Trümmermaterial weitgehend zu beseitigen. Eine gewisse Sedimentierung der roten Blutkörperchen aus dem Hämothorax

und Liegenbleiben des Sediments im Sinus phrenico-costalis wird aber anatomisch doch beobachtet und führt, wenn auch zu leichteren Verwachsungen
und Verklebungen des unteren Lungenrandes und zu Einengung des Sinus

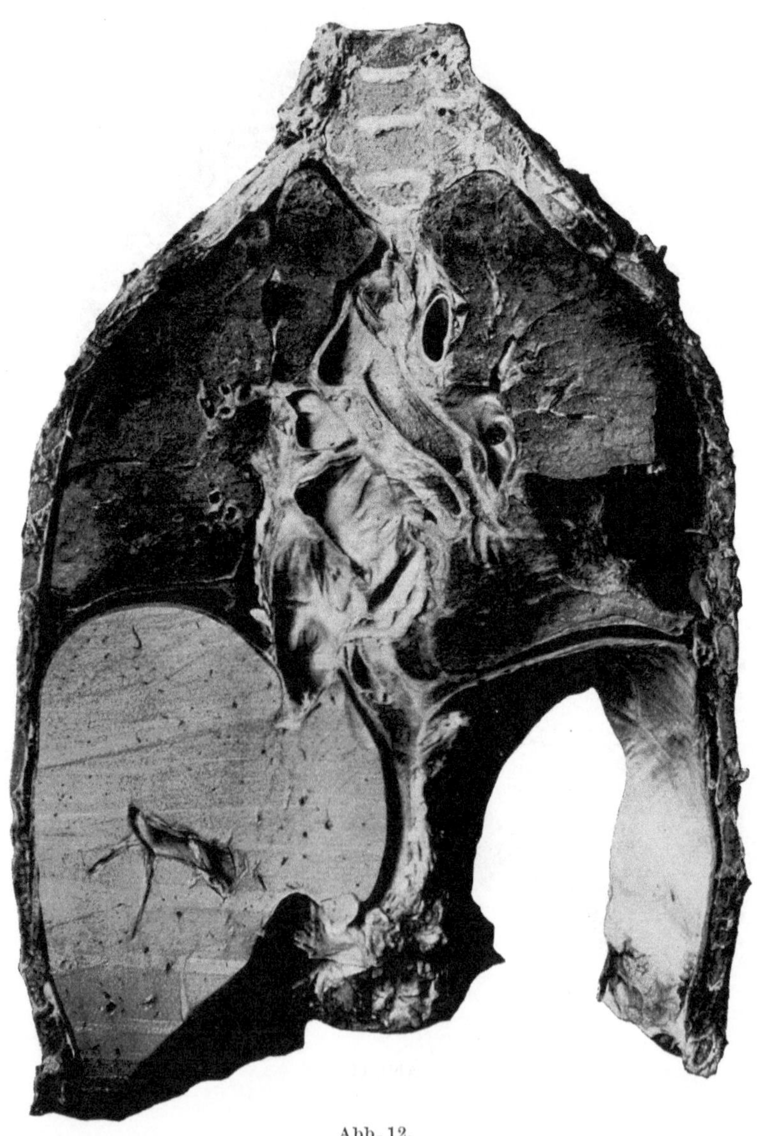

Abb. 12.

phrenicocostalis. Dagegen scheint die Aufsaugung sehr viel stärker gestört
zu werden, sowie die Pleura mit stärkerer fibrinöser Exsudation reagiert,
und auf diese Fälle bezieht sich meine vorherige Feststellung, daß man alsdann den Pleuraraum mit Fibringerinnseln ausgekleidet und unterkammert
findet, in denen man rote Blutkörperchen noch verhältnismäßig wohl erhalten
und in allen Stadien des Zerfalls diffus und herdförmig eingelagert sehen kann.

Es sei erwähnt, daß Blutergüsse stark bakterienhaltig sein können, ohne daß sie deshalb in Empyem übergehen. Durch Verwachsungen der Lungenpleura oder frische Verklebungen bzw. Unterkammerungen des Pleuraraums durch

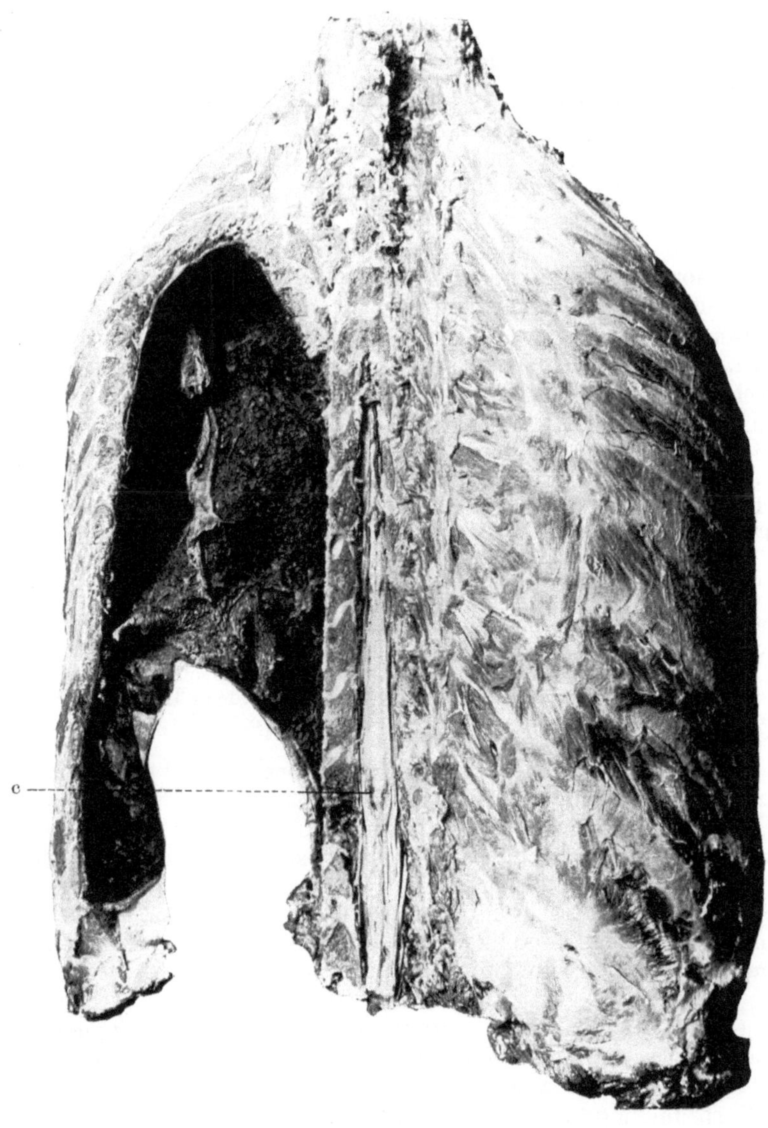

Abb. 13.

fibrinöse Membranen können die verschiedenartigsten Bilder hervorgerufen werden, so daß z. B. Hämothorax, Serothorax und Empyem in einer Pleurahöhle nebeneinander bestehen können. Auf die Frage der Infektion wird weiter unten noch eingegangen werden.

c) Nachblutung.

Die vom Kliniker sehr gefürchtete Folge von Lungenverletzung, besonders bei Geschoßverletzungen, ist die Nachblutung. Wenn auch im allgemeinen zugegeben werden muß, daß die unkomplizierten Lungenwunden in bezug auf Blutungsgefahr keine große Rolle spielen, die Entstehung des Hämothorax aus der Lungenwunde wahrscheinlich in einer Phase gleich im Anschluß an die Verletzung erfolgt, die langsame Entstehung des Hämothorax mehr aus außerhalb der Lunge liegenden Gefäßen, z. B. den Zwischenrippenschlagadern ihren Ursprung nimmt, und weiterhin der Schußkanal der Lunge selbst sich schnell durch Blutung tamponiert und an der Pleurawunde fibrinöse Verklebungen zeigt, so besteht doch in besonderen Fällen die Gefahr der Nachblutung mehr aus dem Bereiche des Schußkanals der Lunge als aus den umgebenden verletzten Bedeckungen. Bei diesen kommen vorwiegend Aneurysmen gestreifter Gefäße in Frage. Solche durch Bersten des Aneurysma entstandenen Nachblutungen sind an den verschiedensten Stellen beschrieben worden. Als hauptsächliche kommen dabei in Frage die über die Thoraxkuppel verlaufenden Schultergefäße, die interkostalen Gefäße und die Mammaria interna, ganz zu schweigen von Aneurysmen der Herzwände und der großen abgehenden Arterien. Bei den Nachblutungen aus der Lungenverletzung selbst stehen die Steckschüsse im Vordergrund, und Arrosionsblutungen durch den Fremdkörper, besonders den zackigen Granatsplitter, oder auch durch Knochensplitter und dergleichen sind nichts Seltenes.

Nissen erwähnt einen bemerkenswerten und eindeutigen Fall. Ein durch Verwundung in die linke Lunge gelangtes Infanteriegeschoß wird 1915 eingekapselt unterhalb der linken Herzspitze röntgenologisch festgestellt. 8 Jahre später, 1923, tritt nach einer schweren Körpererschütterung durch Sturz von einer Treppe Lungenblutung mit eitrigem Auswurf auf, so daß das Trauma zu Mobilisierung, zu Gefäßarrosion und Einschmelzung geführt hatte. Der Fall beansprucht noch weitere Beachtung, weil $1/2$ Jahr später dasselbe Geschoß aus dem linken Oberschenkel operativ entfernt wird, wohin es durch das hintere Mediastinum, längs der großen Körpergefäße und des linken M. iliacus gewandert war. Das Projektil in der Lunge war seitdem, röntgenologisch sicher gestellt, verschwunden, so daß nicht etwa ein zweites Geschoß in Frage kam. In demselben Fall wurde außerdem noch ein Drainrohr, daß 1914 nach 6 Monate langer Drainagebehandlung wegen Empyems offenbar eingeheilt war, nach 12 Jahren operativ entfernt.

Es brauchen nicht immer stürmische Blutungen dabei gefunden zu werden, sondern es kann auch zu häufig wiederkehrenden kleineren Nachblutungen aus dem Geschoßbett kommen, und erfahrungsgemäß können diese Blutungen unter Umständen durch Entfernung des Geschoßsplitters zum Stillstand gebracht werden, wie andererseits auch durch Entfernung des Geschoßsplitters, der mit einem Aneurysmasack im Zusammenhang steht, ganz profuse Blutungen die unangenehmsten Komplikationen für den Chirurgen sein können. Weit häufiger als die rein mechanische Nachblutung durch die Wirkung des Geschosses selbst ist Nachblutung durch die mit dem Steckschuß so oft verbundene Infektion, wobei die septische Einschmelzung des Lungengewebes bei traumatisch geschädigter Gefäßwandung die Ursache der Gefäßeröffnung darstellt. Selbstverständlich ist bei Infektion des Schußkanals der Fremdkörper nicht Vorbedingung, sondern man sieht die Nachblutung bei allen Formen sequestrierender Vorgänge im Bereich des Schußkanals, bei Lösung septischer Thromben und bei eitriger Einschmelzung der Gefäßwandungen vom Schußkanal aus. In solchen Fällen ist auch in keiner Weise abzusehen, wann die Nachblutung eintritt. Sie kann schon in den ersten Tagen nach der Verwundung erfolgen, sie ist, wie Merkel anführt, noch nach vielen Wochen, ja bis zum 70. und 97 Tage nach der Verwundung beschrieben worden. Bei diesen Nachblutungen aus der Lungenwunde selbst kommt es ebenso häufig, wenn nicht häufiger zu Entleerung der Blutung in den Bronchialbaum und zur profusen Hämoptoe als wie zu stürmischer Hämothoraxbildung. Auch Blutung nach außen aus dem Thorax an der Stelle der Wundverklebung zwischen verletzter Lunge und verletzter Brustwand ist mit in Betracht zu ziehen.

2. Pneumothorax und interstitielles Emphysem.

Mit der Eröffnung des sonst unter negativem Druck stehenden Pleuraraums durch eine Verletzung oder durch Zusammenhangstrennung der Pleura visceralis und dadurch bedingte Verbindung der Luftwege mit dem Pleuraraum entsteht als klinisch oft sehr bedrohliche Komplikation der Pneumothorax. Von vorn herein sollte man annehmen, daß jede die Brustwand durchsetzende Verletzung, wenigstens von dem Kaliber unserer gebräuchlichen Handfeuerwaffen aufwärts, einen Pneumothorax zur Folge haben sollte. Das scheint aber nicht ausnahmslos der Fall zu sein oder besser gesagt, ist der dabei sich einstellende Pneumothorax bisweilen von so geringen Ausmaßen bzw. verfällt so schnell der Resorption, daß er praktisch-klinisch keine Rolle spielt und anatomisch nicht oder nicht mehr nachgewiesen werden kann. Ausschlaggebend ist dabei nächst dem schon erwähnten Kaliber der Brustwandverletzung die Richtung, in welcher die Brustwand bis zur Eröffnung der Pleura durchsetzt wurde. Kleinkalibrige, tangential in den Körper eindringende Geschosse, die erst in längerem Schrägkanal die äußeren Bedeckungen, die Brustwandmuskulatur und die Pleura durchsetzen, können unter Umständen von nur geringfügigstem Pneumothorax begleitet sein, da hinter dem Geschoß der Schußkanal sich durch die Elastizität der Gewebe bzw. durch Blutungen schließt. Die durch das eindringende Geschoß vorweg getriebene Luftmenge, die nach Ansicht einiger Forscher bei der Mechanik aller Schußverletzungen eine Rolle spielen soll, kann in dem großen Pleuraraum, wenn sie überhaupt hineingelangen sollte, praktisch vernachlässigt werden. Erfahrungstatsache ist und bleibt jedenfalls, daß Verletzung der Brustwand und Lunge und Pneumothorax durchaus nicht immer vergesellschaftet zu sein brauchen. Es ist weiterhin anzunehmen, daß der Pneumothorax, wenn nicht die Verletzung der Brustwand einen von vornherein offenen Pneumothorax bedingt, sich eher aus der Lungenwunde speist. Aber auch da hält er sich bei einfacheren und glatten Wundverhältnissen sehr häufig in bescheidenen Grenzen. Der gewöhnliche Nachweis des Pneumothorax bei der Sektion mit Eröffnen der Brusthöhle unter Wasser gestattet nur grobe Feststellungen. Bei gelegentlichen Versuchen auf diese Weise die Menge der im Pneumothoraxraum enthaltenen Luft zu messen, fanden BURCKHARDT und LANDOIS nur etwa 100—200 ccm Luft und gaben selbst zu, daß sie nach Lage der klinischen Beobachtung viel mehr erwartet hätten. Es kommt hinzu, daß bei solchen Verletzungen, wenn ein Pneumothorax besteht, dieser meistens durch Hämothorax kompliziert ist und daß dem nicht Erfahrenen es schwer fallen wird, bei der gebräuchlichen Sektionsmethode zu entscheiden, was bei bestehender Kompression bzw. Kollaps der Lungen auf Luftdruck bzw. einfaches Zusammenfallen der Lunge und was auf Flüssigkeitsdruck zurückzuführen ist. Bei Schnitten durch den gehärteten Thorax kann man, wie später noch näher erörtert werden soll, sehr viel sicherere Anhaltspunkte dafür gewinnen, was auf Pneumothoraxwirkung, was auf Flüssigkeitsverdrängung zu beziehen ist und auch bei solchen Fällen ist mir aufgefallen, daß der Pneumothorax sich in bescheidenen Grenzen halten kann und daß er in den meisten Fällen nicht die Rolle der eigentlichen Todesursache spielt. Anders ist es natürlich bei doppelseitigem Pneumothorax, der eine so wesentliche Störung des Atemmechanismus, vor allem auch der Zwerchfellatmung bedingt, daß er im Verein mit den sonstigen Verletzungsfolgen sofortigen oder schnellen

Tod bedingen kann. Es scheint weiterhin festzustehen, daß nicht nur das Eindringen der Luft durch die Brustwand nach kleinerer oder schräg laufender Verletzung sehr schnell zum Stillstand kommt, sondern daß auch die etwaige Lungenwunde, besonders bei glatten unkomplizierten Schüssen der Lunge, so schnell verklebt, daß ein Auffüllen des Pneumothorax von der Lunge her nur für kurze Zeit erfolgt. Das gilt zum mindesten dann, wenn nicht einigermaßen große Bronchien mit der Lungenwunde in Verbindung stehen. Durch den Pneumothorax ist aber gewissermaßen selbst eine Sicherung geschaffen, indem der Kollaps der Lunge, noch verstärkt durch Blut- oder Exsudatdruck, den Schluß der Lungenwunde begünstigt. Selbst bei verhältnismäßig großen Lungenwunden, z. B. rinnenförmigem Aufreißen der Pleura, scheinen derartig haltbare Verklebungen der Lungenwunde einzutreten, daß der Pneumothorax sich in engen Grenzen hält. Bei Durchsicht des Schrifttums einerseits und einschlägiger Leichenbefundberichte andererseits ist mir darum immer wieder aufgefallen, daß man bei Brust- bzw. Lungenverletzungen als eigentliche Todesursache die Verblutung oder die Infektion bzw. das Empyem angegeben findet, aber verhältnismäßig selten den Pneumothorax. Hier gilt es allerdings, wie bei anderer Gelegenheit schon erwähnt, auch wieder das zu berücksichtigen, daß unter den auf dem Schlachtfelde Liegengebliebenen oder schon auf der Überführung vom Kampffelde Verstorbenen mancher Fall mit enthalten sein mag, bei dem der akute Pneumothorax größeren Umfangs als Todesursache wesentlich mit in Frage kam. Demgegenüber ist die Bedeutung des sogenannten Ventilpneumothorax oder des Spannungspneumothorax, bei dem bei der Einatmung die Luft aus der Lungenwunde in den Brustkorb immer wieder eintritt, aber infolge ventilartigen Verschlusses der Pleurawunde nicht wieder in den Bronchialbaum entweichen kann, nicht zu unterschätzen. Die Verdrängung des Herzens, das Mediastinalflattern, die immer ungünstiger werdende dauernde Einatmungsstellung des Brustkorbes und die schlechtere Ventilationsmöglichkeit der noch atmenden andern Lunge bringen die bedrohlichsten Erscheinungen und können allein für sich die Todesursache bilden.

Der einfache oder Spannungspneumothorax ist nicht selten verbunden mit dem interstitiellen, dem mediastinalen und Hautemphysem. In Frage kommen vor allem die Fälle, wo die mediastinale Pleura mitverletzt wird und das lockere Zellgewebe des Mediastinums, sei es vom Pneumothorax aus, sei es von verletzten Bronchien her, luftkissenartig aufgepumpt wird. Der Weg aus dem Mediastinum führt durch das Jugulum in die Halsregion, und es kann unter Umständen zu Hautemphysem fast des ganzen Körpers kommen. Auch direkte Speisung des mediastinalen und Körperzellgewebes von der verletzten Lunge her wird beobachtet, wenn feste Pleuraverwachsungen den ungehinderten Austritt der Luft aus der Lungenwunde in die Nachbarschaft gestatten. Die Beengung und Verdrängung des Herzens durch Mediastinalemphysem ist oftmals eine gewaltige, und man ist berechtigt, sie für die letzte Todesursache in vielen Fällen in Anspruch zu nehmen.

3. Infektion

a) des verletzten Gebietes.

Ehe ich auf die besonderen Umlagerungen und die Folgezustände des Pneumothorax oder des Ergusses in die Brusthöhle eingehe, sei noch auf die die Lungen- oder Pleuraverletzungen begleitenden Infektionen hingewiesen. Dabei mag vorangeschickt werden, daß die Infektionen des Pleuraraumes im allgemeinen von größerer Bedeutung sind als die der verletzten Lungen selbst. Die Lunge ist an und für sich kein günstiger Nährboden für Infektionen, die sich an Verletzungen anschließen, wobei von der Gesamtinfektion der Lunge durch richtige Pneumonie oder die Folgen der deszendierenden Bronchitis abgesehen werden soll. Ich habe schon darauf hingewiesen, daß ein großer Prozentsatz der Lungenverletzungen ohne sichtbare Zeichen der Infektion ausheilt. Trotz mitgerissener Fremdkörper, wobei besonders an die kleinen Fremdkörper wie Knochensplitter und Zeugfasern gedacht ist, ja, trotz nachgewiesener Krankheitskeime innerhalb des Wundkanals kann das Bild der infektiösen Veränderung in der Lungenwunde ganz ausbleiben und auch BEITZKE sagt, daß er die zahlreich im Wundkanal verstreuten Fremdkörper reaktionslos einheilend nachweisen könnte. Ebenso betont RÖSSLE, daß die Neigung zur Vereiterung bei Schußkanälen, zum Teil vielleicht wegen der guten Ausspülung mit Blut, keine große ist. Aber auch wenn die Lungenwunde infiziert ist und mit typischer Wundeiterung antwortet, hält sich der infektiöse Prozeß häufig eng begrenzt an den Wundkanal und seine nächste Umgebung. Selbst die anscheinend günstige Bedingung eines längeren Geschoßzertrümmerungskanals in der Lunge mit seinen Gewebstrümmern, serösen Ergüssen und zerrissenen Gefäßen wird, wenn man diesen Ausdruck einmal anwenden darf, durchaus nicht immer voll ausgenützt, so daß man innerhalb desselben Verletzungskanals Abschnitte mit Infektion und ihren Folgen und nicht infizierte gut heilende Abschnitte neben und nacheinander beobachten kann. Ja selbst sehr umfangreiche und massig infizierte Lungenverletzungen bleiben auffallend begrenzt und sitzen wie ein entsprechend großer Herd in sonst wenig mitbeteiligter Lunge.

Die Wege, auf denen eine Infektion des zertrennten Lungengewebes erfolgt, sind klar. Es kommt die direkte Infektion der Lungenwunde durch den eingedrungenen Fremdkörper, die sekundäre Infektion von außen durch die Verletzungsstelle und drittens die Infektion vom Bronchialbaum aus in Frage. Die metastatische Infektion, auf welche MERKEL noch hinweist, wird nur eine untergeordnete Rolle spielen, zumal, wie ich schon erwähnte, die Neigung der Lungenverletzung zur Infektion keine große ist. Die Infektion der Lungenverletzung durch unmittelbar eingeschleppte Keime in Begleitung des verletzenden Gegenstandes spielt die überwiegende Rolle, und Fremdkörper mit rauher Oberfläche, wie besonders die A. G.-Geschosse und mitgerissenes Material der Außenwelt sind wieder die hauptsächlichsten Urheber der Infektion der Lungen im verletzten Gebiet. Die Steckschüsse vor allem geben die meiste Gelegenheit zu lokaler Infektion des Schußgebiets. Die Struktur der Lunge mit ihrem geringen Parenchymgehalt, mit ihrer großen Abwehrbereitschaft durch reichen Blutgehalt und Sauerstoffzufuhr lassen aber die Auswirkung der Infektion meistens nicht weit in die Umgebung vordringen. Das hämorrhagisch infarzierte Mantelgebiet beteiligt sich an und für sich nur schwerfällig an der Infektion, die sich am ehesten zunächst in den Trümmern zerfetzten Lungengewebes festsetzt. Es fehlt aber völlig das Bild der Phlegmone oder der in die Umgebung weiter dringenden Eiterung, für welche das Lungengerüst zu ungünstige Vorbedingungen aufweist. Was wir um den Fremdkörper sehen, ist örtliche Eiterung, eitriges Granulationsgewebe und weiterhin Kapselbildung, die bei infizierten Steckschüssen allerdings beträchtliche Dicke annehmen kann. In weiterer Zone kommt es zu Entzündungen, die sehr leukozytenreich sein können, und bei Einschmelzung zu Vergrößerung des Kapselraumes und schließlich zu einem größeren Fremdkörperabszeß führen können. Der Abszeß kann in den Bronchialbaum einbrechen und sich mit dem Auswurf entleeren. Es gehören dazu aber immerhin schon größere Bronchialverzweigungen, während doch die reaktive Wucherung in der Umgebung dieser Fremdkörperabszesse meistens zu frühzeitigem Verschluß der bedrohten Bronchialbezirke führt. Die Granulationswucherung in solchen Fremdkörperabszessen kann außerordentlich stark werden, wobei der Reiz des beweglich liegenden Fremdkörpers sicher eine große Bedeutung hat, soweit nicht schon seine chemische Reizwirkungen in Betracht zu ziehen ist. Andererseits bricht der Abszeß nach der Pleurahöhle zu durch und schafft damit die gefürchtetsten und stürmischsten Verwicklungen. Die perifokale Entzündung geht in der Mehrzahl der Fälle, da die chronischen Eiterungen des Wundkanals oder Abszesses langwierige Vorgänge darstellen, in das Bild der chronischen Pneumonie über. Diese zeichnet sich durch derbe interstitielle Pneumonie bzw. derbe Karnifikation aus und kann allmählich einen verhältnismäßig breiten Mantel um die Verletzungsstelle schaffen. Er wirkt wie ein breiter Schutzwall gegen das noch gesunde Lungengewebe, kann aber im Vernarbungsstadium allmählich zu weiteren Verwicklungen, insbesondere zu Bronchiektasenbildung führen.

Die Infektion des Lungenwundkanals direkt von außen durch die Wunde der parietalen Pleura hindurch ist natürlich seltener und hauptsächlich nur dann möglich, wenn alte Verwachsungen der Lunge im Bereiche des Ortes der Verwundung bestehen. Allerdings ist dann bei einigermaßen genügender Verbindung mit der Außenwelt die Infektionsmöglichkeit eine große und dementsprechend häufige. Über die Frage dagegen, wie oft die Infektion der Lungenverletzung vom Bronchialbaum aus erfolgt, gehen die Meinungen noch sehr auseinander. Die Möglichkeit dazu ist ohne weiteres gegeben und es sprechen dafür die klinischen Angaben, daß Lungenschußverletzungen zur Zeit der Wintermonate, wo Bronchitiden häufig sind, oder in Zeiten von Grippeepidemien einen sehr viel ungünstigeren Verlauf nehmen sollen. Trotzdem möchte ich, wenn nicht größere Bronchialverzweigungen in breit offener Verbindung mit der Lungenverletzung stehen, annehmen, daß in der Mehrzahl der Fälle die Wundblutung und das Wundsekret schnellstens das verletzte Gebiet gegen den Bronchialbaum abdichten, daß die Infarzierung, Kollaps, Hämo- und Pneumothoraxruhigstellung der verletzten Seite ein übriges tuen, um den Luftaustausch zwischen Bronchialbaum und verletztem Gebiet möglichst einzuschränken und daß daher die Infektion vom Bronchialbaum aus von sekundärer Bedeutung ist. Etwas anderes ist es natürlich, wenn ein mit katarrhalischer oder genuiner oder Grippepneumonie schon befallener Lungenabschnitt verletzt wird und virulente Keime an Ort und Stelle liegen.

Wenn auch an und für sich die perifokale Lungenblutung oder die Quetschungsblutung bei Fernwirkung nicht von vornherein zum Angehen einer Infektion neigen, so sieht man doch unter Umständen pneumonische Prozesse und zwar recht bösartige eitrige Pneumonien in solchen Bezirken auftreten. Hier scheinen aber besonders die Fälle in Betracht zu kommen, wo ausgedehntere Infarzierung gleichzeitig mit Zerreißung des Lungengewebes und Höhlenbildung vergesellschaftet ist.

b) Infektion des Pleuraraumes.

Klinisch und anatomisch mehr hervortretend als die direkten Infektionen etwaiger Lungenwunden sind aber die Infektionen der Pleurahöle. Hier sind es die direkten Infektionen von außen, in jedem Falle, wo die Brustwandwunde irgendwie offen steht, die in erster Reihe in Betracht gezogen werden müssen. Deshalb sind auch die Tangentialschüsse des Brustkorbes mit dem Aufreißen der Brustwand die gefürchtetsten Verletzungen. Sie gehören in die Gruppe der Frühempyeme, die außer durch die direkte Infektion von außen her sonst vorwiegend noch durch Fremdkörper der Pleurahöhle gleich nach der Verwundung einsetzen. Die Art, Größe und Lokalisation der Empyeme hängt von der Virulenz der Infektion, von der Größe der Verbindung mit der Außenwelt und von etwaigen schon bestehenden Verwachsungen innerhalb der Pleurahöhle ab. Bei breiter Brustwandöffnung kann die einsetzende Pleuritis von vornherein eine rein eitrige sein, bei der es überhaupt nicht zur Entwicklung von Fibrinniederschlägen kommt, sondern die ganze Pleurahöhle mit einem schmierigen gelblichen Saft der Pleurablätter ausgekleidet ist. Demgegenüber stehen die chronischen Eiterungen, die mit starker Reaktion von Seiten der Pleurablätter einhergehen und dickflüssiges, fibrinhaltiges und später reichlich schwartenbildendes Exsudat liefern. Es ist aber auch noch daran zu denken, daß die Pleuritis zunächst eine einfache sero-fibrinöse war, die mit starker Membranbildung einher geht und durch sekundäre Infektion zu eitriger Pleuritis, zum Empyem wurde. Die schweren akut eitrigen Infektionen befallen, wenn alte Verwachsungen dem nicht entgegenstehen, schlagartig die ganze Lunge. Die chronischen Empyeme oder die aus fibrinöser Pleuritis hervorgehenden, so wie die bei schon bestehenden Lungenverwachsungen können abgesackt an jeder Stelle des Pleuraraumes gefunden werden.

Selbstverständlich kann die Infektion der Pleura nun ebenso wohl von der Lungenwunde ausgehen. Im allgemeinen gehören diese Empyeme mehr den Spätempyemen an und der Durchbruch von Lungenabszessen aus dem Schußkanal in den Pleuraraum ist schon vorher von mir erwähnt worden. Da aber gerade bei diesem Infektionsgang mit Verklebungen im Bereiche der Lungenwunde mit der Brustwand, mit vorhergehendem Hämo- oder Serothorax zu rechnen ist, so liefern die Spätempyeme mehr die abgesackten Formen, und zu ihnen sind auch vorwiegend die interlobären und die epiphrenischen Empyeme zu rechnen.

Schließlich sei noch daran erinnert, daß Bronchialfisteln aus infiziertem Schußkanal allmählich Veranlassung zu Pyopneumothorax werden können und daß die Bronchialfistel bei bestehenden Verwachsungen auch nach außen durchbrechen kann, wobei ein langwieriges Krankheitsbild entsteht, das, wenn nicht operatives Angehen möglich ist, durch Amyloidose schließlich zum Tode führen kann.

Bezüglich der so überaus zahlreichen Möglichkeiten von Verletzungsfolgen innerhalb der Pleuraräume nach Trauma des Brustkorbes, besonders auch der Spätschädigungen und -beschwerden sei auf den kurzen, aber übersichtlichen Bericht von NISSEN verwiesen.

Die Lungengangrän ist im ganzen wohl eine seltenere Folge der Verletzung, sie kann aber später noch einsetzen, wenn die schon erwähnten Bronchiektasen in narbiger chronischer Pneumonie allmählich zu größeren Höhlenbildungen führen oder größere Abszesse durch aufgepfropfte Infektion in Gangrän übergehen. Was schließlich den Gasbrand der Lungen betrifft, so habe ich trotz zahlreich beobachteter Gasbrandfälle nie einen echten Lungengasbrand beobachtet. Beweisend könnten ja auch nur solche Fälle sein, wo die Frühsektion unbedingt alle kadaverösen Fäulnisvorgänge auszuschließen vermag und der Gasbrand auch sonst in der Lunge selbst durch die Verletzungsform erklärlich erscheinen würde.

4. Verlagerungen der Lunge.

Von den so überaus häufigen Lageveränderungen [1] der Lungen soll hier nur eine bestimmte Art besprochen werden. Die physiologische Raumeinstellung der Lungen in den Pleurahöhlen ist beim Lebenden, je nach der

---

[1] Ich verweise hierbei auf meinen topographischen Atlas: Thoraxschnitte von Erkrankungen der Brustorgane. Berlin: Julius Springer 1924.

Atemphase, gesetzmäßigen Veränderungen unterworfen, und gerade diese Verschiebungen der Lungen im Brustraum gegen bestimmte Abschnitte der Brustwand, gegen das Mediastinum und die Mediastionalorgane ermöglichen Rückschlüsse, die zum hauptsächlichsten diagnostischen Rüstzeug des Arztes gehören. An der Leiche besteht nach Eintritt der Totenstarre eine passive Sondereinstellung der Lungen, die infolge der postmortalen Zusammenziehung der Interkostalmuskulatur und der Atemhilfsmuskulatur der Ausatmungsstellung der Lungen am nahesten kommt. Sie deckt sich aber wohl nicht ganz mit der physiologischen Expirationseinstellung, weil auch das Zwerchfell in Totenstarre übergeht und daher eine Einatmungsbewegung durchmacht, die allerdings dadurch zum Teil ausgeglichen werden wird, daß diese inspiratorische Abwärtsbewegung infolge der gleichzeitigen Ausatmungsstellung des Brustkorbes nur schwach ausfallen wird, da die Ansatzpunkte des Zwerchfells sich genähert haben, ganz abgesehen davon, daß die Zusammenziehung des Muskels durch Totenstarre bei weitem nicht den Exkursionen des lebenden Muskels gleichkommt. Immerhin ermöglicht schon die Feststellung des Zwerchfellstandes an der Leiche gewichtige Anhaltspunkte, die auf bestimmte Lageveränderungen der Lunge schließen lassen.

Man kann die Lageveränderungen der Lungen etwa nach folgendem Schema einteilen:

Lageveränderungen.

A. Auf Grund von Mißbildung und Gestaltsveränderung
   1. der Lunge selbst,
   2. des Brustkorbes,
   3. des Zwerchfells;

B. nach Trauma des Brustkorbes;

C. durch Lungenerkrankung
   1. mit Volumenszunahme,
   2. mit Volumensabnahme;

D. durch Zwerchfellhochstand;

E. durch Verdrängung
   1. bei Geschwulstbildung oder Erkrankung der Nachbarorgane,
   2. durch flüssigen,
   3. durch gasförmigen Inhalt des Pleuraraumes.

Die unter A bis D aufgeführten Lageveränderungen sollen nur kurz gestreift und an einigen Beispielen erläutert werden.

Bei Mißbildungen der Lunge, insbesondere bei Unterentwicklung derselben (z. B. bei angeborenem Zwerchfelldefekt mit Verlagerung von Baucheingeweiden in den Pleuraraum) sucht die entwickelte Lunge raumfüllend sich überall einzuschieben, wo die Pleuraverhältnisse es irgend gestatten, und es kommt zu weitgehender Überlagerung und Verschiebung im Mediastinalgebiet.

Ebenso paßt sich bei Verunstaltungen des knöchernen Brustkorbes, insbesondere bei den höhergradigen Kyphoskoliosen, die Lunge jeweils der Brustkorbform und dem zur Verfügung stehenden Platze an. Sie erleidet dabei nicht selten durch Druck einerseits, durch mangelhafte Atembewegungen bestimmter Brustkorbabschnitte anderseits, selbst typische Veränderungen, die in Atelektase und ausgleichenden Blähungen bestehen, die der Lunge ein absonderliches Aussehen verleihen, und es kommt dabei zu den willkürlichsten Verlagerungen bestimmter Lungenabschnitte, je nach dem der verunstaltete Brustraum oder das Zwerchfell es gestatten. Hier ist auch an die eingreifenden Operationen der Lungenchirurgie, an die Thorakoplastik, zu erinnern, bei der die Einschränkung des Thoraxraumes nicht nur zu mehr oder weniger weitgehendem Zusammenfallen der Lunge führt, sondern auch Lageveränderungen der Lunge gegen die Mediastinalorgane im Gefolge zu haben pflegt. In ähnlichem Sinne können auf den Brustkorb einwirkende äußere Einflüsse, soweit sie lange genug ihr Spiel treiben, die Lage der Lungen beeinflussen. Das Tragen unzweckmäßiger Kleidung, wie es bis zum Eingang dieses Jahrhunderts besonders bei den Frauen noch vielfach üblich war, führte durch starkes Schnüren des Leibes zu den bekannten Schnürfurchen der unteren Brustkorbhälfte. Durch die mangelnde Lüftungsmöglichkeit des eingeengten Brustkorbes kam es nicht selten zu Überlagerungen des Herzens durch die wenig nach unten steigenden Lungen, und der ausgesprochen kostale Typ der Atmung fiel besonders auf, während die phrenikokostalen Winkel ihrem Zweck, die sich ausdehnende Lunge aufzunehmen, immer mehr entzogen wurden. Von HÖRNICKE ist auf die besonderen Folgen dieser jetzt glücklicherweise beseitigten Frauentracht des Näheren hingewiesen worden.

Erwähnt seien auch noch die allerdings selteneren Lungenhernien, bei denen man, z. B. nach Schuß- oder Stichverletzungen, kleine Lungenabschnitte unter die Haut verlagert finden kann (s. BURCKHARDT und LANDOIS).

Daß Erkrankungen der Lunge selbst eine besondere Lageeinstellung im Brustkorb bedingen, ist verständlich genug. Die massige Infiltration des Lungenparenchyms in Alveolen und Gerüstsubstanzen bei der genuinen Pneumonie kann bei ausgedehnten Prozessen fast bis zu dauernder Einatmungsstellung der erkrankten Lungenseite führen. Das massige Ödem der Lungen, wie wir es im ersten Stadium der Kampfgasvergiftung (Chlor-Phosgengase) beobachteten, geht noch viel weiter in seiner Wirkung. Die bis zu $2^1/_2$ kg schweren Lungen (gegen etwa $^1/_2$ kg Gewicht normaler Lungen) drängten das Zwerchfell abwärts und überlagerten den Herzbeutel nicht nur fast völlig, sondern deckten sich unter Umständen gegenseitig mit ihren medialen Lungenrändern. Ähnliche, wenn auch wohl nicht ganz so hochgradige Bilder finden sich beim Ertrinkungstod.

Demgegenüber sei an die Vorgänge erinnert, die mit einer wesentlichen Volumensabnahme der Lunge einhergehen. Hierzu gehören alle Arten von schrumpfenden Lungenveränderungen, die auf entzündlicher Basis (chronisch indurierende Lungentuberkulose) in der Lunge selbst oder der Pleura (Karzinose) entstehen. Anderseits führt lang dauernder oder zunehmender Bronchialverschluß infolge ungenügender oder aufgehobener Ventilation (Bronchialkarzinom) zu ähnlichen Verkleinerungen des Lungenvolumens, wobei Hochstand des Zwerchfells, Ausatmungsstellung des betroffenen Brustkorbabschnittes und insbesondere Freiliegen des Mediastinums die Folge sind.

Auch von der Zwerchfellseite her wird die Lage der Lungen besonders häufig beeinflußt. So wird sie in Richtung auf die Brustkorbkuppeln zurückgedrängt bei Lähmung des Phrenikus bzw. Phrenikotomie, bei Meteorismus, durch den schwangeren Uterus, Aszites, Leber- und Bauchraumgewächse.

Besonders starke Verdrängungen von der Zwerchfellseite her haben die Vorfälle der Baucheingeweide durch Zwerchfellücken in den Pleuraraum im Gefolge. Besonders, wenn Magen- oder Darmabschnitte mitverlagert sind, kommt es zu fast völligem Kollaps der betroffenen Lunge.

Hier seien deshalb gleich die übrigen Verdrängungsmöglichkeiten miterwähnt. Eine besondere Bedeutung haben dabei die Gewächse, die sich im Pleuraraum und im Mediastinum entwickeln. Gerade die Mediastinalgeschwülste, insbesondere die Sarkome, können beträchtliche Größe erreichen, und, ohne selbst in die Lungen hineinzuwachsen, sie seitlich und nach hinten abdrängen. Dasselbe gilt für die Bronchialkrebse, soweit sie die Lymphknoten und das mediastinale Zellgewebe mitbefallen. Das Einwuchern in die Lunge selbst, das auch bei der metastatischen Gewächsentwicklung zu berücksichtigen ist, soll hier nicht weiter besprochen werden, obwohl man auch da, z. B. um große Sarkommetastasen, sehr ausgesprochene konzentrische Zusammendrängung des Lungengewebes um die schnell wachsenden Metastasen herum beobachten kann. Des weiteren sind die Granulome zu erwähnen. Die kindlichen Tuberkulosen des primären und besonders des sekundären Stadiums bringen so massige Verkäsungen des tracheobronchialen Lymphknotenbezirkes mit sich, daß, insbesondere bei der Säuglingstuberkulose, die großen Drüsenpakete im auffallenden Mißverhältnis zu den noch kleinen Lungen stehen und diese vom Mediastinum aus exzentrisch verdrängen. Von diagnostischer Bedeutung kann dabei die rechtsseitig neben der Luftröhre in Höhe der Lungenspitze gelegene Lymphknotengruppe sein, die in Verbreiterung des Thymusbezirkes sich weit gegen den rechten Lungenoberlappen vordrängend auszubreiten pflegt und mit Sicherheit die Durchbrechung der Hauptlymphknotenschranke andeutet. Die Lymphogranulomatose, retrosternale Strumen, Ganglioneurome, Pleurageschwülste, Echinokokken, Mediastinalabszesse, Phlegmonen usw. vervollständigen die Reihe. Erkrankungen der Speiseröhre spielen eine geringere Rolle. Dagegen gehen Erkrankungen des Herz- und Gefäßsystems mit rücksichtsloser Lungenverdrängung einher. Nicht nur die oft so großen Aneurysmen der auf- und absteigenden Brustaorta sind dabei zu erwähnen, sondern das kranke, sich vergrößernde Herz schafft sich ebenfalls ausschließlich auf Kosten der beiseite gedrängten Lungen Platz. Das kann so weit gehen, daß man bei sehr großen Herzen nach Fortnahme der vorderen Brustwand die linke Lunge kaum sieht und daß ihre Einstellung im Brustraum völlig verändert wird. Solange die Lunge dabei gegen die Pleura beweglich bleibt, erleidet sie durch das größer werdende Herz keine schwereren Druckfolgen, wie wir sie in Form von Druckatrophie bei Geschwulst, Parasiten- oder Aneurysmadruck sehen können, oder Atelektasen, wie wir sie bei Ergüssen, Kyphoskoliosen u. a. beobachten. Die Lunge macht sich vielmehr, wohl begünstigt durch den großen Blutgehalt, samt dem Herzen Platz, indem sie auf die Thoraxform und Zwerchfellstand einwirkt. Daraus ergibt sich der nach allen Seiten (im Gegensatz zum Emphysemthorax auch oben) gewölbte Brustkorb des Herzkranken, der mit rundlicher Kyphose der Brustwirbelsäule verbunden sein kann und schon bei jugendlichen Herzkranken anzutreffen ist.

Einer etwas eingehenderen Besprechung bedürfen die Lageveränderungen der Lungen bei flüssigem oder gasförmigen Pleurainhalt. Das Pleuraexsudat und -transsudat, der Hämo- und Pneumothorax, der Pyopneumothorax oder das Empyem können Lungenverlagerungen und -verdrängungen im Gefolge haben, die zu den allerstärksten gehören, die man überhaupt beobachtet. Die flüssigen Ergüsse, entzündliche oder durch Stauung verursachte, oder Blutungen in den Pleurasack bedingen im wesentlichen dieselben Folgezustände für die Veränderungen in der Einstellung der Lungen. Das Hauptmerkmal dabei ist, daß die Lungen auf dem Erguß schwimmen. Damit ist aber nur die grobe Einstellung in Betracht gezogen, und es ist zu berücksichtigen, daß kleinere Ergüsse sich so „verstecken" können, daß sie scheinbar oder in Wirklichkeit noch ohne Einwirkung auf die Lage der Lungen bleiben, zum mindesten sich noch der physikalischen Diagnostik entziehen. Die Frage ist nur, von welcher Größe an der Erguß, der anatomisch nicht zu übersehen ist, nachweisbar wird. Flüssigkeitsansammlungen liegen, der Schwere folgend, in den abhängigen Abschnitten des Brustkorbes, also im Bereiche des Zwerchfells. Damit ist jedoch noch nicht gesagt, daß sie auch die tiefste Stelle des

Pleuraraumes, also die phreniko-kostalen Winkel ausfüllen. Es scheint vielmehr so, als ob kleinere Ergüsse (bis zu 300—400 ccm?) die unteren komplementären Räume noch nicht zu entfalten vermögen. Sie breiten sich vielmehr an der Grenze der Pleurahöhle zu den Komplementärräumen und flach auf dem Zwerchfell aus, steigen vielleicht auch, wie GANTER hervorhebt, infolge der Kapillarität der Pleurablätter in feiner Verteilung an den Lungen in die Höhe. Jedenfalls läßt die anatomische Beobachtung den sicheren Schluß zu, daß bei kleinen Ergüssen die phreno-kostalen Winkel völlig unbeteiligt sein können, woraus sich manche typische Verwachsungsformen der unteren Lungenränder erklären, auf die ASCHOFF besonders hingewiesen hat. Kleine Ergüsse schieben sich daher keilförmig, vor allem von hinten her am unteren Lungenrande auf das Zwerchfell. Jedenfalls wehrt sich dieses durch Ruhigstellung so weit wie möglich gegen die sofortige Eröffnung der Komplementärräume zur Aufnahme von Ergüssen. Anders wird es, wenn die Größe der Flüssigkeitsansammlung wächst. Die Lunge wird alsdann an der Grundfläche gehoben, von der Rippenwand zunächst unten abgelöst und die phreniko-kostalen Winkel werden, zuerst hinten, dann seitlich gefüllt. Die Lunge macht dabei, sofern sie freibeweglich ist, die typische Bewegung von unten, seitlich und hinten nach dem Hilus zu durch und wird gleichzeitig nach vorn und oben gedrängt. Bei weiterer Auffüllung des Pleuraraumes steigt der Erguß unter entsprechender Verdrängung der Lunge hinten am höchsten und fällt, in spiraliger Kurve nach den Seiten zu und die Lungen von außen umgreifend, nach vorne zu ab. Dadurch ergibt sich bei physikalischer Untersuchung in sagittaler Richtung durch den Brustkorb eine keilförmige Anordnung des Ergusses, der seitlich höher steht als medial, so daß bei der Beklopfung oder Röntgendurchleuchtung das sogenannte GARLANDsche Dreieck sich bildet. Es ist aber dabei nicht zu vergessen, daß nach dem anatomischen Befunde diese Einstellung der Lunge, auf das Exsudat bezogen, eigentlich nur vorn besteht, da bei Ergüssen, die zur Bildung eines deutlichen GARLANDdreiecks ausreichen, stets an der Rückseite zwischen Lunge und Brustwand Flüssigkeit sich findet, die noch höher steht als die seitliche Flüssigkeitsgrenze. Bei Exsudaten, die länger bestanden haben, kann es dann zu typischen Verwachsungen der Lunge, mit der schrägen Einstellung entsprechend dem vorangegangenen Ergusse, kommen, so daß man auch daran noch die topische Ausbreitung der Exsudate sich anschaulich machen kann. Maßgebend für die Ausbreitung von Flüssigkeitsansammlungen im Pleuraraum ist nächst der Schwergewichtswirkung der negative Druck zwischen den Pleurablättern und die verschiedene Retraktionskraft der Lunge in Richtung auf den Hilus. Jedenfalls ist es bemerkenswert, daß diese Ergußeinstellung zwar in erster Linie bei bettlägerigen Kranken, aber, wenn vielleicht auch nicht ganz so ausgeprägt, auch bei Kranken, die noch umhergehen, gefunden wird. Bei sehr großen Ergüssen steigen dieselben bis in die Pleurakuppeln und die Lungen werden auch von hier verdrängt.

Ausweichungsmöglichkeiten bleiben den Lungen schließlich nur noch nach dem Mediastinum zu, soweit sie nicht, wie besonders im Bereiche des Unterlappens und der hinteren Lungenabschnitte, durch Kollapsatelektase selbst Raum gegeben haben. Allerdings wird schon wesentlich dadurch an Raum gewonnen, daß der Brustkorb an der Seite des Ergusses bis in höchste Einatmungsstellung geht und das Zwerchfell durch immer stärkere Abflachung und breite Entfaltung der phreniko-kostalen Winkel unter Verdrängung der Oberbauchorgane Platz gibt. Die hohen Ergüsse drängen aber die Lunge im Bereiche des vorderen Mediastinums rücksichtslos nach vorn, medial und oben, so daß die Lungen bis auf die entgegengesetzte Seite hinüberreichen (Abb. 14 u. 15).

Fall von Psammoendotheliom der rechten Pleura bei einer 71jährigen Frau. Hochgradigster Serothorax mit Tiefstand des Zwerchfells rechts, schwerster Kollapsatelektase der rechten Lunge und Zusammendrängung derselben gegen den Hilus. Vorlagerung der Lunge und des Herzens. Verdrängung des Mediastinums nach links und Verschiebung der rechten Lunge bis über die Wirbelsäule hinweg nach der linken Seite.

Seit 2 Jahren schleichende, fieberlose Entwicklung des Ergusses. Zunehmende Atemnot und Magendruck. In den letzten Monaten wiederholte Punktionen mit Ablassen von

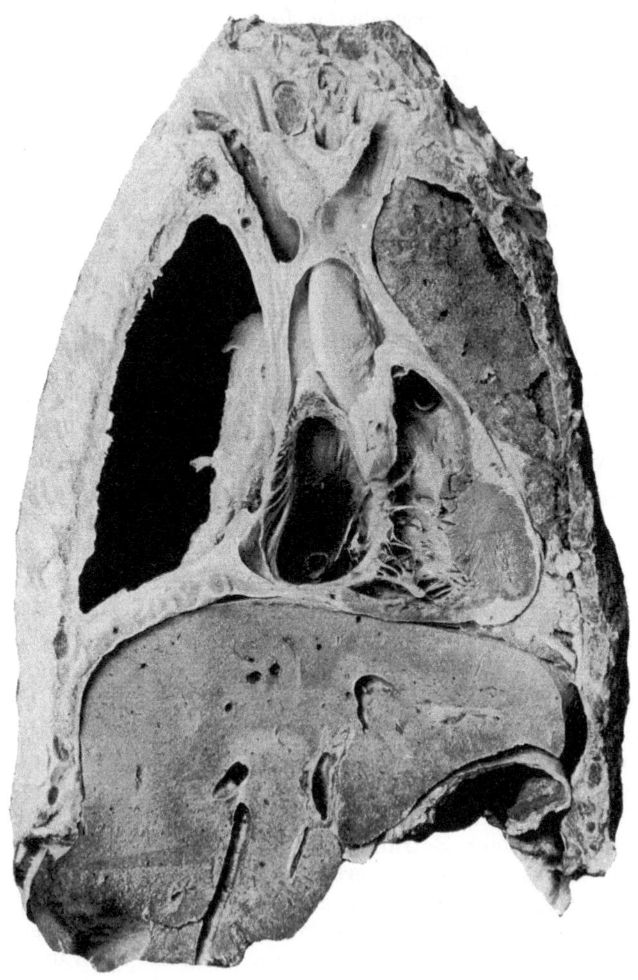

Abb. 14.

mehreren Litern Exsudates. Zuletzt starke Stauung im Gebiete der oberen und unteren Hohlvene. (Westend, S.N. 659/25.)

Sie schieben dabei das Herz gegen die vordere Brustwand, dessen große Dämpfungsfigur hauptsächlich durch die Nachvornlagerung und erst in zweiter Linie durch den anliegenden Erguß bedingt wird. Die vorn, oben und medial gelegenen Lungenabschnitte pflegen selbst bei größten Ergüssen lufthaltig zu bleiben. Nur wenn strangförmige Verwachsungen die Lunge zum Untertauchen in den Erguß zwingen, kommt es zu weitgehender Kollapsatelektase.

Es sei hier auch gleich daran erinnert, daß alte strang- oder membranartige Verwachsungen, die aber noch zu genügender Entwicklung von Pleuraergüssen Platz lassen, ganz absonderliche, stufenförmige Verdrängungserscheinungen an der Lunge im Gefolge haben können, die im einzelnen wegen ihrer Vielgestaltigkeit nicht zu beschreiben sind.

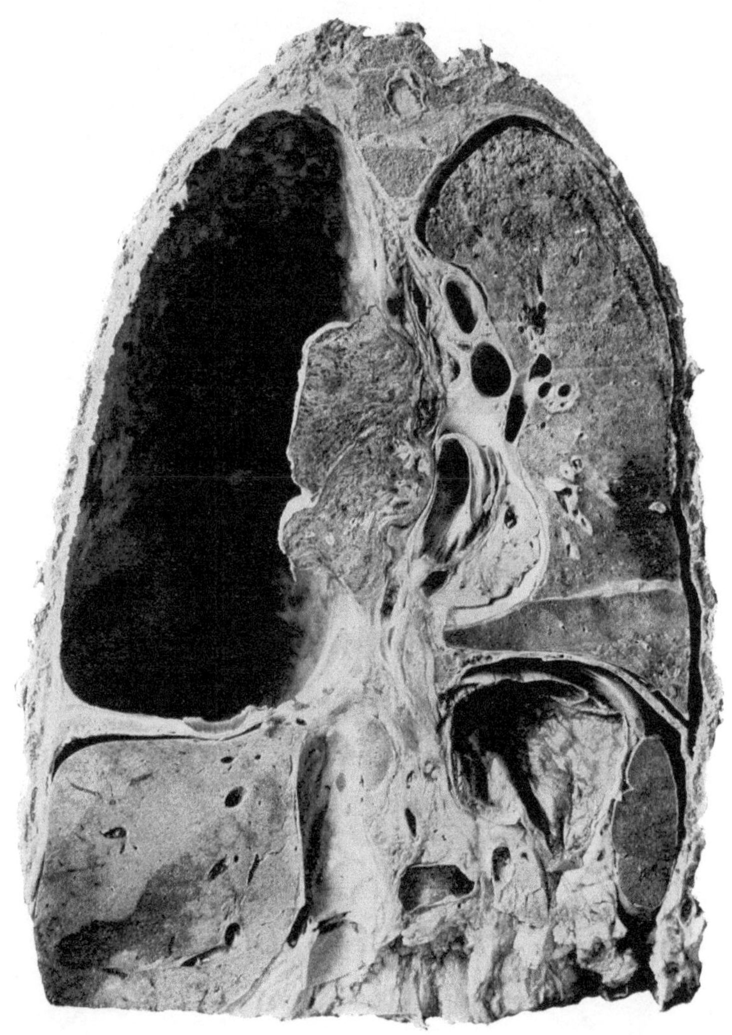

Abb. 15.

In einem gewissen Gegensatz zu den Lageveränderungen der Lungen bei Erguß stehen diejenigen bei dem sogenannten Pneumothorax. Während, wie erwähnt, beim Erguß die Lunge auf demselben schwimmt, schwimmt beim Pneumothorax die Gasblase auf der bluthaltigen Lunge. Das mag zum allgemeinen Verständnis vorausgeschickt sein. Ein Unterschied ist beim Pneumothorax zwischen der Verlagerung der Lunge, die durch einfachen Druckausgleich im Pleuraraum zustande kommt und der Verlagerung, die aus dem

Bestehen eines Spannungspneumothorax herzuleiten ist. Bei der einfachen Eröffnung des Brustfellraumes, wie es nach Verletzungen oder operativen Ein-
griffen der Fall sein kann, zieht sich die Lunge entsprechend ihrer Elastizität,
soweit Verwachsungen nicht im Wege stehen, gleichmäßig sich verkürzend

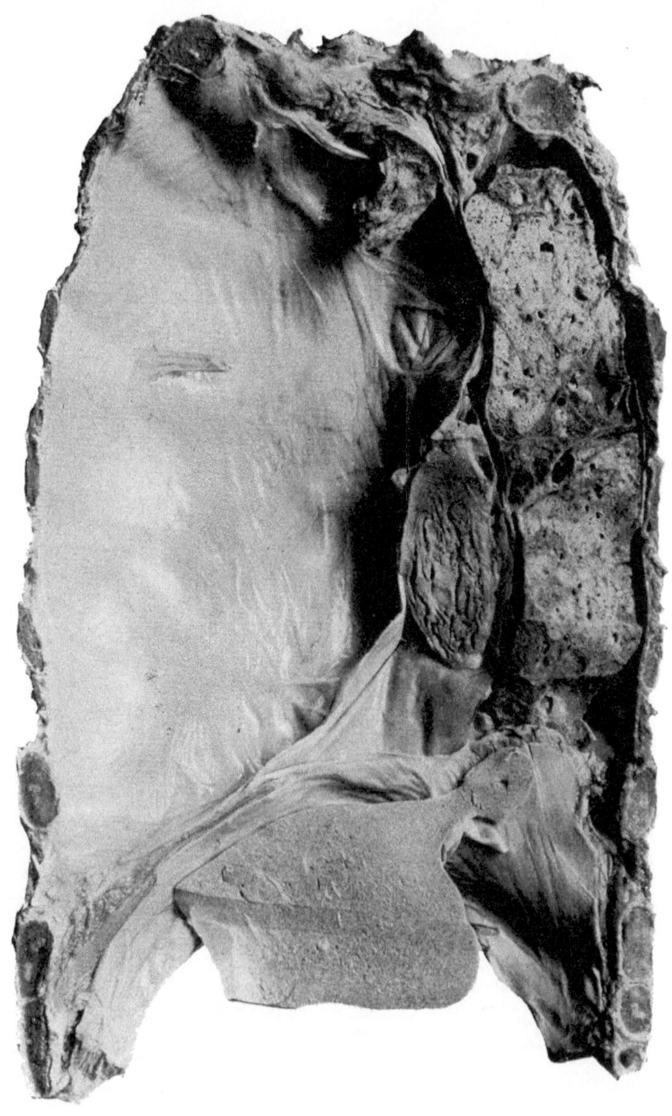

Abb. 16.

auf den Hilus zurück. Das sehen wir im beschränkten Maße schon bei den
meisten Obduktionen. Wird die Lunge, wie z. B. beim Pneumothorax arte-
fizialis künstlich durch Gasgemisch unter Druck gehalten, so kommt es zu
völligem Kollaps und zu Atelektase der Lunge, die, bis zu faustgroßem Stumpf
zusammengeschnurrt, am Hilus sich zusammenballt. Ähnliche Verhältnisse
können beim Ventil- bzw. Spannungspneumothorax eintreten. In der Mehrzahl

der Fälle handelt es sich um Spontanpneumothorax infolge von Zerstörungs-
vorgängen in der Lunge selbst, sei es durch Tuberkulose, sei es durch Gangrän
oder Abszeß. Entgegen dem Verhalten beim Erguß sehen wir alsdann, wie die

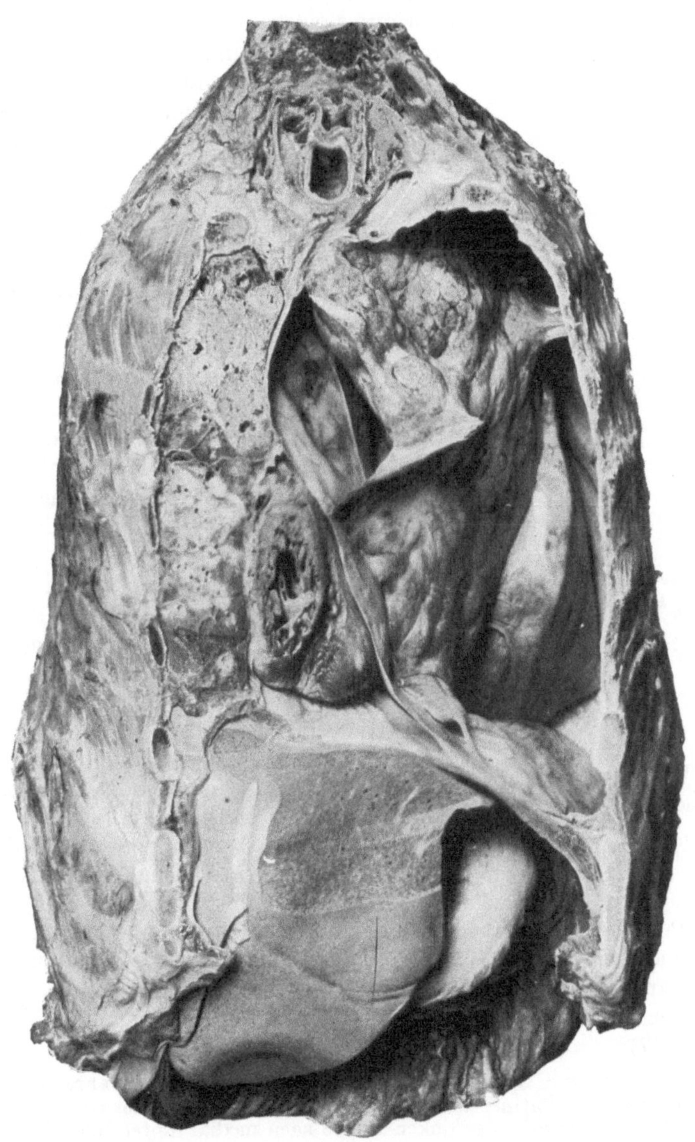

Abb. 17.

Lungen nicht nur, soweit pathologische Veränderungen in ihnen selbst dem nicht
entgegenstehen, in sich zusammensinken, sondern nach hinten, nach oben und
hiluswärts zurückgedrängt werden. Die Abschnitte hinter der vorderen Brustwand
sind dann frei von Lungengewebe. Aber auch das Mediastinum entblößt sich von
der sonst überlagernden Lunge und die Luftblase drängt weiterhin die Lunge auch

von der seitlichen Pleura ab. Beim Spontanpneumothorax infolge krankhafter infiltrierender Veränderungen der Lunge kann allerdings gerade diese seitliche Abdrängung sich in mäßigen Grenzen halten, so daß man bei Durchleuchtung des Brustkorbes in der üblichen sagittalen Richtung von der wirklichen Ausdehnung des Pneumothorax kaum die richtige Vorstellung bekommen würde, da, wie gesagt, der Hauptanteil der Luftblase in den vorderen Abschnitten des Brustkorbes und im Bereiche des Mediastinums gelegen ist. Das Zwerchfell wird nicht hinten, wie beim Erguß, sondern gerade vorn und seitlich unter Entfaltung des phreniko-kostalen Winkels abgedrängt und die Lunge wird, das gilt besonders bei bettlägerigen Kranken, in der hinteren Rippenfurche des Brustkorbes liegend gefunden unter Zurückverlagerung des ganzen Hilusgebietes. Die Zurückdrängung des Herzens mit dem Mediastinum ist ebenso auffällig, und das Kleinerwerden oder Verschwinden der Herzdämpfung ist besonders darauf zu beziehen. Sind Verwachsungen an der Lunge, die, wie erwähnt, besonders von den Kantenabschnitten der einzelnen Lappen in Strang- oder Bandform nach der kostalen Pleura ziehen, so kommt es zu den auffälligsten Verzerrungen und Umlagerungen der Lunge, da der Druck der Pneumothoraxluft und die Verwachsungsverbindungen gegeneinander arbeiten. Ist der Überdruck des Spannungspneumothorax ein starker, so ergeben sich ganz beträchtliche Verschiebungen des Mediastinums, da der Pneumothorax infolge des Sitzes der Luftblase am vorderen Mediastinum, d. h. vorwiegend an der Herzgegend,

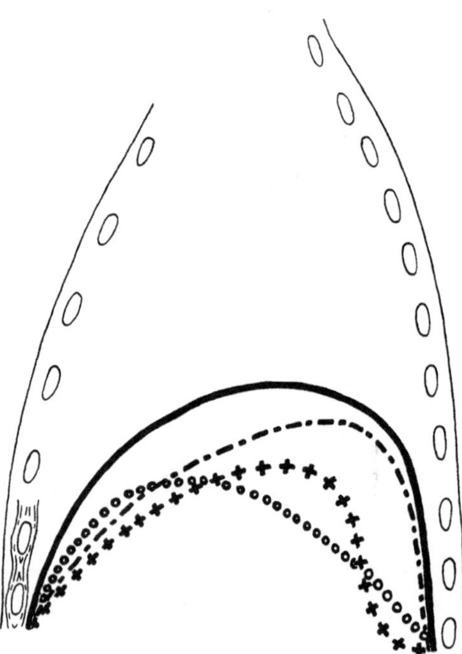

Abb. 18. Sagittalschnitt durch den Thorax in der Mammillarlinie. Schematische Darstellung des Zwerchfellstandes bei normaler Einstellung (———), bei Erguß (o o o o o), bei Pneumothorax (— · — · · —), bei Pneumothorax mit Erguß (+ + + +).

der große Erguß dagegen mehr am hinteren Mediastinum angreifen kann. Die Lunge der Pneumothoraxseite wird dann nicht nur hiluswärts, sondern mitsamt dem Mediastinum bis vor die Wirbelsäule und darüber hinaus gedrängt, und an topographischen Schnitten ist besonders eindringlich die Ausbiegung der Thymusgegend nach der gesunden Seite hin zu erkennen (Abb. 16 u. 17 auf S. 46 u. 47).

Fall von Spontan- und Spannungspneumothorax bei einem 50 Jahre alten Arbeiter. Chronisch ulcerös käsige Phthise beider Lungen. Pleuranekrose am linken Unterlappen. Auffallend starke Verdrängung der linken Lunge nach medial hinten und oben. Basis der linken Lunge nach hinten gerichtet. Starke Ausziehung strangartiger Verwachsungen des Oberlappens. Abflachung des Zwerchfells vorn. Ausbiegung des Pleuraseptums in der Thymusgegend nach rechts. Verlagerung des Herzens bis über die Mittellinie nach rechts. Starke Druckwirkung auf das Herz. Vorderer Brusthöhlenabschnitt frei von Lunge. Pneumothorax allmählich entstanden und immer stärker geworden. Tod unter schwerster Dyspnoe. (K.W.A. P.A. 30/23.)

Geringer ist die Einwirkung des Pneumothorax auf das Zwerchfell, weniger auffällig jedenfalls als der Einfluß des Ergusses auf dasselbe. Die Erklärung ist besonders darin zu suchen, daß der Pneumothorax seinen Angriff gegen den kurzen vorderen Schenkel des Zwerchfells hinter der vorderen Brustwand und nicht wie der Erguß gegen die hinteren Abschnitte mit den großen komplementären Räumen richtet.

Ist der Pneumothorax mit einem Erguß, sei es einem Exsudat, sei es einem Empyem oder einer Blutung vergesellschaftet, so heben sich die Wirkungen der beiden Komponenten in dem Sinne wieder auf, daß die Lunge eine Mittelstellung einnehmen kann, anderseits aber die Verdrängungserscheinungen und die Kompressionswirkungen um so ergiebiger ausfallen können. An der Leiche sieht man dann eine ganz typische Stellung des Zwerchfelles, das hinter der Brustwand durch den Pneumothorax flach gewölbt, in den hinteren Abschnitten aber durch den Erguß beutelartig gegen die Bauchhöhle zu vorgedrängt wird. Eine schematische Skizze über die Zwerchfelleinstellung bei Erguß, bei Pneumothorax und bei Pneumothorax mit Erguß möge das Verhalten des Zwerchfells am einfachsten erläutern (Abb. 18).

5. Beziehungen der Lungenverletzungen zur Tuberkulose.

Die Beziehungen von Verletzungen und Fremdkörpern der Lunge und Pleura zu anderen Krankheiten gehören zum Teil unter die Folgeerscheinungen und Spätfolgen bzw. unter die Komplikationen, die schon berücksichtigt wurden. Von praktischer Bedeutung, insbesondere für die Kriegsbeschädigungs- wie überhaupt für die Unfallfragen sind aber die Beziehungen der Lungenverletzungen und -fremdkörper zu der Tuberkulose. Wenn seitens der Verletzten der Zusammenhang aus begreiflichen Gründen überschätzt wird, so gehen die ärztlichen Ansichten sicher vielfach zu weit in das gegenteilige Lager. So lehnen OBERNDORFER und DIETRICH die Begünstigung der Tuberkulose durch Schußverletzungen der Lunge oder anderer Organe oder nach Quetschungen des Brustkorbes ab, während RÖSSLE das Fortschreiten der Tuberkulose im Anschluß an Trauma unter Umständen für möglich hält. ORTH hat in einer großen Reihe von Obergutachten erschöpfend dazu Stellung genommen, wenn es sich dabei auch vorwiegend um stumpfe Traumen des Brustkorbes mit und ohne sichere Verletzung der Lunge handelte. Daß durch eine Lungenverletzung eine primäre Tuberkulose der Lungen eingeimpft wird, ist so gut wie unwahrscheinlich, wenn auch nicht unbedingt abzulehnen. Bei Knochen- und Weichteiltuberkulose wird die Möglichkeit der Impftuberkulose bejaht, so z. B. beim Leichentuberkel. FRANKE beschreibt außerdem 2 Fälle von Gelenk- bzw. Knochentuberkulose nach Operation bzw. Schußverletzung. Auch bezüglich der traumatischen Anlage zur Lungentuberkulose betont ORTH, daß es diesen traumatischen Locus minoris resistentiae kaum gibt, so daß es höchst unwahrscheinlich sei, daß an eine Lungenverletzung sich eine primäre Tuberkulose anschlösse. Anders verhält es sich aber, wenn das Trauma eine schon tuberkulöse Herde beherbergende Lunge trifft. Hier ist ohne weiteres zuzugeben, daß nicht nur ruhende Herde aufflackern können, daß Verbreitung tuberkulösen Materials durch das Trauma in die bronchialen Wege der Lunge erfolgen kann und daß schließlich auch der Eintritt der Tuberkelbazillen in die Blut- oder Lymphbahn nach Lungenverletzung in Betracht zu ziehen ist. Aus den ORTHSCHEN Gutachten geht hervor, wie in diesem Sinne nicht nur käsige Bronchopneumonien der betroffenen (und der anderen) Lungenseite, sondern auch stufenförmiges Fortschreiten chronischer Lungenprozesse in schneller Folge beobachtet wurden. Ebenso einwandfrei konnte Miliartuberkulose als sichere Folge von Verletzungen der Lunge festgestellt werden. ORTH weist in einem entsprechenden Fall darauf hin, daß ein Herd mit virulenten Bazillen Vorbedingung sei, daß man aber den Vorgang sich nicht allzu mechanisch vorstellen dürfe, etwa, daß eine Kapsel

um den Herd gesprengt sei. Die Erschütterung des ganzen Brustkorbes bzw.
der Lungen, die nach dem Unfall oft behinderte und veränderte Atmung, besondere Lymphströmungen, Kreislaufveränderungen und Schädigungen des
Gesamtkörpers spielen ihre Rolle neben Vorgängen, die wir im einzelnen
noch nicht fassen können. Gerade aber bei Schußverletzungen sind bei tuberkulös-käsigen oder kavernösen Prozessen im Spitzengebiet, das für gewöhnlich
noch fest an der Pleura verwachsen ist, Zerrungen und Zerreißungen zu erwarten,
die infektiöses Material mobilisieren können.

RIEDER bringt zu dieser Frage einen durch Röntgenbilder belegten Beitrag,
wo im Anschluß an Lungendurchschüsse der tuberkulöse Prozeß, ausgehend
von älteren Herden, sich in offensichtlicher Form im Gebiete der sehr langen
Schußkanäle und in akuter Weise ausbreitete und außerdem die Tuberkulose
weniger in direkter Fortsetzung der Obergeschoßprozesse, sondern gerade im
Untergeschoß schnelle Fortschritte machte, ein Vorgang, der anatomisch allerdings auch dann immer wieder auffällt, wenn bei Nachlassen der Immunkräfte
eine sonst chronische Tuberkulose sich bronchogen ausbreitet.

Daß die Zertrümmerungszonen der Schußkanäle an und für sich nicht zur
Besiedelung mit tuberkulösen Vorgängen als besonders veranlagt anzusprechen
sind, ist trotzdem nicht abzuleugnen. Die zahlreichen Lungenschüsse des Weltkrieges geben dafür den Beweis. Auch in dem von mir schon erwähnten Falle
von I.G.-Steckschuß der linken Lunge, den UNVERRICHT beschreibt, weil der
Verwundete nichts von dieser Lungenverletzung wußte, fand sich in der rechten
Spitze ein tuberkulöser Prozeß, während die linke Lunge mit dem Steckgeschoß
keine tuberkulösen Veränderungen aufwies. Es wären doch also wohl Möglichkeiten vorhanden gewesen (s. S. 7). Auch KONJETZNY hat unter 80 Lungendurch-
und Steckschüssen nur einmal eine floride Tuberkulose gesehen, die in Beziehung
zu der erlittenen Schußverletzung zu setzen war. Hier ging eine Miliartuberkulose von einer Endophlebitis tuberculosa aus, die im Bereiche eines durch
die Schußverletzung entstandenen falschen Aneurysmas der Arteria pulmonalis
in der begleitenden Vene gefunden wurde. Als einzige Quelle für die Bazillen
kam eine verkreidete Bronchialdrüse in Frage.

In einem Sammelreferat über Unfall und Tuberkulose betont auch
TSCHMARKE die verhältnismäßige Seltenheit dieser Komplikation, besonders nach
Verletzung der Lunge. Er erwähnt Statistiken, in denen SIEGFRIED bei 83 Lungenschüssen keinen Fall von fortschreitender Lungentuberkulose fand. In einer
Statistik im BRAUERschen Handbuch der Tuberkulose wurde unter 8667 Fällen
von Lungenschüssen nur 87mal = 1% Lungentuberkulose gefunden. Als etwas
ungünstiger führt er die Angaben von WARMER mit 7,6%, von GALANTE und
COMELLI mit 9,79% Tuberkulose nach Lungenschuß an. Auch TSCHMARKE verweist auf die Unwahrscheinlichkeit, daß die verletzte Lunge unbedingt ein
besonders geeigneter Ort für Ansiedelung der Tuberkulose sei, ebensowenig
das an anderen Stellen des Körpers der Fall ist. Es sprechen nicht nur die Tierversuche dagegen, sondern auch die so häufigen gelegentlichen Verletzungen
oder notwendigen Operationen an tuberkulösen Individuen, bei denen man so
gut wie nie metastatische Tuberkulose im Wund- oder Operationsgebiet antrifft.
Auf die von TSCHMARKE aufgestellten Bedingungen, die für Beurteilung des
Zusammenhanges zwischen Unfall und Tuberkulose maßgebend sind, sowie
auf seine Schrifttumangaben weise ich besonders hin. Auch TACHAU berücksichtigt
in seiner Zusammenstellung der Tuberkuloseliteratur im Kriege diese Frage.

MAGNUS bejaht die Impftuberkulose bei Unfall, und zwar nicht nur den
primären direkten tuberkulösen Wundinfekt, sondern auch die lokale Tuberkulose durch sekundäre Infektion von Wundgebieten verschiedener Ätiologie. Auch die Ausbreitung tuberkulöser Prozesse von Lokaltuberkulosen

aus durch traumatische Eröffnung, Quetschung oder Zerreißung hält er für gegeben.

Bezüglich etwaiger Ansiedlung tuberkulöser Veränderungen in vorher tuberkulosefreien Körperbezirken nach Trauma ist sein Standpunkt eher ablehnend, und er bezieht sich dabei unter anderem auf die Erfahrungen in Lungenheilstätten, wo man nach Sportunfällen keine tuberkulösen Absiedelungen am Orte des Traumas zu beobachten pflegt. In demselben Sinne beruft er sich auf die in der übrigen Zahl der Fälle negativen Befunde bei Operationen von Tuberkulösen und auf die Kriegserfahrungen bei Lungenschußverletzungen. Die Unfallbegutachtung hat nach seinen Beobachtungen überdies ergeben, daß in der überwiegenden Zahl der Fälle der Unfall erst nach der Diagnosenstellung der Tuberkulose angegeben oder aus der Erinnerung hervorgeholt wird. Auch hebt er hervor, wie es immer wieder als charakteristisch dargestellt werde, daß gerade die leichten Traumen zur Tuberkulose Veranlassung gäben, während sie bei den schweren Traumen ausbleiben, und er führt die entsprechende, dieser Stellungnahme inhaltgebietende Entscheidung des Reichsversicherungsamtes vom 13. 12. 21 an: „Gutachten, die zur Anerkennung einer traumatischen Knochen- und Gelenktuberkulose mit der Begründung kommen, daß sich die Tuberkulose mit Vorliebe an leichte Verletzungen anschließt, sind zurückzuweisen. Ein Arzt, der noch diese Behauptung aufstellt, ist nicht als sachverständig anzusehen."

Mit den Beziehungen zwischen Trauma und Tuberkulose befassen sich, vom Standpunkt des Arztes und vom Standpunkt der Unfallversicherung, Tattersall und May, die gewisse Normen und Vorschläge für die Beurteilung geben.

Leipold gibt in kurzer Übersicht die Stellungnahme anderer Forscher zur Frage Trauma und Tuberkulose wieder. Nach einer von ihm aus dem Schrifttum zusammengestellten Statistik trat unter 1522 Lungenschußverletzten 50 mal Lungentuberkulose als Folge der Verwundung, d. h. in 3,3% der Fälle auf. Da andererseits die Häufigkeit der Tuberkulose im allgemeinen (z. B. nach Statistiken im schwedischen und finnischen Heere) sich um 3% bewegte und die Strapazen und schlechte Ernährung während des Krieges noch besonders ungünstige Verhältnisse schufen, ist der Prozentsatz posttraumatischer Lungentuberkulosen als gering anzusprechen. Seine eigenen Untersuchungen berücksichtigen 160 frische und 10 alte Lungenschußverletzungen, bei denen einmal schon während des Krankenhausaufenthalts ein Zusammenhang zwischen Tuberkulose und Verletzung angenommen wurde. Dasselbe geschah in einem Falle von 28 nachuntersuchten Lungenverletzten. Ebenso konnte auf Grund von Fragebogen, die von 53 Verletzten beantwortet wurden, einmal posttraumatische Verletzung angenommen werden. Schließlich bestand auch unter 10 alten Lungenschüssen, von denen 5 an Tuberkulose erkrankten, in einem Falle dieser Zusammenhang.

Sehr zurückhaltend, um nicht zu sagen skeptisch, steht Zollinger den vielfachen Beweisführungen bezüglich eines Zusammenhanges zwischen Trauma und Tuberkulose gegenüber. Unter 85 623 Unfällen war bei 157 Kranken, also in etwa 1,8‰ diese Frage zu prüfen. Dabei kam wiederum nur in 23 Fällen eine Lungentuberkulose in Betracht. Bei diesen 157 Fällen konnte nur zweimal, d. h. in etwa 1,5% der Zusammenhang nicht bestritten werden.

Die drei Grundpfeiler der traumatischen Tuberkulose: Locus minoris resistentiae, kreisende Tuberkelbacillen im Blut und experimentell erzeugte Erkrankungen sind seines Erachtens nichts weniger als festgemauert und werden gering eingeschätzt. Im übrigen bringen seine Ausführungen sehr wertvolle

Anhaltspunkte für die Begutachtung und berücksichtigen dabei die verschiedensten Möglichkeiten traumatischer Einwirkungen, selbst bis zum psychischen Trauma.

Ich füge hier die Beschreibung eines Falles von I.G.-Steckschuß in einer tuberkulösen Lunge an (Abb. 19a).

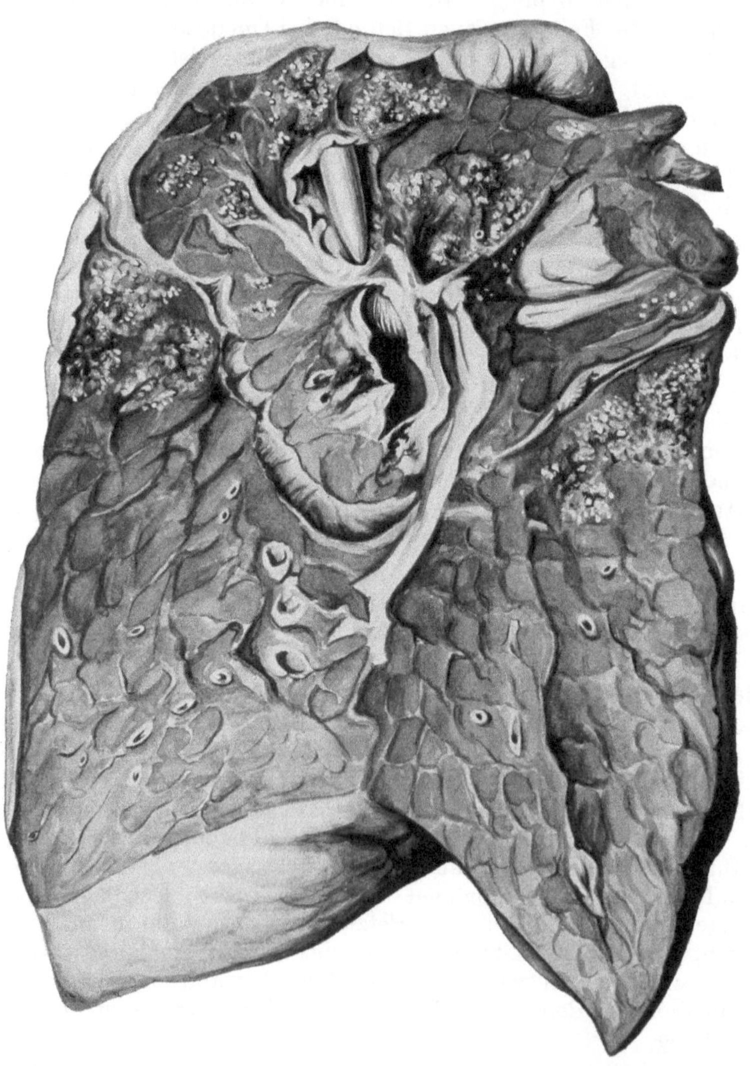

Abb. 19 a.

Bei dem 33 Jahre alten Manne ergab die Obduktion im rechten Oberlappen eine kavernöse Phthise mit bronchogener Aussaat azinöser Knötchen in den übrigen Oberlappen und dem Mittellappen. In der linken Lunge sitzt 2 Querfinger breit unter der Spitze ein von der linken Halsseite her eingedrungenes I.G.-Mantelgeschoß, das von einer völlig glatten bindegewebigen Kapsel umschlossen ist und mit der Spitze in das Lumen eines kleinen Bronchus hineinragt. In der Umgebung des Geschosses zeigt die Lunge schieferige Tuberkulose mit kleinen verkästen Gruppenherden. Auch im Spitzengebiet des benachbarten Unterlappens finden sich derartige umschriebene schwielig- und käsigknötchenförmige

Herdbildungen. Hinter dem Geschoßbett, in Ausdehnung von 5 Markstückgröße, besteht Verkäsung mit kleinen Einschmelzungen, und die käsigen Veränderungen reichen bis an das Geschoßlager. Auch in weiterer Umgebung dieser Verkäsung sieht man noch Knötchen in verkästem Zustande. Außer diesen Lungenveränderungen bestand schwere Darm- und käsige Knochentuberkulose.

Die Frage, ob man hier einen Zusammenhang zwischen Steckschuß der Lunge und Tod an Lungentuberkulose im Sinne der Verschlimmerung eines bestehenden Leidens annehmen will, ist, da man bei der Obduktion nur Zustandsbilder sieht, nicht ganz leicht zu beantworten. Allerdings erlaubt die Tuberkulose, wie kaum eine andere Krankheit, auf Grund des anatomischen und histologischen Befundes auch weitgehende Rückschlüsse auf zeitliches Geschehen. Würde man daher nur nach dem Obduktionsergebnis urteilen, so käme man wohl zu dem Schluß, daß der hauptsächlichste Krankheitsherd als fortschreitende Kaverne in der rechten, nicht verletzten Lungenspitze saß, während in der linken Lunge der Tuberkuloseprozeß schiefrig und azinös-nodös beschaffen war, allerdings mit Neigung zu Verkäsung der Tuberkel im Bereich des Geschoßbettes. Jedenfalls würde die Annahme Berechtigung haben, daß die Erkrankung der rechten, nicht verletzten Seite für den tödlichen Ausgang und für die Darmtuberkulose von ausschlaggebender Bedeutung war. Etwas anders muß man die Sachlage nach Einsicht der Akten beurteilen. Das Geschoß war ursprünglich ein Halssteckschuß. (Einschuß linke Halsseite, Höhe des Kehlkopfes, das Geschoß steckte damals in der Halsmuskulatur.) Die Verwundung erfolgte 1915. Nach derselben hat der Verwundete wieder Dienst im Felde, dann 3 Jahre Garnisondienst und seit Mitte 1918 wieder Felddienst getan. Er geriet dann bis zum Jahre 1919 in englische Gefangenschaft, wo die Verpflegung sehr schlecht war. 1920 wurde das Geschoß in der linken Lunge entdeckt. Bei der folgenden Untersuchung zeigte sich zunächst eine kleinfleckige Tuberkuloseerkrankung des linken Lungenobergeschosses, dann auch der rechten Lunge im Oberfeld, wo die Erkrankung dann offenbar schnellere Fortschritte machte, als auf der linke Seite. Da die Geschoßwanderung vom Halse her in die Lunge hinein nur dann möglich war, wenn die linke Lungenspitze mit der Pleurakuppel verwachsen war, und da sich hier außerdem schiefrige Herde befanden, so ist doch mit der Möglichkeit zu rechnen, daß das Geschoß bei seiner Wanderung an und für sich gutartige produktive Tuberkuloseherde mobilisierte und daß auf bronchialem Wege eine Sekundärinfektion der rechten Lunge entstand, die schließlich ausschlaggebend wurde. Der Obduktionsbericht erwähnt ja auch die offene Verbindung des Geschoßlagers mit einem kleinen Bronchus. Wenn man daher in diesem Falle die Möglichkeit eines Zusammenhanges zwischen Geschoßverletzung der Lunge und Aufflackern einer Tuberkulose nicht ablehnen kann, so zeigt sich doch, daß die lokale Wirkung des Fremdkörpers eine verhältnismäßig sehr geringfügige gewesen ist und daß schon besonders ungünstige Zufälle wie Verschleppung oder Mobilisation tuberkulöser Herde neben ungünstigen äußeren Einflüssen nötig sind oder doch in der Beurteilung zu Hilfe genommen werden müssen, wenn man das Fortschreiten einer Tuberkulose als Folge von einer Lungenverletzung als zurecht bestehend annehmen will.

Die Abb. 19b u. 19c erhielt ich aus dem Pathologischen Institut der Universität Marburg (Prof. Versé) freundlichst zur Verfügung gestellt, dessen Bericht folgendes zu entnehmen ist.

Die Lungen stammen von einem Kriegsverletzten, der 10 Jahre nach seiner Verwundung an Lungentuberkulose gestorben ist. Nähere klinische Angaben standen nicht zur Verfügung, so daß hier nur die Beurteilung nach dem anatomischen Befunde wiedergegeben werden kann. Es wurden seiner Zeit nur die schon aufgeschnittenen Lungen zur Untersuchung eingesandt.

Pathologisches Institut Marburg, S.-Nr. 471/27. 34 jähriger Mann. Die rechte Lunge ist etwas kleiner als die linke; sie ist in der Längsrichtung aufgeschnitten. Die Oberfläche der Pleura ist von zarten fibrinösen Auflagerungen bedeckt, die nach unten zu etwas stärker werden. An der Spitze und an der Oberlappengrenze finden sich Reste von alten Verwachsungen. Der Oberlappen ist besonders in seiner unteren Hälfte durchsetzt von größeren und kleineren zusammenhängenden gereinigten Höhlen mit abgeglätteter Wandung und schwärzlicher Verfärbung des umgebenden Gewebes. Die größte Höhle ist hühnereigroß, sie stößt nach hinten an eine Gruppe von derberen schwarzen Knoten mit zentralen trockenen mörtelartigen käsigen Einlagerungen, welche im ganzen einen Bezirk von etwa Walnußkerngröße einnehmen. Der Unterlappen ist ziemlich wenig lufthaltig, auf dem Durchschnitt finden sich schwärzliche Streifchen und Herde von Kohlepigmentablagerungen. Tuberkulöse Knötchen sind nicht zu finden, ebenso auch nicht auf der Pleura.

Die ebenfalls bereits aufgeschnittene linke Lunge ist etwas umfangreicher, zeigt an der Oberfläche gleichfalls feine Auflagerungen, besonders im Bereich des Oberlappens, stellenweise auch am Unterlappen; diese Fibrinausscheidungen sind aber viel zarter als rechts. Die Spitzengegend des Oberlappens ist von einer umfangreichen schwarzen Induration eingenommen. Der Herd ist etwa pflaumengroß, enthält auf dem Durchschnitt ältere trockene, kleine, käsige Einlagerungen und frischere Verkäsungen mit Verschmelzungen. Weiter nach vorn fühlt man unregelmäßige Verhärtungen durch, denen auf der Schnittfläche ebenfalls käsige erweichte frische Herdchen entsprechen, teilweise mit zentraler

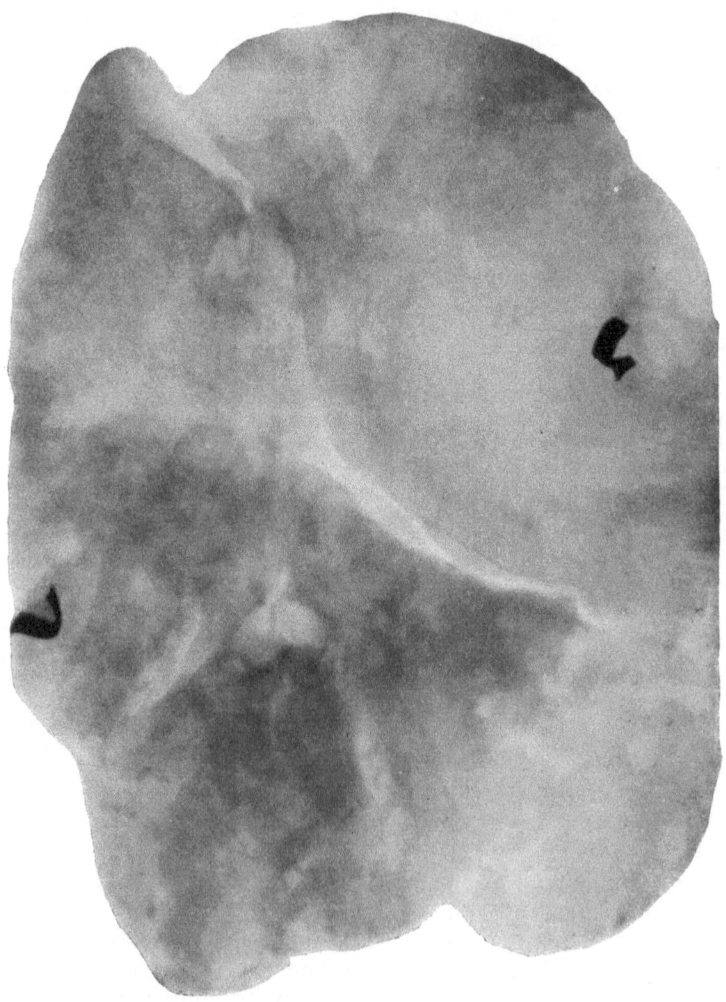

Abb. 19 b.

Höhlenbildung. Der Unterlappen ist sehr blutreich; an ihm sind keine besonderen Verhärtungen durchzufühlen, abgesehen von vereinzelten Stellen an der hinteren Fläche. Etwa 5 cm unterhalb des oberen Randes findet sich unter der Pleura pulmonalis eine durch eine bindegewebige Schicht abgekapselte, ganz harte, leicht zackige Einlagerung von ungefähr $1^1/_2$ cm Länge, die auf einen Anschlag mit dem Messer einen harten Klang gibt und beim Versuch des Einschneidens an der freigelegten Oberfläche einen metallischen Glanz erkennen läßt. Es handelt sich offenbar um ein Eisenstück. Etwa 6 cm weiter darunter findet sich dicht unter der Pleura, von ihr durch eine etwa 4 mm breite Gewebsschicht getrennt, eine ungefähr kirschgroße Höhle, in welche ein aus der Wand hervortretendes halbmondförmig gebogenes oben am freien Ende etwas verbreitertes Eisenstück zackenartig hineinragt, das eine Länge von ungefähr 1,8 cm hat und an der medianen unteren Seite der Höhle im Lungengewebe fixiert ist. Die Höhle selbst ist etwas schmierig-eitrig belegt, Wand leicht höckerig, zwischen ihr und Pleura liegt eine kleine, etwas kreuzartig gestaltete, gelblich-weißliche Einlagerung mit einem kleinen Spalt. Zwischen Höhle und dem oberen Geschoß-eisensplitter findet sich noch eine zweite, etwas über erbsengroße Stelle mit zwei kleinen

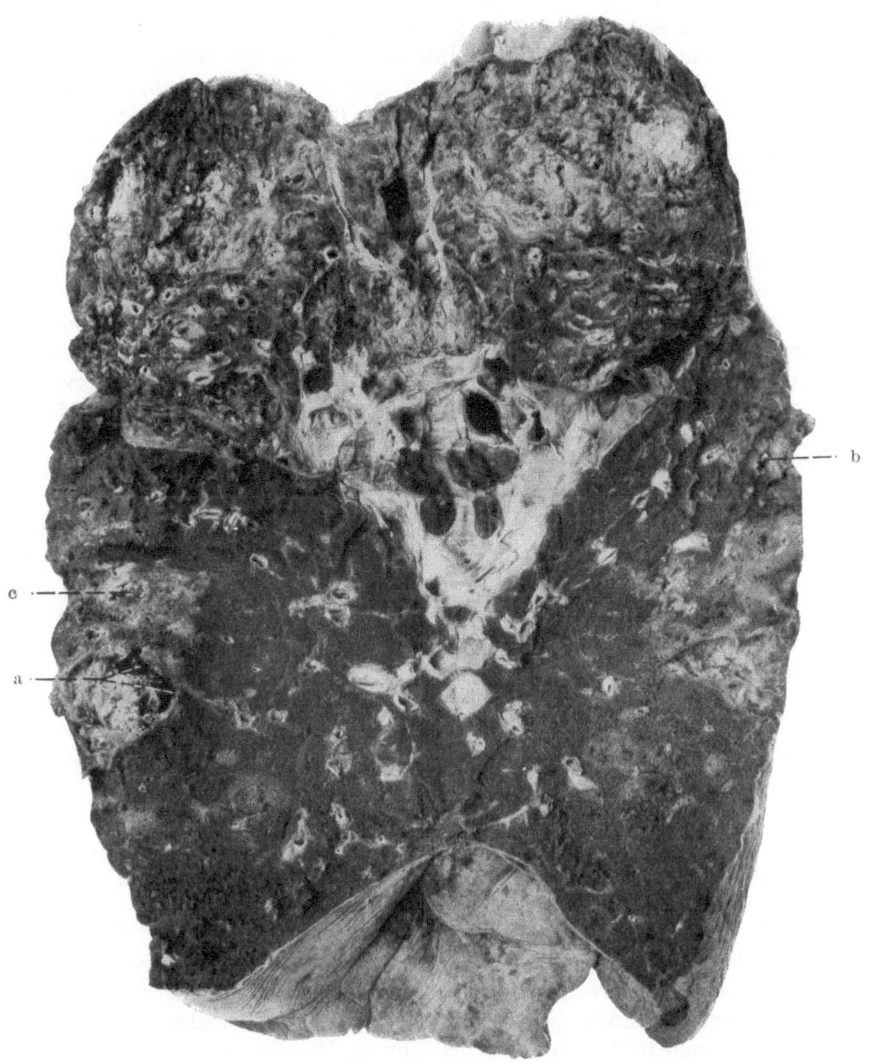

Abb. 19 c.

Höhlenbildungen, die auch gelblichweißlich gefärbt ist und von einer bindegewebigen Schicht umgeben wird; sonst ist der übrige Unterlappen auf der Schnittfläche ziemlich frei von Veränderungen. Die Lungenwurzellymphknoten sind schwarz pigmentiert, aber ziemlich weich, teilweise nur etwas induriert.

Bei der histologischen Untersuchung zeigt sich, daß sowohl die kleinen gelblich-weißlichen Einlagerungen, welche an die den Geschoßsplitter enthaltende Höhle anstoßen, aus tuberkulösem, teilweise verkäsendem Granulationsgewebe mit desquamativ-pneu-monischen Veränderungen am Rande bestehen, als auch in der Höhlenwandung selbst einzelne tuberkulöse, teilweise vernarbende Knötchen vorkommen. Der größere Knoten weiter oberhalb besteht aus älterem tuberkulösem käsigem Granulationsgewebe und frischeren käsigen Infiltraten.

Das oberste, ebenfalls hakenförmig gebogene Eisenstück ist ganz reaktionslos eingeheilt und nur von einer dünnen Bindegewebsschicht umgeben. Das Lungengewebe der Nachbarschaft ist ganz weich und unverändert.

Entsprechend der ihm vorgelegten Frage, ob die tödliche tuberkulöse Erkrankung mit Wahrscheinlichkeit auf die Geschoßsplitter zurückzuführen sei, nimmt Versé in seiner Beurteilung vorwiegend dazu Stellung, ob durch die Geschoßverletzung ein tuberkulöser Infekt eingeschleppt wurde. Seiner Ansicht nach geht aus dem Befund unzweifelhaft hervor, daß sich neben abgeglätteten Höhlen ältere vernarbende Herde in beiden Oberlappen befanden, die offenbar älter waren als die Knötchen in der Wandung der einen Geschoßhöhle. Jedenfalls machte die tuberkölose Veränderung in dieser Höhle nicht den Eindruck eines Primärinfektes, an den sich sekundär die alten Veränderungen des Oberlappens angeschlossen hatten. Es sah vielmehr so aus, als seien an der Stelle der Verletzungen sekundäre Infekte entstanden, deren Ursprungsort in den alten Herden der beiden Oberlappen angenommen werden mußten.

Dieser Stellungsnahme wird man beipflichten müssen. Berücksichtigt man aber ferner, daß das eine Geschoßstück völlig ohne tuberkulöse Reaktion bindegewebig eingeheilt war und daß bei chronisch-kavernöser Lungentuberkulose der Oberlappen sich auch sonst an den hier betroffenen Unterlappenabschnitten Absiedelungen auf bronchialem Wege zu finden pflegen, so drängt sich der weitere Schluß auf, daß auch keine wesentliche Verschlimmerung einer bestehenden Tuberkulose in Betracht gezogen werden kann. Das geht ja auch schon daraus hervor, daß die in der unteren Geschoßkaverne gefundenen tuberkulösen Veränderungen frischer Natur und die tuberkulösen Herde in der Nachbarschaft verhältnismäßig lokalisiert und nicht sehr umfangreich waren. Am nächsten liegt es wohl, eine Spätabsiedelung in der Nähe des einen Geschoßbettes anzunehmen, als die chronische Lungentuberkulose von sich aus zum Ende und zum Nachlassen der Abwehrkräfte führte (siehe auch S. 7, 26 und 62/63).

C. Fremdkörper der Lungen und Pleurahöhlen.

1. Auf embolischem Wege.

Nächst den durch Verletzung in die Pleurahöhle und Lunge eindringenden Fremdkörpern sind andererseits diejenigen zu berücksichtigen, die auf dem Wege von Kanalsystemen die Lungen erreichen und zwar durch das Blutgefäßsystem einerseits, durch die Bronchialwege andererseits. Hier kommen gerade die Geschosse im ganzen weniger in Betracht. Allerdings sind aus dem Weltkriege einige sichere Fälle embolischer Geschoßverschleppung in die Lungen bekannt geworden. Es handelt sich dabei um Steckschüsse der großen Venen, unter denen praktisch eigentlich nur die Vena cava superior und inferior, allenfalls die großen Halsvenen in Frage kommen, oder um Steckschüsse des rechten Vorhofes, rechten Kammer oder der Arteria pulmonalis. Zwar werden die in die Venen eindringenden Geschosse bei der embolischen Verschleppung meistens im Trabelwerk der rechten Herzkammer festgehalten, besonders wenn es sich um größere Geschosse handelt, deren Transport auf dem schwachen Strom der zum Herzen führenden Körpervenen man kaum für möglich halten sollte. Doch sind z. B. unter den von Gierke beschriebenen Fällen ein Infanteriegeschoß (Fall A. R. Jaffé) und ein Granatsplitter von 5 g Gewicht (Fall Gräff) aufgeführt. Bei beiden Fällen war der Einschuß in die untere Hohlvene erfolgt. Auch Borst erwähnt, daß er große Granatsplitter und selbst Schrapnellkugeln als Embolien im großen und kleinen Kreislauf beobachtet habe, und es decken sich mit diesen Fällen wohl die Minensplitterembolien in die Lunge, die von HANNEMANN in seiner Monographie (S. 83) veröffentlicht wurden. Häufiger wohl sind kleine Geschoßsplitter bei Verletzung der Venen oder des

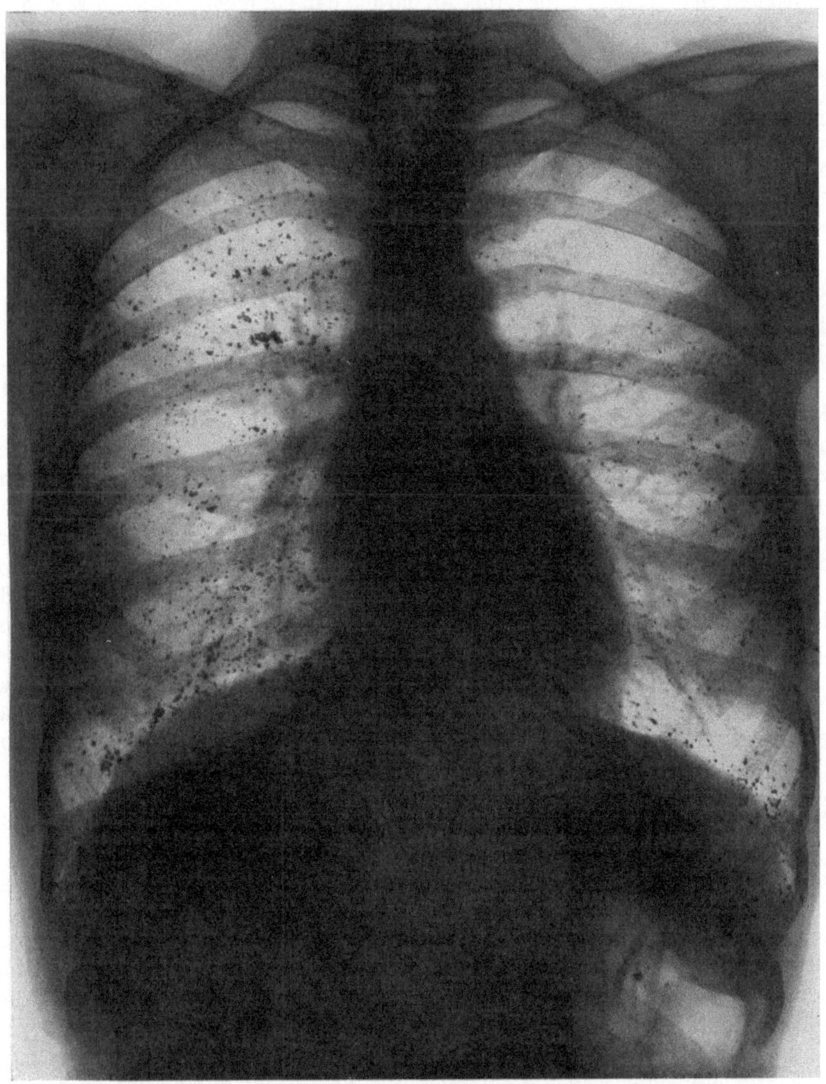

Abb. 20.

rechten Herzens in die Lunge verschleppt worden, wo sie allerdings nicht immer wiedergefunden werden konnten, zumal wenn röntgenologische Untersuchung am Lebenden oder an den Leichenorganen nicht möglich war.

Nicht besonders berücksichtigt werden sollen hier die experimentellen und therapeutischen Einspritzungen mit Farbstofflösungen, Russemulsionen, die Einspritzungen von Metallösungen und -aufschwemmungen die zum Teil als Fremdkörpermaterial in der Lunge nachgewiesen werden können. Auch die Gewebsembolien, wie Leberzellen, Plazentarzotten, Fettgewebe und dgl., die mikroskopisch gelegentlich gefunden werden, seien nur erwähnt.

Dagegen sei, wenn auch als seltenster Einzelfall, der von Umber berichtete Befund von ausgedehnten Embolien metallischen Quecksilbers in den Lungen (und im Herzen) angeführt.

Es handelt sich bei dem Falle (Abb. 20) darum, daß ein junges Mädchen sich in selbstmörderischer Absicht eine größere Menge metallischen Quecksilbers in die Kubitalvene einspritzte. Das Metall ist in Kügelchen von durchschnittlich Stecknadelkopfgröße in ganz diffuser Verteilung über beide Lungen verstreut, und zwar in der rechten Lunge dichter als links, noch jetzt nach 4 Jahren in dichtesten Schatten im Röntgenbilde festzustellen. Wenn auch die Unterlappen etwas stärker befallen sind, reichen doch die Quecksilberschatten bis hoch in die Spitzen der Lungen hinein und beim Vergleich der Röntgenbilder aus verschiedenen Jahren ist die Verteilung und Menge ziemlich unverändert geblieben, so daß man an Fremdkörpereinkapselung und sehr geringe Resorption denken muß.

2. Auf dem Bronchialwege.

Sehr viel größere Bedeutung als diese embolischen Fremdkörperverschleppungen in die Lunge haben aber die auf dem bronchialen Wege die Lunge erreichenden Fremdkörper. Die klinische Kasuistik ist eine große, und seit Einführung der Bronchoskopie in das therapeutische Gebiet ist die Zahl der bei Obduktionen gefundenen intratrachealen und bronchialen Fremdkörper stark gesunken. Die laryngo-trachealen Fremdkörper sollen hier nicht besprochen werden, aber die in den intrapulmonalen Bronchialverzweigungen gefundenen, die ihrer Art nach sich wenig, höchstens ihrer Größe nach unterscheiden, müssen erwähnt werden. Die durch Brünnigs und Albrecht erweiterte Statistik v. Eickens unterscheidet harte und nicht harte Fremdkörper und bei den harten Fremdkörpern die dimensionalen Ausdehnungen und die Gestalt. Bei den weichen Fremdkörpern wird wiederum darauf bezug genommen, ob sie bröckelnd, ganz weich, ob sie pflanzlicher oder tierischer Herkunft sind. Wenn diese Einteilung auch von dem praktischen Gesichtspunkt der Extraktion aus vorgenommen wird, so hat sie doch auch ihre Bedeutung für die etwaigen Folgen des Fremdkörpers bzw. für die anatomischen Veränderungen der Lungen und Pleura. Es würde zu weit führen, alle Arten der gefundenen Fremdkörper aufzuführen, da manche nur Seltenheitsbefunde darstellen.

Die häufigsten intrapulmonalen Fremdkörper, die also mindestens bis in den Hauptbronchus der entsprechenden Lunge gelangt sind, wären nach dem einschlägigen Schrifttum folgende: Nadeln, Nägel, Stahlfedern, Fischgräten, Münzen, Knöpfe, Metallklammern, Steine, Reißzwecken, Perlen, Obstkerne, Kaffeebohnen, Haselnußschalen, Knochen, Zähne, Prothesenstücke, Plomben, Kürettenansätze, Emaillesplitter, Kragenknöpfe, Kanülen, Drainteile, Pfeifenspitzen, Holz, Zahnstocher, Kork, Kerngehäuse, Getreidekörner, Bohnen, Erbsen, Ähren, Obstfleisch und -schale, Eierschalen, Blutegel, Schnecken usw.

Es ist verständlich, wenn unter der Zahl der betroffenen Individuen Kinder, die aus Spielerei oder wegen ungenügender Beaufsichtigung alles in den Mund stecken, in besonders hohem Prozentsatz vertreten sind (nach Gottstein in 69%), und es mag gleich hinzugefügt werden, daß die räumlich engen Verhältnisse meistens auch schnellere und schwerere pathologische Veränderungen bedingen. Die Verweildauer des Fremdkörpers in den Lungen schwankt, je nachdem sich Komplikationen einstellen, in außerordentlich weiten Grenzen. Sie ist nach Stunden, Tagen, Wochen und Jahren festgelegt und Grenzwerte nach oben bis 17 oder gar bis 60 Jahren sind im Schrifttum angeführt (Steurer, Fischer). Bei den jahrelang liegengebliebenen Fremdkörpern hat es sich (nach der Statistik Chiaris) durchweg um feste Gegenstände, wie Zähne, Knochen,

Knöpfe, Kanülen usw. gehandelt, während gerade weiche Gegenstände, insbesondere pflanzliche Bestandteile, durch früher auftretende Komplikationen schneller stürmische Folgen hatten.

Was nun den anatomischen Befund anbetrifft, so sind bei allen spitzigen oder scharfkantigen Fremdkörpern Verletzungen der Bronchialwege, einschließlich der begleitenden Blutgefäße zu beobachten. Einspießungen in die Bronchialwand mit Fistelgängen, Granulationswucherungen, Abszeß- und Kapselbildung,

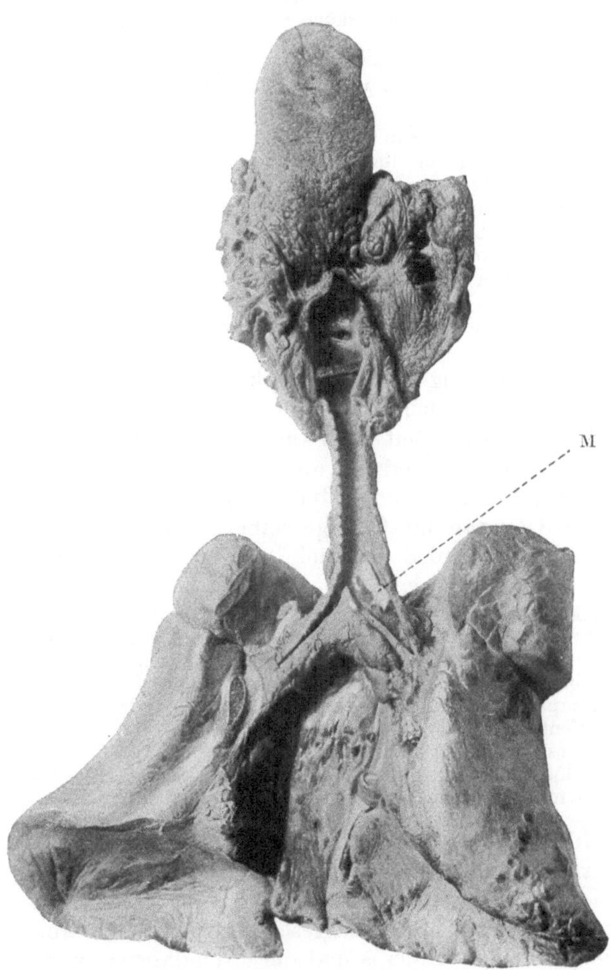

Abb. 21.

frische und Annagungsblutungen sind die Folge. Hier handelt es sich aber meistens um mehr örtliche Vorgänge, während größere Lungenabschnitte, ja die ganze Lunge betroffen sein können, sowie der Fremdkörper das Bronchialsystem teilweise oder wohl gar ganz verschließt. Besonders gefürchtet sind in dieser Beziehung alle leicht quellenden Fremdkörper, wie Bohnen, Erbsen, Frucht- oder Gemüsestücke. Bei Verschluß des Bronchus kommt es alsdann zu Atelektase mit Zusammenfallen des von der Atmung ausgeschalteten Lungenbezirkes.

Diese Atelektase kann unter dem Bilde der Karnifikation in chronisch-indurative Veränderungen übergehen. Das Häufigere wird aber die nur unvollkommene Verengung des Bronchusgebietes sein, und sie ist im allgemeinen verhängnisvoller als der völlige Verschluß. Es kommt hinter dem stenosierenden Fremdkörper zu Sekretverhaltung, das sich stauende Sekret infiziert sich und die Folge ist chronische Bronchitis und Bronchektasie, sofern die Infektion nicht stürmisch ist. Bei schnellem Fortkriechen der Infektion kommt es aber zu katarrhalischer Bronchopneumonie, zur Einschmelzung des Lungengewebes, zu abszedierender Pneumonie und zum Lungenabszeß.

Die Röntgenbilder Priesels erläutern sehr anschaulich die Komplikationen nach Aspiration sehr verschiedenartiger Fremdkörper und die oft überraschend günstigen und schnellen Erfolge der Beseitigung des Fremdmaterials. Andererseits zeigt ein Obduktionsbefund die schweren Veränderungen der Lunge mit abszedierender Pneumonie und Bronchektasie in einem Falle, wo eine Bohne 7 Monate im ersten Verzweigungsgebiet eines Stammbronchus gesteckt hatte.

Besondere Verhältnisse lagen vor in einem Falle, den Schindler des näheren beschreibt. Bei einem 12jährigen Mädchen gaben die Vorgeschichte und der physikalische Befund Veranlassung, nach aspiriertem Fremdkörper zu fahnden. Die Bronchoskopie zeigte schwer entzündeten Unterlappenbronchus, der mit Eiter überschwemmt war. Außerdem war der Unterlappen atelektatisch. Der Oberlappenbronchus war ebenfalls lebhaft entzündet, Ein Fremdkörper konnte weder im Ober- noch im Unterlappen entdeckt werden. Bei der Sektion fand sich im Oberlappenbronchus eine durchlöcherte Perle eines Rosenkranzes. so daß damit der Luftgehalt des Oberlappens und andererseits, durch Abflußmöglichkeit durch die Perle hindurch, auch die sekundäre eitrige Pneumonie des Unterlappens sich erklären ließ.

Die weitere Verwicklung von Fremdkörperaspiration mit Erkrankung der Pleura und des Durchbruchs der Pleura mit Empyem und Pyopneumothorax ist oft schon in kurzer Zeit zu erwarten. Es hängt das insbesondere von dem Keimgehalt des Fremdkörpers ab, und hier sind es besonders kariöse Zähne oder Zahnteile mit ihren reichlichen Bakterienrasen, die schnellste Infektion bis zu stürmischer Gangrän im Gefolge haben.

Nachfolgend gebe ich einige Beispiele von Fremdkörpern der Lunge mit kurzer kritischer Stellungsnahme:

Fall von Fremdkörperaspiration bei einem 1 Jahr alten Kinde (Abb. 21). Im rechten Hauptbronchus nahe dem Lungenhilus steckt ein keilförmiges Mohrrübenstück von 10: 4: $2^{1}/_{2}$ mm in größter Ausdehnung (M). Starke Schleimbildung im Bronchus und Reizzustand des ganzen Tracheobronchialsystems. Schweres interstitielles Lungenemphysem. Thymus wog 58 g. Status lymphaticus des Rachenringes, der Milz, der Darmknötchen. Endokardfibrose des linken Ventrikels.

Das Kind ist, als es eine Mohrrübe in der Hand hatte und von der Mutter auf den Arm genommen wurde, plötzlich blau geworden „als bekäme es den Stickhusten". Es wurde mit krampfhafter Atmung, blausüchtig, benommen, mit schlaffen Gliedmaßen und Pulszahl von 60 Schlägen in das Krankenhaus eingeliefert und starb $3^{1}/_{4}$ Stunde nach dem Unfall. (Westend S.N. 95/26.)

Hier muß man sich fragen, wodurch der Tod eigentlich letzten Endes eingetreten ist. Die rein mechanische Behinderung kann es nicht gewesen sein, da schlimmstenfalls nur eine Lunge ausgeschaltet gewesen wäre. Aber auch die rechte Lunge zeigte keinen Kollaps und der Fremdkörper war beweglich, verstopfte nicht. Man muß also annehmen, daß neben etwaiger Verminderung der Atemfläche der Fremdkörperschock durch reflektorischen Reiz die ausschlaggebende Bedeutung für den so schnellen Kollaps und Tod des Kindes hatte. Meiner Ansicht nach kann man aber auch nicht daran vorübergehen, daß hier eine Thymushyperplasie, vielleicht auch ein Status lymphaticus bestand. Die auffallend geringe Pulszahl von 60 Schlägen deutet jedenfalls auf Vagusstörung. Ich füge aber hinzu, daß seitens vieler Forscher dem Status thymolymphaticus fast jede Bedeutung abgesprochen wird. Ich kann mich dieser Ansicht nicht anschließen und vermisse in diesem, wie in anderen Fällen, bei positivem anatomischem Befund die Erklärungsmöglichkeiten für die überraschende Todesart.

Zwei weitere Fälle zeigen die Folgen der Aspiration von Zähnen:

71jähriger Mann. Im Hilusgebiet der linken Lunge sitzt im Bronchus zum Unterlappen ein Gebißstück mit 2 kräftigen künstlichen Zähnen (Abb. 22). Der Gebißteil hat eine Größe von 25:10:6 mm. Das gesamte Unterlappengebiet ist schmutzig graugrün verfärbt und entzündet. Unter der Pleura kleine beginnende Einschmelzungen. Die Schleimhaut des Bronchus zeigt im Bereiche des Fremdkörperlagers kleine rißartige Verletzungen. In der rechten Lunge waren die aspirationspneumonischen Veränderungen noch ausgebreiteter als links.

Am 3. Mai 1906 Ohnmachtsanfall auf der Straße, dabei Aspiration des Gebißstückes. Bis zum 19. Mai leidliches Befinden. Danach viel Husten, Auswurf und Verfall. Gebiß

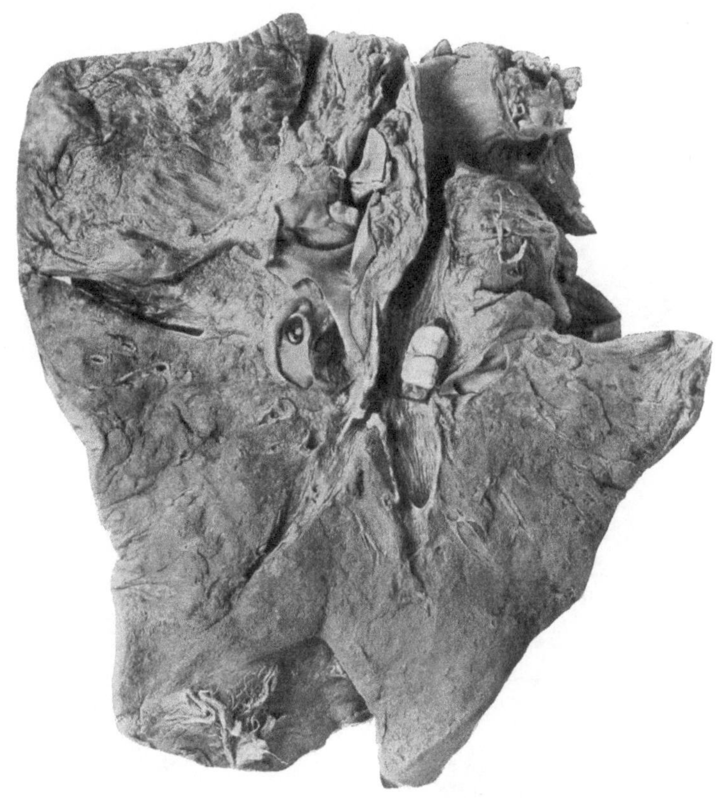

Abb. 22.

röntgenologisch im rechten Mittelfelde vermutet.   Kaverne differentialdiagnostisch mit in Frage gezogen. Tod am 22. Juni 1906, nach 7 Wochen. (Präparat aus dem Museum des pathologischen Instituts Berlin.)

Der Fall zeigt die nach einer Latensperiode schnell einsetzende stürmische Infektion der Lungen vom Charakter der Aspirationspneumonie in der rechten und durch direkte Infektion bedingte Pneumonie der linken Lunge, wobei der große verstopfende Fremdkörper, dessen Durchtritt durch die Glottis schon auffällig ist, zur Sekretverhaltung Veranlassung gab und die starke Verunreinigung solcher Gebißteile mit der Bakterienflora der Mundhöhle den Charakter der Infektion bestimmte.

Der nächste Fall beansprucht besonderes Eingehen, weil er Rechenschaft über etwaige Beziehungen des Fremdkörpers zu schneller Ausbreitung tuberkulöser Veränderungen verlangt.

8³/₄ Jahre alter Knabe. Im Hilusgebiet der linken Lunge steckt im Hauptbronchus und in dem zum Oberlappen führenden Bronchus ein stark kariöser Zahn (Abb. 23 u. 24). Entsprechend der scharfrandig-zackigen Krone des Zahnes (Z) findet sich in der Bronchialschleimhaut ein scharf umschriebenes Druckgeschwür. Die gesamte linke Lunge ist derb hepatisiert, von gelbgrünlicher Farbe und wabenartig von miliaren Einschmelzungshöhlen durchsetzt. Im Unterlappen fand sich hinten eine (operativ eröffnete) walnußgroße Gangränhöhle, in deren Sekret die Spirochaete dentium massenhaft gefunden wurde. In der rechten Lunge sollen miliare Tuberkulose im Unterlappen, in den Lymphknoten längs der Aorta und Trachea miliare tuberkulöse Knötchen gefunden sein. In einem bronchialen und paratrachealen Lymphknoten findet sich Verkreidung (Abb. 24).

Die Aspiration des Zahnes erfolgte 17 Tage vor dem Tode.

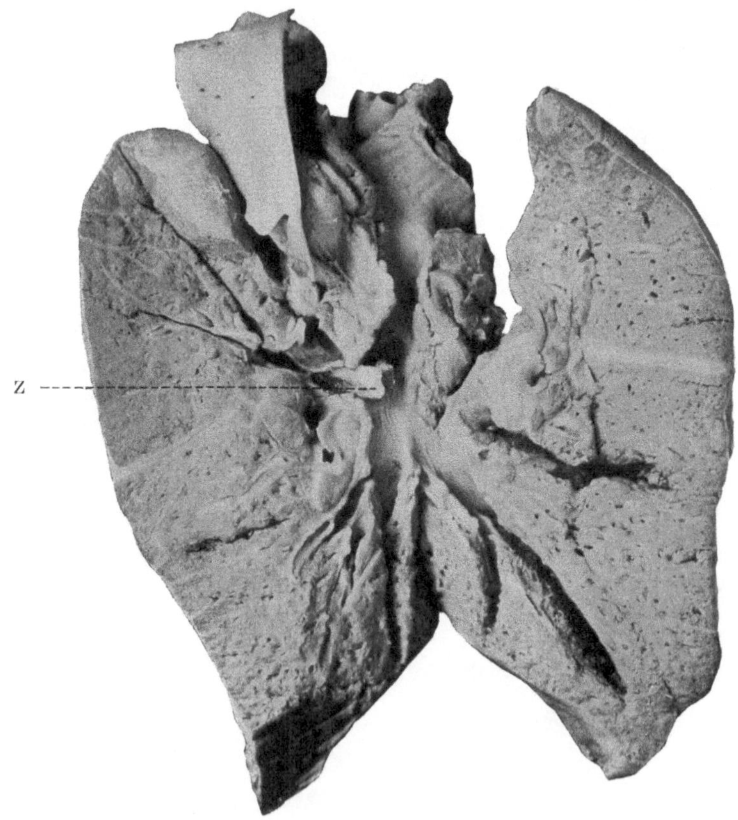

Abb. 23.

Bei Extraktion zweier Zähne soll einer in die Trachea gerutscht sein. Schon bald nach der Aufnahme Dämpfung im linken Oberlappen. Extraktion des Zahnes mißlingt.

Nach 4 Tagen vollständige Dämpfung über der linken Lunge. Dauernde weitere Verschlechterung des Allgemeinbefindens. Lungenpunktion ergibt Eiter mit Strepto-, Diplo- und Staphylokokken, keine Pneumokokken. Nach 14 Tagen Zeichen des Lungenabszesses und der Gangrän. Operative Eröffnung. Entleerung von stinkendem Eiter und nekrotischen Lungenfetzen. Drei Tage später erfolgte der Tod. (Präparat aus der Sammlung des pathologischen Museums der Universität Berlin.)

Wie die mikroskopische Untersuchung der linken Lunge im Ober- und Unterlappen ergibt, ist die Hepatisierung mit Einschmelzungen nicht etwa eine käsige Pneumonie, sondern es bestand die allerschwerste septische Pneumonie, mit zahllosen Abszessen mit dicken Bakterienrasen und weitgehender Nekrose des Lungenparenchyms. Miliartuberkulose fand ich nicht. Die rechte Lunge stand mir nicht mehr zur Verfügung. Ich möchte aber annehmen, daß es sich bei den Knötchen im rechten Unterlappen kaum um miliare Tuberkel gehandelt hat. Auch die tracheobronchialen Lymphknoten zeigten schon verkreidete Tuberkulose. Es ist deshalb weniger wahrscheinlich, daß der Fremdkörper eine bestehende Tuberkulose zum Aufflackern brachte. Beachtenswert bleibt, daß der septisch-

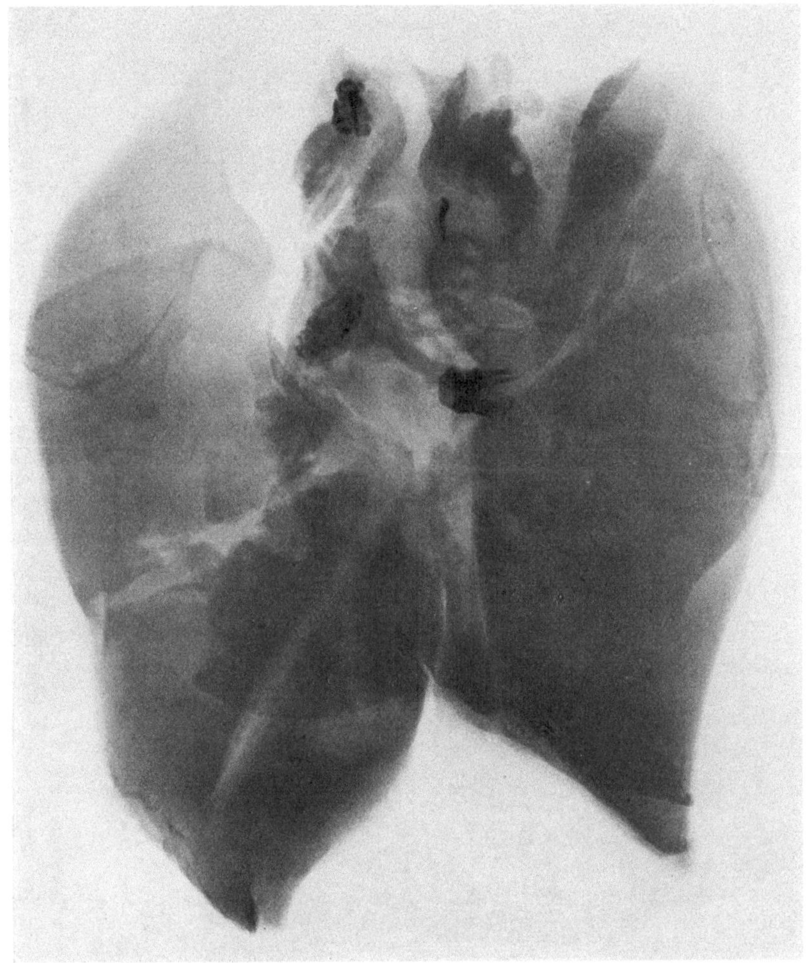

Abb. 24.

pneumonische Prozeß sich in schwerster Form über die vom Fremdkörper befallene Lunge und fast gar nicht in der anderen Lunge ausbreitete.

Hier verdient ein einschlägiger Fall von Hornung mit angeführt zu werden:

Ein 7jähriger Knabe hustete einen Fremdkörper, eine kleine Eisenschraube, aus, die er etwa 5 Jahre vorher aspiriert hatte. Der Vater des Kindes war vor 2 Jahren an schwerer Lungentuberkulose erkrankt. Das Kind selbst hatte einen tuberkulösen Infekt, (wenn auch der Fremdkörper irrtümlicherweise als Primärinfekt gedeutet wurde). Trotzdem hatte sich bei 5jährigem Verweilen des Fremdkörpers in der Lunge kein irgendwie bemerkbarer Fortschritt des tuberkulösen Leidens gezeigt, selbst nicht, wo das Kind bei seinem tuberkulösen Vater der Infektion immer wieder ausgesetzt war.

Meist von schnellem Tod begleitet sind die Aspirationen von breiigem oder flüssigem Fremdkörpermaterial in die Bronchialverzweigungen. Das typische Beispiel dafür ist der Ertrinkungstod, wo alle Zweige des Bronchialsystems bis in die feinsten Äste mit Wasser oder Schlamm ausgefüllt sind. Die Lungen erscheinen alsdann schon äußerlich wie mit Wasser gefüllte Säcke aufgepumpt und zeigen überall verstreut ausgleichend geblähte Alveolarbezirke als Zeichen

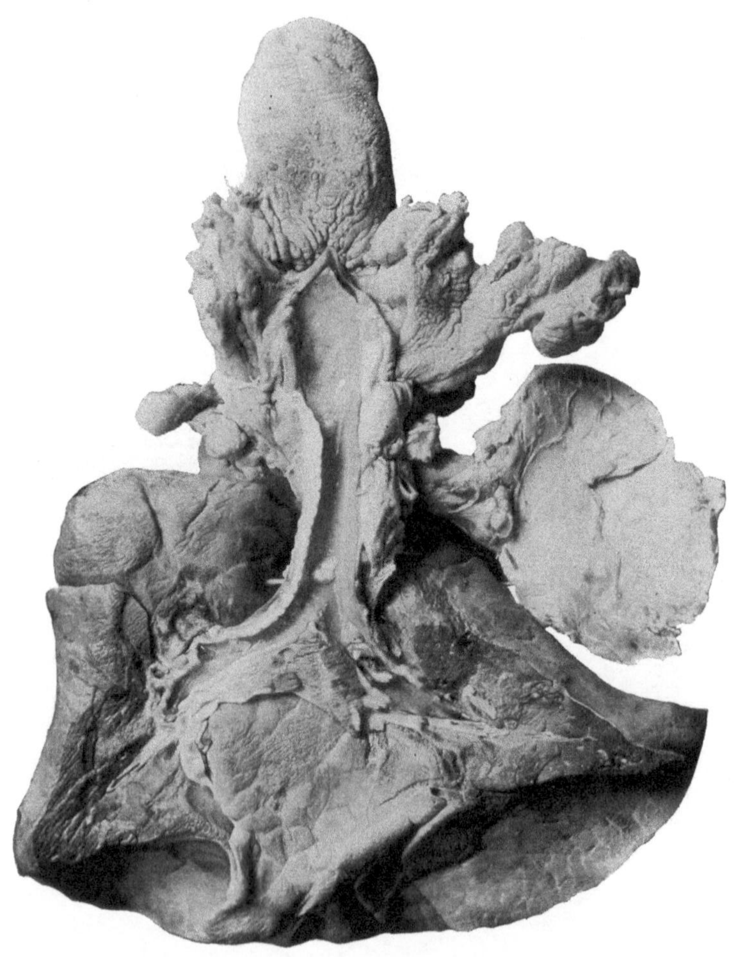

Abb. 25.

angestrengtester Atembewegung bei verkleinerter Atemfläche. Gerichtlich von Bedeutung ist in dieser Beziehung bei der Obduktion des Neugeborenen auch die Fruchtwasseraspiration. Man findet dann weißgelbliche oder häufiger noch grünliche Massen in den Bronchialverzweigungen, in denen mikroskopisch die typischen Mekoniumkörperchen, Lipoidstoffe, Talg und Lanugohärchen nachgewiesen werden können.

Folgender Fall erläutert den schnell einsetzenden Tod bei Speisebreiaspiration:

Fall von Speisebreiaspiration bei einem 1 Jahr alten Kinde (Abb. 25). Der gesamte Kehlkopfeingang, Kehlkopf und subglottische Raum sind mit Breimassen ausgefüllt.

Weitere Bröckel finden sich in der unteren Trachea, im rechten Bronchus bis in Verzweigungen 3. Grades hineinreichend und tief im linken Bronchus. Es bestand ein Abszeß hinter der linken Tonsille. Die zervikalen, besonders die linksseitigen Unterkieferlymphknoten waren stark geschwollen. Der Thymus entsprach in seinem Verhalten etwa dem Alter des Kindes.

Das Kind hatte Masern durchgemacht und befand sich in der Rekonvaleszenz. Die Aspiration des Speisebreies erfolgte, als das Kind von der Wärterin gefüttert wurde, und der Tod trat ein, ehe ärztliche Hilfe eintreffen konnte. (Westend S.N. 179/27.)

Hier bereitet es keine Schwierigkeiten, bei der massigen Ausfüllung des Glottiseinganges mit Speisebrei die Todesursache in akuter Erstickung zu suchen,

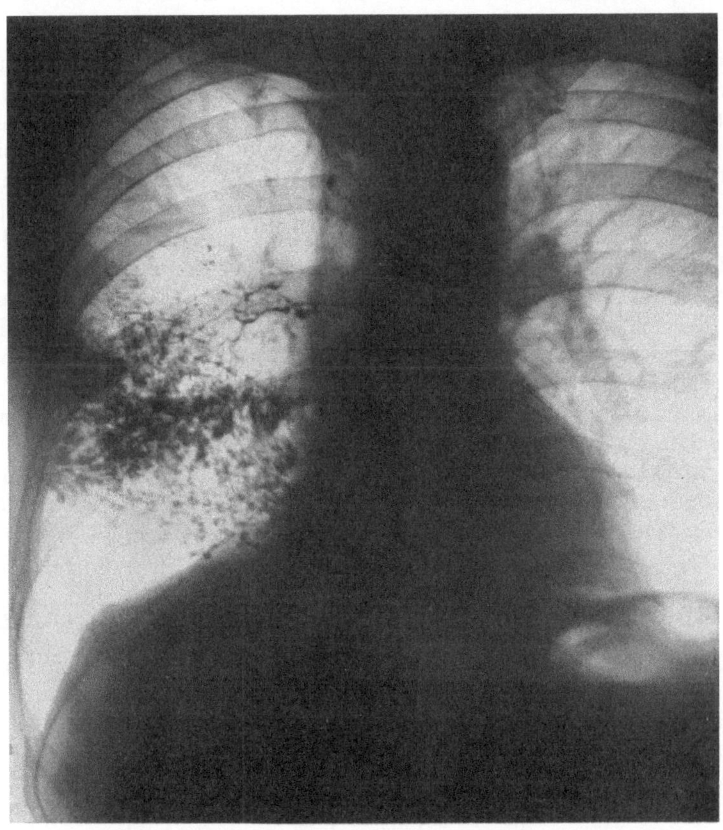

Abb. 26.

zumal noch die Lungen mit entzündlichen Veränderungen der abhängigen Lungenabschnitte teilweise durchsetzt waren. Eine andere Frage ist die, ob die Aspiration von Speisen bei dem sonst gut entwickelten Kinde nur ein unglücklicher Zufall oder durch andere krankhafte Veränderungen bedingt war. Ich glaube, auch unter Berücksichtigung anderer von mir beobachteter Fälle, daß der retrotonsilläre Abszeß und die Schwellung der zervikalen, besonders der Unterkieferlymphknoten für eine Schluckstörung zum mindesten mitverantwortlich zu machen waren.

Hier mitanzuführen sind auch alle diejenigen Fälle, wo bei Unbesinnlichkeit der Kranken oder bei Operierten, insbesondere bei Operationen im Oberbauch, oder bei Ileus und Peritonitis häufiges Erbrechen zur Aspiration von Mageninhalt in die Lungen Veranlassung gibt. Meistens sind es dann zwar keine größeren Massen, die in die tieferen Luftwege gelangen, aber doch genügend durch Mundschleim infizierte feinere Teilchen, die bei schlechtem Abhustungsvermögen der Kranken zu Aspirationsbronchopneumonien, zu einschmelzenden Bronchopneumonien und zu Lungengangrän Veranlassung geben. Denselben Weg durch die Bronchen nehmen umfängliche Blutungen, die entweder aus der erkrankten Lunge (Kavernenaneurysma) selbst stammen und reaspiriert werden, oder die Blutung kann beim Erbrechen von Magenblutung, von Blutung aus Ösophagusvarizen, aus dem Nasen-Rachenraum oder aus Verletzungen bei Rachenoperationen herstammen und, wie beim Ertrinken, zum Tode durch Ersticken Veranlassung geben.

Nur der Vollständigkeit halber mit angeführt seien die aus therapeutischen oder diagnostischen Gründen ausgeführten Beschickungen des Bronchialsystems mit pulverförmigen oder flüssigen Mitteln. In neuerer Zeit werden zur Sichtbarmachung des Bronchialbaumes bei der Röntgendurchleuchtung Flüssigkeiten in einer Menge von etwa 5—25 ccm in den Bronchialbaum eingegossen, und von entsprechenden Präparaten kommen das Jodipin und das Lipiodol wohl hauptsächlich in Frage. Beifolgendes Röntgenbild (Abb. 26) zeigt eine derartige partielle Füllung des Bronchialsystems. Über das Schicksal dieses Fremdkörpermaterials in den Lungen sind mir anatomische Untersuchungen nicht bekannt. Da von verschiedenen Autoren diese Jodpräparate als nicht harmlos angesehen werden (Exazerbation von Lungentuberkulose, Jodismus) und das als Ersatz benutzte Bromipin eine zu verwickelte Technik erfordert, ist die Anwendung dieser Kontrastmittel begrenzt geblieben. Versuche mit dem neuen kolloidalen Kontrastmittel Thoriumdioxydhydrosol, von dem nur 2—3 ccm einer 15—20$^0/_0$-Lösung nötig sind, um Reliefbilder des Bronchialbaumes zu erzeugen, sind in neuerer Zeit im Gange. Das Präparat soll pharmakologisch harmlos sein (Frik).

3. Auf anderen Wegen aus den Körpern selbst eingedrungen.

Nicht immer sind es die natürlichen Wege der Lunge, auf denen, embolisch oder von außen eingebracht, Fremdkörpermaterial in sie hineingelangt. Auch aus den Nachbarorganen, wie überhaupt aus der Umgebung kann körperfremdes und körpereigenes Material eingeführt werden, abgesehen davon, daß als Fremdkörper wirkende Produkte an Ort und Stelle in der Lunge und im Pleuraraum gebildet werden können. Was diese zunächst betrifft, so sind die Bronchialsteine zu erwähnen, die am ehesten in bronchektatischen, sackförmigen Kavernen sich bilden, in Sandkorn- bis etwa Kirschkerngröße ausgehustet oder bei der Sektion gefunden werden und aus eingedicktem Sekret der chronisch entzündlich veränderten Bronchialschleimhaut bestehen, das sich mit Kalk inkrustiert. Sie sind nicht zu verwechseln mit anderen Konkrementen des Bronchialbaumes, die durch Einbruch aus dem Gebiete der Hilus- oder Bifurkationslymphknoten in das Bronchiallumen gelangen. So finden sich verkalkte Käsebröckeln, anthrakotische Massen und vielleicht auch chalikotische Trümmermassen, durch Usur der Bronchialwand verschleppt, im Bronchialsystem und zwar selbstverständlich am ehesten im Hilus- und Bifurkationsgebiet. Auch in den Lungen selbst, z. B. in den Zerfallshöhlen schwer erkrankter Staublungen, werden größere Konkrementbildungen, sogenannte Lungensteine, angetroffen. Sie sind aber nicht immer aus dem eingeatmeten Staubmaterial zusammengesetzt, sondern decken sich häufig mit den vorerwähnten Bronchialsteinen

(Sternberg). Auf die Staubkrankheiten soll hier im übrigen nicht weiter eingegangen werden, da sie eine besondere Besprechung erfahren.

Den Bronchialsteinen im gewissen Sinne zu vergleichen sind die freien Körper des Pleuraraumes, die auf entzündlicher Basis bei Pleuritiden oder nach Blutungen in den Brustraum entstehen. Seit der Einführung des künstlichen Pneumothorax, der mit stark fibrinöser Pleuritis oftmals verbunden zu sein pflegt, mehren sich die Angaben über die Befunde dieser Gebilde. Sie bestehen aus verklumptem, hyalinisierten Fibrin und Detritus, schichten sich zuweilen konzentrisch und nehmen im fertigen Zustande ovaläre oder rundliche Gestalt an, offenbar infolge von Mitbewegung bei der Atmung. Der Kern entspricht wohl strangförmigen durchrissenen und gelösten Fibrinzotten. Im unfertigen Zustande sind sie weich, bröckelig und haben unregelmäßige Gestalt. Sie sind oft noch mit der Pleura visceralis oder parietalis im Zusammenhang zu finden. Sie haben durchschnittlich eine maximale Größe von einer Erbse oder Bohne. Wie Stöffel aber beschreibt, wurde selbst ein gänseeigroßer konzentrischer Fibrinkörper, zunächst um einen Fibrinstrang zwischen Lunge und Zwerchfell, später als frei beweglicher Körper im Pneumothoraxraum gefunden. Brandt erzielte solche freie Pleurakörper zufällig nach Einspritzung von Teerölaufschwemmung in die Pleurahöhle eines Hundes.

Wischnowitzer sah bei der Obduktion einer Frau, bei der bei Röntgendurchleuchtung im Pneumothoraxraum ein „Fibrinpendel" hat beobachtet werden können, zwischen Pleura costalis und diaphragmatica eine gelbliche, homogene dickbreiige Masse, die dem abgerissenen Fibrinpendel entsprach und sich auch histologisch als Fibrin erwies. Er führt, wohl mit Recht, die Fibrinfremdkörper auf fibrinreiches Exsudat und nicht auf Blutfibrin nach Gefäßverletzung beim Anlegen des Pneumothorax zurück, was Düll in Betracht zieht, der das sich dann bildende Blutgerinnsel als Kern für die von ihm als „Blutfibrinkugeln" bezeichneten Gebilde annimmt. Auch Sachs sah derartige Blutfibrinkugeln in zwei Fällen (unter 700 Pneumothoraxfällen), wobei in dem einen Falle eine Blutung aus einem Intercostalgefäß sicher mit im Spiele war.

Des weiteren seien die nach Brustkorboperationen und Drainage des Pleuraraumes mitunter liegengebliebenen oder hineingerutschten Gazetampons oder Gummirohrstücke erwähnt. Sie regen lebhafte Granulationen an und sind aus den wuchernden Verklebungen bei der Sektion oftmals schwer zu lösen; ja, sie können so in die Exsudatmassen eingemauert sein, daß sie kaum zu entdecken sind. Sie unterhalten meistens lebhafte Eiterung und schaffen andere Komplikationen, wie sie Naegeli bei einem Soldaten mit Lungenschuß beschreibt, wo das liegengebliebene Drainrohr einen Lungenabszeß, später Gangrän verursachte, die mit Einbruch in den Bronchialbaum einherging.

Wie tief sich liegengebliebene Drainrohre, aber auch Gazestreifen in die Lunge selbst einbohren können, daß sie jahrelang unerkannt liegen bleiben und schließlich, nachdem die Brustwandwunde längst geschlossen ist, das Bild der chronischen Lungeneiterung bedingen, beschreiben Nissen und Middeldorpf an eindrucksvollen Beispielen. Sie gehen dabei auf die Mechanik der Wanderung derartiger Fremdkörper in Richtung auf die Lungenwurzel und des Sekretabflusses ein, da die Bronchien die Abszeßhöhle durchlöchern, eröffnen und als Abflußkanäle dienen, so daß sich der Abszeß in dieser Richtung vergrößert bzw. verschiebt und der Fremdkörper dementsprechend wandert.

Das umfänglichste Fremdkörpermaterial wird vielleicht mit den zu plastischen Zwecken eingeführten Paraffinplomben in den Pleuraraum eingebracht. Ich selbst sah bei der Obduktion Paraffinplomben von Handgröße und -dicke in der Pleurahöhle bei einem Fall von bronchektatischer Kaverne. Da die Plombe erst 3 Tage vor dem Tode eingelegt war, kann ich über das Schicksal dieser Plomben und ihrer Einwirkung nichts aussagen. Sauerbruch sah Wiederausstoßung nach anfänglicher Einheilung und da die Plombe sekundär in die Lunge einbrechen kann, ist das Anwendungsgebiet dieser Methode kein großes geworden.

Weber berichtet über einen Obduktionsbefund, wo die ursprünglich außerhalb der Pleura gelegene Paraffinplombe durch die Pleura bis aufs Zwerchfell hinabgeglitten war und erwähnt die Möglichkeit des Einbruchs der Plomben in Kavernen und Bronchien, so daß Paraffinteile ausgehustet werden können. Eiselsberg sah bei gelegentlichem Obduktionsbefund gute Abkapselung der Paraffinplombe, die auch an gewünschter Stelle eine Kaverne vollkommen zusammengedrückt hatte.

Für die Lunge sowohl wie für die Pleurahöhle ist im übrigen die Speiseröhre als eng benachbartes Kanalsystem der Weg, von dem aus Fremdkörper eintreten können. Verschluckte Nadeln, Fischgräten und dergleichen spießen sich durch die Speiseröhrenwand und wandern bis in die Lunge selbst oder in die Pleurahöhle hinein. Sie können ohne wesentliche Reaktion ihren Weg zurücklegen, sind aber meistens die Veranlassung zu mediastinaler Phlegmone mit all ihren Folgezuständen bis zum Empyem und Pyopneumothorax. Hier müssen auch die Ösophagus-, Tracheal- bzw. Bronchialfisteln erwähnt werden, die als Mißbildung oder erworbene, z. B. bei Durchbruch eines Speiseröhrenkrebses in die Luftröhre oder eines Kehlkopf- bzw. Bronchialkrebses in die Speiseröhre den direkten Übertritt von Speisemassen in die Lunge ermöglichen und zu schnellem Tod an Aspirationspneumonie Veranlassung geben. Bei solchen bestehenden Fisteln ist auch des öfteren beobachtet worden, daß Röntgenkontrastbrei, der aus diagnostischen Gründen in die Speiseröhre eingeführt wurde, sich im ganzen Bronchialbaum verteilte.

Folgende Röntgenaufnahme (Abb. 27), die von Heinemann-Grüder näher beschrieben ist, zeigt, wie bei einem Fall von Speiseröhrenkrebs der eingebrachte Röntgenkontrastbrei sich zunächst oberhalb der Karzinomstenose angesammelt hat, dann im Bereiche der Verengerung fadenförmig wird, um schließlich das Bronchialsystem des Untergeschosses weitgehend auszufüllen. Die Obduktion ergab kleinfingerstarken Durchbruch in den rechten Stammbronchus. Baryumbrei konnte makroskopisch nicht mehr nachgewiesen werden. Mit Sputum war viel Kontrastbrei herausbefördert. Tod 3 Tage nach der Röntgenaufnahme.

Für den Gerichtsarzt von Bedeutung, wie überhaupt bei der Obduktion als Fingerzeig mitzuverwerten ist der Befund von Mageninhalt in den Pleura·räumen, den man bei schnell einsetzender postmortaler Andauung und dadurch bedingte Perforation des Ösophagus, meistens dicht oberhalb der Kardia, erheben kann. Die zunderige Erweichung der Ösophaguswand ohne Blutung oder entzündliche Reaktion, die schwarzbraune Färbung der Pleura an den tiefstgelegenen Lungenabschnitten, die meistens scharf begrenzt ist, geben dem etwas erfahreneren Obduzenten gleich die Anhaltspunkte dafür, daß es sich um postmortale Vorgänge handelt. Wegen des Verlaufes des unteren Ösophagusabschnittes findet man den Durchbruch öfter nach der linken als nach der rechten Pleurahöhle hin gerichtet. Die Erfahrung hat gelehrt, daß dieser Vorgang besonders häufig bei Gehirnerkrankungen, insbesondere bei entzündlichen Vorgängen, so vor allem bei Meningitis, beobachtet wird, und er gibt somit schon bei der Brustsektion Hinweise auf den weiteren Gang der Leichenöffnung. Daß andererseits beim Weiterbefördern der Leiche hochgebrachter Magen- oder flüssiger Speiseröhreninhalt nachträglich in die Luftröhre und Bronchien einlaufen und dort Veränderungen an den Schleimhäuten im Sinne postmortaler Andauung bewirken kann, sei nur nebenbei erwähnt.

Gelegentlich ist die Anwesenheit von milchartiger Flüssigkeit im Pleuraraum zu beobachten. Zuweilen, so z. B. bei Zerreißung des Ductus thoracicus, handelt es sich um echte chylöse Beimengungen. In andern Fällen sind es aber nur chylusartig gestaltete Ergüsse mit Beimengung von Fett oder sog. pseudochylöse Exsudate ohne Fettbeimengung und die mikroskopische und chemische Analyse solcher Exsudate, die bei krebsigen, tuberkulösen und andern Pleuritiden gefunden werden, erlauben erst die Klassifizierung derselben (KARAEFF).

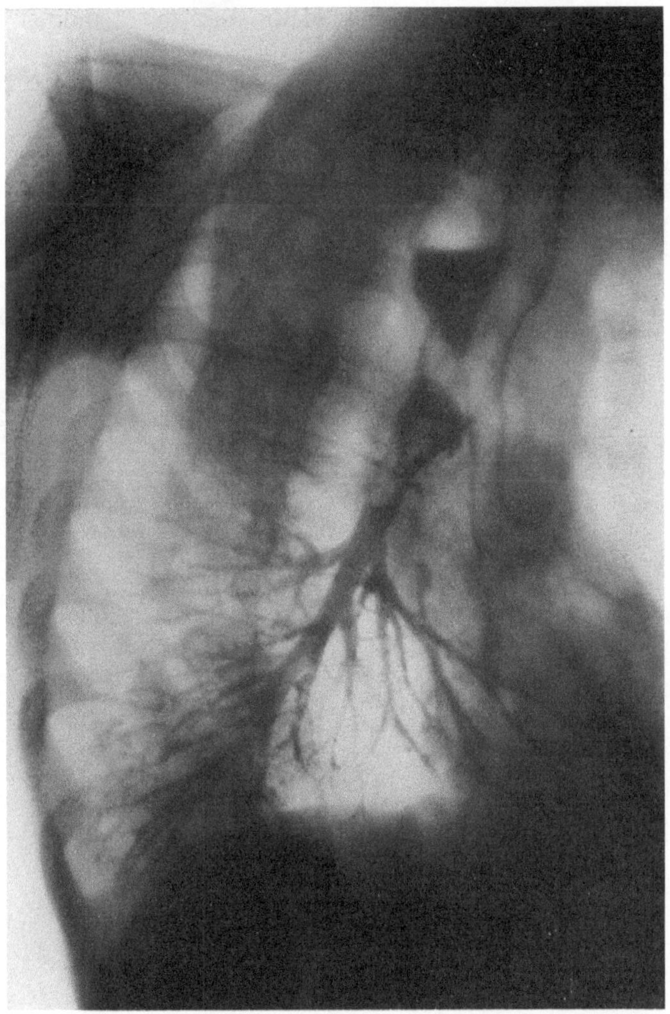

Abb. 27.

Des weiteren sei an die galligen Exsudate erinnert, die bei fistelnden Verbindungen zur Leber entstehen können und stürmische pleuritische Reaktionen auslösen. Neuerdings wird auch zu therapeutischen Zwecken zur Ruhigstellung der Lunge ölartige Flüssigkeit in den Pleuraraum eingebracht und bei Sero- bzw. Pneumothorax oder zur Unterstützung in der künstlichen Pneumothoraxbehandlung ein Oleothorax (mit etwa $2,5^0/_0$ Jodipin) zusätzlich angelegt (LOEWENTHAL, WAITZ). Daneben sind nach DIEHL Gemische von sterilisiertem Paraffinum liquidum mit $^1/_2{}^0/_0$ Gomenolzusatz und Eukalyptusöl in Anwendung gekommen. Er erwähnt auch, daß Jodipin bis zu $40^0/_0$ ohne Jodismus gebraucht werden konnte und daß die größte eingeführte Ölmenge 1450 ccm betrug. Der Oleothorax soll Obliteration der Pleurahöhle verhindern.

Auch durch Trachealfisteln nach Tracheotomie sind des öfteren Fremdkörper in die Lunge eingedrungen. Ich denke dabei weniger an abgebrochene Kanülenteile als an Fremdkörper, die bei fehlendem Wundschutz, besonders im Schlafe, zufällig durch die Kanüle aspiriert werden. Fisher beschreibt einen in Betracht kommenden Fall, wo ein 18jähriger Mann, der seit 4 Jahren infolge von Revolverschußverletzung eine Trachealfistel hatte, nachts im Schlafe und von ihm selbst unbemerkt, einen Kragenknopf aspirierte.

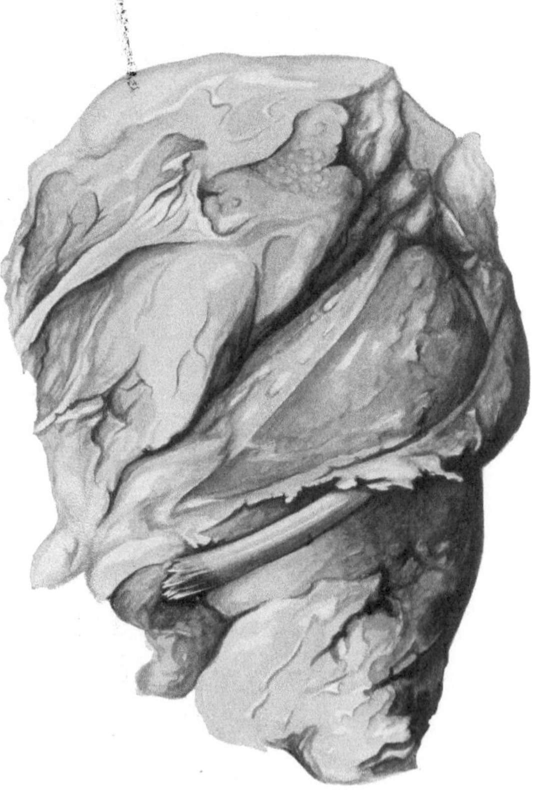

<table>
<tr><td>Abb. 28.</td><td>Abb. 29.</td></tr>
</table>

Schließlich liefert der Körper selbst noch Fremdkörper, die aus der Nachbarschaft in Pleuraraum und Lungen einzudringen vermögen. Vom Bauchraum aus wird das nur in außergewöhnlichen Fällen und dann vor allen vom Magen her erfolgen können. Besonders sind es Knochensequester, von den Rippen einerseits, von den Wirbelkörpern andererseits, die sich in die Pleurahöhle abstoßen können. Daß aber selbst große Rippenteile nicht nur in den Brustraum sondern bis tief in die Lunge hinein sequestrierend sich einspießen können, zeigt ein Fall meiner Beobachtung, der von Kahnt beschrieben wurde.

42jährige Frau. Strahlige Narbe längs der 6. linken Rippe. Von dieser Rippe fehlt ein 12,5 cm langes Stück (Abb. 28). Vertebrales Reststück der Rippe mit zackiger Bruchfläche. Aus dem linken Lungenunterlappen ragt ein etwa 1 cm langes, schwärzlich pigmentiertes Rippenende, das sich in 9 cm Länge in einen derbschwieligen Fistelgang längs eines abgebrochenen Rippenstücks tief in die Lunge hinein verfolgen läßt. Der tiefste Punkt der Rippe liegt etwa 3,5 cm unter der Pleura. Die Rippe ist nekrotisch, periostlos (Abb. 29). Die Kranke hatte mit 18 Jahren (also vor 24 Jahren!) Rippenkaries und etwa 4 Jahre lang danach fistelnde Wunden mit Sequesterabstoßung. Darauf Heilung der Brustwunde. Keinerlei Beschwerden von seiten der sequestierten Rippe. Der Tod erfolgte an fortschreitender Phthise der linken Lunge, Embolie, Pneumonie und Amyloidose. (Westend S.N. 842/25.)

Die Einspießung der Rippe, die nicht epipleural sondern intrapulmonal lag, muß derart erfolgt sein, daß sie sich am vertebralen Ende durch Caries löste und bei federndem Haften

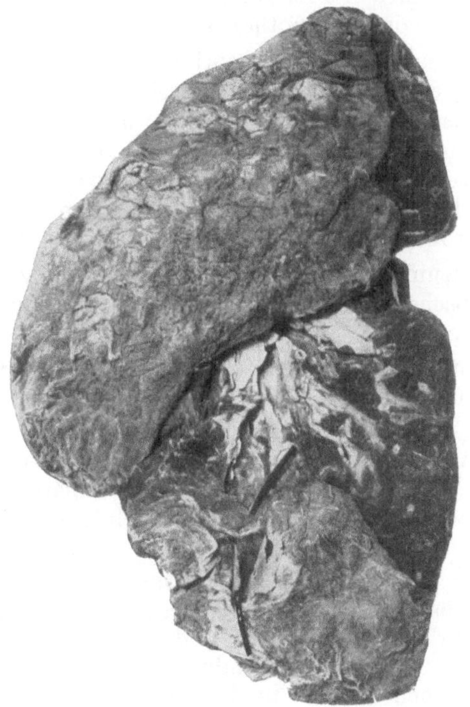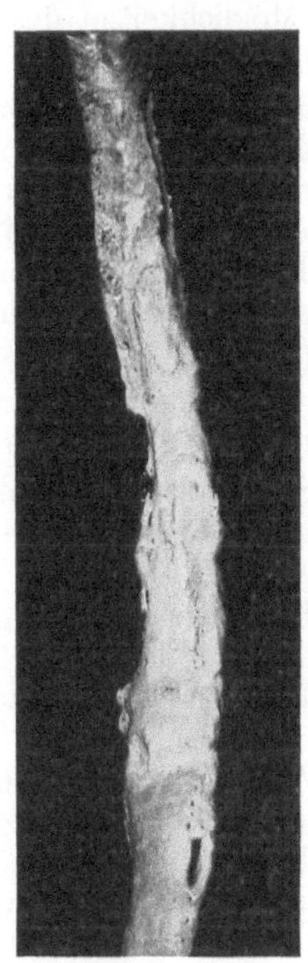

Abb. 30.　　　　　　　　　　　　　　　　　　Abb. 31.

am Brustbeinknorpel, nach Freilegung aus der Periosthülle durch Eiterung, sich bei den Thorax- und Atembewegungen der Lunge allmählich immer tiefer in die Lunge hineinarbeitete und schließlich durch Hebelwirkung auch vom Brustbeinknorpel abgelöst wurde.

Ebenfalls um Rippensequester in der Lunge handelt es sich bei einem von PICK beobachteten und von LANDSBERG besprochenen Fall, den die mir zur Verfügung gestellten Abb. 30 u. 31 erläutern. LANDSBERG faßt seine Befunde folgendermaßen zusammen. In der linken Lunge findet sich bei einem an schwerer eitriger Cholangitis verstorbenen 64jährigen Manne unter derben Pleuraverwachsungen eine etwa pflaumengroße, nicht vorgebildete, glattwandige Höhle, die in freiem Zusammenhang mit einem Bronchialast steht. Sie enthält zwei große, flache Knochenstücke, die durch weitere Untersuchung sich als Sequester der 6. Rippe erweisen. Da ein Bruch oder ein sonstiges größeres Trauma nicht stattgefunden hat, Tuberkulose nicht in Betracht kommt, wird eine eventuell nach leichterer Rippenquetschung entstandene Osteomyelitis angenommen, die sekundär eine adhäsive Pleuritis verursachte. Es kam zur Sequestrierung zweier Knochenstückchen, die in eine in der anhaftenden Lunge gebildete Abszeßhöhle verlagert wurden. Durch Eröffnung eines Bronchus wurde der Eiter der Höhle entleert, und die beiden Knochensequester blieben in der Lungenhöhle umschlossen.

Der Vorgang in diesem Ablauf stellt eine vollkommene Intussuszeption der Rippensequester dar gegenüber der von Kahnt beschriebenen unvollkommenen Intussuszeption eines Rippenstückes durch Einspießung unter dem Einfluß der Respiration.

D. Zusammenhangstrennungen der Lunge und Pleura aus innerer Ursache.

a) Durch Erkrankung der Lunge und Pleura selbst.

Zusammenhangstrennungen sind außer durch äußere Gewalteinwirkung oder durch von außen eindringende Fremdkörper auch aus inneren Ursachen oder durch Verletzungen, die aus dem Körperinneren erfolgen, möglich und häufig. Als Ursache stehen in erster Linie die Veränderungen, die sich in der Lunge selbst und an der Pleura abspielen. Fischer gibt folgende Einteilung für die Möglichkeiten des Entstehens von Pneumothorax aus innerer Ursache:

Voran stellt er 1. die Tuberkulose, die zu Pneumothorax führt

a) durch puriforme Erweichung eines subpleuralen Käseherdes,

b) durch Platzen einer Arrosionsemphysemblase, wobei er unter Arrosionsemphysem die örtliche Zerstörung und Auseinanderklaffen von Alveolargebieten, besonders in verkästen Bezirken versteht.

c) durch Bersten von Lungenblasen bei echtem vikariierenden Lungenemphysem infolge Ausschaltung größerer Lungenteile durch die Tuberkulose.

2. Erwähnt er den Spontanpneumothorax bei zerstörenden Lungenprozessen, wie Lungengangrän, septische Infarkte, Stauungsinfarkte, Lungenabszesse, Lungennekrosen, Lungengewächse und -parasiten.

3. Soll in seltenen Fällen Spontanpneumothorax (auch doppelseitig) durch Zerreißung bei interstitiellem Emphysem entstehen. Dieser Pneumothorax ist gutartig.

4. Bei Lungenblähung und Altersemphysem wird im allgemeinen kein Pneumothorax beobachtet, während er, wenn auch selten, bei primärem substantiellem Emphysem auftreten kann und mit größter Lebensgefahr verbunden ist.

5. Verhältnismäßig häufig ist das Platzen bullöser Emphysemblasen, die vor allem im Spitzengebiet der Lunge bei tuberkulösen Narben gefunden werden. Auch dieser Pneumothorax ist gutartig. Benjamin betont die bedingte Gutartigkeit des Spontanpneumothorax bei kleinen Kindern, die ja häufig an Hustenkrankheiten leiden und bei denen der Riß im Gesunden erfolgen kann.

Nächst diesen auf innere Ursachen hin entstandenen Pneumothoraxformen kommt für das Entstehen Behinderung der Luftzufuhr in den oberen Atemwegen oder übermäßiger Hustenreiz und schließlich auch allgemeine körperliche Anstrengung mit verstärkter Atemtätigkeit oder besonderer Beteiligung der Bauchpresse in Frage. Bei Fremdkörperaspiration, bei diphtherischen Membranen, die den Kehlkopf verschließen, ist Pneumothorax entstanden. Werwath sah doppelseitigen Pneumothorax nach Kehlkopfphlegmone auftreten. Andererseits entwickelte er sich nach Wettlauf, nach Heben von Lasten, nach Sturz und Fall ohne Verletzung der Rippen, und Steinhäuser sah durch Geburtstrauma während der Wehenperiode durch Kavernenzerreißung einen Spontanpneumothorax auftreten, der schon am folgenden Tage zum Tode führte.

Verhältnismäßig selten ist der doppelseitige Spontanpneumothorax. Schwenkenbecher glaubte die Fälle im Schrifttum noch auf 14 beschränken zu können, während Faschingbauer 24 Fälle aufführt. Der traumatische doppelseitige Pneumothorax ist natürlich unweit häufiger und öfters weniger gefährlich als der spontane. Aber auch der doppelseitige Spontanpneumothorax ist, wie Schramm u. a. ausführen, durchaus nicht immer tödlich, und im Tierversuch hat sich herausgestellt, daß zur Erhaltung des Lebens beim doppelseitigen offenen Pneumothorax der Durchmesser der Pneumothoraxöffnung kleiner sein muß als die Hälfte der beiden Hauptbronchien. Neuerdings wird daher auch in bestimmten Fällen bei der Behandlung der Tuberkulose doppelseitige Gasbrust angelegt, wobei unter Berücksichtigung der Vitalkapazität der Lungen ohne ernste Zwischenfälle gute Erfolge erzielt worden sein sollen (LIEBERMEISTER, DIEHL, SAMSON).

b) Einbrüche aus Nachbarorganen.

Zum Schluß sind noch die Zusammenhangstrennungen der Lunge und Pleura zu erwähnen, die im Anschluß an Erkrankungen der Nachbarorgane oder durch Verletzungen, die meistens vom ösophagealen Wege her erfolgen, sich einstellen. Der von WEINERT beschriebene Fall des Degenschluckers, der sich ein Seitengewehr in die Speiseröhre stieß und infolge deren Verziehung durch schrumpfende Pleuraprozesse nach altem Lungenschuß sich den Ösophagus verletzte, ging auch mit Lungenverletzungen auf diesem ungewöhnlichen Wege einher. Ähnliches beobachtete ich bei einem Manne, der infolge von Verätzung eine Speiseröhrenstriktur erworben hatte und gewohnt war, die Speisen mit einem Stäbchen abwärts zu schieben. Als er eines Tages statt dessen einen eisernen Ladestock benutzte, durchbohrte er Speiseröhre und Pleura. Ebenso sah ich erst unlängst eine Speiseröhrendurchbrechung mit Eröffnung der Pleura und Pneumothorax im Anschluß an eine Untersuchung mit Gastroskop. Die Durchspießung der Pleura vom Ösophagus her durch Nadeln, Gräten, Knochensplitter usw. habe ich schon erwähnt.

Unter den Einbrüchen mit Zerreißung der Pleura stehen die Aneurysmen und Gewächse in erster Linie. Demnächst sind es vorwiegend eitrige Vorgänge, Mediastinalphlegmonen, vereiterte Divertikel des Ösophagus, osteomyelitische Abszesse und dergleichen, die die Pleura zerstören und die Pleurahöhle eröffnen können. Auch perigastrische Phlegmonen suchen sich ihren Weg durch das Zwerchfell und selbst bis in die Lunge hinein.

Schrifttum.

ASCHOFF, L.: Über Gesetzmäßigkeiten der Pleuraverwachsungen. Veröff. Kriegs- u. Konstit.path. **3**, 14 (1923).

BAUMGARTEN, v.: Kriegspathologische Mitteilungen. Leipzig: S. Hirzel 1920. — BEITZKE, H.: Pathologisch-anatomische Beobachtungen an Kriegsverletzungen der Lungen. Berl. klin. Wschr. **1915**, Nr 28. — BENJAMIN, K.: Die Besonderheiten des kindlichen Spontanpneumothorax. Arch. Kinderheilk. **76**, 241 (1926). — BEYREUTHER: Jahrelanges Verweilen eines aspirierten Fremdkörpers in der Lunge. Münch. med. Wschr. **1925**, Nr 15, 598. — BLÜHBAUM, TH., K. FRIK u. H. KALKBRENNER: Eine neue Anwendungsart der Kolloide in der Röntgendiagnostik. Fortschr. Röntgenstr. **37**, H. 1. — BORCHARD: Brustschüsse. Bruns' Beitr. **96**, Kriegschir. Heft 1/5, 499 (1915). — BORCHARD, H. und D. GERHARDT: Lehrbuch der Kriegschirurgie von BORCHARD-SCHMIEDEN. Kap. VII. 1917. S. 599. — BORST, M.: (a) Pathologisch-anatomische Erfahrungen über Kriegsverletzungen. Slg klin. Vortr. Nr 735, Chir. Nr 201. (b) Allgemeines über die Wirkung der Geschosse usw. Handbuch der ärztlichen Erfahrungen im Weltkriege. Bd. 8, S. 206. — BÖTTNER, A.: Über Lungenschüsse. Münch. med. Wschr. **1915**, Feldärztl. Beil. 8, Nr 3, 91. — BRANDT, M.: Über freie Körper im Pleuraraum. Virchows Arch. **263**, 574 (1927). — BRÜNNINGS, W. und W. ALBRECHT: Direkte Endoskopie der Luft- und Speisewege. Stuttgart: Ferdinand Enke 1915. — BURCKHARDT, H. und LANDOIS: Die Brustverletzungen im Kriege. Erg. Chir. **10**, 467.

CHIARI, O.: Chirurgie des Kehlkopfes und der Luftröhre. Stuttgart: Ferdinand Enke 1916.

DIEHL, K.: Doppelseitiger Pneumothorax und Oleothorax und ihre Technik. Beitr. Klin. Tbk. **68**, 173 (1928). — DIETRICH, A.: (a) Die Kontusionsverletzungen innerer Organe. Med. Klin. **1916**, Nr 50. (b) Die pathologisch-anatomische Begutachtung von Verletzungsfolgen an inneren Organen. Med. Klin. **1917**, Nr 29, 777. — DOERING, H.: Magenfüllung und plötzlicher Tod. Vjschr. gerichtl. Med. **58**, H. 1. — DÜLL: Vorkommen von Blut-Fibrinkugeln im Pneumothoraxraum. Beitr. Klin. Tbk. **60**, 307.

Eiselsberg: Eingeheilte Paraffinplombe. Wien. klin. Wschr. 3, 93 (1929). Faschingbauer: Doppelseitiger mantelförmiger Spontanpneumothorax bei bullösem Emphysem. Wien. klin. Wschr. 1919, Nr 31/32. — Fischer, B.: Der gutartige Spontanpneumothorax durch Ruptur von Spitzennarbenblasen — ein typisches Krankheitsbild. Z. klin. Med. 95, 1 (1922). — Fisher, B.: Über einen merkwürdigen Fall von Fremdkörperaspiration. Med. Klin. 1927, Nr 2, 55. — Franke, P.: Trauma und chirurgische Tuberkulose. Z. ärztl. soz. Versorggswes. 1921, H. 6. — Frik, K. u. Th. Blühbaum: Eine neue Anwendungsart der Kolloide in der Röntgendiagnostik. Röntgenstr. 38, H. 6. —

Galante und Cornelli: La tuberculosa pulmonare nei feriti al thorace. Ref. Ärztl. Sachverst.ztg 1925, Nr 6 (zit. nach Tschmarke). — Ganter, G.: Über die Druckverhältnisse in der Pleurahöhle und ihren Einfluß auf Lagerung und Form von Pleuraergüsse. Dtsch. Arch. klin. med. 141, H. 1/2 (1922). — Garré: Zitiert nach Merkel. — Geyer, F.: Über penetrierende Brustschüsse. (Statistischer Beitrag). Inaug.-Diss. Freiburg i. Br. 1916. — Gierke, H.: Die Kriegsverletzungen des Herzens. Veröff. Kriegs- u. Konstit.path. 2, H. 5, 30 (1920). — Gottstein: Mitt. Grenzgeb. Med. u. Chir. Suppl. 3 (1907) (zit. nach Fisher).

Hannemann, K.: Zur Pathologie und Histologie der Lungen- und Pleuraverletzungen im Kriege. Veröff. Heeressan.ws. 1926, H. 79. — Hartert, W.: Über Lungenschüsse, ihre Komplikationen und Behandlung. Bruns' Beitr. 96, Kriegschir. H. 1/4, 144 (1915). — Heitzmann, O.: Über das Schicksal abgeschlossener Lungenstücke im Pleuraraum. Zbl. Path. 28, Nr 13 (1917). — Herrenschneider, K.: Zur Frage der Behandlung von Bajonettstichverletzungen der Lunge. Münch. med. Wschr. 1915, Nr 16, 560. — Herzog, G.: Bajonettstichverletzung des Herzens. Münch. med. Wschr. 1915, Nr 30, 1018. — Hochhaus, H.: Erfahrungen über die Erkrankungen der Respirationsorgane im Kriege. Dtsch. med. Wschr. 1916, Nr 38, 1149. — Hörnicke, E.: Der Einfluß des Atemtypus auf den Organismus der Frau. Münch. med. Wschr. 1926, Nr 5, 190. — Hornung, P.: Beiträge zur Frage der Lungenfremdkörper. Münch. med. Wschr. 1926, Nr 21, 867.

Jaffé, A. R.: Embolische Verschleppung eines Infanteriegeschosses in die rechte Herzkammer nach Beckensteckschuß. Münch. med. Wschr. 1917, 893.

Kahnt, E.: Spontane Sequestrierung einer Rippe in die Lunge. Klin. Wschr. 1926, Nr 42. — Karaeff, A.: Ein Fall von Anhäufung milchartiger Flüssigkeit in der Rippenfellhöhlung bei einem 8 Monate alten Kinde. Arch. Kinderheilk. 80, 2, 142. — Kaser, A.: Zwerchfellhernien und Zwerchfellschußverletzungen. Inaug.-Diss. Bonn 1920. — Kleberger, K.: Fernwirkungen mechanischer Gewalten im Körper. Virchows Arch. 228, 1 (1920). — Koch, W.: Thoraxschnitte von Erkrankungen der Brustorgane. Ein Atlas. Berlin: Julius Springer 1924. — Konjetzny, G.: (a) Zur Prognose der Lungenschußverletzungen. (Aneurysma der Arteria pulmonalis, Bronchiektasenbildung, Miliartuberkulose, produktive hämorrhagische Pleuritis, Spätblutungen.) Mitt. Grenzgeb. Med. u. Chir. 30, 671 (1918). (b) Zur chirurgischen Behandlung der Lungensteckschüsse und ihrer Folgezustände. Bruns' Beitr. 114, 424 (1919). — Krez: Über Lungenschüsse. Münch. med. Wschr. 1915, Nr 16, Feldärztl. Beil. 560. — Krinitzki, Sch.: Zur Kasuistik einer vollständigen Zerreißung des rechten Luftröhrenastes. Virchows Arch. 266, 815 (1928).

Läwen und Hesse: Bakterienbefund bei frischen Kriegsschußverletzungen und ihre klinische Bedeutung. Münch. med. Wschr. 1916. — Leipold, A.: Die Prognose der direkten und indirekten Lungenschußverletzungen. (Unter besonderer Berücksichtigung der posttraumatischen Lungentuberkulose.) Dtsch. Z. gerichtl. Med. 11, 169 (1928). — Liebermeister, G.: Der doppelseitige künstliche Pneumothorax. Beitr. Klin. Tbk. 68, 746 (1928). — Loewenthal, M.: Klinische Erfahrungen mit Oleothorax. Beitr. Klin. Tbk. 72, 575 (1929).

Magnus, G.: Der ursächliche Zusammenhang zwischen Unfall und Tuberkulose. Münch. med. Wschr. 1929, Nr 19, 788. — Marchand, F.: Der Prozeß der Wundheilung. Dtsch. Chir. Lief. 16. Stuttgart: Ferdinand Enke 1901. — Marwedel: Kapitel IV. im Handbuch Borchard-Schmieden. — Merkel, H.: Die Schuß- usw. Verletzungen der Brustorgane. Handbuch der ärztlichen Erfahrungen im Weltkriege. Bd. 8, S. 427. — Meyer: Über einen Fall von Lungenverletzung durch Bajonettstich mit komplizierendem Hämatothorax. Münch. med. Wschr. 1915, Nr 8, Feldärztl. Beil., 280.

Naegeli: Über Fremdkörper in der Lunge. Niederrhein. Ges. Natur- u. Heilk. Bonn, 13. Febr. 1922. Klin. Wschr. 1922, Nr 11, 549. — Nicol, K.: Ein geheilter Fall von jauchigem Pyopneumothorax nach Verschlucken eines Gebißstückes. Berl. klin. Wschr. 1911, Nr 11. Nissen, R.: Endopleurale Erkrankungen nach Trauma des Brustkorbes. Dtsch. Z. Chir. 212, 186 (1928). — Nissen, R. u. K. Middeldorpf: Über Fremdkörperabszesse der Lungen Dtsch. Z. Chir. 212, 52 (1928).

Orth, J.: Trauma und Tuberkulose. Z. Tbk. 25, H. 5; 26, H. 4; 27, H. 6; 28, H. 3; 29, H. 4; 30, H. 2; 30, H. 5; 31, H. 5; 32, H. 2 u. 33, H. 2. — Oberndorfer: Pathologisch-anatomische Erfahrungen über innere Krankheiten im Felde. Münch. med. Wschr. **1918**, Nr 42, 1154.

Penzold: Über das Verhalten von Blutergüssen in serösen Höhlen. Dtsch. Arch. klin. Med. **18** (1876). — Polano: Über einen Narkosetod. Gynäk. Ged. München, 28. Jan. 1926. Klin. Wschr. **1926**, Nr 16, 731. — Priesel, R.: Über Tracheal- und Bronchialfremdkörper bei Kindern. Z. Kinderheilk. **46**, 410 (1928).

Reinberg, S.: Röntgenstudien über die normale und pathologische Physiologie des Tracheobronchialbaumes. Fortschr. Röntgenstr. **33**, H. 5, 661 (1925). — Rieder, H.: Lungenschüsse und Lungentuberkulose. Münch. med. Wschr. **1915**, Nr 49, 1673. — Rössle, R.: Bedeutung und Ergebnisse der Kriegspathologie. Jkurse ärztl. Fortbildg, Jan. **1919**. — Rusca: Über die Wirkung der Kontusionen auf den Körper. Schweiz. med. Wschr. **1925**, Nr 50, 1132.

Sachs: Blutfibrinkugeln im Pneumothoraxraum. Z. Tbk. **49**, 354 (1928). — Samson: Z. Tbk. **44** u. **47**. — Sauerbruch: Brustschüsse. Bruns' Beitr. **96**, Kriegschir. H. 1/4, 489 (1915). — Sauerbruch, F.: Chirurgie der Brustorgane. Berlin: Julius Springer 1920 u. 1925. — Schindler, W.: Unbemerkte Fremdkörper bei Kindern. Med. Klin. **1928**, Nr 26, 1005. — Schramm, H.: Der doppelseitige Spontanpneumothorax. Inaug.-Diss. Berlin Juli 1926. — Schreyer: Lungenschüsse. Dtsch. med. Wschr. **1915**, Nr 1, 31. — Steinhäuser: Kavernenruptur durch Geburtstrauma. Klin. Wschr. **1926**, Nr 16, 728. — Sternberg, M.: Berufskrankheiten der Lunge. Handbuch der sozialen Hygiene und Gesundheitsfürsorge. **2**, 486 (1926). — Steurer: Über einen Fremdkörper, welcher 17 Jahre in der Lunge festsaß. Med. Naturwiss. Ver. Tübingen, 30. Nov. 1925. Klin. Wschr. **1926**, Nr 9, 390. — Stöffel, H.: Fibrinkörper im Pneumothoraxraum. Fortschr. Röntgenstr. **34**, 548 (1926). — Stüsser, J.: Zur Pathologie der Lungenschüsse mit besonderer Berücksichtigung der Schüsse durch den Pleuraraum ohne Lungenverletzung. Inaug.-Diss. Bonn 1920.

Tachau, H.: Tuberkuloseliteratur im Kriege. Dtsch. med. Wschr. **1916**, Nr 50, 1552. — Toennissen: Über Lungenschüsse. Münch. med. Wschr. **1915**, Nr 3, Feldärztl. Beil., 89. — Tschmarke, L.: Unfall und Tuberkulose. Med. Klin. **1926**, Nr 35, 1345.

Umber, Fr.: Med. Klin. **1923**, Nr 1 u. **1926**, Nr 39, 1279. — Unverricht, W.: Lungenschuß ohne Lungenerscheinungen. Münch. med. Wschr. **1915**, Nr 16, 561.

Versé, M.: Schußverletzung der Lungen. (Beziehung zu Lungentuberkulose.) Ärztl. Ver. Marburg. Münch. med. Wschr. **40**, 1733 (1927).

Waitz, C.: Experimentelles zum Oleothorax. Beitr. Klin. Tbk. **73**, 59 (1929). — Warmer: Brustschüsse und Lungentuberkulose. Ärztl. Sachverst.ztg. **1924**, Nr 12 (zit. nach Tschmarke). — Weber: Einheilung von Paraffinplomben im Pleuraraum. Wien. klin. Wschr. **3**, 93 (1929). — Weinert, A.: Beitrag zur Kenntnis der Spätfolgen nach Lungenschuß. Münch. med. Wschr. **1916**, Nr 20, 727. — Werwath, K.: Doppelseitige Lungenspontanruptur infolge hochgradiger Dyspnoe. Med. Klin. **1927**, Nr 13. — Wischnowitzer, L.: Fibrinkörper im Pneumothoraxraum (Obduktionsbefund). Beitr. Klin. Tbk. **67**, 773 (1927).

Ziegler, K.: Über einen eingeheilten Fremdkörper in der Lunge nach Stichverletzung und seine Beziehungen zur Lungentuberkulose. Inaug.-Diss. Heidelberg 1917. — Zollinger: Tuberkulose und Trauma. Dtsch. Z. Chir. **199**, 11 (1926).

2. Staubeinatmungskrankheiten der Lunge.

Von

M. Schmidtmann-Leipzig und **Otto Lubarsch**-Berlin.

Mit 37 Abbildungen.

I. Zur Geschichte der Staubeinatmungskrankheiten.

Die Staubeinatmungskrankheiten sind eng verknüpft mit der Industrie der verschiedenen Länder sowie der jeweiligen Zeit. Wohl atmet jeder täglich eine gewisse Menge Staub ein, die bei der Stadt- und Landbevölkerung bereits verschieden sein wird, aber im allgemeinen ist die Menge des täglich eingeatmeten Staubes keine so große, daß die Staubablagerung in den Lungen Krankheitserscheinungen macht. Staubeinatmungskrankheiten sehen wir also nur bei Leuten auftreten, die in ihrem Gewerbe einer besonders starken Staubeinatmung ausgesetzt sind.

Wie sich in den verschiedenen Industriezweigen die Herstellungsmethoden im Laufe der Zeiten geändert haben, so wird auch das Auftreten der Staubeinatmungskrankheiten zu den verschiedenen Zeiten bis zu einem gewissen Grade verschieden sein und beeinflußt werden von der Menge und der Art des Staubes der zur Einatmung in dem Betriebe gelangt. Der Grad der Schwere der Erkrankungen wird außerdem in hohem Maße abhängig sein von den Schutzmaßnahmen, die getroffen werden, um die Einatmung des Staubes zu verhindern.

Im wesentlichen beschäftigen sich die Mitteilungen, die uns aus dem Altertum und Mittelalter vorliegen, mit Erkrankungen, die sich bei Bergleuten fanden, und wo bereits Anstrengungen gemacht wurden, die Krankheit durch gewisse Schutzmaßnahmen zu bekämpfen. PLINIUS gibt z. B. an, daß die Arbeiter zum Schutze gegen den Staub des Miniums sich Tücher vor Nase und Mund banden, um das Eindringen des Staubes zu verhindern. Auch sonst finden sich vereinzelt Hinweise bei den alten Schriftstellern, aus denen zu ersehen ist, daß die Schädigungen durch den Staub damals bereits wohl bekannt waren.

Ausführliche Schilderungen über den Krankheitsverlauf von Staubkrankheiten finden wir dann im Mittelalter und der späteren Zeit. Eine wesentliche Beachtung beanspruchte damals bereits die eigenartige Erkrankung der Bergleute des Schneeberger Bezirks, die ja heutzutage wohl in der Anatomie geklärt, aber deren Ursache auch heute noch Gegenstand wissenschaftlicher Forschung ist. So liegt bereits aus dem Jahre 1556 eine recht ausführliche Beschreibung der Gefahren, denen der Bergarbeiter und Hüttenarbeiter des Schneeberger Bezirks ausgesetzt ist, von GEORGIUS AGRICOLA vor, auf welchen sich im wesentlichen auch ATHANASIUS KIRCHER im Jahre 1665 mit seiner Beschreibung stützt. — Der Begriff „Bergsucht" als einer für die Bergarbeiter spezifischen Erkrankung wird zuerst von PARACELSUS gebraucht, allerdings weichen seine Anschauungen über die Entstehung der Krankheit wesentlich von unseren heutigen ab. PARACELSUS sieht als Hauptursache der Erkrankung die Stellung der Gestirne (astralische Konstellationen) an, und erwähnt nur die Möglichkeit einer Giftwirkung bei der Gewinnung von Metallen. Die klinische Beschreibung entspricht dagegen durchaus dem Krankheitsbild, das auch heute noch beobachtet wird, in dessen Mittelpunkt die Lungenerscheinungen stehen. URSINUS unterscheidet im Jahre 1652 zwei Formen der Bergkrankheit, die nicht giftige und die durch Gifte bedingte. Hier wird aber als Ursache bereits Staubeinatmung, dabei allerdings auch Erkältung, Überanstrengung und Trauma angegeben. STOCKHAUSEN gibt über die Bergsucht an, daß die Erkrankung mit schwerem Atem und Brustkeuchen verbunden sei und häufig in tödliche Schwindsucht übergehe. Wir finden bei ihm eine sehr genaue Beschreibung aller Schädigungen, welchen der Bergmann unter Tag ausgesetzt ist, und diese Schädigungen zur Entstehung des Leidens in Beziehung gebracht.

Sehr ausführlich wird die Bergkrankheit von PANSA, Stadtarzt zu Annaberg beschrieben.

Handelt es sich in diesen Werken im wesentlichen um die Bergarbeiterkrankheit, so gibt uns das Buch über die Krankheiten der Künstler und Handwerker von RAMAZZINI einen Einblick, wie vielartige Stauberkrankungen schon bekannt waren.

So schreibt er über die häufig auftretenden Lungenerkrankungen des Kürschners, daß die Dämpfe der Materien, die sie zum Garmachen ihres Pelzwerks brauchen und der Staub, den sie vom fertigen Pelzwerk bei dem Reinigen einschlucken müssen, das meiste zu diesen Krankheiten beitrüge.

Sehr ausführlich beschreibt RAMAZZINI die Krankheiten der staubigen Handwerker und betont, daß vor allem die Lungen von der schädlichen Wirkung betroffen werden. „Aber der größte Teil der schädlichen Wirkungen dieses Staubes fällt bei Handwerkern dieser Art auf die Lungen. Da diese beständig in Bewegung sind, um die Luft einzuziehen und auszustoßen und an ihrer ganzen inneren Oberfläche mit einem gelinden, feuchten Schleim, der an den oberen Teilen derselben und in der Luftröhre noch merklicher ist, bekleidet werden, so findet jeder Staub, der durch das Atemholen in die Lungen gezogen wird, Punkte genug, wo er sich anhängen und seine schädlichen Wirkungen auf die Lungen äußern kann.

Aller Staub, der in die Lungen gezogen wird, reizt sie, erregt Husten und einen größeren Zufluß der Säfte zu denselben, entweder wegen seines Gewichtes und seiner die feinsten Gefäße verstopfenden Eigenschaften, oder wegen seiner bald geringeren, bald offenbareren Schärfe, die in ihm verborgen ist, und durch welche er diesem edlen Eingeweid bald mehr, bald weniger schädlich wird. Keine Krankheiten sind daher bei Arbeitern, die mit staubigen Materien umgehen, häufiger und gefährlicher, als Lungenkrankheiten, und der größte Teil dieser Handwerker findet frühzeitig seinen Tod bei diesen Arbeiten, wenn in den Lungen entweder von der anhaltenden Verstopfung ihrer Ausführungsgefäße sich ein großer Teil der scharfen, sie schwächenden Säfte versammelt hat, und sich einen Ausweg durch ein Blutspeien oder durch einen entkräftenden Auswurf bahnt, oder wenn sie durch die Schärfe des Staubes beständig gereizt werden, und dadurch Anlage zur Engbrüstigkeit, zum Husten, zum Asthma, zum Blutspeien und zur Schwindsucht erzeugt wird. Manche Arten von Staub, z. B. der Kalkstaub, trocknen sie aus, und verursachen dadurch ebenfalls die benannten Krankheiten, und der Staub von den Steinen, der sich zuweilen bei den Steinmetzen in den Lungen sammelt, zerschneidet die feinen Fasern derselben mit seinen Spitzen, und stumpft bei der anatomischen Untersuchung die Messer des Zergliederers."

Zu den staubigen Handwerkern zählt RAMAZZINI die Müller, Bäcker, Kraftmehlbereiter, Perückenmacher, Steinmetzen, Bildhauer, Maurer, Pochwerk-

arbeiter, Getreidemesser und Sieber, Tabakbereiter, Hanf-, Flachs-, Seiden-
hechler und Schlotfeger.

Ramazzini schildert bereits, daß ein Teil der Lungenkranken an allgemeiner
Wassersucht zugrunde gehen.

Bemerkenswert ist unter anderem die Auffassung von Ramazzini, daß im
Getreidestaub nicht der Staub an sich, sondern ein ihm anhaftender Wurm,
der mit bloßem Auge unsichtbar, die Ursache der Erkrankung sei. Aricona
kann diese Annahme von Ramazzini im Jahre 1923 (!) bestätigen. Er faßt
die Lungenerkrankung durch den Getreidestaub als anaphylaktische Störung
auf, die durch eine Milbe Pediculoides ventriculosus hervorgerufen würde.

Waren so schon ziemlich klare Vorstellungen über die Staubeinatmungskrankheiten vorhanden, so führte die zunehmende Sektionstätigkeit zu weiterer
Klarstellung. Man stellte die Bergmannslunge mit der Anthrakose der Lunge
gleich und führte den chemischen Nachweis, daß das anthrakotische Pigment
Kohle sei (Pearson 1813, Gregory 1831). Die Sektionen ließen andere Formen
von Staublungen erkennen (Eisenlunge, Tabaklunge, Steinstaublunge).

Es ist erstaunlich, daß nach dieser frühzeitig richtigen Erkenntnis der
Staubkrankheiten und ihrer Entstehung im 19. Jahrhundert eine Zeitlang
Irrwege in der Lehre über die Staubeinatmungskrankheiten beschritten wurden.
Verständlich erscheint es aber dadurch, daß Virchow es war, der durch neue
Anschauungen über die Abstammung des Lungenschwarzes auf diese Wege
gewiesen hatte. Virchow sah das Lungenschwarz als ein vom Blutfarbstoff
abzuleitendes Pigment an, und es bedurfte langwieriger Arbeiten und Beobachtungen, um diese Anschauung Virchows zu widerlegen. Erst Traubes
Befund unzweifelhafter Kohlenteilchen im Auswurf und der Lunge eines Staub-
arbeiters überzeugte Virchow von der Staubnatur dieses Lungenpigments.
Unsere neuzeitlichen Auffassungen über die Entstehung der Staubkrankheiten
beruhen im wesentlichen auf den Untersuchungen von Arnold, der die experimentellen Grundlagen für alle weiteren Arbeiten über Staubeinatmung geschaffen hat.

Mit den Arbeiten Arnolds waren im wesentlichen die rein anatomischen
Fragen über Staubaufnahme und Ablagerung gelöst. Es treten jetzt mehr
und mehr die Fragen nach der pathologisch-physiologischen Bedeutung der
Einatmung der verschiedenen Staubsorten in den Vordergrund der Beachtung,
indem die Fragen zu beantworten sind, ob gewisse Staubformen eine besonders
schwere Schädigung nach sich ziehen.

Die Staubeinatmungskrankheiten gehen, wie schon gesagt, Hand in Hand
mit der Gewerbehygiene und manche der früher häufigen Erkrankungen sind
dank der Schutzmaßnahmen jetzt selten geworden. Andererseits kann auch
mitunter die Weiterentwicklung der Industrie zu einer erheblichen Vermehrung
der Staubentwicklung führen, und dadurch früher gefahrlose Berufe jetzt nicht
mehr ungefährlich mehr erscheinen lassen. So wurde in England und seinen
kolonialen Gebieten die Beobachtung gemacht, daß seit Einführung der Bohr-
maschinen und der damit verbundenen starken Steigerung der Staubentwicklung
in den Gruben, die Tuberkulosesterblichkeit der dort beschäftigten Arbeiter
ganz wesentlich zugenommen hat.

II. Anatomie und Histologie der Staubkrankheiten.

Das grob-anatomische Bild der Staublungen ist ein wechselndes und hängt
zunächst von der Art des eingeatmeten Staubes ab; nicht nur hinsichtlich

der Farbe (schwarz bis schwarzblau bei Kohlenstaubeinatmung, grauweiß bei Steinstaub, rostbraun oder schwarz bei Eisenstaub, goldgelb bei Goldstaubeinatmung), sondern auch hinsichtlich der Form und Ausbreitung. Man kann kurz zusammengefäßt, 4 Hauptformen unterscheiden, wie sie im Verlauf von fast allen fortgesetzten Staubeinatmungen eintreten können und am deutlichsten schon bei der Kohlenstaubeinatmung hervortreten. 1. Die vorwiegend lymphangitische Form (Abb. 1). In und unter der Pleura erscheinen ganze Netze schwarzer Streifen, die an ihren Schnittpunkten etwas größere schwarze

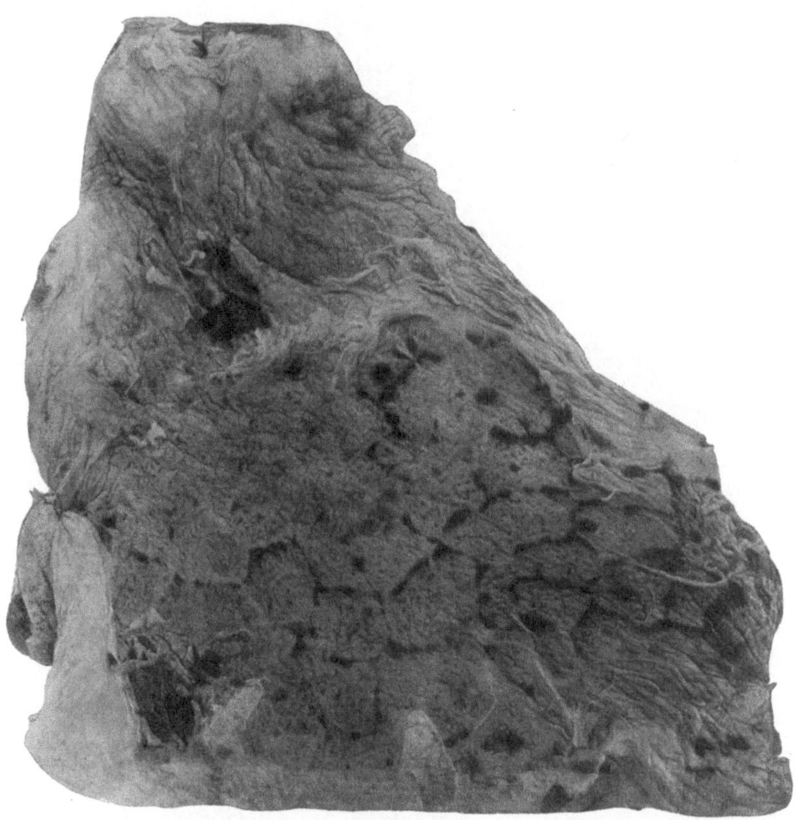

Abb. 1. Kohlenstaublunge. Lymphangitische Form mit Freibleiben der Spitze
(Pathologisches Museum Berlin.)

Tüpfel erkennen lassen. Dementsprechend ist die Schnittfläche der Lunge schwarz getüpfelt und läßt auch besonders um die Blutgefäß- und Bronchialdurchschnitte schwarze Linien und Streifen erkennen. 2. Die knotige und knötchenhafte Form, die sowohl für sich, wie zusammen mit 1 vorkommt. Einlagerung schwarzer stecknadelkopf- bis erbgroßer Knötchen und bis kleinkirschgroßer, mehr oder weniger harter Knoten (Abb. 2 u. 3). 3. Die diffuse verhärtende Form, bei der große Abschnitte der Lunge, ja ganze Lappen in kohlschwarze, teils noch lufthaltige, teils harte luftleere Teile umgewandelt sind. 4. Die mit Gewebszerstörung verbundene (ulzeröse, kavernöse) Form, bei der es zur Bildung von Höhlen kommt, deren Wand und Inhalt tiefschwarz (meist nicht eitrig belegt) ist (Phthisis atra). Bei diesen schweren Formen ist dann meist auch eine schwärzliche Färbung der Bronchialschleimhaut, Schlag- und Blutaderinnenhaut zu beobachten.   Alle diese Veränderungen treten erst nach lange fortgesetzter Rußeinatmung auf, können aber bei älteren Leuten

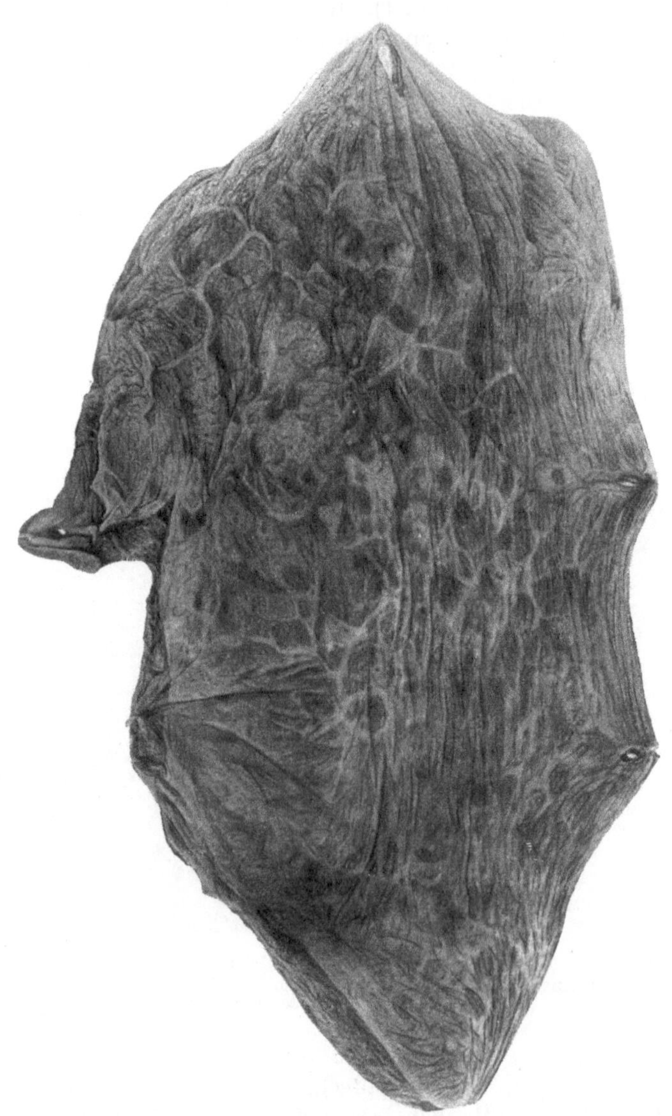

Abb. 2. Kohlenstaublunge. Knötchenartige Form. (Pathologisches Museum Berlin.)

akut verstärkt werden, wie das bei einem 47 jährigen Mann nach Einatmung von Ruß bei einer Ofenexplosion der Fall war (Abb. 3).

Dem entsprechen auch im wesentlichen die histologischen Befunde. Am häufigsten sind die Befunde, die der ersten Form entsprechen und in

Abb. 4 und 5 wiedergegeben sind: vorwiegende Ablagerung und Anhäufung des Staubes in dem Lungenfell und Bläschenwandungen und perivaskulären, peribronchialen Bindegewebe in ausgesprochen herdförmiger Anordnung oft unter völligem Freilassen der Alveolardeckzellen und -lichtung. Die der Knötchen- und

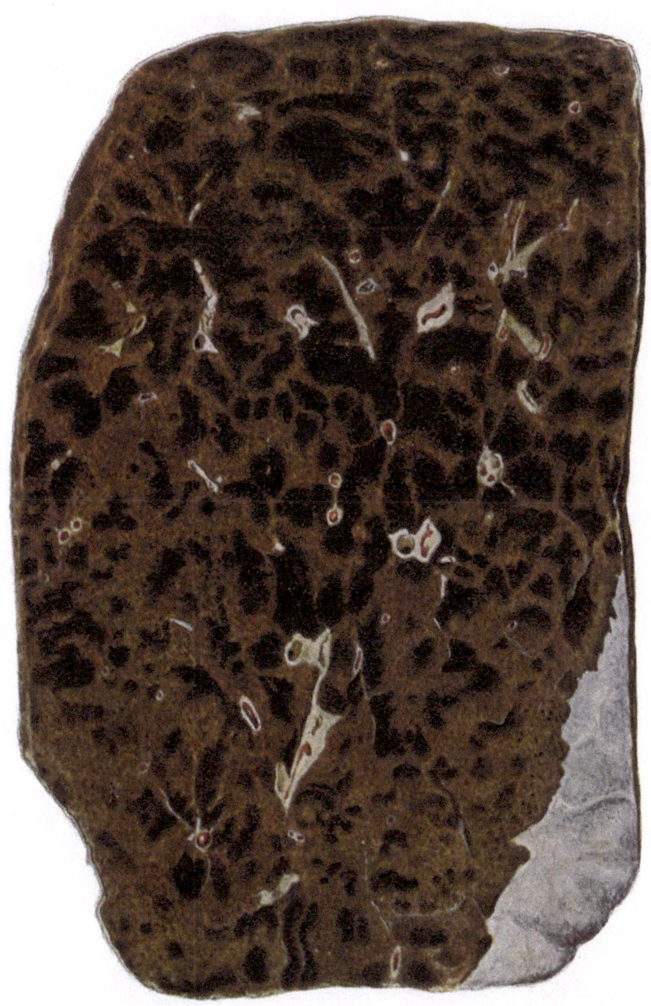

Abb. 3. Akut verstärkte Anthrakose der Lunge. Rußeinatmung bei Ofenexplosion. 47 jähriger Mann.
(Sammlungspräparat Leipzig.)

Knotenform entsprechenden Befunde (Abb. 6), sind Bilder, wo der Staub in Haufen in verdicktem und verbreitertem Bindegewebe liegt, das teils den Bläschenwandungen angehört, teils aber auch die Bläschen selbst ausfüllt, oft angeordnet um kleinere oder größere Knötchen, die aus zellarmem Bindegewebe bestehen, das mehr oder weniger reichlich Staubzellen enthält. Bei der 3. Form finden sich breite, mit kohlenstaubhaltigen Zellen überfüllte Bindegewebsstreifen, durch die die Lungenbläschen vielfach stark zusammengedrückt sind, und in denen oft auch stark verdickte und verengte Blutgefäße (Schlag- und Blutadern) liegen.

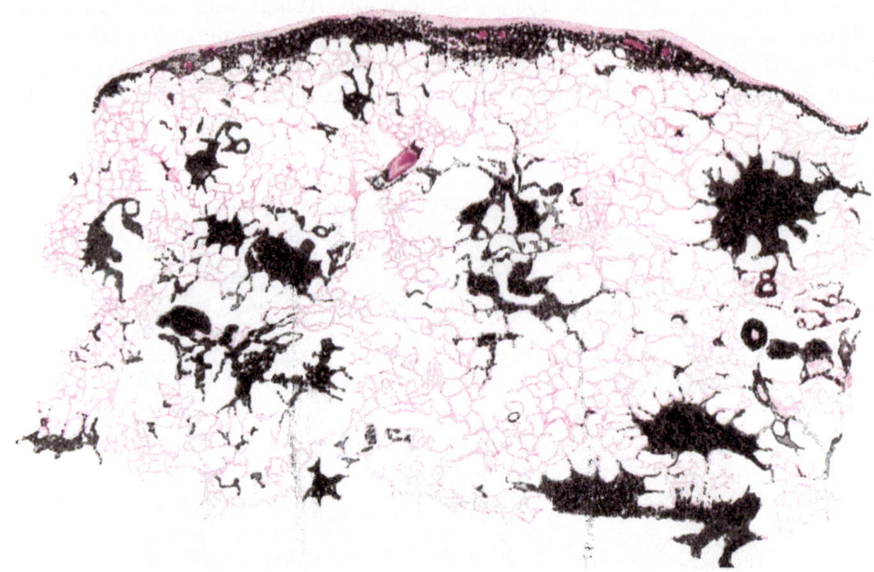

Abb. 4. Unter der Pleura und um Blutgefäße angeordnete Staubablagerungen.

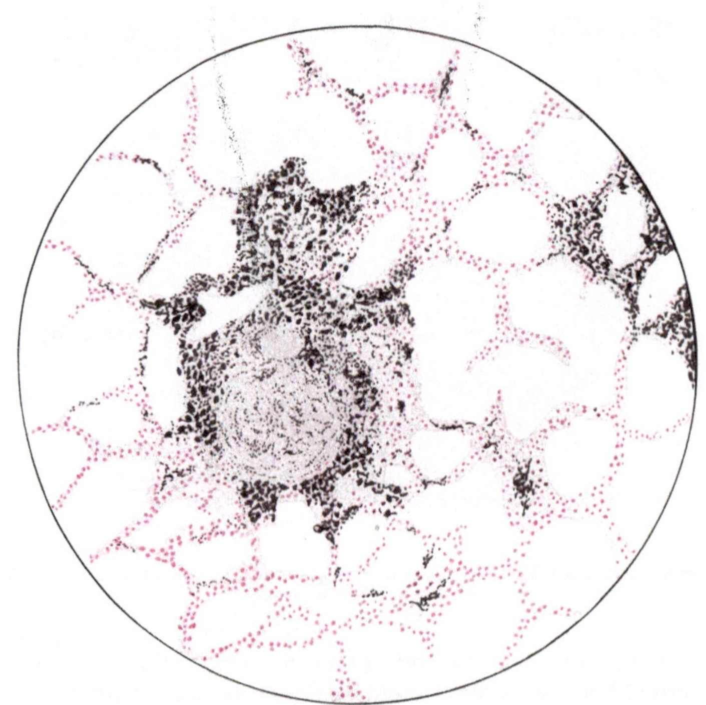

Abb. 5. 12jähriger Knabe. Herdform. Kohlen- und Sandstaubablagerungen.

Daneben sind dann andere Stellen, in denen die Bläschen eher erweitert sind, zahlreiche staubhaltige Zellen, sowie eiweißhaltige Flüssigkeit und rote Blutzellen enthalten (Abb. 7) oder auch die einfach diffuse Ausbreitung über

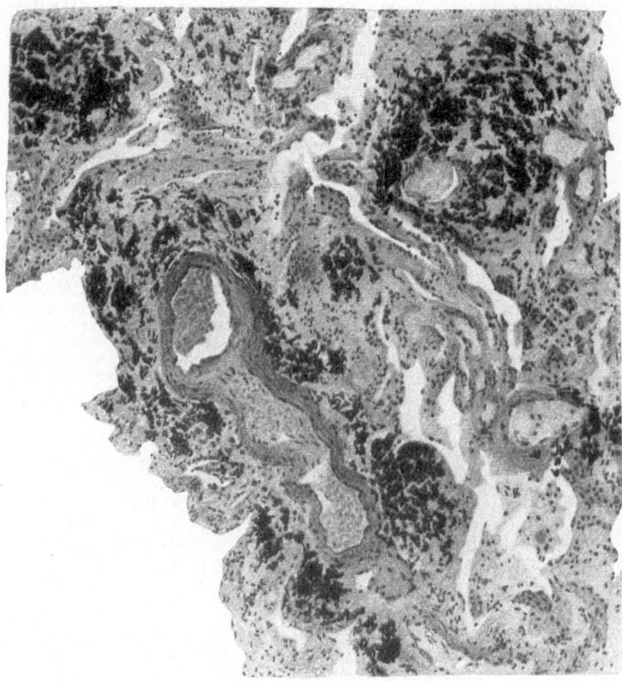

Abb. 6. Kohlenstaubverhärtungen bei 62 jährigem Bergarbeiter.

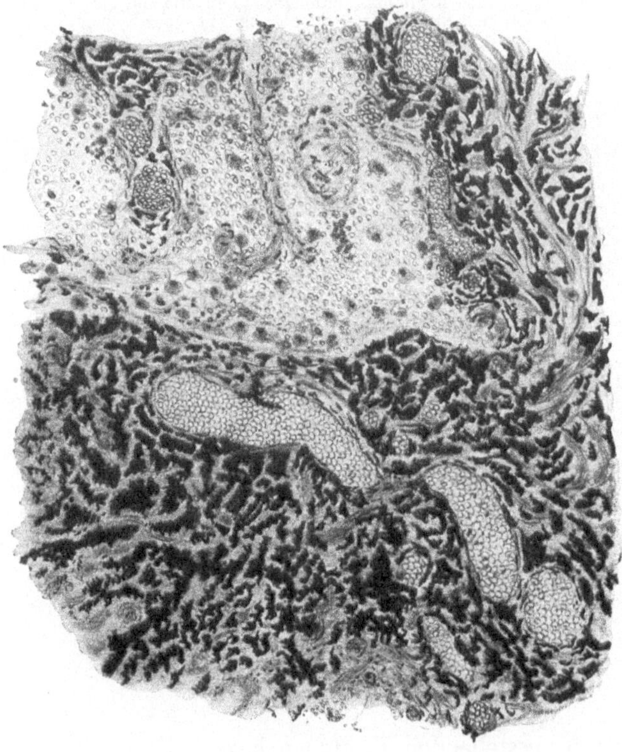

Abb. 7. Vom selben Fall andere Stelle.

die Bindegewebsverdickungen überwiegen, höchstens vereinzelte breitere Bindegewebsstreifen in der Nähe von aus konzentrisch geschichtetem, derben, zell-

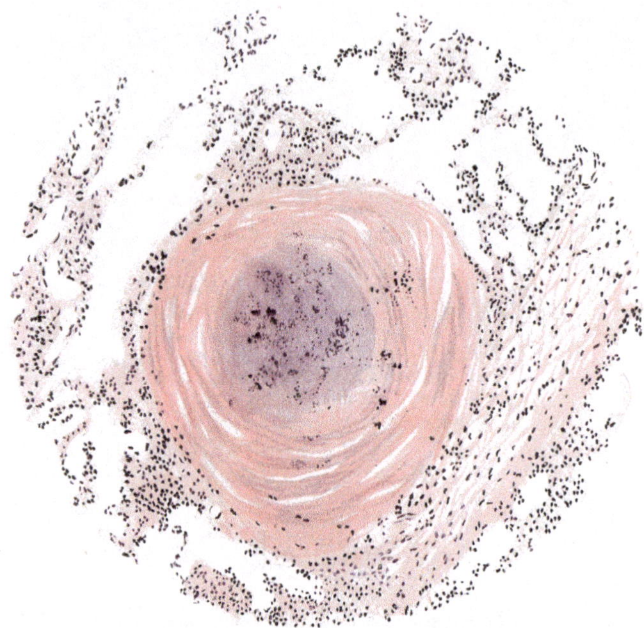

Abb. 8. Geringfügige bis diffuse Kohlenstaubablagerung in und um ein Steinstaubknötchen
mit frischer Bindegewebswucherung auf einer Seite.

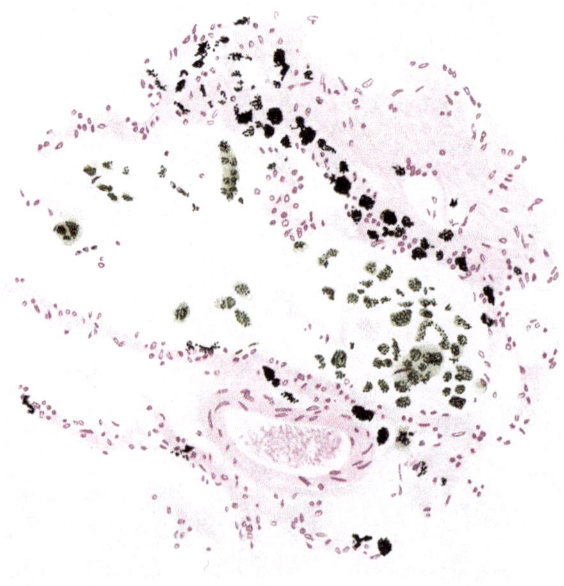

Abb. 9.

armen Bindegewebe bestehenden Knötchen liegen, die teils nur in der Mitte,
teils mehr gleichmäßig ausgebreitet Kohlenbröckel enthalten (Abb. 8).   Bei

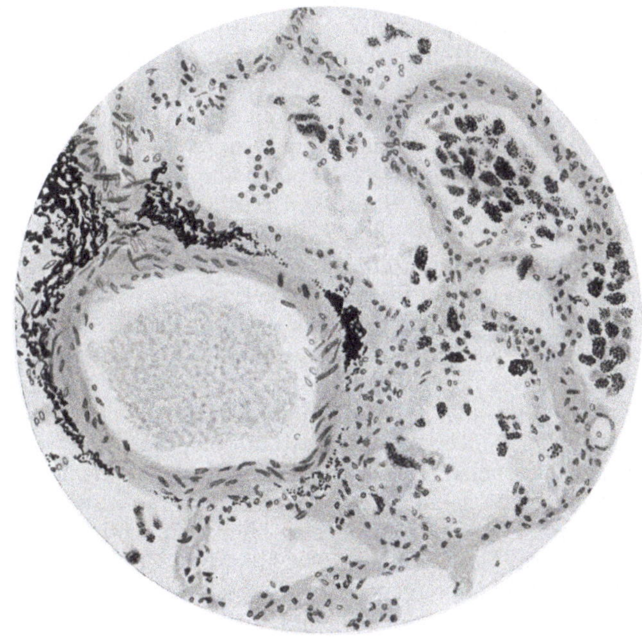

Abb. 10. Anthrakotische Desquamativpneumonic.

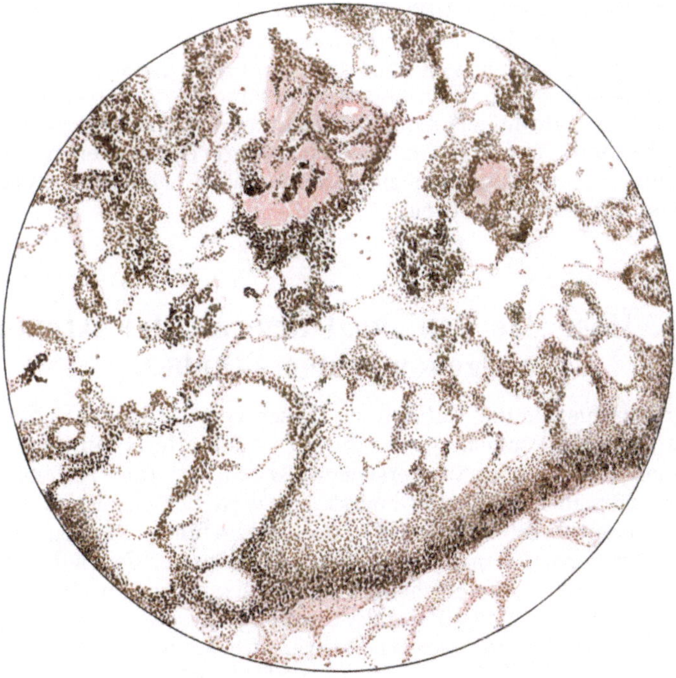

Abb. 11. Vermischung von Kohlenstaub- und Eisenabblagerung.

der 4. Form sind gewöhnlich die drei ersten Formen vereinigt, daneben finden sich erweiterte und mit Eiterzellen gefüllte Bronchien und überwiegend mit Staub gefüllte große runde Zellen (anthrakotische Desquamativpneumonie) (Abb. 9 u. 10). Ist es zur Höhlenbildung gekommen, so besteht deren Wandung gewöhnlich aus sehr festem, kollagenem, völlig schwarzem Bindegewebe, selten noch richtigem Granulationsgewebe, das dann auch reichlich teils staubhaltige, teils staubfreie Leukozyten enthält, doch sind Plasmazellen fast nie vorhanden. Fast immer sind dazwischen auch emphysematöse Abschnitte vorhanden, die nur äußerst wenig Staub enthalten, oft aber in den Bläschen sogenannte Amyloidkörper enthalten, die in der Mitte grobe Kohlenbröckel aufweisen. — Die geschichteten bindegewebigen Knoten sind wohl ausnahmslos durch den miteingeatmeten Steinstaub hervorgebracht. Bergstrand u. a. sind der Meinung, daß überhaupt so gut wie immer bei den fibrösen Veränderungen Kiesel- und Kohlenstaub zusammenliegen, jener zuerst abgelagert und dieser erst später angelagert wird. Policard, Doubrow und Pillet haben auch nachgewiesen, daß im Kohlenpigment der Lungen und Lymphknoten auch stets verschiedene mechanische Bestandteile vorhanden sind.

Die Kohlenstaubkörnchen selbst erscheinen dort, wo sie in größerer Menge liegen, tiefschwarz, wo sie feiner verteilt sind, grauschwarz, nur bei Einatmung von Holzkohle soll die Farbe eine mehr rubinrote sein (Rindfleisch, Millian). Ihre Form ist rundlich oder häufiger eckig oder unregelmäßig (Millian schreibt „le plus souvent irréguliers et anguleux").

Recht häufig findet man, was eingehender zuerst von E. Neumann erörtert worden ist, um die Staubablagerungen herum eisenpigmenthaltige Ränder oder sogar vollkommene Durchtränkung des Kohlenstaubs mit eisenhaltiger Flüssigkeit. Neumann hat dies vorwiegend bei brauner Induration der Lungen beobachtet, doch kommt es nach unseren Untersuchungen viel häufiger vor und es kann dann im ungefärbten Präparat (oder einem Präparat ohne Eisenreaktion) die Farbe des Kohlenstaubs eine mehr braune sein (Abb. 11). Gerade bei Anstellung der Eisenreaktion hebt sich dann aber der schwarze Kohlenstaub unter dem blauen Eisen deutlich ab. Mitunter mag es sich bei diesen Befunden um eine nach dem Tode eingetretene Beimischung von Eisen zur durchtränkenden Flüssigkeit handeln, meist ist es aber ein während des Lebens entstandener Vorgang, der auf vorausgegangene Kreislaufstörungen und Austritt hämoglobinhaltiger Flüssigkeit hinweist.

III. Über das Schicksal des mit der Atmung aufgenommenen Staubes.

Ein Verständnis für die Entstehung dieser verschiedenen Formen läßt sich durch die alleinige Untersuchung der schwer veränderten Staublungen nicht gewinnen. Vielmehr wird man versuchen, zunächst die Anfangsstufen des Leidens zu erforschen und sich zuerst mit dem Schicksal des eingeatmeten Staubes überhaupt beschäftigen. Wie oben ausgeführt, können die durch die Einatmung der verschiedensten Staubsorten hervorgerufenen Lungenveränderungen übereinstimmen. Es erscheint daher zweckmäßig, an Hand einer Staubform den anatomischen Ablauf der Erkrankung in seinen Grundzügen zu beschreiben. Danach wird dann anzugeben sein, welche besonderen Abweichungen vom typischen Krankheitsverlauf einzelne Staubsorten verursachen.

Mit jedem Atemzug nehmen wir eine gewisse Menge Staub auf und dieser Staub besteht im wesentlichen aus Kohle und Sand. Ein großer Teil dieses

Staubes wird in den oberen Luftwegen, besonders in der Nase, zurückgehalten.
so daß nur der kleinere Teil mit der Atmung bis zu den Lungen gelangt.

Nach BOENS-BOISSEAU ist die Menge des in den oberen Luftwegen zurück-
gehaltenen Staubes beim Kohlenstaub abhängig von der Form des Staubes.
BOENS-BOISSEAU unterscheidet 2 Formen von Kohlenstaub: nämlich den
schweren feuchten Kohlenstaub und den leichten, ganz trockenen. Die erste
Form von Staub wird so gut wie völlig in der Nase zurückgehalten und durch
den erzeugten Schleimhautkatarrh wieder herausgeschafft. Die zweite Form soll
mit Leichtigkeit in die Lunge vordringen. Die Ablagerung des Kohlenstaubes
im Lungengewebe hält BOENS-BOISSEAU für abhängig vom Gesundheitszustand
der betreffenden Person, indem er annimmt, daß gesunde Personen den aufgenommenen Staub völlig aushusten. Seiner Anschauung widersprechen die
seither vorgenommenen histologischen und chemischen Untersuchungen, die
zeigen, daß jedes Individuum eine gewisse Menge Staub in den Lungen zurück-
hält. Durch das schwarze Aussehen sind histologisch selbst die kleinsten Kohlen-

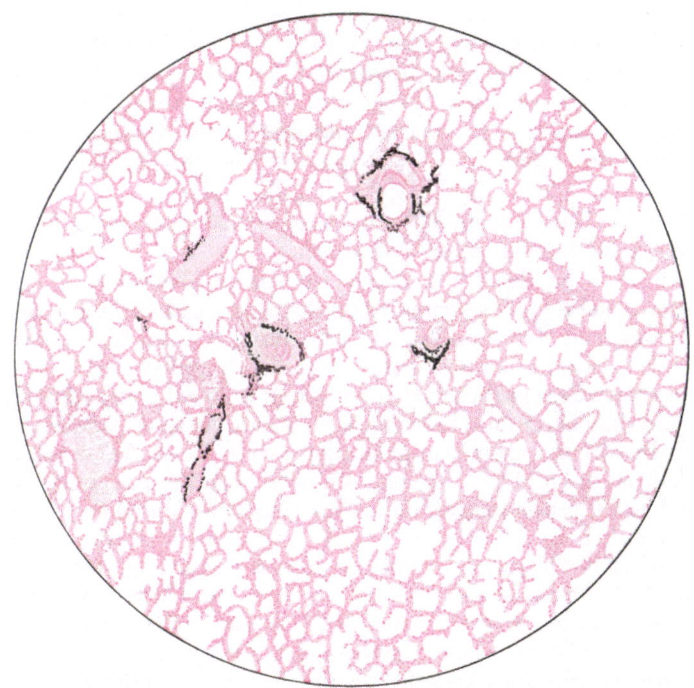

Abb. 12. 6¹/₂ wöchiger Säugling. Perivaskuläre Kohlenstaubablagerung.

teilchen im Gewebe wahrnehmbar, und es hat sich zeigen lassen, daß bereits
im frühesten Kindesalter Ablagerung von Kohlenstaub in den Lungen als
ständiger Befund zu erheben ist. SCHINGU, der die Lungen von 22 Kindern auf
Staubablagerung untersucht hat, fand bei allen Kindern, die älter als 23 Tage
waren, geringe Mengen Kohlenpigment. Diese Angaben stimmen durchaus
überein mit den Erfahrungen, die bei systematischer Untersuchung des Sektionsmaterials am LUBARSCHSCHEN Institut gemacht wurden. Auch bei diesen
Untersuchungen fanden sich bereits bei Säuglingen von 3—4 Wochen meist
geringe Mengen von Kohlenstaub in den Lungen und bei solchen von über

2 Monaten auch in den Lungenwurzellymphknoten (in einem Falle auch schon bei einem 6wöchigen Knaben). — Der zweite Bestandteil des gewöhnlichen Staubes, der Sand, läßt sich histologisch nicht in der gleich guten Weise wahrnehmen wie die Kohle. Hier ist für den Nachweis geringer abgelagerter Mengen die chemische Untersuchung des Silikatgehaltes heranzuziehen. Mit dieser Methode lassen sich für die Aufnahme von Sandstaub entsprechende Verhältnisse zeigen wie für die Kohlenstaubaufnahme: Kussmaul konnte nachweisen, daß beim Neugeborenen keine Silikate in den Lungen vorhanden, bereits im Kindesalter Silikate nachweisbar sind und der Silikatgehalt mit zunehmendem Lebensalter dann weiter steigt. Übereinstimmend mit diesen Untersuchungen fand auch Schlodtmann mit Ausnahme eines 5 Monate alten, sowie eines 11 Tage alten Kindes in allen Lungen und auch den bronchialen Lymphknoten Kieselstaub.

Will man anatomisch die Staubaufnahme in den Lungen verfolgen, so ist wohl der Kohlenstaub das günstigste Objekt, weil hier am Sektionsmaterial alle Stadien von den pigmentfreien Lungen der Neugeborenen bis zu den tiefschwarzen Lungen der beruflich bedingten Anthrakosen zu verfolgen sind, außerdem ist der Kohlenstaub besonders geeignet und daher viel benützt zur experimentellen Prüfung der am Sektionsmaterial gewonnenen Anschauungen über die Staubeinatmungskrankheiten. Am häufigsten fanden wir Bilder, wie sie in Abb. 12 von einem $6^{1}/_{2}$wöchigen Säugling abgebildet sind, wo die Bläschendeckzellen sämtlich frei waren und nur kleine vereinzelte Herde sich fanden, in denen der Kohlenstaub in Spindelzellen des Zwischengewebes lag in deutlichster räumlicher Beziehung zu den Blutgefäßen.

Über den Weg des Eindringens des Staubes von der Lungenalveole in das Lungengewebe gehen die Meinungen zum Teil auseinander. Wie bereits auseinandergesetzt, findet sich Kohlenstaub schon im frühen Kindesalter im Lungengewebe. Schingu sieht in den Frühstadien das Pigment häufig nur in Alveolarzellen liegen, während bei unseren Untersuchungen wohl in einzelnen Fällen im wesentlichen „Staubzellen-(Alveolardeckzellen-)pigment" gefunden wurde, die Hauptmenge auch des spärlichen Pigments aber perivaskulär und peribronchial gelegen war, und daneben nur vereinzelt pigmenthaltige Alveolarzellen vorkamen. Eine besondere Bevorzugung eines Lappens ließ sich in diesen Anfangsstufen noch nicht feststellen, rechte und linke Lunge schienen ebenfalls gleichmäßig beteiligt. Doch lagen in dem frühesten unserer Fälle — 20 Tage altes Mädchen — die Kohlenteilchen ausschließlich in Alveolarepithelien, so daß es doch wahrscheinlich ist, daß die anderen Befunde schon ein etwas späteres Stadium darstellen.

Die Natur der „Staubzellen" ist viel erörtert worden. Anfangs wurde es fast als selbstverständlich angenommen, daß die Staubzellen Alveolarepithelien seien, die die Staubteilchen aus der Atemluft aufnehmen (Virchow, Knauff, Ruppert), und es wurde im wesentlichen nur darüber gestritten, welche klinische Bedeutung das Auftreten von Staubzellen im Auswurf habe. Manche glaubten, aus dem Vorhandensein von Staubzellen im Auswurf auf schwerere Zerstörungen des Lungengewebes durch katarrhalisch desquamative Vorgänge schließen zu können. Für diese Anschauung finden sich anatomisch keine Anhaltspunkte, denn Staubzellen können die Wand von sonst unveränderten Alveolen auskleiden und in das Lumen der Alveole abgestoßen werden. Die ursprüngliche Anschauung ist also, daß der in die Lungenalveolen gelangte Staub von den Alveolarepithelien aufgenommen wird, z. B. durch Abstoßung der staubhaltigen Zellen wieder ausgeschieden, zum Teil von den Alveolarepithelien in das Lungengewebe weitergegeben. Begründet wurde diese Anschauung der epithelialen Natur vor allem in der morphologischen Epithelähnlichkeit der Staubzellen: meist sind die Staubzellen große protoplasmareiche Zellen mit einem hellen bläschenförmigen Kern. — Schon frühzeitig trat der Anschauung über die Epithelnatur der Staubzellen eine andere entgegen, nämlich, daß es sich um aus dem Blut stammende Wanderzellen handele (NAVJANDKI, v. JUST usw.). Es würden dann also die Staubzellen zum Ausscheiden des im Gewebe aufgenommenen Staubes dienen. Zwischen diesen beiden Gegensätzen nimmt ARNOLD eine vermittelnde Stellung ein. Er sieht sowohl bei experimentellen Rußeinatmungen wie auch in Sektionsfällen 2 Formen von Staubzellen: 1. die schon beschriebenen großen epithelähnlichen, die ARNOLD auch als Alveolarepithelien ansieht und 2. kleinere, mit schärfer gefärbtem Kern, die lymphozytenähnlich aussehen. Die erste Form hält ARNOLD für Alveolarepithelien, die zweite Form für lymphoide Zellen. Ebenso unterscheidet MILLIAN zwei Arten von Staubzellen — die kleineren, den Eiterzellen gleichenden und die größeren, die er für abgestoßene Alveolarepithelien hält. Auch SCHOTTELIUS unterscheidet epitheliale und lymphoide Staubzellen und nimmt dabei an, daß zunächst bei der Staubeinatmung die Alveolarepithelien den Staub aufnehmen, dabei aufquellen und eine schleimige Umwandlung durchmachen, abgestoßen werden und auf diese Weise der Staub entfernt wird. An die Stelle der abgestoßenen Epithelien treten dann ausgewanderte weiße Blutkörperchen, die den Staub aufnehmen und in das Gewebe abführen. SCHOTTELIUS nimmt also auch für die Wanderzellen an, daß ihre funktionelle Aufgabe die Aufnahme des eingeatmeten Staubes ist. Andere Beobachtungen, besonders des Tierversuchs, wiesen aber bereits darauf hin, daß die Staubzellen den Staub auch vom Gewebe aus aufnehmen müssen. So treten im Versuch noch längere Zeit nach Aufhören der Staubeinatmung Staubzellen auf, und zwar, wie ARNOLD hervorhebt, besonders häufig an Stellen, an welchen staubhaltige Lymphknötchen der Bronchialwand anliegen. Bei der direkten Einatmung sind Staubzellen in der Bronchialwand selten. In diesen Versuchsfällen von ARNOLD finden sich die Staubzellen in der Tiefe der Bronchialschleimhaut, so daß der Eindruck gewonnen wird, daß die Zellen den Staub von dem peribronchialen Raum in die Oberfläche verschleppen. Auch durch Einspritzung von Farbstoffen in Blutadern ließ sich eine Wanderung von farbstoffhaltigen Zellen aus dem Lungengewebe in die Lungenbläschen verfolgen, wenn auch ein solch künstlich hervorgerufener Vorgang sich nicht mit dem der natürlichen Staubaufnahme vergleichen läßt. Eine weitere Erschütterung für die Lehre des epithelialen Ursprungs der meisten Staubzellen bilden die neueren anatomischen Arbeiten über den Bau der Lunge. Zunächst tritt in neueren Arbeiten über die phagozytierenden Zellen der Lungenalveolen die Meinung auf, daß die großen Zellen keine Blut-, sondern Ortshistiozyten sind, resp. verschleppte retikuläre Histiozyten (KIYONO). HAYTOORN, FOOT, FRIED, PERMAR nehmen an, daß es sich um abgewanderte Endothelien der Lungenkapillaren handelt, doch sprechen gegen diese Anschauung die starke Freßfähigkeit („Vorazität" VIRCHOWS, „Phagozytose" METSCHNIKOFFS) der Staubzellen, denn eine solche Fähigkeit ist den Lungenkapillarzellen nicht eigen.

In Lungengewebskulturen suchte LANG in Übereinstimmung mit MAXIMOW in dessen Institut zu zeigen, daß sich die Staubzellen wie die Makrophagen METSCHNIKOFFS verhalten, indem sie sehr verschiedenartig gebildete Pseudopodien ausstrecken und nach den Randgebieten des Explantats auswandern. Es läßt sich ferner im Explantat eine Neubildung von Alveolarwandzellen beobachten, die ebenfalls phagozytäre Eigenschaften haben und von der Alveolarwand sich lösen können. Diese Zellen entwickeln sich aus histiozytären Septumzellen. Solche Zellen sind in großer Menge in den Septen vorhanden, sie schwellen an und wandern zu der Alveolarwand. Diese Entwicklung ist schrittweise zu verfolgen, so daß Verfasser zu der Auffassung kommt, daß es ein eigentliches

Alveolarwandepithel nicht gibt, sondern die scheinbaren Epithelien mobilisierte Septumzellen sind. Physiologisch unterscheidet sich die ruhende Septumzelle von dem mobilisierten Alveolarphagozyten durch die starken phagozytären Eigenschaften der letztgenannten Zellform. Henke hat sich in ähnlichem Sinne, wenn auch sehr zurückhaltend, ausgesprochen und meint, daß späterhin eine Trennung zwischen epithelialer und mesenchymaler Reaktion weder morphologisch, noch biologisch deutlich sei.

Es wäre also nach diesen neueren Untersuchungen die Anschauung Arnolds dahin zu ändern, daß wohl 2 Formen von Staubzellen bestehen. Die erste Form, die wir am häufigsten sehen, von epithelähnlicher Gestalt, wäre ein von den Ortshistiozyten abstammender Makrophag, während die zweite seltenere lymphoide Form den Bluthistiozyten zuzurechnen wäre. Indes kann man die Frage noch keineswegs als vollkommen entschieden ansehen. Die Behauptung, daß durch die Eigenschaften der Phagozytose die epitheliale Natur der Zellen ausgeschlossen wäre, widerspricht z. B. den Auffassungen Lubarschs entschieden, da er fast allen Zellen die Fähigkeit der Fremdkörperaufnahme zuschreibt. Er hat auch in den Gewebskulturen Mitsudas deutliche Pseudopodienbildungen an zweifellosen Alveolarepithelien beobachtet. Seemann betont sehr entschieden die epitheliale Natur der Lungenbläschenepithelien, auch Aschoff, Mither, Pagel u. a. stehen auf dem gleichen Standpunkt. Es ist jedenfalls wahrscheinlich, daß die großen Zellen sowohl mesenchymaler, wie epithelialer Herkunft sein können.

Die Alveolarphagozyten können sowohl Kohlenstaub aus dem Gewebe wie auch mit dem Luftstrom in die Lunge gelangten Staub aufnehmen. Dabei ist die Frage zu erörtern, ob die Aufnahme des Staubes aus der Alveolarluft stets nur durch Phagozytose erfolgen kann. Bereits Arnold weist darauf hin, daß die Staubteilchen zwischen den Epithelien in das Saftkanalsystem der Alveolenwände eindringen können. So sieht Arnold bei Rußeinatmung von längerer Dauer mitunter eine so starke Staubansammlung zwischen den Epithelien, daß sich eine förmliche schwarze Netzzeichnung zwischen diesen ausbreitet, die etwa den Kittlinien der Zellen entspricht. Auch bei anderen experimentellen Staubeinatmungsversuchen ließ sich ein Übertritt in die Lymphbahnen des Lungengewebes nachweisen, wenn auch häufig die Übertrittstelle selbst nicht einwandfrei darstellbar war (v. Jus, Schottelius, Knauff, Ruppert usw.). Im Lungengewebe selbst finden sich bei diesen Staubeinatmungsversuchen Pigmentablagerungen sowohl frei in den Lymphspalten wie auch in Wanderzellen eingeschlossen. Abgelagert wird der Staub vor allem in dem perivaskulären und peribronchialen Gewebe. Auch hier findet sich Staub sowohl frei wie auch von Wanderzellen aufgenommen. Für den nicht in den Zellen gelegenen Staub zieht Arnold in Erwägung, daß er in der Lichtung der Lymphgefäße gelegen sei. Frühzeitig finden sich geringe Staubablagerungen in den Lymphknötchen der Lunge.

Mit diesen Befunden im Tierversuch stimmen die Beobachtungen am Menschen vollkommen überein, wie schon aus unserer obigen Schilderung hervorgeht. In Fällen von geringgradiger Staubablagerung finden wir unsere erste Form. Ein Übergreifen der Staubablagerung auf die Gefäß- oder Bronchialwand ist in diesem Stadium nicht feststellbar. Gleichzeitig findet sich auch bei geringer Anthrakose bereits eine Ablagerung von Staub in den Lymphknötchen der Lunge wie in den Lungenwurzellymphknoten. Im wesentlichen liegt der Staub im perivaskulären und peribronchialen Gewebe in spindeligen Zellen und nur wenig Staubkörnchen sind von rundlichen Wanderzellen in von Gefäßen entferntere Abschnitte gebracht worden. Eine besondere Bevorzugung eines Lungenabschnittes in den ersten Stadien der Anthrakose läßt sich nicht feststellen: Ober- und Unterlappen, rechte und linke Lunge sind in gleicher Weise beteiligt und es ist keineswegs die Regel, daß die Spitze stärker beteiligt

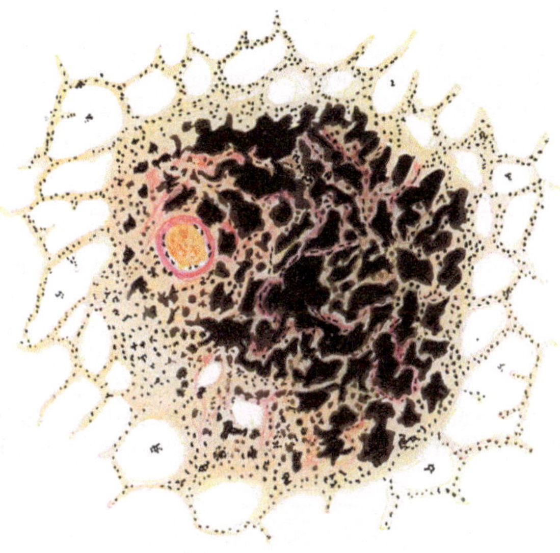

Abb. 13. Steinkohleknötchen in einer Kaninchenlunge nach 13monatiger Steinkohlebeatmung. Eisenhämatoxylin VAN GIESON. (Leitz, Ok. 1, Obj. 4.)

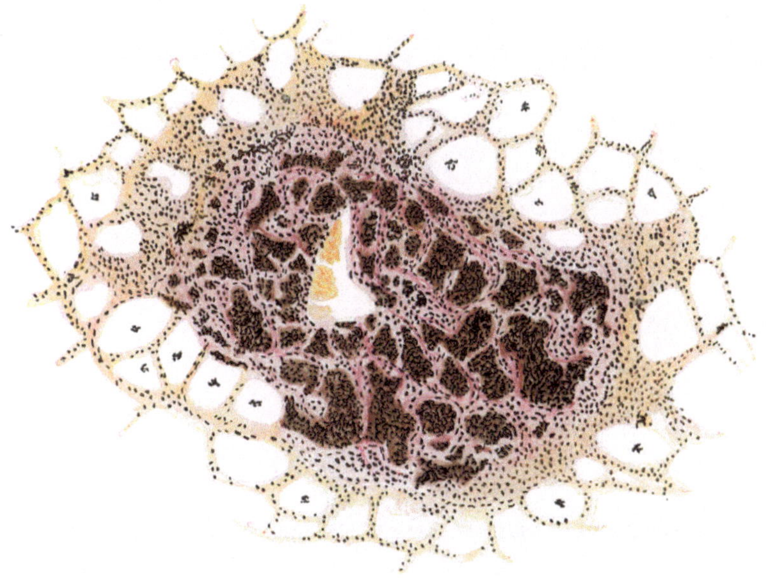

Abb. 14. Braunkohleknötchen in einer Kaninchenlunge nach 13monatiger Braunkohlebeatmung. Eisenhämatoxylin VAN GIESON. (Leitz, Ok. 3, Obj. 4.)

ist, bei den Ablagerungen mäßigen Grades ist sie sogar nicht selten fast ganz frei (s. Abb. 1). Diese Stadien geringer und mäßiger Kohlenstaubablagerung stellen keine eigentliche Krankheit dar, der Kohlenstaub liegt in den Lymphspalten, ohne das Lungengewebe zu einer stärkeren Reaktion zu reizen. Im höheren Lebensalter weist die Anthrakose auch der Hiluslymphknoten auf die im Laufe des Lebens größeren Mengen eingeatmeten Kohlenstaubs hin. Bei Personen, die beruflich ständig in kohlenreicher Luft sich aufzuhalten haben, sehen wir schwerste Grade von Kohlenablagerung im Gewebe. Die Lungen sind vollkommen schwarz, schwerer als eine normale Lunge. Ihre Konsistenz ist eine verschiedene, manche sind noch weich und verhältnismäßig lufthaltig und man findet trotz der sehr reichlichen Kohlenablagerung keine Verdichtung des Lungengewebes, während andere schwere Verhärtungen aufweisen.

Die Erfahrung lehrt, daß die erste Form (Arnolds Anthracosis simplex) bei Leuten auftritt, die mit reiner Kohle zu tun haben, z. B. Köhler, Schornsteinfeger, Holzkohlenträger (Traube), Lokomotivenkesselheizer und Fabrikheizer, die „Anthracosis indurativa" (Arnold) dagegen auftritt bei Kohlenberghauern, wenn die Gänge durch hartes Gestein führen, bei Leuten, die mit der an Mineralbestandteilen reicheren Steinkohle zu tun haben. Man gewinnt daraus den Eindruck, daß reine Kohle das Bindegewebe nicht zur Wucherung anregt, sondern nur mit Steinstaub gemischte Kohle. Diese Anschauung wird bestätigt durch chemische Untersuchungen, die Böhme an Rußlungen vornahm: bei nicht verdichteten Lungen ließ sich eine Vermehrung von Kieselsäure nicht

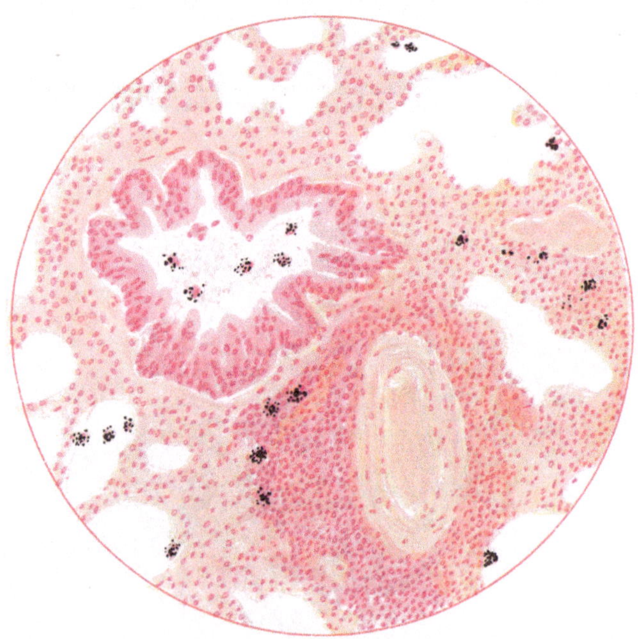

Abb. 15. Lunge des Vergleichstieres, keine Kohlebeatmung. (Leitz, Ok. 4, Obj. 4.)

nachweisen, hingegen bei verhärteten Lungen fand sich eine recht erhebliche Steigerung des Silikatgehaltes. Auch stimmen mit diesen klinischen und Sektionserfahrungen die schon länger zurückliegenden Ergebnisse Arnolds und anderer Forscher überein. Mit reiner Rußeinatmung konnte in keinem Versuch bei Tieren eine indurierende Anthrakose hervorgerufen werden (Claisse und Josué, Lubenau, Willis, Arnold). Durch eine Verbindung von Ruß mit anderen Staubsorten, besonders mit Kieselstaub, gelang es dagegen Arnold, fibröse

Anthrakosen zu erzeugen. Neuere Versuche von BORCHARDT unter LUBARSCH haben diese Ergebnisse bestätigt — auch nach 14monatiger Einatmung war es bei Kaninchen weder in Lunge noch Lymphknoten zu Bindegewebswucherung gekommen. Nur nach 13monatiger Einatmung von Stein- und Braunkohle fanden sich starke Kohlenstaubablagerungen in um Blutgefäße herum gelegene Lymphknötchen, während in den Alveolen nur geringe Staubmengen meist frei oder in abgestoßenen Alveolarepithelien lagen (Abb. 13 u. 14). Die Versuche BORCHARDTs waren auch insofern lehrreich, als sie Unterschiede zeigten nach der Art des eingeatmeten Kohlenstaubs. Es wurde vergleichend Lampenruß, Tierkohle, Stein- und Holzkohle zur Einatmung verwendet und die Tiere täglich etwa 1 Stunde der Staubeinatmung in besonderen Kästen ausgesetzt. Die Tiere wurden stets gleichzeitig nach 4-, 9-, 13- und 14monatiger Einatmung getötet und dazu noch Vergleichstiere. Bei den Vergleichstieren, d. h. Kaninchen, die keiner Staubeinatmung in Kästen ausgesetzt waren, fanden sich nur wenig Staubzellen meist in Alveolen und Bronchien, sowie in Lymphknötchen um Blutgefäße herum (Abb. 15). Bei den Versuchstieren waren dagegen schon grobanatomische Unterschiede und noch stärker mikroskopische vorhanden, wie sie am besten aus den nebenstehenden Abbildungen deutlich sind (Abb. 16 u. 17 und 18 u. 19). Die histologischen Unter-

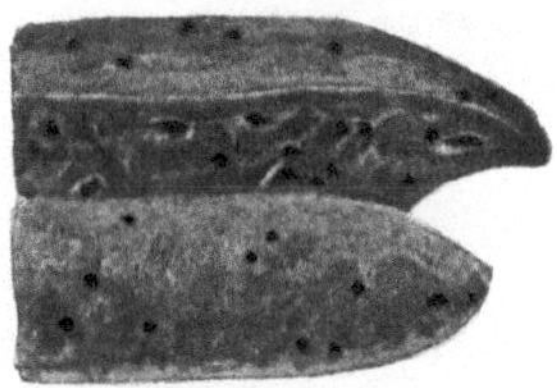

Abb. 16. Kaninchenlunge nach 14monatiger Rußbeatmung.

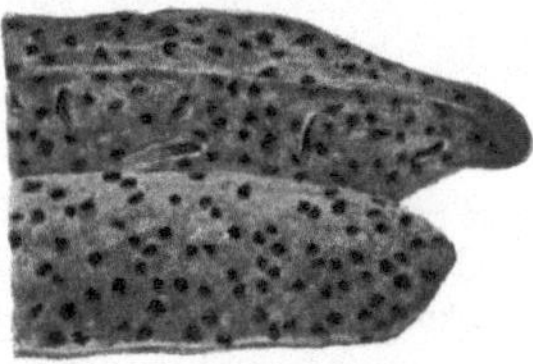

Abb. 17. Kaninchenlunge nach 14monatiger Tierkohlebeatmung.

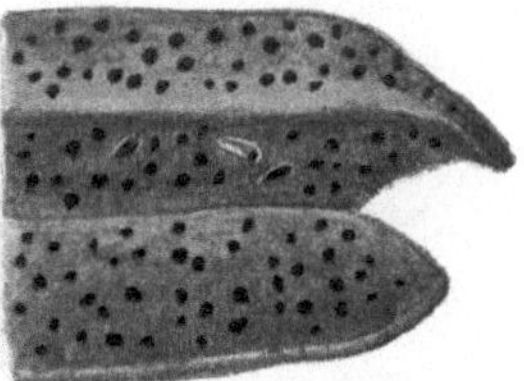

Abb. 18. Kaninchenlunge nach 13monatiger Steinkohlebeatmung.

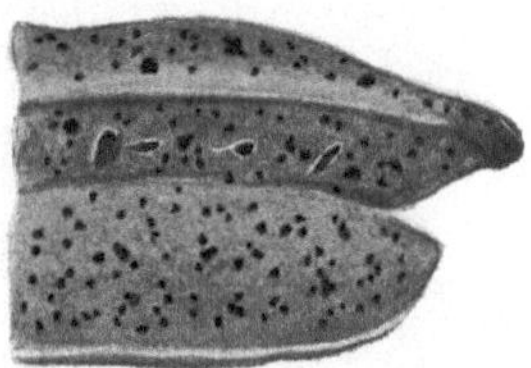

Abb. 19. Kaninchenlunge nach 13monatiger Braunkohlebeatmung.

schiede sind so, daß bei Rußeinatmung nach 14 Monaten die Ablagerungen in den Lungen etwas geringer und weniger herdförmig waren als bei Tierkohlenstaubeinatmung (Abb. 20 u. 21), in den Lymphknoten sich aber bei Rußeinatmung mehr Staub fand, als bei Tierkohlenstaubeinatmung (Abb. 22 u. 23). In allen Fällen fehlte aber jede Bindegewebsneubildung und insofern bestehen doch gewisse Unterschiede zu den Befunden beim Menschen. Auch bei Hunden scheinen die Verhältnisse etwas anders zu liegen als bei Kaninchen. Denn NOHTEN sah auch bei seiner Rußeinspritzung in die Blutbahn bei diesen Tieren häufiger bindegewebige Wucherungen in der Nähe der Staubablagerungen und will auch Gleichartiges bei der gleichen Versuchsanordnung bei Kindern beobachtet haben.

Bei den mit Verhärtung einhergehenden Anthrakosen handelt es sich meist nicht nur um eine gleichmäßige Verdickung des Septumbindegewebes, sondern

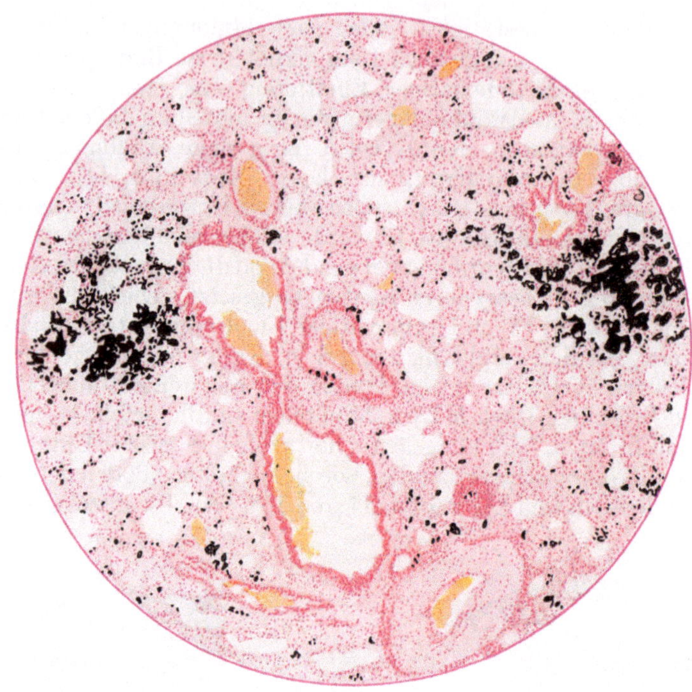

Abb. 20. Kaninchenlunge nach 14monatiger Rußbeatmung. (Leitz, Ok. 1, Obj. 2.)

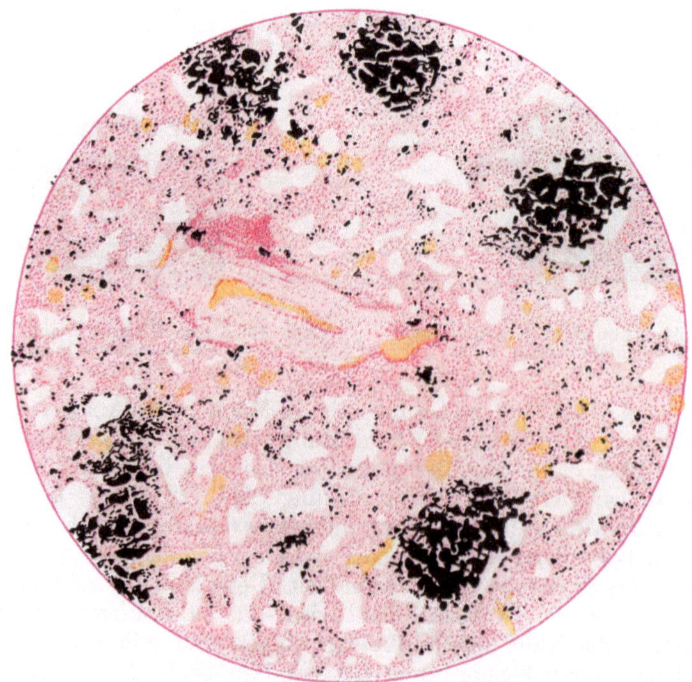

Abb. 21. Kaninchenlunge nach 14monatiger Tierkohlebeatmung. (Leitz, Ok. 1, Obj. 2.)

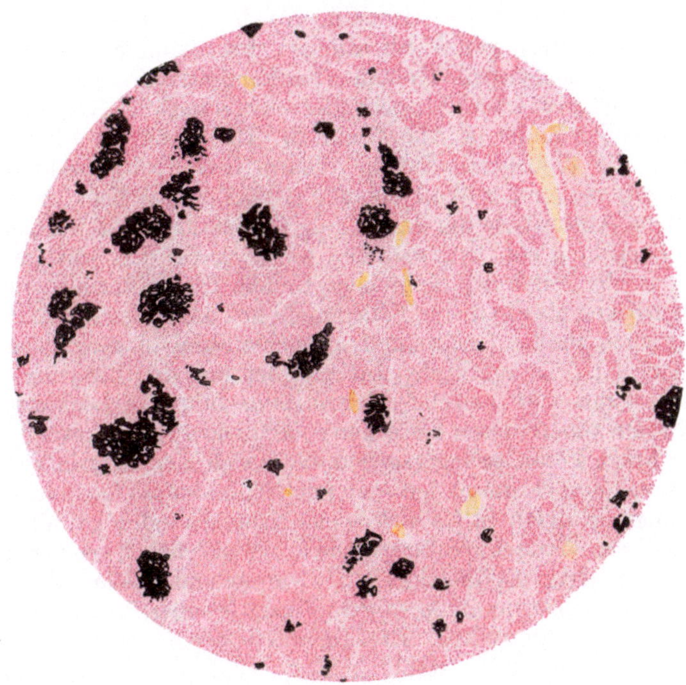

Abb. 22. Hiluslymphknoten der Lunge von Abb. 20. (Leitz, Ok. 1, Obj. 2.)

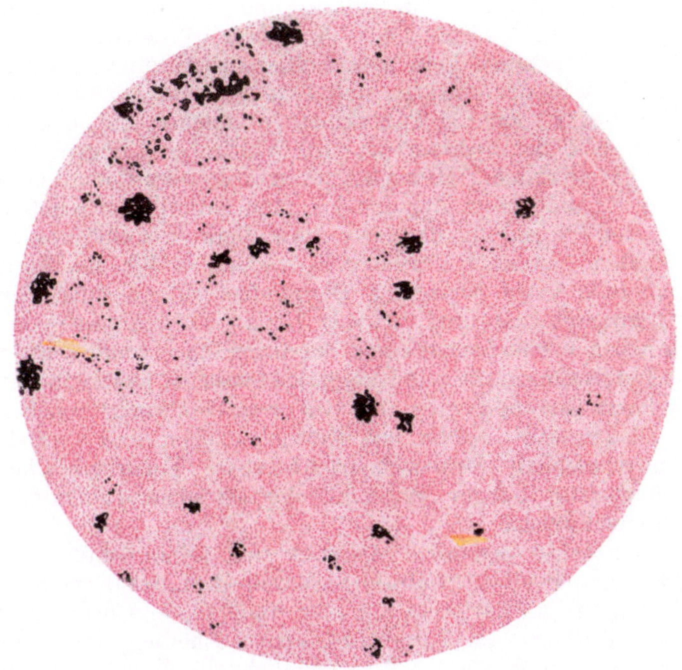

Abb. 23. Hiluslymphknoten der Lunge von Abb. 21. (Leitz, Ok. 1, Obj. 2.)

im allgemeinen außerdem um knötchenförmige schwarze Herde, die häufig an die Befunde bei Tuberkulose erinnern. Auch im Röntgenbild können die strang- und knötchenförmigen Verdichtungen den Befunden bei Tuberkulose ähneln. Histologisch bestehen die Knötchen aus konzentrisch angeordneten Bindegewebsfasern, zwischen welchen sich mehr oder weniger reichlich Kohlenstaub meist in spindeligen Zellen findet (s. Abb. 5 und 8). Häufig ist die Mitte der Knötchen staubfrei, die Bindegewebsfasern kernarm und hyalin, während an den Knötchenrändern ein großer Wall pigmenthaltiger Zellen liegt (Abb. 5). Wie bei der mäßigen Anthrakose die Anordnung des Staubes mit Vorliebe um die Gefäße und Bronchien statthat, so sehen wir auch bei den schweren Anthrakosen häufig in der Mitte des Knötchens Gefäße oder Bronchien liegen. Die Kohlenteilchen liegen aber in diesen Fällen nicht nur um Bronchien und Gefäßen, sondern sind auch in die Gefäß- und Bronchialwand eingedrungen. Häufig findet sich noch Kohlenstaub in den Intimazellen und den Bronchialepithelien, auch im Blut kann man einzelne Kohlenstaub führende Leukozyten sehen.

Bereits die den tuberkulösen Knötchen so ähnlichen anthrakotischen Knoten haben zu der Frage Veranlassung gegeben, ob es sich hier nicht in vielen Fällen um Endzustände einer chronisch indurierenden Tuberkulose handelt. Besonders solche Knötchen, in deren Mitte sich auch Nekrosen oder gar Verkalkungen finden, haben diesen Verdacht bestärkt. Die Frage ist sehr schwer zu entscheiden. In den Knötchen fehlen Epitheloidzellen, Lymph- und Riesenzellen, die sonst charakteristischen Zellbestandteile tuberkulösen Gewebes. Auch die Tuberkelbazillenfärbung fällt negativ aus. Experimentell lassen sich derartige Indurationen durch Kohle mit Kieselstaubinhalation erzeugen, so daß man geneigt sein kann, diese Knötchen als reine Staubwirkung aufzufassen. Systematische Untersuchungen von Bürger (bei Ribbert) haben gezeigt, daß häufig bei solchen knötchenförmigen Anthrakosen neben den bindegewebigen faserreichen Knötchen solche vom typischen Bau der tuberkulösen vorhanden sind mit Riesenzellbildung, Verkäsung und Lymphzellenwall und nur wenigen pigmenthaltigen Zellen an den Rändern des Knötchens. Jedenfalls würden die geringen Pigmentmengen um das Knötchen kein genügender Grund für die Verkäsung sein. Ribbert ist deshalb der Ansicht, daß es einer sehr genauen histologischen Untersuchung bedarf, um die Tuberkulose in solchen Fällen auszuschließen.

Neuerdings schließen sich für die anthrakotischen Lungen der Mansfelder Bergarbeiter (Kupferminen) Hübschmann und Ickert der alten Anschauung von Ribbert an, daß beim Zustandekommen sowohl der Knötchen wie der Kavernen in den Lungen der Bergleute die Tuberkulose eine wesentliche Rolle spiele. Besonders beweisend erscheint Hübschmann für den Zusammenhang der Lungenbefund eines 39jährigen Bergmanns zu sprechen, der 17 Jahre unter Tag gearbeitet hatte und an einer Lungenblutung starb. In der Lunge fanden sich neben Verwachsungen und Schrumpfungen runde schwarze Knoten und diffuse Indurationen, die alle Übergänge zwischen hyalinem Narbengewebe und tuberkulösem Gewebe zeigten. Die Kavernenwände zeigten neben uncharakteristischen Teilen auch solche mit Epitheloidzellen und typischen Riesenzellen, dazu massenhaft färberisch nachweisbare Tuberkelbazillen. In den anderen untersuchten Lungen waren histologisch sicher tuberkulöse Veränderungen nicht nachweisbar.

Noch weiter gehen eigentlich Aschoff und seine Schüler. Puhl bildet z. B. (S. 147) eine hyaline Pleuraschwiele mit darunter liegender verästelter Knochenbildung und verhärtetem Lungengewebe ab, und bezeichnet den Herd als „exogener Reinfekt" in vorgeschrittener Ausheilung und schließt daran Auseinandersetzungen, in denen er so ziemlich alle Knochenbildungen in der Lunge auf tuberkulöse Infektion zurückführen will. Anders behauptet, daß

„von seltenen Ausnahmen abgesehen alle pleuralen, subpleuralen, und intrapulmonalen Herdbildungen und Narben phthisischen Ursprungs sind".

FOCKE sucht in seiner Arbeit „über die kartilaginösen Pleuraschwielen an der Lungenspitze" den Nachweis zu führen, daß sie stets auf eine tuberkulöse Infektion zu beziehen sind. Er sucht das dadurch zu beweisen, daß er unter den knorpelharten Pleuraschwielen häufig sichere tuberkulöse Veränderungen fand und daß in den Fällen, in denen das nicht der Fall war, die Schwielen makro- und mikroskopisch mit denen übereinstimmten, in denen tuberkulöse Veränderungen darunter oder in der Nähe gefunden worden waren. Diese ganze Beweisführung ist sehr angreifbar. Schon daraus, daß sich unter den Pleuraschwielen tuberkulöse Veränderungen finden, kann keineswegs mit Sicherheit geschlossen werden, daß sie selbst einer Tuberkulose die Entstehung verdanken. Noch viel weniger aber aus der histologischen Übereinstimmung. Zwischen dem Bau dieser Pleuraschwielen und den Verdickungen der Milz- und Leberkapsel bei der sog. Zuckergußmilz und Zuckergußleber bestehen ebenfalls vollständigste Übereinstimmungen und doch wird wohl niemand, auch FOCKE nicht, daraus den Schluß ziehen, daß auch die Zuckergußverdickungen an Milz und Leber stets oder überhaupt nur mit Tuberkulose in Beziehungen stehen. Gerade deswegen muß man auch Bedenken tragen auf Grund der örtlichen Beziehungen zwischen den Pleuraschwielen und tuberkulösen Lungenherden auf gleiche Ursache zu schließen, um so mehr, als die Pleuraveränderungen oft genug einen erheblich älteren Eindruck machen, als die darunter liegenden, zweifellos tuberkulösen Veränderungen. Nicht einmal für die anthrakotischen Pleuraknoten kann man die tuberkulöse Natur sicherstellen.

RABL hat im Leipziger Pathologischen Institut unter 232 Sektionsfällen 110mal solche Knoten gefunden, konnte zwar meist durch Röntgenuntersuchung in ihnen Kalk nachweisen, vermißte aber sowohl Kalk als irgendwelche sonstigen tuberkulösen Veränderungen 5mal. Schon vor langer Zeit hat LUBARSCH die sog. schiefrigen Indurationen der Lungenspitze auf ihre tuberkulöse Herkunft untersucht, sowohl histologisch, wie vor allem experimentell, und er hat im Tierversuch in kaum der Hälfte der Fälle Tuberkulose nachweisen können. Man wird gegen diese Versuche einwenden können, daß eben die Tuberkulose vollkommen ausgeheilt war. Wenn man aber in den gleichen Fällen auch histologisch nur derbes hyalines Bindegewebe, ohne Verkalkung und Knochenbildung oder Nekrosen fand, so wird man zum mindesten zugeben müssen, daß ein Beweis für die tuberkulöse Natur aller dieser Herde nicht geliefert ist. SCHÜRMANN weist noch besonders daraufhin, daß die Pleuraschwielen auch mit dem Ort der physiologischen Kohlenansammlung in der Pleura übereinstimmen und meint daher, daß allein durch die Kohlenstaubansammlung schwielig-hyalines, narbiges Bindegewebe gebildet werden kann.

Es wäre danach noch die Frage aufzuwerfen, was außer dem Befund von Tuberkelbazillen in den Staublungenknötchen die Diagnose der tuberkulösen Natur sichern kann. Bei experimentellen Staubeinatmungen, wie sie im Leipziger Institut seit längerer Zeit mit Schneeberger Bohrmehl vorgenommen werden, finden sich gar nicht selten bei wenig reizenden Staubsorten Knötchen in den Lungen, die den typischen Aufbau tuberkulöser Knötchen zeigen: Lymphzellenwall, Epitheloidzellen mit Riesenzellen, zuweilen zentrale Nekrose. Zerlegt man derartige Knötchen in eine Schnittreihe, so läßt sich zeigen, daß es sich um sog. Fremdkörpertuberkel handelt, die um Staubkörnchen angeordnet sind. Bei Ratten, bei welchen die Staubeinatmung längere Zeit unterbrochen war, sehen wir derartige Knötchen zuweilen auch dann noch, wenn die ehemaligen Staubzellen des Knötchens entfärbt sind. Besteht also bereits bei diesen frischen Prozessen histologisch große Ähnlichkeit zwischen Stauberkrankung und Tuberkulose, so ist in dem Ausheilungsstadium die Frage noch viel schwerer zu entscheiden, in wieweit die Tuberkulose hier eine ursächliche Bedeutung hat, ja wir möchten behaupten, daß in vielen Fällen ein streng wissenschaftlicher Beweis für die spezifische oder unspezifische Entstehung der Knötchen überhaupt nicht zu erbringen ist und nicht einmal das Vorhandensein von typisch „tuberkulös" aussehenden Knötchen und kleine Zerfallsherde die tuberkulöse Natur unbedingt sicher macht.

Erschwert wird die Entscheidung weiterhin durch die Übereinstimmung des klinischen Krankheitsbildes der schweren Anthrakose und der Tuberkulose. Besonders eingehend sind die Erkrankungen der Kohlenbergleute beobachtet: Von ihnen erkrankt eine größere Anzahl, nachdem sie jahrelang ohne Beschwerden den Beruf ausgeübt haben, an Atemnot und Husten, die sie dienstunfähig machen. Es treten nach einiger Zeit zu diesen örtlichen Krankheitserscheinungen der Lunge Allgemeinerscheinungen in Form von Abmagerung und zunehmender Schwäche und schließlich gehen die Kranken an der Erkrankung zugrunde, auch wenn sie von Beginn schwererer Krankheitserscheinungen ihren Beruf nicht mehr ausgeübt haben. Die große Ähnlichkeit dieses Krankheitsbildes mit dem klinischen Verlauf tuberkulöser Erkrankungen haben zunächst an eine besondere Häufigkeit der Tuberkulose bei den Bergarbeitern denken lassen, doch bestätigten die Sektionsergebnisse nicht diese Vermutung: in den meisten Fällen fanden sich die oben beschriebenen indurierenden Anthrakosen und keinerlei Anhaltspunkte für Tuberkulose. In einigen Fällen finden sich aber inmitten der staubverhärteten Lungen Höhlenbildungen und bei diesen ist die Beurteilung schwierig, ob sie nur durch die Kohlenstaubeinatmung und die durch die bedingten Gewebsreaktionen in der Lunge zustande kommen können. Es finden sich diese Höhlenbildungen in schwer anthrakotisch indurierten Lungen und sie stehen meist mit den Bronchien in Verbindung. In solchen Lungen sehen wir außer den Kavernen entzündete Lungenbezirke meist herdförmig. Histologisch finden sich in diesen zelldurchsetzten Abschnitten neben Alveolen, die vollkommen mit Staub gefüllt sind, solche, in welchen nur wenig Staubzellen vorhanden sind, aber reichlich große, staubfreie Zellen, wie wir sie auch sonst bei Desquamationspneumonien sehen. In solchen pneumonischen Herden kann es zu Nekrosen kommen und es ist die Frage zu entscheiden, ob derartige zur Nekrose führenden Desquamativpneumonien nur durch den Tuberkelbazillus hervorgerufen werden können. An den Rändern der Höhlen und in ihrer Umgebung finden sich meist auch derartige Veränderungen. Die Meinungen über die Deutung dieser Befunde gehen auseinander. Gerade die älteren Untersucher, wie Seltmann, betonen das Auftreten nicht tuberkulöser Kavernen in anthrakotischen Lungen. Schirmer gibt an, daß durch den Kohlenstaub chronische Bronchitiden mit Bronchiektasien hervorgerufen werden können. Sicher ist, daß histologisch in vielen solchen Fällen Tuberkelbazillen im Schnitt nicht nachweisbar sind. Allerdings beweist das nichts, da bekanntlich ein negativer Befund im Schnittpräparat noch nicht mit Sicherheit die tuberkulöse Natur einer Veränderung auszuschließen gestattet. Als Zeichen tuberkulöser Erkrankung werden von verschiedenen Autoren besonders Verwachsungen gedeutet, doch auch hier muß man wohl vorsichtig in der Beurteilung sein, da nach gewiesenerweise diese schwer veränderten Lungen viel Sandstaub enthalten und es durchaus möglich ist, daß dieser zu den Verwachsungen führt.

Ziehen wir auch zu dieser Frage den Tierversuch zu Rat, so finden wir ganz ähnliche histologische Bilder bei solchen sicher nicht tuberkulösen Versuchstieren, bei denen der Staubeinatmungszeitabschnitt bereits einige Zeit zurückliegt. Auch bei diesen Tieren sind in herdförmigen Abschnitten die Bläschen mit großen, staubfreien Zellen angefüllt. Durchmustert man eine größere

Anzahl von Schnitten, so finden sich in den verschiedenen Lungenteilen alle Übergänge von mit Staub prall angefüllten Zellen bis zu den vollkommen staubfreien Zellen in den Alveolen. Derartige Bilder sieht man nach der Einatmung der verschiedensten Staubsorten. Zuweilen finden sich Einschmelzungen in diesen infiltrierten Herden, die meisten Höhlenbildungen bei den Versuchstieren sind allerdings bronchiektatischer Herkunft.

Zuweilen wird für die Entscheidung auch die Lokalisation des Prozesses herangezogen. Für eine Kombination von Tuberkulose mit Anthrakose soll die vorwiegende Lokalisation im Oberlappen sprechen, während die reine Anthrakose die Lappen gleichmäßig oder sogar den Unterlappen stärker befalle. Die Tuberkulose zeigt häufig die Bevorzugung einer Lunge, während die Röntgenbilder der Staublungen eine gleichmäßige Beteiligung beider Lungen erkennen lassen (Schneegestöberlungen).

In vorgeschrittenen Fällen schwerer anthrakotischer Lungenverhärtung, wie auch in vorgeschrittenen anderen Fällen von Staublunge wird der Blutkreislauf erschwert. Es kommt zu einer Erweiterung der rechten Herzkammer und Hypertrophie ihrer Muskulatur mit anschließender Stauung im großen Kreislauf, und der Tod wird durch Herzinsuffizienz herbeigeführt. Dieses war schon im Mittelalter bekannt und in der ACKERMANNschen Ausgabe von RAMAZZINIs Werk heißt es von den verschiedensten Staubinhalationskrankheiten, daß sich zuerst die Lungensucht und dann die Wassersucht einstellen.

IV. Verbreitung des eingeatmeten Kohlenstaubs auf andere Organe.

Im Tierversuch läßt sich zeigen (ARNOLD), daß die Versuchstiere, welche längere Zeit nach selbst kräftigen Kohlenstaubeinatmungen getötet werden, in den Lungen gar kein oder auffallend wenig Kohlenpigment haben. Es muß also eine Abfuhr aus der Lunge stattgefunden haben. Einen Teil des Staubes kann man in den bronchialen und Hiluslymphknoten nachweisen, zum Teil ist es wohl auch mit den oben beschriebenen Staubzellen ausgeschieden. HELLER betont, daß beim Menschen anthrakotische subpleurale Lymphknötchen in sonst wenig anthrakotischen Lungen Zeichen einer früher stärkeren Kohlenstaubablagerungen der Lunge sind. Durch ungleichmässige Abfuhr des Kohlenstaubs aus den Lungen erklären sich erst auch Fälle mit sehr ungleichmäßiger Verteilung der schwarzen Streifen und Flecken, wie sie z. Abb. 24 zeigt. Nicht ganz selten findet sich auch anthrakotisches Pigment an dem Rippenfell, dem äußeren und inneren Blatt des Herzbeutels, sowie dem Herzfell (Epikard). Doch muß man sich hier vor Verwechslung mit nach dem Tode geschwärzten Eisenpigment hüten und die Natur der schwarzen Streifen und Flecke, durch mikroskopische Untersuchungen sichern. Von FLEINER und GRAWITZ wird die Bildung der Pigmentmetastase in der Pleura so erklärt, daß die Lymphbahnen des Lungenfells die Kohlenteilchen in den Pleuraraum ausscheiden und die Stomata des Rippenfells die Kohlenteilchen wieder aufnehmen. Außer dieser Form des Zustandekommens sind in Verwachsungssträngen neugebildete Lymphbahnen als Überleitungsweg in Betracht zu ziehen. Sieht man doch gar nicht sehr selten gerade am Ansatzpunkt solcher Verwachsungsstränge umschriebene anthrakotische Bezirke der kostalen Pleura.

Am häufigsten sind von entfernteren Organen die Lymphknoten des Brust- und oberen Bauchraumes ergriffen. Im Brustraum geht die Staubablagerung in der Regel nicht über die an der oberen Brustkorbapertur gelegenen hinaus; im Bauchraum ist die Beteiligung der Lymphknoten bis zu denen der Leberpforte und an der Bauchspeicheldrüse gelegenen sehr häufig, besonders bei älteren Leuten, wenn auch richtige „anthrakotische Indurationen" hier seltener vorkommen als im Brustraum. Man hat eine Zeitlang hierin einen Beweis für rückläufige Verschleppung auf dem Lymphwege sehen wollen. Allein FRANKE und BEITZKE konnten nachweisen, daß lymphatische Verbindungsnetze zwischen Lunge und Bauchlymphknoten bestehen, und sich ein kleiner Teil der Lymphe aus den hintersten Abschnitten der Lungenunterlappen und des Lungenfells in die Lymphknoten des Bauchraums (besonders die um Bauchspeicheldrüse herum, die an der Aorta bis beinahe zur Teilungsstelle, dagegen nicht die des Magens, Dünn- und Dickdarms, Gekröses und an der Milzwurzel) ergießt. Es wird daher die häufige Kohlenstaubablagerung in den paraortalen Lymphknoten, sowie den um die Bauchspeicheldrüse gelegenen nicht als rückläufig entstanden angesehen werden können, während bei den an Milz- und Leberpforte gelegenen rückläufige Verschleppung oder Ablagerung vom Blute her in Betracht kommt. Die sehr viel selteneren Staubablagerungen in den Lymphknoten des Beckens und der Leistenbeuge sind dagegen wohl sicher durch rückläufige Verschleppung auf dem Lymphwege zu erklären. Auch hier darf man sich nicht mit der grob-anatomischen Betrachtung begnügen, da gerade diese Lymphknotengruppen häufig nach dem Tode eine blauschwarze Farbe durch Schwefeleisen annehmen, und man nun erst durch die mikroskopische

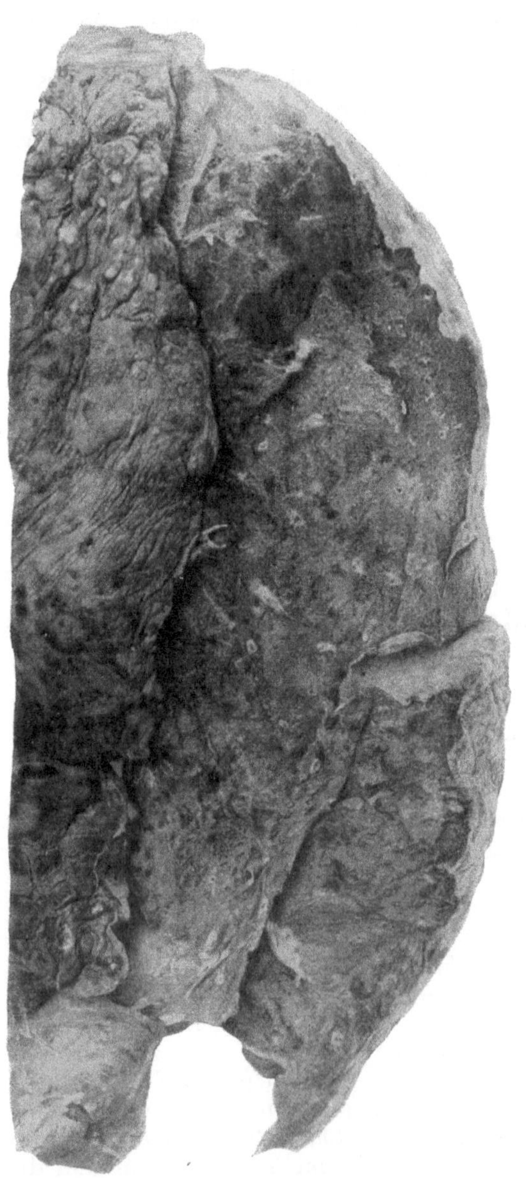

Abb. 24. Unregelmäßige Verteilung der Kohle. r. Schnittfläche, l. Oberfläche mit kleinen Steinhauerknötchen. (Pathol. Museum der Universität Berlin.)

Untersuchung feststellen muß, ob wirklich Kohlenstaub vorliegt. — Fast niemals kommt es zur Staubablagerung in den Gekröselymphknoten; LUBARSCH, BEITZKE u. a. konnten hier niemals Staub nachweisen, nur MATAKAS 2mal unter 65 untersuchten Fällen. In diesen seltenen Fällen handelt es sich wohl ausschließlich um Aufsaugung von Kohlenteilchen aus dem Darm (LUBARSCH). Wenn MILLIAN schreibt „ceux du mésentère en sont même imprégnés", so beruht dies wahrscheinlich nicht auf eigenen Beobachtungen. Sehr selten sind auch Staubablagerungen in den Achsellymphknoten und eigentlich immer nur dann gefunden worden, wenn starke pleuritische Verwachsungen auf derselben Seite vorhanden waren.

Außerhalb der Lunge enthalten stets die peribronchialen und peritrachealen Lymphknoten Kohlenstaubablagerungen. Bei geringgradiger Anthrakose findet sich der Kohlenstaub vorwiegend in den Sinus der Lymphknoten, häufig mit dem anatomischen Befund des Sinuskatarrhs. In vorgeschrittenen Fällen kann man ähnlich der Lungenanthrakose 2 Formen von Lymphknotenanthrakose unterscheiden: die einfache Anthrakose und die mit starker Induration einhergehende. Bei dieser findet sich nicht selten eine so starke Durchsetzung des Lymphknotens von Bindegewebe, daß nur in den Randteilen noch Reste lymphatischen Gewebes erkennbar sind. Auch hier ist die Frage aufzuwerfen, inwieweit es sich um Folgen der Kohlenstaubeinatmung allein handelt, oder nicht um den Ausgang einer tuberkulösen Erkrankung oder wenigstens der Beimengung von Kiesstaub. Besonders für die mit der Umgebung verwachsenen Lymphknoten wird von vielen als Ursache der Verwachsungen eine vorangegangene Tuberkulose angenommen (RIBBERT). — Aus den Untersuchungen am SCHMORLschen Institut an einem besonders reichen Material von Anthrakosen geht hervor, daß auch ohne Tuberkulose ausgedehnte Verwachsungen der Lymphknoten mit ihrer Umgebung vorkommen können. Auch hier sind die gleichen Erfahrungen wie bei der Lungenanthrakose zu machen, daß die Einatmung des mit Steinstaub gemischten Kohlenstaubs die schweren chronisch entzündlichen verhärtenden Veränderungen verursacht. Es kann zu Verwachsungen der Lymphknoten mit der Bronchialwand, mit den Gefäßen und auch der Speiseröhre kommen.

Für die Verwachsungen der Lymphknoten mit der Umgebung sind nach SCHMORL Entzündungen verantwortlich zu machen, die durch die verschiedensten Eitererreger hervorgerufen sein können; SCHMORL fand Streptokokken, Staphylokokken, seltener Pneumokokken; außerordentlich selten handelt es sich nach SCHMORLs Erfahrungen um eine Verwicklung mit Tuberkulose.

Die Verwachsungen der Lymphknoten mit der Umgebung können verschiedene Folgezustände nach sich ziehen. Da meist Schrumpfungsvorgänge mit der Verhärtung verbunden sind, wird der verwachsene Lymphknoten einen Zug an der Verwachsungsstelle ausüben. An der Speiseröhre kommt es auf diese Weise zur Entstehung der sog. Traktionsdivertikel. Derartige Divertikel können, was glücklicherweise sehr selten ist, durchbrechen. Meist zieht ein solcher Durchbruch den Tod an Aspiration nach sich. An den Bronchien kommt es dagegen fast nie zu einer Divertikelbildung, denn die derbe, durch Knorpel gestützte Bronchialwand gibt dem Zug nicht in gleicher Weise nach wie die viel zartere Speiseröhrenwand. Wenn sich überhaupt in vereinzelten Fällen Divertikel der Bronchialwand ausbilden, so handelt es sich nur um kleine, flache, zwischen den Ringknorpeln gelegene Ausbuchtungen. Häufiger läßt sich bei schwerer indurierender Anthrakose der Lymphknoten eine Formveränderung der Bronchien beobachten, wie sie besonders von SCHMORL eingehend beschrieben worden ist. Vor ihm hat bereits FRIEDRICH MÜLLER auf die Bedeutung solcher Raumveränderungen des Bronchus für die Entstehung der Lungentuberkulose hingewiesen. MÜLLER hält eine Verengerung der Bronchien für einen die Entstehung der Tuberkulose begünstigenden Umstand, da derartige Verengerungen die Bildung von Bronchiektasien nach sich ziehen können. SCHMORL weist außerdem auf die Einschränkung der Beweglichkeit der Bronchien durch die Verwachsungen hin. Mitunter führt eine hinzukommende Infektion zur Erweichung eines anthrakotischen Lymphknotens und es kann sich der Durchbruch des erweichten Lymphknotens in die Bronchiallichtung anschließen. Klinisch sind die Durchbrüche zuweilen durch die unter starkem Husten auftretende Entleerung grauschwarzer Massen zu diagnostizieren.

Schließlich ist noch zu erwähnen, daß in seltenen Fällen durch den erweichten Lymphknoten die mit dem Lymphknoten verwachsenen Gefäße angenagt werden und es zu einer tödlichen Blutung kommt. Nach Schmorl tritt seltener eine einzelne profuse tödliche Blutung auf, sondern meist sind es mehrere kleinere Blutungen in das anliegende Gewebe. Unter Umständen weisen ältere Blutaspirationen mit anschließender Bronchiopneumonie auf vorhergegangene Blutungen hin. Eine gewisse Bedeutung haben die Verwachsungen der anthrakotischen Lymphknoten mit der Gefäßwand, sowie die kleineren, nicht zum Tode führenden Durchbrüche in das Gefäß für die Ausbreitung der Anthrakose in andere Organe, wie später zu erörtern ist.

Auch in entfernteren Organen kann es zur sog. Staubmetastase kommen. Für die Untersuchung der Staubmetastasenbildung ist die Kohle ebenfalls ein besonders günstiges Untersuchungsobjekt. Soyka hat als erster einen Fall beschrieben, bei dem er außer der Lunge und den zugehörigen Lymphknoten Kohlenstaub in Milz und Leber und in geringem Grade in den Nieren fand. Er nimmt an, daß die Kohle durch den Blutstrom in diese Organe verschleppt wird. Die Verschleppung der Kohle kann theoretisch auf verschiedenem Wege zustande kommen. Chiari erwägt 4 Möglichkeiten: 1. Das Pigment gelangt mit dem Lymphstrom in den Duct. thoracicus und von da in die Blutbahn. 2. Der Staub wird rückläufig auf dem Lymphweg zu den Bauchorganen verschleppt. 3. Einbruch von anthrakotischen peribronchialen Lymphknoten durch die Blutgefäßwand in ein größeres Blutgefäß. 4. Die von Arnold zuerst beschriebene „Intravasation" des Staubes in kleine Blutgefäße der Lunge. Arnold beschreibt den Vorgang folgendermaßen: an kleineren Lungengefäßen, besonders älterer Leute, bei welchen die Wand schon Degenerationszeichen aufweist, liegt das perivaskulär angeordnete Pigment nicht nur bis zur Grenze der Adventitia, sondern es lagert sich auch in der Gefäßwand ab bis in die innersten Schichten der Intima, von wo es dann zum Übertritt in die Blutbahn kommt. So sieht man z. B. an solchen Stellen kohlenstaubbeladene Leukozyten in der Gefäßlichtung. Von Soyka wurde der Weg über den Duct. thoracicus angenommen, während Weigert dem Einbruch der Lymphknoten in die Blutbahn besonderen Wert beimißt. Weigert betont, daß der Befund von Kohlenstaub in anderen Organen wie in der Lunge gar kein so sehr seltener ist. In vielen Fällen von Anthrakose findet Weigert eine Verwachsung der Hiluslymphknoten mit den Hilusgefäßen, die narbige Einziehungen zeigen und an der Gefäßinnenfläche pigmentiert sind. Die häufig sehr ausgedehnten narbigen Einziehungen lassen Weigert schließen, daß ein Einbruch eines größeren Gewebsstückes in die Lungengefäße dieser Veränderung vorangegangen ist. In allen Fällen, in welchen Weigert derartige Verwachsungen der Lymphknoten mit der Gefäßwand und Gefäßwandnarben sah, fand sich eine Anthrakose von Milz, Leber und stets auch der periportalen Lymphknoten. Doch ließ sich der Satz nicht umdrehen, daß in allen Fällen von Anthrakose der Bauchorgane eine Einbruchsstelle eines pigmentierten Lymphknotens in die Blutbahn sich nachweisen läßt. Weigert kommt daher zu dem Schluß, daß auch noch andere Wege für die Weiterverbreitung des Kohlenstaubs zur Verfügung stehen müssen.

Dem von Arnold zuerst beschriebenen Eindringen von Kohlenstaub in kleinere Blutgefäße messen Chiari und sein Schüler Ohkubo den Hauptwert für die Verbreitung des Staubes außerhalb der Lunge bei. OHKUBO untersuchte 44 Fälle von Lungenanthrakose und fand bei 36 eine Verschleppung des Pigments in andere Organe. In zwei von diesen Fällen konnte OHKUBO im Sinne WEIGERTs einen Durchbruch von Kohlenstaub in die Hilusgefäße feststellen, in einem Falle fand sich sogar ein wirklicher Durchbruch eines anthrakotischen Lymphknotens in ein Blutgefäß. Alle übrigen Fälle zeigten keine so massigen Veränderungen, sondern hier sah man Veränderungen an den kleinsten Gefäßen im Lungenparenchym, und zwar besonders an den Lungenvenen. Es handelt sich um degenerative Veränderungen mit Zugrundegehen elastischer Fasern besonders bei alten Leuten mit Emphysem. OHKUBO glaubt, daß die elastischen Fasern ein Vordringen des Pigments in die Gefäßwand verhindern, bei den geschädigten Gefäßen sind die elastischen Fasern dazu nicht mehr imstande. So dringt der Staub bis zur Intima vor und im Lumen der Gefäße lassen sich pigmentbeladene Leukozyten feststellen. OHKUBO mißt diesem Vorgang des Kohlenstaubeindringens in Blutgefäße besonderen Wert für die Erklärung der Entstaubung von emphysematösen Lungen bei; ferner zur Erklärung des nach seinen Erfahrungen nicht so sehr seltenen Mißverhältnis zwischen Anthrakose der Lungen und Pigmentverschleppung in andere Organe.

Während die älteren Forscher im wesentlichen die Verbreitung des Kohlenstaubs auf dem Blutwege erörtern, wird von den späteren Untersuchern dem rückläufigen Lymphweg eine wesentliche Bedeutung für die Staubverschleppung von der Lunge in die anderen Organe beigemessen. WEINTRAUD, unter V. RECKLINGHAUSEN betonte als erster die Wichtigkeit dieses Weges. Mancherlei, was vorher als Besonderheit bemerkt wurde, erscheint mit dieser Annahme leicht erklärlich. So hebt WEIGERT als besonders auffällig hervor, daß er bei den Fällen von Leberanthrakose stets eine Anthrakose der periportalen Lymphknoten fand. Ferner ist bei dieser Form der Weiterverbreitung durchaus verständlich, daß die Nieren weniger häufig und wenn überhaupt, dann nur in geringerem Grade Anthrakose zeigen wie Milz, periportale Lymphknoten und Leber.

ASKANAZY hat zur Erklärung der histologischen Befunde, besonders in Milz und Leber, wo der Kohlenstaub ganz vorwiegend im perivaskulären Gewebe gefunden wird, angeführt, daß man fast nie das erste Stadium zu sehen bekommt, sondern erst die späteren, wo der Staub bereits auf dem Lymphwege abgeführt wird, daß also das Fehlen des Staubes in Gefäßwanddeck- und Retikulumzellen, wie es der gewöhnliche Befund ist, nicht gegen die Verschleppung auf den Blutweg spricht. Richtig ist auch, daß doch nicht allzu selten auch in KUPFFERschen Sternzellen und Retikulumzellen des Knochenmarks Kohlenstaub gefunden wird. LUBARSCH hat allerdings betont, daß selbst in Fällen grober Durchbrüche in Lungenblutgefäße sowohl Niere, wie Knochenmark frei von Staub sein können, was gegen die Deutung der gewöhnlicher Bilder im Sinne einer Blutwegsverschleppung spräche. Aber neue Versuche von NOHLEN an Hunden und Kindern haben gezeigt, daß selbst bei Einspritzung recht erheblicher Rußmengen in die Blutbahn (z. B. bis zu 29 Einspritzungen von je 1 ccm bei Kindern innerhalb von 73 Tagen) der Kohlenstaub fast ausschließlich in den Lungen abgelagert wird und die Nieren nur sehr wenig Staub in den Deckzellen der Glomeruluskapillaren enthielten. Es muß also doch zugegeben werden, daß dem Blutweg die größere Bedeutung für die Ausbreitung des Staubes in den inneren Organen zukommt.

Schließlich sei noch erwähnt, daß eine Zeitlang die Befunde von anthrakotischem Pigment in den Bauchorganen mit für die Anschauung herangezogen wurde, die Lungenanthrakose käme auf intestinalem Weg zustande. Diese Anschauung wurde namentlich von Franzosen vertreten und ist sehr bald auch experimentell (BEITZKE) widerlegt worden.

Das anthrakotische Pigment in der Milz findet sich peritrabekulär gelagert sowie periarteriell. Bei stärkerer Anthrakose kann sich auch Pigment in den Retikulumzellen der Pulpa finden (s. das Nähere bei Lubarsch dieses Handbuches Bd. I, 2, S. 490). Das anthrakotische Pigment ist durch seine charakteristische Form und Farbe, sowie durch die Verteilungsart leicht erkennbar und führt wohl kaum je zu Verwechslungen. Unterscheidet sich doch Malariapigment der Milz schon in seiner gleichmäßigen Anordnung in sämtlichen Retikulumzellen sehr deutlich vom anthrakotischen Pigment, ferner dadurch, daß es ebenso wie Formalinpigment durch Kalilauge (1% wäßrige Kalilauge 1 Teil auf 100 Teile 80% Alkohol) usw. aufgelöst wird. Selten ist der Befund, wie er in Abb. 25 wiedergegeben ist, wo auch die Sinusendothelien Sitz von Kohlenstaub sind, freilich gemischt mit Eisenpigment. Auch im Knochenmark kommen Kohlenstaubablagerungen vor,

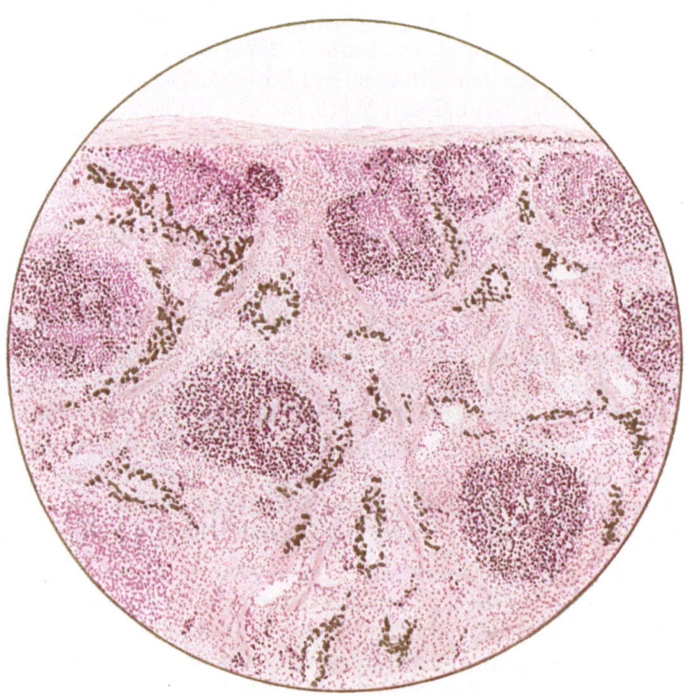

Abb. 25. Anthrakose der Milz. 71 jähriger Mann.

aber seltener als in Milz und meist in viel geringeren Mengen, teils liegt der Staub in Retikulumzellen, teils in Lymphknötchen oder um sie herum, so weit solche vorhanden. Dasselbe gilt von Kieselstaubteilchen, die oft neben dem Kohlenstaub als farblose, körnige und spitze, mitunter kristallartige Teilchen auftreten (s. das Nähere bei Askanazy dieses Handbuch Bd. I, 2, S. 827—830.

In der Leber findet sich meist weniger anthrakotisches Pigment als in der Milz. Der Kohlenstaub liegt hier in Rund- und Spindelzellen des interlobulären Gewebes, zuweilen auch in einzelnen Kupfferschen Sternzellen. Auch hier wieder der Unterschied zu dem Malariapigment, das gleichförmig in allen Sternzellen gelegen ist und so seine Abstammung aus dem Blutstrom anzeigt. Die andere Lagerung des anthrakotischen Pigments verglichen mit in Blutadern eingespritzten Farbstoffen oder Pigmenten, die vom Blutweg aus zur Aufnahme kommen, scheint ebenfalls in vielen Fällen für eine Verbreitung des Pigments auf dem Lymphweg zu sprechen.

Auffallend selten ist der Befund von Kohlenstaub in den Nieren. Hier liegt der Staub teils in Deckzellen der Glomerulus- und intertubularen Herzgefäßen, teils in perivaskularen Lymphzellen und auch Lungen. Verwechslung mit anderen gefärbten Stoffen (Malariapigment, salpetersaures Silber) kommen hier kaum in Betracht. Näheres s. bei Lubarsch dieses Handbuch Bd. VI, 1. S. 561.

V. Die einzelnen Formen der Staubeinatmungskrankheiten.

Grundsätzlich entsprechen sich die anatomischen Veränderungen, die durch die Einatmung der verschiedenen Staubarten hervorgerufen werden, weitgehend. Durch Hervortreten in dem einen Fall mehr von indurativen Vorgängen, in dem anderen Fall mehr von katarrhalischen Veränderungen kommt es zu den für die einzelnen Staubsorten kennzeichnenden Krankheitsbildern, die kurz zu schildern sind.

Während früher die Staubarten im allgemeinen in anorganische und organische eingeteilt wurden, dabei den anorganischen der Kohlenstaub hinzugerechnet, gehen die neueren Arbeiten mehr von praktischen Gesichtspunkten aus und teilen in mineralischen, metallischen, animalischen und vegetabilischen Staub ein. Naturgemäß sind die Staubarten in ihrer Wirkung am eingehendsten untersucht, die die größte sozialhygienische Bedeutung haben, und so stehen die Steinstauberkrankungen (mineralische) seit langem im Mittelpunkt der Beachtung.

Häufig wird die Stauberkrankung nicht durch eine einzige Staubart, sondern durch mehrere Staubarten gemeinsam bedingt, so sehen wir z. B. eine Beimengung von Kohlenstaub nahezu bei allen sonstigen Staubeinatmungskrankheiten.

Steinhauerlunge.

Chalikosis (Erkrankung durch mineralischen Staub).

Eine große Anzahl sehr verschiedenartiger Berufe ist der Einatmung größerer Mengen von Steinstaub ausgesetzt: Steinhauer, Steinmetze, Bildhauer, Steinziegelerzeuger, Bergarbeiter, Porzellanarbeiter, Schleifer, Glasschleifer, Diamant- und Achatschleifer, Tonarbeiter und Feuersteinarbeiter.

Die klinische Erfahrung lehrt, daß die verschiedene Beschaffenheit von Steinstaub für die Entwicklung der Chalikosis von ausschlaggebender Bedeutung sind. Es ist zunächst festzustellen, welche Eigenschaften der Staubart für den Charakter der Stauberkrankung entscheidend sind, ob die physikalische Beschaffenheit oder die chemische Zusammensetzung.

LUBENAU prüfte 28 verschiedene Staubsorten in Einatmungsversuchen am Tier (Meerschweinchen). Von Steinstaub untersuchte er Schamotte, Thomasschlacke, Zement, Granit, Sandstein, Gips, Schwefelblende, Chausseestaub, Dolomit, Erzgesteine. Schamotte und Thomasschlacke führten mehrfach zu akuten Bronchopneumonien, an denen die Meerschweinchen zugrunde gingen. Auch die von LUBENAU beschriebenen chronischen Veränderungen der Lunge nach Schamotte scheinen Endzustand ausgedehnter bronchopneumonischer Veränderungen zu sein, denn er findet eine ziemlich gleichmäßige Vergrößerung aller Lungenlappen, die eine graue Schnittfläche haben. Histologisch ist etwa die Hälfte bis zwei Drittel der Lungenlappen verödet. Die mittleren Abschnitte lassen durch reichliche Bindegewebsentwicklung ein größeres Alter erkennen, während am Rande die luftleeren Teile zellig durchsetzt sind. Die hier erzeugten Veränderungen weisen mehr auf eine entzündliche Erkrankung hin, die mit der menschlichen Chalikosis im allgemeinen nicht verglichen werden kann. Hervorzuheben ist, daß in den weniger durchsetzten Teilen das Zwischengewebe verdickt ist und im rechten Unterlappen linsengroße Höhlen sich gebildet haben. Während der Staubgehalt in den Lungen gering ist, finden sich reichlich Staubzellen in den Lymphknoten. Eher mit den menschlichen Fällen von Chalikosis zu vergleichen sind die Befunde, die LUBENAU bei Meerschweinchen erhob, welche er ein halbes Jahr nach einer einwöchigen Versuchsdauer mit Thomasschlackeneinatmung untersuchte. Zwar finden sich auch hier ausgedehnte Verödungen von Lungengewebe, doch überwiegen die lufthaltigen Lungenteile, deren verdicktes interstitielles Gewebe mit den darin enthaltenen Staubzellen an die Vorbehandlung erinnert. Auch finden sich in dem Gewebe auch reichlich Rundzelleneinlagerungen, die elastischen Fasern sind an diesen Stellen zum Teil geschwunden. An vielen Stellen sind ganze Alveolengruppen prall gefüllt mit Staubzellen.

Besonders starke interstitielle verhärtende und Wucherungsvorgänge fand Lubenau nach Einatmung von Dolomit und Bleiglanz. Hier finden sich bereits beim Töten nach einer 8tägigen Versuchsdauer sehr reichlich interstitielle Staubeinlagerungen, beim Töten 6 Monate nach der gleichen Versuchszeit finden sich Rundzellenansammlungen um Blutgefäße und Bronchien, sehr reichlich Staubzellen in der Lunge, sowie in den Hiluslymphknoten, eine starke Verhärtung des Lungengewebes.

Durch Einatmung von Sandstein, Zement, Porzellan, Chausseestaub und Tonschiefer konnte Verfasser nur geringfügigere Veränderungen hervorrufen. Am schwersten wurden also nach Lubenau die Lungen durch die Einatmung von Schamotte, Thomasschlacke, Kalkspat, Erzgestein, Dolomit und Bleiglanz verändert.

So bemerkenswert die Untersuchungen von Lubenau auch sind, so ist für die Übertragung der Ergebnisse auf die menschliche Chalikosis zu berücksichtigen, daß die Versuchsanordnung in keiner Weise den Verhältnissen in den Staubgewerben entspricht (kurz dauernde, sehr starke Staubeinatmung im Versuch) und daß bei der großen Zahl der untersuchten Staubsorten auf die einzelne Staubart zu wenig Versuchstiere kommen, um weitgehende Schlüsse zu gestatten. Immerhin sind auch ähnliche Unterschiede in der Entwicklung der menschlichen Staubkrankheit bei den verschiedenen Staubsorten festzustellen. So fand bei klinischer Untersuchung Koelsch Staublungen bei:

Zementarbeitern in 15%
Stahlkugelschleifern in 31%
Porzellanmachern in 45%
Sandsteinhauern in 63%

Der Granitstaub ruft eine weniger schwere Chalikosis hervor als der Sandsteinstaub. Brock zieht zur Erklärung das Gewicht der beiden Staubsorten heran: der Granitstaub sinke infolge seiner Schwere zu Boden, während der leichtere Sandsteinstaub leichter eingeatmet wird. Recht lehrreich ist in dieser Beziehung auch der erste Fall Arais, bei dem es sich um einen 36jährigen Mann handelte, der von seinem 15.—33. Lebensjahre als Marmorsteinmetz gearbeitet hatte, ohne wesentliche Beschwerden zu haben, nachdem er aber 2 Jahre lang Sandsteinarbeiten verrichtet hatte, schwer erkrankte und unter starken Atembeschwerden starb. Der Leichenbefund zeigte, daß es sich nicht, wie man vermutete, um Tuberkulose, sondern um chronische verhärtende Steinstaublungenentzündung (Chalicosis chronica) handelte.

Wie Brock messen auch andere ältere Untersucher den physikalischen Eigenschaften des Staubes die wesentliche Bedeutung zu. Es werden daher von den verschiedensten Untersuchern die physikalische Beschaffenheit der einzelnen Staubarten geprüft: Körnchengröße, Gewicht, Oberflächenbeschaffenheit usw. (Orsi, Lehmann, Saite usw.).

Neuere Untersucher richten vor allem ihr Augenmerk auf die chemische Beschaffenheit des Staubes, und zwar sind es vor allem englische und amerikanische Forscher, die auf die große Bedeutung der chemischen Zusammensetzung hinweisen. Als den schädlichsten Bestandteil der verschiedenen Staubsorten sehen sie den Gehalt an Kieselsäure an (MAVROGORDATO, HALDANE). Wohl war auch von älteren Untersuchern (ARNOLD, EULENBURG) auf die besonders verhärtende Wirkung der kieselsäurehaltigen Staube hingewiesen, die neueren Arbeiten klären den früher bereits beobachteten Unterschied im Verhalten verschiedener kieselsäurehaltiger Staube auf. Nicht die Silikate üben den Reiz auf das Bindegewebswachstum aus, sondern die freie Kieselsäure, so daß für die zur Gewebsneubildung führende Wirkung des Steinstaubs der Gehalt

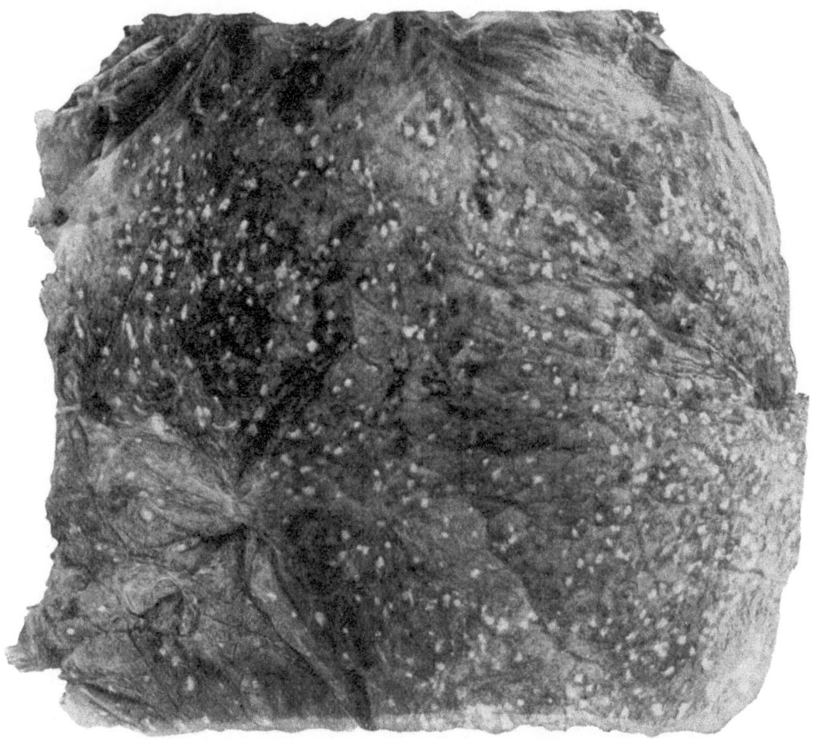

Abb. 26. Steinhauerknötchen des Lungenfells und der Lunge. 71jähriger Mann.
(Pathol. Museum der Universität Berlin.)

an freier Kieselsäure ausschlaggebend ist. Daß in den Körpersäften der Kieselstaub löslich ist, wurde von KETTLE nachgewiesen (BERGSTRAND.) Es sind also die quarzhaltigen Gesteine besonders gefährlich. Nach den Untersuchungen BERGSTRANDs kann man bei reiner Kieselstaubeinatmung 3 Stadien von Lungenveränderungen unterscheiden: 1. Verdickung der Bläschenwände und Atrophie des elastischen Gewebes — daher Emphysem. 2. Chronisch-produktive Lymphangitis mit bindegewebigen Knötchen. 3. Exsudatives Stadium mit Organisation und Karnivikation und dadurch bedingter Verhärtung (Induration) ausgedehnterer Lungenabschnitte. Im Tierversuch läßt sich bei den verschiedenen Stauben ein Unterschied im Entstaubungsverlauf bei Aussetzen der Staubeinatmung nachweisen: der Kieselstaub bleibt liegen, während Kohlen- und Tonstaub längere Zeit nach den Einatmungsversuchen vollkommen aus der Lunge verschwunden sind (KOELSCH, MAVROGORDATO). In diesem Stadium können die Lymphknoten mehr Staub aufweisen als die Lungen. Häufig hören mit der Staubabfuhr die Verhärtungsvorgänge in den Lungen nicht auf, sondern nehmen ihren Fortgang, so daß ein eigenartiges Mißverhältnis zwischen abgelagertem Staub und Lungenverhärtung besteht.

Beobachtet man im Tierversuch das Verhalten der Staubabfuhr bei Mischungen verschiedener Staubsorten, von welchen die eine leicht abführbar ist, die andere schwer, so sieht man, daß nun die Abfuhr der schwerer abführbaren Staubart mit der leichteren zugleich erfolgt. Beimengungen von Tonstaub oder Kohlenstaub führen in dieser Weise zur Abfuhr von Quarzstaub (KOELSCH, HALDANE). Diese experimentellen Tatsachen führt HALDANE zur Erklärung

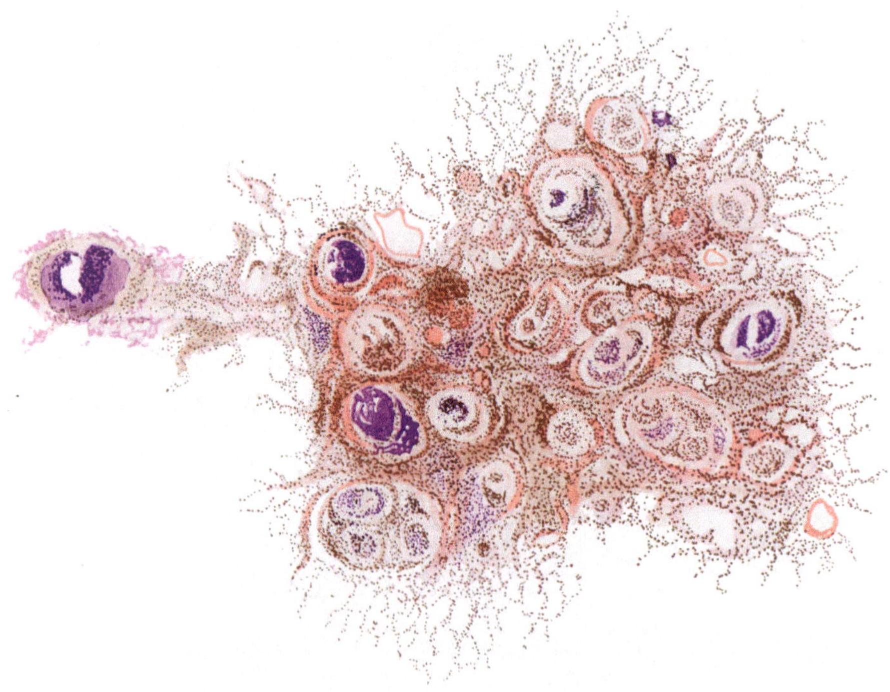

Abb. 27. Steinhauerlunge. 42 jähriger Steinmetz. S. 373/19. Sammlung Leipzig. Mitte der Knötchen von Stein und Kalkkonkrementen gebildet. Hämol.-Eosin.

klinischer Beobachtungen in den südafrikanischen und australischen Goldbergwerken an: Es läßt sich in diesen Bergwerken beobachten, daß die Bergarbeiter, die mit fast reinem Quarzgrubenstaub zu tun haben, früher und schwerer erkranken als solche, die mit einer Mischung von Quarz, Ton- und Kohlenstaub zu tun haben. HALDANE nimmt für diese günstigere Wirkung der Mischstaube an, daß eine Mobilisierung der Staubteilchen stattfindet, die sich sonst, allein eingeatmet, in der Lunge festsetzen würden. HALDANE baut diese Vorstellung noch weiter aus und macht den Vorschlag, bei gefährlichen Staubarten, bei denen eine genügende Absaugung nicht durchführbar ist, durch Beimengung von Kohlen- oder Tonstaub die Gefahr herabzumindern.

Die ersten klinischen Beschwerden haben die Steinhauer gewöhnlich nach jahrelanger Arbeit. Sie äußern sich in Husten, Atemnot, in späteren Stadien treten Abmagerung, Schwäche und Kreislaufstörungen auf. Mitunter können die ersten Krankheitserscheinungen bei vermehrter Inanspruchnahme der

Körperkräfte auftreten, wie dies z. B. in einem Fall von BROCK beschrieben wird. Hier traten bei einem Grabsteinfabrikanten, der mit dem Einmeißeln der Schrift in die Grabsteine beschäftigt war, Atemnot und Husten auf, als er 1914 zum Militär eingezogen wurde.

Der anatomische Befund ist in der Hauptsache folgender: Die Lunge ist schwerer als eine normale Lunge, das Lungenfell meist schwartig verdickt und die Pleurablätter strangförmig oder flächenhaft miteinander verwachsen. Gewöhnlich erkennt man schon an der Oberfläche zahlreiche grauweißliche, von schwarzen Höfen umgebene harte Knötchen (Abb. 26), selten Knoten, die man deutlich durchfühlen kann; ihre Größe übertrifft selten die eines Stecknadelkopfes. Auf dem Durchschnitt ist die Lunge durchsetzt von derben steinharten Knötchen verschiedener Größe, die häufig mit dem Messer nicht schneidbar sind.

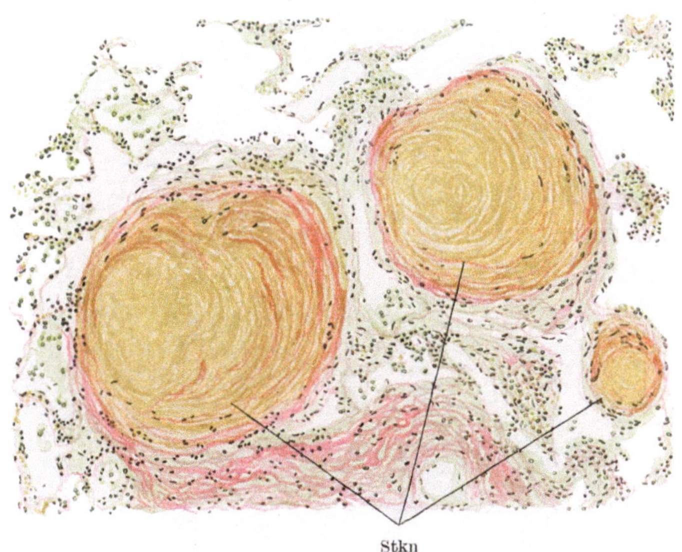

Abb. 28. Steinhauerknötchen. Eisenhämat. VAN GIESON.

Die Knötchen selbst sind meist von grauer Farbe, im allgemeinen von einem dichten schwarzen Hof umgeben, zuweilen ist durch das schwarze Pigment das graue Zentrum vollkommen verdeckt. Das Zwischengewebe ist häufig an den Stellen, wo sich keine Knötchen befinden, verdickt. Häufig sind die Lungenabschnitte zwischen den Knoten auch geschrumpft, so daß die Lunge zuweilen ein grobhöckeriges Aussehen hat. Diese Höckerung tritt durch häufig vorhandenes ausgleichendes Emphysem der weniger befallenen Lungenabschnitte noch deutlicher hervor. In sehr ausgeprägten Fällen sind vor allem im Unterlappen keine Knötchen oder Knoten vorhanden, sondern große Teile oder sogar fast der ganze Lappen ist in eine graubläuliche, sehr feste und harte, unter dem Messer knirschende Masse umgewandelt.

Die Bronchien sind meist erweitert, die Schleimhaut geschwollen, gelockert, stark gerötet, von graugelblichem Schleim bedeckt, andere aber umgekehrt stark verengt. Es kann ferner zu gleichmäßigen, zylindrischen oder auch sackartigen Erweiterungen der Bronchien und Höhlenbildungen kommen. Die mittleren und kleinen Schlagaderäste erscheinen nicht selten zusammengepreßt und verdickt. Verhältnismäßig häufig finden sich in den Lungen bronchiopneumonische Herde (Abb. 27).

Histologisch haben die Steinhauerknötchen ein ganz charakteristisches Aussehen: In der Mitte des Knötchens findet sich das mehr oder minder große Steinkorn. Es wird umkleidet von konzentrisch angeordneten, sehr derben Bindegewebsfasern, die feinste Staubteilchen enthalten, zuweilen Steinstaub und Kohlenstaub, der in den Außenschichten meist reichlicher vorhanden ist, als in der Mitte. Doch kommt auch das umgekehrte vor. Bei der van Gieson-färbung ist es besonders bemerkenswert, daß die fast ganz zellfreien inneren Faserschichten nicht die Rotfärbung annehmen, sondern ausgesprochen gelb gefärbt werden, während die äußeren, ein wenig zellreicheren Schichten die ausgesprochene Kollagenfärbung geben (Abb. 28).

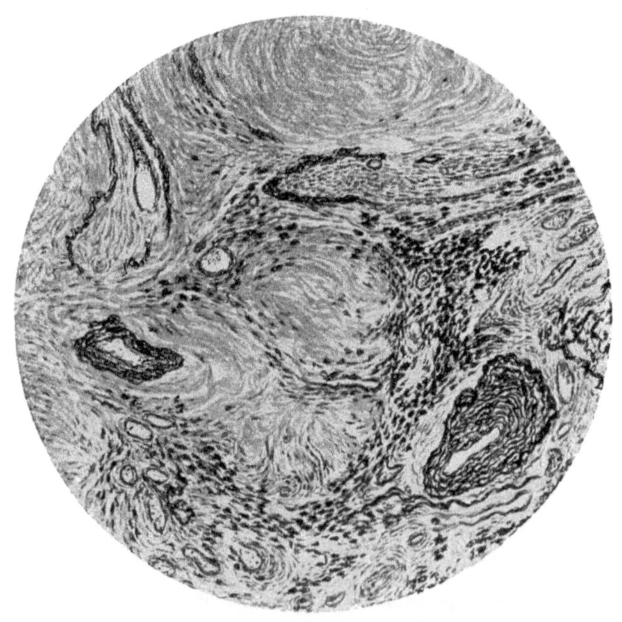

Abb. 29. Rechte Spitze. Sklerotische, interstitielle Knötchen mit Zügen staubführender Zellen an der Peripherie. Endoarteriitis und Endophlebitis obliterans. (Nach Arai.)

Zuweilen sieht man, daß größere Steinhauerknötchen aus mehreren derartigen Knötchen zusammengesetzt sind. Man sieht mehrere Steinkornmittelpunkte, die Bindegewebsfasern der einzelnen Knötchen verflechten sich an den Berührungsstellen miteinander, so daß achterartige Figuren von Bindegewebsfasern gebildet werden.

Arnold nimmt an, daß die Steinhauerknötchen auf verschiedene Weise zustande kommen können. Da der Steinstaub wie der Kohlenstaub um Bronchien und Blutgefäße abgelagert wird, so wird ein Teil der Knötchen durch Reizwirkung dieses abgelagerten Staubes auf das angrenzende Bindegewebe zustande kommen. Des weiteren könnte die Mitte der Knötchen auch von den intrapulmonalen Lymphknötchen, in welchen der Steinstaub abgelagert wird, gebildet werden. Schließlich zieht Arnold noch eine besondere Form der indurierenden Bronchiopneumonie in Betracht: Bei Personen, die längere Zeit in Steinstaub gearbeitet haben, finden sich zuweilen in den Alveolen Staubpfröpfe, die aus lymphoiden wie epithelähnlichen Staubzellen bestehen und zudem noch freien Staub enthalten. Zerfallen diese Staubpfröpfe, so kommt es zunächst zu einer entzündlichen Durchsetzung der Alveolarwand mit bald folgender bindegewebiger Organisation. Der Alveolarinhalt schrumpft und schließlich wird die ganze Alveole erfüllt von einem derben fibrösen Gewebe, so daß auch hier als Endglied Steinhauerknötchen oder -platten entstehen. Gerade in den vorgeschrittenen Fällen finden sich dann auch sehr schwere endarteritische und endophlebitische Veränderungen, wie sie z. B. ARAI abbildet (Abb. 29). Die Knoten und Schwielen sind dann auch oft noch erheblich zellreicher und bestehen aus vielgestaltigen und eiförmigen Zellen, in deren Leib spitze, stark

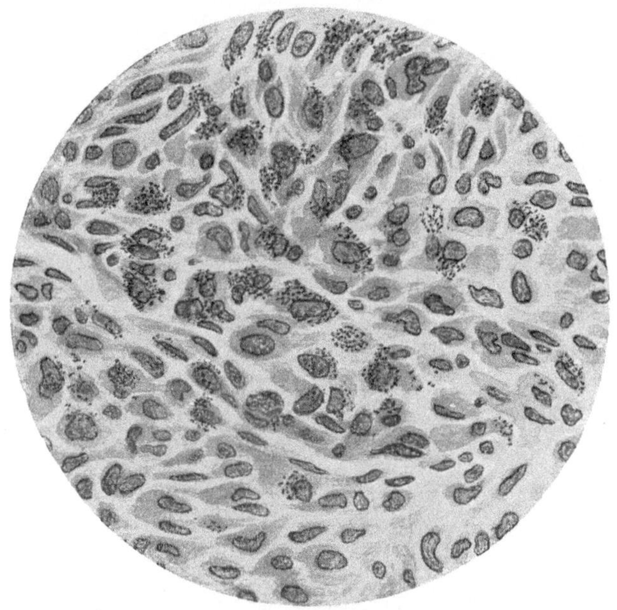

Abb. 30. Große, vieleckige, steinstaubführende Zellen. (Nach ARAI.)

lichtbrechende, bräunliche Körner liegen (Abb. 30). Andere bindegewebige Streifen und Knoten sind dagegen sehr zellarm und faserreich, zeigen aber nicht immer konzentrische Schichtung. Die Lungenbläschen sind vielfach überhaupt nicht mehr erkennbar oder zeigen stark verdickte Wandungen und Ausfüllung mit Bindegewebe, gelegentlich auch noch Granulationsgewebe (Abb. 31).

Die in den Steinhauerlungen auftretenden Kavernen nicht tuberkulösen Ursprungs sind wohl auf ähnliche Vorgänge zurückzuführen. Sie können von sehr verschiedener Größe sein, ihre Wand besteht zumeist aus einem derben, weißlichen Bindegewebe. In seltenen Fällen kann bei dem Gewebsuntergang es zu einer Annagung eines Blutgefäßes kommen und dadurch eine mehr oder minder schwere Blutung verursacht werden. Die Steinstaubmassen selbst erscheinen nach verschiedener Art des Staubes verschieden: Meist tritt der eingeatmete Kiesel- und Sandstaub in Form feinster bräunlicher Körnchen oder spitzer und eckiger, stark lichtbrechender Splitter auf (Abb. 30). Wo sie zu größeren Massen verklumpt sind, kann es in ihnen auch zu Kalkablagerungen kommen (Abb. 27).

In vereinzelten Fällen ist bei den Kranken mit den oben geschilderten Krankheitserscheinungen im Auswurf das Auftreten von steinartigen Konkrementen beobachtet und die Frage aufgeworfen worden, ob es sich hier um ein sicheres Zeichen einer Steinhauerlunge handelt. Derartige „Steine" können sehr verschieden zusammengesetzt sein. In vielen Fällen handelt es sich gar nicht um Silikate, sondern um Kalziumphosphat und der Stein stellt eine Mischung entzündlichen Exsudates und abgestorbenen Gewebes dar. Derartige Steine können bei jedem Kranken, welcher an einer entzündlichen Erkrankung der Lunge mit Gewebszerstörung leidet, auftreten. Man findet sie naturgemäß

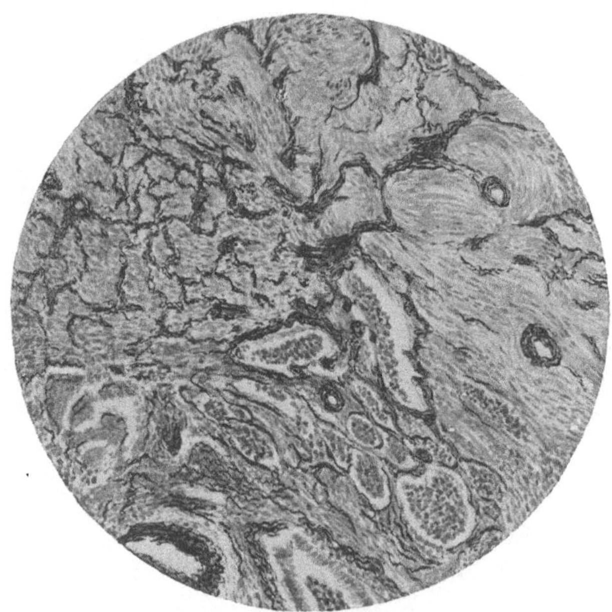

Abb. 31. Verschiedene Stadien der Karnifikation bis zur Sklerose bei Steinstaubeinatmung. (Nach Arai.)

verhältnismäßig wenig, am häufigsten bei Tuberkulose. Andererseits kommen steinartige Zusammenballungen des eingeatmeten Staubs bei Steinhauern vor und können ausgehustet werden. Wenn auch hier in den Steinen Gewebsbestandteile (Staubzellen, nekrotisches Gewebe, entzündliches Exsudat) beigemischt sein kann, so läßt der reichliche Kieselsäuregehalt in ihnen den Ursprung aus eingeatmeten Steinstaub erkennen. Nur derartige Silikatsteine sind für Steinhauerlungen charakteristisch.

Kogem-Janny hat Fälle von „Silicosis universalis" der Glimerarbeiterinnen beschrieben, in denen es sich um eine Durchtränkung verschiedener Organsysteme (Atmungsorgane, Nervensystem, Nieren und Geschlechtsorgane, sowie Unterhautzellgewebe) mit Kieselsäure gehandelt haben soll und sich besonders im Unterhautgewebe zahlreiche Knötchen fanden, die er als Kieselsäureknötchen bezeichnet (Oleogranuloma silicatum) und die den bekannten Fremdkörperknötchen entsprachen. Es ist durchaus zweifelhaft, ob diese Deutung richtig ist.

Chemisch läßt sich nachweisen, daß in den Steinhauerlungen es zu einer recht erheblichen Vermehrung der Silikate kommen kann: Riegel fand bei einem 26jährigen Steinhauer, der seinem Lungenleiden erlag, 41,38$^0/_0$ Kieselsäure in den Aschebestandteilen der Lunge; bei weiteren analysierten Steinhauerlungen erhielt er 37,47$^0/_0$, 38,48$^0/_0$ und sogar 58,3$^0/_0$ Kieselsäure. Als

Normalwerte fand er bei einem 4 Wochen alten Kinde keine Kieselsäure, im Alter von 4 Jahren $2,44\,^0/_0$, bei einem 47jährigen Tagelöhner $13,39\,^0/_0$ und bei einer 69jährigen Köchin $16,69\,^0/_0$.

Im allgemeinen werden von der Steinstaubeinatmung beide Lungen befallen. Im Gegensatz zur Tuberkulose sind nicht die Spitzen und Oberlappen frühzeitig und mit besonderer Vorliebe befallen, sondern die bevorzugten Abschnitte sind hier die untersten Teile des Oberlappen, sowie die seitlich und unterhalb der Lungenwurzeln gelegenen Abschnitte (ICKERT, THIELE und SAUPE, DE LA CAMP). Häufig ist die rechte Lunge etwas stärker beteiligt als die linke. In vorgeschrittenen Stadien der Steinstauberkrankung lassen sich im Röntgenbild neben dieser „Schmetterlingsform der Herdschattenausbreitung" (DE LA CAMP) noch eine über beide Lungen ziemlich gleichmäßig verteilte Tüpfelung erkennen („Schneegestöber", RODENACKER-WOLFEN). Kommt es zur Höhlenbildung in den Steinstaublungen, so unterscheiden sich diese von den tuberkulösen nach THIELE und SAUPE durch ihre zerklüftete, zottige Wand.

Außerdem finden sich derartige Höhlen in pneumokoniotischen Lungen nur an Stellen, die ausgedehnt schwielig verändert sind.

Früher unterschied man im wesentlichen in ihrer Wirkung zwei Arten von Steinstaub: solche, die besonders stark bindegewebsbildend wirken, zu denen vor allem die Silikate gehören einschließlich des Porzellanstaubs, und solche, die akute, nekrotisierende Entzündungen hervorrufen. In dieser Weise wirken Thomasschlackenstaub, Kalkstaub und Braunstein. Der Krankheitsverlauf derartiger akuter Staublungenerkrankungen ist im allgemeinen der, daß die Arbeiter mehrere Stunden oder Tage nach der Beschäftigung, die mit der Steinstaubentwicklung verknüpft ist, akut unter den Zeichen einer Lungenentzündung erkranken. Einmal mit diesen Steinsorten beschäftigt gewesene Arbeiter sollen eine gewisse verstärkte Empfänglichkeit erwerben und nach Jahren bei Zusammentreffen mit der gleichen Staubart akut an Lungenentzündung erkranken. Auf eine derartige akute Staubwirkung scheint Hippokrates einen Todesfall zu beziehen, der einen Mann kurz nach Beziehen eines Hauses dicht an einer neu errichteten Kalkmauer betraf.

Seit der Einführung und großen Vervollkommnung der Röntgentechnik ist eine viel genauere und bessere Beobachtung der Staubkrankheiten möglich wie früher. Naturgemäß sind ausgedehntere röntgenologische Untersuchungen vor allem in den gewerbehygienisch wichtigsten Betrieben vorgenommen. Ihre Ergebnisse seien kurz hier angeführt.

1. Steinhauer.

Wie auch bei anderen Stauberkrankungen zu sehen ist, gehen objektiver Befund und subjektive Beschwerden nicht durchweg parallel. Bei arbeitsfähigen Leuten lassen sich röntgenologisch häufig bereits schwere Veränderungen feststellen. THIELE und SAUPE, die völlig arbeitsfähige Arbeiter der Elbsandsteinbrüche untersuchten, unterscheiden 3 Stadien röntgenologischer Veränderungen:

1. Nur Verstärkung der Hilusschatten und Vergröberung der Lungenzeichnung (häufig schwer von der normalen Lunge abzugrenzen).

2. Außer den Veränderungen des 1. Stadiums netz- und wabenartige Strukturen und einzelne kleine fleckige Schatten.

3. Disseminierte, über beide Lungenfelder verstreute Fleckenschatten von wechselnder Größe. Bei der Untersuchung von insgesamt 112 Steinhauern verteilten sich die einzelnen Fälle nach der Beschäftigungsdauer geordnet auf diese Gruppen in folgender Weise:

Beschäftigungs-dauer	gesund	I	II	III	zusammen
0— 5 Jahre	8	1	—	—	9
6—10 „	6	1	2	—	9
11—15 „	1	6	1	—	8
16—20 „	2	13	4	—	19
21—25 „	2	10	6	1	19
26—30 „	—	9	11	4	24
31—35 „	—	4	4	2	10
36—40 „	—	1	10	—	11
41—45 „	—	—	—	2	2
46—50 „	—	—	1	—	1
Zusammen	19	45	39	9	112

Es geht aus der Tabelle hervor, daß die Häufigkeit und die Schwere mit der
Zahl der Berufsjahre zunimmt, und Steinhauer über 25 Berufsjahren überhaupt nicht mehr lungengesund gefunden wurden. Auffallend ist, daß trotzdem unter den 112 untersuchten Arbeitern nur 2 nicht arbeitsfähige waren.

2. Bergarbeiter.

Die Untersuchungen von Böhme wie amerikanischer und englischer Forscher
zeigen auch bei den Bergarbeitern, daß röntgenologisch Veränderungen bereits
feststellbar sind, lange bevor Beschwerden oder der auskultatorische Befund
auf die Stauberkrankung hinweisen. Auch hier steht Ausdehnung der Stauberkrankung und Berufsalter in Zusammenhang. Die schwersten Veränderungen
finden sich ebenfalls in dieser Gruppe bei den Arbeitern, die mit besonders
quarzreichem Staub zu tun hatten. Die Röntgenbilder entsprechen im wesentlichen den bei den Steinhauern geschilderten.

3. Kalkstaub.

Während früher der Kalkstaub auch unter die zu schweren Schädigungen
führenden Staubsorten gerechnet wurde, wissen wir jetzt, daß Kalk nicht zu
schweren Staubkrankheiten der Lungen führt. Iszard kommt auf Grund der
Schrifttumsangaben wie eigener Untersuchungen zu dem Ergebnis, daß Kalzium-
hydrat nur eine vorübergehende Reizung der Atmungswege herbeiführt, was
er auf mechanische Unmöglichkeit des Eindringens der großen Staubkörnchen
in die feineren Bronchien zurückführt. Andere Untersucher nehmen an, daß der
Kalk in Gewebe gelöst wird und so eine schädliche Wirkung nicht entfalten kann.

4. Porzellanstaubarbeiter.

In der keramischen Industrie ist für die Entstehung der Koniosen die Art
der Beschäftigung und die Beschaffenheit des Porzellanstaubes von wesentlicher Bedeutung. Bogner, Vollrath und Koelsch geben folgende Haupt-
phasen der Porzellanbereitung an:

1. Bereiten der Rohmasse (die verschiedenen Rohmassen sind verschieden
zusammengesetzt und bestehen im wesentlichen aus Quarz, Feldspat und
Kaolin. Der Quarzgehalt kann bis zu 30% betragen.

2. Formgebung (Drehen, Formen, Gießen und Stanzen).

3. Ausarbeiten, Abstäuben und Glasieren der trockenen Stücke.

4. Brennen.

5. Schleifen, Verputzen, Dekorieren.

Am meisten sind die Glasierer gefährdet.

Die Koniose der Porzellanarbeiter nimmt ebenfalls mit dem Berufsalter zu,
Thiele fand eine 100%ige Erkrankungsziffer bei einem Berufsalter von 40

bis 50 Jahren. Vergleichende Untersuchungen von MAY und PETR über Sandstein- und Porzellanstaubkoniosen lassen auf Grund der Röntgen- und klinischen Untersuchung den Porzellanstaub viel weniger gefährlich erscheinen als den Sandstein.

5. Schleifer.

Besonders eingehende Untersuchungen sind in den letzten Jahren über die Gefährdung der Schleifer durch den Staub vorgenommen worden. Hier wirken zwei Staubsorten gleichzeitig auf die Lungen ein, der Schleifsteinstaub und der Metallstaub des geschliffenen Gegenstandes (Stahlstaub). Beide führen zu starker Induration und verstärken sich daher in ihrer Wirkung.

OLDENDORFF hat nach der Statistik der Sterberegister eine Übersicht über die Sterblichkeitsverhältnisse der Metallschleifer im Kreise Solingen zusammengestellt. Er stellt fest, daß die Schleifer, deren Väter den gleichen Beruf hatten, dem Schleiferasthma etwas günstiger gegenüberstehen als solche, die neu in den Beruf treten. Bei den verschiedenen Schleifbetrieben ist die Krankheitsgefahr eine verschiedene: die Trockenschleiferei ist als gefährlicher anzusehen als die Feuchtschleiferei. Ganz besonders gefährdet sind die Arbeiter der Dampfschleifereien wegen der sehr dicht stehenden Schleifsteine und der längeren Arbeitszeit. Gegenüber diesen Angaben von OLDENDORFF findet STAUB-OETIKER bei der klinischen Untersuchung von 20 Arbeitern einer Metallschleiferei, daß trotz zum Teil fehlender klinischer Erscheinungen röntgenologisch pathologische Veränderungen der Lungen bei allen nachweisbar sind. Sie nehmen ihren Ausgang vom Lungenhilus, von wo aus sich strahlenförmige Verdichtungen in der ganzen Lunge ausbreiten. Im allgemeinen zeigt die rechte Lunge stärkere Veränderungen als die linke und in der rechten Lunge ist vor allem der Unterlappen wieder besonders stark befallen. STAUB-OETIKER sieht die Schwere der Veränderungen der Lunge durch Staubeinatmung der Menge des eingeatmeten Staubes vollkommen parallel gehen, so daß eine individuelle Veranlagung für den Beginn und Verlauf der Krankheit, wie sie OLDENDORFF annimmt, nach seinen Untersuchungen wohl keine Rolle spielt.

Diese Beobachtungen STAUB-OETIKERs an einem verhältnismäßig kleinen Material werden durch die neuen englischen wie deutschen Arbeiten in weitgehendem Maße bestätigt. Die neueren Untersuchungen sowohl die englischen (MACKLIN, MIDDLETON, MAVROGORDATO, GYE und PURDY, GYE und KETTLE, KETTLE, CUMMINGS) wie die deutschen TELEKY, LOCHTKEMPER, ROSENTHAL-DEUSSEN und DERDACK) beschäftigen sich nicht nur mit den im Körper gesetzten Veränderungen, sondern sehr eingehend auch mit den Arbeitsverhältnissen, den Bedingungen der Staubentwicklung, der Beschaffenheit des Staubes je nach der Art des Betriebes, der verschiedenen Staubaussetzung der einzelnen Arbeiter bei den verschiedenen Teilverrichtungen der Schleiferei.

Am günstigsten stehen nach den Untersuchungen von LOCHTKEMPER und TELEKY in der Solinger Schleifindustrie die Polierer da, die nur mit Wiener Kalk poliert haben. Selbst bei einem Mann, der bereits 40 Jahre poliert hatte, ließ das Röntgenbild keinen sicheren Anhaltspunkt für Stauberkrankung der Lunge erkennen. Der beim Polieren entwickelte Staub ist als mäßig hoch zu bezeichnen (Staubzahl zwischen 130—533). Dieser günstige Gesundheitszustand stimmt mit den oben erwähnten Erfahrungen der Unschädlichkeit des Kalkstaubs überein. Polierer, die Bimsstein zum Polieren verwendet haben, lassen Lungenveränderungen erkennen, die zuerst nach bereits jahrelanger Arbeit auftreten und sich nur sehr langsam weiter entwickeln. Ebenso zeigen geringe Veränderungen, die auch erst verhältnismäßig spät auftreten, die Feinpliester und auch die Grobpliester, die mit Staubabsaugvorrichtungen arbeiten.

Eine langsame Entwicklung der Lungenveränderungen konnten die Untersucher auch bei den Schleifern am künstlichen Stein beobachten, die ersten Veränderungen sind erst nach 10—13 Jahren zu beobachten, und selbst nach 32 Jahren sind die Veränderungen noch keine sehr ausgedehnten.

Alle diese Arbeiter sind die weniger gefährdeten in dem Schleifereibetrieb, am stärksten gefährdet sind entgegen den früheren Anschauungen die Schleifer am Naßsandstein. Hierin stimmen die Beobachtungen der englischen Untersucher mit denen der deutschen vollkommen überein.

Ganz neue Ergebnisse hatten die Untersuchungen über die Staubentwicklung beim Naß- und Trockenschleifen. Bei der Staubzählung stellte es sich heraus, daß die größten Staubmengen beim Schleifen am nassen Sandstein entwickelt wurden. Allerdings muß berücksichtigt werden, daß bei der Sandsteintrockenschleiferei Staubabsaugvorrichtungen vorhanden sind und die Staubzählungen in derartigen Arbeitsstätten vorgenommen wurden. Beim Naßschleifen lassen sich gleiche Absaugvorrichtungen nicht anbringen. Diesen Staubzählungen entsprechen auch die klinischen Untersuchungsergebnisse von Lochtkemper, der bei den Naßschleifern frühzeitig schwere Lungenveränderungen fand (bereits nach 4—5 Berufsjahren), die sich rasch weiter entwickelten. Am eindrucksvollsten geht die verschiedene Gefährdung der verschiedenen Arbeiter in dem Schleifergewerbe aus der Zusammenstellung der Untersuchungsergebnisse von Lochtkemper hervor:

	Keine Zeichen von Staub	I	II	III	
Polierer	4	7	—	—	
Feinpliester	—	9	—	—	
Grobpliester . . .	4	8	2	1[1]	[1] Arbeitete 23 Jahre in
Kunststein	2	10	2	—	demselben Raum mit
Sandstein trocken .	4	1	8	2	Naßschleifern am Sandstein.
Sandstein naß . . .	—	19	6	11	

Sehr geringgradige Veränderungen fanden sich bei den am Kunststein arbeitenden Schleifern, so daß Teleky und Lochtkemper den Ersatz des Sandsteins durch den Kunstschleifstein für die wirksamste Bekämpfung der Gefahr, der die Naßschleifer ausgesetzt sind, hält.

Diesen deutschen Erfahrungen entsprechen die neueren Untersuchungen über die Gesundheitsverhältnisse in den englischen Metallschleifereien. Die Staubzählungen ergeben in Sheffielder Schleifereien sehr viel höhere Werte, als sie in Solingen gefunden wurden. Es ist dies aus der weniger günstigen Einrichtung der englischen Schleifwerkstätten zu erklären, in welchen alle Arbeiten nebeneinander vorgenommen werden. Dem höheren Staubgehalt der Luft entspricht auch der schlechtere Gesundheitszustand: Stauberkrankungen der Lungen wurden klinisch bei Naßschleifern bei 5—10jähriger Tätigkeit in 28,7%, bei 10—15jähriger Tätigkeit 61,33%, bei 20—30jähriger Tätigkeit 91,4% beobachtet.

Bei Arbeitern am Kunstschleifstein fanden die englischen Untersucher auch bei jahrelanger Arbeit so gut wie keine Veränderungen, jedenfalls nie die schweren Fibrosen. Dabei ist die Staubentwicklung die gleich starke oder auch noch eine stärkere. Von physikalischen Eigenschaften messen die englischen Untersucher nur der Staubkorngröße eine wesentliche Rolle bei, Staubkörnchen über 10 Größe gelangen nicht bis in die feinsten Bronchien und werden daher nicht so reichlich in der Lunge abgelagert wie kleinere Staubkörner. Für die schweren Fibrosen erscheint den englischen Untersuchern der Gehalt von freier Kieselsäure von ausschlaggebender Bedeutung. Nach Tierversuchen von Gye und Purdy ist die Kieselsäure als ein Zellgift anzusehen, das auch bei Einspritzung in

Blutadern zur Bindegewebsbildung in anderen Organen, besonders der Leber führen kann.

Es geht also aus den neueren deutschen und englischen Arbeiten über die Stauberkrankungen der Metallschleifer hervor, daß dem Schleifmittelstaub eine größere krankmachende Bedeutung zukommt als dem dabei entwickelten Metallstaub. Dabei wird des weiteren hervorgehoben, daß die schweren, durch Kieselsäurestaub hervorgerufenen Lungenfibrosen besonders häufig mit Tuberkulose verbunden sind. Auch in einem Fall von Schleiferlunge (45jähriger Farbenschleifer), den wir untersuchen konnten, waren die durch den Metallstaub hervorgebrachten Veränderungen geringfügig (Abb. 32).

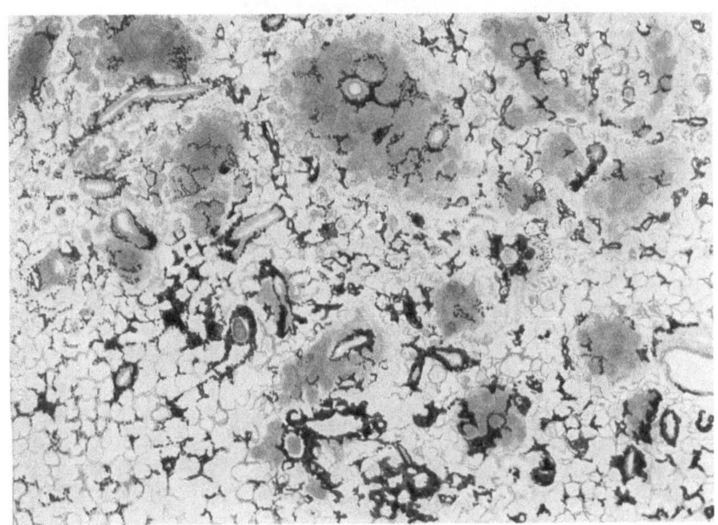

Abb. 32. Schleiferlunge. 45 jähriger Feilenschleifer mit Chalikosis und Tuberkulose.

Metallstaublungen.

Einen Übergang zu den Metallstaublungen bilden die beschriebenen Schleiferlungen, bei denen eine Mischung von Metall- und Schleifsteinstaub sich findet. Ganz ähnlich liegen wohl die Verhältnisse bei den Staublungen der Bergleute in Gold-, Kupfer- und Bleiminen. Auch hier kommt der Metallstaub vermengt mit Gesteinsstaub vor, ja in den meisten Fällen überwiegt der Gesteinstaub und die Schwere der Lungenerkrankung geht nach den neueren Untersuchungen südafrikanischer und australischer Forscher mit dem Gehalt des Staubes an freier Kieselsäure parallel. Neben diesem Gesteinstaub ist der Metallstaub meist stark mit Kohlenstaub vermengt.

1. Eisenlunge.

Man kann zwei Formen von Eisenlunge unterscheiden: die rote Eisenlunge, die durch Einatmen von Eisenoxydstaub bedingt wird und die schwarze, welche durch Ablagerung von Eisenoxydulstaub hervorgerufen wird.

Die rote Eisenlunge ist vorwiegend bei Arbeitern der Papier- und Glasindustrie beobachtet worden. Da sich die Technik in diesen Betrieben geändert hat, ist sie jetzt so gut wie nicht mehr zu sehen. ZENKER beschreibt 2 Fälle von roter Eisenlunge. In dem ersten Fall handelt es sich um eine 31jährige Fabrikarbeiterin, die 7 Jahre mit Färben von Fließpapier mit „Englisch-rot" beschäftigt war. Die Lungen sind ziegelrot und mit einer dicken Schwarte bedeckt. Auf dem Schnitt finden sich um die größeren Farbstoffansammlungen herum stecknadelkopf- bis erbsengroße Infiltrationsherde. In allen Lappen sind Kavernen vorhanden, ohne daß eine Tuberkulose vorliegt. Die Rindenabschnitte der Lymphknoten sind ziegelrot. Histologisch findet sich reichlich Farbstoff in den stark verdickten Lobularsepten, in der Adventitia der Bronchien,

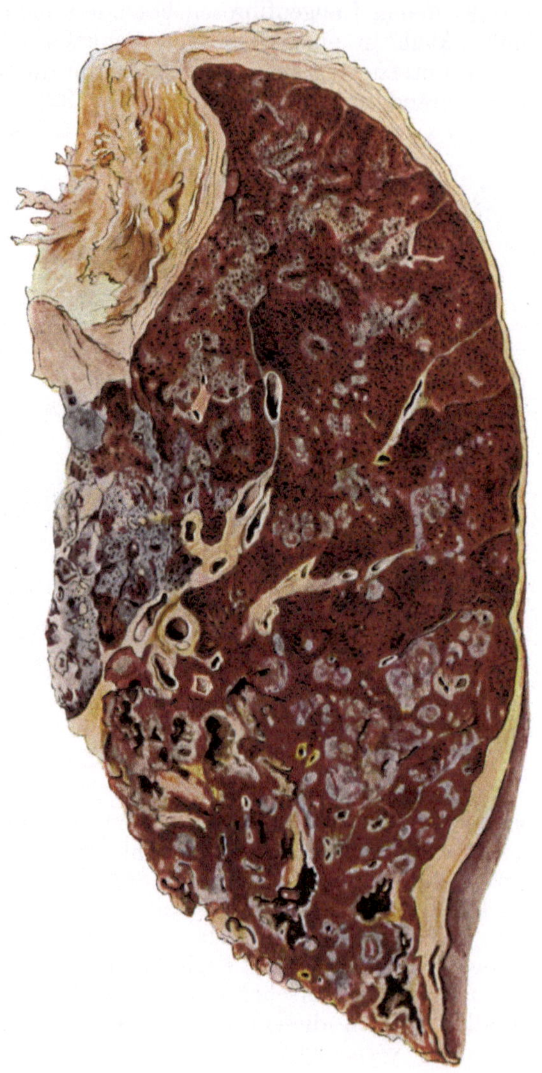

Abb. 33. Rote Eisenlunge. Präparat aus der Leipziger Sammlung. Fall Dr. Merkel-Nürnberg.

nicht in den Bronchialepithelien. In einem in der Leipziger Sammlung befindlichen Präparat, das von Dr. Merkel-Nürnberg stammt, waren im wesentlichen die gleichen Befunde vorhanden (Abb. 33).

In einem zweiten Fall von Eisenlunge bei einem 39jährigen Spiegelfabrikarbeiter ist die Pneumokoniose mit Tuberkulose verbunden. Die übrigen im Schrifttum beschriebenen Fälle von Eisenlunge entsprechen der von Zenker beschriebenen Form: ziegelrote Farbe, schwartige diffuse Pleuraverdickungen,

auch wenn eine Tuberkulose nicht besteht, Induration des Gewebes durch Verdickung der Alveolarsepten. MERKEL weist außerdem auf den mikroskopisch
auffallend starken Gehalt an anthrakotischem Pigment hin, der sich in makroskopisch rein rostbraunen Lungen findet. Der durch eine der von MERKEL
beschriebenen Lungen gelegte Übersichtsschnitt möge dieses Verhalten ver-
anschaulichen. Die Ablagerung des Kohlenstaubes wird wohl hier, wie auch

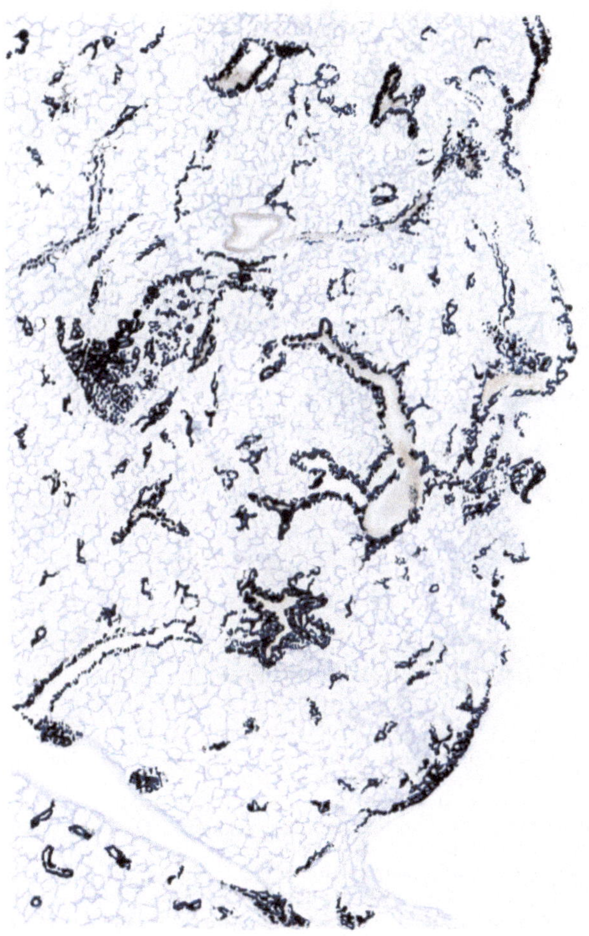

Abb. 34. Eisenlunge. Übersichtsschnitt. Turnbullblaureaktion.

bei der Chalikosis zu erklären sein, daß durch die Ablagerung des Eisenpigments
zunächst eine Bindegewebsentwicklung erfolgt und in diesem neugebildeten
Bindegewebe durch Untergang der Lymphgefäße den Abtransport behindert
und daher besondere Bedingungen für das Liegenbleiben des Kohlenstaubes
gegeben sind. Hier waren freilich die histologischen Veränderungen auffallend
geringfügig und es fehlten ausgesprochene Bindegewebswucherungen fast ganz,
wenn man von den um die Blutgefäße herum gelegenen absieht (Abb. 34 u. 35).
　　Die Veränderungen in der schwarzen Eisenlunge entsprechen denen in der
roten. nur das Pigment besteht aus Eisenoxydul oder phosphorsaurem Eisen.

2. Goldlunge.

Wie oben schon erwähnt, beruhen die Hauptveränderungen der Lungen der Goldminen-
bergleute auf der Einatmung des Gesteinsstaubs. Es ist zu untersuchen, inwieweit die
diffuse Gelbbraunfärbung der Lunge von Goldgräbern auf einer Beimengung von Goldstaub beruht. Eine derartige „Goldlunge" eines kalifornischen Goldgräbers befand sich

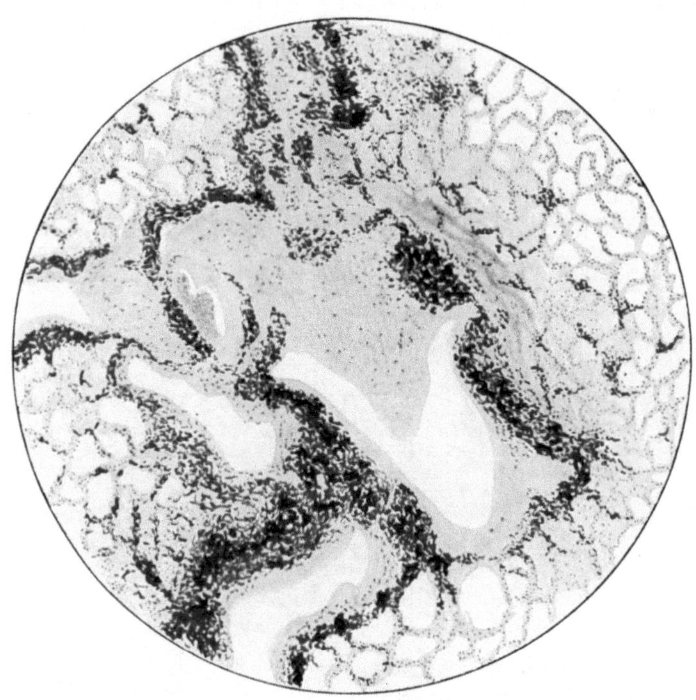

Abb. 35. Eisenlunge. Bei stärkerer Vergrößerung, Vordringen des Pigments bis zur Gefäßintima.

in der Sammlung des Kieler Pathologischen Instituts. Die histologische Untersuchung
ließ die von den englischen Untersuchern beschriebene ausgesprochene Induration erkennen,
in den verdickten Septen fanden sich reichliche Mengen eines teils staubförmigen, teils
scholligen goldgelben Pigments, das histologisch keine Eisenreaktion gab, und daher als
Goldstaub angesehen wurde, außerdem reichlich Kohlenstaub. Die chemische Untersuchung
ergab, daß sich selbst mit den feinsten Methoden keine Spur von Gold nachweisen ließ,
hingegen ein hoher Eisengehalt und sehr reichlich Kohle vorhanden war. Leider war nach
Bekanntgabe der histologischen Methoden des Goldnachweises (Christeller, Borchardt)
kein Material mehr vorhanden, so daß wir sie nicht mehr anwenden konnten. Es muß
also die Möglichkeit zugelassen werden, daß es sich doch nur um Eisenpigment gehandelt
hat, das durch die lange Aufbewahrungszeit seine Reaktionsfähigkeit verloren hatte. Vielleicht ist das Fehlen des Goldstaubs in diesen Lungen auf die Größe der Goldstaubkörner
zu beziehen, es muß außerdem in Betracht gezogen werden, daß eine Abfuhr des Lungenpigments in die Lymphknoten stattgefunden haben kann.

Arnold untersuchte anatomisch und chemisch die Organe von Metallarbeitern in
10 Fällen. Die Arbeiter waren zwischen 6 und 46 Jahren in ihrem Beruf tätig gewesen.
Außer Emphysem fanden sich keine besonderen Lungenveränderungen. Chemisch ließ
sich Gold und Silber am reichlichsten in den Bronchiallymphknoten, dann in Lungen und
Milz, weniger reichlich in Leber und Nieren nachweisen.

3. Lungen der Bergarbeiter des Kupferbergbaus.

Nach den Untersuchungen von Ickert ist die chemische Zusammensetzung
des Kupferschiefers: Kieselsäure 29—38%, Tonerde 11—15%, Kalkerde 10

bis $14\,^0/_0$, Magnesia $2-4\,^0/_0$, Kohlensäure $7-13\,^0/_0$, Eisen $0,85-3\,^0/_0$, Kupfer $2-3\,^0/_0$, Silber $0,01-0,02\,^0/_0$, Schwefel $2-5\,^0/_0$, Bitumen $9-17\,^0/_0$, dazu noch kleine Mengen von Zink, Blei, Mangan, Nickel und Kobalt.

Die Veränderungen koniotischer Art der dortigen Bergarbeiter führt ICKERT in Übereinstimmung mit den neueren Untersuchungen anderer Bergarbeiterkoniosen auf den Gehalt an Kieselsäure zurück. Auch die verhältnismäßige Häufigkeit der Tuberkulose der Kupferbergarbeiter bringt er mit dem Kieselsäuregehalt zusammen.

Organischer Staub (mit Ausnahme der Kohle).

Kennzeichnend für den organischen Staub ist, daß es nicht zu den verhärtenden Veränderungen der Lunge kommt, sondern nur zu katarrhalischen und einschmelzenden. Es entsteht also keine Pneumokoniose.

Mitunter kann durch die Eigenfarbe des Staubes es zu einer entsprechenden Verfärbung der Lunge kommen, wie ZENKER es bei den Lungen von 2 Tabakarbeitern beschrieben hat.

Bei verschiedenen organischen Staubsorten kommt es zu einer eigenartigen Form von Asthma, das als eine anaphylaktische Erscheinung aufgefaßt werden muß. Im Anschluß an ein durch Staub hervorgerufenes Asthma schließt sich zuweilen ein chronisches Emphysem.

Asthmaerkrankungen sind beobachtet worden bei Fellfärbern und Kürschnern, und zwar tritt es nur bei solchen auf, welche mit schwarzem Pelzwerk zu tun haben. Häufig sind die Personen jahrelang ihrem Beruf ohne jede Störung nachgegangen. Ohne eine äußere Ursache kann dann ein solcher Anfall auftreten, der mit Schwindel, Kopfschmerz, großer Mattigkeit, Trockenheit im Mund, fleckiger Rötung der Haut und Urtikaria einhergeht und schließlich in einem heftigen Husten mit starker Atemnot endigt. Sowie eine derartige Sensibilisierung aufgetreten ist, kann das Asthma durch die kleinsten Mengen des schwarzen Farbstoffs ausgelöst werden. Am Meerschweinchen konnte eine Sensibilisierung für den Pelzschwarzfarbstoff hervorgerufen werden, wenn es mit dem Serum eines Pelzschwarzasthmatikers vorher gespritzt worden war.

Bei dem Asthma der Fruchtputzer ist von ANCONA nachgewiesen worden, das eine an dem Getreide befindliche Milbe und ihre Exkremente die Ursache für die Ausbildung des allergischen Zustands bilden.

Die Bronchialkatarrhe, die durch den Staub beim Hecheln hervorgerufen werden, werden auf den Schwefelgehalt des italienischen Hanfs zurückgeführt.

Bei anderen Katarrhen ist man über den ursächlichen Faktor, der die asthmatischen Anfälle wie die Katarrhe auslöst, noch nicht im Klaren. Schließlich wäre noch zu erwähnen, daß bei Müllern und Bäckern ein „Verkleistern" der Bronchien durch den eingeatmeten Mehlstaub beschrieben worden ist.

VI. Über die Beziehungen der Staubeinatmungskrankheiten zu anderen Lungenerkrankungen.

1. Über die Beziehungen zur Lungentuberkulose[1].

Es war bereits ausgeführt worden, daß der klinische Verlauf der Staubeinatmungskrankheiten in vielen Fällen der Lungentuberkulose gleicht, daß auch anatomisch nicht nur die chronisch verhärtenden Prozesse und die Kavernenbildung den tuberkulösen Veränderungen ähneln, sondern daß häufig Tuberkulose und Pneumokoniose zugleich auftreten. So ist schon, seitdem den Staubeinatmungskrankheiten eine erhöhte Aufmerksamkeit geschenkt wurde, die Frage nach einem vielleicht möglichen Zusammenhang der beiden Erkrankungen erörtert worden. Schon der berühmte Botaniker LINNÉ erwähnte 1724 das häufige Vorkommen von Lungentuberkulose bei den Bergarbeitern in Orsa in

---

[1] Siehe auch diesen Band bei PAGEL „Stauberkrankungen und Tuberkulose" S. 472.

Dalekarlien. Millian schreibt z. B.:,, les ouvriers, qui travaillent au milieu des poussières de quelque nature quelles soient sont prèdisposés à la tuberculose et en sont souvent atteints."

Theoretisch bestehen verschiedene Möglichkeiten für das gleichzeitige Bestehen von Tuberkulose und Staublungenerkrankung: 1. Es könnte sich um ein rein zufälliges Zusammentreffen der beiden Erkrankungen handeln. Dagegen spricht die Häufigkeit des Befundes und die noch unten ausführlicher zu behandelnden Statistiken über die Häufigkeit der Tuberkulose bei den Bergarbeitern in den englischen, südafrikanischen und australischen Minen vor und nach der Einführung des Staubschutzes. 2. Die Staublungenkrankheiten könnten einen günstigen Boden für die Entwicklung einer Tuberkuloseinfektion abgeben (Millian). 3. Bei bestehender Lungentuberkulose könnte der Krankheitsverlauf durch Hinzukommen der Pneumokoniose beeinflußt werden, sei es im Sinne einer Beschleunigung oder Verzögerung des Ablaufs.

Zieht man zu der Prüfung dieser Fragen die Tuberkuloseerkrankungsziffer in den verschiedenen Berufen zu Rate und vergleicht die „staubfreien" mit den staubigen Berufen, so bietet die Ähnlichkeit des klinischen Bildes der Staubkrankheiten und Tuberkulosen eine große Schwierigkeit für die Bewertung der Angaben. Denn häufig werden Staublungenerkrankungen mit Bluthusten einfach als Tuberkulose bezeichnet. Staub-Oetiker, der sich mit dem „Schleiferasthma" an Hand der Sterberegister eingehend beschäftigt hat, hebt die Unterschiede zwischen der Schleiferkrankheit und der eigentlichen Tuberkulose hervor. Die Schleiferkrankheit verläuft außerordentlich langsam, sie ist weder örtlich, noch familiär, noch übertragbar, und sie ist durch die Herausnahme der Kranken aus dem Beruf heilbar.

Trotz dieser Unterscheidungsmerkmale wird man als zuverlässig nur Statistiken, gestützt auf genaue Sektionsbefunde oder auf eine gute, moderne klinische Beobachtung, bezeichnen.

Selbst bei der Bewertung des Sektionsmaterials treten gewisse Beurteilungsschwierigkeiten auf, denn neben Fällen mit typischen tuberkulösen Veränderungen gibt es eine Reihe von Fällen mit knötchenförmigen Kohlen- und Steinstaubverhärtungen oder Höhlenbildungen, bei denen die Meinung der verschiedenen Beobachter über die Natur dieser Veränderungen auseinandergeht.

Abgesehen von diesen Schwierigkeiten in der Deutung der Befunde, zeigt sich bei den Sektionen wie bei der klinischen Beobachtung für die verschiedenen Staubarten kein einheitliches, sondern ein sehr mannigfaltiges Bild, so daß die Beziehungen zwischen Staubschäden und Lungentuberkulose für die verschiedenen Staubsorten gesondert zu betrachten sind. Der Wirkungsunterschied der einzelnen Staubsorten kann einmal auf der verschiedenen physikalischen und chemischen Beschaffenheit des Staubes beruhen, dann aber bedingt sein durch die Verschiedenartigkeit der in den Lungen ausgelösten Veränderungen.

Übereinstimmend findet sich bei allen Untersuchern, daß die mit organischem Staub beschäftigten Arbeiter wie Bäcker, Müller, Baumwollspinner und Tabakarbeiter eine besonders hohe Tuberkulosesterblichkeit zeigen. Begünstigend für das Fortschreiten der Tuberkulose soll hier der durch den Staub hervorgerufene Gewebszerfall wirken. Hart weist darauf hin, daß gerade bei Tabakarbeitern eine besondere Veranlagung noch hinzukäme. Denn dieses körperlich nicht anstrengende Gewerbe würde meist von Personen ergriffen, die wegen ihrer schwachen Konstitution zu anderer Arbeit untauglich sind. Diese Auffassung Harts über die Bedeutung der individuellen Veranlagung für das Entstehen der Tuberkulose in den Staubberufen wird durch die Untersuchungen von Heymann im Ruhrgebiet auch für den Kohlenstaub bestätigt. Im Ruhrgebiet wurde in der Kriegs- und Nachkriegszeit eine starke Zunahme der

Tuberkuloseerkrankungen bei den Arbeitern in den Kohlengruben beobachtet. Während nun früher nur besonders kräftige Leute in den dortigen Bergbau angestellt wurden, war man im Kriege zur Einstellung körperlich minderwertiger Arbeiter gezwungen. Mit Eintritt geordneter Verhältnisse und dementsprechender Auswahl der Arbeiter ging die Tuberkulosesterblichkeit und Erkrankungsziffer, wie HEYMANN nachwies, wieder entsprechend herab. Doch muß man auch hier hervorheben, daß hier weniger der Kohlen- als der Steinstaub in Betracht kommt.

Bei dem Kohlenstaub sowie dem Gesteinsstaub ist nach HART die Größe und Form des Staubkorns für die Tuberkuloseentstehung von Bedeutung. Je feiner und spitzer das Staubkorn, desto mehr wird nach HART eine Tuberkuloseinfektion begünstigt. Dieses ist einmal mechanisch durch die Schleimhautverletzungen zu erklären, außerdem zieht HART noch die ungünstige Wirkung chronischer Nasenentzündungen in Betracht. Die durch den Staub hervorgerufenen chronischen Entzündungen der Nasenschleimhaut führen zur Mundatmung und durch diese wiederum wird eine Tuberkuloseinfektion begünstigt.

Die durch langdauernde Staubeinatmung hervorgerufenen Verhärtungsvorgänge des Lungengewebes können theoretisch von verschiedener Wirkung auf die Lungentuberkulose sein. Es kann durch Verlegung der Lymphbahnen zu einer Hemmung der Tuberkuloseausbreitung kommen, andererseits kann die Verlegung der Kapillaren die Widerstandskraft des Gewebes herabsetzen. Schließlich ist eine Unterdrückung der Infektion durch die bestehende nicht spezifische Entzündung möglich. RÖSSLE weist auf die Bedeutung der chemischen Beschaffenheit des Staubes neben diesen durch den Staub hervorgerufenen Veränderungen der Lunge hin. Die chemische Beschaffenheit kann sowohl unterstützend wie lähmend auf die Entwicklung der tuberkulösen Infektion wirken. So erklärt z. B. RÖSSLE die von ihm beobachtete hemmende Wirkung des Porzellanstaubs auf die Tuberkulose: 1. Soll das Fortschreiten der Tuberkulose durch die durch den Porzellanstaub hervorgerufene unspezifische Entzündung verhindert werden und 2. soll der Porzellanstaub ein für die Heilung günstiges chemisches Gemisch sein, da die im Porzellanstaub enthaltene Kieselsäure die Vernarbung begünstigt. RÖSSLE fand unter 45 untersuchten Prozellanarbeiterlungen 20mal stärkere Koniosen. In 8 Fällen waren chronische Lungenerkrankungen nicht tuberkulöser Natur vorhanden. Akute Lungentuberkulose fand RÖSSLE nie bei Porzellanstaubkoniose, wohl aber kamen akute Tuberkulosen anderer Organe bei Porzellanstaubarbeitern vor.

Ähnliche Erfahrungen über eine gewisse Schutzwirkung des Staubes gegenüber der Tuberkulose konnte LUBARSCH bei der Chalikoanthrakose des Zwickauer Gebiets machen. LUBARSCH fand an dem dortigen, allerdings nicht sehr großen Sektionsmaterial von Chalikoanthrakosen sehr viel weniger Lungentuberkulose als an anderen Orten seiner Tätigkeit. Die in Zwickau zur Sektion gekommenen Lungentuberkulosen waren fast stets chronisch indurierende Formen mit langsamen klinischen Verlauf. Im Gegensatz zu den Fällen von Lungentuberkulose waren die Fälle von akuter Tuberkulose anderer Organe nicht herabgesetzt. RISEL hat diese Angaben LUBARSCHs, die sich auf das in der Zeit von Mitte November 1905 bis August 1907 sezierte Material beziehen, an demselben Ort in späterer Zeit im wesentlichen bestätigt. Von SCHLOSSMANN und seinem Hilfsarzt NOHLEN sind Versuche an Tieren und Kindern über die heilsame Wirkung von Kohlenstaub bei Tuberkulose gemacht worden dadurch, daß wiederholt Kohlenstaub in die Blutadern gespritzt wurde. Die Ergebnisse werden als „durchaus günstige und zur Fortsetzung der Versuche ermunternde" bezeichnet. ALLING gibt an, dass bei den Kohlengrubenarbeitern in Südschweden Lungenkrankheiten sehr viel seltener seien, als bei der übrigen Bevölkerung.

Die klinischen Untersuchungen von Böhme über die Verbreitung der Tuberkulose bei den Bergarbeitern des Bochumer Bezirks ergibt, daß bei den Gesteinshäuern eine wesentlich höhere Zahl von Tuberkuloseerkrankungen vorkommt als bei den Kohlenhäuern, demnach also die Beimengung von reichlichem Steinstaub zum Kohlenstaub einen günstigeren Boden für die Tuberkulose bietet: Böhme fand unter 184 Kohlenhäuern 52 Kohlenhäuer mit Koniose, unter ihnen $2 = 3,9^0/_0$ mit Tuberkulose, 132 Kohlenhäuern ohne Koniose, darunter $6 = 4,6^0/_0$ mit Tuberkulose. Unter 126 Gesteinshäuern zeigten 83 eine Pneumokoniose, von ihnen $16 = 19,3^0/_0$ Tuberkulose, 43 waren frei von koniotischen Veränderungen, von ihnen hatten $2 = 4,7^0/_0$ eine Tuberkulose.

Sehr genau sind die Verhältnisse für die südafrikanischen Goldminen von englischen Forschern untersucht und in Beziehung gesetzt zur Staubbekämpfung in den Bergwerken. Es werden bei diesen Statistiken meist 3 Stadien unterschieden: Stadium 1 geringe Silikosis, Stadium 2 ausgesprochene Silikosis mit einem sehr typischen Röntgenbild und fraglicher Tuberkulose, Stadium 3 ausgesprochene Silikosis verbunden mit sicherer Tuberkulose. Bei den ersten Mitteilungen wurde das erste Stadium noch nicht mit verzeichnet. Aus diesen Jahren berichtet Watkins-Pitchford, daß 12159—15468 Arbeiter jährlich 2mal untersucht wurden. Davon zeigten 738 eine Silikose $(5,7^0/_0)$, und zwar befanden sich 600 $(5^0/_0)$ im Stadium 2 der obigen Einteilung und $0,4^0/_0$ im Stadium 3. 1917/1918 ergaben die Untersuchungen bei 700 eine feststellbare Pneumokoniose $(4,65^0/_0)$, davon waren $4,27^0/_0$ im Stadium 2 und $0,38^0/_0$ im Stadium 3. 1918/1919 wurden im ganzen 704 Fälle von Silikosis gefunden $(4,6^0/_0)$, davon $4,27^0/_0$ im Stadium 2 und $0,5^0/_0$ im Stadium 3. Nach den neuen Bestimmungen im Jahre 1920/1921 wurde von da an das erste Stadium (anteprimary stage) bei den Untersuchungen auch angegeben. Die Übersicht der folgenden Jahre ist:

	1920/21		1921/22		1922/23		1923/24	
Stadium 1:	322	$2,36^0/_0$	359	$2,67^0/_0$	346	$2,75^0/_0$	396	$3,26^0/_0$
„ 2:	121	$0,88^0/_0$	72	$0,54^0/_0$	58	$0,46^0/_0$	53	$0,44^0/_0$
„ 3:	5	$0,04^0/_0$	3	$0,02^0/_0$	2	$0,02^0/_0$	3	$0,02^0/_0$.

Für den Vergleich der Jahre 1916/17 und 1923/24 ergibt sich:

Einfache Silikose	5946	3716
Tuberkulose und Silikose	860	164
Einfache Tuberkulose	259	90.

In den australischen Bleiminen Broken Hill ergaben die Untersuchungen der Arbeiter, die von einer besonderen Kommission durchgeführt wurden, daß die Zahl der nur an Staubkrankheiten erkrankten wie auch die Zahl der hieran und an Tuberkulose Leidenden mit der Dauer der Untertagarbeit zunimmt. Bei Arbeitern mit

bis 10 Jahren	Untertagarbeit fand sich		$2^0/_0$ Koniose,	$0,4^0/_0$ Tuberkulose	
von 20—30 Jahren	„	„	„	$11^0/_0$	„	Stadium I
				$0,7^0/_0$	„	„ II
				$6,4^0/_0$	„	„ III.
Bei über 30	„	„	„	„	$11^0/_0$	„	I
				$5^0/_0$	„	„ II
				$22^0/_0$	„	„ III.

Ähnliche Beobachtungen konnten auch bei deutschen Bergarbeitern gemacht werden. Ickert untersuchte sehr genau die Lungenerkrankungen der Mansfelder Bergarbeiter und ihre Beziehung zur Tuberkulose. Allerdings trennt Ickert nicht scharf die reinen Staubkrankheiten von den Tuberkulosen, da er, unterstützt von Hübschmann, der die pathologisch-anatomischen Untersuchungen vornahm, annimmt, daß bei der schweren Chalikosis der Tuberkulose stets eine ursächliche Bedeutung zukommt. Es geht aber schon aus Ickerts

Tabellen über die Tuberkulosetodesfälle der Mansfelder Gegend hervor, daß die Bergarbeiter häufiger an Tuberkulose sterben wie die übrige Bevölkerung.

Sehr scharf wird der Unterschied zwischen reiner Stauberkrankung und Tuberkulose in den neueren Arbeiten über die Erkrankungen der Schleifer gemacht. Hier zeigen die Sterberegister der Kreise Solingen und Remscheid, daß eine hohe Tuberkulosesterblichkeit der Männer besteht, während die nicht im Staubberuf beschäftigten Frauen normale Tuberkulosesterblichkeit haben oder eine Tuberkulosesterblichkeit, die unter dem Durchschnitt liegt. Ähnliche Beobachtungen macht COLLIS. Es sei eine seiner Tabellen über die Sterblichkeit an Lungenentzündung und Lungentuberkulose nach den verschiedenen Berufen angeführt:

Auf 1000 lebende Männer in England 1900—1902

Alter in Jahren:	Sterblichkeit an Pneumonie						Sterblichkeit an Lungentuberkulose					
	20	25	35	45	55	65 u. darüber	20	25	35	45	55	65 u. darüber
Alle Männer	0,39	0,59	1,17	1,81	2,65	4,35	1,60	2,14	2,89	3,18	2,59	1,51
Ackerbauer	0,20	0,24	0,55	0,81	1,16	2,77	1,09	1,10	1,02	1,16	0,88	0,81
Schuster	0,33	0,41	0,78	1,49	2,07	3,76	2,95	3,27	4,41	4,40	3,21	2,15
Baumwollarbeiter . .	0,46	0,63	1,08	2,21	4,02	6,21	1,70	2,05	2,98	3,75	2,86	2,24
Messerschmiede . . } Scherenmacher . . }	0,20	1,56	1,00	2,60	3,80	6,92	2,92	3,78	9,01	11,10	9,01	1,92
Keramische Industrie .	0,47	0,41	1,24	2,37	3,53	7,00	1,40	2,03	3,82	7,26	4,85	1,84
Zinnbergleute	0,69	0,22	0,86	2,23	2,60	3,93	1,73	7,00	11,71	16,06	16,24	14,75

Wie oben bereits für die Schwere der Staubkrankheiten beschrieben ist, findet sich auch für die Häufigkeit der Tuberkulosesterblichkeit ein Unterschied unter den verschiedenen Arbeitszweigen der Schleiferei. Am schwersten geschädigt werden die Naßsandsteinschleifer, und diese sind auch von der Silikotuberkulose am häufigsten befallen. Von MACKLIN und MIDDLETON wird die Tuberkulosesterblichkeit der Naßhandschleifer der der Gußputzer gegenübergestellt; die von ihm veröffentlichte Tabelle sei hier wiedergegeben:

	Naßhandschleifer				Gußputzer			
Dauer der Arbeit	Zahl	Fibrosis in %	Tuberkulose in %		Zahl	Fibrosis in %	Tuberkulose in %	
			Verdacht	Sicher			Verdacht	Sicher
bis 5 Jahren . . .	32	3,12	6,25	3,12	59	6,77	5,08	1,69
5—10 ,, . . .	49	28,57	8,16	—	27	14,81	8,14	3,70
10—15 ,, . . .	75	61,33	4,66	2,69	25	20,00	4,00	—
15—20 ,, . . .	70	78,57	12,85	12,85	25	12,00	4,00	4,00
20—30 ,, . . .	137	91,24	17,51	6,56	33	39,39	6,06	
30—40 ,, . . .	92	94,56	16,30	10,86	21	52,38		
40 Jahren u. mehr	40	95,00	12,5	12,3	11	54,54		

TELEKY sieht in der Zunahme der Tuberkulosesterblichkeit der Schleifer mit dem Berufsalter einen Hinweis für die Bedeutung des Staubs. Während HART im wesentlichen physikalischen Eigenschaften des Staubs wesentliche Bedeutung für die Tuberkuloseentstehung zuwies, wird jetzt der chemischen Zusammensetzung des Staubes Rechnung getragen. RÖSSLE hatte für die tuberkuloseschützende Wirkung des Porzellanstaubs den Gehalt an Kieselsäure verantwortlich gemacht und angenommen, daß die durch die Kieselsäure hervorgerufene Bindegewebsvermehrung die Entwicklung der Tuberkulose hintanhält. Die englischen Forscher erblicken dagegen in der Kieselsäure geradezu den Schrittmacher für die Tuberkulose. Sie stützen sich dabei auf das Ergebnis der Statistik, daß Tuberkulosilikosis um so reichlicher bei Staubarbeitern vorkommt, je größer der Kieselsäuregehalt des betreffenden Staubs ist und auf Versuche, daß Tuberkuloseinfektionen bei Versuchstieren nach vorhergehender Einatmung kieselsäurehaltigen Staubs zu ausgedehnteren Lungenveränderungen führt wie bei nicht vorbehandelten Tieren. Es sei die von Teleky angeführte Tabelle des englischen Berichts der Kommission der Erzbergwerke und Steinbrüche hier angeführt:

Industrie	Zusammensetzung des Staubes	Tuberkulosesterblichkeit in %	Prozentsatz der Tuberkulose aller Todesfälle	Autor
Feuerstein Gewinnung	Feuerstein (SiO_2)	41	77,8	Collis
Quarzit	meist SiO_2	22,3	88,9	Robertshaw
Zinnbergwerke	Zinnerz, Granit, Quarz	17,6	42,2	Report 1904
Sandstein Steinmetze	meist Quarz	13,7	45,0	Barwise
Schleifer am Sandstein	Eisen und Sandstein	15,2	49,7	Scutfield, Jahresber. Sheffield 1900
Transvaal Goldbergwerk	Goldführender Quarz		42,1	Final Report 1919
Bendigo Australien	Goldführender Quarz	12,7	23,5	Summons, R.
Granitarbeit Aberdeen	Feldspat, Glimmer, 30% Quarz	5,7		Hay
Kalkstein Steinmetze	Kalkiumkarbonat	1,7	12,00	Barwise
Eisenstein Bergwerke	Eisenerz und Kalkstein	1,5	13,7	Tatham
Kohlenbergleute	Kohle	1,0	9,8	Englische Statistik 1900/02.

Es scheint demnach, daß der kieselsäurereiche Staub die Tuberkulose am meisten begünstigt. Für den Ablauf der Tuberkulose erscheint der Zeitpunkt, wann Tuberkuloseinfektion statthat von Wichtigkeit. In solchen Fällen, bei denen die Tuberkulose erst sich zu einer Silikose hinzugesellt, handelt es sich meist um eine sehr chronische Form, während bei Hinzutreten der Tuberkulose bei Beginn der Stauberkrankung der Verlauf ein rascherer sein kann.

Die Erfahrungen des Tierversuchs wie auch die klinischen Beobachtungen zeigen, daß für den Verlauf der Staublungenerkrankungen keine besondere Veranlagung bedeutungsvoll ist, sondern daß der Ablauf des Leidens ein den eingeatmeten Staubmengen entsprechender ist, wobei jede Staubart ihre eigene Verlaufseigentümlichkeit hat.

Die alte Erfahrung von Cesa Bianchi, daß bei Tieren nach Staubeinatmungen eine nachfolgende Tuberkuloseinfektion einen schwereren Verlauf nahm als ohne diese Vorbehandlung, kann Joetten in ausgedehnten Versuchsreihen von neuem nachweisen. Joetten benutzte verschiedene Staubsorten, solche, die als „gefährlich" angesehen werden und andere, die als belanglos gelten. Er konnte die Ergebnisse von Mavrogordato bestätigen, daß besonders die Staubarten, die in der Lunge liegen bleiben, für die nachfolgende Tuberkuloseinfektion von Bedeutung sind. Dabei stellte sich heraus, daß bestimmter Porzellanstaub auch zu den Staubsorten mit ungünstigem Einfluß auf die Tuberkuloseinfektion gehört. Belanglos ist nach den Untersuchungen von Joetten der Kalkstaub, während der Kohlenstaub auch ungünstig wirken kann. Joetten möchte die Wirkung des Staubs nicht wie CESA BIANCHI durch Schaffung eines Ortes von geringerer Widerstandskraft erklären, sondern in dem Verlegen der Lymphbahnen das wesentlich ungünstige sehen.

2. Beziehung der Staubeinatmung zu den Lungengeschwülsten.

ORTH hat für bestimmte chronische Entzündungen, denen erfahrungsgemäß häufig eine Krebsentwicklung folgt, den Begriff der präkanzerösen (krebsvorbereitenden) Veränderung geprägt. Es wäre also zu erörtern, ob und welche Staubkrankheiten derartige krebsvorbereitende Erkrankungen im Sinne ORTHs sind.

Die ältesten Beobachtungen über das Entstehen von Geschwülsten in Staublungen liegen über den sog. „Schneeberger Lungenkrebs" vor. Das klinische Krankheitsbild war bereits im Mittelalter gut bekannt, nicht nur bei den Ärzten, sondern auch unter der Bevölkerung. Man wußte, daß die Schneeberger Bergleute nach einer gewissen Zeit ihrer Tätigkeit „bergfertig" oder „bergsüchtig" würden, und daß diese Lungenkrankheit den Tod nach sich ziehe. Erst in der zweiten Hälfte des vorigen Jahrhunderts wurde aber die Geschwulstnatur dieses Leidens erkannt, zuerst als Sarkom angesprochen und erst in der letzten Zeit einwandfrei als Krebs sichergestellt.

Nach ROSTOSKI und SAUPE, die genaue klinische, fortlaufende Untersuchungen an den Schneeberger Bergleuten sowie der übrigen Schneeberger Bevölkerung gemacht haben, sind während einer Beobachtungszeit von $3^1/_2$ Jahren sicher $62\,^0/_0$ aller verstorbenen Bergleute und Berginvaliden an Lungenkrebs gestorben, während bei der gesamten übrigen Bevölkerung nur 2mal ein Lungenkrebs gesehen wurde. Hierbei sind als Bergarbeiterkrebs nur die durch Sektion sichergestellten in der Statistik aufgeführt, die Zahl würde sich also noch vergrößern, wenn die klinisch sicher erscheinenden Lungenkrebse, bei denen eine Leichenöffnung sich nicht vornehmen ließ, hinzugezählt würden.

Gegenüber älteren Angaben ist das Alter, in welchem die Bergleute dem Lungenkrebs erliegen, etwas heraufgesetzt (im Mittel 55 Jahre). Dieses ist weniger auf einen anderen Verlauf als vielmehr auf eine spätere Einstellung der Bergleute in den Beruf zurückzuführen.

Charakteristisch für den Schneeberger Lungenkrebs ist klinisch, das für einen Krebs sehr langsame Wachstum, das sich meist über Jahre hin erstreckt. Vielleicht kann man diese Erscheinung auf ein erschwertes Epithelwachstum in der durch Staubeinatmung verhärteten Lunge zurückführen. — Anatomisch finden sich beim Schneeberger Lungenkrebs große Lungenabschnitte gleichmäßig von Krebs flächenhaft durchwachsen, so daß häufig ein ganzer Lungenlappen gleichmäßig in eine große Geschwulstmasse umgewandelt ist. Ausgedehnte Teile der Geschwulst können nekrotisch werden, so daß zuweilen die Geschwulstschnittfläche Ähnlichkeit mit dem Durchschnitt einer käsigen Pneumonie zeigt und sogar Fehldiagnosen bei nur makroskopischer Betrachtung vorkommen können. So berichtet ARNSTEIN einen Fall, der ihm als Schneeberger Krebs übersandt worden war, der sich histologisch als Lungentuberkulose erwies.

In seltenen Fällen können Tuberkulose und Krebs gemeinsam vorkommen, wie es bei dem nebenstehend abgebildeten Schneeberger Krebs der Fall ist (Abb. 36 u. 37) (Präparat aus der Sammlung von Herrn Geheimrat SCHMORL). Histologisch finden sich hier nebeneinander ein solid wachsender, nicht verhornender Plattenepithelkrebs mit ausgedehnten Nekrosen und eine ganz typische verkäsende Tuberkulose.

Histologisch handelt es sich nach den Untersuchungen von SCHMORL bei dem Schneeberger Lungenkrebs durchaus nicht immer um den gleichen Befund. Während früher im wesentlichen kleinzellige Krebse beschrieben wurden, zum

Teil diese Geschwülste auch als Sarkome angesehen wurden, konnte Schmorl verschiedene Formen von Karzinom finden: Neben den kleinzelligen Karzinomen Fälle von Plattenepithelkrebsen, zum Teil sogar verhornten. Häufig zerfallen die Krebszapfen zentral, und dann kann ein adenomatöser Krebs vorgetäuscht werden (s. Fall Beyreuter). In vorgeschrittenen Fällen pflegt die erkrankte Lunge in so ausgedehnter Weise von Krebs durchsetzt zu sein, daß ein Urteil über den Ausgangspunkt der Geschwulst nicht mehr zu geben ist.

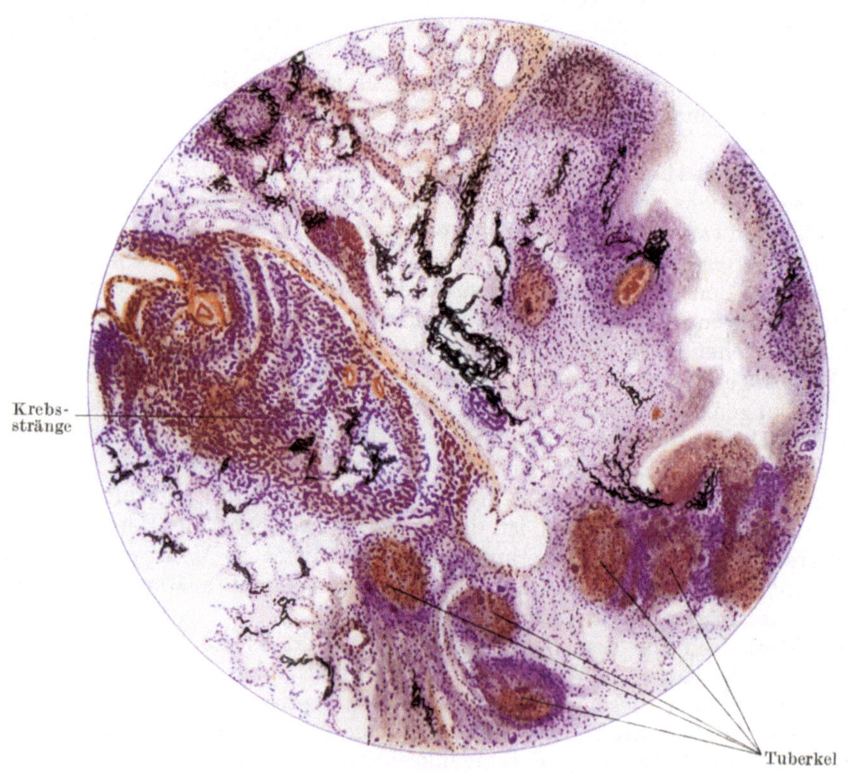

Abb. 36. Schneeberger Lungenkrebs und Tuberkulose.

In weniger vorgeschrittenen Fällen konnte Schmorl in einer größeren Zahl einwandfrei zeigen, daß es sich um primäre Bronchialkrebse handelt.

Schmorl weist auf ein auffällig häufiges Auftreten von Doppelkrebsen beim Schneeberger Lungenkrebs hin. So fand er in einer Lunge in dem einen Lappen ein kleinzelliges Karzinom, in dem anderen Lappen ein Plattenepithelkarzinom. Beide Krebse hatten verschiedenartige Metastasen in den Lymphknoten gebildet. Auch nicht verhornenden und verhornenden Plattenepithelkrebs sah Schmorl nebeneinander in einer Lunge auftreten. Hingegen konnte sich Schmorl in dem Fall von Beyreuther von dem Vorhandensein eines Zylinderzellenkrebses nicht überzeugen, das adenomatöse Krebswachstum war durch Einwachsen des Plattenepithels in die Alveolen vorgetäuscht worden. — Fragt man sich nach der Ursache des Schneeberger Lungenkrebses, so kann

man den chronisch indurierenden Lungenveränderungen durch die Anthrakochalikosis nicht den alleinigen Wert beimessen. Denn es müßte dann bei
entsprechenden Anthrakochalikosen in anderen Gegenden mit der nahezu
gleichen Häufigkeit Lungenkrebs vorkommen. Dies ist aber nicht der Fall.
BÖHME hebt besonders hervor, daß bei den Anthrakochalikosen des Bochumer
Bezirks keine Lungengeschwülste beobachtet werden, ebensowenig finden wir
Angaben über ein gehäuftes Auftreten von Lungenkrebsen in den Berichten
über die Staubschädigungen der Bergleute in den englischen Gruben. Außerdem
sind unter den Schneeberger Bergleuten nicht stets diejenigen, welche an der

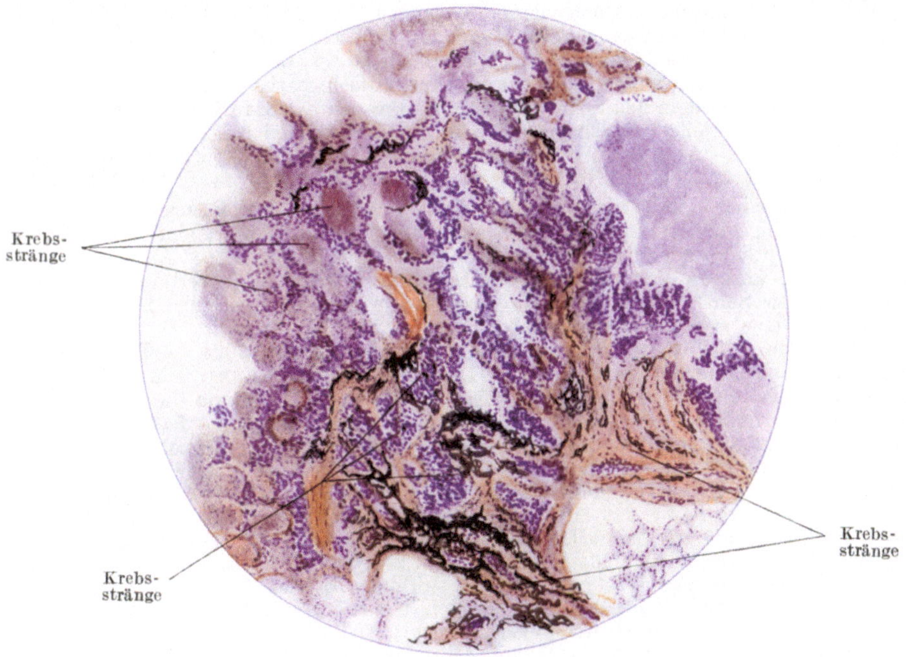

Abb. 37. Schneeberger Lungenkrebs. Übersichtsschnitt. Der Krebs entwickelt sich in einer stark
indurierten Lunge.

stärksten Anthrakochalikosis leiden, die Krebskranken. Es muß also noch
ein besonderer Geschwulstreiz dem Schneeberger Staub zukommen. Es wird
in neuerer Zeit angenommen, daß der Arsengehalt des Schneeberger Gesteins
der für die Krebsentwicklung wesentliche Bestandteil sei, doch liegen abgeschlossene Versuchsergebnisse hierzu noch nicht vor.

Wie oben schon erwähnt, tritt nicht wie beim Schneeberger Bergmann
bei anderen Anthrakochalikosen mit der gleichen Häufigkeit der Lungenkrebs
auf, doch ist deutlich wahrnehmbar, daß in manchen Gegenden mit gehäuftem
Auftreten von Anthrakochalikosen der Prozentsatz an Lungenkrebsen unter
der Bevölkerung ein größerer ist als in staubfreier Gegend. So ist z. B. in
Sachsen der Lungenkrebs häufiger als in anderen Gegenden Deutschlands.

SCHMORL macht auf eine besondere Entstehungsart des Bronchialkrebses
bei schwerer Anthrakochalikosis aufmerksam. In Fällen, bei denen eine schwere

Anthrakochalikose besteht und es zu den beschriebenen Verwachsungen mit der Umgebung und den Pigmenteinbrüchen in die Luftröhre und die Bronchien gekommen ist, sah Schmorl in den Narben solcher Pigmenteinbrüche eine Bronchialkrebsentwicklung ihren Ausgang nehmen.

Schrifttum.

Ahrens: Staubmengen in Fabriken. Arch. f. Hyg. 21, 325 (1894). — Alling: Kohlengrubenarbeit und Tuberkulose in Schweden. Lund 1926. — Ancona: Asma epidemico. II. Policlinico 30, 45 (1923). — Anders: Verh. dtsch. path. Ges. 24, 209. — Arai: Chalikosis. Virchows Arch. 228, 510 (1920). — Armspay, Ingels u. Anderson: Standard method of testing dust removal eppiciencies of air-washers with a new method of making air dust determinations. Trans. amer. Soc. Heating a. Ventilating Engin 28, 221 (1922). — Arnold: (a) Geschicke des eingeatmeten Metallstaubes. Beitr. path. Anat. 8, (1890). (b) Lentikuläre Lungennekrose. Münch. med. Wschr. 1897, 1317. — Arnold, J.: Untersuchungen über Staubinhalation und Staubmetastase. Leipzig 1885. — Arnstein: (a) Über den sog. Schneeberger Lungenkrebs. Verh. dtsch. path. Ges. 16. Tagg Marburg 1913, 332. (b) Bergleute in den Schneeberger Kobaltgruben. Österr. San.wes. 38 (1913). — Aschoff: Experimentelle Untersuchungen über Rußinhalationen bei Tieren. Beitr. Klin. Tbk. 6, H. 2, 147. — Askanazy: Staubverschleppung. Zbl. Path. 17, 642 (1906). — Aufrecht: Lungenentzündungen in Nothnagels spez. Path. u. Ther. Bd. 14, S. 302. Wien 1899.

Badham: Studies in industrial hygiene Series I. 2. (Assisted by C. F. Assheton) Investigation concerning ventilation and the sandstone dust present in the air of certain Sewer Tunnels and in other sandstone workings. 4. (Assisted by C. F. Assheton) An investigation concerning the working conditions and the health of quarrymen in certain government quarries in New South Wales. 5. An investigation in the sandstone dust hazard among miners, quarrymen and stonemasons in New South Wales. Report of the Direktor-General of Publ. Health. New South Wales for the year ended 31. Dez. 1924. — Barham: The diseases of cornish miners. Brit. med. J. II, 253 1871. — Barnes: The pathology of grinders phthisis. Brit. med. J. 2, 483 (1908). — Barwise: Report on the prevalence of phthisis among quarry workers and miners. Derby county 1913. — Bäumler: Durch gewerbliche Staubinhalation hervorgerufene Lungenveränderungen. Münch. med. Wschr. 1908, 526. — Beintker: Tuberkulosesterblichkeit und Beruf. Zbl. Gewerbehyg. 2, 189 (1925). — Beitzke: (a) Häufigkeit, Herkunft und Infektionswege der Tuberkulose beim Menschen. Erg. Path. 14 I, 229 (1910). (b) Lungenanthrakose. Virchows Arch. 187, 183 (1907). (c) Retrograde Staubmetastasen. Verh. dtsch. path. Ges. 12. Tagg 12, 237. (d) Über lymphogene Staubverschleppung. Virchows Arch. 254, 625. — Beltz: Pneumokoniose im Röntgenbild. Münch. med. Wschr. 1914, 1706. — Benjamin: Die Tuberkulosesterblichkeit der Bergarbeiter im Ruhrgebiet vor, im und nach dem Kriege. Z. Hyg. 104, 224 (1925). — Berger u. Helwes: Zementarbeiter. Vjschr. gerichtl. Med. 21, 104 (1901). — Bergstrand: Über die pathologische Anatomie der Silikose. Virchows Arch. 278 (im Erscheinen begriffen). — Beyreuther: Multiplizität von Karzinomen bei einem Fall von Schneeberger Lungenkrebs mit Tuberkulose. Virchows Arch. 250, 230 (1924). — Binet: Recherches histopathologiques sur le poumon. Presse méd. 34, 931 (1926). — Billroth: Neuere Untersuchungen über die feinere Struktur pathologisch veränderter Lymphdrüsen. Virchows Arch. 21, 423 (1861). — Bogner: Krankheits- und Sterblichkeitsverhältnisse bei den Porzellanarbeitern. Dtsch. Vjschr. öff. Gesdh.pfl. 41, (1909). — Böhme: (a) Zur Kenntnis des Röntgenbildes der Lungenanthrakose. Fortschr. Röntgenstr. 29, 301 (1922). (b) Die Staublunge der Bergarbeiter besonders in ihrer Beziehung zur Tuberkulose. Klin. Wschr. 5, 1209 (1926). (c) Staublunge und Tuberkulose bei den Bergarbeitern des Ruhrkohlenbezirks. Beitr. Klin. Tbk. 61, 364 (1925). (d) Das Röntgenbild der Pneumokoniose der Bergarbeiter. Fortschr. Röntgenstr. 31, 33 (1923). (e) Chemische Untersuchungen an pneumokoniotischen Bergarbeiterlungen. Klin. Wschr. 3, 1909 (1924). (f) Die Pneumokoniose der Bergarbeiter im Ruhrbezirk. Fortschr. Röntgenstr. 33, 39 (1925). (g) Staubkrankheiten und Lungentuberkulose der Grubenarbeiter im Ruhrbecken. 4. internat. Kongr. Unfallheilk. Amsterdam, 7.—12. Sept. 1925. — Böhme u. Lucanus: (a) Die Verbreitung von Staubveränderungen bei arbeitenden Gesteinshauern. Zbl. Gewerbehyg. 1926, Nr 7—9. (b) Nachuntersuchungen an Staubkranken. Dtsch. med. Wschr. 1926. — Boens-Boisseau: Note sur la valeur des crachats noirs etc. Bull. Acad. Méd. Belg. 1862. — Borchardt, H.: Virchows Arch. 271. — Boulland: Tuberculose des porcelainiers. Kongr. Tbk. 1891. — Bresser: Das Gießfieber. Med. Welt 1, Nr 34 (1927). — Briscoe: An experimental investigation of the phagocitic action of the alveolar cells of the lung. J. Path. Cambridge 12, 66 (1908). — Britton: Silicosis. A modern factory health hazard. J. ind. Hyg. 6, 199 (1924). — Brock: Über die Beziehungen zwischen Steinhauerlungen und Lungensteinen. Med. Klin. 20, 1464 (1924). — Brockmann: Die metallurgischen Krankheiten des Oberharzes. Osterode 1851. — BREZINA: (a) Gewerblicher Staub. Zbl. Hyg. 6, 337 (1924). (b) Internationale Übersicht über Gewerbekrankheiten. Berlin 1921. — BÜRGER: Beziehungen der Tuberkulose zur Anthrakose. Inaug.-Diss. Marburg 1903. — BURNS, SELKIRK: Tuberculosis line-workers. Brit. med. J. 1908.

CALMETTE, VANSTENBERGHE et GRISEZ: Sur l'origine de la pneumonie et d'autres infectionsphlegmasiques du poumon chez l'homme et les animaux. C. r. Soc. Biol. Paris 61, 161. — CAMP, DE LA: Pneumokoniosen. KRAUS-BRUGSCH: Spezielle Pathologie und Therapie. Bd. 3,2, S. 272. — CARLETON: The pulmonary lesions produced by the inhalation of dust in Guinea-pigs. J. of Hyg. 22, 438 (1924). — CESA-BIANCHI: Staubinhalation und Lungentuberkulose. Z. Hyg. 73, 166 (1913). — CHAPMAN: Dust affections in mines. Med. J. Austral. 2, 325 (1923). — CHARCOT: Rev. mens. Méd. et Chir. 2, 369 (1878). — CHIARI: Intravasation des anthrakotischen Pigments. Münch. med. Wschr. 1907, 1309. — CHRIST: Staubmetastasen und Staubtransport bei Steinhauern. Frankf. Z. Path. 29, 398 (1923). — CLAISSE et JOSUÉ: Pneumoconioses. Arch. Méd. exper. 9, 205. — CLARK u. SIMONS: (a) The dust hazard in the abrasive industry. The industrial doctor 1926, p. 52. (b) Dust hazard in the abrasive industry. J. ind. Hyg. 7, Nr 8, 345 (1925). — CLIFFORD-ALBUTT: Folgen der Überanstrengung, Überanstrengung des Herzens. Berlin 1875. — COETSEMVAN: Ann. Méd. belg. 1836. (Zit. bei HALFORT.) — COHN, Die Lungenangrakose und ihre Entstehung vom Darm aus. Berl. klin. Wschr. 1906, 1425 u. 1457. — COLLIS: (a) Pneumoconiosis. A summary of present knowledge. Med. J. Austral. 2, 723 (1926). (b) An inquiry into the mortality of coal- and metalliferousminders in England and Wales. Proc. roy. Soc. Med. 16 (Sekt. epidemiol. a. state med.) 85 (1923). (c) The statistical characteristics of pulmonary silicosis. J. State Med. 34, 401 (1926). (d) A study of the mortality by of caal niners, England and Wales. J. ind. Hyg. 1922/23, 256. (e) The general and occupational prevalence of bronchitis, and its relation to otner respiratory diseases. J. ind. Hyg. 1923/24, 264. (f) Industrial pneumoconiosis with special reference to dust phthisis. Milroy Lectures 1915. London His maj. Stat. Opp. 1919. (Zit. nach TELEKY.) — COOKE: Fibrosis of the lungs due to the inhalation of asbestos dust. Brit. med. J. 1924, 147. — CORNET: Tuberkulose. 2. Aufl. Wien 1907. Nothnagels Spezielle Pathologie und Therapie. Bd. 14, S. 2. — CORPER: The pulmonary aspiration of particular matter and pulmonary tuberculosis produced experimentally by aspiration. Amer. Rev. Tbc. 8, 386 (1923). — COUTIÈRE: Histophysiologie du poumon. Biologie méd. 16, 183 (1926). — CRAIG: Tuberculosis as it affects the industrial worker. J. ind. Hyg. 1922/23, 170. — CRAMER: Cancer primitif du poumon et pneumoconiose localisée à un sommet. Bull. Soc. méd. Hop. Paris 38, 926 (1922). — CROCQ: (a) De l'anthracose pulmonaire ou de la pénetration des particles de charbon dans les poumons des houilleurs. Bull. Acad. Méd. Belg. 3 (1862). (b) Inhalations de poussière de charbon. Bull. Acad. Méd. Belg. 1863, 11. — CRONIN: Dust inhalation by hematite miners. J. ind. Hyg. 1926, 291. — CUMMINS: The anti-bactericidal properties of colloidal silica. Brit. J. exper. Path. 3, 237 (1922). — CURSCHMANN: Anaphyllaktisches Asthma der Fellfärber. 32. Kongr. inn. Med. Wiesbaden 1921, 250.

DEMARQUETTE: Essay sur 1. maladies d. ouvriers de mines houilleurs. Bull. Acad. Méd. Belg. 1860. — DENETZ-KRAWITZ: A propos des pneumoconioses. Rev. belge Tbc. 17, 73 (1926). — DIRKSEN: Quantitative Staubbestimmung der Luft der Kohlenbunker S. M. Panzerschiff Wörth, während des Kohlens in den Jahren 1895—1897. Arch. f. Hyg. 47, S. 93, 1903. — DOMANN: Die Steinhauerlunge. Veröff. Med.verw. 19, 445 (1925). DRINKER: Modern views upon the development of lung fibrosis. J. ind. Hyg. 3, 295 (1922). DRINKER, R. W., THOMSON u. FITCHET: Atmospheric. particulare matter. J. ind. Hyg. 5, 62 (1922). — DRURY: The incidence of tbc among polishers and grinders in an ax factory. Publ. Health Rep. 36, 189. Washington 1921.

EDLING: (a) Some contributions to the roentgenology of pulmonary anthracosis. Acta radiol. (Stockh.) 6, 369 (1926). (b) Zur Kenntnis der Röntgenbilder bei Anthracosis pulmonum. Fortschr. Röntgenstr. 25, 508 (1917/1918). — EHRHARDT: Thomasschlacken-pneumonien. Festschr. 50jährigem Jubiläum Ber. pfälz. Ärtze Frankenthal 1889. — EICKENBUSCH: Zur Kenntnis der Beziehungen zwischen Tuberkulose und Staublungen. Beitr. Klin. Tbk. 64, 750 (1926). — ELAM: On the admission and the retention of foreign matters in the lungs. Brit. med. J., Okt. 1876. — ENDERLEN: Wirkung des Thomas-schlackenstaubes auf die Lunge. Münch. med. Wschr. 1892, 869. — ENGEL: (a) Staubeinatmung und Tuberkulose. Beitr. Zbl. Gewerbehyg. 1, 14 (1925). (b) Handbuch des Arbeiterschutzgesetzes und der Betriebssicherheit. Bd. 1, S. 499. Berlin. — ENTIN: Pneumokoniosen. Fortschr. Röntgenstr. 23, 19 (1915/16). — EVANS: The hytology of the exsudate in the early stages of the experimental pneumonia. J. inf. Dis. 19, 440 (1916).

FELTZ: Maladies des tailleurs des pièrres. Straßburg 1865. — FENN: Phagocystosis of solid particles I. Quartz, II. Carbon, III. Carbon and Quartz. J. Gen. Physiol. 3, 465 (1921). — FINDLEY: Über den Ursprung der Anthrakose der Lungen. Arbeiten zum 10jähr. Bestehen des Kinderasyls Berlin. S. 17. Berlin 1911 u. Brit. med. J. 1911, 1278. — FISCHER: Lungenemphysem Folge des Spielens von Blasinstrumenten. Münch. med. Wschr.

1902, 702. — Fleiner: Resorption korpuskulärer Elemente durch Lungen und Pleura. Virchows Arch. **112**, 97. — Focke: Beitr. Klin. Tbk. **59**, 228. — Foot: Changes in the distribution of colloidal carbon noted in the lungs of rabbits following splenectomy. J. of exper. Med. **37**, 139 (1923). — Förster: Sog. Bergmannskrankheit. Kongr. Bekämpfg Tbk. Berlin **1899**, 617. — Fraenkel, A.: Pathologie und Therapie der Lungenkrankheiten. Berlin und Wien 1904. — Frank: Klinische und experimentelle Beiträge zur Frage der Kieselsäuretherapie bei Tuberkulose. Beitr. Klin. Tbk. **55**, 470 (1923). — Franke: (a) Anthrakose retroperitonealer Lymphdrüsen. Beitr. path. Anat. **54**, 614 (1912). (b) Dtsch. Z. Chir. **119**, 107. — Freud: Zur Kieselsäurebehandlung der Lungentuberkulose. Ther. Gegenw. **1924**, 107. — Fruböse, A.: Die Bedeutung der verunreinigten Luft für die menschliche Gesundheit. Veröff. Med.verw. **23**, H. 10 (1927).

Gade: Über Pneumokoniosen mit Asthma bei Holzsägearbeitern. Münch. med. Wschr. **1921**, 1145. — Gaertner: Über die Beziehungen des schwarzen Pigments in der Leber, Milz und Niere zu den Kohlenstaubablagerungen. Inaug.-Diss. Straßburg 1885. — Gardner: (a) The relatively early lesions in experimental pneumoconiosis etc. Amer. Rev. Tbc. **4**, 734 (1920). (b) Studies on the relation of mineral dusts tuberculosis. Amer. Rev. Tbc. **7**, 344 (1923). (c) Tuberculous infection and tuberculosis as modified by experimental pneumokoniosis. Tubercle **6**, 336 u. 443 (1925). — Gardner and Dworsky: The relatively early lesions produced by inhalation of marble dust and their influence on pulmonary tuberculosis. Amer. Rev. Tbc. **6**, 1922, (Nov.). — Gerhardt: Verkleisterung der Luftröhrenäste. Zbl. inn. Med. **1896**, 521. — Giglioli: Un centro di tipica „Tisi dei Minitori". 2. Kongr. mal. prof. Brüssel **1910**. — Goadby: A case of ironstone phthisis. Lancet **209 II**, Nr 15, 752. — Gordon: Über gewerbliche Erkrankungen der oberen Atmungswege, einschließlich Zähne und über gewerbliches Asthma. Zbl. Hals- usw. Heilk. **9**, 113. — Grab: Kalkindustrie und Lungenschwindsucht. Prag. med. Wschr. **1890**, 291. — Graham: On the existence of charcoal in the lung. Edinburgh med. J. **1834**. — Grahn: A case of pneumoconiosis. Tubercle **2**, 542 (1921). — Grawitz: Zur Physiologie und Pathologie der Pleura. Berl. klin. Wschr. **1897**, 621. — Gray: Pneumoconiosis. Illinois med. J. **46**, 212 (1924). — Green: A case of pneumoconiosis with autopsy findings. Amer. J. Roentgenol. **11**, Nr 4. — Greenburg: Studies on the industrial dust problem. I. Dust inhalation and its relation to industrial tuberculosis. Publ. Health Rep. **40**, 291 (1925). — Greenhow: (a) Potters lung. Trans. path. Soc. Lond. **1866**, 36. (b) Districts with excessive mortality from lung. Diseases III. Annual report of medical officers of the privy council. London 1861. IV. Annual report of medical officers of the privy council. London 1862. — Gregory: A case of peticuliar black infiltration of the lung. Edinburgh med. J. **36**, 389. — Grimm: Ein interessanter Fall von gewerblichem Asthma. Zbl. Gewerbehyg., N. F. **4**, H. 7 (1927). — Grünewald: Metall und Erz. Bd. 22, S. 547. — Gross, F.: Über die alveoläre Reaktion der Lunge gegenüber Ruß, Quarzstaub und Phthisebazillen und die hier herrschenden Lokalisationsprozesse. Beitr. path. Anat. **76**, 374 (1927). — Guieysse-Pellissier: Origine épithéliale de la cellule à poussière des alvéoles pulmonaires. C. r. Soc. Biol. Paris **1919**. — Gye and Kettle: (a) Silicosis and miners phthisis. Brit. J. Path. **3**, 241 (1922). (b) The pathology of miner's phthisis. Lancet **203**, 855 (1922). — Gye and Purdy: The poisonous properties of colloidal silica. Brit. J. exper. Path. **3** (1922) u. **5** (1924).

Haldane: Effects of dust inhalation. Engin. a. min. J. **1918**, 106 u. 475. — Halfort: Entstehung, Verlauf und Behandlung der Krankheiten der Künstler und Gewerbetreibenden. Berlin 1845 (reichlich Literaturangaben). — Hamburger: Über die Tuberkuloseansteckung. Beitr. Klin. Tbk. **50**, 162 (1922). — Hamilton: Melanotic infiltration of the lung etc. Edinburgh med. J. **1834**. — Harrington: The engineering hygienic aspects of dust elimination in mines. J. ind. Hyg. **1925**, 199. — Hart: Disponierende Bedeutung der Staubinhalationskrankheiten für Lungentuberkulose. Erg. Path. **14**, 405 (1910). — Haynes: The effects of the inhalation of coal and stone dust on the lungs of pit ponies. J. of Hyg. **25** (1926). — Haytorn: Some histological evidences of the disease importance of pulmonary anthracosis. J. med. Res. **29**, 259 (1914). — Heffernan: Exposure to silica dust without the occurrence of silicosis. J. ind. Hyg. **1926**, 481. — Helbig: Ein Fall von Steinhusten. Münch. med. Wschr. **63**, 1482 (1916). — Heller: Über subpleurale Lymphdrüsen. Dtsch. Arch. klin. Med. **55**, 141 (1895). — Henius: Behandlung der Lungentuberkulose mittels Einatmung von Kohle, Kalk und Kieselsäure. Beitr. Klin. Tbk. **59**, 312 (1924). — Henius und Richter: Zur Frage der Kohlenstaubeinwirkung auf die Bindegewebsentwicklung in der Lunge. Z. Tbk. **46**, H. 2 (1926). — Heymann, B. u. Freudenberg: Die Tuberkulosesterblichkeit der Bergarbeiter vor, in und nach dem Kriege. Z. Hyg. **101**, 245 (1924) u. **104**, 229 (1925). — Hirt: Krankheiten der Arbeiter: Staubinhalationskrankheiten. 1871. — Hinze: Zur Diagnostik der Staublunge. Z. Tbk. **42**, 292 (1925). — Hoffmann: (a) Mortality from respiratory diseases in dusty trades. U. S. Bureau of labor statistics Bull., Juni 1918. (b) Dust phthisis in the printing industry. U. S. Bureau of labor statistics, Washington. Monthly Labor Rev. **15**, 179 (1922). (c) The problem of dust phthisis in the granite stone industry. U. S. Bureau of labor statistic. Bull. **293** (1922). (d) Pneumoconiosis in the stone industry. Amer. Rev. Tbk. 6, 772. — HOFFMANN u. LANGERHANS: Über den Verbleib des in die Zirkulation eingeführten Zinnobers. Virchows Arch. 48, 304 (1869). — HOGENAUER: Zur Kenntnis der Lungensyphilis. Wien. klin. Wschr. 1925, 269. — HOKE: Die Eisenlunge. Med. Klin. 1925, 766. — HOLITSCHER: Porzellanarbeiter. WEYLs Handbuch der Arbeiterkrankheiten. S. 318. Jena 1908. — HOLLAND: Diseases of the lung from mechanical causes. London 1845. (Zit. bei HALFORT.) — HOLME: Interim report of New South Wales board of trade on the prevalence of miners phthisis and pneumoconiosis in certain industries 1919. — HOLTZMANN: Zusammenhänge zwischen Zigarettenarbeit und Staublunge. Zbl. Gewerbehyg., N. F. 2, 305 (1925). Zur Frage der Lungentuberkulose der Staubarbeiter, namentlich der Sandsteinhauer. Festschr. zur 100-Jahrfeier der technischen Hochschule Karlsruhe 1925. — HOLTZMANN u. HARMS: Zur Frage der Staubeinwirkung auf die Lungen der Porzellanarbeiter. Tbk.bibl. 1923, 1.

ICKERT: (a) Die Tuberkulose im Mansfelder Gebirgskreis. Veröff. Med.verw. 17, H. 8 (1923). (b) Über die gesundheitlichen Verhältnisse im Mansfelder Gebirgskreise. Veröff. Med.verw. 19, H. 4 (1925). (c) Staublunge und Tuberkulose bei den Bergleuten des Mansfelder Kupferschieferbergbaues. Tbk.bibl. Nr 15. Leipzig 1924. (d) Staublunge und Tuberkulose. Dtsch. med. Wschr. 50, 832 (1924). (e) Über die Häufigkeit der Tuberkulose im Schulkindesalter. Z. Tbk. 44, H. 6 (1926). (f) Phänotype Vorbedingungen für das Angehen tuberkulöser Infektion und Reinfektion in der Lunge der Erwachsenen. Z. Tbk. 45, H. 4 (1926). (g) Staublunge und Staublungentuberkulose. Die Tuberkulose und ihre Grenzgebiete in Einzeldarstellungen. Bd. 4. 1928. — INGELS: New data on air dust determinations. Trans. amer. Soc. Heating a. Ventilating Engin. 29, 177 u. 347 (1923). (b) The production and measurement of air dustiness. Trans. amer. Soc. Heating a. Ventilating Engin. 20, 120 (1924). — INS, v.: Experimentelle Untersuchungen über Kieselstaubinhalation. Arch. f. exper. Path. 1876. — INSLEY: Petrography of rock dust in barre granite plants. Trans. amer. Soc. Heating a. Ventilating Engin. 28, 256 (1922). — ISZARD: Calcium und Tuberculosis. J. ind. Hyg. 7, 505 (1925).

JAENSCH: Über das Röntgenbild der Pneumokoniosen, insbesondere ihre grobknotige Form. Fortschr. Röntgenstr. 28. — JAGIČ u. LIPINER: Lunge und Atmung bei Bläsern. Wien. klin. Wschr. 1919, 683. — JARVIS: (a) The upper respiratory tract in granat dust inhalation. Ann. Otol. 32, 505 (1923). (b) Roentgenray study of granit dust inhalation. Amer. J. Roentgenol. 8, 560. — JÖTTEN u. ARNOLDI: Gewerbestaub- und Lungentuberkulose. Berlin 1927. — JUNGHANS: Wirkung der Staubeinatmung in Bergwerken. Zbl. Gewerbehyg. 10/11, 181 u. 200 (1919).

KADISCH: Über das Silizium speziell die Kieselsäure bei der Therapie der Lungentuberkulose. Beitr. Klin. Tbk. 53, 111 (1922). — KAHLE: Therapeutische Beeinflussung experimenteller Meerschweinchentuberkulose durch Kieselsäuredarreichung. Beitr. Klin. Tbk. 47, H. 2, 298 (1921). — KATZ, LONGFELLOW, FIELDNER: Efficieney of the palmer apparatus for determining dust in air. J. ind. Hyg. 1920, 167. — KATZ, SMITH, MYERS, TROSTEL, INGELS and GREENBURG: Comparative tests of instruments for determining atmospherie dusts. Publ. Health Bull. 1925, Nr 144. — KATZ u. TROSTEL:Dustiness of the air in granite cutting plants. Trans. amer. Soc. Heating a. Ventilating Engin. 28, 235 (1922). — KETTLE: (a) Experimental silicosis. J. ind. Hyg. 1926, 491. (b) Silica in determing bacillus tub. infections. Brit. J. exper. Path. 5, 153. — KLEBE: Steinbrüche und Steinhauereien usw. Handbuch des Arbeiterschutzes. Bd. 2, S. 77. — KLEMMET: Zur Diagnose der Pneumokoniosen. Beitr. Tbk. 46, 153 (1921). — KOELSCH: Berufsschädlichkeiten. Zbl. Gewerbehyg., N. F. 3, Nr 5 (1926). — KOELSCH, (a) THEOBALD VON HOHENHEIM, gen. PARACELSUS: Von der Bergsucht und anderen Bergkrankheiten. Berlin: Julius Springer. (b) Porzellanindustrie und Tuberkulose. Habil.schr. Leipzig und Würzburg. E. Kabitzsch 1919. (c) Zur Frage der Staubeinwirkung auf die Lungen der Porzellanarbeiter. Z. Tbk. 39, 116 (1923). (d) Die Bedeutung der Gewerbehygiene für die Bekämpfung der Tuberkulose. Zbl. Tbk.forschg 21, 3. — KOELSCH u. ARBSTEIN: Lungenerkrankungen der Steinhauer. Zbl. Gewerbehyg. 1915, 259. — KNAUFF: Das Pigment der Respirationsorgane. Virchows Arch. 39, 442 (1867). — KOGAN-JASNY: Silicosis universalis. Virchows Arch. 263. — KONRICH: Die Wirkung parenteral zugeführten Staubes, besonders auf das Blutbild. Arb. Reichsgesdh.amt 57. Berlin: Julius Springer 1927. — KOOPMANN: Beitrag zur Frage der Koniosen. Virchows Arch. 253, 423 (1924). — KOSCHLAKOFF: Zur Frage über die Entstehung des Pigments in der Lunge. Virchows Arch. 35, 442 (1866). — KREUSER: Über die Verlaufsart und Ausbreitung der Tuberkulose in dem Wohngebiet keramischer Arbeiter. Beitr. Klin. Tbk. 63, 530 (1926). — KRIZ: 2. Congr. internat. Mal. Prof. Brüssel 1910. — KÜCHENMANN: Lungenanthrakose. Fortschr. Röntgenstr. 32, 23. — KÜHN: (a) Die Behandlung der Lungentuberkulose vermittels Einatmung von Kohle, Kalk und Kieselsäure (Trockeninhalation). Beitr. Klin. Tbk. 57, 453 (1924). (b) Die Behandlung der Lungentuberkulose mit Staubinhalation (Trockeninhalation). Münch. med. Wschr. 72, 1591 (1925). (c) Die Kieselsäure. Erscheint in Stuttgart: Ferdinand Enke. — KUNTZEN: Über

Staubinhalation. Inaug.-Diss. Berlin 1873. — Kussmaul u. Schmidt: Aschenbestandteile der Lungen und Bronchialdrüsen. Dtsch. Arch. klin. Med. 2, 91 (1866). Landis: (a) Pneumoconioses and tuberculoses in potters. Amer. Rev. Tbc. 31, 766. (b) The pathologicae and clinical manifestions following the inhalation of dust. J. ind. Hyg. 1, 117 (1919). — Lang: Über Gewebskulturen der Lunge. Arch. Zellforschg 2, 93 (1926). — Lange: (a) Untersuchungen über das Epithel der Lungenalveolen. Frankf. Z. Path. 3, 170 (1909). (b) Staubinfektion bei Lungentuberkulose. Z. Hyg. 106, H. 1. — Lange u. Nowosselski: Experimentelle Untersuchungen über die Bedeutung der Staubinfektion bei der Tuberkulose. Z. Hyg. 104, H. 1/2. — Langguth: Siderosis pulmonum. Dtsch. Arch. klin. Med. 55, 255 (1895). — Landis: The relation of organic dust to pneumoconiosis. J. ind. Hyg. 7, 1 (1925). — Leeser: Über die Ursachen der geringen Ausbreitung der Tuberkulose unter den Bergleuten. Z. Hyg. 104, 213 (1925). — Legge: Miners silicosis. Its pathology, symptomatology and prevention. J. amer. med. Assoc. 81, 809 (1923). — Lehmann: Staub. Arch. f. Hyg. 75, 134. — Lehmann, Engel u. Wenzel: Der Staub in der Industrie, seine Bedeutung für die Gesundheit der Arbeiter und die neueren Fortschritte auf dem Gebiete seiner Verhütung und Bekämpfung. Beihefte zum Zbl. Gewerbehyg. 1, H. 2 (1925). — Lehmann, Saito u. Gfrörer: Über die quantitative Absorption von Staub aus der Luft durch den Menschen. Arch. f. Hyg. 75 (1912). — Lemaistre (Lanceraux): Sclérose pulmonare des ouvriers en porzellaine. Bull. Acad. Méd. 1896. — Leubuscher: Tuberkulose in Sachsen-Meiningen. Kongr. Bekämpfg Tbk. Berlin 1899, 605. — Leuthold: Ein neuer Fall, welcher das Eindringen von Kohlenteilchen in das Lungenparenchym beweist. Berl. klin. Wschr. 1866. — Leymann: Gesundheitsverhältnisse der keramischen Industrie. Zbl. Gewerbehyg. 1915, 105. — Lindemann: Hygiene der Bergarbeiter. Weyls Handbuch der Hygiene. 2. Aufl., Bd. 7, Abt. I, S. 123. Leipzig 1921. — Lloyd: Diseases of occupation. Twentieth Century Practice of Med. 1895. — Loeb: Thomasphosphatpneumokoniose. Virchows Arch. 138, 42 (1894). — Lubarsch: (a) Diskussion zu Beitzke, Verh. dtsch. path. Ges. 1908, 241. (b) Fortschr. Med. 1904. (c) Tuberkulose. Z. ärztl. Fortbildg 1918, 35. Lubbenau: Experimentelle Staubinhalationserkrankungen der Lungen. Arch. f. Hyg. 63, 193 (1907). — Lund, Shaw, Louis, Drinker, Cecil: Quantitative distribution of particulate material administered intravenously to the dog, rabbit etc. J. of exper. Med. 33, H. 2 (1921). — Lusitanus, Amatus: Centuriarum erscheint bei Vernot 1620. Cent. IV,Cur. 41.

Mc Birney, Silicusis: A resumé of the literature arranged for the use of the physicians in the state of New York. Spec Bull. 1925. State N. Y. Depart. Labor. — Mc. Crae: The ash of silicotic lungs. (South Afr. Inst. for Med. Res. Johannesburg.) Gen. Rep. 1916, Append. 7 (Verzeichnis-Nr. 119). — Macklin u. Middleton: (a) Dust inhalation and pulmonary disease. Lancet 2, 470 (1. Sept. 1923). (b) Report on the grinding of metals and cleaning of castings with special reference to the effects of dust inhalation upon the workers. London 1923. His Maj. Stat. Office. — Maggiorani: Sul ingresso delle sonstanze polverolentenella via della respirazione. Rom 1858. — Marshall: Cases of spurious mellanosis of the lungs. Lancet 1834—1836. — Mascher: (a) Silikose und Tuberkulose. Beitr. Tbk. Klin. 73 (1930). (b) Om Dammlungsjukdom (Prumokoniosis). Hygiea (Stockh.) 92 (1930). — Mavrogordato: (a) Studies in experimentae silicosis and other pneumoconiosis. Publ. S. afr. Inst. med. Res. Johannisburg 1922, Nr 15. (b) The value of the konimeter etc. Publications of the South African Institute for Med. Research Nr. 17. Johannesburg, Aug. 1923. (c) Contributions to the study of miners phthisis. Publications of the South African Institute for Med. Research Nr. 19. Johannesburg 1926. — May u. Petri: Beiträge zur Frage der Pneumokoniose. Beitr. klin. Tbk. 58, 168 (1924). — Mayer: A method of determining the finer dust particles in air. J. ind. Hyg. 1921, 61. — Mayers: Silicosis in New York state. A Study of 15 cases silicosis from the stand point of compensation. Bull. 1926. State N. Y. Depart. Labor. — Meinel: (a) Über Erkrankung der Lungen durch Kieselstaubinhalation. Inaug.-Dis. Erlangen 1869. (b) Staubinhalationskrankheiten. Vjschr. öff. Gesdh.pfl. 8, 666. — Meldann: Der Industriestaub, Berlin 1926. — Menzel: (a) Erkrankungen in den oberen Luftwegen der Stockdreher. Arch. f. Laryngol. 29, H. 1. (b) Schleimhautschädigungen in den oberen Luftwegen der Tischler. Z. Hals- usw. Heilk. 9, 101. — Merkel: (a) Siderosis pulmonum. Dtsch. Arch. klin. Med. 6, 616 (1869). (b) Staubinhalationskrankheiten. Dtsch. Arch. klin. Med. 8, 206 (1872). (c) Die Staubinhalationskrankheiten. v. Ziemssens Handbuch der Hygiene und Gewerbekrankheit. 2. Teil, Abt. 4, S. 143—188. (d) Tuberkulöse Erkrankungen siderotischer Lungen. Dtsch. Arch. klin. Med. 42, 179 (1888). — Middleton, E. L.: (a) Investigation into the dust content of the atmosphere of work-places in the grinding of metals and cleaning of castings. Ann. Rep. of the chief inspector of factories 1922, 92. (b) A study of pulmonary silicosis. J. ind. Hyg. 2, 433 (1920). (c) Dust counting in the pottery industry, with special reference to health considerations. Trans. Ceramic Soc. 24 (1924/25.) (d) Weavers Cough. J. ind. Hyg. 1926, 428. — Millian: Poumon im Manuel d'histol. pathol. von Cornil a. Ranvers. Tome. IV, S. 246. — Mironescu: Sur la prétendue origine intéstinale de l'anthracose pulmonaire. C. r. Soc. Biol. Paris 61, 227. — Moller:

The radiographic picture in chalicosis and its differential diagnosis from other affections of the lungs. Acta radiol. (Stockh.) 8, 193 (1927). — MORITZ: Tuberkulose unter den mit Staubentwicklung verbundenen Berufsarten. Kongr. Bekämpfg Tbk. Berlin 1899, 158. — MÜLLER, E. u. BERGHAUS: Tuberkulose und Tabakarbeiter. Z. Tbk. 44, 273 (1926). — MYERS: Studies in the respiratory organs in health and diseases. The effects of bituminous coal mining on the vital capacity of the lungs. Amer. Rev. Tbc. 9, Nr 1, 49 (1924).

NATALI: Istogenesi e significatio dei fenomeni cellulari di difesa nell'infiammazione tubercolare primaria del polmone di coniglio. Sperimentale 81, H. 1/2, 55 (1927). — NEUMANN, E.: Das Pigment der braunen Lungeninduration. Virchows Arch. 161, 422, (1909). — NICOLSON: The dusted lung with special reference to the inhalation of silica dust (SiO_2) and its relation to pulmonary tuberculosis. J. ind. Hyg. 5, 220 (1923). — NOHLEN: Experimentelle Anthrakosis und Tuberkulose. Mschr. Kinderheilk. 37 u. Z. Kinderheilk. 45.

OEHMANN: Über die pathologische Anatomie der Silikose. Acta tbc. scand. (København.) 4, 17 (1929). — OHKUBO: Über die Intravasation des anthrakotischen Pigments in die Blutgefäße der Lungen. Virchwos Arch. 191, 1 (1908). — OLDENDORFF: (a) Der Einfluß der Beschäftigung auf die Lebensdauer des Menschen. Berlin 1878. (b) Zbl. Gesdh.pfl. 1882, 238. — OLIVER: Phthisis and occupation. — OLIVER, THOMAS: (a) An address on occupational and other causes of pulmonary fibrosis. Brit. med. J. 1925, 685. (b) Diseases of occupation. London 1908. — ORSI: Flugfähigkeit des Staubes. Arch. f. Hyg. 68, 22. — ORSOS: Die Pigmentverteilung der Pleura pulmonalis usw. Verh. dtsch. path. Ges. 15, 136. Straßburg 1912. — OTIS: Common pulmonary diseases confused with tubersulosis. Boston. med. J. 186, 41 (1922). — OWES, J. S.: (a) Jet dust counting apparatus. J. ind. Hyg. 1922/23, 522. (b) Dust in expired air. Med. Soc. Lond., Dez. 1921.

PALITZSCH: Tabakpneumokoniose. Zbl. Gewerbehyg. 1921, 225. — PALMER: Amer. J. publ. Health 1916, 1049. — PANCOAST: Roentgenolog. studies of pneumoconiosis and other fibrosing conditions of the lungs. Ann. clin. Med. 2, 8 (1923). — PANCOAST u. PENDERGRASS: A review of our present knowledge of pneumoconiosis. Amer. J. Roentgenol. 14, 381 (1925). — PATSCHKOWSKI: Pneumokoniosen bei Bergarbeitern. Beitr. Klin. Tbk. 58, 113. — PATSCHKOWSKY: Über Pneumokoniosen bei den Bergarbeitern des rheinisch-westfälischen Steinkohlenreviers. Beitr. Klin. Tbk. 57, 113 (1924). — PEACOCK: (a) French millstone makers phthisis. Brit. Rev. 25, 214 (1860) (SCHMIDTs Jb. 116, 57). (b) French millstone maker phthisis. Brit. med. J., Okt. 1876 u. Trans. jap. path. Soc. 30, 1878. (c) On some causes and effects of valvular diseases of the heart. Croonian lecture. London 1865. — PEARSON: Coloring matter of the black gland and of the black spots of the lungs. Phil. Trans. roy. Soc. 1913, 159. — PERMAR: The pathogenesis of exper. pneumonia in the rabbit. J. med. Res. 44, 1 (1922). — PESENTI: Lavarotoridel cemento e del gesso. 1. Congr. internat. Mal. Lavaro Milano 1906, 760. — PESHKIN: (a) Ipec sensitization and bronch. asthma. J. amer. med. Assoc. 75, 1133 (1920). (b) Bronch. asthma and allergic manifestations in pharmaciste. J. amer. med. Assoc. 82, 1854 (1924). — PETRENZ: Über die sog. Steinbrecherkrankheit. J. frakt. Arzneikde u. Wundarzneikunst 1843. — PIZZINI: Diskussion. 1. Congr. Mal. Lavar. Mailand 1906, 347. — POKORNY-WEIL: Zur Kenntnis der grobknotigen Form der Pneumokoniose. Fortschr. Röntgenstr. 31, 22 (1923/24). — POLICARD: Sur la nature du revêtement des alvéoles pulmonaires des mammifères. Bull. Histol. appl. 3, 236 (1926). — POLICARD, DOUBROW et PILLET: Recherches histochimiques sur l'anthrakose pulmonaire. C. r. Acad. Sci. Paris 188, 278 (1929). — PREDÖHL: Die Geschichte der Tuberkulose. Hamburg und Leipzig 1881. — PRETTIN u. LEIBKIND: Gasblasen und Lungenemphysem. Münch. med. Wschr. 1904, 269. — PROBST: Porzellan usw. Industrie im Handbuch von SYRUP. Bd. 2, S. 144. — PROUST: Pneumoconiose anthracotique. Arch. gén. Méd. 1876, 148 u. 286. Rapport général du conseil de salubrité de la Seine. 1849 à 1858. — PUHL: Beitr. klin. Tbk. 52, 147 u. 148. — PURDY: (a) Silicosis. Miners phthysis and medical inspection. Med. J. Austr. 2, 234 (1822). (b) The cause, effect incidence and prevention of the pneumoconiosis of quartz miners. Practitioner 285. London 1912.

RABL: Verh. dtsch. path. Ges. 24, 249. — RAMAZZINI: De morbis artipicum diatriba. Opera omnia medica et physiologica. Genf 1717. — REBSAMEN: Die Melanose der menschlichen Bronchialdrüsen. Bd. 24, S. 92. 1862. — RECKZEH: Kalkstaubinhalation und Lungentuberkulose. Berl. klin. Wschr. 1903, Nr 45, 1022. — REIMANN, C. K. and A. S. MINOT: (a) Absorption and elimination of manganese ingested as oxides and silicates. J. of biol. Chem. 45 (1920). (b) A method for manganese quantitation in biological material together with data an the Manganese content of human blood an tissues. J. of biol. 42, Nr 2 (1920). — RIBBERT: Primäre Tuberkulose und Anthrakose der Lungen. Dtsch. med. Wschr. 1906, 1615. — RIDELL: Silicosis. Its relation to tuberculosis. Publ. Health J. 17, 1 (1926). — RILLIET: Zit. bei PROUST. — RINDFLEISCH: Lehrbuch der pathologischen Gewerbelehre. 2. Aufl. S. 375. Leipzig 1871. — RISEL: Demonstration über den Schneeberger Lungenkrebs. Verh. dtsch. path. Ges. Marburg 1913, 341. — RODENACKER: (a) Lungenstaubkrankheiten, Lungentuberkulose, Lungentumor. Zbl. Gewerbehyg. N. F. 1, Nr 4/5 (1924). (b) Die Beziehungen der Tuberkulose zur Gewerbehygiene. Zbl. Gewerbehyg. N. F. 2, 247 u. 286 (1925). — Rona: Staublunge auf intravenösem Weg. Beitr. Klin. Tbk. 58, 327. — Roos: Dust in printers workrooms. J. ind. Hyg. 3, 257 (1922). — Rössle: Tuberkulose der Staubarbeiter im besonderen im Porzellangewerbe. Beitr. Klin. Tbk. 47, 325. — Rostoski: Lungentumoren bei Bergarbeitern. 35. Kongr. inn. Med. München 1923, 234. — Rostoski, Saupe u. Schmorl: Die Bergkrankheit der Erzbergleute in Schneeberg in Sachsen (Schneeberger Lungenkrebs). Z. Krebsforschg 23, H. 4/5 (1926). — Rota u. Finzi: Lavoratori del cemento e della calce. 1. Congr. Mal. Lavar. Mailand 1906, 329. — Roth: (a) Kompendium der Gewerbekrankheiten. 2. Aufl. Berlin: R. Schwetz 1909. (b) Über Metastasen von Kalk, Fett- und Kohlenstaub. Korresp.bl. Schweiz. Ärzte 14 (1881). — Roubier: Anthracose et cavernes pulmonares. Progres méd. 51, 481 (1923).

Saito: Quantitative Absorption von Staub. Arch. f. Hyg. 75, 134. — Saupe: Über röntgenologische Lungenbefunde bei der sog. Bergmannskrankheit der Erzbergleute in Schneeberg. Fortschr. Röntgenstr. 31, 35 (1923). — Schellenberg: Beitrag zum klinischen Bild der Pneumokoniose. Beitr. Klin. Tbk. 63, 178 (1926). — Schilling: Die schädlichen Einwirkungen des Baumwollstaubes auf die Atmungsorgane. Dtsch. Arch. klin. Med. 146, 163 (1925). — Schirmer: Die Krankheiten der Bergleute in den Grünberger Braunkohlengruben. Schmidts Jb. 102, 72. — Schlodtmann: Ein Beitrag zur Staubinhalationslehre. Zbl. Path. 6, 649 (1895). — Schlossmann, A.: Klin. Wschr. 1926, Nr 38. — Schmidt: (a) Glasarbeiter in Thüringen. Weyls Handbuch der Arbeiterkrankheiten. S. 349. Jena 1908. (b) Zur Gewerbehygiene des Baumwollspinnereiberufes. Arch. f. Hyg. 1924. — Schmorl: (a) Schneeberger Lungenkrebs. Verh. path. Ges. 19. Tagg 192. (b) s. o. Rostoski, Saupe u. Schmorl: Z. Krebsforschg. 23, H. 4/5 (1926). — Schottelius: Experimentelle Untersuchungen über die Wirkung inhalierter Substanzen. Virchows Arch. 73, (1878). — Schröder: Handbuch der Tuberkulose in Band 5, herausgegeben von Brauer, Schröder, Blumenfeld. Bd. 4, II. Hälfte, S. 312. Leipzig: J. A. Barth 1922. — Schultze, W. H.: Gibt es einen intestinalen Ursprung der Lungenanthrakose? Münch. med. Wschr. 1906, 1702 u. Z. Tbk. 9, 425. — Selkirk: Tuberculosis. Brit. med. J. 1906, 1493. — Seltmann: Anthrakosis der Lungen. Dtsch. Arch. klin. Med. 2, 300 (1867). — Sewell: The phagocytic properties of the alveolar cells of the lung. J. of Path. 22, 40 (1918 bis 1919). — Shaltock: Tuberculosis, Pneumoconiosis. Proc. roy. Soc. Med. 1914 III. Path. Sect. 7. — Slaviansky: Experimentelle Beiträge zur Pneumokoniosislehre. Virchows Arch. 48, 326 (1869). — Sleswijk: Sterben die Steinhauer an Tuberkulose? 3. Kongr. Gewerbekrkh. 556 (Österr. San.wesen 1918). — Smith, W. Sidney and Edgar L. Callis: Report an the manufacture of silica bricks and other refractory materials used in furnaces. With special reference to the effects of dust inhalation upon the workers. London 1917. His Maj. Stat. Office. — Smyth and Iszard: The practical hygienic efficiency of the palmer apparatus for determining dust in air. J. ind. Hyg. 1921/22. — Sommerfeld: (a) Handbuch der Gewerbekrankheiten. Berlin 1898. Sonderkatalog: Spezielle Berufstatistik der Dresdener hygienischen Ausstellung. Dresden 1911. (b) Atlas der gewerblichen Gesundheitspflege. Berl. Preuß. Verlagsanstalt 1926. — Soyka: Wanderung korpuskulärer Elemente. Prag. med. Wschr. 1878. — Staehelin: Mohr-Staehelins Handbuch der inneren Medizin. Bd. 2, S. 350 und Graefes Arch. Berlin 1914. — Staubötiker: Die Pneumokoniose der Metallschleifer. Arch. klin. Med. 119, 469 (1916). — Stebbins: Dust collecting systems. Adapted for use in connection with the granite cutting Industry. Spec. Bull. 1924 State N. Y. Depart. Labor. — Stepp: Zur Kasuistik der Staubinhalationskrankheiten. Med. Klin. 1916, 589. — Sternberg, Carl: Erweichung bronchialer Lymphdrüsen. Wien. klin. Wschr. 1905, 1214. — Sternberg, Maximilian: Neuere Anschauungen über die Staubkrankheiten der Lunge. Wien. med. Wschr. 1915, 1061. — Sternberg, Maximilian u. Tischler: Weyls Handbuch der Arbeiterkrankheiten. S. 433. Jena 1908. — Steuart: Radiography in its relation to miners phthisis on the witwatersrand. Arch. of Radiol. 27, 277 (1923). — Storm van Leuwen, Bien u. Varenkamp: Experimentelle allergische Krankheiten. Z. Immun.forschg. 40, 552. — Storm, van Leuwen u. Kremer: Die Pathogenese des Asthma bronchiale, insbesondere seine Beziehungen zur Anaphylaxie. Von Esskuchen: Behandlung des Asthma bronchiale im allergenfreien Zimmer. Klin. Wschr. 5, 686 (1926). — Stratmann: Tuberkulose unter den Stahlschleifern. Kongr. Bekämpfg Tbk. Berlin 1899, 155. — Strauss: Staublunge. Fortschr. Röntgenstr. 30, 62. — Sutherland and Rivers: Experiences of the refraktoris industries (silicosis) scheme 1919. Tubercle 4, 255 (1923).

Tamann u. Bruns: Spirometrische Untersuchungen an Bergarbeitern. Ein Beitrag zur Gesene des Emphysems. Z. exper. Med. 33, 350 (1923). — Tattersall: The occurance and clinical manifestations of silicosis among hardgroundworkers in coal-mines. J. State Med. 35, 203 (1927). — Tattersall, Norman: The occurrence and clinical manifestations of silicosis among hard. Ground Workers in Coal Mines. J. ind. Hyg. 1926, 385. — Taylor: (a) Nosographie et pathegenie de la tuberc. Santander 1903. S. 43. (b) Nosographie et pathegenie de la tuberc. Santander 1913. — Teichert: Die englischen Arbeiterschutzvorschriften für Metallschleifereien. Zbl. Gewerbehyg., N. F. **3**, 171 (1926). — TELEKY, LOCHTKEMPER, ROSENTHAL, DEUSSEN u. DERDACK: Staubgefährdung und Staubschädigungen der Metallschleifer usw. Arbeit und Gesundheit. Schriftenreihe zum Reichsarbeitsblatt. 1928, H. 9. — TENDELOO: (a) Studien über die Ursachen der Lungenkrankheiten. Wiesbaden 1901. (b) Allgemeine Pathologie. 1919. — THAKRAH: Effects of arts, trades and professions on health ans longevity. London 1832. — THIELE: Keramische Industrie und Tuberkulose. Z. Tbk. **34**, 303 (1921). — THIELE, ROSTOKI u. SCHMORL: Schneeberger Lungenkrebs. Münch. med. Wschr. **1924**, H. 1. — THIELE u. SAUPE: Die Staublungenerkrankung der Sandsteinarbeiter. Berlin 1927. — THOREL: Die Specksteinlunge. Beitr. path. Anat. **20**, 85 (1896). — TRAUBE: (a) Gesammelte Beitr. **2**, 765. (b) Über das Eindringen feinerer Kohlenteilchen in das Innere des Respirationstraktus. Dtsch. Klin. **1860**, 475 u. 487. (c) Trans. amer. Inst. Min. a. Met. Engin. **68** (1923). (d) Ref. Zbl. Gewerbehyg., N. F. **3**, Nr 6 (1926). (e) Tuberculosis statistics. Mortality from pulmonary tuberculosis in various dustry trades. Tubercle **4**, No 3, 113 (1922). (f) Tuberkulosesterblichkeit der Porzellanarbeiter Thüringens. Beitr. Klin. Tbk. **47**, 237 (1921). — TUCKER: Physical examination of employees engaged in the manufacture of portland cement. Amer. J. Publ. Health. **5**, 560 (1915).

UHLIG: Über den Schneeberger Lungenkrebs. Virchows Arch. **230**, 76 (1921).

VERNOIS: Über die Einwirkung des Staubes auf die Gesundheit der Kohlenverkäufer. Ref. SCHMIDTs Jb. **1858**, Nr 100, 325. — VIRCHOW: Die pathologischen Pigmente. Virchows Arch. **5**, 465. — VIRCHOW: Über das Lungenschwarz. Virchows Arch. **35** (1866).

WAINRIGHT and NICHOLS: Amer. J. Sci. **1905**, 130. — WALDENBURG: Tuberkulose. Berlin 1869. — WANGE: Sur la phthisie epidémique dans la commune d'Orsa. Festkrift vid Tuberkulose-Konferenzen i Stockholm 1909. — WARBURG: Das Karzinomproblem. Z. angew. Chem. **1926**, Nr 32. — WATKINS-PITCHFORD: (a) Miners phthisis. Med. J. Austral. **2**, 325 (1923). (b) The diagnosis of silicosis. Med. J. Austral. **2**, 382 (1923). (c) The silicosis in the south african gold mines and the changes produced in it etc. J. in d. Hyg. **9**, 109 (1927). (d) Gen. l. reports. miners phthisis prevention. Com. Johannesburg. South Africa 1917—1924. — WEBER: Die Bergkrankheit der Erzbergleute in Schneeberg in Sachsen. Arb. Reichsges.amt **57**. Berlin: Julius Springer 1926. — WEBSTER, T. A.: A note on the silica content of some factory dusts. J. ind. Hyg. **1922/23**, 305. — WEGMANN: Staub in den Gewerben. Arch. f. Hyg. **21**, 359. — WEIGERT: Über den Eintritt des anthrakotischen Pigments in die Blutgefäße der Lungen. Fortschr. Med. **1883** u. Gesammelte Abh. **1906**, 508. — WEIL: Siderosis. Fortschr. Röntgenstr. **24**, 111. — WEINTRAUD: Untersuchungen über Kohlenstaubmetastase. Inaug.-Diss. Straßburg 1889. — WHEATLEY: Report on the prevalence of lung disease among the workers at grinshill quarries. Shrewsbury 1912. — WHITE: (a) Economic levels and tuberculosis groupings. Nations Health **4**, 428 (1922). (b) Prosser, pneumoconiosis in man and horse. J. ind. Hyg. **1**, 500 (1920). WILKE: Dtsch. med. Wschr. **1921**. — WILLIS: Studies in tuberculous infection. VIII. Spontaneous pneumoconiosis in the guinea pig. Amer. Rev. Tbc. **1921**, 189. — WINSLOW, C. E.: Factory ventilation and industrial tuberculosis. Contributions from the Anna Lauder departement of public health. Yale university. Vol. 6. 1925. — WINSLOW and GREENBURG: (a) Industrial tuberculosis and the control of the factory dust problem. Part. 1/2. J. ind. Hyg. **2**, 333 u. 378 (1920). (b) A study of the dust hazard in the wet and dry grinding shops of an ax factory. Publ. Health Rep. Nr 41. Washington 1920. — WINSLOW and GREENBURG: The dust hazard in the abrasive industry. U. S. Publ. Health Rep. **1919**, Nr 34, 1171. — WINSLOW, GREENBURG and REEVES: The efficiency of certain devices used for protection of sand blasters against the dust hazard. U. S. Publ. Health. Rep. **35** (1920). — WINSLOW, C. E. and ROBERT JORDAN: The cmparative efficiency of the circular conimeter and the palmer water spray apparatus for the determination of the dust content of the air. J. ind. Hyg. **1922/23**, 375. — WISLOCKI: On the fate of carbon particles injected into the circulation with especial reference to the lungs. Amer. J. Anat. **32**, 423 (1924). — WOHLFEIL: Untersuchungen über den Keim- und Staubgehalt und die Reinigungsverhältnisse in Königsberger Volksschulklassen. Z. Schulgesdh.pfl. u. soz. Hyg. **1926**, Nr 6. — WOLFF: Kalkstaub und Tuberkulose. Berlin. Kalkverlag G. m. b. H. 1925. — WOLFFSON: Bericht über das Geschäftsjahr 1926/27 der Tätigkeit der Lungenfürsorge in Hamburg. — WOSKRESENSKY: Silikate in den Lungen und Bronchialdrüsen. Zbl. Path. **1898**, 296.

ZENKER: Ber. 40. Verslg dtsch. Naturforsch. Hannover **1865**, 271.

Offizielle Berichte
bei denen kein Verfasser angegeben ist, Gesetze u. dgl. (nach TELEKY).

Mines department. Fourth annual report of the secretary for mines for the year ended 31. Dec. 1925, and the Annual report of H. M. Chief inspector of mines. London 1925.

Mines department. Fifth annual report of the secretary for mines for the year ended 31 Dec. 1925, and the Annual report of H. M. Chief inspector of mines. London 1926.

Report of the department committee appointed to inquire ... Leas and dust an other causes in the manufacture of earthenware and china. Vol. 1, Report. London. His Maj. Stat. Off. 1910.

Report of the departmental committee appointed to inquire ... Lead and dust and other causes in the manufacture of earthenware and china. Vol. 2, Appendices. London. His. Maj. Stat. Off. 1910.

Report of the committee of cutlery. London. His Maj. Stat. Off. 1925.

Annual report of the chief inspector of factories and workshops for the year 1909. Reports and statistics. London. His Maj. Stat. Off. 1910.

Annual report of the chief inspector of factories and workshops 1920. London. His Maj. Stat. Off. 1921.

Annual report of the chief inspector of factories and workshops 1921. London. His Maj. Stat. Off. 1922.

Annual report of the chief inspector of factories and workshops 1922. London. His Maj. Stat. Off. 1923.

Annual report of the chief inspector of factories and workshops 1923. London. His Maj. Stat. Off. 1924.

Annual report of the chief inspector of factories and workshops 1924. London. His Maj. Stat. Off. 1925.

Second report of the royal commission on metalliferous mines and quarries. London. His Maj. Stat. Off. 1914.

Mines department. Safety in mines. Research Board Pap. Nr. 2. The application of stone dust in coal mines. London 1923.

Factory and workshop. Dangerous and unhealthy industries. Statutary rules and orders. 1919. Nr. 514; 1925, Nr. 904; 1925, Nr. 1089.

Workmen's compensation (silicosis). Act 1918. — Workmen's compensation (silicosis). Act 1924. Statutary Rules and Orders 1925, Nr. 79. Master and Servant, Wortkmen's Compensation (silicosis). Acts 1918 and 1924.

General report of the Miners phthisis prevention committee. Pretoria 1916.

Final report of the Miners phthisis prevention committee. Johannesburg. Union of South Africa. Pretoria 1919.

Report of the 51st. dust Sampling Survey. Transvaal Chamber of Mines 1926. Manuskript.

Report upon the works of the Miners phthisis. Medical bureau for the 12 months ending July 31 st. 1923. Cape Town 1924.

Report upon the work of the miners Phthisis. Medical bureau for the 12 monthe ending July 31 st. 1924. Union of South Africa, Cape Town 1926.

Act to consolidate and amend the Laws relating to Miners phthisis. Nr. 35. 1925. Union of South Africa.

Report of the technical commission of inquiry ... to investigate the prevalence of Miners phthisis and pneumoconiosis in the metalliferous Mines at Broken Hill. New South Wales 1921.

Further report of the technical commission of inquiry. The occurrence of industrial diseases in and about the metalliferous Mines at Brocken Hill. Department of labor and industry. New South Wales 1922.

Report of the technical committee of inquiry appointet ... to investigate the prevalence of silicosis among stonemen, quarrymen etc. Sydney 1924.

Second preliminary report of the committee an mortality from tuberculosis. Dust trades. National tuberculosis Association. New York, September 1919.

U. S. Department of Labor. Bureau of labor statistics. Dangers to workers from dust and fumes and methods of protection. Washington 1913.

Pneumoconiosis. 3 cases. 2 of silicosis and 1 of anthracosis etc. Bulletin 1925. State of New York Dep. of Labor.

Hygiène du travail. No 62. Tuberculose. Silicose. Genève 1926.

3. Lungentuberkulose.

Von

W. Pagel-Sommerfeld.

Unter teilweiser Mitarbeit

von

F. Henke-Breslau.

Mit 168 Abbildungen.

I. Geschichtliche Übersicht.

Die Tuberkulose ist vor ihrer ersten wissenschaftlichen Bearbeitung durch die Griechen, vor allem den Indern bekannt gewesen. Darauf weist die ausführliche Berücksichtigung, die sie in der Gesetzgebung sowie im speziell-pathologischen Abschnitt (Uttaratantra) des Ayur-Veda durch Susrutas erfahren hat — obschon griechische Einflüsse dabei mitgewirkt haben mögen. Erblichkeit und Übertragung, schlechte Beeinflußbarkeit, ja Unheilbarkeit der Phthise stehen im Vordergrund der Betrachtung. Die ägyptischen Papyri lassen einschlägige Hinweise vermissen, auch an den Mumien fanden sich bisher kaum tuberkulöse Lungenerkrankungen, wenn auch solche der Knochen hier und da beobachtet sind. Nach alledem scheint die Tuberkulose in der vorklassischen Zeit nicht die Ausmaße und Bedeutung erlangt zu haben, die sie seit dem griechischen Altertum bis zu uns hinauf als gefürchtete und emsig erforschte Volksseuche verdient.

Von ihrer Behandlung im Corpus Hippocraticum ab lassen sich in der Geschichte der Lehre von der Tuberkulose zwanglos sieben Phasen unterscheiden:

1. Phymatische Phthise (Knidische Tradition),
2. Helkotische Phthise (Anderweitige hippokratische Tradition, Galen),
3. Obstruktionstheorie einschließlich Entdeckung der „Tubercula glandulosa" (Paracelsus, Helmont, Sylvius, Morton),
4. Identitätslehre (Laennec), morphologische Einzelforschung (Bayle, Baillie, Lebert, Schüppel) und Dualitätslehre (Reid, Vetter, Virchow),
5. Lebensalterslehre (Romantiker),
6. Experimentell bakteriologische Richtung (Villemin, Rob. Koch, Baumgarten),
7. Immunbiologische, synthetische Theorie (Behring, Römer, Petruschky, Pirquet, Hamburger, Ranke).

1. Die im (pseudo-) hippokratischen Buche de morbis niedergelegte Knidische Tradition geht aus von der Beobachtung der „φύματα ἐν πλεύμονι", die von jeher als „Tubercula cruda" gedeutet wurden. Natürlich entsprechen sie nicht dem miliaren Tuberkel, wie Virchow in seiner berühmten Abhandlung: Über Phymatie, Granulie und Tuberkulose ausführlich und höchst scharfsinnig dargetan hat. Dagegen bedeuten die Phymata fraglos tuberkulöse Lungenveränderungen im weiteren Sinne und zwar nach Analogie mit dem „Phyma"

Zeittafel.

Phymatische Phthise:	Helkotische Phthise:	Obstruktionstheorie:
Hippokratiker 450 a. Chr. (Knidische Schule).	ARETAIOS, um 50 p. Chr. GALEN, um 130 p. Chr. Araber. Renaissance. (FERNEL, 1501—1576), (CARDANUS, 1485—1558). BOERHAAVE. (1688—1738).	Katarrhlehre der Hippokratiker, ARISTOTELES, GALEN. Araber (frühes Mittelalter) bis FERNEL. Loslösung vom Katarrh durch PARACELSUS 1493—1541 und VAN HELMONT 1577—1644 DELEBOE SYLVIUS 1614—1672. MORTON, um 1689 (†1698) ⎱ Verstopfung der Lymphbahnen Folge: „Tubercula glandulosa" Jatrophysiker und Jatrochemiker. HUXHAM (1750), Lehrbücher der Zeit bis Anfang des XIX. Jahrhunderts.

Identitätslehre:	Lebensalterslehre. Naturphilosophie:	Pathomorphologische Forschung.
WILLIS (1680) als Vorläufer. LAENNEC (1781—1826). (REINHARDT) 1819—1852. (VILLEMIN) (KLEBS)	(JOHN BROWN. 1735—1788) J. CHR. REIL, 1789 bis 1813.	(SYLVIUS). (MORTON). BAYLE, 1774—1816. BAILLIE, 1761—1823. LAENNEC. ANDRAL, 1797—1876. ROKITANSKY, 1804—1878. VIRCHOW, 1821—1902. LEBERT, 1813—1878. CRUVEILHIER, 1791—1874. SCHRÖDER v. KOLK, 1797—1862. REINHARDT. SCHÜPPEL, 1837—1881.

Dualismus:	Kontagiositätslehre:	Synthetisch-universalistische Lehre:
REID † 1796 BAYLE in Jugendschriften. VETTER (1803). SCHÖNLEIN, 1793—1864. VIRCHOW. ORTH, 1847—1921.	(GALEN). Araber. (CARDANUS). (SCHENK VON GRAFENBERG) 1530—1598. (MORTON). (SYLVIUS). (KORTUM). (HENLE) 1809—1885. (KLENCKE) 1850. (BUHL). (WALDENBURG). (LEBERT). (CRUVEILHIER). VILLEMIN, 1827—1892. E. KLEBS. ROBERT KOCH (1843—1910) u. BAUMGARTEN (1848—1928).	(ROBERT KOCH). BEHRING (1754—1917). RÖMER. HAMBURGER. PIRQUET (1874—1924). K. E. RANKE (1870—1926).

sonst, z. B. an der Haut, langsam zur Einschmelzung und Verschwärung gelangende Infiltrationen, zum Teil etwa unserem kalten Abszeß entsprechend. Es stehen hier also zur Einschmelzung neigende Veränderungen in Rede, die zum überwiegenden Teil tuberkulöser Natur gewesen sein müssen, zum Teil aber auch einfache Lungenabszesse mit umfaßt haben, wie ja auch sonst die hippokratische Schriftensammlung phthisisch und eitrig ($\check{\varepsilon}\mu\pi\nu o\varsigma$) nicht genau trennt. So figuriert Phthisis auch als Eiterung infolge nicht gelöster akuter Pneumonie und des Katarrhs, d. h. Schleimherabflusses vom Hirn. Jedenfalls sind mit den Phymata entzündliche Veränderungen gemeint, die dem Zusammenfließen faulender Säfte, vor allem Galle und Schleim entspringen, den drei Graden der Roheit, Kochung und Krisis unterstehen und bei Erhaltenbleiben einer Höhle ($\varkappa o\iota\lambda\acute{\iota}\eta$, Kaverne) nach Ausstoßung der gekochten Massen allmählich den Tod des Kranken herbeiführen. Dieser kann auch am Durchfall (vgl. auch ARETAIOS) und an allgemeiner Austrocknung zugrunde gehen. Es bleibt hervorzuheben, daß die Phymata der Lunge nicht als einzige Ursache des Symptomenbildes der Phthise angesprochen, sondern hierfür bis weit hinauf in die Neuzeit alle möglichen Veränderungen, besonders eitriger Natur, auch außerhalb der Lunge herangezogen wurden.

2. Bei ARETAIOS und GALEN ist die lebendige Vorstellung des hippokratischen Lungenphyma mehr oder weniger in Vergessenheit geraten und durch dessen unmittelbare Folge, das Lungengeschwür (῾$E\lambda\varkappa o\varsigma$) ersetzt. Die Lehre, die hierin die Grundlage der Phthise sieht, beherrscht die ganze Folgezeit bis herauf zum 17. und 18. Jahrhundert (BOERHAAVE, VAN SWIETEN). Das Lungengeschwür entsteht auf dem Boden einer Säftedyskrasie, insonderheit einer Schärfe derselben, die Eiterung, Erosion und Ulkus hervorruft. Stockendes und in Fäulnis übergehendes Blut, die Hämoptoe, oder vom Kopf in die Luftröhrenäste herabfließende schleimige Katarrhmaterie geben die Grundlage des Helkos ab. Jene Lehre — vom Ursprung der Tuberkulose aus einer Lungenblutung — hat erst LAENNEC, diese vom Herabfluß schleimiger Hirnexkremente in die Luftröhre — VAN HELMONT und nach ihm, WILLIS wie KONR. VICTOR SCHNEIDER, im 17. Jahrhundert beseitigt. Die Helkoslehre selbst wird von WILLIS bekämpft der bei der Sektion von Phthisikern die Kaverne vermißte und statt dessen Steine, Knoten oder sonstige Gewebseinlagerungen in der Lunge fand. Aber nicht nur das Lungengeschwür, sondern auch Verschwärung aller anderen Organe konnten dem Körperschwund zugrunde liegen. Von einer Spezifizität der tuberkulösen Veränderungen kann mithin nur mit Einschränkung die Rede sein, obschon überall seit HIPPOKRATES, ARETAIOS und GALENOS der kennzeichnende Symptomenkomplex der Lungenschwindsucht scharf herausgearbeitet wird. Erst im 17. Jahrhundert kann von sicherer Beschreibung der spezifisch-tuberkulösen Veränderungen und der Bindung des Phthisekomplexes an sie gesprochen werden.

3. Die Obstruktionstheorie entspringt der alten, auf die Hippokratiker, PLATO und ARISTOTELES zurückgehenden Katarrhlehre. Danach fließen im kalten Hirn zu Wasser bzw. Schleim verdichtete Körperdämpfe vom Kopf herab, besonders in die Lunge, die auch einen kleinen Teil der Getränke schluckt. Die Katarrhflüssigkeit kann sich in den Luftröhrenästen eindicken, evtl. bis zur Bildung von Hagelkörnern (GALEN), gips- oder steinartigen Massen (FERNELIUS), die auch im Auswurf erscheinen. Solche Lungensteine im Auswurf hatten PAULUS VON ÄGINA, ALEXANDER VON TRALLES, später PARACELSUS, HELMONT u. a. beschrieben.

Die in den Luftröhrenästen eingedickte Katarrhmaterie kann aber auch zu geschwürigem Gewebszerfall führen. Die Störung wirkt sich dann symptomatisch vor allem in Veränderungen der Atmung aus (GALEN, AVICENNA, RHAZES, FERNEL).

Ihre Loslösung vom Katarrh und der Humoralpathologie überhaupt erfuhr die Obstruktionslehre durch Paracelsus und Helmont. Bei diesen ist es eine ortseigene Störung, die die Verstopfung der Bronchen und nachfolgende Verschwärung verursacht, nicht die Versetzung und Absiedlung ortsfremder Katarrhflüssigkeit. Erkrankung des örtlichen Organstoffwechsels — „Error loci" — auf Grund dynamischer („archealischer") Einwirkung der Krankheitsursache auf die in den Organen selbst (ihrem „Magen") stattfindende letzte Phase der Verdauung, die Anbildung und Ausnutzung des spezifischen Nährmaterials der Gewebe, führt zur Ablagerung des „Tartarus" (bei Paracelsus). Dieser bewirkt durch Verstopfung der Luftstraßen Atemnot, Husten, später Phthisis und hektisches Fieber. Es liegt nahe, als anatomische Voraussetzung dieser paracelsischen Tartaruslehre die Beobachtung steiniger Konkretionen anzunehmen, wie sie Paracelsus selbst ausführlich beschreibt. Dasselbe gilt von Helmont, der außer den bimssteinharten Substanzen in der Lunge noch käsige Massen erwähnt. (Der Ausdruck „Käse" findet sich unseres Wissens zuerst bei Fernel, also etwa hundert Jahre vorher.) —

Bei Paracelsus, vor allem aber Helmont ist wie man sieht die Morgagnische Lehre vom „Sitz der Krankheit" in gewissem Sinne vorweggenommen.

Die Obstruktionslehre umfaßt endlich auch die eigentliche Entdeckung und Beschreibung der spezifisch tuberkulösen Veränderungen, insbesondere auch der Kavernenspezifizität. Schon Cardano berichtet von zahlreichen, wie ausgesäten, erbsengroßen Lungen- und Leberherden bei einem Knaben, der mitsamt seinen Brüdern fast gleichzeitig unter Husten und Schwindsuchtszeichen erkrankt war. Später (um 1700) beschrieb Manget den miliaren Tuberkel („grandines magnitudine seminis milii") und Stark erweiterte ihre Kenntnis. Der eigentliche Entdecker des tuberkulösen Herdes und der tuberkulösen Kaverne ist lange vorher Franc. de le Boe Sylvius (1614 bis 1672). Er selbst verzeichnet in einer späten Schrift als seine neue Entdeckung die „glandulosa tubercula minora vel maiora", die eitrig zerfallend die Vomica als spezifische Ursache der Phthise hervorrufen. Hier bei Sylvius beginnt die für die ganze spätere Entwicklung bedeutungsvolle Gleichsetzung der tuberkulösen mit Lymphknotenveränderungen. Sylvius setzt das Vorhandensein zahlreichster unsichtbarer Lymphknoten in allen Organen voraus, die durch skrofulöse oder strumöse Diathese in Verbindung mit abnormer Schärfe des Gewebssaftes Vergrößerung erfahren. Hierin liegt auch die vererbliche Disposition zur Phthise. Sie führt zu übermäßiger Bildung und Stauung von Lymphe und infolgedessen durch Vergrößerung der „Drüschen" zu Tuberkelbildung und Verschwärung. Später läßt Reid die Tuberkel aus angestauter Lymphe entstehen. Also eine Obstruktionstheorie in neuem Gewande und in enger Verbindung mit der Entdeckung der spezifischen „skrofulösen" Herde! Diese Lehre erreicht ihre Ausgestaltung und Vollendung in Mortons berühmter Phthiseologie (1689), wird später u. a. von Huxham vertreten (Tuberkel als Hindernisse des Blutkreislaufs) und spielt noch lange eine große Rolle in den „Suppressiones fluxuum sanguineorum naturalium" und den „Obstructiones viscerum", die seit der Zeit der Hippokratiker als Ursache der Phthise herangezogen wurden. Durch Cortum, Cullen, Baumès, Hufeland erfuhr die Lehre von der „Skrofulose" und der skrofulösen Schärfe weiteren Ausbau.

4. In Laennec vollzieht sich die große Synthese des bisherigen Wissens und dessen Erweiterung zu einer Lehre von weitgehender Tragfähigkeit. Ihr zugrunde liegt die fortgesetzte Herausarbeitung pathologisch-anatomischer Einzelheiten durch seine Zeitgenossen Reid, Vetter, Baillie, Bayle. Reid ist allerdings gerade der Vater des Tuberkulosedualismus,

indem er die Ansicht von der Drüsennatur der tuberkulösen Veränderungen bekämpft. Er trennt Skrofulose und Tuberkulose entschieden voneinander.
Das Vorhandensein der kleinen Lungenlymphknoten leugnet er. Die Tuberkel
entstehen durch Exsudation gerinnender Lymphe aus den „aushauchenden
Gefäßen" in die Lungenbläschen. VETTER unterscheidet ebenfalls streng die
(pulmonalen) Tuberkel und die (glandulären) Knoten bei der Lungenschwindsucht. Von letzterer trennt er die aus Abszeß- und Geschwürsbildung (Vomica)
hervorgehende Lungensucht, die immer noch der Heilung zugänglich sei. VETTER
kommt das besonders in den Augen VIRCHOWs hohe Verdienst zu, aus dem
Vorhandensein käsiger Materie nicht auf grundsätzliche Übereinstimmung der
verschiedenen Veränderungen geschlossen zu haben — im Gegensatz etwa zu
BAILLIE und PORTAL. Besonders ersterer ließ Tuberkel und Skrofeln bzw. die
käsigskrofulöse Lungeninfiltration in der Bildung käsiger Massen übereinkommen
und zusammenhängen, obschon er rein morphologisch den knotigen Lungenherd
und käsige Lungeninfiltration trennte. Dabei beschreibt BAILLIE zum erstenmal genau die käsige (skrofulöse), steatomatöse Materie und benutzt ihre
Eigenheiten zur Unterscheidung von Tuberkel und Skirrhus. Auch auf die
andern Organe dehnt er die Kenntnis der Tuberkel und der Produkte ihres
Zusammenfließens, der größeren käsigen Knoten, aus.

BAILLIE war von der käsigen Substanz ausgegangen, BAYLE vom Tuberkel.
So erklärt sich, daß BAYLE in seinen ersten Arbeiten (1803—1805) zum Be-
gründer der Lehre von der Tuberkulose im engeren Sinne des VIRCHOWSCHEN
Dualismus wird. Er führt den Namen des Tuberkels für alle Organe ein
und beschreibt ihre Entwicklung von anfänglich fester Substanz zur späteren
Erweichung. Der Tuberkel war für ihn nicht Lokalerscheinung, sondern Teil
einer besonderen tuberkulösen Diathese, eben einer lediglich im Tuberkel anatomisch faßbaren Erkrankung. Entsprechend gibt es nach BAYLE eine tuberkulöse Phthise, eine granulöse (BAYLEs Miliargranulationen sind zum Teil
Vorstufen der Tuberkel) eine auf dem Boden von Melanose, von Ulzera-
tionen, Steinen und Krebs. Die bisher vor allem der Phthise zugrunde gelegten
Verschwärungen weist BAYLE zugunsten der echten Tuberkel als selten nach.
In seinem späteren Hauptwerk verwischt er die reinliche Trennung von Tuberkel
und Skrofel dadurch, daß er sie wie BAILLIE und PORTAL auf Grund der Bildung
käsiger Materie gleichsetzt. Eine Vorfrucht dieser Annahme ist seine Gegenüberstellung von „Tubercule enkysté", dem echten Tuberkel und dem „Tubercule non enkysté", den Ablagerungen tuberkulöser Materie. Bei alledem
ist festzuhalten, daß unter Tuberkel hier wie auch später im
französischen Schrifttum ein makroskopischer Knoten, nicht
aber unser Miliartuberkel (Empis' „Granulie") verstanden wird.

Wie man sieht, fand LAENNEC die Grundlage seiner zusammenfassenden
Einheitslehre bereits vor. Er beginnt sein Einigungswerk bei BAYLEs Granulation, die er als erste Entwicklungsstufe des Tuberkels aufdeckt, wie er überhaupt als Angelpunkt der Einheitslehre die zwangsläufige Gleichheit der Entwicklung jeder „tuberkulös-skrofulösen" Veränderung begründet. „Unter
welcher Form sich auch die tuberkulöse Materie entwickeln mag,
so hat sie ursprünglich das Aussehen einer grauen und halb durch-
sichtigen Materie, die nach und nach gelb, undurchsichtig und
sehr dicht wird. Sie erweicht sich hierauf, nimmt nach und nach
eine beinahe dem Eiter gleiche flüssige Konsistenz an und läßt,
wenn sie durch die Bronchen ausgeworfen worden ist, an ihrer
Stelle Höhlen zurück, die gewöhnlich unter dem Namen Lungen-
geschwüre bekannt sind, und die wir mit dem Namen Tuberkel-

höhlen (Excavations tuberculeuses) belegen wollen"[1]. Im entstehungsgeschichtlichen Gedanken, in der Beschaffenheit, nicht in der grob anatomischen Gestaltung der Aftergewebe liegt mithin der Kernpunkt der Laennecschen Lehre. Keineswegs bleiben ihm die grobanatomischen Unterschiede von Infiltration der tuberkulösen Masse in die Lunge und fremdkörperartiger Einlagerung der das Lungengewebe mehr verdrängenden als durchdringenden Knoten verborgen. Durch den Grundsatz a potiore fit determinatio nahm er den Namen „tuberkulös" auch für die nichtknotenförmigen Veränderungen in Anspruch. Er betont ganz entschieden ihre Sonderstellung und Spezifizität gegenüber allen übrigen Veränderungen insonderheit entzündlicher Natur. Er leugnet diese letztere für die tuberkulösen Erkrankungen und kettet — in Vorwegnahme der späteren Ergebnisse eines ursächlich-experimentell gerichteten Zeitalters — das Bild der Phthise an den als einheitlich angesehenen „tuberkulösen" Veränderungskomplex, wobei ihm Tuberkel nicht unseren Miliartuberkel (Empis' „Granulie"), sondern etwa unseren azinösen, bronchopneumonischen Herd bedeutet. Schon hier sei hervorgehoben, daß die heutige französische Pathologenschule (Letulle) an dieser Namengebung festhält. Laennecs Tubercule miliaire ist eine „Bronchoalvéolite" nach Letulle, sein Tubercule cru-jaune und enkysté entspricht unserer lobular exsudativen Tuberkulose. Unser Miliartuberkel wird in Frankreich mit Granulation miliaire bzw. Follicule tuberculeuse gegeben. Es gibt bei Laennec nur eine Phthise, die Phthisis tuberculosa. Jede Lungenphthise beruht auf Tuberkeln im weiteren Sinne des Wortes. Skrofulose ist Drüsentuberkulose und verliert damit den umfassenden Sinn besonderer Erkrankung. Die durch Laennec so gut wie begründete physikalische Diagnostik setzte ihn instand, bereits klinisch die Entwicklung von der reinen Tuberkulose zur tuberkulösen Phthise glaubhaft und wahrscheinlich zu machen.

Wir übergehen die Lehren Broussais und Andrals, die in betontem Gegensatz zu Laennec hier das lymphatisch-entzündliche Gepräge der Veränderungen, dort die Verwandtschaft mit der Eiterbildung betonen, dabei aber in Einzelheiten große Fortschritte zeitigen, so u. a. durch die Beseitigung der skrofulösen Dyskrasie und Schärfe; ferner auch Schönlein, der den alten Dualismus vom Tuberkel als selbständiger, gleichsam parasitärer Bildung, und Phthise als Folge einer Bildung abnormer Sekretionsflächen erneuerte, dann Bock, Vogel, Engel, Addison, Carswell u. a., die sich mehr oder weniger den Andralschen Auffassungen von der Verwandtschaft des Eiters und der tuberkulös-käsigen Materie anschließen.

Auch Virchow ging zunächst ganz in den Bahnen Laennecs von der käsigen Metamorphose aus. Sie konnte zu entzündlichen, krebsigen, typhösen, sarkomatösen Veränderungen hinzutreten. Tuberkulose bedeutete „den Gesamtvorgang der Erkrankung, welcher die Bedingungen der lokalen Ernährungsstörung mit den dazu gehörigen Veränderungen in der Exsudation sowie in der Zellenbildung und Umbildung enthält. Die Skrofulose ist die konstitutionelle Erkrankung, welche am häufigsten die Tuberkulose, d. h. Lokalerkrankungen mit dem regulären Ausgange in Tuberkulisation hervorbringt"[2]. Später wendet er sich aber ganz entschieden gegen die Verknüpfung der Begriffe Tuberkel und Verkäsung, gegen Reinhardts Zusammenwerfung von Verkäsung und „Tuberkulisation", die bei Laennec in gewissem Sinne angelegt war. Er betont die Sonderstellung des Tuberkels, die dieser den Jugendarbeiten Bayles verdankt. Der Tuberkel war sauber von dem Sammeltopf

<hr>

[1] Abhandlung von den Krankheiten der Lungen und des Herzens und der mittelbaren Auskultation als eines Mittels zu ihrer Erkenntnis. Übersetzt v. L. F. Meissner. Leipzig 1832. S. 422.

[2] Würzburg. Abh. **2,** 72ff.

von Veränderungen zu trennen, deren käsige Beschaffenheit sie zu Unrecht in seine Nähe gebracht habe. Diese entsprachen zum großen Teil unspezifischen, entzündlichen, nicht „tuberkulösen" Veränderungen, die durch Wasserverlust und Nekrose käsige Beschaffenheit angenommen hatten.

Den Tuberkel stellt VIRCHOW mit dem Lymphosarkom und der Perlsucht zu den lymphatischen Geschwülsten und handelt ihn im Geschwulstwerk (20. Vorlesung) ab. Es sind „heteroplastische Formationen", als deren Mutterboden ganz allgemein das Bindegewebe angesprochen wird, und stehen den lymphatischen „Granulationsgeschwülsten" nahe. Außer Perlsucht und Lymphosarkom gehören weniger echte Neubildungen, als von vorhandenen Lymph-gebilden ausgehende Hyperplasien hierher. VIRCHOW beschreibt genau die Tuberkelzellen (zum Teil mit LEBERTs „Tuberkelkörperchen" zusammenfallend), das Käsigwerden des Tuberkels als unvollständige Fettmetamorphose, die Vorgänge der Erweichung und Geschwürsbildung.

Die Skrofulose dagegen entspreche im Gegensatz zur knötchenbildenden Tuberkulose einer Diathese bzw. Dyskrasie, einer pathologischen Konstitution auf Grund „einer größeren Vulnerabilität der Teile und größeren Pertinazität der Störungen". Die Drüsenskrofel entsteht durch verhältnismäßig schwache Reizung von seiten des Quellgebiets auf dem Boden verminderter Widerstandsfähigkeit und in Form entzündlicher Hyperplasie, die sich durch Hartnäckigkeit der Schädlichkeit nicht zurückbildet, sondern rückläufig besonders im Sinne der Verkäsung verändert.

Der so gekennzeichnete, an die vorlaennecsche Überlieferung der REID und VETTER und die Herausarbeitung des Miliartuberkels durch BAYLE anknüpfende Dualismus findet auf klinischem Gebiete seine Vollendung bei NIEMEYER, der Miliartuberkulose und Phthise strengstens trennt und in jener eine seltene Komplikation der ulzerativen, zu Phthise führenden Pneumonie sieht. Die größte Gefahr für den Phthisiker sei die, tuberkulös zu werden. In ähnlicher Richtung bewegen sich die ausführlichen Untersuchungen CRUVEILHIERs, LEBERTs, WALDENBURGs, COHNHEIMs und B. FRÄNKELs (1869) u. a., die durch Einspritzung verschiedenartigster Substanzen (Kohle, Quecksilber, Partikel in Alkohol gehärteter Organe u. a.) miliare (zum großen Teil Fremdkörper-) Tuberkel hervorriefen. COHNHEIM hat dann 1876 diese Versuche selbst widerlegt, indem er durch Impfung in die vordere Augenkammer den Unterschied zwischen echter Tuberkulose und Fremdkörpertuberkel sinnfällig der Beobachtung zugänglich machte. Auf anatomischem Gebiet erreicht der Dualismus in neuer Form seine Vollendung bekanntlich in den Untersuchungen von RINDFLEISCH, ORTH u. a., die in neuerer Zeit von ASCHOFF und seinen Schülern, NICOL u. a. aufgenommen wurden, denen LUBARSCH die anatomische Multiplizität gegenüberstellte.

RINDFLEISCH gruppiert die Tuberkulose unter die „spezifischen Entzündungen", während noch FOERSTER Tuberkel, Syphilom, Leprom, leukämischen Knoten, Typhus-, Rotzknoten und Lupus den „Lymphzellengeschwülsten" zuteilt, ZIEGLER dagegen den entzündlichen Charakter der Tuberkulose festlegt.

Innerhalb des VIRCHOW folgenden bzw. des ihm gleichzeitigen Zeitalters der pathologisch-anatomischen Einzelforschung streben manche Strömungen wieder zur Einheitslehre hin. Wir nennen neben CRUVEILHIER, RILLIET und BARTHEZ, vor allem SCHÜPPEL, dessen Studien in erster Linie der tuberkulösen Lymphknotenerkrankung gelten. Hier konnte er den einwandfreien Übergang vom miliaren Lymphknotentuberkel zur diffusen, „skrofulösen" Verkäsung und damit die Übereinstimmung im Sinne LAENNECs aufweisen. Daß SCHÜPPELs Untersuchungen abgesehen von diesem im Rahmen der damaligen Pathologie wichtigsten Ergebnis auch Tatsachen wie die der direkten Verkäsung von Lymphknotengewebe und der frischen Exazerbation alter Herde zutage förderten, nur nebenbei.

Der Rolle, die auch Virchows Untersuchungen einer konstitutionellen Einstellung des Gesamtkörpers für den Erwerb der Schwindsucht (käsigen Pneumonie) und Skrofulose zuerteilten, entspricht der Aufschwung, den die Konstitutionsforschung in damaliger Zeit nahm. Rokitanskys Beobachtungen der „Venosität und Zyanose" als Hemmnis für den Ausbruch der käsigen Pneumonie, fortgesetzt durch Louis, Ludwig Traube u. a., die Tatsache der häufigen Vereinigung von Lungenschwindsucht mit angeborener Enge der Lungenschlagader u. a. m., sind hier führend gewesen. Auch die grundlegenden einschlägigen Untersuchungen von Beneke („Pubertätsentwicklung des Herzens") und W. A. Freund fallen in diese Zeit. Es ist bekannt, daß diese Bestrebungen in den klassischen Schilderungen des Habitus phthisicus seitens der Hippokrates und Aretaios ihr Vorbild hatten.

5. Die Lebensalterslehre, seit der Erfassung des Schwindsuchtsphänomens im Altertum ein zweiter Versuch der Ganzheitsbetrachtung der Tuberkulose, kennzeichnet die Epoche der Naturphilosophie in der Romantikerzeit und kommt am reinsten in den Ausführungen Reils zur Geltung. Die Verschiedenheiten der einzelnen Tuberkuloseformen spiegeln die Eigenheiten der verschiedenen Lebensalter wieder. Dieser Lebensaltersgedanke ist im Keime auch bereits bei den Hippokratikern angelegt. Nach Reil eignen dem rein vegetativen Leben des Kindes die lymphatischen Skrofeln, dem Jünglingsalter mit dem Durchdringen der Animalität die Neigung zu den Phthisen, denen zum Teil die Skrofeln vorausgehen. Die Phthisis florida, vorwiegend entzündlichen Charakters, betrifft Leute mit erethischem Habitus, beweglichem Gefäßsystem und vorgeschrittener Allgemeinentwicklung, die Phthisis vulgaris oder lenta zurückgebliebene Individuen, bei denen die Faser schlaff, der Kopf stumpf ist, Absonderung und Eitererzeugung überwiegt.

6. Die von der Ära Virchows im verneinenden Sinn beantwortete Frage nach der Einheit von Tuberkel und käsiger Entzündung erfuhr durch die ihr folgende bakteriologisch-experimentell gerichtete Epoche grundlegende Berichtigung.

Das Kontagium als Ursache bzw. Begleiter der Schwindsucht hat eine alte Geschichte. Sie geht zum mindesten auf das griechische Altertum zurück. Aristoteles erwähnt es in den Problemata, in einem von Isokrates geführten Rechtsstreit spielt es eine Rolle, Galen spricht von der Gefährlichkeit des Umganges mit Schwindsüchtigen. Später haben J. B. Montanus, Dan. Sennert, Ethmüller, Cardano, Schenck von Grafenberg, Sylvius, Morton das Kontagium unter den Ursachen bzw. Begleiterscheinungen der Phthise berücksichtigt. Vor allem Fracastoro nimmt die Phthise unter die kontagiösen Erkrankungen auf und stellt sie in eine Reihe mit der Syphilis und vielen anderen Infektionskrankheiten. Um die Mitte des 18. Jahrhunderts wurden in italienischen Städten die Phthisiker wie Aussätzige isoliert. Der Beginn des 19. Jahrhunderts bringt eine Reihe schüchterner Versuche, die Kontagiosität der Tuberkulose zu beweisen (Kortum, Hébréard, Salmade, Lepelletier u. a.), sowie einschlägige Beobachtungen (Fälle von Leichentuberkeln: Laennec, Allers; tuberkulöse Erkrankung von Hunden nach Genuß phthisischen Sputums: Malin u. a. m.) und die Analogieschlüsse von dem als kontagiös bekannten, zum Teil der Skrofulose gleichgestellten Rotz auf die Tuberkulose (Dupuy). Bekannt ist Morgagnis und Valsalvas Scheu vor der Sektion phthisischer Leichen. Buhls und Waldenburgs Annahme einer „Infektiosität" der Miliartuberkulose, d. h. ihrer Verbreitung durch Zell- oder Fremdkörperseminium gehört ebenfalls hierher, ferner die Erzeugung von Fremdkörpertuberkeln durch Cruveilhier, Lebert, Waldenburg, Panum u. a.

Die ersten verwertbaren positiven Impfversuche scheinen auf KLENCKE (1843) zurückzugehen. Durch die Einspritzung von „Tuberkelzellen" aus Miliartuberkeln in die Halsvene eines Kaninchens erzielte er nach 26 Wochen „eine weitverbreitete Tuberkulose in Lunge und Leber".

Das Verdienst der wirklichen Entdeckung der Tuberkulose-Impfbarkeit gebührt jedoch VILLEMIN (1865).

Bereits seine ersten drei Versuchsreihen über „Ursache und Natur der Tuberkulose und Impfung derselben vom Menschen aufs Kaninchen" zeigen die große Exaktheit seines Arbeitens an der Einführung von Vergleichen, die sowohl etwaige Spontanerkrankung wie die Impfung mit nicht tuberkulöser Materie umfassen. Es ergab sich: 1. Die Tuberkulose ist eine spezifische Erkrankung. 2. Sie hat ihre Ursache in einem impfbaren Agens. 3. Die Impfung vom Menschen auf Kaninchen gelingt sehr gut. 4. Die Tuberkulose gehört demnach zu den virulenten Krankheiten und reiht sich im nosologischen System den Pocken, dem Scharlach, der Syphilis, besser noch dem Rotz an.

Besonders gelungene Ergebnisse erhielt VILLEMIN in seinen zahlreichen später fortgesetzten und in seinem klassischen Hauptwerk (1868) niedergelegten Versuchen bei Impfung von Kaninchen mit Rindertuberkulose. Mit der Spezifität des Virus verband sich für ihn zwangsläufig die Erneuerung der LAENNEC-schen Einheitslehre.

Einer der ersten, der die Bedeutung der VILLEMINschen Ergebnisse erkannte, war KLEBS. Seine auf Tierversuche, Sektionsstatistik und theoretische Überlegung gegründete Untersuchung gelangt zunächst zur Abwehr der von LEBERT und WYSS, WALDENBURG, LANGHANS aus der Erzeugung von Fremdkörpertuberkulose gezogenen Folgerungen und sodann zu den Schlüssen:

1. Die Tuberkulose ist eine Form der Neubildung, welche entweder in miliarer Gestalt oder in größeren Konglomeraten von der bekannten anatomischen Zusammensetzung auftritt.

2. Die skrofulösen Drüsengeschwülste gehören der zweiten Form an, von ihnen aus kann eine miliare Neubildung erst in der Nachbarschaft, dann in weiterer Verbreitung ausgehen.

3. Käsige Massen an und für sich erzeugen nicht miliare Tuberkulose.

4. Das Fortschreiten der Tuberkulose im Körper selbst bezeichnet deutlich die infektiöse Eigenschaft dieser Neubildung. Die Infektion verbreitet sich kontinuierlich, vorzugsweise auf dem Wege der Lymphgefäße, erst später auf dem Blutwege.

5. Das Virus gelangt wie das der Syphilis von außen in den Körper. Die Tuberkulose des Menschen läßt sich durch Impfung auf Tiere übertragen.

6. Die Produkte nichttuberkulösen Gewebszerfalls, sowie feinkörnige unorganische Substanzen rufen, in den Körper eingeführt, unter Umständen den tuberkulösen ähnliche makroskopische Veränderungen hervor, unterscheiden sich aber anatomisch wie im weiteren Verlauf wesentlich von der menschlichen Tuberkulose. Die Impftuberkulose der Tiere kann ebensogut wie diejenige der Menschen heilen.

7. Durch die Impfung von tuberkulösen Massen können vollkommen der menschlichen Skrofulose gleichende Formen der Lymphknotenerkrankung erzeugt werden.

8. Nur faulige Zersetzung oder Beimischung irritierender Substanzen zu dem Impfmaterial erzeugen entzündliche Erscheinungen bei den geimpften Tieren.

Es ist bekannt, welche Schwierigkeiten die VILLEMINsche Lehre hatte bis zur endgültigen Entdeckung des Virus selbst durch ROB. KOCH (1882). Gleichzeitig und unabhängig von ihm sah es BAUMGARTEN an mit Kalilauge aufgehellten Schnitten. Nunmehr war die Grundlage für die exakte Bearbeitung der Tuberkulose, vor allem ihrer pathologischen Anatomie gegeben, und in den Tierversuchen Cohnheims sowie Baumgartens erreicht die Synthese von pathologisch-anatomischer und bakteriologischer Arbeit ihre ersten großen Erfolge.

9. Daß mit der Entdeckung des Virus nur ein Hauptproblem, keineswegs aber alle Fragen gelöst waren, ergab sich allzubald aus der Beobachtung der verschiedenen Empfindlichkeit des Organismus gegenüber dem Bazillus. Diese führte zwangsläufig dazu, wieder den Schwerpunkt im infektionspathologischen Verhältnis auf das lebendige Substrat zu verlegen, was mit der Entdeckung des Kochschen Grundversuchs — obschon von diesem zunächst nicht in diesem Sinne gedeutet —, der spezifischen Allergie angebahnt war. So führt die bakteriologische Ära selbst zur Aufhebung ihres mit der Einheitslehre gegebenen Sonderdaseins. War stets die Ganzheitsbeziehung gerade in der Lehre von der Phthise schon von der Antike her eine beliebte und durch die Tatsachen aufgezwungene Betrachtungsweise, so wird diese in unserer Zeit zu deren eigentlichem Gepräge, wenn auch in einem anderen Sinne als in der Antike. Hier war es der Verbrauch der Körperkräfte, also ein mehr Zuständliches, das im Mittelpunkt der Aufmerksamkeit stand. In der neuesten Zeit ist mehr die zeitliche Entwicklung eines in Perioden bis zum Endzustand der Phthise ablaufenden Krankheitsgeschehens Gegenstand der Forschung. So wird der letzte Zeitabschnitt durch die universalistische oder synthetische Theorie der Phthise gekennzeichnet. In Römers klassischen Tierversuchen, die die Abhängigkeit von Ablauf und Erscheinungsform der jeweiligen Krankheitsphase vom Durchseuchungsgrad des Organismus, seiner Jungfräulichkeit oder Allergie, erhärten, findet Behrings erster Versuch einer Ableitung der gemeinen Schwindsucht von vorausgegangenen Tuberkuloseepochen und die Bindung der Tuberkulose als Gesamtgeschehen an den ganzen Lebenslauf des Individuums die exakte Grundlage. Pathologisch-anatomische Feststellungen über die Häufigkeit tuberkulöser Herde (Nägeli, Lubarsch u. a.) sind hier Angaben von höchster Bedeutung. Auf dem Allergieprinzip ferner bauen sich die Stadieneinteilungen der Tuberkulose von Pirquet und Hamburger, auf dem Vergleich mit der Syphilis die von Petruschky auf. Die Verbindung exakter pathologisch-anatomischer Tatsachen und der bei den genannten Forschern maßgebenden immunbiologischen Vorstellungen führt K. E. Ranke zu einem geschlossenen natürlichen, weil entstehungsgeschichtliche System der Tuberkulose, das im Mittelpunkt der gegenwärtigen Tuberkulosepathologie steht, und dessen volle Gültigkeit, bereits heiß umkämpft, erst durch die Ergebnisse künftiger Forschung entschieden werden kann. Daß es in gewissen und, wie wir hinzufügen möchten, wichtigsten Grundlinien zutrifft, wird auch der vorliegende Gang durch die Pathologie der Lungentuberkulose in Schrifttum und eigenen Ergebnissen erweisen. Wir kommen auf diese Fragen an späterer Stelle ausführlich zurück. Hier sei noch darauf hingewiesen, daß neben den biologisch-klinischen Beobachtungen der verschiedenen Empfindlichkeit und der damit parallelgehenden Ausbreitung der Krankheit, pathologisch-anatomische Daten, die Auffindung des Primäraffekts, also der Herdgestaltung, die den Rapport von Virus und Organismus einleitet (Parrot, Kuss, Ghon, E. Albrecht), das Parrot-Cornetsche Drüsengesetz, endlich Rankes eigene ausgedehnte Einzeluntersuchungen, insbesondere über die Lymphknotenveränderungen und die verschiedenen Erscheinungsformen bei verallgemeinernder und organisolierter Ausbreitung der Lehre zugrunde liegen. Die Rankesche Lehre, die dem abweichenden Verlauf aller postprimären Veränderungen als Folge der spezifischen Empfindlichkeit, der Allergie, die vorzügliche Bedeutung für Ablauf und Erscheinungsform der Tuberkulose zuerkennt, bringt keineswegs eine Vernachlässigung der Viruseigenschaften oder von Einflüssen wie

Konstitution, Veranlagung und Lebensalter mit sich. Vielmehr weist sie ihnen genau wie der Allergie ihre Stellung zu. Empfindlichkeit als Folge der Durchseuchung legt danach nur die Verlaufs- und Erscheinungsform des Stadiums im großen und ganzen fest; sie „determiniert". Über Verwirklichung, Ausdehnung, Grad und Schicksal der Erkrankung im Einzelfall entscheiden die anderen Einflüsse; „sie realisieren". Aus der umschriebenen Rolle der Allergie ergibt sich in RANKEs Lehre die Herausarbeitung dreier bestimmter grundsätzlich festgelegter Ausbreitungs- und Empfindlichkeitsformen der Tuberkulose: des Primärkomplexes, der generalisierenden und der organisolierten Tuberkulose. Auf diese werden wir unten einzugehen haben.

Bemerkungen zum Schrifttum.

Der vorliegenden kurzen Darstellung, die in vielen Punkten vom Herkömmlichen abweicht, liegen die Studien von W. PAGEL zugrunde, niedergelegt in den Abhandlungen: Die Krankheitslehre der Phthise in den Phasen ihrer geschichtlichen Entwicklung. Brauers Beitr. **66** (1927) und Zur Geschichte der Lungensteine und der Obstruktionstheorie der Phthise. Ebenda, **69** (1928). Die zuverlässigste und reichhaltigste Quelle auf dem Gebiet der Tuberkulosegeschichte bildet immer noch WALDENBURGs Werk: Tuberkulose, Lungenschwindsucht und Skrofulose. Nach historischen und experimentellen Studien. Berlin: Hirschwald 1869. Gediegene Abhandlungen über unseren Gegenstand schrieben H. VIERORDT: Aus der Geschichte der Tuberkulose. Württ. med. Korresp.bl. **1913** und STICKER, G.: Zur Geschichte der Schwindsucht. Münch. med. Wschr. **1922**, Nr 33/34. Im wesentlichen von WALDENBURG abhängig und über ihn nicht hinausgekommen sind die immerhin reichhaltigen Bücher von PREDÖHL: Geschichte der Tuberkulose. Hamburg 1883 und von L. F. FLICK: The development of our knowledge of tuberculosis. Philadelphia 1925. Endlich sei noch verwiesen auf die grundlegenden Abhandlungen von HEDINGER: Die Entwicklung der Lehre von der Lungenschwindsucht und der Tuberkulose von den ältesten Zeiten bis zur Gegenwart. Tübingen 1864; sowie von VIRCHOW: Phymatie, Tuberkulose und Granulie. Eine historisch-kritische Untersuchung. Virchows Arch. **34** (1865). Notizen zur Geschichte der Kontagiositätslehre hat auch CORNET in seiner Monographie: Die Tuberkulose Wien 1905 zusammengestellt. Zitiert sei ferner J. PAGEL: Historisch-medizinische Bibliographie 1875—1896. Berlin 1898, S. 858.

II. Die anatomischen Formen der Lungentuberkulose makroskopisch und mikroskopisch.

1. Normal-anatomische Vorbemerkungen.

Die offizielle anatomische Namengebung für die Teile der Lunge reicht zur genauen topischen Bestimmung von Veränderungen nicht aus. Es ist daher eine Erweiterung der Namengebung anzustreben (GHON [c]).

Es gibt nicht nur eine Lungenspitze, jeder Lappen hat mindestens eine solche, der Oberlappen eine obere und vordere untere (links Lingula), der Mittellappen eine obere (in der Gabel der Incisura interlobaris gelegene) und eine vordere (der Lingula auf der anderen Seite gleichende), jeder Unterlappen sogar deren 3 (obere, untere vordere und untere hintere — paravertebrale —). Die Facies costalis ferner stellt ein großes Feld dar, das in eine Pars anterior, posterior und lateralis zu zerlegen wäre. Außer der Facies costalis besitzen die Lappen eine Facies mediastinalis, interlobaris und diaphragmatica (außer dem rechten Oberlappen). Diese kommt also auch dem Mittellappen und einer kleinen Fläche des linken Oberlappens zu. Jeder Oberlappen besitzt einen Margo interlobaris, der Mittellappen deren 2 (superior und inferior). Dazu kommt für die Oberlappen ein Margo anterior und posterior, für die Unterlappen ein inferior und posterior, den Mittellappen ein inferior und anterior. Der Margo posterior — trotz seiner Bedeutung in der BNA ausgeschaltet — bezeichnet den Übergang der äußeren zu der inneren (mediastinalen) Lungenfläche und läuft als Leiste an der Seite des Brustwirbelkörpers nach unten. Endlich verdient auch die Lingula (untere Spitze des linken Oberlappens), sowie die Crista pulmonis (leistenartiger First hinter der Gefäßrinne) der offiziellen Nomenklatur angefügt zu werden.

Auch die Anatomie und Kennzeichnung der Lungenspitze (der Oberlappen) ist gegenüber der offiziellen anatomischen Kenntnis durch die neueren Erörterungen über den Beginn der Lungentuberkulose erheblich erweitert und verschärft worden.

Die Lungenspitze im Sinne der Anatomie, der extrathorakale, über die erste Rippe ragende Anteil der Lunge stellt eine flache Scheibe mit einer größten Höhe von nur wenigen Millimetern dar (van Nooten und Tendeloo [a]). Noch kleiner ist der supraklavikulare Anteil, die Lungenspitze der Kliniker. Der klinische Sprachgebrauch stellt bei den gekennzeichneten Gebieten seit den Befunden der Franzosen (vgl. Güterbocks [b] zusammenfassenden Bericht) W. Neumanns (a), Assmanns (a, b) und Redekers (a, c) das außerhalb ihres, des Spitzenbereichs, gelegene infraklavikulare Territorium gegenüber. Anders (b) hält den herkömmlich (anatomisch-klinisch) als Lungenspitze bezeichneten Bezirk für die topographische Festlegung von Herden für zu groß und schlägt vor, ihn fallen zu lassen. Er führt statt dessen die Bezeichnung „Vertex pulmonis", Lungenscheitel, für den extrathorakalen Anteil ein, der durch eine schräg von vorn unten nach hinten oben steil ansteigende Linie begrenzt wird. Eine durch diese Linie gelegte Ebene bezeichnet die „Lungenspitze". Der geometrisch höchste Punkt der Lunge („Culmen"), liegt nach Orsos (a) und Anders (b) in situ aber nicht extra- sondern intrathorakal, und zwar unterhalb des Köpfchens der ersten Rippe. Der geometrisch höchste Punkt der Lunge in situ fällt mithin mit dem der Lunge im ganzen gar nicht zusammen, was mit der ventral-medianen Neigung des Apex pulmonum durch die Konkavität der oberen Brustwirbelsäule erklärt wird. Die wahre höchste Stelle ist der Culmen der Lunge, der Vorzugssitz der ersten postprimären Herde, der sogenannten „Reinfekte".

Allerdings wird man diese auch vor der verdienstlichen Feststellung der wahren und falschen „Spitze" wohl ausnahmslos zu den Spitzenherden gerechnet und den infraklavikularen Herden gegenübergestellt haben, wie es ja bei der Erörterung über den Sitz der Erstherde überhaupt auf den Gegensatz der Ausbreitungsgebiete der apikalen und nicht apikalen Bronchen ankommt und weniger auf die Beanspruchung höchster oder nichthöchster Punkte der Lunge (näheres unten S. 410). Die Lungenspitze kann weit ins Mediastinum hineinragen und so röntgenographisch infolge Überdeckung mit dem dichten Mediastinalschatten nicht erfaßbar sein (vgl. Danelius).

Hinsichtlich der Lymphknoten der Lungenpforte unterscheiden wir nach Sukiennikow und Beitzke (i): 1. Bronchopulmonaldrüsen, bereits im Lungenparenchym liegend, den Ausbreitungen der Lungenschlagader angeschmiegt. Ihr Quellgebiet umfaßt hauptsächlich den Oberlappen, aber auch Unter- und Mittellappen. Diese führen ihre Lymphe vor allem 2. den Bifurkationsdrüsen zu, die auf der rechten Seite besonders stark ausgebildet sind. Die Oberlappen bevorzugen im übrigen 3. die tracheobronchalen, jetzt als seitlich mediastinalen bezeichneten Lymphknoten. Sie liegen zwischen Luftröhre (hinten), oberer Hohlvene (vorn), Arteria anonyma (oben) und Aortenbogen (seitlich) und daher weniger den Bronchen und der Luftröhre, als den Gefäßen an. Es folgen 4. die Paratrachealdrüsen, die ihre Lymphe in 5. die Lymphknoten am Angulus venosus juguli entleeren. Außerdem sind noch zu nennen 6. die hinteren mediastinalen Lymphknoten, die ihr Quellgebiet in medialen Teilen der Unterlappen und Verbindungen mit den Bauchlymphknoten besitzen. Endlich 7. die vorderen oberen Mediastinaldrüsen, hinter Brustbein und Thymus, vor Aorta und Hohlvene gelegen; 8. die nach St. Engel (a, b) dem linken Oberlappen benachbarten,

Lymphoglandulae aorticae, 9. Ductus Botalli (St. Engel) und 10. Cordis propriae (Bartels) gehören eigentlich dem linken, sehr engen tracheobronchalen Raum zu, sind aber als besondere Gruppen zu rechnen.

St. Engel (b) fügt die interlobaren, früher kaum beachteten Lymphknoten hinzu und nennt im ganzen folgende Gruppen:

1. Lgl. bifurcationis dextr. et sin. 2. Lgl. tracheobronchales dextr. 3. Hilares ant. dextr. (früher Bronchopulmonales). 4. Lgl. hilares postt. dextr. (interlobares). 5. Lgl. hilares antt. sin. 6. Lgl. hilares postt. sin. (interlobares). Hinzu kommen die etwas feineren Lgl. cordis und Duct. Botalli. An erster Stelle an Größe und Wichtigkeit stehen die rechten tracheobronchalen und Bifurkationslymphknoten.

Steinert (a), der jüngst die Präparationsergebnisse von Sukiennikow und St. Engel (a, b) nach der Methodik des letzteren nachgeprüft hat, folgt Engels Namengebung bezüglich der Lgl. Hilares postt. (dextr. et sin,) die vor allem an der Gabelung vom rechten Stammbronchus und eparteriellem Bronchialast sowie auf der Ober- und Unterfläche der Hauptbronchen gelegen sind. Geht man vom Interlobärspalt aus, so stößt man auf die den Gabelungen der Lungenschlagader angeschlossenen Lgl. hilares postt. interlobares; die vorderen Hiluslymphknoten sind in oberflächlicher Schicht den Ausbreitungen der Vene, in tiefer den von Arterie und Bronchus angeschlossen.

Während Sukiennikow die Lymphknoten vor allem den Ausbreitungen des Bronchalbaums folgen ließ, ordnete sie Engel (a, b) mehr den Gefäßverzweigungen zu; diese Zuordnungen haben jedoch nur den Wert des Schemas, alle drei Hohlgänge sind als gleichberechtigte Leitgebilde anzusehen, an die sich die größeren Lymphknoten anlehnen (vgl. Steinert).

Das feinere intrapulmonale Lymphgefäßsystem schwankt nach Form und Ausdehnung stark. Es beginnt dicht unter dem Brustfell mit perialveolären Stämmchen und Netzen, die sich im interazinösen und peribronchalen sowie dem Bindegewebe der gröberen interlobulären Leisten sammeln. Mit W. Sn. Miller (a), Franke, Most, H. Baum u. a. sind oberflächliche (subseröse) und tiefe (parenchymatöse) Lymphbahnen zu scheiden. Diese begleiten Bronchal- und Gefäßäste, treten an der Lungenwurzel aus und vereinigen sich schon vorher mit einem Teil der oberflächlichen. Ihr anderer (kleinerer) Teil verläuft rein subserös bis zu den regionären Lymphknoten bzw. den Lungenrändern. Der vom Inneren zur Pleura zu und nicht von der Pleura ins Innere gerichtete Verlauf der peribronchalen und perivaskulären Lymphbahnen ist an Präparaten von Lungenseuche und Bronchopneumonie des Rindes eindrucksvoll zu demonstrieren (Borm).

Es sei noch das Fehlen unmittelbarer Verbindungen zwischen den Lymphknoten des Kopfes, Halses und der Oberschlüsselbeingrube und denen der Brust hervorgehoben. Aus diesen Gegenden verschlepptes Material muß stets erst den Umweg über das rechte Herz nehmen, um zur Brusthöhle zu gelangen (Beitzke [f, g, h, i], Most, Hart [a], Kitamura). Demgegenüber betonten Westenhöfer (b), Bartel und Spieler (a, b), sowie Bartel und Neumann die ausgedehnten Verbindungen der verschiedenen Lymphgefäßnetze und die Metastasierung von Aftergewebsbildungen der Brusthöhle nach der Hals- und Supraklavikulargegend. Indessen ist der Weg von der Brusthöhle zum Halse niemals geleugnet worden. Hier bestehen in der Tat zuweilen gut injizierbare Lymphbahnen. Nur der umgekehrte Weg, der gegen den Strom und die abschließenden Klappen, die rückläufige Verschleppung, ist auszuschließen. Demgegenüber glaubt jedoch Bakacs (b), ihn im Tierversuch gezeigt zu haben, z. B. durch die Erzeugung von Tuberkulose der Gekröselymphknoten mit Hilfe von Viruszufuhr zur Lunge bei unversehrtem Darm, ferner von Tuberkulose des Darms, der hypogastrischen und Kreuzbeindrüsen bei parenchymatöser Einführung von Virus in die Gekröselymphknoten und Fehlen von Quellgebietsveränderungen.

Der Lungenazinus. RINDFLEISCH (a) — ihm folgten LAGUESSE u. a. — hat als Azinus den kleinsten, in das Lungenparenchym übergehenden Bronchiolus mit den ihm zugehörigen rings von Alveolen umsäumten Alveolargängen bezeichnet. KÖLLIKER führte den Begriff der Bronchioli respiratorii ein: Allseitig mit Flimmerepithel („einerlei Epithel") bekleidete Bronchaläste, die bereits vereinzelt Alveolen führen. Sie gehen in die Gänge mit „zweierlei Epithel"

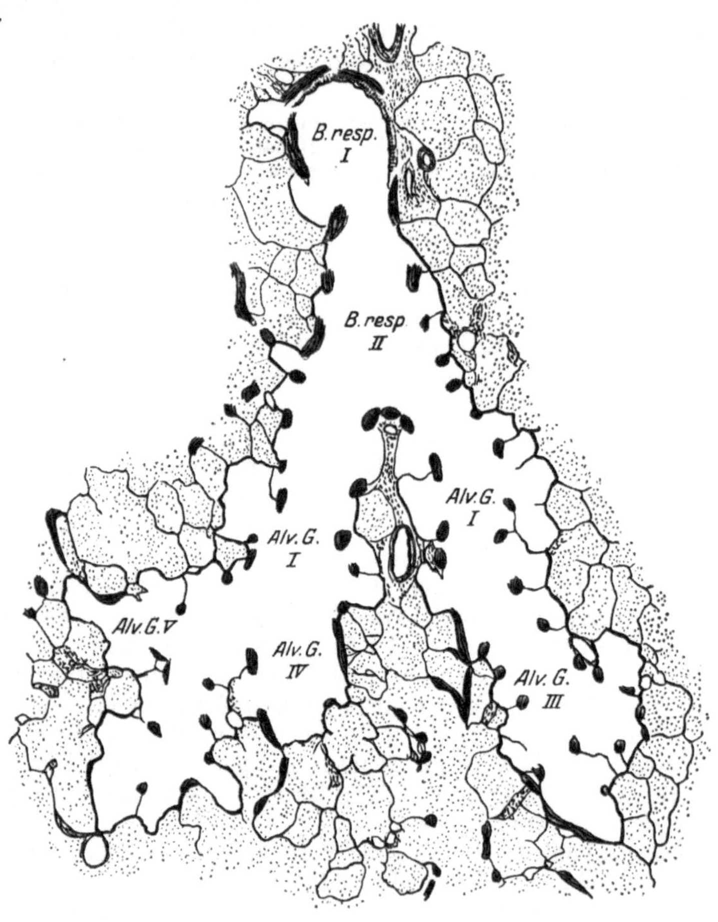

Abb. 1. Schematische Übersicht über den Lungenazinus (nach BALTISBERGER). Die schwarzen Marken bezeichnen Lage und Verteilung der glatten Muskulatur. Es sind zwei Bronchioli respiratorii (B. resp.) angenommen. Man beachte die einseitige Lage der Gefäße an der Seite des höheren Epithels (B. resp. I rechts oben). Alv.G. Alveolargänge.

über, d. h. solche, die an der einen Seite entsprechend der Lage der begleitenden Arterie mit lückenlosem Epithel versehen sind, deren zunächst hohe Flimmerzellen peripheriewärts immer flacher werden; auf der andern, der Arterie gegenüberliegenden Seite befindet sich statt des Epithels ein Kranz von Lungenbläschen. Es folgen die Alveolargänge, die in die Infundibula und Alveolen übergehen. Von den Alveolargängen ab besteht „respiratorisches Epithel" mit seinen zwei Bestandteilen, den kubischen Zellen und den kernlosen Platten.

Gegenüber RINDFLEISCH gebraucht NICOL den Begriff eines erweiterten Azinus, der die mit den Bronchioli respiratorii beginnende Einheit des Lungen-

gewebes umfaßt. HUSTEN ist bei seinen sorgfältigen, in den Ergebnissen zur
herrschenden Lehre gewordenen Untersuchungen vom engsten Bronchus ausgegangen. Dieser ist allseitig von Flimmerepithel mit einzelnen Becherzellen ausgekleidet, besitzt zwischen der dünnen Unterschleimhaut und kräftigen Muskularis
eine ansehnliche elastische Schicht und wird Bronchiolus terminalis genannt. Er teilt sich in zwei, annähernd gleichkalibrige, rechtwinklig aufeinander-
stehende, von reinem Flimmerepithel bekleidete Äste, die hier und da von
respiratorischem Epithel gedeckte Ausbuchtungen, die ersten Alveolen,
erkennen lassen. Wir haben HUSTENs Bronchioli respiratorii 1. Ordnung vor

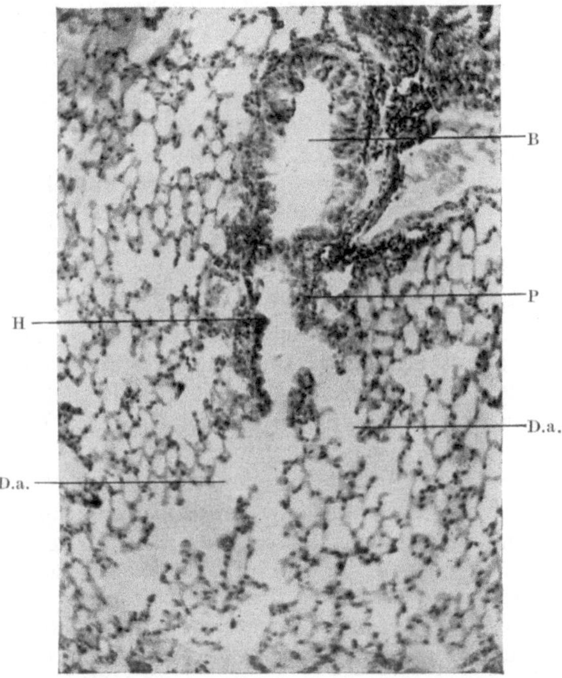

Abb. 2. Azinus. Mäuselunge. B Bronchiolus, sich beim Übergange in die Bronchioli respiratorii
verjüngend (Bronchiolus terminalis). Darauf folgende Erweiterung des Gangsystems. P abgeplattetes,
H hohes zylindrisches Epithel des Bronchiolus respiratorius. D. a. Ductus alveolares. Schwache
Vergrößerung. (Sammlung Prosektur Tuberkulosekrankenhaus der Stadt Berlin in Sommerfeld.)

uns. Unter dichotomischer Teilung gehen sie in die Bronchioli respiratorii
2. Ordnung über, bei denen ganz deutlich an der einen, der Arterie benachbarten, mehr rinnenförmig gestalteten Seite hohe Deckzellen vorhanden sind,
während sich auf der andern, einzelne Alveolen tragenden Seite flaches respiratorisches Epithel vorfindet. Auch nach der ferneren dichotomischen Teilung
in die beiden Bronchioli respiratorii 3. Ordnung bleibt auf der einen, rinnen-
förmigen Seite der verhältnismäßig hohe Epithelstreifen stehen. Allerdings
sind die Deckzellen bereits erheblich flacher als in den Gängen 2. Ordnung.
Ebenso nimmt die Muskulatur auf der Rinnenseite erheblich an Dicke ab, wenn
sie auch nachweisbar bleibt. Mit der Aufteilung in die Broncholen geht einher
eine starke Erweiterung des bronchalen Gangsystems, das im Bronchiolus terminalis seinen engsten Teil hatte. Bei weiterer Aufteilung verliert der Bronchiolus respiratorius 3. Ordnung sein Gepräge als solcher, insbesonders das kubische
Epithel an der Rinnenseite und geht in (bis 5) Alveolargänge über. Diese sind

als ringsum von Alveolen bekleidete Gänge von den gleichfalls alveolenum-
säumten Alveolarsäcken (Infundibula) zu trennen. Von besonderer Bedeutung
sind an den Alveolargängen die kräftigen Ringmuskelzüge, aus deren Lücken
sich die Alveolen ausstülpen. Ihre Kenntnis verdanken wir vor allem Baltisberger, dann W. Sn. Miller (a), Loeschcke (c), Husten u. a. Aschoff (e)
betont ihre Bedeutung bei der Verschiebung von Luftmengen, Miller (a) für
die Entstehung des Asthma bronchiale. Auch kräftige elastische Faserbündel
umspannen die Fußpunkte der Alveolen an den Alveolargängen. In den
Alveolarsäcken fehlen die Muskelfasern.

Im allgemeinen ist die geschilderte Aufteilungsweise die Regel. Seltener
gehen Alveolargänge oder Alveolarsäcke unmittelbar aus dem Bronchiolus
2. bzw. 3. Ordnung hervor. Eine Ineinanderschachtelung oder Verschränkung
der Äste benachbarter Alveolarbäumchen kommt nach Loeschckes (c), an Ausgußmodellen mit Woodschem Metall gewonnenen Ergebnissen nicht vor.

Während Loeschcke (c) in seinen kurz vor Husten angestellten Untersuchungen den Azinus mit dem Bronchiolus terminalis als engster Stelle der
würfelförmigen Einheit beginnen läßt, hat Husten vorgeschlagen, ihn dort
beginnen zu lassen, wo Alveolen anfangen, also am Bronchiolus respiratorius
1. Ordnung. Loeschckes Azinus umfaßt danach einen Doppelazinus Hustens.
Allerdings nimmt dieser an, daß Loeschckes Terminalbronchus doch bereits
einem Bronchiolus respiratorius 1. Ordnung entsprach, dessen spärliche Alveolen
auf den Ausgußmodellen nicht zur Anschauung gekommen seien. Weiterhin
scheine Loeschckes Bronchiolus respiratorius sich nach der von ihm gegebenen Beschreibung mit Hustens Bronchiolus respiratorius 2. Ordnung zu
decken, ebenso Loeschckes Alveolargang I mit dem Bronchiolus respiratorius
3. Ordnung, welcher wegen der deutlichen Epithelbeläge von Husten als solcher
besonders abgegrenzt wurde.

Huebschmann hat sich kürzlich für den Loeschckeschen Azinus ausgesprochen und diesen der Darstellung der azinösen Herde zugrunde gelegt.

Die Verzweigungen des Hauptbronchus erfahren nach Miller (a) Verlängerung,
Verengung und Drehung, denen der Verlauf der Muskulatur entspricht. Um
das distale Ende des Alveolarganges ist diese sphinkterartig angeordnet, indem
durch Lücken in ihrem Verlauf die Lungenbläschen ausgestülpt sind.

W. Sn. Miller unterscheidet noch muskelfreie Atrien zwischen Alveolargängen und Alveolarsäcken, die von Loeschcke und Husten nicht bestätigt
werden. Dieser fand ähnliche Bildungen nur als Anhang der Bronchioli respiratorii 3. Ordnung, die aber Muskulatur besaßen. Es mag sein, daß sich die
Abweichung durch die Benutzung von Tierlungen seitens Millers erklärt.

Die Aufteilung des Azinus ist bei den kleinen Versuchstieren,
besonders der Maus, leicht an einem einzigen glücklich getroffenen Schnitt
zu übersehen, wie wir ihn in Abb. 2 wiedergeben. Hier zeigt sich der grundsätzlich gleiche Aufbau wie beim Menschen, nur daß das Röhrensystem erheblich
kürzer und einfacher angelegt ist.

Alveolarepithel. Die ältere, lange Zeit herrschende Lehre (Kölliker,
F. E. Schulze u. a.) von den zwei bereits bei gewissen Amphibien getrennten
Bestandteilen des respiratorischen Epithels, den in den Maschen der Haargefäße gelegenen kubischen mitochondrienhaltigen Zellen und den großen
kernlosen, die Haargefäßwände selbst bedeckenden Platten, hat neuerdings
in zweifacher Hinsicht Angriffe erfahren. Einmal werden die Platten nicht als
selbständige Gebilde, sondern nur als Fortsätze und Bestandteile der kubischen
Zellen angesehen, auf der anderen Seite die kubischen Zellen als Bestandstück des Epithels überhaupt geleugnet. Gegen die kernlosen Platten sind
besonders in letzter Zeit die Untersuchungen von Seemann gerichtet. Die bei

bronchogener Versilberung in Erscheinung tretenden Grenzlinien der kernlosen Platten verlaufen regellos. Das verbietet, bei ihnen von Zellterritorien zu sprechen. Im Gegensatz zu den kubischen Alveolarepithelien sind sie kein zelliger Bestandteil. Er reagiert auch nicht bei entzündlichen Reizungen, bei denen die Alveolarepithelien in lückenloser Schicht die Wand des Lungenbläschens bekleiden. Die Gefäße sind in Wahrheit unbedeckt, die kubischen Alveolarepithelien nicht durch Platten verbunden, sondern durch große im Embryonalleben entstehende Lücken getrennt.

Hiernach treten also allein die kubischen Zellen mit dem Anspruch auf, Alveolarepithel zu sein. Die kernlosen Platten sind bloße Kunstprodukte bei der Versilberung.

Die amerikanischen Histologen, besonders die Schule von MAXIMOW vertritt jedoch den entgegengesetzten Standpunkt. Die kubischen Zellen sind keine Epithelien, nur die kernlosen Platten seien als epitheliale Fortsetzungen des Bronchalepithels anzusehen. Bei den kubischen Zellen handelt es sich nach Untersuchungen an ausgepflanzten Kaninchenlungen um mesenchymale Septumzellen, nicht aber um entodermale Deckzellen, trotz der gewöhnlich verwirklichten epithelialen Lage und Anordnung (F. J. LANG). Diese beruht vielmehr darauf, daß pluripotente Histiozyten von embryonalem Charakter vorliegen, die auf alle möglichen vor allem von der Lichtung aus einwirkenden Reize sehr rasch antworten. Ihre gewöhnlich sehr schwache Vitalfärbbarkeit deutet auf Untätigkeit hin. Bei Aktivierung speichern sie schlecht, da sie mit dem Farbstoff nicht leicht in Berührung kommen. Von diesem jedoch umgeben — wie in Kulturmedien mit Karminzusatz —, saugen sie ihn lebhaft auf. Allein die kernlosen Platten sind als Alveolarepithel anzusehen. Dieses regeneriert sich durch Überwachsen der Bronchalepithelien auf die Alveolarrinne unter Abplattung und Kernverlust. Grundsätzlich die gleiche Auffassung wie LANG vertritt FRIED, ferner FOOT nach Untersuchungen mit Vital- und Supravitalfärbung und Anwendung einer neuen Silbertannatmethode. Es gibt nach ihm sehr wohl ein mit diesen Methoden nachweisbares plattenförmiges respiratorisches Epithel, aber es entgeht leicht der Sichtbarkeit, da sein Refraktionsindex dem von Glas gleichkommt. Es tritt erst hervor, wenn man es künstlich sichtbar macht. Den kubischen Zellen fehlt von den Eigenschaften des Epithels die Basalmembran, auch läßt sich kein Übergang des Bronchalepithels in sie nachweisen. S. B. ROSE geht sogar so weit, die Alveolen mit ihren Zellen für rein mesenchymale Bildungen zu erklären. Für ihren Ursprung aus Bronchalsprossen bestehe kein Anhaltspunkt. Die Haargefäße seien die Bildner des rein bindegewebigen alveolaren Maschenwerkes.

Demgegenüber tritt SEEMANN wiederum für strenge Trennung des entodermal-epithelialen und des mesenchymatischen Anteils ein. Silberzufuhr von den Bronchen aus schwärzt die kubischen Zellen, die bei hämatogener Versilberung frei bleiben. Auch ASCHOFF, MILLER u. v. a. halten an der Annahme einer Alveolarepithelschicht fest.

Es kann auch meines Erachtens an dem Vorhandensein kubischer Alveolardeckzellen kein Zweifel sein; fraglich bleibt, ob es sich bei ihnen um echte entodermale Epithelien oder um mesenchymatische Septumzellen in epithelialer Anordnung handelt. Nach den histologischen Bildern, die man z. B. bei Atelektasen aller Art zu sehen gewohnt ist, spricht m. E. alles für das Vorhandensein richtigen Epithels im Sinne von ASCHOFF.

Auf den reichlichen Gehalt des Alveolarepithels an Cholestearin und echtem Lipoid weisen vor allem französische Forscher hin (ROGER und BINET, GRIGAUT, LECLOUX).

Besondere Sektionsmethoden zur topographischen Darstellung der Lungenveränderungen bei Tuberkulose.

Um den klinischen Bedürfnissen Rechnung zu tragen, ergab sich das Bedürfnis, ein genaueres Bild von der Ausbreitung und Lagerung der tuberkulösen Prozesse in den Lungen darzustellen. Hierfür ist vorgängige Härtung des Präparates unerläßlich. Gegenüber den gewöhnlichen Vorschriften der Virchowschen Sektionstechnik war schon früher für die Darstellung anderer Krankheitsprozesse von Ponfick und auch von Hauser eine Darstellung in großen Durchschnitten durch die Organe angebahnt worden. Ponfick hat in seinem Atlas der topographisch-pathologischen Diagnostik ganze Durchschnitte durch den Thorax gegeben, die mittels der Gefriermethode hergestellt wurden. Diese Art der Darstellung der tuberkulösen Prozesse in horizontalen Durchschnitten hat dann Aschoff wieder aufgegriffen; man vergleiche die schönen horizontalen Durchschnitte in dem Atlas von Graeff und Küpferle. Es wurde hier der ganze Thorax im Zusammenhang herausgenommen, und die Schnitte durch den uneröffneten Thorax gelegt. Besonders gut werden die Bilder dann, wenn man möglichst bald nach dem Tode in die Gefäße oder die Luftröhre Formalin einspritzt oder direkt die erste Flüssigkeit der Pickschen, Kaiserlingschen oder Joresschen Methode zur Konservierung der Präparate in natürlichen Farben benützt.

Neuerdings haben Brauer und Fahr empfohlen, den Thorax im ganzen herauszupräparieren, vorher aber von der Vena cava inferior aus eine Härtung mit Formalin vorzunehmen, ein Verfahren, das im Tuberkulosekrankenhaus der Stadt Berlin in Sommerfeld (Osthavelland) seit vielen Jahren geübt wird. Auf diese Weise bekommt man, wie die beigegebenen Bilder zeigen, topographisch sehr lehrreiche Bilder des vorliegenden tuberkulösen Lungenprozesses.

Für die Konservierung ist das Gelatineplattenverfahren (nach Ulrici-Scheidemandel [d]) zu empfehlen: Einbettung der Lungenschnitte in Gelatine und Einrahmung in Holz oder Glasrahmen. Luftdichter Abschluß und damit eine Garantie der Haltbarkeit auf Jahre hinaus kann durch Ausgießen des freien Raumes mit Paraffin erreicht werden. Bestimmte Kittsorten empfehlen Talalaeff, Homann. E. Müller verwendet Siemens- und Halsckesche Kabelmasse.

Für histologische Untersuchung sind die Bindegewebsfärbungen (kombinierte Elastin- van Giesonfärbung, Malloryfärbung, Silberimprägnation nach Bielschowsky-Maresch) unumgänglich. Mir hat sich manchmal die Kongorotelastinfärbung nach Matsuura bewährt, da sie auch das leimgebende Bindegewebe zur Darstellung bringt, und zuweilen das hyaline Bindegewebe in besonderem Ton hervortreten läßt.

Zur Auffindung des Primärkomplexes ist vorgängige Härtung des Brustsitus zu empfehlen. Man sucht dann zweckmäßig zunächst die Lymphknoten der Lungenpforte auf kleinen Schnittserien ab nach Wegpräparation der Speiseröhre von der Luftröhre. Führt die Durchtastung der Lunge nicht zum Fund des Ghonschen Herdes, und will man das Präparat nicht durch die notwendige Zerlegung in kleine Scheibchen zerstören, dann leistet die Röntgendurchleuchtung oft gute Dienste (vgl. Gräff [c]). Das Verfahren ist daher immer auch in zweifelhaften Fällen heranzuziehen und spart jedenfalls viel Zeit. Ganz sicher ist es auch nicht, nach meinen Erfahrungen! Kleinste Kalkherde und Splitter in den Wurzellymphknoten entgehen bei ventrodorsaler Strahlenrichtung. Die Aufhellung der Lungen- und Lymphknotenstücke nach Spalteholz dagegen ist kostspielig, zeitraubend und kaum so erfolgreich wie die Durchleuchtung.

2. Die allgemeine Histologie und Histogenese der tuberkulösen Lungenerkrankungen.

Für die Kenntnis der Frühstadien bei Erstinfektion sind wir auf den Tierversuch angewiesen. Einschlägige Beobachtungen sind in der Hauptsache mit Hilfe der intratrachealen Injektion massiger Bazillenmengen gemacht worden. Daher sind ihre Ergebnisse, besonders hinsichtlich der allerersten Gewebsreaktionen, durch Nachahmung einer Infektion unter natürlicheren Verhältnissen — Einatmung geringfügiger Virusmengen — nachzuprüfen.

WATANABE erhielt schon nach 12 Stunden Aufquellung und allmähliche Loslösung von Alveolarepithelien und Bronchaldeckzellen. Öfter enthalten diese Gebilde so reichlich Bazillen, daß sie aus ihnen zu bestehen scheinen. Die meisten Bazillen kleben jedoch den Zellen gleichsam nur an. Dabei finden sich wenige Leukozyten, hier und da einen Bazillus enthaltend. Nach 24 Stunden sind reichlicher Leukozyten vorhanden, nach 48 Stunden finden sich außerdem noch epithelioide Zellen mit kurzen, ovalen und bläschenförmigen Kernen, neben ihnen auch vielgestaltige fibroplastenähnliche Zellen. Nach 4 Tagen überwiegen die epithelioiden, wohl von den Alveolarepithelien abzuleitenden Gebilde, ebenso Riesenzellen, die durch Verschmelzung von Epithelioiden entstanden sind.

HERXHEIMER (a) beobachtete unmittelbar (besonders deutlich eine halbe Stunde) nach der Einspritzung in die Luftröhre Aufnahme der Tuberkelbazillen durch große protoplasmareiche, runde, zum Teil vielgestaltige Zellen mit großen, hellen, bläschenförmigen Kernen. Er leitet diese Zellen mit großer Bestimmtheit vom Alveolarepithel ab. Nach 12—24 Stunden zeigen sich die Resorptionsbilder der Bazillen durch die großen Zellen deutlich nur noch am Rande der schon vorhandenen Herde. — Es besteht für die Frühstadien ein grundlegender Unterschied zwischen dem Befund bei trachealer und hämatogener Infektion. Bei dieser treten zuerst polymorphkernige Leukozyten, dann erst die großen Zellen auf. Umgekehrt bei intratrachealer Infektion. Hier werden die großen Zellen von den Leukozyten abgelöst, worauf schon MOREL und DALOUS hingewiesen hatten. Allerdings erblickten diese Forscher in den großen Zellen mononukleäre Leukozyten, eine Ansicht, die HERXHEIMER mit guten Gründen ablehnt. — Zu den geschilderten Veränderungen tritt frühzeitig eine Verringerung der elastischen Fasern besonders dort hinzu, wo größere Bazillenhaufen liegen. Mit der Tatsache der Elastikazerstörung im Verein mit einer Schädigung des Alveolarepithels, die in Abstoßung und Regeneration derselben ihren Ausdruck findet, sind nach HERXHEIMER die Merkmale einer primären Gewebsschädigung gegeben. Diese bildet im Sinne der bekannten WEIGERTschen Lehre die Voraussetzung aller weiteren, besonders der Wucherungsvorgänge. Später, schon in den ersten Tagen, finden sich dementsprechend Kernteilungsfiguren in Alveolarepithelien sowohl wie in mesenchymalen Septumzellen. Ihnen folgt die Bildung der Epithelioidzellen auf dem Fuße. Diese sind wahrscheinlich vorwiegend Abkömmlinge der Septumzellen, während die Alveolarepithelien frühzeitig zugrunde gehen dürften. Es besteht jedoch rein morphologisch keine Möglichkeit, Alveolardeckzellen und Epithelioidzellen streng von einander zu trennen. Schon vom 2. Tage an treten mehrkernige Zellen auf.

Niemals bestanden Veränderungen der Bronchen, bevor die Bazillen in die Lungenbläschen gelangt waren. Vorhandene Bronchalveränderungen waren daher als rein sekundär anzusehen. Eine sehr frühzeitig in nächster Nachbarschaft der Bronchen zu bemerkende Ansammlung polymorphkerniger Leukozyten war zwanglos auf einen durch die Passage der Bazillen ausgelösten, in die Umgebung der Luftröhrenverzweigungen diffundierenden Reiz zu beziehen.

Das Bronchalepithel nimmt zunächst jedenfalls nicht an den ersten reaktiven Veränderungen teil. Doch erfolgen sehr bald sekundäre Schädigungen der Bronchen, indem das tuberkulöse Gewebe zwischen dem Epithelbelag und den bindegewebigen Lagen der Bronchen vordringt. Im Innern unversehrter Bronchen vorgefundenes, tuberkulöses Gewebe hing dagegen stets irgendwo mit solchem der Umgebung zusammen. Dieses war dann an einer andern Stelle von außen in den Bronchus durchgebrochen. Frische Durchbruchstellen dieser Art zeigten bei unversehrtem Epithel äußere Annagungen der Elastika, von Leukozyten durchsetzte Nachbarschaft u. a. m. In späteren Stadien bestanden nur noch spärliche Reste der Bronchen, auseinandergesprengte Epithelkomplexe, Epithelabplattungen, häufig auch als Ausdruck regenerativer Bestrebungen Mitosen in den Bronchalepithelien.

Wir sehen also in den wesentlichen Punkten eine Übereinstimmung der Ergebnisse von Watanabe und Herxheimer. Die Frage der frühzeitigen Beteiligung von Bronchalepithel, die Watanabe im Gegensatz zu letzterem bejaht hatte, darf als unwesentlich betrachtet werden.

Töppich (c) dagegen weicht sowohl hinsichtlich seiner tatsächlichen Befunde wie ihrer Deutung wesentlich und grundsätzlich von den älteren Untersuchern ab.

Töppich wählte eine besonders massige Infektionsgabe, nämlich etwa eine halbe Öse Bazillenkultur für jedes Tier. Gleichzeitig setzte er Reinfektionsversuche auf intratrachealem Wege an, zu denen er 4 Wochen vorher unter der Haut infizierte Tiere verwendete. Er beobachtet beim normalen Tier eine Stunde nach Erstinfektion Quellung der Kapillarendothelien und deren Umwandlung in große Mononukleare und Übergangszellen, dabei Verlegung der Kapillarlichtung und vereinzelt Diapedesisblutungen. Die Endothelzellen sollen in die Lichtung der Lungenbläschen übertreten. Sie umgreifen die dort vorhandenen Tuberkelbazillen. Um Alveolarepithelien kann es sich bei diesen Zellen nicht handeln, da sie sich auch in den Lichtungen der Kapillaren finden. Die Alveolardeckzellen sind offenbar unter der massigen Wirkung der Bazillen frühzeitig zugrunde gegangen. Bereits nach zwei Stunden soll sich ein großer Teil der Mononuklearen an Ort und Stelle in polymorphkernige Leukozyten verwandelt haben. Beide Zellsorten sind nebeneinander an der Phagozytose einzelner Bazillen beteiligt. Die elastischen Fasern zeigen sich zwar auseinandergedrängt, aber noch lange gut erhalten.

Den gleichen Verlauf der reaktiven Veränderungen zeigt die Reinfektion, nur daß bei dieser die Abwehrzellen an Zahl weit überwiegen. Diese Tatsache wird auf eine Änderung im Verhalten der Kapillaren bei dem schon tuberkulösen Tier bezogen. Bei diesem sind die Endothelien vor der Reinfektion bereits stark gequollen, vermehrt und zum Teil in Mono- und Polynukleare verwandelt. Nach 9—10 Stunden zeigt sich weitere Zunahme der die Bazillen angreifenden Zellen, besonders der Leukozyten beim erstmalig infizierten Tier. Beim tuberkulösen, reinfizierten Tier dagegen läuft die Polynukleose rascher ab und macht stärkerer und schnellerer Bildung von großen Mononuklearen und epithelioidzellähnlichen Bestandteilen in den Septen Platz. Dabei kommt der Bazillenphagozytose seitens der Mononuklearen eine bescheidenere Rolle zu, als der durch Leukozyten. Nach 20 Stunden zeigen sich bei beiden Tierarten rückschrittliche Veränderungen — Fettinfiltration — der Abwehrzellen. Nach 3 Tagen Schwund der Bazillen bei beiden Tieren.

In weiteren Untersuchungen mit massiger intravenöser Bazillenzufuhr soll dann die grundsätzlich neue Art der zelligen Abwehr wie bei der intratrachealen Infektion festzustellen sein. Auch hier spielen sich die ersten deutlich sichtbaren Zellveränderungen (nach 10—30 Minuten) an den Endothelien der Kapillaren ab. Aufnahme von Bazillen durch sie geht häufig mit

Kernlappung parallel, die alle Übergänge des Zellhabitus zum polymorphkernigen endothelialen Leukozyten bezeichnet. Bei Bildung eines sekundären Leukozytenthrombus um die Bazillenpfröpfe, guter Erhaltung der elastischen Fasern, kommt es zur Beteiligung der aufquellenden adventitiellen Zellen (nach 5 Stunden). Dann ändert sich das Zellbild. Unter gleichzeitiger Verringerung der Elastika wuchern die Mononuklearen stark, die Alveolarsepten erfahren dadurch eine starke Verdickung, große Zellen treten in die Lungenbläschen, die oft spaltförmig verengt sind, über, die Leukozyten schwinden unter Kerndegeneration, und mit alledem parallel geht Annagung und endliche Auflösung der Häufchen der kurzen eingebrachten Kulturbazillen. Nach etwa 6 Tagen beherrschen die jetzt sehr großen Mononuklearen mit reichlich Vakuolen im Plasma das Bild. Vielfach umgeben sie in Form riesenzellähnlicher Synzytien die Bazillenhaufen. Nach 14 Tagen treten dann an Stelle des verschwundenen kurzen Virus lange Bazillenformen auf, die sich von der eingebrachten kurzen auffallend unterscheiden und überall vorwiegend extrazellulär liegen. Gleichzeitig erfährt — es kann dies auch kurz vorher der Fall sein — die mit einem Mantel von großen Zellen versehene Gefäßwand eine eigenartige Quellung der Intima mit Wucherung und Abschuppung der Endothelzellen.

TÖPPICHs Befunde sind nicht unwidersprochen geblieben. In erster Linie bezüglich der von ihm beobachteten Beteiligung der Endothelien der Lungenhaargefäße und ihrer unmittelbaren Umsetzung in Leukozyten. Nach GERLACH und FINKELDEY handelt es sich hier um Trugbilder.

Nach unseren Erfahrungen, die bei Nachahmung der tatsächlichen Infektionsverhältnisse (Einatmung eines feinen Sprays geringer Bazillenmengen) — allerdings an der Lunge der wenig empfindlichen Maus — gewonnen sind, läßt sich auch eine solche Beteiligung der Haargefäßdeckzellen nicht nachweisen.

Auch sonst sind eine Reihe von Einwänden gegen die Aufstellung TÖPPICHs möglich. Schwellungen der Kapillarendothelien ebenso wie Leukozytendurchsetzungen begegnet man auch in „normalen" Meerschweinchenlungen. Ob die Leukozyten seiner Beobachtungen in der Tat endotheliale Leukozyten im Sinne von HERZOG sind, bedarf auch noch eines anderen Beweises als der Anführung der Tatsache, die Kapillaren seien infolge Quellung der Endothelien undurchgängig gewesen. Die Unterscheidung ferner von örtlich aktivierten Endothelien gegenüber angeschwemmten Makrophagen und ebenso die von ausgewanderten und lokal gebildeten Leukozyten ist schwer und häufig irreführend. Die Kapillarendothelien der Lunge endlich sind vom Blut her besonders wenig beanspruchbar (vgl. ASCHOFF [i], SIEGMUND [d]). Endlich muß eindringlich auf die außerordentlich hohe Infektionsgabe als Fehlerquelle in den Versuchen TÖPPICHs hingewiesen werden.

Im übrigen handelt es sich nach TÖPPICH zunächst um einen Wucherungsvorgang, der innerhalb der Lungenbläschen statthat; er geht also in den Begriff der parenchymatösen Alveolitis (Pneumonie) ein, ohne doch zellularmorphologisch in Ausschwitzung flüssiger oder zelliger Blutbestandteile zu bestehen oder einen exsudativen Einschlag zu zeigen. Allgemein-pathologisch von Belang bleibt daher TÖPPICHs Feststellung, daß der Beginn der Veränderungen im wesentlichen ein proliferativer, jedenfalls kein alterativer oder exsudativer ist.

WECHSBERG, HERXHEIMER und WATANABE hatten alterative Veränderungen als primär angenommen und in ihnen einen Beweis der WEIGERTschen Katabioselehre sehen wollen, die den primären formativen Reiz zugunsten funktioneller Aufbrauchsreize leugnet. Gerade an den tuberkulösen Veränderungen — insbesondere dem miliaren Lebertuberkel — ist die WEIGERTsche Lehre wieder lebhaft in Aufnahme gekommen (Huebschmann, Schleussing). Doch lassen sich wenigstens für die Tuberkulose grundsätzliche Bedenken nicht unterdrücken.

Es ist zwar kein Zweifel, daß sich häufig im Beginn der tuberkulösen Gewebsantwort, besonders bei darniederliegender Abwehrkraft des Körpers im Endstadium der Tuberkulosekrankheit und in gewissen Organen (Leber), derartige primäre Nekrosen nachweisen lassen. Auch sonst kennen wir diese, besonders bei der einen völlig schutzlosen Organismus treffenden Sepsis tuberculosa acutissima. Aber es erscheint bedenklich, an den Anfang jeder tuberkulösen Gewebsreaktion die primäre Gewebsschädigung zu setzen. Soweit sich diese Annahme auf sichtbare Nekrosen bezieht, greift sie nachweislich nicht durch (Milz, Lymphknoten, aber auch Leber, z. B. bei manchen Miliartuberkulosen) und soweit sie unsichtbare Gewebsschädigungen im Auge hat, ist sie mindestens im Ausdruck mißverständlich. Es kann sich dann nur um protoplasmatische Umsetzungen handeln, aber diese als Schädigung zu werten bzw. mit sichtbarem Zelluntergang auf eine Stufe zu stellen, geht nicht an. Man denke nur an die Eizelle, deren molekulare Umsetzungen auf Eindringen des Samenfadens auch nicht als Schädigung oder gar „Mikronekrose" zu werten ist.

Die primäre Zellwucherung, wie sie Töppichs Beobachtungen dartun, und wie sie für alle Gewebe (bei wenig virulenter Infektion) die klassischen Untersuchungen Baumgartens (d) gezeigt haben, kann in der Tat bei der Erstreaktion des Lungengewebes im Tierversuch ausgeprägt sein; nach Pagels (s, u) Befunden an primären Inhalationsherden der Meerschweinchenlunge tritt das exsudative Geschehen im Beginn in der Tat zuweilen zurück, während es an nichtprimären, beginnenden Herden viel deutlicher sichtbar sein kann. Vielmehr handelt es sich dann im Beginn der primären Inhalationsherde um die Bildung reichlicher epithelioider Zellen (Alveolarphagozyten) — der kleinen Exsudatzellen bei Alveolitis, wie Pagel (s, u) sie im Gegensatz zu den großen, mit denen bei käsiger Pneumonie des Menschen völlig übereinstimmenden Gebilden nennt. Die kleinen Exsudatzellen sind in der Hauptsache von den Alveolardeckzellen (nach Lang u. a. mesenchymalen Septumzellen) herzuleiten. Ausschwitzung von Blutbestandteilen, insbesondere Leukozyten, sowie Nekrose treten erst später hinzu. Doch wechselt die Reihenfolge der Veränderungen deutlich je nach Konstellation der ursächlichen Bedingungen bei der Infektion. Im allgemeinen gilt für die Verhältnisse der experimentellen Infektion — am besten in der Meerschweinchenhaut zu verfolgen, — daß der Wucherung der ortsständigen Bindegewebs- und Gefäßwandzellen mit dem Ergebnis der Epithelioid- und Riesenzellenbildung eine Ausschwitzung von Blutwasser und Leukozyten vorausgeht. Je kleiner die Bazillenmenge, und je weniger virulent die Bazillen, um so deutlicher und langdauernder der Abszeß, wie Pagel (f) bei Infektion mit dem avirulenten Bacillus Calmette Guérin, (BCG), Töppich und Gromelski bei Verwendung von Kaltblütlerbazillen feststellen konnten. Je stärker die Infektion (nach Menge und Virulenz), um so rascher die Bildung eines histiozytar-epithelioiden Zellkissens am Grunde des verhältnismäßig kleinen und flüchtigen Abszesses.

Bei der ersten Reaktion des menschlichen Lungengewebes ist nach allen Analogien mit sonst zur Beobachtung kommenden frischen Lungenherden die Annahme gerechtfertigt, daß im Beginn der Veränderungen eine Exsudation von Blutplasma, Faserstoff und weißen Blutzellen, wahrscheinlich gleichzeitig mit Wucherung der Alveolarphagozyten statthat. Wie überall bei Tuberkulose wird auch hier das zellige Gepräge der Veränderungen von der Stärke des Erregerangriffes, der Menge und Virulenz der Bazillen auf der einen und dem Grade der Durchseuchung auf der andern Seite abhängen.

Hinzu kommt der Einfluß des Bodens. Das maschige, haargefäßreiche Lungengewebe begünstigt öfter Ausschwitzungen von Blutbestandteilen naturgemäß mehr als etwa das straffe Organgefüge von Leber und Milz, in dem primäre Nekrosen

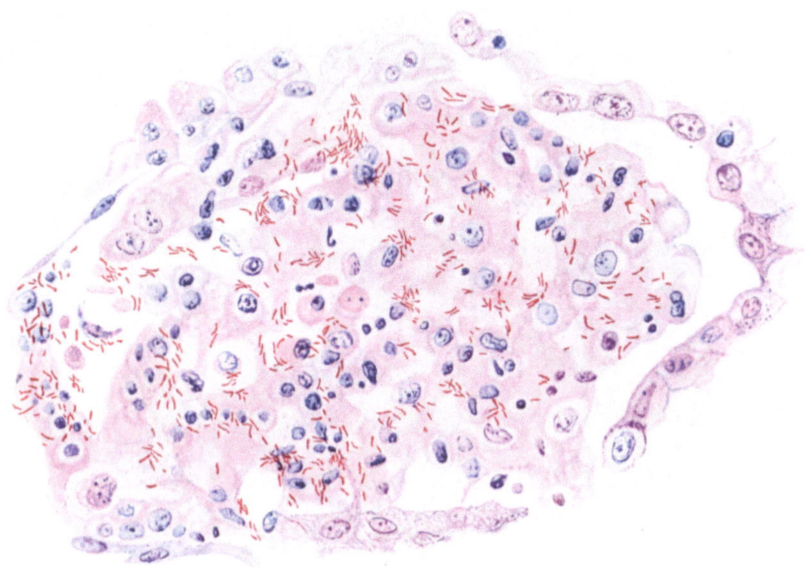

Abb. 3. Übersicht über ein Lungenbläschen im Beginn der verkäsenden Exsudatbildung. Ansammlung von reichlich Tuberkelbazillen teils innerhalb, teils außerhalb der großen Exsudatzellen.

und Wucherungen leichter Platz greifen. Schließlich ist auch eine mechanisch nicht faßbare spezifische Organempfindlichkeit in Betracht zu ziehen, die Unterschiede in Größe und Form der Herde bedingt. Von vornherein ist ja die Lunge als Sammelbecken aller Blutadern und durch ihren dauernden Austausch mit der Außenwelt das am meisten der Infektion ausgesetzte Organ — was in der überwiegenden Häufigkeit der Lungenprimärherde beim Menschen zum Ausdruck kommt. Beim Versuchstier scheint jedoch die Empfindlichkeit der Lunge auch bei der primären Lungeninfektion anderen Organen gegenüber zurückzustehen.

Jedenfalls erscheint es nicht angängig, der Einordnung der tuberkulösen Vorgänge in ein Entzündungsschema zuliebe, den Ablauf Alteration — Exsudation — Proliferation oder gar Alteration — Exsudation — Verkäsung — Pro-

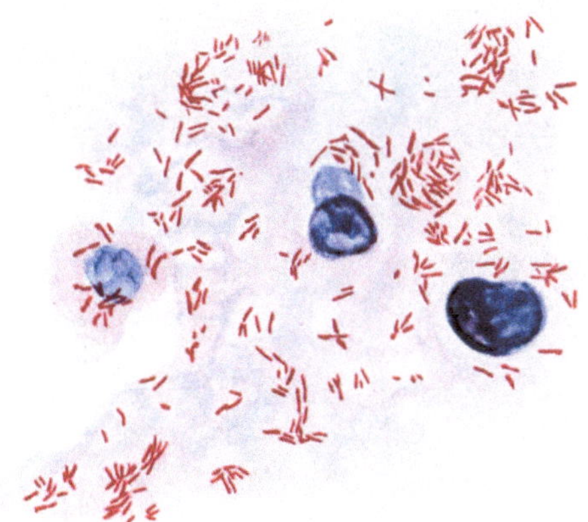

Abb. 4. Tuberkelbazillen teils innerhalb, teils außerhalb von Makrophagen. Verkäsendes Exsudat.

liferation (HUEBSCHMANN) als allgemeingültig vorauszusetzen und davon das Verständnis der tuberkulösen Veränderungen abhängig zu machen. Die Veränderung wird viel eher als Produkt der Gewebsvirusreaktion verständlich, die nach dem Kräfteverhältnis der beiden Partner wechselt.

Was also oft zunächst hervortritt, ist die Exsudation und die Bildung der „Alveolarphagozyten" (große „Exsudatzellen"). Von Blutbestandteilen können vorhanden sein: 1. Blutplasma in Gestalt der zähen, oft von Vakuolen durchsetzten,

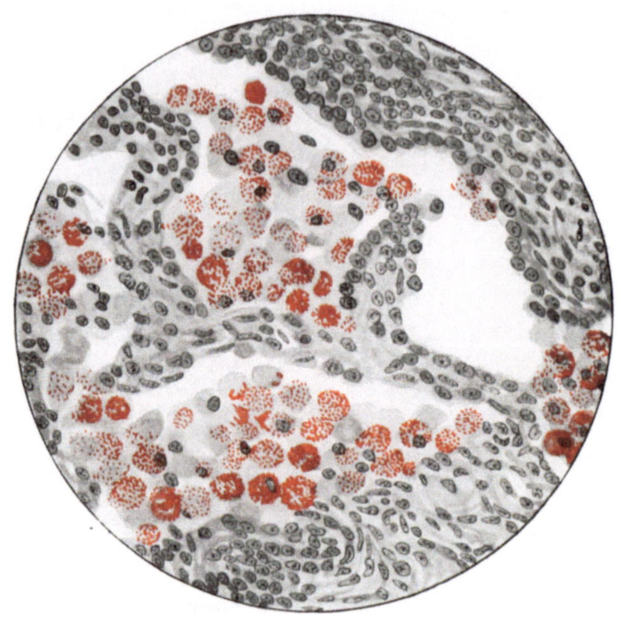

Abb. 5. Große Exsudatzellen. Fettgehalt. Färbung: Sudan-Hämalaun.

die Lungenbläschen ausfüllenden Eiweißmassen (Ödem) (Abb. 70), sodann 2. Fibrin in Form der kennzeichnenden Netze, wie sie besonders die Alveolarwandungen selbst umspinnen (Abb. 16), 3. rote Blutkörperchen; sie treten gewöhnlich zurück, können aber unter gewissen Verhältnissen, auf die unten einzugehen sein wird, besonders auch perifokal, vorwiegen. 4. Leukozyten, eigentlich meist, wenn auch in wechselnder Menge vorhanden. Es gibt fraglos tuberkulöse Pneumonien, in denen sie in der Überzahl vorhanden sind, wie die Oxydasereaktion, sehr schön aber auch die Glykogenfärbung, zeigen (Beispiele s. u.). 5. Lymphzellen, Bluthistiozyten (Monozyten) u. a. Blutzellen, die z. B. von Orth als Mutterzellen der Alveolar-

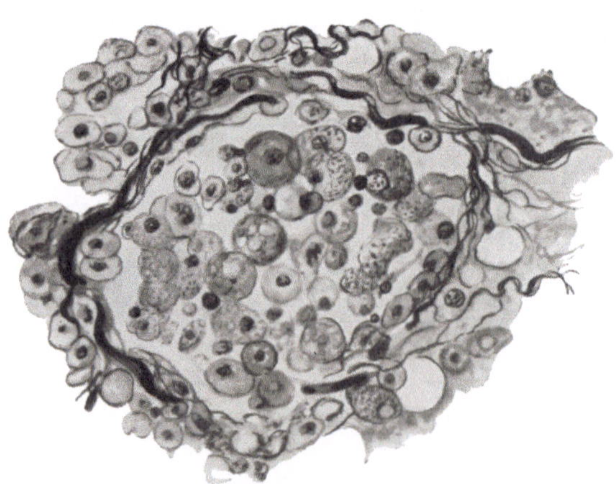

Abb. 6. Große Exsudatzellen bei gelatinöser Pneumonie. Man beachte den Reichtum an vakuolaren Einschlüssen.

phagozyten (großen Exsudatzellen) angesprochen werden.

Es sind das die kugeligen, ziemlich blaß färbbaren Zelleiber, die den Leukozyten etwa um das 4—5fache an Größe übertreffen, häufig ein Septenwerk im Innern und einen meist exzentrischen, oft bläschenförmigen, oft auch

länglich ovalen oder nierenförmig eingebuchteten Kern zeigen, der mäßig
reichlich Chromatin und meist 1—3 Kernkörperchen enthält. Oft zeigt die Zelle

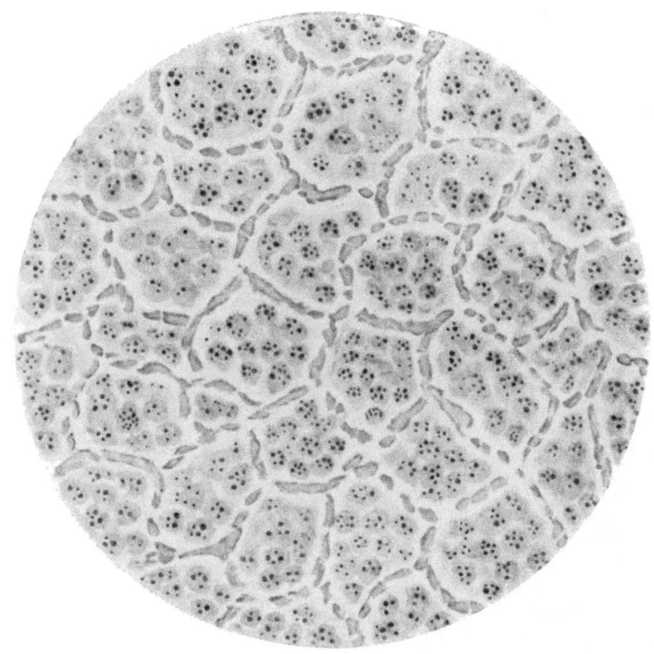

Abb 7. Große Exsudatzellen. Oxydasereaktion. (Nach PAGEL [r] 1925.)

fremde gefressene Einschlüsse: Trümmer von Blutkörperchen, Vakuolen, Kernreste, Pigment u. a. m., nicht selten begegnet man pseudopodienartigen Fort-
sätzen an der Zelle, die Trümmer aufnehmen.
Die vakuolaren Einschlüsse des hydropisch geschwollenen Zelleibes färben sich mit der WEIGERT-
schen Fibrinfärbung blau (Abb. 9). Die Oxydasereaktion fällt des öfteren positiv aus (Abb. 7) — ein
Zeichen erhöhter Aktivität des Zellstoffwechsels,
oft der Hinweis auf beginnende degenerative Fettinfiltration. Letztere kann alle mit den bisherigen
Mitteln der histochemischen Methodik darstell-
baren Fettstoffe umfassen. Mit besonderer Vorliebe finden sich aber in den Zellen Cholestearin-
estergemische, teils mit echten phosphor- und
stickstoffhaltigen Lipoiden (diese finden sich anscheinend auch reiner, besonders in Fällen gleichzeitiger Zuckerkrankheit), teils mit Fettsäuren,
Seifen und Neutralfett. Glykogen enthalten die
Zellen nicht oder wenigstens nur ganz ausnahms-
ewise. Die Darstellungsmethoden der feineren

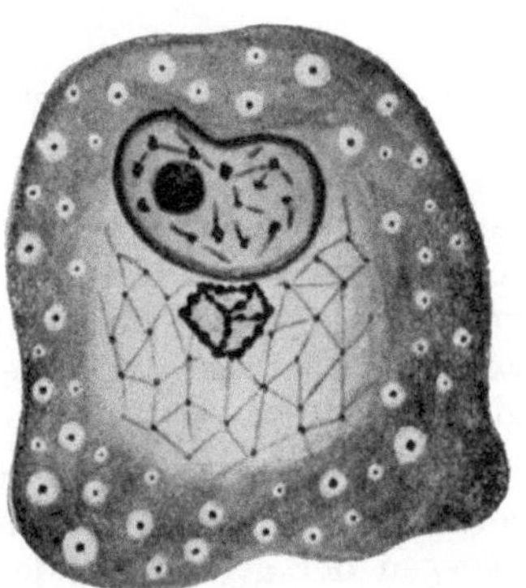

Abb. 8. Große Exsudatzelle.
GOLGISCHER Netzapparat.
(Nach PAGEL [p] 1925.)

Plasma- und Zellstrukturen, der primitiven Zellorgane, die Färbung der Chondriosomen nach ALTMANN-SCHRIDDE (Abb. 10), des Netz- und Binnenapparates
nach GOLGI (Abb. 8) und der Sphären und Zentrosomen nach HEIDENHAIN
ergibt nach PAGEL oft überraschend große Ausbeute, wenn die Zellen noch

nicht zu sehr der Nekrose anheimgefallen sind, und geeignetes frisch konserviertes Material vorliegt. Gewöhnlich können wir zwei oder auch mehrere durch Zentrodesmosen verbundene Zentralkörper mit perizentrischer Plasmadifferenzierung, ein Zytoretikulum, den Binnenapparat und ein Netz runder Chondriosomen wahrnehmen.

Bekanntlich hat nun für diese Zellen in der Lunge BAUMGARTEN mit großer Bestimmtheit die schon von ROKITANSKY begründete Herkunft vom Alveolarepithel vertreten, und ASCHOFF hält mit seiner Schule (WESTHUES, SEEMANN, KAGEYAMA u. a.) auch heute an dieser BAUMGARTENschen Auffassung fest. Für letzteren war das Fehlen von Übergängen zwischen den Lymphozyten und

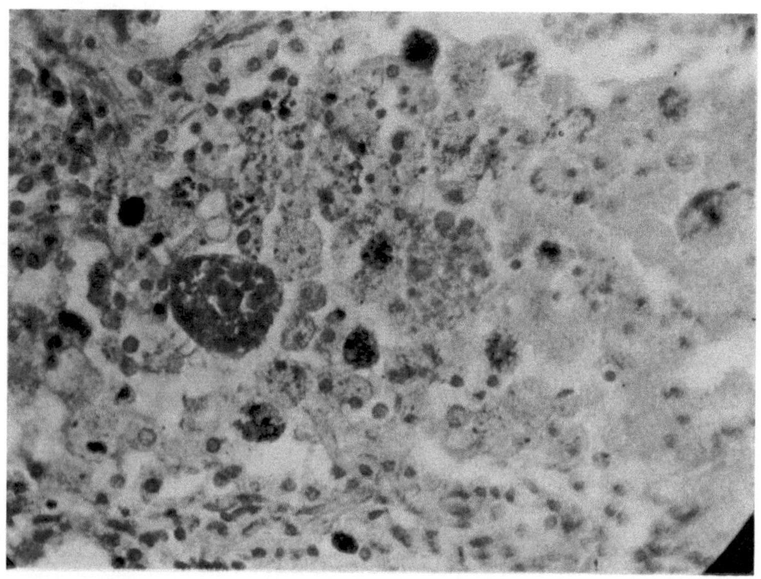

Abb. 9. Große Exsudatzellen. WEIGERTsche Fibrinfärbung. Große hyaline, blau gefärbte Tropfen und Kugeln im Protoplasma. Starke Vergrößerung. Buntphotogramm. [Prosektur TuberkuloseKrankenhaus Waldhaus Charlottenburg in Sommerfeld (Osthavelland).]

Leukozyten des Interstitiums und den großen Zellen bestimmend, ferner die Anwesenheit von Kernteilungsfiguren in diesen, endlich das Vorhandensein von Lücken im Deckzellenbelag des Lungenbläschens, aus denen die großen Zellen hervorgegangen seien. TENDELOO hat auf Messungen gestützt die gleiche Ansicht vertreten.

Demgegenüber betonte ORTH, daß gerade umgekehrt der Saum der Deckzellen lückenlos sei, Kernteilungsfiguren in den Alveolarepithelien fehlten, dagegen der gefäßführende Bindegewebsapparat die gleichen Zellen enthielte, wie sie in den Alveolarräumen vorhanden seien. Die Makrophagen entsprächen mithin großen Lymphozyten. ORTHs Auffassung der in Rede stehenden Zellen als hämatogener, wirklich ausgeschwitzter Bestandteile fügt sich in sein dualistisches System der Tuberkulose. Die Veränderungen, bei denen die großen Zellen auftraten, wiesen sich auch dadurch als „exsudative" aus. BUHL bereits hatte als Mutterboden der großen Exsudatzellen die Lymphgefäßendothelien der Umgebung des alveolären Kapillarnetzes angesehen, die er kurz als Alveolarepithel bezeichnet. Dieser Ansicht schloß sich unter anderem FIEANDT an, der in den Zellen Polyplasten, d. h. lymphozytär-bindegewebige Gebilde sah. Auch nach KIYONO, SAKAMATO und MURATA[1] waren es Histiozyten, die nach Einspritzung von Tuberkelbazillen in die Kaninchenluftröhre in die Alveolarlichtungen auswanderten. Ebenso speichern nach diesen bei Karmineinspritzung in die Luftröhre die Histiozyten, ohne daß die Alveolarepithelien richtige Granula zeigen. Die gequollenen Alveolarepithelien gehen ohne Wucherungserscheinungen allmählich zugrunde, während die Histiozyten sich rasch vermehren und Riesenzellen bilden. Bei der Karmineinspritzung in die Luftröhre

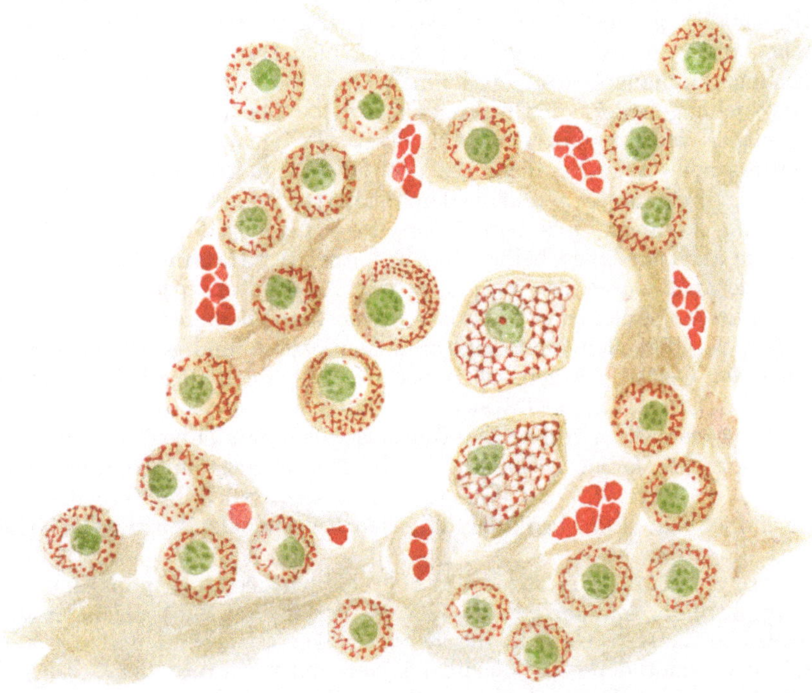

Abb. 10. Chondriosomen in Exsudatzellen bei tuberkulöser Alveolitis des Meerschweinchens. ALTMANN-SCHRIDDE-Färbung (modifiziert nach GALEOTTI-PAPPADIA). Stärkste Vergrößerung. (Nach PAGEL [p] 1925.)

färbt sich der Inhalt der Alveolen, nicht aber das Alveolarepithel. Nach MASHIMA[2] treten bei verschiedenen experimentellen Pneumonien erst polynukleäre, dann lymphozytär-histiozytäre, schließlich hauptsächlich histiozytäre Zellen aus. Riesenzellen sind vom Ende des zweiten bis zum dritten Stadium anzutreffen. Ebenso stammen nach GILBERT und JOMIER[2], SLAVJANSKY, GRAVEL und TCHISTOWITSCH die Staubzellen aus dem Blute. Sie entstammen teils Endothelien der Lungengefäße, teils eingewanderten Endothelien aus Milz und Leber (HAYTHORN, FOOT und PERMAR, MASHIMA, UKAWA, GARDNER und SMITH, FRIED, POLICARD).

Indessen ließ sich auf der anderen Seite an vital mit Farbstoffen gespeicherten Tieren die große Rolle der Alveolarepithelien bei vielerlei akuten entzündlichen Vorgängen aufweisen, insbesondere solchen, die durch Einspritzung reizender Flüssigkeiten erzeugt waren (WESTHUES u. a.). Die Lungen-

---

[1] Angeführt bei KAGEYAMA.
[2] Angeführt bei KAGEYAMA.

phagozyten der Maus treten bei Versuchen mit Trypanblau durch die Art der ausgesprochen feinen Granula als Reizformen des Alveolarepithels den grobe Körner speichernden Histiozyten gegenüber (Seemann). Auf intravenösem Wege zugeführter Eisenzucker wird niemals gespeichert, während bei Zufuhr durch die Luftröhre stets Speicherung erzielt wird. Diese erfolgt nach Aschoff so rasch und schlagartig, daß nur mit Beanspruchung der Alveolardeckzellen, nicht aber interstitieller oder gar hämatogener Zellen gerechnet werden kann. Ebenso ließ sich die Aufnahme von intratracheal zugeführtem Lipoid und Kohlepigment durch die Alveolarepithelien zeigen (Sack, Gross). Überhaupt wird von Aschoff (i) und seinen Schülern, aber auch von Siegmund (d) die verhältnismäßig geringe Aktivität der Lungenkapillarwandzellen betont, eine Tatsache, die wir auf Grund von Shockversuchen mit und ohne Tuschespeicherung durchaus bestätigen können.

Untersuchungen der ganzen Frage mit Hilfe der Gewebsauspflanzung hatten bisher widersprechende Ergebnisse. Es entwickeln sich die großen bazillenfressenden Wanderzellen, die positiv chemotaktisch von den Tuberkelbazillen angezogen werden und in den infizierten Lungenkulturen gehäuft zur Beobachtung kommen, aus den Zellen des Lungenepithels; als solche kennzeichnet sie auch ihr lange beibehaltener epithelialer Habitus. Im übrigen entsprechen sie auch durch das Vermögen der Phagozytose von Tuberkelbazillen den epithelioiden Zellen des Tuberkels. Nur zum kleineren Teil entstammen die großen Wanderzellen mononuklearen Leukozyten und möglicherweise dem Endothel der Gefäße, eindeutige Bilder des Entstehens der Wanderzellen aus Fibroplasten haben Timofejewski und Benevolenskaja nicht gesehen. Bei Explantationsversuchen von weißen Blutkörperchen mit Tuberkelbazillen zeigten die Granulozyten keine besondere Aktivitätsresistenz im Kampfe mit den Bazillen — im Gegensatz zu den Agranulozyten, welch letztere die Bazillen lebhaft aufnehmen und ebenfalls völlig den Epithelioidzellen des Tuberkels an die Seite zu stellen sind.

Anderseits hat das Verfahren der Gewebszüchtung auch ganz andere Deutungen und Bilder kennen gelehrt (Maximow, F. I. Lang). Danach sind als die eigentlich aktiven Gebilde die Septumzellen anzusehen und die aus den Septen auswandernden Alveolarphagozyten oder Staubzellen. Diese sind die mit den großen Exsudatzellen recht eigentlich gleichen Gebilde. Es sind bindegewebige, mobilisierte Retikulumzellen bzw. den Polyplasten Maximows entsprechende Zellen, die aus den Septumzellen entstehen. Diese werden trotz gewöhnlich verwirklichter epithelialer Lage und Anordnung als Bindegewebszellen mit embryonalen Entwicklungsfähigkeiten im Rahmen des Retikuloendothels angesehen, besonders auch mit Rücksicht darauf, daß sie in reichlicher Menge adventitiell von Gefäßen und Bronchen anzutreffen sind. Die früher für Epithelien gehaltenen kubischen körnigen Zellen sind keine Epithelien, sondern für den Bedarf der Abwehrleistung in Bereitschaft stehende bindegewebige Histiozyten. Durch ihre Lage in Nischen täuschen sie Alveolarepithelien vor (vgl. oben S. 154ff.). Ebenso hat sich — wie wir sahen — Töppich bei Versuchen mit Bazilleneinspritzung in die Luftröhre im Gegensatz zu Watanabe und Herxheimer gegen eine Beteiligung der Alveolarepithelien an den ersten Abwehrvorgängen ausgesprochen. Er nimmt wie auch früher schon Borrel die Kapillarendothelien bzw. Gefäßwandzellen überhaupt in Anspruch. Auch Lewis und Willis leiten die „Epithelioidzellen" der tuberkulösen Kaninchenlunge von interstitiellen, letztlich hämatogenen Klasmatozyten und Monozyten ab. Ähnlich entscheiden sich Henke und Silberberg auf Grund ihrer Erfahrungen an ausgepflanzten tuberkulösen Kaninchenlungenstückchen bei gleichzeitiger Karminspeicherung der Kultur. Die tuberkulöse Infektion bewirkt eine Verzögerung der entzündlichen Reizwirkung, wie sie etwa durch Krotonöl erzielt wird, grundsätzlich spielen sich aber die gleichen Vorgänge ab: Zunächst eine histiozytar-monozytar-mesenchymale Reaktion der Septen ohne Vorausgehen einer epithelialen Reaktion. Später läßt sich epitheliale und mesenchymale Reaktion nicht mehr trennen. Eine Beteiligung der Kapillarendothelien war jedenfalls nicht nachzuweisen.

Nach alledem darf die ganze Frage nach der Herkunft der Makrophagen des tuberkulösen Exsudats als in keiner Weise eindeutig geklärt angesehen werden. Wie der Makrophagozyt überhaupt, sind auch die großen Exsudatzellen schwer geschädigte Zellen, die das eigentliche Vermögen der feinen Speicherung, wie wir es an gesunden Zellen sehen, eingebüßt haben. Grobe Teilchen können sich immer noch ihrem weichen Plasmaleibe imprägnieren. Diesem schwer geschädigten Gewebsteil läßt sich natürlich nur sehr bedingt eine einheitliche Entstehungsweise zusprechen (PAGEL [p]). Nach den feineren Zellstrukturen in Schnittpräparaten von menschlichem Material — beim Meerschweinchen liegen die Verhältnisse wohl etwas anders — bestehen mehr Beziehungen der großen Exsudatzellen zu den adventitiellen Zellen innerhalb der Septen als zu dem eigentlichen Deckzellenbelag des Lungenbläschens, mag derselbe nun epithelialer oder nicht epithelialer Natur sein. Indessen scheint es doch überhaupt so, als ob ganz verschiedenartige Gebilde auf Grund gleicher Stoffwechselbeanspruchung und nekrobiotischer Phase (Quellung) unter einheitlicher Form erscheinen können. Wahrscheinlich entsprechen sie nicht nur gestaltlich, sondern auch darin den Epithelioidzellen des Tuberkels, daß ihr Mutterboden in verschiedenartigen Zellen, wohl auch Deckzellen neben den Abarten der Bindegewebszellen, in denen auch das Retikuloendothel aufgeht, zu suchen ist; eine Auffassung, die auch bei TIMOFEJEWSKI und HENKE zum Ausdruck kommt. Zu ähnlichem Ergebnis gelangte OTAKA, der in den großen Exsudatzellen sowohl von Deckzellen wie von Septumbestandteilen herzuleitende Zellen sah.

Ganz allgemein bestehen für das Schicksal dieser exsudativen Veränderungen folgende Möglichkeiten:

1. Das tuberkulöse Exsudat wird aufgesogen. Diese Möglichkeit wird zweifellos verwirklicht, solange es noch nicht rückläufigen Veränderungen, insbesondere der Verkäsung anheimgefallen ist. Daß häufiger als man anzunehmen geneigt ist, Aufsaugungen solcher tuberkulösen Pneumonien vorkommen, dürfte vor allem in der Tatsache begründet sein, daß sie nicht durch unmittelbare Wirkung der Bazillenkörper, sondern mehr durch deren lösliche, giftige Leibesstoffe — besonders in der Umgebung oft kleiner, käsiger Herdkerne als unter Umständen lappenfüllende Infiltrierungen — entstehen.

2. Die tuberkulöse Exsudation fällt der Verkäsung anheim. Damit dürfte ihr häufigstes Schicksal umschrieben sein. Das wichtigste Kennzeichen der Verkäsung ist die Abtötung der Gewebsteile durch Versinterung und Verquellung. Diese kann „direkt" sein, d. h. in überstürztem Verlauf die vorgebildeten, nicht entzündlich-„tuberkulös" veränderten Gewebsteile betreffen, oder mittelbar sein, d. h. vor der Verkäsung setzt die spezifische tuberkulöse Umwandlung ein (K. E. RANKE). Wie vor allem VIRCHOW klar herausgearbeitet hat, ist die Verkäsung mit degenerativer Fettinfiltration gepaart, wenn auch das Wesen der Verkäsung keineswegs mit diesen nekrobiotischen Vorgängen gegeben oder erschöpft ist (WEIGERT, SCHMAUS und ALBRECHT, PAGEL, SCHLEUSSING).

Der exsudative Grundprozeß ergibt z. B. für die käsig-pneumonischen Veränderungen des Menschen nach Maßgabe der histochemisch im Sinne der Kawamuraschen Gruppenreaktionen abgrenzbaren Fettstoffe eine Vielheit von Gruppen (W. u. M. Pagel). Zunächst das dem Beginn des Vorganges entsprechende verhältnismäßig zellarme Exsudat, in dessen Zellen die Fettreaktionen allmählich positiv werden, und das dementsprechend eine deutliche Oxydasereaktion als Zeichen lebhaften Zellstoffwechsels hervortreten läßt. Doppeltbrechende Fettkörper treten noch ganz zurück. Dann das kompakte großzellige Exsudat, das bei bereits negativer Oxydasereaktion ein etwa gleichmäßiges Gemisch von Neutralfett, ciacciopositiven Lipoiden und doppeltbrechendem Fett oder aber rein anisotrope Verfettung zeigt. Endlich das Stadium der völligen Verkäsung, die sowohl beim Tuberkel als auch dem exsudativen Prozeß höchst launisch reichlich, oft aber auch keinerlei Fettablagerung erkennen läßt. Die Fettstoffe entsprechen dann histochemisch dem Neutralfett und sind oft in Form eigenartiger zonaler Streifen abgelagert. Damit wäre ein Anhaltspunkt für eine Umsetzung von Lipoiden und Lipoidgemischen in Neutralfett bzw. Anreicherung und stärkeres Hervortreten des letzteren mit zunehmender Auflösung des Gewebes gegeben, eine Tatsache, die auch durch die analytische Chemie erkannt und gewürdigt worden ist. Daß auch die Möglichkeit des umgekehrten Vorganges, des Verbrauchs von Neutralfetten bei Ablagerung und Hervortreten der Lipoide beim Ablauf der tuberkulösen Gewebsreaktion besteht, ließe sich gewiß durch eigens darauf gerichtete Untersuchung ebenso wie anderweit dartun. Das Auftreten von Neutralfett in käsig-nekrotischem Gewebe an Stellen, die vor Eintritt der Verkäsung offenbar andere Fettstoffe enthielten, kommt auch noch mittels eines anderen Verfahrens als der Anstellung der gewöhnlichen Fettreaktionen zum Ausdruck. Beim Altmann-Schridde Verfahren nämlich, bei dem bekanntlich der eigentlichen Fuchsinfärbung eine Osmierung des Objektes vorausgeht, treten in den Zellen des käsig-pneumonischen Exsudats — abgesehen von massiven schwarz gefärbten Fetttropfen — lediglich rötliche Pünktchen hervor, die zum großen Teil gewiß den Chondriosomen entsprechen. Bei zunehmender Verkäsung jedoch machen sie mehr und mehr zahlreichen nach Form und Lage entsprechenden schwarzen bis schwarzgrauen Punkten Platz (Abb. 11). Die Beibehaltung der Osmierung im paraffineingebetteten Präparat scheint hier das Vorhandensein reinen Neutralfetts anzuzeigen, das vorher nur larviert (Fettphanerose) oder überhaupt nicht vorhanden war. Aufrahmung der Neutralfetttröpfchen bzw. Verlust ihrer Eiweißkoppelung dürfte sie zum Vorschein bringen, soweit nicht Synthese von Neutralfett aus dem Material des zerstörten Lipoids in Frage kommt.

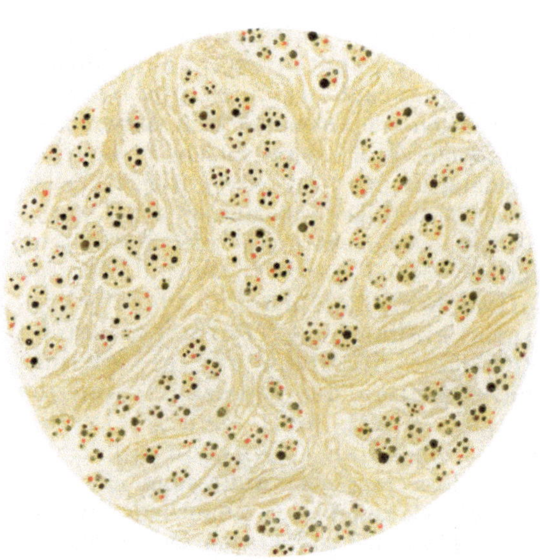

Abb. 11. Fortschreitende Nekrose der Zellkomplexe. Schwarze, graue und rote Körner bei Färbung nach Altmann-Schridde. Erklärung im Text. (Nach Pagel [p] 1925.)

Der Fettablagerung kann der eigentliche Verkäsungsprozeß unmittelbar nachfolgen, oder er geht neben ihr einher oder auch voraus. Je älter jedoch Käse ist, um so fettärmer scheint er meist zu werden. Und auf der andern Seite kann auch in frisch verkästen Teilen Fettablagerung völlig fehlen. Ist die Fettablagerung naturgemäß Zeichen des langsamen Absterbens, der Nekrobiose, so ist doch das **Wesen der Verkäsung weder mit dem Begriff Fettablagerung noch mit dem der Nekrose und auch nicht mit beiden zusammen eindeutig bestimmt.** Vielmehr kommt noch ein **drittes Moment** hinzu, das als wesentlicher Bestandteil in den Veränderungskomplex der Verkäsung eingeht. Es ist die **Ablagerung eines homogenen, den hyalinen Stoffen, einschließlich Fibrin und Amyloid nahestehenden Körpers.** Offenbar entsteht er aus einem Transsudat durch Gerinnung unter Mithilfe von Zellzerfall, wobei die Zelle durchströmt, ihr Chromatin ausgelaugt wird und in Lösung geht. Dieses Chromatin kann dann offenbar irgendwo aus der Lösung wieder ausfallen. Oft scheint das am Rande, an der Grenze des Toten der Fall zu sein. Hier bilden sich dann **zackige, auch hirschgeweihartige Chromatinfiguren,** Bilder einer Art **Ankristallisation von Chromatin** (vgl. BENEKE und PAGEL [e]).

Der Zellzerfall, die eigentliche Nekrose, offenbart sich in dem raschen und frühzeitigen Zerfall der Zellkerne, der damit gegebenen Ansammlung von Chromatintrümmern. Alle Formen des Kernuntergangs, die Pyknose, zentrale Chromatolyse und Kernwandhyperchromatose, Kerngerüsthyperchromatose, Oxychromasie, Chromatorrhexis und Chromatolysis sind dabei zu beobachten. Entsprechend der von LÖSCHCKE (a) begründeten Auffassung der hyalinen und amyloiden Ablagerungen als Ausdruck einer Antigen-Antikörperreaktion wäre bei der nahen Verwandtschaft des Verkäsungsvorganges mit diesen ähnliches für jenen vorauszusetzen, wie wir mit SCHLEUSSING glauben möchten. So erklärt sich auch der oft schlagartige Eintritt des Ausfalls der gelartigen Substanz aus der (allergisch) entzündlich angeschoppten Gewebsflüssigkeit, mit dem bei der Verkäsung zu rechnen ist. Das käsige Gewebe teilt mit den amyloiden Organen die Eigenschaft erhöhten Reststickstoffgehaltes.

Nach neueren Untersuchungen von Dr. IMMERWAHR im Laboratorium von PAGEL schwanken die Stickstoffwerte erheblich, Gesamt-N und Rest-N steigen jedoch oft deutlich, wenn auch nicht regelmäßig mit Zunahme der Verkäsung und vor allem bei Eintritt der Erweichung an. Z. B. zeigte ein zerfallender Käseherd aus der menschlichen Lunge in 1 g Substanz 27,102 mg Rest-N und 72,077 Gesamt-N, ein kompakt verkäster Lymphknoten vom Meerschweinchen 11,714 Rest- und 48,582 Gesamt-N, während bei zurücktretender Verkäsung, knotigen Prozessen, in Kavernenwänden u. a. Werte von 3—8 mg für Rest- und von 15—40 mg Gesamt-N die Regel bilden.

3. Der Verkäsung folgt die **Erweichung.** Diese kann durch einfache Quellung der verkästen Massen erfolgen und zu deren Loslösung (Sequestration) führen — oft nehmen sie dabei die Beschaffenheit von Gelatinemassen an. Häufiger jedoch erfolgt die Quellung unter Mitwirkung von größeren einkernigen Rundzellen und Leukozyten (pyoide Erweichung: BAUMGARTEN). Unter bestimmten Bedingungen bleibt die Quellung und Wasseraufnahme plötzlich stehen. So kommt es zur sog. atheromatösen Erweichung (vgl. WURM). Es ist anzunehmen, daß die Art des entstandenen Käses, sein Fettgehalt, der Grad der Säuerung u. dgl. von ausschlaggebender Bedeutung sind. Im allgemeinen geht die Erweichung mit Fortschreiten des Herdes am Rand einher. Diese wird daher ebenfalls zu berücksichtigen sein. Wir kommen darauf weiter unten zurück.

Die **tuberkulöse Erweichung,** die oft schlagartig zu großzügigen Herdeinschmelzungen führt, stellt ein allergisches Geschehen dar, d. h. ist von der spezifischen Empfindlichkeit mit ihrer erhöhten Reaktionsbereitschaft bei

Neuzufuhr von Antigen abhängig. Ein Beweis ist hierfür von Pagel erbracht worden.

Die Tierversuche Römers und auch von Orth und Rabinowitsch, die bekanntlich ausgedehnte Kavernenbildung als Folge der Superinfektion beim Versuchstier betreffen, sind unseres Erachtens zwar überzeugend, aber im Schrifttum stark umstritten. Nach Löwenstein ist jede relativ schwache Infektion — und einer solchen hat sich Römer bedient — in der Lage, Kavernenbildung hervorzurufen. Das ist gewiß nicht zu leugnen, trifft aber wohl nicht auf die Römerschen Versuche zu, in denen die notwendigen Kontrollen den andersartigen Verlauf zeigen. Somit war die Erweichung als allergisches Phänomen noch durch den Tierversuch zu belegen. Pagel bediente sich hierzu einer Modifikation des Kochschen Grundversuches. Er verpflanzte käsiges menschliches Gewebe auf Hauttaschen normaler und tuberkulöser Tiere und verfolgte den Abbau der Transplantate. Es ergaben sich ständige Unterschiede beim normergischen und allergischen Tier, die kurz wie folgt zu kennzeichnen sind: Beim ersteren ist das Transplantat nach 5 Tagen aufs beste, auch in seiner feineren gewebⱡichen Struktur (elastische und kollagene Fasern, alveolare Anordnung) erhalten, zeigt makroskopisch nur eine schmale leukozytäre Demarkation. Auf dem allergischen Substrat dagegen bietet sich nach der gleichen Zeit ein ganz anderes Bild. Die Verpflanzungsstelle erscheint trocken und fast eiterfrei, das Transplantat ist verfärbt, in seiner Konsistenz herabgesetzt und oft eingedicktem Eiter ähnlich. Dem entspricht im histologischen Bilde eine weitgehende Einschmelzung durch Leukozytenmassen, die bis zu völliger Aufzehrung des Transplantates gehen kann. Der Grad der Einschmelzung wächst mit dem Grad der Verkäsung des Transplantates. Bindegewebs- und knötchenreiche Transplantate zeigen viel geringere Einschmelzung.

Hier liegt also die hyperergische Einschmelzung tuberkulösen Gewebes vor, wie wir sie auch beim Menschen anzutreffen pflegen (man vgl. z. B. die Leukozytenbeteiligung an der Kavernenbildung) und damit sind die Beziehungen der Erweichung zur Allergie zum erstenmal exakt belegt.

Demgegenüber zeigt das Transplantat auf normergischen Gewebe kaum leukozytäre Einschmelzungen. Von Erweichung kann hier nur in ganz beschränkten Territorien mit Virusanreicherung die Rede sein. Hier dürfte eine Bazillenproliferation zu umschriebenen Gewebseinschmelzungen ohne Zellenbeteiligung geführt haben, oft aber zeigten auch die Transplantate auf allergischem Boden enorme Bazillenvermehrung, die mit der verstärkten Durchspülung des Transplantates bei der hyperergischen Entzündung in Verbindung zu bringen sein dürfte.

4. Das tuberkulöse Exsudat wird bindegewebig umwachsen (eingekapselt) oder durchwachsen (karnifiziert). Jenes dürfte sich vorwiegend an bereits verkästen Herden ereignen, dieses an noch nicht der Verkäsung anheimgefallenen. Bei der Kapselbildung ist zu unterscheiden die vom epithelioiden Gewebe selbst gebildete, von Aschoff-Puhl sog. spezifische Kapsel aus grobem, hyalinen, kernarmen Bindegewebe und die sich nach außen zu anbildende, dem gereizten und verdichteten Bindegewebe der Nachbarschaft entstammende unspezifische Kapsel (Abb. 39). Huebschmann (g) bestreitet das Vorkommen dieser bzw. spricht ihr jede Bedeutung ab. Eher handele es sich bei einschlägigen Bildern um zweite und dritte spezifische Kapseln. Der Unterschied zwischen einer inneren, hyalinen, zellarmen und einer äußeren, aus zierlicheren, kernreicheren Fasern aufgebauten Kapsel ist jedoch in unserem Material an größeren Herden so häufig und sinnfällig, daß man an der Aschoffschen Unterscheidung festhalten sollte. Meist ist auch der verschiedene Ursprung der Kapseln aus dem spezifisch tuberkulösen Gewebe des Herdes und der atelektatisch-indurierenden Umgebung recht deutlich. Daß Kunstprodukte vorliegen (E. Schulze), halten wir nicht für gegeben. Wir kommen auf diese Verhältnisse noch zurück.

Für die Durchwachsung haben wir zwischen der unspezifischen, gewöhnlich von den Alveolarsepten aussprossenden und der spezifischen gewöhnlich vom gefäßnahen interlobulären und peribronchialen Bindegewebe ihren Ausgang nehmenden Karnifikation zu unterscheiden (vgl. ORTH, CEELEN). Das Bindegewebe durchwächst hierbei in der von der chronischen Pneumonie her bekannten Weise die Lungenbläschen, indem es sich von Alveolarporus zu Alveolarporus vorschiebt, dabei die Interalveolarsepten selbst meist unversehrt läßt und an elastischen Fasern mehr oder weniger reich, von spezifisch-tuberkulösem Gewebe mit Riesen- und Epithelioidzellen — zum Teil selbst wieder verkäsend — erfüllt ist oder nicht. Auf den von BUHL erhobenen Befund glatter Muskelfasern in zirrhotischen Schwielen, die sog. muskuläre Zirrhose DAVIDSOHNs sei nur nebenbei hingewiesen. Gute Erhaltung der Gefäße bildet die Voraussetzung, das Vorhandensein fibrinreicher, exsudativer Herde einen mächtigen Anreiz zur Karnifikation.

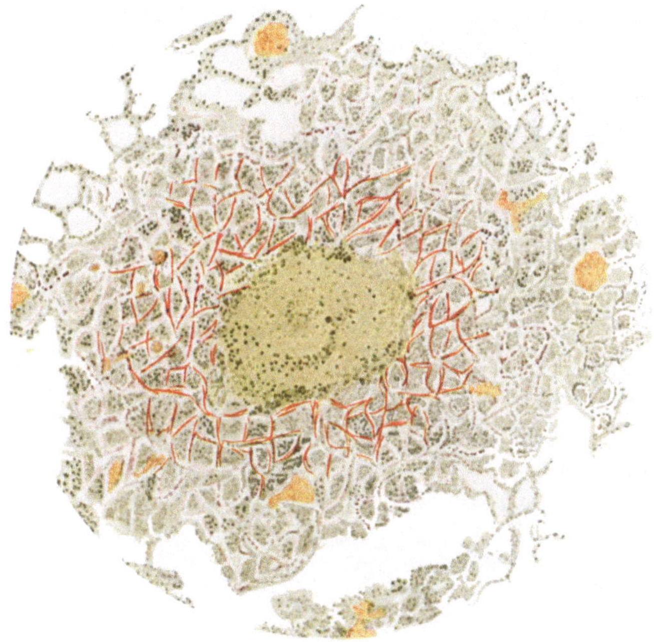

Abb. 12. Tuberkulöse Alveolitis des Meerschweinchens. Wucherung der kollagenen Alveolarsepten. (Nach PAGEL [r] 1925.)

Das Erhaltenbleiben des elastischen Fasergerüsts in alveolärem Verbande, das für die exsudativen Grundprozesse ein so entscheidendes Merkmal darstellt, trifft auch gewöhnlich für die narbig veränderte Umgebung des exsudativen Herdes zu. Oft verschwindet allerdings hier in den dicken, krausen, vielfach gefältelten Elastinmassen die alveolare Anordnung vollständig.

Auch bereits verkästes Gewebe dürfte bindegewebiger Ersetzung in gewissem Umfange zugänglich sein. (Vgl. Abb. 41.) Hier ist zu unterscheiden die direkte Umsetzung käsiger in bindegewebige Gewebsteile. Diese kann durch Erhaltenbleiben bindegewebiger Reste in käsigen Teilen und deren Wucherung nach Stillstand der Gewebstötung zustande kommen. Mit HUEBSCHMANN (g) ist diese Möglichkeit durchaus zuzugeben. Ganz einwandfreie einschlägige Befunde bietet die tuberkulöse Alveolitis der Meerschweinchenlunge. Hier verkäst unter Umständen nur der Inhalt der Lungenalveolen, während die kollagenen und elastischen Fasern der Septen wuchern. Eine weitere Möglichkeit bestände darin, daß Randteile käsiger Herde hyalin-kollagene Umprägung erfahren. Hierfür sprechende Bilder haben wir sowohl bei menschlichem wie tierexperimentellem Material beobachten können. Es ist denkbar, daß Schrumpfung und Entquellung des Käses vorher unsichtbare Bindegewebsreste in Erscheinung treten läßt, also nur eine scheinbare Umprägung vorliegt.

Grundsätzlich anders ist natürlich der Vorgang, wenn Granulationsgewebe in Käse- oder Kalkmassen hineinwächst, diese zur Aufsaugung bringt und durch Binde- oder Knochengewebe ersetzt. Dies geschieht nach allen Erfahrungen nur bei kleineren Herden, deren völliger Ersatz durch eine bindegewebige Narbe denkbar ist.

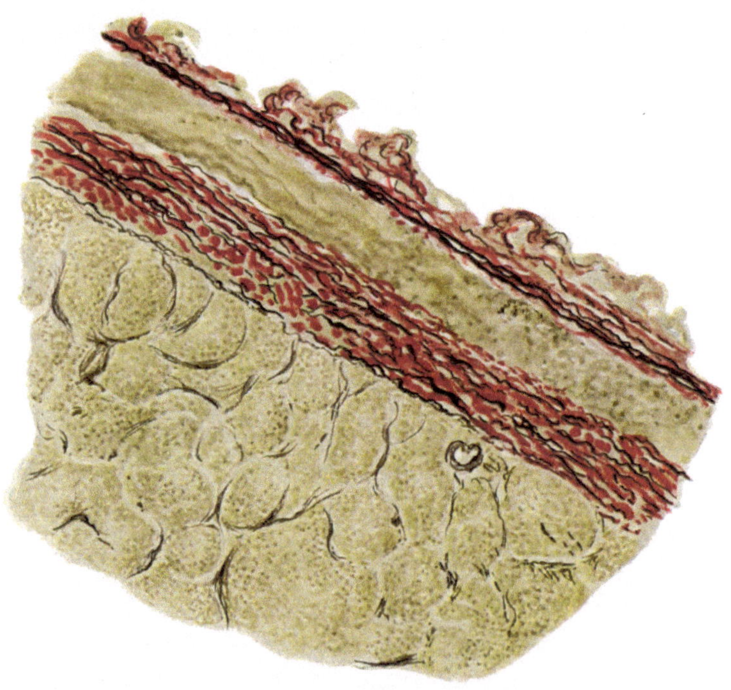

Abb. 13. Käsige Pneumonie. Erhaltung der elastischen Fasern im alveolaren Verbande. Fibrinös-käsiges Exsudat zwischen den Brustfell-Schichten. Fibrinöse Oberflächenpleuritis. Färbung van Gieson-Elastika. Starke Vergrößerung.

Inwieweit schließlich die vorwiegend von Nageotte erwogene Möglichkeit der Kollagenbildung aus Fibrin für die bindegewebige Durchwachsung des Käses in Betracht kommt, der ja stets Fibrin enthält, steht dahin (vgl. Doubrow und Froment).

5. Kalkablagerung und Verknöcherung. Die Ablagerung von Kalksalzen dürfte im allgemeinen erst im Anschluß an die Verkäsung erfolgen. Zweifelsohne kann sie frühzeitig in Erscheinung treten — nach Erfahrungen vom Tierversuch her bereits 4—6 Wochen nach der Infektion (Veraguth, Pagel). Auf menschliche Herde sind die Verhältnisse der pflanzenfressenden Versuchstiere mit ihrem alkalisch eingestellten Stoffwechsel naturgemäß nur sehr bedingt übertragbar. Aber auch für diese, besonders für Verkäsungen der Lungenlymphknoten, ist doch mit frühzeitiger, wenigstens teilweiser Kalkablagerung zu rechnen (vgl. die Fälle von Geipel, Konschegg und Lederer sowie Schürmann). Inwieweit vollständige Verkalkungen vor Ablauf von

Jahresfrist vollendet sein können, steht dahin. LUBARSCH (a) nahm an, daß dies nicht vor dem dritten Jahr geschehen sein kann. Denn es wurden von ihm vollständig verkreidete oder verkalkte Herde nie vor dem dritten Lebensjahre gefunden, und es pflegt auch bei operativ entfernten, jahrelang bestehenden Halsdrüsentuberkulosen meist nichts von Verkalkung vorhanden zu sein. LUBARSCH hat uns aber mitgeteilt, daß er seitdem doch mehrfach bei tuberkulösen Säuglingen von $9^1/_2$—11 Monaten sowohl in Lungenherden wie Lungenwurzellymphknoten mikroskopisch erhebliche Verkalkungen in den Käsemassen gefunden hat.

Der Eintritt der Verkalkung pflegt ein Hinweis auf Neigung zu Stillstand und Latenz des Herdes zu sein. Daraus erklärt sich ihr vorzüglicher Befund

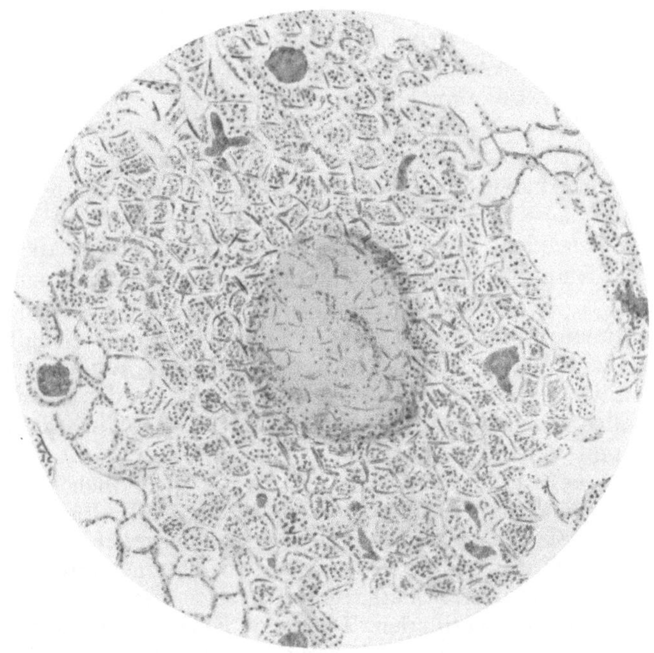

Abb. 14. Tuberkulöse Alveolitis des Meerschweinchens. Wucherung der kollagenen und elastischen Anteile der Alveolarsepten. (Nach PAGEL [r] 1925.)

am Primärherd. Der ruhende Herd mit seinem trägen Stoffwechsel bildet ein Punctum crystallisationis. Hinzu kommen weitere Momente, die in den Bedingungen des Kalkstoffwechsels selbst gelegen sind. So begünstigt das jugendliche Lebensalter die Kalkablagerung (Inkretwirkung des Thymus KERNER) u. a. m. Anderseits kann neben mittelständiger Verkalkung deutliches Fortschreiten eines Herdes an der Peripherie, ja in unmittelbarer Nachbarschaft den Kalkablagerungen, nachweisbar sein.

Die Herdverknöcherung setzt vorgängigen Abbau der verkalkten Massen durch ein Granulationsgewebe voraus. Sie erfolgt „perikalkär" (LUBARSCH, POLLACK, WURM, MEBIUS). Hierbei spielen die gleichen Prozesse der Gefäßwanderung und Wucherung jugendlichen pluripotenten mesenchymalen Keimgewebes eine Rolle wie bei der embryonalen Knochenbildung („Indirekte Metaplasie"). Aber auch die direkte Umprägung hyalinen Bindegewebes in Knochensubstanz ist zu erwägen (vgl. unten S. 203 ff.).

Wir verlassen jetzt den exsudativen Prozeß, den wir in seinen gestaltlichen Eigenheiten geschildert haben und betrachten nunmehr zunächst die Bestandteile des produktiven Herdes!

Wie beim Tuberkel stehen hier im Vordergrund die klassischen Tuberkelbestandteile, die Epithelioid- und Langhansschen Riesenzellen. Jene stellen sich als verhältnismäßig große plasmareiche Gebilde mit blassem, schlecht färbbaren, im ganzen relativ chromatinarmen, meist bläschenförmigen Kern dar, der mindestens ein, oft aber zwei bis drei Kernkörperchen enthält. Meist eng aneinanderliegend — aus dieser ihrer epithelähnlichen Anordnung leitet sich vorzüglich ihr unglücklicher Name her — haben sie vieleckige Formen. Freiliegend zeigen sie durch protoplasmatische Fortsätze verbu ndene ovoide Gestalten. Die feineren Protoplasmastrukturen bestehen aus einer wohlausgebildeten, das Mikrozentrum umgebenden, perizentrischen Plasmadifferenzierung (dem im Gegensatz zum dunklen, basophilen Außenplasma hellen Innenplasma Castréns); dieses schließt seinerseits in einer dunkleren sphärischen Plasmapartie (dem Zentroplasma Castréns) den Zentralapparat in sich. Der Kern umgreift gewöhnlich das die mittleren Teile der Zelle einnehmende Innenplasma. Ein gut entwickeltes Zellnetzwerk mit kleinen Knotenpunkten, ferner ausgeprägte, nach Golgi imprägnierbare Binnenapparate, sowie endlich meist körnchenförmige, nur sehr selten stäbchen- und fadenförmige Chondriosomen — letztere besonders deutlich im Außenplasma — lassen sich ohne Mühe in den Zellen sichtbar machen. Endlich sind sie besonders in etwas älteren Tuberkeln Träger aller möglichen Fettsubstanzen, die hauptsächlich die Grenze von Außen- und Innenplasma einnehmen — meist ist es anscheinend Neutralfett; — auch Glykogen scheint hin und wieder in ihnen enthalten zu sein, doch wechselt der Gehalt an diesen Stoffen sowohl nach Menge wie Art in weiten Grenzen, abhängig wohl in der Hauptsache von der regressiven und reparativen Phase, in der sich der Tuberkel befindet; zweifellos aber auch abhängig von dem Orte der Tuberkelbildung und den Veränderungen seiner Umgebung.

Unter den Riesenzellen unterscheiden wir die jugendlichen und die ausgereiften echten sogenannten Langhansschen Riesenzellen. Jene stellen eigentlich nichts anderes als ein- bis dreikernige Epithelioidzellen dar. Wie sie in der verschiedensten Größe beobachtet werden, so ist auch ihre Form denkbar verschieden und proteusartig. Charakteristisch auch für sie sind Plasmafortsätze, die sie untereinander verbinden. Die vielen Kerne — erheblich chromatinreicher als die der Epithelioidzellen — hängen auch oft noch durch Einschnürungen zusammen und deuten damit auf bevorzugte amitotische Teilung hin. Mitosen dagegen gehören zu den größten Seltenheiten. Die Kerne umgeben gewöhnlich in regelmäßiger, kreisbogenförmiger Anordnung das anscheinend homogene strukturlose protoplasmatische Zentrum. Nur selten bestehen ausschließlich mittelständige Kerne. Diese Beschaffenheit gab Weigert Veranlassung, in den Riesenzellen Gebilde zu erblicken, die sich in partiellem Gewebstod befänden. Die Lehre Weigerts wurde unbeschadet des seltenen Vorhandenseins tatsächlicher Nekrosen durch die Feststellung Wallgrens, Wakabayashis, Herxheimers und Roths und vieler anderer erschüttert, nach der gerade in dem anscheinend nekrotischen Zentrum die funktionell wichtigsten Zellorgane ihren Sitz haben, nämlich die Mikrozentren mit Innenplasma ohne wesentliche Ausdifferenzierung, die Binnenapparate und nach der Peripherie zu die Chondriosomen. Unter den Zentriolen der Riesenzellen ist ein zentral gelegener Hauptschwarm und mehrere periphere Nebenschwärme unterscheidbar (vgl. Herxheimer und Roth). Meist allerdings liegt nur ein zentrales Mikrozentrum in jeder Riesenzelle (Wakabayashi). Castrén bringt zerstreute Lage von Mikrozentren mit Teilungserscheinungen in den

Kernen in Verbindung. Neuerdings werden die Zentriolen von BAKACZ mit Rücksicht auf ihre Darstellbarkeit an spät fixiertem Material für pyknotische Kernschatten angesehen, eine Ansicht, die angesichts der einwandfreien Darstellbarkeit der Strukturen in Explantaten und auch sonst in frisch fixiertem Gewebe in keiner Weise standhält. HERXHEIMER fand endlich noch in den Riesenzellen schon 1890 von GOLDMANN dargestellte und später von VAN DER STRICHT für hypertrophische Zentrosomen, von RIBBERT für Schimmelpilze gehaltene Kristallbildungen innerhalb von vakuolenartigen Gebilden. Sie sprachen auf Orcein und WEIGERTs Elastika, nicht dagegen auf die eigentlichen Fettfarbstoffe an. Nach FISCHLER und SMITH-DIETRICH färbte sich an ihnen nur ein zentrales Korn. Von VOGEL und LETULLE als Umwandlungsprodukte elastischer Fasern angesehen, bedeuten sie nach HERXHEIMER den pflanzlichen Proteinkristallen und den REINKE-LUBARSCHschen Kristalloiden in Hodenzellen vergleichbare Kristallisationszentren, jedenfalls keine Degenerationsprodukte der Sphären. Konkrementartige Einschlüsse in Riesenzellen beschrieb schon RINDFLEISCH (a). Ich sah sie vereinzelt in Tuberkeln der Gaumenmandeln. Sie ähnelten den Corpora amylacea. Ich vermute daher, daß sie etwas mit der Gefäßsprossennatur der Riesenzellen zu tun haben und eine Rückbildungsform derselben darstellen. Eisenpigment in Riesenzellen hat WELCKER, phagozytierte Einschlüsse, z. B. Milzbrandbazillen LUBARSCH beschrieben. Nicht selten sieht man im Protoplasma der Riesenzellen durch Phagozytose aufgenommene Bestandteile, besonders in frischen Tuberkeln, so rote Blutkörperchen, Vakuolen, Zellkerne und Kernreste, z. B. von Leukozyten u. a. m., vor allem aber gern Tuberkelbazillen. Daß diese den Hauptbestandteil der Riesenzellen ausmachen im Sinne eines Endoparasitismus, einer Entwicklung des Tuberkelbazillus aus nicht säurefesten vegetativen Frühformen, für die die Riesenzelle den Boden hergibt und gleichsam sich opfert, als „Myzetozyt" (HOLLANDE und CREMIEUX), haben wir keinen Anhalt.

Hinsichtlich der Entstehung der Epithelioidzellen können die Alveolardeckzellen, die Gefäßwandzellen der Alveolarsepten, wie die Fibrozyten und Fibroplasten der gröberen Bindegewebsscheiden um Gefäße und Bronchiolen in Anspruch genommen werden. Das sog. Retikuloendothel im engeren Sinne dürfte in der Lunge gegenüber Leber, Milz und Lymphknoten bei der Epithelioidzellbildung durchaus zurücktreten. Allerdings haben neuerdings vorgenommene Auspflanzungen tuberkulös infizierten Lungengewebes die Teilnahme von „Histiozyten", ja auch mobiler aus dem Blute stammender Zellen wahrscheinlich gemacht.

Gewebsauspflanzungen tuberkulöser Kaninchenlungen zeigten für die Epithelioidzellen einen ziemlich großen, fein gekörnten Binnenraum um das strahlige Mikrozentrum herum. Die Körnchen des Binnenraums sprechen stark auf Neutralrot an. Den Binnenraum umgibt die Intermediärzone aus Fettkörnchen, Mitochondrien und anderen Granulationen. Diese Zone enthält die ovalen, mit ihrer Konkavität gewöhnlich dem Binnenraum zugewandten Kerne (LEWIS und WILLIS). Die Zelle im ganzen — und mutatis mutandis auch die grundsätzlich gleichartige Riesenzelle — entspricht danach der von LEWIS und WEBSTER sogenannten großen Wander- und Endothelzelle sowie den Polyplasten MAXIMOWs. Wanderten bei Auspflanzung tuberkulösen Lungengewebes vor allem die Epithelioidzellen aus, so waren dies bei normalem Lungengewebe hauptsächlich Klasmatozyten (Histiozyten). Kulturen von normalem Kaninchenblut zeigten nicht wenige Übergangsformen von weißen Blutzellen insbesondere Monozyten in Klasmatozyten, Epithelioid- und Riesenzellen. Mithin entstammen nach diesen Erhebungen die Tuberkelzellen letzten Endes wahrscheinlich den großen Mononukleären des Blutes.

Timofejewski und Benevolenskaja erhielten in ihren Lungenkulturen unter Einfluß der einerseits wachstumshemmenden, andererseits zur Zellneubildung reizenden Tuberkelbazillen tuberkelähnliche Gebilde aus fettreichen phagozytär tätigen Zellen, die vollkommen den Epithelioidzellen des Tuberkels entsprechen. Die Phagozyten entstammen in der Lunge vorwiegend den Alveolarepithelien, in der Milz den Retikulumzellen. In Lungen-, häufiger in Milzkulturen wird Riesenzellbildung verschiedenster Form mit 3—10 und mehr Kernen beobachtet. Allerdings möchten die Autoren diese Riesenzellen wegen ihrer Form nicht auf eine Stufe mit den Langhansschen stellen. Eine beträchtliche Teilnahme von Blutzellen bei Bildung der Tuberkelzellen in Lunge und Milz wird mit Entschiedenheit ausgeschlossen.

Bei Verwendung mit Tuberkelbazillen infizierter Blutkulturen ergaben sich anderseits tuberkelähnliche Gebilde aus agranulozytären Leukozyten, woraus Timofejewski und Benevolenskaja auf die Möglichkeit einer Beteiligung hämatogener Elemente bei der Tuberkelbildung ganz allgemein schließen.

Maximow endlich und J. F. Lang beobachteten bei Auspflanzungen Tuberkelbildung, die zum Teil auf toxische Fern- und Fremdkörperwirkung der Bazillen (Lokalisation außen im Nährmedium) zurückzuführen war. Im ausgepflanzten Lungengewebsstück selbst vermißte man Tuberkelbildung völlig, was auf den Lymphozytenmangel des Gewebes bezogen wird.

Es liegt auf der Hand, daß mit allen angeführten Feststellungen der Explantationen von Lungengewebe zum großen Teil die oben beschriebenen „großen Exsudatzellen" und Alveolarphagozyten getroffen und mit Recht pro miscue als (exsudativ gequollene) Epithelioidzellen gekennzeichnet werden.

Für die echten Langhansschen Riesenzellen ist die Abstammung von gefäßbildendem Gewebe immer wahrscheinlicher geworden. Wir unterscheiden drei Formen bei Tuberkulose zu beobachtender Riesenzellen. Einmal die von uns Vorriesenzellen genannten, vorwiegend monozytären Synzytien, wie sie im allerersten Beginn der Veränderungen von Dembinski, Borrel, Töppich (c), Miller, Medlar, ferner in Form richtiger Riesenzellpneumonien und auch in der Meerschweinchenmilz von Pagel beobachtet worden sind. Es handelt sich hierbei um Zusammenlagerungen großer einkerniger Zellen, die mit den echten, späteren Tuberkelriesenzellen nicht zu vergleichen sind.

Es gibt ferner im Tuberkel riesenzellähnliche Gebilde, die mit Meszaros als durch die Fixierung festgehaltene Degenerationsbilder von Gefäßen anzusprechen sind. Man kann sie vielfach bei der tuberkulösen Entartung von Gefäßknäueln der Niere und ihrer Einbeziehung in beginnende Tuberkel beobachten.

Endlich die echten Langhansschen Riesenzellen, die weder als rein degenerative Bildungen noch als Zusammenlagerungen von Zellen, sondern als Produkte echter Zellwucherung anzusprechen sind. Man kann einschlägige Bilder am Tagesmaterial, besonders aber bei experimenteller Tuberkulose (Meerschweinchenmilz!) dauernd beobachten und vergleiche, abgesehen von den älteren zahlreichen Untersuchungen[1] (Klebs, Brodowsky, Lubarsch (e), Benda, Kiener u. a. m.), die Befunde von Wurm und Pagel (a, c), die vorwiegend in der Lunge erhoben worden sind und den unmittelbaren Zusammenhang der Zellen mit Gefäßsprossen dartun.

---

[1] Zusammenstellung in Pagel, W.: Die allgemeinen pathomorphologischen Grundlagen der Tuberkulose, S. 27. Berlin: Julius Springer 1927.

Nach alledem sehen wir in der Tuberkelriesenzelle einen Gefäßsproß von zunächst durchaus progressivem Charakter. Auch die bei der Riesenzelle vorauszusetzende amitotische Kernteilung weist auf starke Leistungsbeanspruchung und Anpassung an die Größenzunahme der Zelle hin. Sie ist durchaus nicht als degenerative Fragmentation, sondern im Sinne Heidenhains als Kernpolymorphismus eines lebenskräftigen und aktionsfähigen Zellindividuums zu werten. Früher oder später einsetzende degenerative Momente können wohl noch diesen progressiven Charakter der Riesenzelle verwischen. Funktionell bedeutet ihre Bildung die Auswirkung eines relativ starken Reizes, der quantitativ offenbar zwischen dem die Epithelioidzellbildung provozierenden und dem nekrotisierenden Giftreiz der Tuberkelbazillen steht. Sie stellt so den letzten Versuch des Gewebes dar, die Virusblockade durch Zellproliferation und Hochtreiben der zellulären Resorptivleistung zustande zu bringen. Ist einmal die Riesenzelle als solche gebildet, so sind auch degenerative Züge an ihr nicht zu verkennen, wie man auch ihre Form vielleicht als Ergebnis eines Ausgleichs von vordringendem Wachstum und toxischer Wachstumsbehinderung auffassen könnte.

Überblicken wir die Fälle abweichender Thesen, Meinungen und Tatsachen, betreffend Herkunft und Wesen der Tuberkelzelle, so wird von vornherein eins als gesicherter Bestand unseres Wissens daraus abzulesen sein: Die Tuberkelzellen gehören keiner einheitlich bestimmbaren Zellform und Zellgruppe an, sondern sind Reizungs- bzw. Degenerationsformen einer ganzen Reihe verschiedener Gebilde. Dennoch zeigen sich diese durch eine bestimmte Zugehörigkeit miteinander verbunden. Sie sind in der Hauptsache mesenchymatische Bestandteile. Das Bindegewebe in jenem großen, zusammenfassenden Sinne, in dem es z. B. von v. Moellendorff verstanden wird, ist der klassische Sitz der produktiven Reizantwort des Gewebes auf Eindringen und Ansiedlung der Tuberkelbazillen. Unter dem höheren Gesichtspunkt des Mesenchyms fallen als Bildner von Epithelioid- und Riesenzellen die Angehörigen des Retikuloendothels und des Fibrozytennetzes als gemeinsame Glieder eines größeren Ganzen zusammen. Beide in Speicherung und Stoffwechselleistung grundsätzlich gleich gesteuert, ein funktionell gleichsinniges System, sind sie es, auf die die Hauptleistung bei der resorptiven Abwehr des Tuberkelpilzes entfällt, und die in dieser Stoffwechselleistung tätig, als Epithelioid- und Riesenzellen in Erscheinung treten. Mit Ranke kann man hierbei in der an den Tuberkelzellen hervortretenden Quellung der Fibroplasten (große Exsudatzellen) den Ausdruck bazillärer Giftwirkung, in der bei der Bindegewebsbildung aus diesen Teilen sichtbaren Entquellung den Rückgang der Giftwirkung vermuten. In diesem Sinne sind tatsächlich die fixen Gewebszellen die hauptsächlich reagierenden Elemente — und auch eine Beteiligung des Epithels läßt sich wenigstens für die Verhältnisse des Tierversuchs und die menschliche Lunge nicht ausschließen; zum mindesten bestehen hier oft stärkste Formähnlichkeiten und Übergangsbilder von Epithelien und Tuberkelzellen. Man kann also nicht diese mit Bindegewebszellen schlechthin gleichstellen (Tendeloo [f], Castrén). Blutzellen stehen nur in sekundärer Beziehung zur Tuberkelbildung, soweit nicht z. T. aus Gründen örtlicher Gewebsstruktur (Lungenbläschen) ein der Tuberkelbildung zugrunde liegender exsudativer Prozeß für längere Zeit im Vordergrunde steht und für die Ausbildung der produktiven Reizantwort von Bedeutung sein kann. Im allgemeinen jedoch sind die echten Blutgranulozyten nur Ausdruck unspezifischer Reaktion auf die allererste Fremdkörperwirkung der Bazillen und die Ausschüttung zytotaktischer Stoffe bei der späteren Verkäsung. Örtliche Umwandlung fixer Gewebszellen, besonders von Gefäßwandzellen durch Aktivierung und Reizung über die Bildung großer basophiler Zelleiber mit starker Resorptivleistung des vakuolenreichen Protoplasmas bis zu granulierten myeloiden Endformen auf der einen, Lymphozyten, Plasmazellen, Pseudoplasmazellen auf der andern Seite, dürfte für den gewöhnlichen Tuberkel des Menschen mindestens ein ungewöhnliches Ereignis sein. Unter den Agranulozyten sind die Monozyten nur insoweit beteiligt, als sie bewegliche Endothelzellen darstellen dürften und Lymphozyten, als sie — gewiß auf spezifische Reize hin (Fettstoffe? Bergel[1]) — die Abgrenzung der von den fixen Gewebszellen gelieferten krankhaften Neubildung allererst vollziehen helfen.

Das Schicksal der proliferativen Veränderungen ist ähnlich dem der exsudativen:

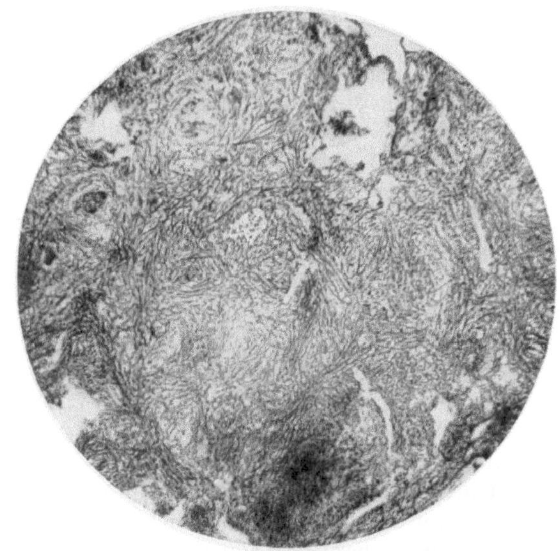

Abb. 15. Produktive Tuberkulose der menschlichen Lunge. Wucherung der Gitterfasern. Silberimprägnation nach Bielschowsky - Maresch.   Schwache Vergrößerung.

1. Verkäsung. Wir nehmen ausdrücklich die Verkäsung als primäres Schicksal auch proliferativ tuberkulösen Gewebes in Anspruch, während sie Huebschmann als exsudatives Geschehen ansieht und diesen im engeren Sinne zuordnet bzw. den produktiven Veränderungen als Voraussetzung zugrunde legt (vgl. S. 179ff.).

2. Erweichung.

3. Bindegewebsbildung.

Polar entgegengesetzt der käsigen Umwandlung, ist die bindegewebig faserige Umbildung des tuberkulösen Gewebes — fraglos das entsprechende Produkt der tuberkulösen Granulationszelle, die in der Hauptsache — wie wir gesehen haben — dem mesenchymatischen Grundelement, der Bindegewebszelle entspricht. Wie die Epithelioidzelle selbst, ist auch die von ihr gebildete leimgebende Bindegewebsfaser ein pathologisches Gebilde von verhältnismäßig

---

[1] Vgl. hierzu die ablehnenden Untersuchungen von Wallbach (unter Lubarsch), Jiwago und Lubarski u. a. am Bauchhöhlenexsudat. Hier ergab sich nach Fettzufuhr schon nach einer Stunde ausgedehnte Leukozytose. Diese tritt auch bei Verwendung anderer Stoffe (Stärkelösung, Pepton, Tyrosin) neben der ständigen Lympho-, Monozytose hervor. Von Bedeutung ist danach vor allem die Stärke des Reizes, der im Sinne eines Chemomorphismus auf die indifferente Mesenchymzelle wirkt.

geringer funktioneller Wertigkeit. Es sind meist grobe, kernarme, hyaline Kollagenfasern, die sich deutlich von dem gewucherten, zierlichen jungen Bindegewebe der durch diffundierende Herdgifte gereizten Umgebung unterscheiden.

Das tuberkulöse Bindegewebe ist offenbar keine starre Struktur, sondern bei wechselnder Einwirkung verschiedenartigster Reize, so z. B. bei Exazerbationen älterer Herde, der Um- und Rückbildung in zellreiches und aktives Granulationsgewebe, auch der Enthyalinisierung (Entquellung) fähig. Im allgemeinen bewahrt es sich jedoch seinen Charakter als Narbengewebe und bildet als solches die recht kennzeichnende, sog. „spezifische" innere Kapsel von Käseherden, der die „unspezifische" äußere von der Herdnachbarschaft gebildete Hülle anliegt (ASCHOFF-PUHL). (S. o. S. 170.)

Das „präkollagene", retikuläre Bindegewebe, die sog. Gitterfasern fallen einem je nach der Art des tuberkulösen Grundprozesses sehr verschiedenen Schicksal anheim. Die produktive Reaktion kann zu seiner Zerstörung führen, nicht selten sieht man aber gerade im Tuberkel ansehnliche Wucherung des Retikulums (W. SN. MILLER, PAGEL) (Abb. 15). Besonders hohe Grade kann diese bei gewissen Formen der tuberkulösen Pneumonie, der käsigen Retikularpneumonie MILLERs erreichen. Während sonst die Gitterfasern bei Tuberkulose auch Mallory- und Giesonfärbung annehmen, zeigen sie sich nach unseren Erfahrungen hierbei nur der Silberprägnation nach BIELSCHOWSKY zugänglich. (Über Hyperplasie, Hypertrophie und adsorptive Abwehrleistung des Retikulums gegenüber den Bazillen bei Tuberkulose vgl. ferner ELIASCHEWITSCH.)

Verkalkung und Verknöcherung pflegt bei produktiven Herden selten und geringfügig zu sein.

3. Entstehungsbedingungen der exsudativen und proliferativen Veränderungen.

Die exsudative Grundform ist einer der möglichen Ausgänge der Anfangsveränderungen. Nach Ansicht von HUEBSCHMANN ist sie stets vorhanden und bildet die Grundlage sonstiger tuberkulöser Lungenerkrankung. Ja, HUEBSCHMANN geht soweit, die produktiven Veränderungen zwangsmäßig noch hinter das Einsetzen der Verkäsung zu datieren. Dabei bedeutet ihm Verkäsung einen exsudativen Vorgang, für dessen Zustandekommen die Mitwirkung von Leukozyten unerläßlich sei. Eine ähnliche Auffassung hat MEDLAR vertreten. Demgegenüber ist zu betonen, daß im käsigen Gewebe durchaus nicht immer der Nachweis von Leukozyten zu erbringen ist. Aber selbst der Befund einiger, Benzidinreaktion gebender Leukozyten an der „Grenze des Toten", berechtigt noch nicht, diese als einleitende Schrittmacher oder notwendige Vorläufer der Verkäsung vorauszusetzen. Nach unseren Erfahrungen am Versuchstier bestehen oft die käsigen Teile aus den noch schattenhaft erkennbaren vorgebildeten Zellen. Unter ihnen sind Leukozyten oder sonst exsudative Einschläge — außer der allfälligen Fibrinbeimischung — nicht nachweisbar.

Sogar HUEBSCHMANNs Schüler SCHLEUSSING hat sich neuerdings zu dieser unserer Ansicht bekannt, und räumt ein, daß die Gegenwart von Leukozyten nicht zum Eintritt der Verkäsung notwendig sei, diese vielmehr mit der WEIGERTschen Gerinnung und Versinterung der vorgebildeten Gewebsteile gegeben sei, die oft noch in Umrissen zu sehen sind (besonders deutlich bei Silberimprägnierung). Auch EVELBAUER (unter HERXHEIMER) wendet sich gegen die ausschließliche Zuordnung der Verkäsung zu exsudativen Veränderungen, insbesondere einer vorgängigen notwendigen Leukozyteneinwanderung in produktiv tuberkulöses Gewebe, bevor es verkäst. Wir heben nochmals hervor, daß kein Anhaltspunkt für die Ansicht besteht, daß produktive Tuberkulosen nicht oder nur selten oder nur nach vorgängiger exsudativer Exazerbation mit Leukozyten- und Fibrinausschwitzung der Verkäsung anheimfallen. Dabei sind wir entfernt, die Rolle der durchströmenden Gewebsflüssigkeit, der hyalinen und fibrinösen Bestandteile des Tuberkels für die Verkäsung zu leugnen.

Dagegen spielt zweifellos die sekundäre Leukozyteneinwanderung in verkästes Gewebe — besonders mit Rücksicht auf Erweichungsvorgänge — eine bedeutende Rolle für Ablauf und Erscheinungsform ganzer Perioden der an das menschliche Leben gebundenen Tuberkulosekrankheit. Fibrin kann später fehlen, im Beginn ist es fast regelmäßig vorhanden (Abb. 16) —

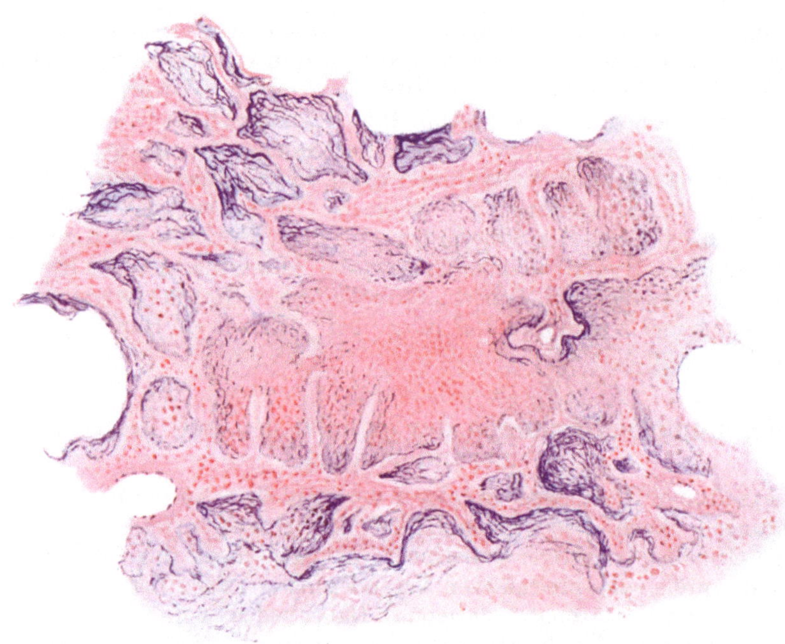

Abb. 16. Fibrinausschwitzung im verkäsenden Exsudat. Weigerts Fibrinfärbung.

wie die Untersuchungen von Werneck de Aquilar (unter Baumgarten) und die von Falk (unter Lubarsch) schon vor vielen Jahren ergeben haben. Evelbauer empfiehlt zu seiner Darstellung die Eppingersche Gallenkapillarenfärbung. Zweifellos entstammt der eine Bestandteil tuberkulösen Käses, die homogene, hyaline Substanz dem Säftestrom, der den Herd durchspült, und steht dem Fibrin des Käses nahe. Ebenso dürfte ein Teil der bei der Verkäsung zur Ablagerung gelangenden Fettstoffe dem Saftstrom entnommen sein. Das berechtigt jedoch nicht, die Verkäsung als exsudativen Prozeß bzw. als notwendige Voraussetzung proliferativer Veränderungen zu werten.

Oft allerdings ist die von Huebschmann verlangte Reihenfolge in der Tat vorhanden. Die proliferativen Veränderungen entsprechen hier reparativen Vorgängen am exsudativ-käsigen Herd. Tatsächlich ist nun weiterhin der exsudative oder exsudativ-käsige Grundprozeß auch noch im Kern mancher Formen der sog. produktiven Lungentuberkulose nachweisbar. Indessen wird doch hier die Aufeinanderfolge exsudativer, käsiger und dann proliferativer

Veränderungen keineswegs regelmäßig oder auch nur überwiegend häufig verwirklicht, vielmehr kann im Anschluß an ihrem Gepräge nach nicht einseitig als exsudativ oder produktiv bestimmbare Anfangsveränderungen die proliferative Reaktion, die Bildung von Epithelioid- und Riesenzellen, die Entstehung des „azinös-nodösen" Herdes erfolgen, ebenso wie der Vorgang von Anfang an bis zur einsetzenden Verkäsung oder Bindegewebsbildung ein rein wuchernder sein kann. Wir lehnen die zwangsläufige Nachordnung produktiver Veränderungen hinter alterativ-exsudative ab, wie sie das Entzündungsschema nach MARCHAND-HUEBSCHMANN mit sich bringt, und mit der nach Ansicht von manchen das Verständnis der tuberkulösen Gewebsreaktionen steht und fällt. Deren Erfassung als Produkt des Kräfteverhältnisses und der sonstigen Eigenschaften von Virus und Gewebe führt unseres Erachtens auch ohne schematische Voraussetzungen zum Verständnis des Geschehens. Die Ergebnisse des Tierversuchs haben ebensowenig wie die histologische Analyse der menschlichen Tuberkuloseherde bisher die Berechtigung ergeben, die im Anfang auf die Virusansiedlung sichtbaren Veränderungen als durchgängig alterativ-exsudative zu kennzeichnen. Wir ziehen statt theoretischer Voraussetzung die Bezeichnung der Erstvorgänge als unbestimmter Frühreaktion vor und verzichten, unbeschadet der zweifellos „entzündlichen" Natur der tuberkulösen Veränderungen auf ihre zwangsmäßige Einordnung in eine der möglichen Entzündungsvorstellungen.

ASCHOFFs Schüler NICOL (a) nahm einen bereits von Anfang an bestehenden Dualismus der tuberkulösen Lungenveränderungen im Sinne von ORTH an. Die exsudativen Prozesse sollten stets von vornherein als solche auftreten, die produktiven mit der Bildung tuberkulösen „Granulationsgewebes" im Lungenazinus anheben. Dieser entschiedene Dualismus wird sich in der ausschließlichen Form für den ersten Beginn der Veränderungen kaum aufrecht erhalten lassen. Oft muß vielmehr mit einem indifferenten Vorstadium im allerersten Beginn der Gewebsreaktion gerechnet werden, das in eine der beiden Grundformen, die produktive oder exsudative ausmünden kann. Produktive Herde können von vornherein aus wuchernden Zellen bestehen, können aber auch auf dem Boden primär exsudativer oder käsiger Veränderungen entstehen. Ein exsudativer Prozeß auf der anderen Seite kann sich in Form frisch aufflackernder Infiltrierung um einen älteren rein proliferativen Herd entwickeln. Von der fraglos, aber selten vorkommenden tuberkulösen Nekrose des Lungengewebes (TENDELOO) sehen wir hier zunächst ab.

Auf der anderen Seite aber besteht kein Zweifel, daß die Unterscheidung und Trennung bei den fertigen Formen nicht nur angängig, sondern auch notwendig ist — in rein geweblicher, in grob-anatomischer und biologisch-klinischer Hinsicht. Die Unterschiede sind hier im histologischen Bilde sogar besonders markant: Der exsudative Herd zeigt Erhaltung der elastischen (und zum Teil auch leimgebenden) Bindegewebsfasern im alveolaren Verbande, der produktive erheblichere Zerstörung der elastischen Fasern und ihre Zusammendrängung zu büschelförmigen Resten.

Ein topischer Unterschied der Vorgangsreihen besteht jedoch im großen und ganzen nicht. Der produktive wie der exsudative Herd entwickelt sich gewöhnlich in den Azinus hinein. Es ist nicht so, wie vielfach von Klinikern geglaubt wird, daß jener das gefäßführende Bindegewebe, dieser die maschig angeordneten Lungenbläschen zum Sitz hat — etwa weil dieses die Ausschwitzung von Blutbestandteilen, jenes die Neubildung von Tuberbazillen begünstigt. Vielmehr kann sich bekanntlich auch ein durchaus exsudativer Prozeß im Zwischengewebe (Phlegmone, Ödem) und ein produktiver in der Alveolarlichtung abspielen. Erst kürzlich zeigte uns ein Fall primärer Darmtuberkulose reine (bazillenreiche) tuberkulöse Abszesse und Phlegmonen der Darmwand, während die miliaren frischen Herde der Lunge (bazillenarme) rein proliferative Veränderungen in der Alveolarlichtung darboten.

Ein Teil der produktiven Herde, besonders der vom ersten Beginn ab proliferativen hat seinen Sitz allerdings im Zwischengewebe, den Lymphscheiden der Gefäße. Aber wie oft sehen wir in diesen Gebieten auch rein exsudative Vorgänge bei Tuberkulose, Ödem, Durchsetzung mit weißen Blutzellen u. a. m.

Auch der Sitz der ersten geweblichen Veränderungen scheint wenigstens für einen Teil der Herdbildungen einheitlich in das Alveolarlumen verlegt werden zu müssen. Das gilt natürlich nicht für die bronchitischen und bronchiolitischen Herde der Spätperiode und die wirklich interstitiellen Prozesse, die sich in den adventitiellen Lymphbahnen der interlobularen und interazinösen bindegewebigen Septen abspielen. Für die Mehrzahl der tuberkulösen Erstveränderungen läßt sich jedoch der Sitz in der Alveolarlichtung wahrscheinlich machen bzw. im Tierversuch aufweisen — wie eigene Erfahrungen für die Inhalationsinfektion geringer Virusmengen, also an die natürlichen weitgehend angepaßten Verhältnisse zeigen. Es ist hier nicht, wie man erwarten konnte und wie von Nicol angenommen wurde — der Übergang des Bronchiolus terminalis, der engsten Stelle im Bronchalbaum, zum erheblich weiteren Bronchiolus respiratorius, in dem die Ansiedlung des Virus gewöhnlich — etwa durch Wirbelbildungen des Luftstroms begünstigt — erfolgt, sondern in den Endstücken des Azinus selbst, den Alveolen scheint der Prozeß zu beginnen (vgl. auch Baumgarten [a]). Für die auf dem Blutweg entstehenden Formen spielt hierbei die Ausscheidung von Virus in die Lungenbläschen eine wichtige Rolle (vgl. Benda, Huebschmann und Arnold, Kageyama).

Es fragt sich nun, welche Umstände die Verschiedenheit der Reaktionsformen des Lungengewebes bedingen. Hier sind zu nennen:

1. Massigkeit und Virulenz der Bazillen. Diese sind ihrerseits natürlich von einer Fülle anderer Momente abhängig. Wir nennen nur die Suspensionsform der Bazillen und den Infektionsweg, den sie nehmen. Auf dem Bronchalweg verstreutes Virus wird von vornherein größere Bezirke angreifen als auf dem Blutwege verschlepptes. Die Ansaugung von Auswurf oder Kaverneninhalt (Aspiration, entsprechend der intratrachealen Infektion beim Versuchstier) wird eine kompaktere Herdbildung setzen als die Einatmung an Zahl gleicher Bazillen (Inhalationsinfektion). Die Ausdehnung der geweblichen Veränderungen (Nekrose, Leukozytenausschwitzung, histiozytäre Reaktion, Tuberkelbildung) steht in direktem Verhältnis zur Menge der vom Bazillus stammenden Giftstoffe. Man kann dementsprechend auch als Ursache der Verschiedenheit der Gewebsreaktionen angeben:

2. Im Vordergrunde stehende Fremdkörper- oder Giftwirkung des Bazillus (Ranke). Er selbst als Fremdkörper löst vorwiegend flüchtige Abszeßbildungen oder auch Wucherungen aus, die zu allmählicher Verdauung und Auflösung des Virus führen können. Die Giftwirkung bewirkt das Auftreten von Gewebsschädigung, Ausschwitzung flüssiger und zelliger Blutbestandteile (Makrophagen usw.), aber auch die eigentliche für die Tuberkulose kennzeichnende fibrohistiozytare Reaktion, m. e. W. die Folgen erheblich heftigerer Reizung als bei der einfachen Fremdkörperwirkung. Das lehrt die Aufeinanderfolge der Abszeßbildung und der histiozytär-epithelioiden Reaktion im Primäraffekt (am einfachsten an der Meerschweinchenhaut zu verfolgen). Hier bildet die Leukozytenausschwitzung die Fremdkörperreaktion. Sie steigt und dauert um so

länger an, je schwächer die Virulenz und Menge der Bazillen ist. Das Zweit-
geschehen entspricht der eigentlichen auf das Virus und seine Gifte abge-
stimmten Reizantwort, die mit der Stärke der Virulenz und Menge der Bazillen
wächst und sekundär exsudative nekrotisierende Reaktionen auf den Plan
ruft. Mit der gedanklichen Trennung von Fremdkörper- und Giftwirkung ist
erklärt, daß man im Bereich mancher exsudativer Veränderungen, vor allem
der sog. glatten oder gelatinösen Pneumonie den Befund von Tuberkelbazillen
überhaupt vermißt, und die Erkrankungsform auf Diffusion giftig wirkender
löslicher Leibessubstanzen des Bazillus zu beziehen genötigt ist. Derartige Veränderungen gehen dann meist in den Komplex der „kollateralen" (TENDELOO)
oder „perifokalen" Entzündung (RANKE) ein[1].

Wir begegnen hier einem für Ablauf und Erscheinungsform der gesamten
Tuberkulose wichtigen Begriff, bei dem wir daher etwas zu verweilen haben.
Gradmesser der Giftwirkung eines Herdes, erlaubt die perifokale Entzündung
auch eine gewisse Beurteilung seiner Aktivität. RANKE hat bekanntlich gelehrt,
daß die Giftempfindlichkeit in der Ausdehnung und Stärke der perifokalen
Entzündung zum Ausdruck kommt und allein als Maßstab der Giftbildung
dienen kann. So ist es auch die perifokale Entzündung, die der Eigenart
mancher klinischer und anatomischer Herdbilder zu Grunde liegt (vgl. unter
Infiltrierungen). Ein weiteres hier grundlegendes Moment ist RANKEs Versuch,
die Art der Gifte näher zu kennzeichnen und so den Vergleich der perifokalen
Reaktionsformen mit bekannten Krankheitsbildern anzubahnen. In diesem
Sinne bedeutet RANKE die perifokale Entzündung den Ausdruck starker
Eigentuberkulinisierung. Die Erfahrungen der alten Tuberkulinära, die Tuber-
kulininjektionspneumonie VIRCHOWS, Aktivierung und Mobilisierung von Herden
nach und durch Tuberkulinisierung oft unter dem Bilde richtiger dissezierender
Phlegmonen, wurden hier frühere Paradigmata.

Wir finden auch um verhältnismäßig kleine meist bazillenreiche Herdkerne
exsudativ-nekrotischer Art ausgedehnte Infiltrierungen oft in Form der glatten
und gelatinösen Pneumonie (Abb. 70); oft stehen Leukozyten sowohl in Form
demarkierender Randentzündung wie ausgedehnter Herddurchsetzung im Vordergrunde des Bildes, auch hämorrhagisch-entzündliche Gürtel (RANKE), ja reine
Blutungen als Äquivalente perifokaler Entzündung (PAGEL [n], BRIEGER [a],
SIMONSON, SCHÜRMANN [f]) kommen zur Beobachtung. Ausgedehnte Erweichung,
Ausbreitung der Erkrankung auf entfernte Gebiete und örtliches Fortschreiten,
ebensogut aber auch Abkapselung und Abflauen des Prozesses können die
Folge sein.

Lange vor RANKE hat TENDELOO (d, e, f) die Bedeutung der kollateralen
Entzündung bei Tuberkulose erkannt. TENDELOO versteht unter tuberkulösem
Herd die Summe bzw. das Produkt aus einem Kern, der eine scharf umschriebene Entzündung tuberkulösen Ursprungs darstellt, und der kollateralen
Entzündung. Oft tritt diese allein klinisch in Erscheinung, ähnlich wie wir
von einem subphrenischen Abszeß nur die seröse Pleuritis, und von einer tief-
sitzenden Phlegmone zuweilen nur das oberflächliche Hautödem wahrnehmen
können. So erscheint uns häufig allein eine tuberkulöse Pleuritis bei kleinem
subpleuralem Lungenherd, eine seröse Gonitis bei kleinem Knochen- oder

---

[1] Nach dem Vorschlag von SCHMINCKE verwendet RANKE den Ausdruck „perifokal".
TENDELOO hat sich gegen den Ausdruck perifokal ausgesprochen, besonders da er die Vorstellung einer Lokalisierung um den Herd herum enthalte, sehr häufig aber — man denke
an das kollaterale Pleuraexsudat bei subphrenischem Abszeß — die Veränderungen ganz
unregelmäßig verteilt und lokalisiert sind. Doch hat sich der kennzeichnende Name „perifokal" oder auch „zirkumfokal" (SCHMORL) durchgesetzt.

Weichteilherd die ganze Erkrankung zu erschöpfen, obwohl sie doch nur sekundäre Symptome darstellen.

Sowohl bei tuberkulösem wie bei nicht tuberkulösem Herdkern zeigt sich die kollaterale Entzündung häufig in schichtförmigem Aufbau. Dabei wechseln seröse, fibrinöse, zellige kollaterale Entzündung nach Maßgabe der Giftkonzentration ab, die natürlich mit der Entfernung vom eigentlichen Kern immer geringer werden muß. Daß dem wirklich so ist, hat Tendeloo durch einen einfachen, eleganten Versuch zeigen können. Spritzte er 150 ccm einer $60^0/_0$igen Ameisensäurelösung an einer bestimmten Stelle in die Kaninchenlunge durch die Brustwand, so erhielt er einen sterilen Entzündungsherd, dessen Zentrum nach 3—4 Tagen nekrotisch war. Auf das nekrotische Zentrum folgt nach außen ein Ring zerfallender, dann lebendiger Leukozyten, darauf eine fibrinös, dann eine serös entzündete Schicht und schließlich die Lungenbläschen mit Hyperämie und desquamativem Katarrh. Durch Einspritzung schwächerer Konzentrationen ließen sich nun die Schichten einzeln und für sich allein erzeugen, so daß daraus unmittelbar die Entstehung der Mäntel durch Diffusion immer schwächerer Giftkonzentrationen hervorgeht. Die örtlich verschiedene Bewegungsenergie der Lymphe bedingt eine gewisse, von Ort zu Ort wechselnde Ungleichmäßigkeit in der Ausbildung der einzelnen Schichten — wie ja überhaupt Menge, Diffusionsgeschwindigkeit und kinetische Energie des als Vehikel des Giftes dienenden Gewebssaftes hier die beherrschenden Faktoren sind. Verstopfung der Gewebsspalten durch Leukozyten kann unter Umständen die Ausbildung bzw. Fortsetzung kollateraler Entzündung verhindern. Im allgemeinen ist diese um so erheblicher, je stärker der Herdkern erweicht ist, und umgekehrt kann starke kollaterale Entzündung durch Verstopfung der Spalten und Stauung des Giftes die Erweichung im Herdkern befördern.

Vielleicht ist die Nekrose des Herdkerns und die Entstehung der kollateralen Mäntel verschiedenen Giften zuzuschreiben, jene der Wirkung eines Toxomuzins, diese diffundierenden Fettsäuren oder anderen Stoffen. Das wechselnde Schicksal und die in weitem Umfange mögliche Aufsaugbarkeit der kollateralen Veränderungen gebietet dem Arzte besondere Vorsicht bei der Vorhersage: Rasche Resorption der kollateralen Gebiete bedeutet noch lange nicht Verschwinden des gefährlichen Kerns. Auch bietet das kollateral entzündete Gebiet der Ansiedlung neuer Herdkerne günstige Möglichkeit.

Die Unterscheidung von Gift- und Fremdkörperwirkung hat naturgemäß nur begrifflichen Wert und enthält keine verbindliche Aussage über Qualität und Morphologie der Reaktion. Exakt faßbar werden die beiden Anteile vorläufig noch lange nicht sein, wenn auch hoffnungsvolle Ansätze in den Versuchen mit abgetötetem Virus, der fraktionierten Einspritzung von Bazillenpräparaten (Auclair, Jaffé, Jesionek) und der Erzeugung toxischer Fernwirkung durch Einbringung von Tuberkelbazillen in Schilfsäckchen (Guillery sen.) vorliegen. Allerdings ist hier überall strenge Kritik am Platze, da die Nebenwirkung der Aufschwemmungsmittel, die Fremdkörperwirkung der zugeführten Präparate, sowie endlich ein allerdings in seiner Wirklichkeit noch recht zweifelhaftes, ultravisibles, kryptantigenes Virus, das Friedberger, Arloing, Calmette u. a. auch für die Tuberkulose entdeckt haben wollen, als Fehlerquellen zu berücksichtigen sind. Immerhin wird man von der Voraussetzung einer Fremdkörper- und Giftwirkung dann mit Nutzen Gebrauch machen können, wenn man sich ihres nur quantitativen Unterschiedes und rein schematischen, umschreibenden Wertes bewußt bleibt.

3. Normergie und Allergie, Jungfräulichkeit und spezifische Empfindlichkeit sind wichtige Momente, von denen die Art auch der einzelnen örtlichen Gewebsreaktion abhängen kann. Die hier grundlegende Tatsache ist mit dem Kochschen Grundversuch gegeben, dessen Wortlaut abgedruckt sei:

„Wenn man ein gesundes Meerschweinchen mit einer Reinkultur von Tuberkelbazillen impft, so verklebt in der Regel die Impfwunde und scheint in den ersten Tagen zu verheilen; erst im Laufe von 10—14 Tagen entsteht ein hartes Knötchen, welches bald aufbricht und bis zum Tode des Tieres eine ulzerierende Stelle bildet.

Aber ganz anders verhält es sich, wenn bereits tuberkulöse Meerschweinchen geimpft werden. Am besten eignen sich hierzu Tiere, welche 6 Wochen vorher erfolgreich geimpft worden waren. Bei einem solchen Tier verklebt die Wunde auch anfangs, aber es bildet sich kein Knötchen, sondern schon am nächsten oder zweitnächsten Tage tritt eine eigentümliche Veränderung an der Impfstelle ein. Dieselbe wird hart und nimmt eine dunkle Färbung an, und zwar beschränkt sich diese nicht auf die Impfstelle selbst, sondern breitet sich auch auf die Umgebung bis zu einem Durchmesser von 1 cm aus.

In den nächsten Tagen stellt sich dann immer deutlicher heraus, daß die so veränderte Haut nekrotisch ist; sie wird schließlich abgestoßen und es bleibt eine flache Ulzeration zurück, welche gewöhnlich schnell und dauernd heilt, ohne daß die benachbarten Lymphdrüsen infiziert werden.“

Dem Kochschen Grundversuch haben später Römer, Lewandowsky, sowie jüngst Korteweg und Löffler, Baldwin und Gardner (in der Lunge), Pinner (an der Pleura), Kalbfleisch (an den Schleimhäuten), Pagel, Lurie u. a. noch demonstrativere Formen und Abwandlungen gegeben. Das Grundsätzliche des Kochschen Versuches war auf den grundlegenden Unterschied von Fieberkurve, Verlauf und Sektionsbefund frisch infizierter und reinfizierter Tiere anwendbar (Römer). Bei jenen langsamer Anstieg der Temperatur nach fieberfreiem Intervall, allmählicher Übergang in Miliartuberkulose und bei der Sektion frische ausgedehnt käsige Herde. Bei diesen, den reinfizierten Tieren, sofort im Anschluß an die Reinfektion Anstieg der Temperatur, kurze Periode heftigen Fiebers, dann Abfall der Temperatur zu völligem Wohlbefinden, bei der Autopsie geringfügige Herdbildungen, diese auffallend bindegewebsreich und abgekapselt oder typisch wiederkehrende glatt- und dünnwandige Kavernen. Die kurze Fieberperiode nach der Reinfektion deutet nach Römer auf einen vorübergehenden Zustand der Überempfindlichkeit, der von einem Zustand verminderter Empfindlichkeit (Immunität) abgelöst wird. Intrakardiale Erstinfektion erzeugt die Aussaat schlaffer bazillenreicher leukozytärer Infiltrate („multipler Primärherde“), bei intrakardialer Reinfektion entstehen zahlreiche stark abgekapselte, virusarme, typisch gebaute Tuberkel (Lewandowsky), ähnliche Wirkungen erzielten letzthin Korteweg und Löffler, die sie auf die Entstehung der Miliartuberkulose in lichtvollster Weise anwenden konnten.

In den Versuchen Dembinskis zeigte sich das Bild der Zellreaktion, ihr Eintritt und Ablauf auf Erst- und Wiederinfektion grundsätzlich verschiedenartig. Töppich und Gromelski weisen auf die großen Mengenunterschiede der Reaktionen am normergischen und allergischen Tier hin. Baldwin und Gardner zeigen an der Lunge, Pinner am Brustfell seiner Versuchstiere die Verstärkung und Beschleunigung der Reaktion bei vorhandener Allergie, Grüneberg betont das raschere Hervortreten der Histiozyten und Gefäßwandzellen sowie echter Tuberkel beim allergischen gegenüber der mehr leukozytären Reaktion beim normergischen Tier. Lurie weist die rasche Vernichtung neu zugeführter Bazillen beim allergischen Kaninchen auf. Kalbfleisch stellt den lediglich graduellen (Verstärkung oder — seltener — Abschwächung bedeutenden) Charakter der Unterschiede heraus, die in ihrem Auftreten abhängig sind von dem Bestehen einer schweren und ausgedehnten Erkrankung auf Grund der Erstinfektion. Der lediglich graduelle Unterschied der Reaktionen bei Erst- und Wiederinfektion leitet sich für Kalbfleisch aus ihrer Beziehung auf Kreislaufänderungen in ursächlicher Hinsicht her. Da diese nur Gradunterschiede zeigen, gibt es nach Kalbfleisch auch bei ihren Produkten, den Gewebsveränderungen bei Erst- und Wiederinfektion — Abszeßbildung, Nekrose usw. — nur Gradunterschiede. Wir folgen diesem Schlusse nicht, wie gleich zu erörtern sein wird.

Hinzu kommen in der gründlichen die Haut und verschiedene Schleimhäute berücksichtigenden Studie von Kalbfleisch zahlreiche neuartige Einzelfeststellungen hinsichtlich der verschiedenen Reaktion der Strombahn beim erst- und superinfizierten Tier, die entsprechend der Relationspathologie Rickers die Grundlage der ursächlichen Betrachtung der Vorgänge beim Kochschen Grundversuch bilden. So sind nach Kalbfleisch, um nur ein Beispiel anzuführen, die beim allergischen Tier zu beobachtenden Dauerstasen verantwortlich für das baldige Ausbleiben weiterer Leukozytenausschwitzungen und deren Ablösung durch Abtötung des Gewebes und Verschorfung.

Grundsätzlich zeigt der Kochsche Versuch nach meiner Erfahrung eine starke Beschleunigung und Verstärkung, nur sehr selten Abschwächung der Reaktion. Die gleichen Vorgänge, die bei der Einverleibung von Tuberkelbazillen am normergischen Tier in Erscheinung treten, sind es auch, denen wir am allergischen Tier begegnen: Leukozytenausschwitzung und später Wucherung örtlicher Gewebszellen. Doch ist die Reaktion beim allergischen Tier keineswegs mit der Wiederholung und Verstärkung dieser normergischen Reizantwort erschöpft. Vielmehr liegt unseres Erachtens in drei Punkten etwas Neues vor: Einmal in der Anordnung der leukozytären Erstreaktion, die beim normergischen Tier von vornherein einen Abszeß darstellt, während sie das allergische Gewebe ganz diffus im Sinne der Phlegmone zu durchsetzen pflegt und nur andeutungsweise an manchen Stellen abszeßartige Verdichtungen erkennen lassen kann.

Zum zweiten liegt unseres Erachtens nicht nur eine Mengenabweichung gegenüber dem normergischen Gewebe in dem gesetzmäßigen und sehr raschen Auftreten der Gewebsnekrose und Schorfbildung vor. Diese beruht auf direkter Abtötung des Gewebes. Die Nekrose, die beim normergischen Tier zur Geschwürsbildung früher oder später führt, dürfte in der Hauptsache als Folge des Abszeßdurchbruches und der Ausbildung des Histiozyteninfiltrats aufzufassen sein.

Endlich drittens verschwinden beim allergischen Tier nach kurzer Zeit die eingespritzten Bazillen bis auf geringe Reste, während sie sich im normergischen Gewebe wochenlang erhalten und anscheinend zunächst (bis zur Histiozytenwucherung) und nach einer Pause später wieder stark vermehren.

Sehen wir also beim normergischen Tier bei Verimpfung von etwa 0,1 mg virulenter Bazillen langsame Leukozytenausschwitzung (nach 6 bis 10 Stunden), allmähliche Entwicklung eines Abszesses, der nach 12—24 Stunden deutlich wird, sodann nach 5—10 Tagen die Ausbildung eines histiozytären Polsters, in dem vom 14.—20. Tage Epithelioidzellwucherungen im Sinne des Tuberkels abgrenzbar werden, endlich in der gleichen Zeit die Entstehung eines Geschwürs, so begegnen wir beim allergischen Tier bereits nach 2 Stunden diffuser Durchsetzung der Gewebsspalten mit Leukozyten, nach 5 Stunden kann man schon von einer Phlegmone sprechen, die sich bis zu drei Tagen stellenweise abszeßartig verdichten kann. Zu dieser Zeit pflegen Nekrose und Schorf schon vorhanden zu sein. Nach 6—9 Tagen erfolgt die mächtige Epithelioidzellenwucherung, die weniger ein diffuses Infiltrat, als Tuberkelherde bildet. Nach Abstoßung des Schorfes (10—20 Tage) rasche Überhäutung des Geschwürs, an dessen Stelle sich Epithelioidzellengewebe noch lange erhalten kann.

Auch in seinen Stoffwechselleistungen gegenüber eingeführten Fremdstoffen ist das allergische Gewebe bei Anstellung des Kochschen Grundversuchs deutlich vom normergischen Gewebe unterschieden, dem ein Fremdstoff, z. B. Tusche, mitsamt den Tuberkelbazillen zugeführt wird. Die Tusche wird aus der Haut des normergischen Gewebes rasch mit Hilfe des entstehenden tuberkelbazillenhaltigen Abszesses beseitigt, beim allergischen Tier bleibt sie lange im Gewebe liegen und wird fest von den gereizten Bindegewebs- und Gefäßwandzellen festgehalten. Deren Speicherungsfähigkeit scheint im allergischen Gewebe erhöht zu sein (PAGEL und GARCIA-FRIAS).

Oft besteht ein Parallelismus zwischen der Stärke der allergischen Reaktion und der Menge sowie Virulenz der zur Superinfektion benutzten Bazillen. Je größer die Menge und Virulenz, desto rascher in diesen Fällen die Ausbildung des Schorfes und umso geringer das leuko-histiozytäre Infiltrat. Doch ist dies keineswegs die Regel. Abgetötete Bazillen und der avirulente Bacillus CALMETTE - GUÉRIN können starke Reaktionen (verstärkte Schorfbildung, rasche Ausbildung tuberkuloiden Baus u. a. m.) hervorrufen und umgekehrt (PAGEL [f]).

Diese geschilderten Verhältnisse weisen auch auf die Spezifizität der Veränderungen hin, selbst wenn sie in der Morphologie der Reaktionen besonders in den Anfangsstadien — nicht zum Ausdruck kommt. Es gibt in diesem Sinne keine „allergische Struktur" bei der Tuberkulose. Weder ist eine solche mit den exsudativen Veränderungen, besonders der Leukozytenausschwitzung, schlechthin gegeben (A. K. KRAUSE) — denn ganz im Anfang der tuberkulösen Prozesse besteht sehr oft die exsudative Grundreaktion. Noch ist der Tuberkel eine „allergische Struktur" bzw. entsteht nur beim Abbau von Tuberkelbazillen unter Antikörperbildung (LEWANDOWSKY, ASCHOFF u. a.), denn wie wir aus den klassischen Untersuchungen BAUMGARTENs wissen, kann normergisches, „jungfräuliches" Gewebe auf Zufuhr wenig virulenter Bazillen mit Wucherung der fixen Zellen, mit Tuberkelbildung antworten. Worin die Allergie ihren Ausdruck findet, ist abgesehen von der direkten Nekrose (Schorfbildung) und dem raschen Verschwinden der Bazillen, der Gradunterschied gegenüber dem Normergischen, der vergleichsweise andersartige Ablauf. Gewöhnlich bedeutet er Verstärkung, nur selten Abschwächung der Veränderungen und führt zu Folgen, die beim normergischen Gewebe in diesem Ausmaß zu fehlen pflegen (massige Verkäsung und Erweichung aus der einen, rasche und kräftige Zellen- und Bindegewebswucherung auf der anderen Seite). Von der Betrachtung des Gestaltlichen als solchen ist auch die Frage der Spezifizität nicht zu entscheiden — wie man allein schon an dem Ausdruck: Fremdkörperwirkung sieht.

Letztere könnte zu dem Trugschluß führen, daß Spezifizität nicht vorliegt, da die gleichen Veränderungen auch bei anderen Gewebsreizungen auftreten können. Es ist der gleiche Trugschluß, der zu Ablehnung des Tuberkulins als eines spezifischen Agens geführt hat, da z. B. Bacterium coli in Substanz beim tuberkulös Allergischen die gleichen Veränderungen am Unterhautgewebe erzeugt wie Tuberkulin (BLUMENBERG); insofern ein Trugschluß — wie vor allem ZIELER bemerkenswert dargetan hat — als die Schädigungen auf Einverleibung beider Agenzien hinsichtlich der Spezifizität des Tuberkulins gar nicht zu vergleichen sind. Denn Kolisubstanz ist ein schwer resorbierbarer Fremdkörper, der notwendig Fremdkörpertuberkel erzeugt, Tuberkulin dagegen ein leicht resorbierbarer, wässeriger Extrakt, der im normergischen Gewebe gar keine, sondern nur beim allergischen Gewebe — eben deshalb spezifische — Veränderungen hervorruft. Stellt man sich dem Tuberkulin entsprechende wässerige Extrakte aus Kolisubstanz her, so bleiben auch die Fremdkörperreaktionen aus. Auch die bekannte Tatsache des Vorkommens morphologisch gänzlich uncharakteristischer Tuberkuloseformen kennzeichnet den widerlegten Trugschluß. Es geht ferner nicht an, die Tuberkulinreaktion mit der gemeinen Eiweißanaphylaxie auf eine Stufe zu stellen (DIENES und SCHOENHEIT u. a.), die nur durch besondere Empfindlichkeit der Zellen des tuberkulösen Organismus geändert sei. Vielmehr bestehen grundlegende Unterschiede zwischen Tuberkulinreaktion und Anaphylaxie (Bessau, Neufeld, Löwenstein, Pagel u. a.). So ist es auch nicht berechtigt, aus dem Vorhandensein nur von Mengenunterschieden in den Reaktionen des normergischen und allergischen Tieres die spezifische Über- oder Unterempfindlichkeit (Immunität) abzulehnen (Kalbfleisch).

Wir haben uns vielmehr das Wesen der spezifischen Veränderungen vielleicht mit Jesionek so vorzustellen, daß in der Phase der Anfangsveränderungen freiwerdende Endprodukte einer biochemischen Reaktion zwischen zugrundegehenden Gewebszellen und Bazillenleibern die Bestandteile der Umgebung gegen das Agens widerstandfähiger machen und darüber hinaus zu germinativer Betätigung, der Bildung jugendlicher, also weniger differenzierter und daher besonders widerstandsfähiger und zur Vermehrung neigender Zellen (Epithelioidzellen, Tuberkulozyten, Bessau) anregen. Wesentlich bei diesem Vorgang der Resistenzübertragung durch die von Jesionek sog. Refraktärstoffe wäre eine Herabsetzung der Affinität der Gewebszellen zum Agens, wobei höchste Affinität Bindung des Giftes an die Zelle mit nachfolgendem Untergang derselben, geringere aber Zellwucherung, geringste ein Ausbleiben von Veränderungen bedeutet.

Wir haben also auch bei Eintritt der produktiven oder exsudativen Reaktion in der menschlichen Lunge mit der Wirksamkeit von spezifischem Immunitätsfaktoren zu rechnen. Der Primärherd ist so gut wie immer ein exsudativer, die sich in seiner Umgebung später ausbildenden Herdchen tragen gewöhnlich bereits den Charakter der produktiven Veränderungen. Ist das normergische „jungfräuliche" Individuum mit dem Virus bekannt und damit zum allergischen geworden, so besteht nach den Regeln der „allergischen Entzündung" die Möglichkeit erhöhter oder verminderter Empfindlichkeit. Jene wird im Vorwiegen alterativ-exsudativer oder histiozytärer und verkäsender, diese in dem produktiver oder flüchtiger exsudativer Veränderungen zum Audruck kommen, ohne daß wir bisher allerdings exakte Anhaltspunkte für die Festlegung der Gewebsallergie bei der Lungentuberkulose des Menschen hätten. Im Tierversuch sind die Verhältnisse reiner darzustellen. Bei der Deutung der tuberkulösen Lungenveränderungen im Sinne der Allergie ist wegen der außerordentlich verwickelten Überschichtungen der am Einzelherd wirksamen Bedingungen größte Vorsicht am Platze. Eine Labilität der Empfindlichkeit kann sich wohl im Herdbild in Form abwechselnder Gürtel käsig-exsudativer und proliferativer Veränderungen, klinisch im Bilde der sog. „flüchtigen Infiltrierungen" (vgl. Superinfektionsversuche von Bieling und Schwartz) ausprägen, bis schließlich der Herd samt seinen jahresringartigen Randreaktionen auf irgendeine Weise zur Ruhe kommt. Als Zeichen erhöhter Empfindlichkeit darf gewöhnlich eine ausgedehnte perifokale Entzündung, besonders auch die Beteiligung von Leukozyten, angesehen werden. Damit hängt auch die Bedeutung der Erweichungsvorgänge und der Kavernenbildung für die Beurteilung des Durchseuchungsgrades zusammen. Die Glattwandigkeit und Vollständigkeit der Reinigung, wie sie die Kavernen der Römerschen Tiere darboten, deutet auf Eintritt von Heilungsvorgängen auf Grund einer Herdreaktion. Diese bewirkt zunächst massive, mit hyperergischer, insonderheit kollateraler Entzündung einhergehende Einschmelzung des käsigen Materials. Leukozyten sind dabei in mehr oder weniger ausgedehntem Umfange beteiligt. Es liegen also zunächst die Anzeichen der Überempfindlichkeit vor, aber es ist nicht gewöhnlich, daß diese Reaktionsphase gleichmäßig bis zum Tode des Individuums durchgeführt wird, vielmehr kehrt auch hier ein Phasenwechsel wieder. Die zur Erweichung führende Überempfindlichkeit löst Demarkation, Ausstoßung des toten Materials, Abgrenzung und Reinigung des Herdes aus und bildet damit nicht nur den Vorgänger, sondern die notwendige Voraussetzung dessen, was man als bedingte Immunität bezeichnen kann. Die beiden Janushäupter der Allergie: Überempfindlichkeit und Immunität zeigen sich also eng benachbart.

Ein besonders kennzeichnendes Beispiel ist ferner die tuberkulöse Lymphknotenerkrankung, und zwar die tuberkulöse Lymphknotenzirrhose des Meerschweinchens. Bei ihr haben wir es mit ungemein derben Lymphknoten — an vom Primärkomplex entfernten Stellen — zu tun, die auf dem Durchschnitte ein siebartig durchlöchertes Aussehen eines überwiegend derben, faserigen Grundgewebes zeigen können. Untersucht man solche Lymphknoten histologisch, so findet man zell- und faserreiches, von jugendlichen hyperchromatischen Riesenzellen durchsetztes Gewebe, in das hie und da kleinste gut gereinigte Zerfallshöhlchen eingelagert sein können. Sind solche vorhanden — und das ist nicht immer der Fall — so ist die Entstehung der ganzen Erkrankung so vorzustellen, daß in einem der Entschädigung folgenden Zeitabschnitt hoher Empfindlichkeit das in die Lymphknoten verschleppte Virus zunächst die Bildung beschränkter Käseherde veranlaßte. Diese verfielen jedoch rasch der Erweichung und Aufsaugung, und nun setzt lebhafte, oft zu fibromartigen Wachstumsexzessen gesteigerte Bindegewebswucherung ein, die mit der Vielgestaltigkeit der bindegewebigen Elemente, den eigentümlichen eingesprengten Kernverklumpungen und den jugendlichen Riesenzellen lebhaft an das Bild des Lymphogranuloms erinnert (PAGEL [r]).

Zeichen verminderter Empfindlichkeit können anscheinend rasche Übergänge alterativ-exsudativer Herde in die produktive Form sein, ihre „Tuberkulisation" und bindegewebige Abkapselung, das Vorwiegen nach dem Muster des Tuberkels gebauter Herde, hyperplastische Lymphangitis mit Bildung von Elastikaknäueln (Abb. 60), hyalinen Tuberkeln und das Zurücktreten der kollateralen Entzündung, der Neigung zu Einschmelzungen, Eintreten von Verkalkung und Verknöcherung, obschon diese keineswegs mit Herdheilung oder Stillstand der Erkrankung zusammenzufallen brauchen. Nach LUBARSCH (a), SCHMITZ, RABINOWITSCH u. a. können verkalkte Herde öfter virulente Bazillen enthalten, nach neueren Feststellungen von OPIE und ARONSON sowie von SCHRADER (unter HENKE), jedoch nur in $9^0/_0$, also einem sehr kleinen Teil der untersuchten Fälle. Zur endgültigen Lösung dieser Frage werden noch manche technische Schwierigkeiten zu überwinden sein.

Die mit der Verknöcherung verbundene Aufsaugung des kalkigen Herdmaterials kann so zu Aktivierung bzw. Verschlimmerung eines bis dahin ruhenden Herdes führen u. a. m. Überhaupt ist die „Heilung" tuberkulöser Herde stets eine nur verhältnismäßige.

Die Tuberkulose — und das gilt nicht nur von der tuberkulösen Gesamthandlung, sondern von jedem Einzelablauf, und sei er noch so klein — kann in jedem Augenblick stillstehen, aber auch wieder aufflackern. Steht der Vorgang still, so dürfte — die Erhaltung des individuellen Lebens natürlich vorausgesetzt — ein verhältnismäßig hoher Grad der Durchseuchung bzw. eine bedingte Unempfindlichkeit gegenüber dem alten Virus und allen Superinfektionen von außen erreicht sein. Über (absolute) Heilung oder Nichtheilung kann unter diesen Umständen natürlich nur etwas ausgesagt werden, nachdem die „Vitalreihen" des betreffenden Organismus vollendet sind, — also nach dem Tode des Individuums. Es besteht natürlich die Möglichkeit, anatomische und biologische Tuberkuloseheilung zu unterscheiden. Ist aber Heilung die Wiederherstellung gestörten Zweckzusammenhanges in einem organischen Ganzen, so ist klar, daß auch diese Unterscheidung nicht weiterführt. Mit biologischer Heilung kann ein Aufhören der Allergie und eine Rückkehr zur Normergie jedenfalls nicht gemeint sein; eine solche wäre ein Danaergeschenk und dürfte echter — erfahrungsgemäß rasch tödlicher — Reinfektion den Boden bereiten. Die sog. positive Allergie bzw. Anergie (HAYEK) ist eine recht bestechende Umschreibung, die über Grad und Ausdehnung der Erkrankung aber nichts aussagt, auch kaum mehr als die Kennzeichnung eines augenblicklichen Zustandes bedeutet.

4. Beim Zustandekommen des einen oder anderen Grundprozesses ist auch der **spezifische Bau und die spezifische Empfindlichkeit des betreffenden Gewebes, der „Terrainfaktor‟ mit von maßgeblicher Bedeutung.** Vorzügliche Ausscheidung des Virus in die Lungenbläschen kann den exsudativen, seine Anwesenheit im Zwischengewebe das proliferative Geschehen begünstigen. Richtige Nekrosen, die z. B. in der Leber bei der Tuberkelbildung in gewissen Phasen im Vordergrund stehen, treten in der Lunge an Häufigkeit und Bedeutung überhaupt weitgehend zurück. Beispiel für die Bedeutung des Bodens und besonderer Organdisposition ist ferner der Herz- und quergestreifte Körpermuskel, der gewöhnlich frei von miliaren Tuberkelaussaaten bleibt (Lubarsch). Die Meerschweinchenniere besitzt eine ausgesprochene, wenn auch nur bedingte, z. B. durch Metallvergiftung zu beseitigende Festigkeit gegenüber dem Virus (Pagel). Erkrankt sie aber durch lokale Parenchyminfektion doch, so wird auch die andere Seite tuberkulös, ohne daß an ihr lokal besondere Eingriffe geschehen sind (Löwenstein und Moritsch). Auch die Nebennierentuberkulose ist doppelseitig und tritt nur bei Verwirklichung ganz bestimmter personeller und geweblicher Konstellation ein. Die Beispiele ließen sich vermehren.

III. Die einzelnen pathologisch-anatomischen Erscheinungsformen der Lungentuberkulose.

Der Schilderung der grob-anatomischen Bilder der Lungentuberkulose legen wir das genetische Prinzip zugrunde, wie es sich vor allem aus den Untersuchungen K. E. Rankes ergibt. Auf diese werden wir später einzugehen haben. Hier teilen wir nur ihnen entsprechend ein: **1. in die Lungenveränderungen beim Primäraffekt; 2. die bei der Allgemeintuberkulose und 3. die bei der isolierten Phthise.** Hiermit erscheint auch die am leichtesten zu übersehende und sinnvollste Gruppierung der Veränderungen gegeben. Für die Unterscheidung der verallgemeinerten und organisolierten Formen wird die Begründung ihrer Notwendigkeit aus einem ad hoc untersuchten und zusammengestellten Material menschlicher Tuberkulose aus der Prosektur des Tuberkulosekrankenhauses der Stadt Berlin „Waldhaus Charlottenburg‟ (in Sommerfeld/Osthavelland) gegeben werden.

Im einzelnen wird bei jeder Abteilung wiederum zwischen produktiven, exsudativen und zirrhotischen Veränderungen zu unterscheiden sowie Grad und Art der topischen Ausdehnung zu berücksichtigen sein. Die bisherigen Einteilungsversuche und die Frage der Deckung klinischer und anatomischer Erhebungen, ihrer Möglichkeit, Brauchbarkeit oder Notwendigkeit werden am Schluß dieses Abschnittes erörtert werden.

1. Der Primäraffekt und die Veränderungen der Lunge in Abhängigkeit vom Rankeschen Primärkomplex.

Die herdlich fixierte Erstansiedlung von Tuberkelbazillen — der **primäre Affekt oder Ghonsche Herd** — hat eine alte Geschichte. Die ersten modernen Schilderungen gehen auf Parrot, Kuss, E. und H. Albrecht, Ghon, Hedren, Ranke zurück.

Der Primäraffekt kommt gewöhnlich erst in verhältnismäßig späten Umwandlungsformen zur Beobachtung des pathologischen Anatomen. Die bisher frühest erfaßte Beobachtung ist die von Zarfl. Hier lag lediglich eine kleine fibrinöse Hepatisation mit massenhaft säurefesten Stäbchen vor. Ob die zugehörigen Lymphknoten noch frei waren, ist in diesem Fall nicht untersucht worden.

Der Primärherd stellt sich als umschrieben pneumonischer, meist lobulär käsiger Herd dar (Abb. 17—19). Er findet sich gewöhnlich **nicht** in der Lungenspitze.

Hier liegende GHONsche Herde sind stets Ausnahmebefunde, die vorgemerkt zu werden verdienen (Abb. 19). So berichtet RANKE von einem, PUHL von einigen, BEITZKE von zwei Fällen, ähnliche spärliche Beobachtungen hat NAESLUND, einen Fall E. SCHULZE, 3 Fälle unter 121 Fällen KUTSUKAKE mitgeteilt. Nur BLUMENBERG fand ihn im Kleinkindesalter sogar in 24,3% in der Spitze. Ich habe den Primärherd einigemal in der Spitze bzw. dicht unter der Spitze in Fällen gesehen, deren Verlauf jedenfalls nicht das gewöhnliche Bild bot, so einmal bei ADDISONscher Krankheit.

Der Primäraffekt bevorzugt vielmehr die kaudalen Teile der Oberlappen bzw. die kranialen der Unterlappen. Die Bevorzugung der Unterlappen hat schon KUSS als kennzeichnendes Merkmal angegeben.

Es sind die nach allen Erfahrungen der Brustkorb- und Lungenmechanik bestbeatmeten Teile der Lunge, in denen der GHONsche Herd vorzüglich seinen Sitz hat. Dementsprechend liegt er gewöhnlich subpleural und erzeugt eine recht kennzeichnende umschriebene fibrinöse Pleuritis. Fraglos kann diese auch das Ausmaß des ihr zugrunde liegenden Herdes überschreiten und in Form einer richtigen Pleuritis exsudativa in Erscheinung treten.

Oft liegt der Primärherd nicht unmittelbar unter, sondern einige Millimeter bis 2 cm von der Pleura entfernt. Nach unseren Erfahrungen finden sich dann oft zur Pleura zu bindegewebige Verdichtungen in der kleinen Zwischenzone.

Abgesehen von dem ungewöhnlichen Sitz in der Lungenspitze, ist auch der in den Bronchen zu berücksichtigen. In zwei

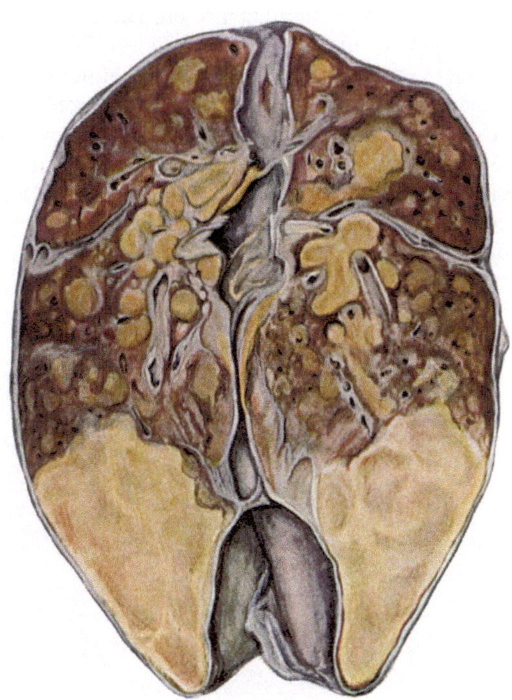

Abb. 17. Frischer Primärkomplex. GHONscher Herd zwerchfellnah. Kompaktkäsige Lymphknoten. (Sammlung Pathologisches Institut Breslau.)

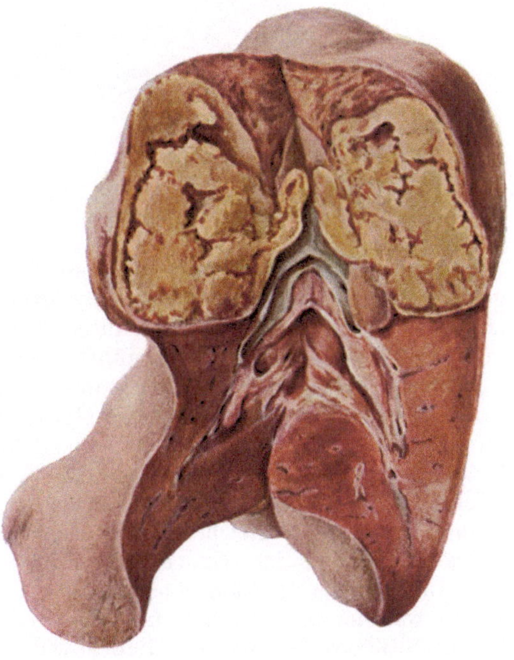

Abb. 18. Etwas älterer GHONscher Herd mit beginnendem Zerfall. (Sammlung Pathologisches Institut Breslau.)

Fällen Schürmanns (c) zeigte ein Bronchus dritter und vierter Ordnung des linken Unterlappens und in einem anderen Fall der rechte eparterielle Bronchus eine narbige Verziehung mit zentral sitzendem, festhaftenden, kalkig steinigen Konkrement. Hedinger und Ranke beschrieben Primärherde in der Luftröhre. Seltener erkrankt im unmittelbaren Anschluß an den Ghonschen Herd ein größerer zuführender Bronchus. Es kann dann zu Atelektase des ganzen Lappenteiles der Lunge kommen, in dem der Ghonsche Herd liegt, und der Schein erweckt werden, als habe dieser seinen Sitz extrapulmonal oder in einem besonderen Lungenlappen. Ein solches Beispiel gibt meine Beobachtung Abb. 22, 23 wieder.

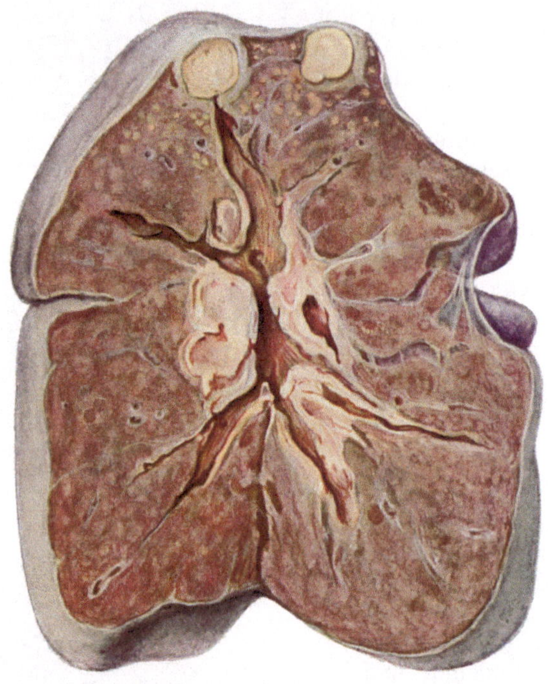

Abb. 19. Frischer Ghonscher Herd in der Spitze. Lage in ruhendem Gewebe. Nur kleine Appositionsherde. (Sammlung Pathologisches Institut Breslau.)

Ähnliche Verhältnisse dürften in einem Fall von Stoloff und von Bucher vorgelegen haben. Im letzteren waren die Bronchen zum rechten Mittel- und Unterlappen bei einem 3jährigen Kind durch käsige Massen verschlossen und hatten zu völliger Atelektase dieser Teile geführt. Der Tod war an Miliartuberkulose erfolgt.

Hinsichtlich der Verteilung des Sitzes des Ghonschen Herdes auf die einzelnen Lungenlappen geben Ghon und Winternitz folgendes Verhältnis an: Rechter Ober-Mittel-Unterlappen, linker Ober-, Unterlappen wie 3,7 : 1 : 2, 3 : 3 : 2,2. Die rechte Lunge war in 56,56%, die linke in 43,44% Sitz des Primäraffektes. Nach Puhl lag er in mehr als der Hälfte der Fälle in den Oberlappen. Grundsätzlich das gleiche ergibt sich bei Blumenberg und Schürmann. Kutsukake fand den linken Oberlappen bevorzugt. In meinem Material von 150 Lungentuberkulosen aus dem Tuberkulosekrankenhaus der Stadt Berlin war der rechte Ober- und Mittellappen etwa 6 mal, der linke 3 mal so häufig Sitz des Ghonschen Herdes wie die ungefähr gleichmäßig beteiligten Unterlappen. Dabei bestand in dieser Lokalisation des Primärherdes kein besonderer Unterschied zwischen verallgemeinernden und isolierten Formen.

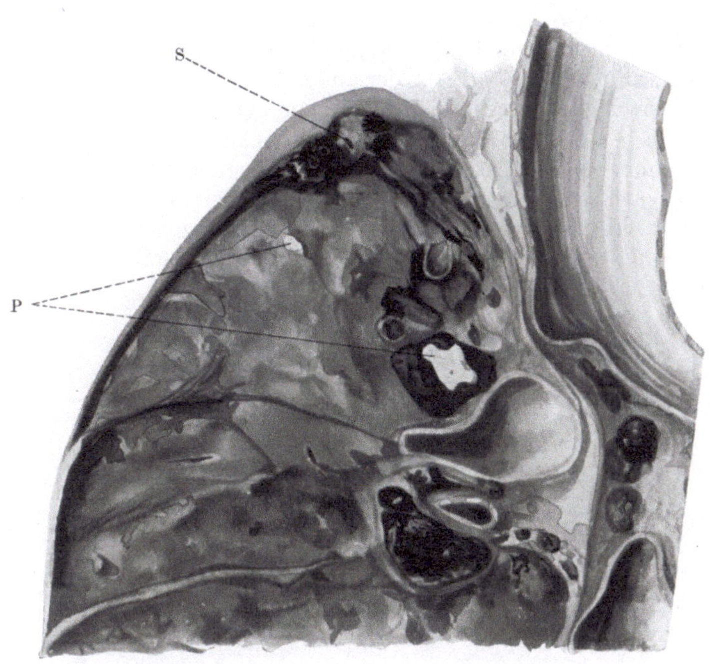

Abb. 20. Typischer verkalkter Primärkomplex P aus GHONSchem und — größerem — Lymphknotenherd bestehend. S Spitzenschwiele („Fibrosa densa“). Verallgemeinernde Tuberkulose.
Chronischer Verlauf. (Sammlung Prosektur Tuberkulose-Krankenhaus Waldhaus Charlottenburg.)

Seine Größe wechselt ungemein, ohne daß bisher Gesetzmäßigkeiten hierfür anzugeben sind. Von kleinen Splittern bis zu den Ausmaßen kleiner Kastanien bestehen alle Übergänge. Der Herd kann schließlich sowohl als solcher wie zusammen mit der von ihm aufgerufenen zirkumfokalen Entzündung große Gebiete, ja einen ganzen Lappen einnehmen. Fraglos beeinflußt Menge und Virulenz der ansteckenden Bazillen die Größe des Herdes in erster Linie. Doch sind diese Umstände gewiß nicht die allein maßgebenden. Auch die Frische des Herdes beeinflußt seine Größe, ältere pflegen wegen der Gewebsschrumpfung auch verhältnismäßig klein zu sein (Abb. 20 und 21). Hier kommt ferner noch die Art der Infektion, die Infektionsquelle in Frage. Von vornherein lassen sich z. B. für die Staub- und Tröpfcheninfektion Unterschiede erwarten, obschon in den Tierversuchen das Bild des primären Herdes der Meerschweinchenlunge im großen und ganzen gleichartig erscheint und

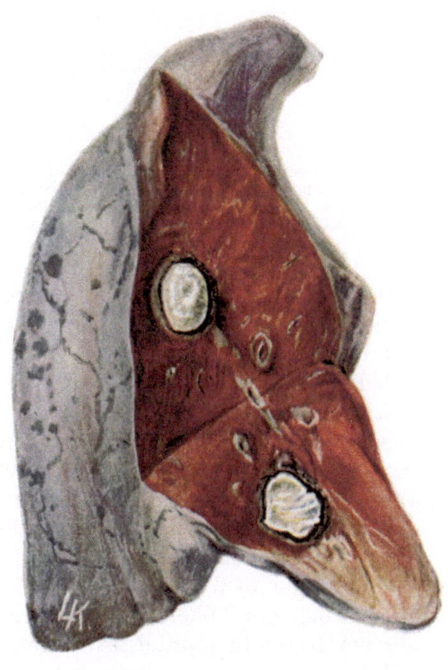

Abb. 21. Altkäsig-kreidiger GHONscher Herd.
(Sammlung Pathologisches Institut Breslau.)

vorwiegend nach Menge und Virulenz der Bazillen schwankt. Für menschliche
Verhältnisse ist aber auch der Art der Infektionsquelle insofern Bedeutung
beizumessen, als extrafamiliäre (Gelegenheits-)Infektion und intrafamiliäre, ein-
schleichende, allmähliche und auf der anderen Seite bombardierende Infektion
wichtige Unterschiede wenigstens im epidemiologisch-klinischen Bilde bedingen.
Endlich ist ein gewisser Einfluß des Lebensalters auf die Größe, insbesondere des
Lymphknotenherdes, nach manchen Untersuchern nicht abzuweisen (St. Engel),
wenn auch nach unseren Erfahrungen gerade bei spät erworbenen Primärkomplexen große gewächsige Lymphknotenverkäsungen die Regel bilden. Auf
konstitutionelle Bedingtheiten kann hier nur nebenbei verwiesen werden.

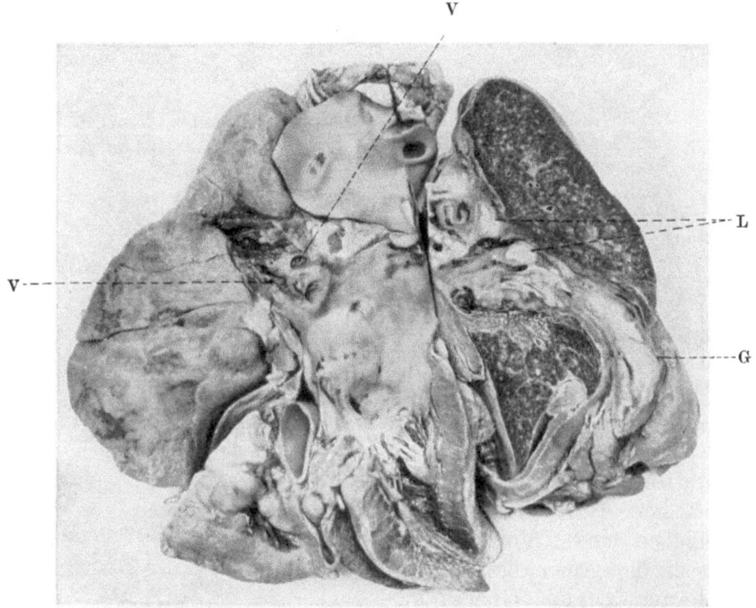

Abb. 22. Ghonscher Herd (G) mit anschließender käsiger Bronchitis. Dadurch Atelektase des zugehörigen Lungenabschnitts und scheinbare Lage des Herdes außerhalb der Lunge. L käsige Lymphknotenherde. V zwei Weigertsche Venentuberkel. Miliartuberkulose. 7jähriges Mädchen. (Sammlung
Prosektur Tuberkulose-Krankenhaus Waldhaus Charlottenburg in Sommerfeld/Osthavelland.)

Die Beschaffenheit des Ghonschen Herdes ist ebenfalls weitgehendem
Wechsel unterworfen. Frische Herde sind oft vieleckig, ältere mehr rund.
Aber auch solche können unregelmäßige Formen aufweisen. In der überwiegenden Mehrzahl der Fälle wird der Herd bereits verkalkt oder verknöchert
angetroffen. Schürmann (c) hat für den Lymphknotenanteil ziffernmäßig die
Häufigkeit der verschiedenen Formen festgestellt. Danach hat er unter nicht
ganz 1000 Fällen nur fünf frische nicht verkäste Herde bei Leuten von 22—71
Jahren getroffen, verkäste Lymphknotenherde in nur 4,91% — meist bei generalisierter Tuberkulose, und mit zunehmendem Alter sehr selten werdend —
altkäsige einschließlich der leicht kreidigen und atheromatös erweichten Herde
etwas häufiger in 6,31%, steinige Formen dagegen in 73,21%. Diese nahmen
nun deutlich mit höherem Lebensalter an Häufigkeit zu. Schirp fand in Freiburg bei Individuen unter 18 Jahren 75% der Primärherdnarben kalkig, über
18 Jahren bei 70,6%, kreidig in 8,3 bzw. 10,4%, käsig in 8,3 bzw. 4,8%
der Fälle.

Der Primärherd ist meist in der Einzahl vorhanden. GHON verzeichnet 8 % zweifache, 3 % dreifache, 2 % vierfache, PUHL erheblich öfter mehrfache Herde (von 60 Fällen 15 mal), HEDREN hat 14 mal unter 25 Fällen, SCHÜRMANN unter 1000 24 Fälle, BLUMENBERG in 8,7 % multiple Primärherde. Bei E. SCHULZE waren unter 18 Fällen 2 mal 2, 2 mal 3 und 1 mal 9 Herde vorhanden. Ich beziffere an meinem für diese Darstellung zusammengefaßten Material von 150 fortschreitenden Lungentuberkulosen die Zahl doppelseitiger Primärkomplexe auf 8, zweifacher GHONscher Herde auf 6, dreifacher auf 2. Davon betreffen Fälle von verallgemeinernder Tuberkulose

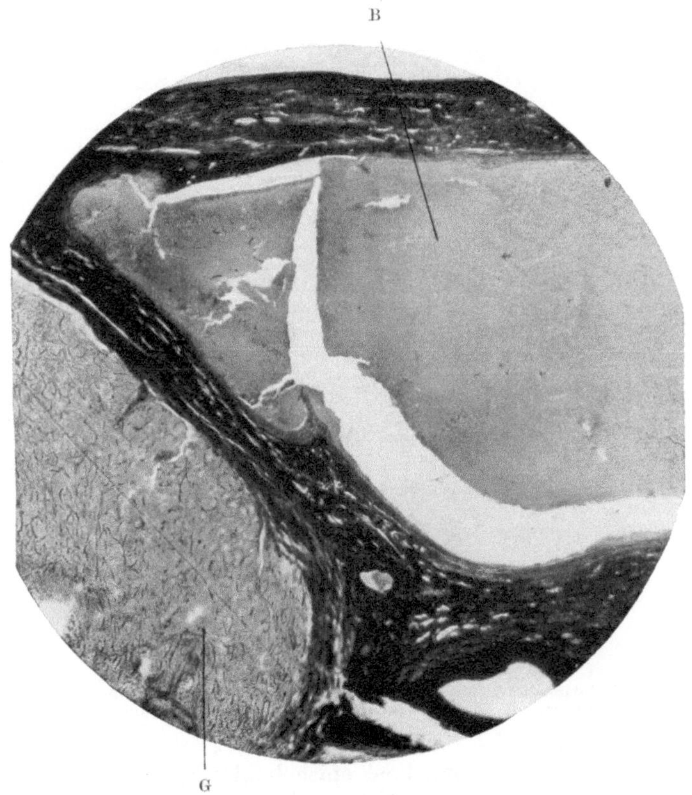

Abb. 23. Histologische Verhältnisse von Abb. 22. B käsige Pachybronchitis. G GHONscher Herd grob verkäst mit Erhaltung der elastischen Fasern im alveolaren Verbande. Zwischen G und B atelektatisches Lungengewebe. (Sammlung Prosektur Tuberkulose-Krankenhaus Waldhaus Charlottenburg.)

4 doppelseitige und 4 zweifache GHONsche Herde. Es kommt vor — man sieht das öfter im Röntgenbild — daß beide Lungen mit Kalkherden wie übersät sind (Abb. 128). GHON und KUDLICH fanden einmal 17 Herde. HUEBSCHMANN berichtet auch von einer Sektionsbeobachtung. HEDREN betont bei mehrfachen Primärherden die Bevorzugung der gleichen Seite. In solchen Beobachtungen mehrfacher Kalkherde ist ihre Primäraffektnatur unseres Erachtens nicht bewiesen. Es findet sich gemeinhin nur ein Lymphknotenherd. Gewöhnlich dürfte es sich um die Produkte hämatogener Streuung verkalkender Herde (in der Spitze von SIMON beschrieben), oder auch subprimäre exogene Superinfekte handeln. Es bestehen alle Übergänge zwischen vereinzelten und miliar ausgestreuten Kalkherden. — Stets ist bei dem Befund anscheinend multipler

primärer Herde durch histologische Untersuchung ihr pneumonischer Charakter (Elastikafärbung!) festzulegen, da sekundär entstandene Konglomerattuberkel das Aussehen primärer Herde vortäuschen können.

Die histologische Zusammensetzung des Primärherdes richtet sich naturgemäß nach dem Zeitpunkt, in dem er aufgefunden wird. Stets entspricht er mindestens im Kern einem exsudativen Prozeß, einer kleinen, nach kurzer Vorperiode unspezifischer Alveolitis verkäsenden Pneumonie (Abb. 27, 38). Die von Zarfl, Ghon und Pototschnig, Ghon und Roman bekannt gegebenen Frühfälle betrafen noch nicht verkäste Herde mit dem

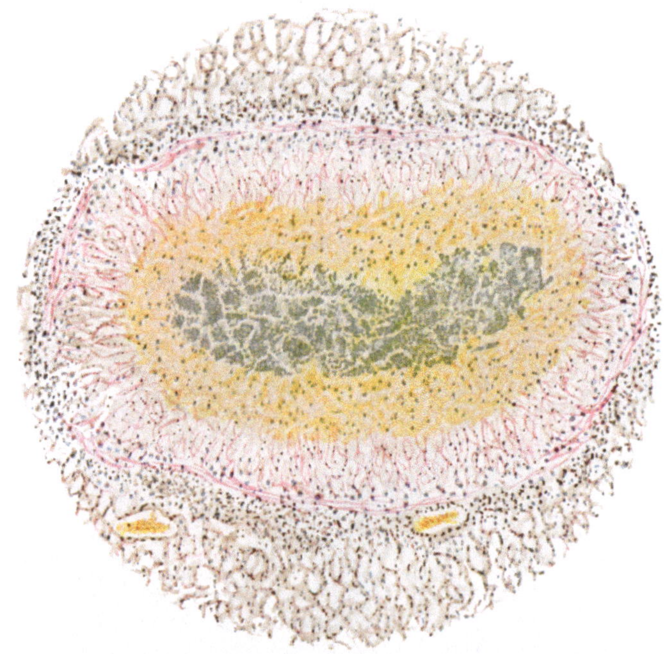

Abb. 24. Primärer Inhalationsherd beim Meerschweinchen. 6 Wochen nach der Infektion. Beginnende Kapselbildung am Rande des verkalkenden Herdzentrums. (Nach Pagel [s] 1925.)

histologischen Bilde der fibrinreichen, epithelioidzelligen oder auch desquamativen Pneumonie mit beginnender Nekrose im Zentrum, die von Blumenberg spätere Stadien, nämlich schon verkäste Herde. Im einen der drei Fälle Blumenbergs wurde der verkäste, noch nicht mit Kapsel versehene Primärherd noch vor Fortsetzung auf den örtlichen Lymphknoten betroffen. Es hatte sich um ein $3^{1}/_{4}$ Monat altes Mädchen mit drei als primär anzusprechenden Herden gehandelt.

Zur Kenntnis von Frühformen des Primäraffektes erscheint es wegen der übermäßigen Seltenheit von Frühformen menschlicher Primärherde angebracht, die Verhältnisse des Tierversuches heranzuziehen. Bei den aerogen erzeugten, meist subpleural gelegenen, ein- oder mehrfachen Primäraffekten der Meerschweinchenlunge haben wir es, wie Pagel an von B. Lange infizierten Tieren zeigen konnte, mit pneumonischen, innerhalb der Lungenbläschen gelegenen Herden zu tun, die, durch Größe, Form und Drüsenbeziehung von sonstigen tuberkulösen Herden der Meerschweinchenlunge unterschieden, vor allem aus epithelioiden kleinen Exsudatzellen bei Zurücktreten wäßriger Ergüsse bestehen. Die zelligen Teile leiten sich sowohl vom vorgebildeten

Zellenbelag als auch den mesenchymalen Septumzellen her und erscheinen — in gleicher regressiver Phase (Quellung) befindlich — gleichartig. Nicht selten, keineswegs ständig, steht die Beteiligung polymorphkerniger Leukozyten im Vordergrund.

Kennzeichen für diese Herde ist nun, daß sie ebenso wie die fast immer vorhandenen Appositionstuberkel bei Auftreten der Verkäsung, die sich oft subpleural, also an den offenbar ältesten Stellen zeigt, gleichzeitig auch lebhafte Ansätze zu Reparation, Abkapselung und Latenz aufweisen (Abb. 24, 25). Nach 4—6 Wochen ist die Abkapselung meist schon stark ausgeprägt. Sie erfolgt durch Wucherung

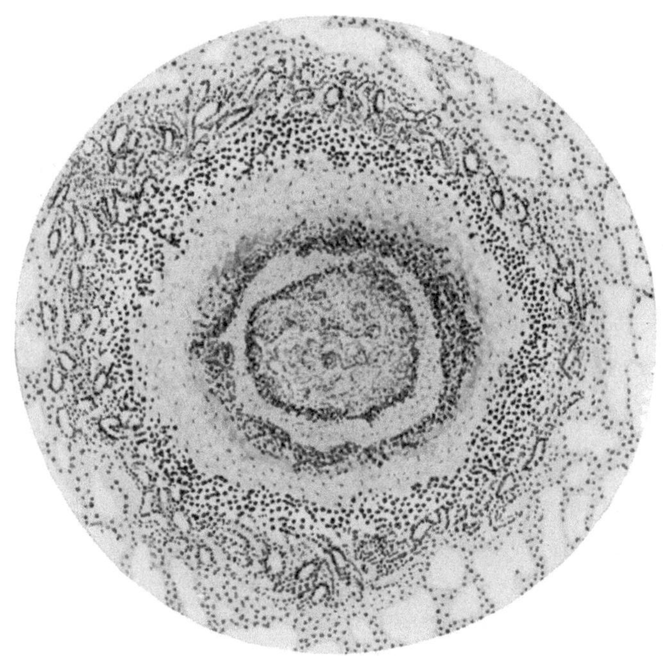

Abb. 25. Primäraffekt bei Einatmungsinfektion eines Meerschweins. Zonenbildung. Erklärung im Text. (Nach PAGEL [s] 1925.)

der bindegewebigen Alveolarsepten und des Hilusbindegewebes der unmittelbaren Herdumgebung, wodurch diese in eigenartiger Weise umgebaut wird. Auch frühzeitige Verkalkung der nekrotischen Herdmitte ist ein häufiger Befund. Nicht selten zeigen die Herde einen komplizierten Bau, in dem nicht einfach ein käsiges Zentrum mit noch infiltriertem Rande von bindegewebig umgebautem Lungengewebe umgeben ist, sondern ein schichtförmiger Aufbau mit mehrfachen Zonen in Erscheinung tritt. Wir finden dann bei Untersuchung von Schnittreihen in der Mitte ein Gebiet rein zelliger Alveolitis, längliche Kerntrümmer als Reste von Epithelioidzellen in einem durch Erhaltung ansehnlicher Elastinreste als alveolär kenntlichen Grundgewebe, das von rundlichen Kerntrümmern begrenzt wird, die aus interstitiell gelegenen Lymphzellen entstanden sind. Die folgende Zone läßt von geweblichen Einzelheiten überhaupt nichts mehr erkennen. Auch sie zeigt sich von einem starken Lymphzellenkranz gegen eine weitere Schicht mit aufgehobener Struktur abgegrenzt. Auf diese folgt dann das kapselartig umgewandelte Lungengewebe mit seinen luftleeren Räumen, seinem gewucherten und kleinzellig infiltrierten Bindegewebe (Abb. 25).

Fast gesetzmäßig bleibt die Erstinfektion nicht auf den Ghonschen Herd beschränkt. Vielmehr verursacht dieser einen ganzen Komplex von Veränderungen in regelmäßig wiederkehrender, so kennzeichnender Form, daß dieser Rankesche Primärkomplex auch noch aus einer Fülle gleichzeitig gefundener tuberkulöser Lungenveränderungen herauszuerkennen und als sicheres Mittel zur rückblickenden Trennung der verschiedenen Erkrankungsepochen und Schübe der tuberkulösen Gesamthandlung bereitsteht.

Der nächst dem geschilderten Ghonschen Herd für Wesen und Entstehung sowie diagnostisch bedeutungsvollste Teil des Primärkomplexes ist die zugehörige gleichsinnige Erkrankung der zugehörigen Lymphknoten.

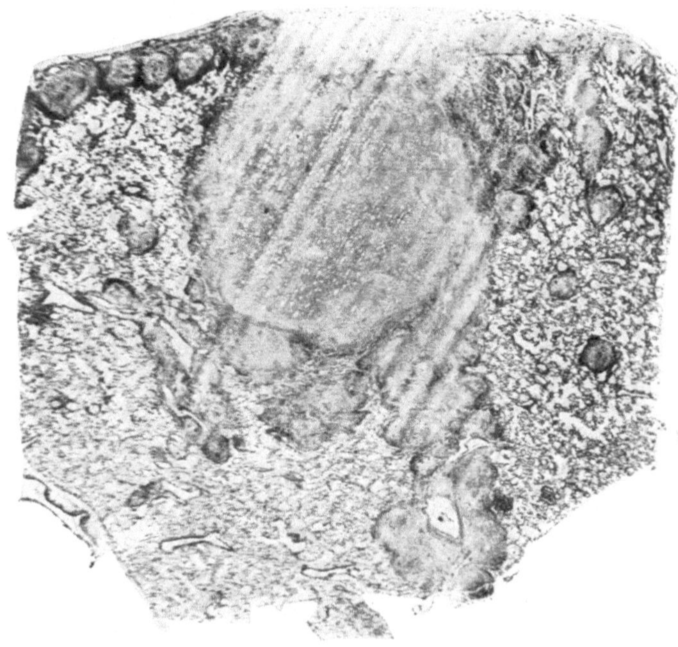

Abb. 26. Ghonscher Herd und lymphogene Aussaat in der nächsten Umgebung. Tuberkel um kleine Gefäße herum reihenförmig unter der Pleura. 4³/₄jähriges Kind. (Nach Ranke [a, c] 1916.)

Schon sehr frühzeitig, sicher noch vor ausgedehnterer Verkäsung — wie der Frühfall von Ghon und Roman zeigt — erkranken die örtlichen Lymphknoten des Primäreffektes mit Tuberkelbildung. Daß auch die Lymphknoten erst nach Verkäsung des Quellgebietsherdes erkranken können, lehrt der erste Frühfall von Blumenberg. Die Tuberkel entwickeln sich hier in durchaus typischer Weise. Es entstehen, wie wir das auch von den Verhältnissen des Versuchstieres her kennen, aus den Retikulumzellen durch Wucherung und unter Beiseitedrängung der vorgebildeten Lymphozyten Epithelioidzellentuberkel, die rasch zusammenfließen und verkäsen. Direkte Verkäsung des Lymphknotenparenchyms ohne vorgängige epithelioide Umsetzung findet sich auch, aber seltener. Die abgelagerten Chromatintrümmer können hier eine rückwärtige Diagnose erlauben. Finden sich lediglich runde Kerntrümmer, wie sie notorisch von zugrundegehenden Lymphozytenkernen gebildet werden, so hat direkte Verkäsung vorgelegen. Sind verschiedenartig geformte, längliche, biskuitförmige, ganz bizarre Kerntrümmer abgelagert, so haben wir es mit dem gewöhnlichen verkäsenden Epitheloidzellentuberkel zu tun.

Meist ist der Verkäsungsprozeß im Lymphknoten stärker und ausgedehnter, als im Primärherd selbst. Entsprechend finden wir den Drüsenherd, auch wenn er bereits verkalkt oder verknöchert ist, fast stets größer als den primären Lungenherd (Abb. 20).

Der Weg, den das Virus vom primären Lungenherd zum örtlichen Lymphknoten nimmt, bleibt nicht ohne Spuren. Zwischen Herd und Drüse bildet sich eine strangförmige hyperplastische Lymphangitis aus, die an Makrophagozyten und Eosinophilen reich, mit Hyperämie und Wucherung des perivaskulären und peribronchialen Bindegewebes verbunden, histologisch

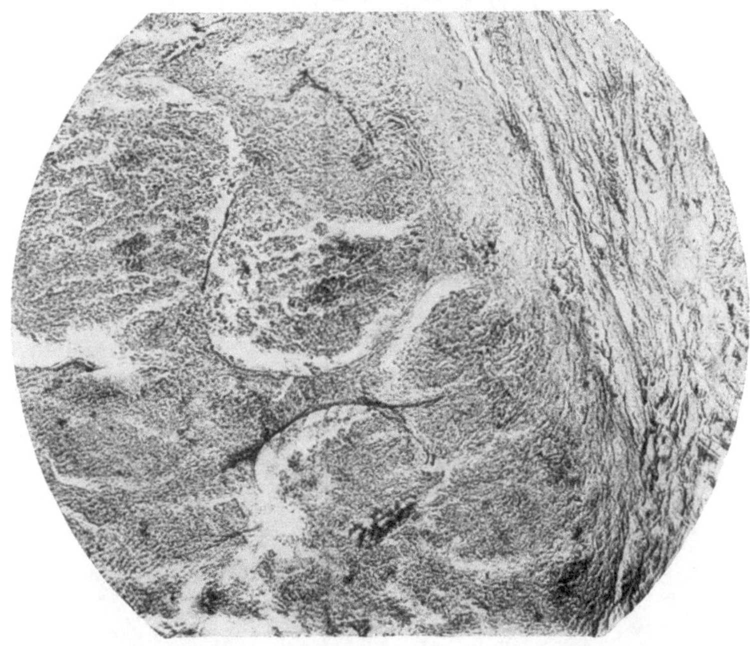

Abb. 27. Ghonscher Herd aus Abb. 26 bei starker Vergrößerung. In alveolarem Verbande erhaltene Elastinfasern. Rechts spezifische hyalin-fibröse Kapsel. (Nach Ranke [a, c].)

unspezifisch ist und nur seltener von Appositionstuberkeln unterbrochen wird (Abb. 28, 29). Ihre Inkonstanz unterstreicht Blumenberg.

Auch die meist frühzeitige Kapselbildung am Primäraffekt hält Blumenberg nicht für kennzeichnend, da sie bei unmittelbar fortschreitendem Primärherd fehlt. Indessen ist es doch wohl so, daß ein unmittelbares Fortschreiten des Ghonschen Herdes ein ebenso wenig häufiges Vorkommnis ist wie das Ausbleiben der Kapselbildung und „Sklerotisierung".

Die Appositionstuberkel finden sich, wie schon für das Versuchstier hervorgehoben, stets in der unmittelbaren Umgebung des Primäraffekts und tragen zu seinem Wachstum per continuitatem bei. Ebenso wächst der Drüsenherd per continuitatem durch Anlagerung von Resorptionstuberkeln, die die Drüse allmählich ganz ersetzen, gewöhnlich aber zunächst nicht die Kapsel eines Lymphknotens überschreiten. Im Gegenteil pflegt diese mit heftiger, im weiteren Verlauf schwieliger Periadenitis zu reagieren. Diese ist als toxogenes Äquivalent der eigentlichen tuberkulösen Drüsenherde aufzufassen und in das Kapitel der perifokalen Entzündung einzureihen. Sie führt oft zur Zerstörung der Randsinus und der Lymphknotenkapsel selbst, sowie zur Verschmelzung mit der unmittelbaren bindegewebigen Umgebung des Lymphknotens. Es folgt Verlötung der käsig erkrankten Drüse mit den benachbarten Hilusgebilden: Luftröhrenästen, Gefäßen, Nerven (Abb. 46, 47). Beim Vordringen der Periadenitis in die Tunica propria und Schleimdrüsenschicht des Bronchus entsteht jener zähe katarrhalische Schleimpfropf, die anatomische Grundlage des Rankeschen Hiluskatarrhs. Er ist nur selten anatomisch zu

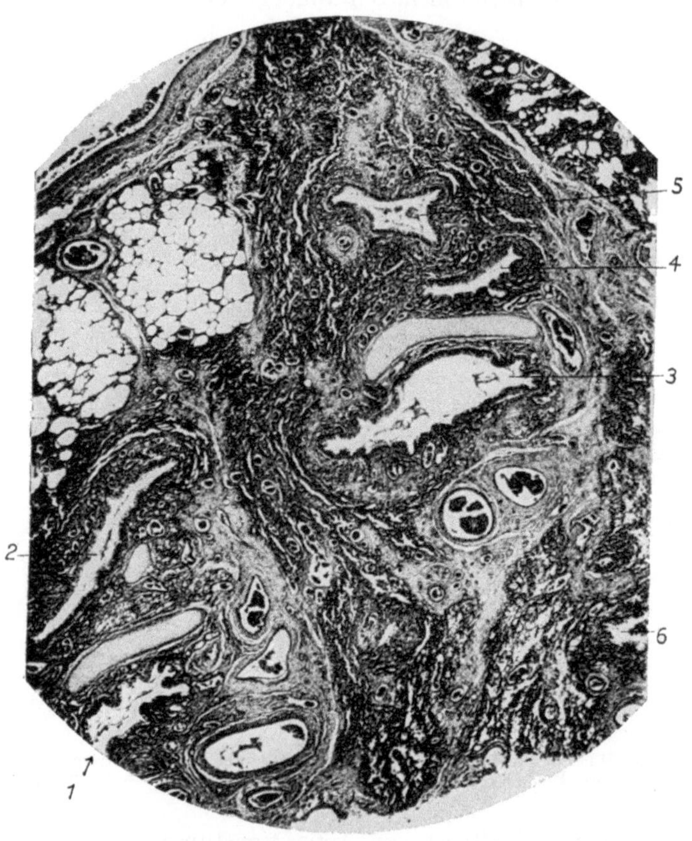

Abb. 28. Übersicht über das Hilusgewebe im Bereich eines Primärkomplexes. Spaltförmig verengte Bronchen (1—6). Das Ganze hyperämisch. Starke Wucherung des Bindegewebes besonders um die Gefäße. Inseln atelektatischen Lungengewebes. (Nach Ranke [a, c] 1916.)

bestätigen, woran möglicherweise Schwächen der Technik schuld sind. Verlegung und Verschlüsse größerer Bronchaläste durch die Schleimmassen führen unter Umständen zu Kollaps größerer Gebiete des Lungenparenchyms (s. o. S. 192). Der Schleim, unter dem die Epitheldecke meist gut erhalten ist, und der daher nicht schleimiger Entartung der Deckzellen, sondern einer mit Hypersekretion verbundenen Schädigung der Schleimdrüsen seine Entstehung verdankt, enthält wie auch sonst bei chronischer Bronchitis reichlich Eiterzellen. Schwielige Umwandlung der Propria und Atrophie der Drüsenschicht sind Folgen des länger bestehenden Zustandes (Ranke) (Abb. 29, 49).

Zum Primärkomplex gehört also außer dem Lungenherd und dem komplementären Drüsenherd, der ersteren an Stärke, Ausdehnung und Akuität übertrifft, noch die perifokale Entzündung um beide mit Fortsetzung des entzündlichen Prozesses auf die benachbarten Bronchen (Hiluskatarrh), ferner eine interfokale Lymphangitis mit Wucherung des Gefäßbindegewebes,

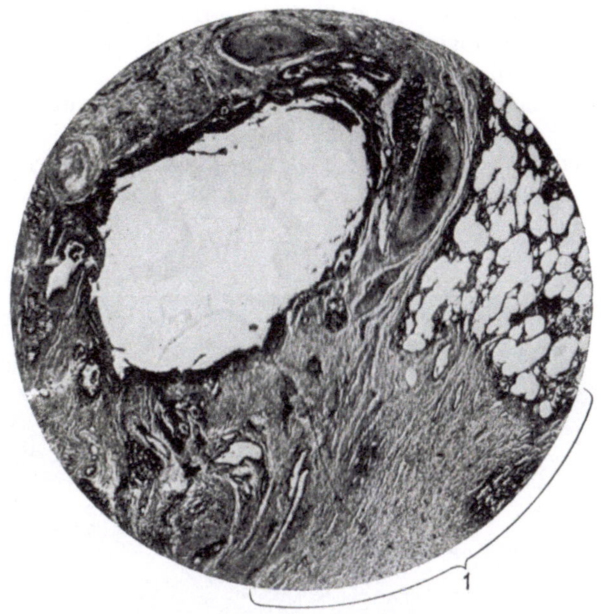

Abb. 29. Breiter Bindegewebsstrang bei 1 interfokal im Gebiete des Primärkomplexes. Daneben Bronchus mit schwieliger Entzündung der Tunica propria. (Nach RANKE [a, c] 1916.)

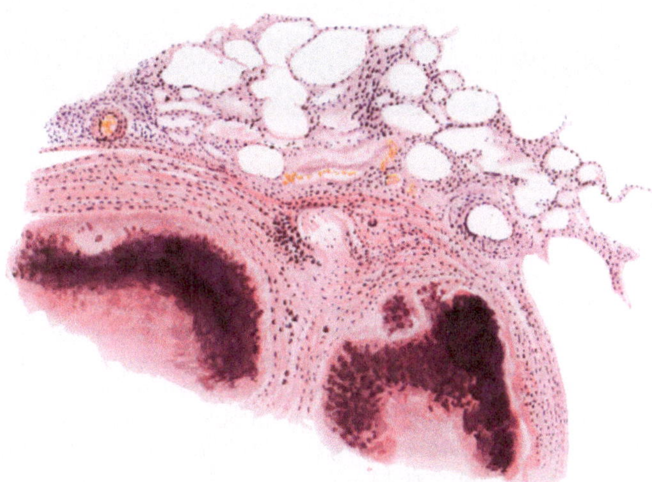

Abb. 30. Verkalkte Primärherde mit spezifischer Kapsel, im ruhenden Lungengewebe gelegen. (Pathol. Institut Breslau.)

Kollaps und chronischer Bronchitis der betreffenden Teile (Ausgang in Bronch-ektasen!), eine diffuse Wucherung des Hilusbindegewebes, lymphogene Miliar-tuberkel, zum Teil in Verbindung mit der eben genannten Bindegewebs-wucherung, sowie endlich die genannte umschriebene fibrinöse Pleuritis an der Stelle des Primäraffekts oder auch erheblich ausgedehnter. Sie entspricht der an umschriebenen Lungenherden (Pneumonien, Infarkten) stets feststellbaren Faserstoffausschwitzung, die der klinischen Beobachtung wichtiger Hinweis sein kann.

Es ist nicht ausgeschlossen, daß die interfokale Lymphbahnerkrankung, die später in Form der histologisch unspezifischen Rankeschen Stränge in Erscheinung tritt, ursprünglich doch wenn auch nur flüchtige und weitgehend der Aufsaugung anheimgefallene „tuberkulöse Struktur" aufwies. Diese bliebe dann in gewissen Fällen erhalten, nämlich wenn die Empfindlichkeit unmittelbar noch bei bestehendem frischem Komplex einen hohen Wert erreicht. Es bleibt zu untersuchen, inwieweit damit die hämatogene Frühmetastasierung parallel geht.

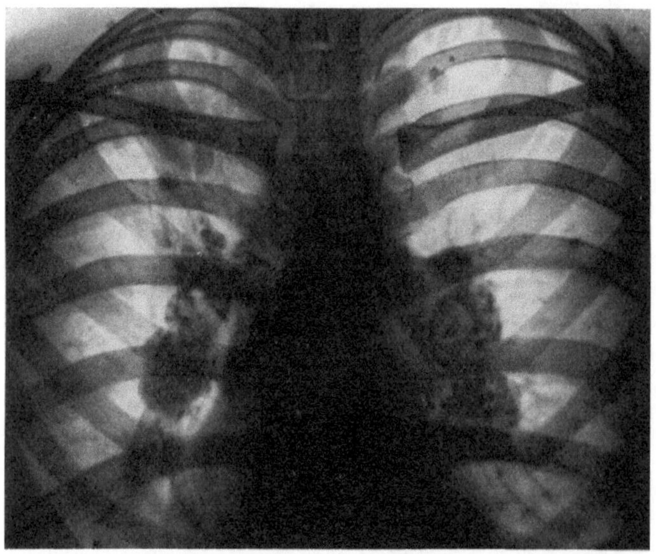

Abb. 31. Tumorige Bronchaldrüsentuberkulose mit allmählich in kleinen Zentren zur Ausbildung kommender Verkalkung. Streifig indurierendes Infiltrat der rechten Spitzengegend. (Sammlung Tuberkulose-Krankenhaus Waldhaus Charlottenburg.)

So stellt sich also der Primäraffekt als aus sich heraus sich vergrößender, mindestens im Zentrum käsig-pneumonischer Herd dar[1], der gewöhnlich subpleural in den kaudalen Abschnitten der Oberlappen oder in den kranialen der Unterlappen gelegen ist. Ihm steht, auf verfolgbarem Lymphwege entstanden, ein gleichsinniger aber ausgedehnterer und akuterer Herd in den örtlichen Lymphknoten zur Seite. Mit Bildung des Lymphknotenherdes erfüllt der Primäraffekt das Cornetsche Lokalisationsgesetz. Als komplementärer und sekundärer („sympathischer") Herd entspricht der Lymphknotenanteil des Primärkomplexes dem Parrotschen Gesetz der „Adénopathie similiaire". Grundsätzlich das gleiche Bild bis in histologische Einzelheiten zeigen die großen Haustiere (Nieberle, Rautmann), aber auch die kleinen Laboratoriumstiere.

---

[1] Wenn ihn Ranke „Konglomerattuberkel" nannte, so war das natürlich im Sinne des Laennecschen „Tubercule du poumon" gemeint und benötigt nicht eine Zurückweisung mit dem Hinweis darauf, daß es sich nicht um einen Tuberkel, sondern eine käsige Pneumonie handelt (Blumenberg), was Ranke bekannt gewesen sein dürfte.

Im späteren Verlauf stehen am GHONschen Herd ganz die Vorgänge der Verkalkung und Verknöcherung im Vordergrund. Wie wir zeigten, gibt sich sehr bald eine Neigung des Herdes einschließlich seiner elastischen Fasern zur Beladung mit Kalksalzen zu erkennen, die zunächst in Form von Flecken und Tupfen angeordnet sind. Später erfaßt man die Kalkmassen sehr häufig in einer kennzeichnenden Umordnung zu kreisförmig parallelen Ringen und Gürteln, die auffallend an die Erscheinung periodischer Fällung, der LIESEGANGschen Ringe beim Auftreffen der Diffusionsströme zweier sich mischender Salzlösungen erinnern (Abb. 36). Die reparativen Phasen des GHONschen und Lymphknotenherdes

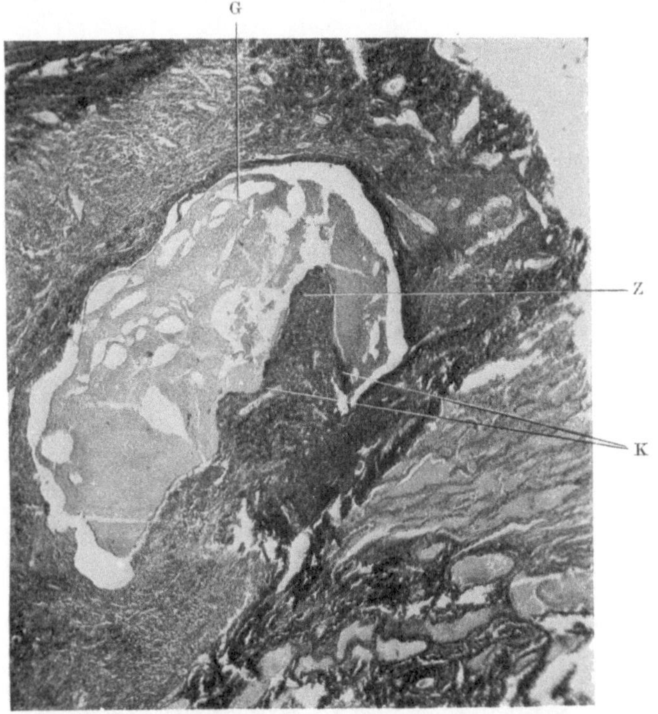

Abb. 32. Beginnende Zerschleißung und Knochenbildung in einem Primärherd. G GHONscher Herd, entkalkt. Z Zapfen gefäßreichen Granulationsgewebes, an dessen Rändern bzw. Fußpunkten Knochenbälkchen sich anbilden (K). Schwache Vergrößerung. (Sammlung Prosektur Städt. Tuberkulose-Krankenhaus Waldhaus Charlottenburg in Sommerfeld/Osthavelland.)

brauchen keineswegs parallel zu gehen. Zuweilen ist jener längst verkalkt, ja verknöchert, wenn dieser noch frische Verkäsung und Appositionstuberkel zeigt.

In der Form des verkalkten Knotens kann der Herd über lange Zeiträume reaktionslos und latent für die Umgebung liegen bleiben. Diese Latenz war für die Beobachter so selbstverständlich, daß man erst verhältnismäßig spät die Orte aufgesucht hat, an denen der Austausch des Herdes mit den Saftbahnen der Umgebung stattfindet.

Hier hat man Gefäßbindegewebsstiele beschrieben (SIEGEN), die an manchen Stellen die Herdkapsel durchbrechen und mit dem Bindegewebe der Nachbarschaft zusammenhängen sollen. Diese Stiele besonders abzugrenzen, halte ich nicht für notwendig. Sie dürften mit dem bekannten gleich zu schildernden Granulationsgewebe übereinstimmen, das in den verkalkten Herd einwächst und die Knochenbildung einleitet.

Des weiteren ist ein Austausch durch die Schichten der Kapsel anzunehmen, da sich hier die Orte frischer Exazerbation befinden. Nicht selten sieht man hier einmal eine Riesenzelle oder auch kleine Tuberkel. Ob sie allerdings zur Annahme der sog. „endogenen Reinfektion" (Metastase, Exazerbation) vom obsoleten Primärherd her genügend gesicherte anatomische Unterlagen abgeben (HUEBSCHMANN) und nicht vielmehr selbst zu weitgehender Abheilung und Latenz neigen, ist Gegenstand des Streites, auf den wir noch einmal zu sprechen kommen werden.

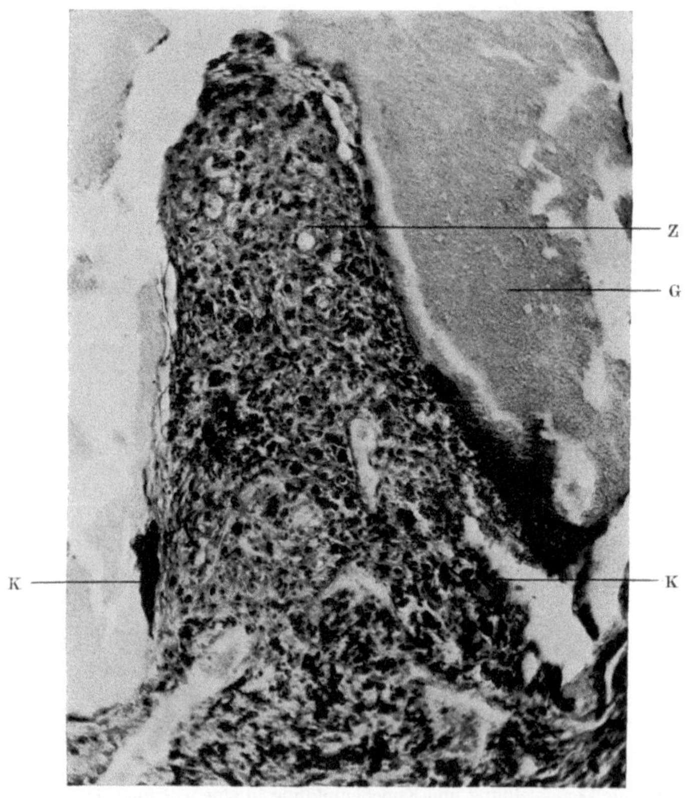

Abb. 33. Stärkere Vergrößerung von Abb. 32. Z der gefäßreiche, in den GHONschen Herd (G) einwachsende, an Kohlepigment reiche Zapfen. An dessen rechtem und linkem Fußpunkt Knochenbälkchen (K).

Endlich sind gerade bei Kalkherden Einbrüche von Granulationsgewebe aus der Nachbarschaft zu beobachten, das große Teile des Herdes aufzusaugen und für die Verknöcherung vorzubereiten imstande ist.

Es kommt zum Einwuchern eines an Makrophagozyten reichen mesenchymatischen Gewebes, das großenteils einer Reaktivierung der bindegewebigen, besonders der äußeren Herdkapseln seinen Ursprung verdankt. Auch mit Enthyalinisierung und zelliger Rückbildung der inneren, sog. spezifischen Kapsel ist zu rechnen (vgl. WURM). Lebhafte Gefäßneubildung setzt in der Nähe des Kalkherds ein. Vielfache Sprengungen der Kapsel, Durchfurchung und teilweise Auflösung des Herdes werden sichtbar (sog. Herdzerschleißung). Offenbar kommt das eindringende jugendliche Keimgewebe aber bald nach Durchfurchung des Herdes zur Ruhe und Umbildung in faseriges Bindegewebe. Aller

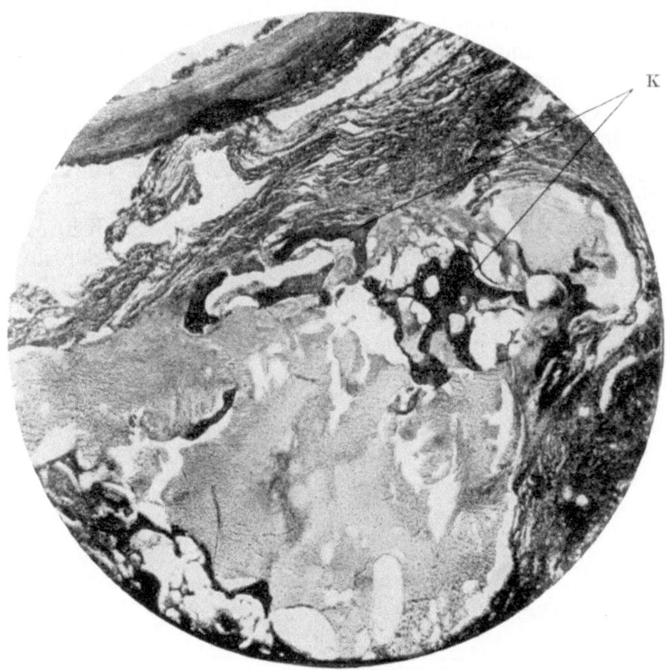

Abb. 34. Verästelte Knochenbildung (K) am Rande eines GHONSchen Herdes. (Sammlung Prosektur Städt. Tuberkulose-Krankenhaus Waldhaus Charlottenburg.)

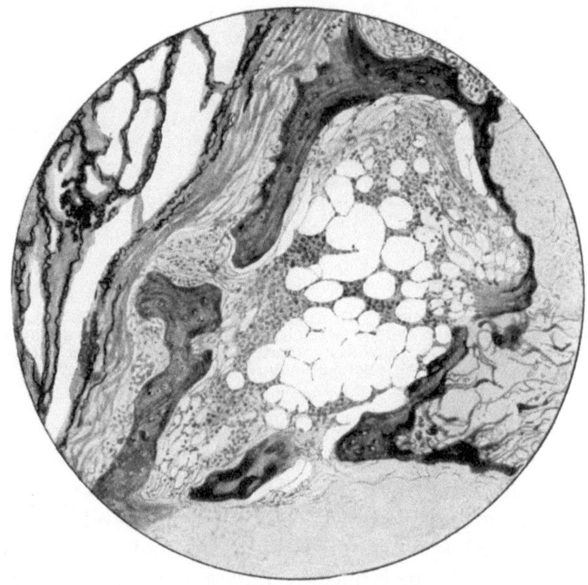

Abb. 35. Knochenbildung im Primäraffekt (Abb. 34). Stärkere Vergrößerung. Fettmark. (Sammlung Prosektur Städt. Tuberkulose-Krankenhaus Waldhaus Charlottenburg.)

dings entspricht die Annahme von Herdzerschleißung einer nicht unbestreitbaren Deutung der Bilder. Man müßte hierbei, um ganz sicher zu gehen, die Demonstration des Einwachsens von Granulationsgewebe in einen einheitlichen

Herd verlangen und das Vorliegen vielfacher kleiner Herde, die jede für sich umkapselt werden, ausschließen. Das ist gegeben, wenn man einzelne Zapfen solchen Gewebes an irgend einer Stelle des Kalkherdes in diesen eindringen sieht. In Primärkomplexlymphknoten zeigen diese nach meiner Beobachtung (Abb. 32, 33) Aufbau aus typischem, kohlepigmentreichen retikularen Drüsengewebe.

Gerade in den primären Lymphknotenherden kann das Einwachsen von Granulationsgewebe zu fast völliger Beseitigung des verkalkten Herdmaterials führen (Beitzke).

Im Anschluß an diese Vorgänge scheint es auch zur Knochenbildung zu kommen. Sie kann einmal metaplastisch durch Umsetzung der inneren Kapselschichten in Knochengewebe entstehen. Manchmal sitzt eine Knochenspange

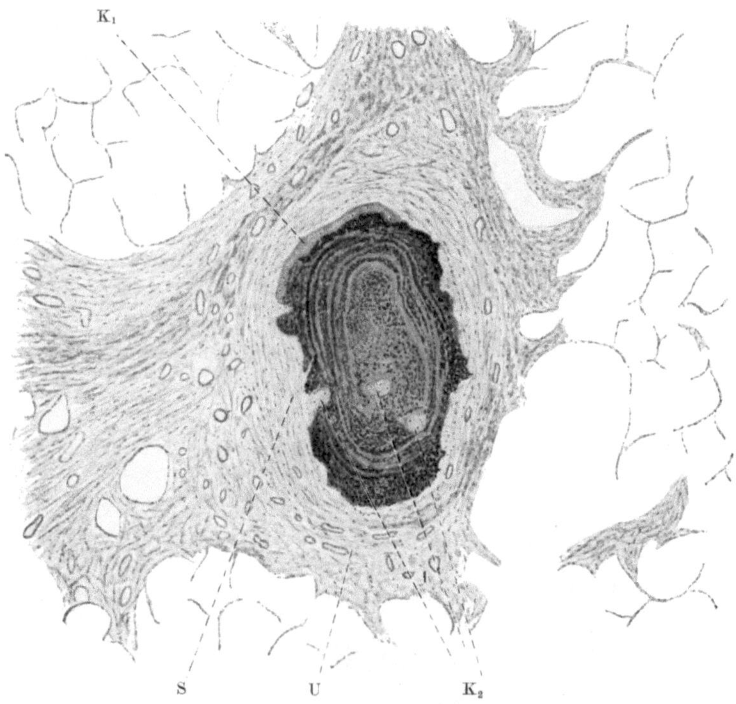

Abb. 36. Beginnende Knochenbildung im Primäraffekt. Dieser — entkalkt — bietet das Bild der Liesegangschen Ringe. Am oberen Pol im Bereich der inneren Schichten der spezifischen Kapsel (S) Bildung einer Knochenschale (K₁). Bei K₂ verästelte Knochenbildung. Ausnahmsweise breite, unspezifische Kapsel, aber ruhend (U). (Nach Pagel [q] 1926.)

entsprechend der innersten Kapselzone dem Herd auf (Abb. 36). Meist findet man den Knochen zwischen der spezifischen, hyalinen Kapsel und der Kalkmasse. Hier besteht mindestens der Eindruck direkter Umprägung bindegewebiger Kapselschichten zu Knochengrundsubstanz. Der Großteil gebildeten Knochens geht aber auf jenes den Herd sprengende Granulationsgewebe zurück, das sich mit Hilfe der Kalkreste zu echtem Knochen umwandelt und zum Teil als Knochenmarkgewebe (Abb. 35) bestehen bleibt. Die Knochenbildung kann so weit gehen, daß vom Herd eine schmale Knochenspange und im übrigen nur noch Fettmark übrig ist. Die Primäraffekte sind in 30—40% der Fälle verknöchert (vgl. Blumenberg).

Gewöhnlich verhält sich der obsolete Primäraffekt zur Umgebung so, daß er in ruhendem Gewebe seinen Sitz hat. Das will sagen, eine nur schmale („spezifische") Kapsel grenzt ihn gegen das Lungengewebe ab, das selbst frei von Veränderungen, meist nur etwas emphysematös gebläht zu sein pflegt

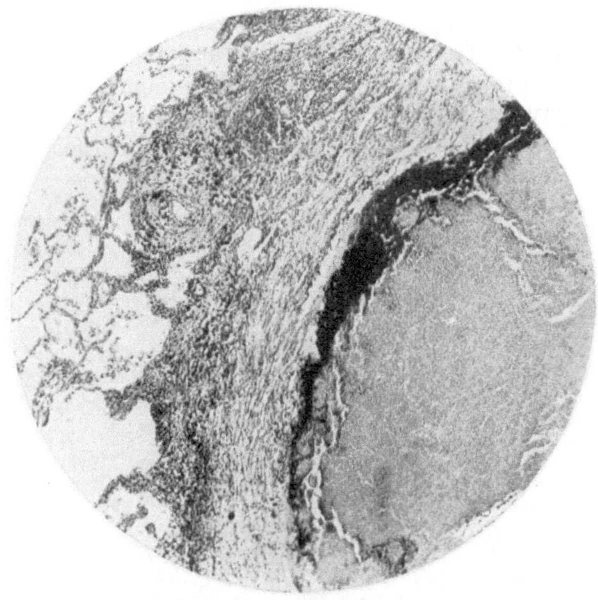

Abb. 37. Aus dem GHONschen Herd eines 72jährigen Mannes. Spezifische Kapsel. An dieselbe grenzt sofort ruhendes Lungengewebe im Gegensatz zum sog. Reinfekt ASCHOFF-PUHL, der in atelektatisch-induriertem Lungengewebe liegt (unspezifische Kapsel). (Nach RANKE 1916.)

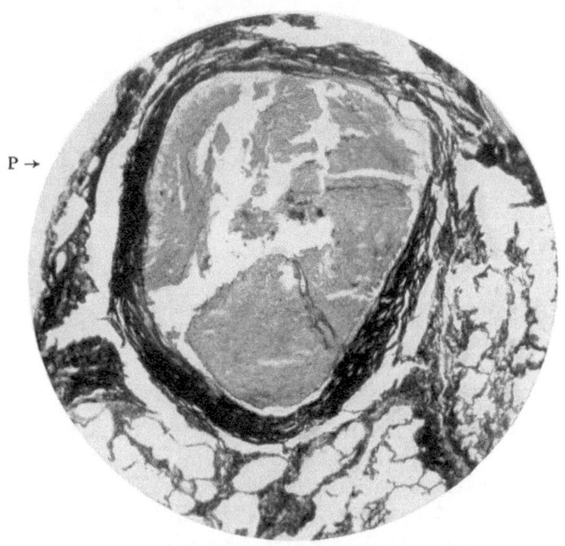

Abb. 38. GHONscher Herd. Entkalkt. Elastika in alveolarem Verbande trotz der Kalkablagerung erhalten. Lage unmittelbar unter dem Brustfell (P). Spezifische Kapsel aus grobgeflochtenen, hyalin fibrösen Fasern. Keine unspezifische Kapsel, sondern Lage in ruhendem Lungengewebe. (Sammlung Prosektur Städt. Tuberkulose-Krankenhaus Waldhaus Charlottenburg.)

(Abb. 37, 38). Zur Ausbildung einer „unspezifischen" Kapsel ist es nicht gekommen.

Dieses Verhalten der Umgebung dürfte die Regel darstellen. Doch gar nicht selten finden wir die Umgebung des Primärherdes in ein ausgedehntes, keilförmig zum Hilus und zur Komplexdrüse zu verjüngtes interfokales Narbenfeld verwandelt. Auch zur Pleura hin besteht eine breite „unspezifische" Kapsel, häufig durchzogen von glattem Muskelgewebe — in Form der „muskulären Zirrhose" von Buhl und Davidsohn. Das ganze gefäßführende Bindegewebe der Herdumgebung kann aufs stärkste verdichtet sein; zahlreiche Bronchal- und Gefäßquerschnitte zeigen sich von ihm ummauert. Auch Ausbildung größerer Emphysemflächen liegt im Bereich der Veränderungen. Es besteht

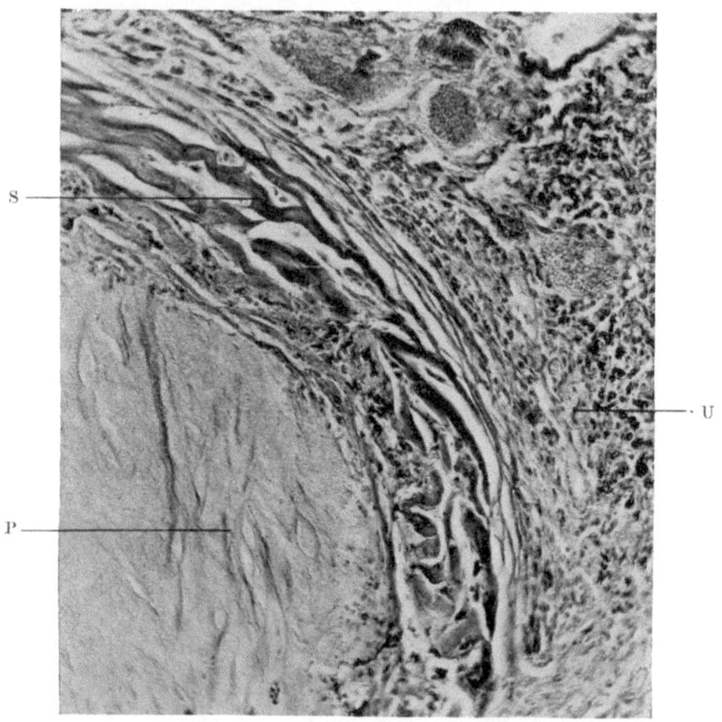

Abb. 39. Zur Demonstration der Herdlage im fortschreitend erkrankten Lungengewebe im Gegensatz zum Primärherd, der in ruhendem Lungengewebe liegt. Spezifische (S) und unspezifische Kapsel (U) eines sog. „Reinfekts" (P) (Aschoff-Puhlschen Herdes). Starke Vergrößerung. Man beachte die grobe Verflechtung der hyalinen Fasern der spezifischen zell- und gefäßarmen Kapsel im Gegensatz zu dem frischen Granulationsgewebe der unspezifischen. (Sammlung Prosektur Städt. Tuberkulose-Krankenhaus Waldhaus Charlottenburg.)

also in diesen Fällen im Gegensatz zu der von Aschoff-Puhl angegebenen Regel eine breite unspezifische Kapsel um den Primärherd, allerdings setzt sie sich aus ruhenden und nicht verhältnismäßig frisch erkranktem Gewebe zusammen — im Gegensatz etwa zu frischeren additionellen Herden, wie sie besonders von Puhl ins Auge gefaßt worden sind.

Ein großer Teil der Rankeschen Fälle, besonders aus der Periode der Generalisierung zeigt solche Primärherde in breiten Indurationsfeldern, von meinen 150 Fällen: 4 (sämtlich isolierte Lungenphthisen aus mittleren Altersklassen betreffend). Auch Orth (a) u. a. beschreiben einschlägige Bilder, vor Kenntnis dieser Herde als primärer.

Keine Frage, daß diese Veränderungen auch im klinischen Bilde zur Auswirkung kommen („Primärinfiltrierung" vgl. S. 243). Ein Teil kindlicher

Bronchektasen und Kreislaufstörungen dürfte auf diese metatuberkulösen Veränderungen des primären Indurationsfeldes zu beziehen sein.

Es kann vorkommen, daß in den dichten Schwielenmassen der eigentliche Primärherd ganz verschwindet und erst nach langem Suchen sichtbar wird. Hier ist mit weitgehender Aufsaugung und Ersetzung des Herdes durch fibröses Narbengewebe zu rechnen [GHON, HUEBSCHMANN (Abb. 41)]. Entsprechende Fälle hat RIBADEAU-DUMAS, auch KOOPMANN bekannt gegeben. Aber auch wirkliches, primäres Fehlen einer richtigen Herdbildung scheint nach meinen Beobachtungen vorzukommen. Wir hätten es dann hier mit echten primären Zirrhosen zu tun. Sie liegen gern am Lappenrand und erzeugen eine kennzeichnende Interlobulärpleuritis (Abb. 40). Untersucht man solche Veränderungen in Stufen, so findet man hier und da Reste exsudaterfüllter Alveolen, die auch vereinzelt säurefeste Stäbchen — besonders durch die Antiforminmethode nach MERKEL und LIEBERMEISTER nachweisbar — enthalten können. Einen einschlägigen Fall hat auch BLUMENBERG beschrieben: bei einem 55jährigen Mann ohne sonstige tuberkulöse Veränderungen fand sich im linken Unterlappen subpleural eine über bohnengroße, derbe, weißliche Induration mit zackigen Rändern. Ein zugehöriger Lymphknoten enthielt einen Kalkherd mit säurefesten Stäbchen.

Es liegt nahe, hinsichtlich der Entstehung dieser „primären Zirrhosen" eine weitgehende Aufsaugung der ersten exsudativen Veränderungen — großenteils vor der Verkäsung — vorauszusetzen.

Von weiteren Umbildungen, die der GHONsche Herd erfahren kann, sind noch zu berücksichtigen die Entstehung einer primären Kaverne und die unspezifische Ausstoßung des Primärherdes.

Die primäre Kaverne kommt nicht selten zur Beobachtung. GHON fand in über einem Drittel seiner Fälle von Säuglingstuberkulose den Primärherd in Form einer Kaverne. Auch BLUMENBERG berichtet von primären Zerfallshöhlen — auch im höheren Alter. Ihre Zahl nimmt naturgemäß mit der zweiten Hälfte des

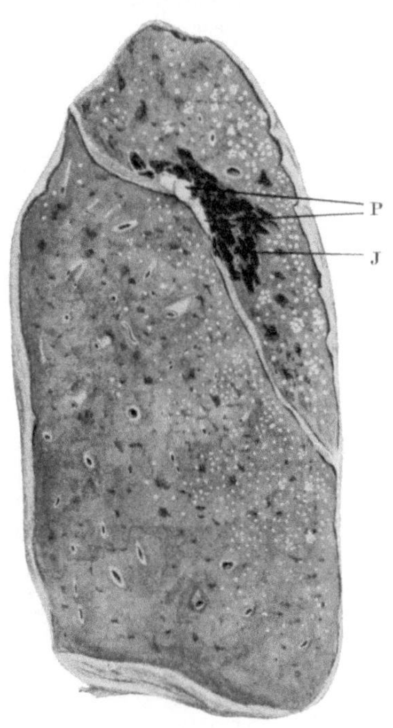

Abb. 40. Primäre (?) Zirrhose bei J Lappenrandindurat, P kartilaginöse Pleuraschwiele (Interlobärschwarte). Äquivalente eines GHON schen Herdes innerhalb des Indurats. Miliartuberkulose. (Sammlung Prosektur Städt. Tuberkulose-Krankenhaus Waldhaus Charlottenburg.)

ersten Lebensjahres zu. BLUMENBERG fand primäre Kavernen im Säuglingsalter in 45,5%, SEHLBACH in 40%, M. LANGE in 14,3%, HOHLFELD in 9,1% (vgl. auch HEDREN, STRICKER und VOGT, WHITE und CHARPENTER). Über hühnereigroße Primärherde sind wohl stets eingeschmolzen. So können ganze Lappen als Kavernen auftreten. In dem in Abb. 42 wiedergegebenen Fall eines $3^1/_2$jährigen Knaben mit Durchbruch der käsigen Bifurkationsdrüse in den rechten Hauptbronchus bestand der GHONsche Herd aus dem bis auf die umfassende verdickte Pleura eingeschmolzenen rechten Oberlappen.

Die primären sind von den sonstigen Einschmelzungen („sekundären Kavernen") bei Säuglingstuberkulose streng zu scheiden. Das gelingt mit Hilfe des Nachweises der zugehörigen Komplexdrüse und der sonstigen anatomischen Merkmale des Primärherdes, besonders seiner Pleurabeziehung.

Die Mehrzahl der beim Säugling zu beobachtenden Kavernen — etwa 75% — besteht aus den primären. Diese haben insofern eine typische Gestalt, als sie oft auffallend glatt- und dünnwandig sind, sowie in wenig verändertem, emphysematös geblähten Gewebe liegen. So sah Ghon die glatte Wand in 13,7%, während sie in 21,5 teils glatt und teils käsig, in 46% rein käsig war. Blumenberg sah unter 16 primären Kavernen nur einmal eine glatte, zehnmal eine verkäste, fünfmal eine teils verkäste, teils fibröse Wand. Dennoch bleibt der käsige Belag gewöhnlich schmal, und die Kavernenwand auffallend dünn. Auch histologisch kommt das zum Ausdruck, so besonders in einem von Schmincke und Pagel bekannt gegebenen Fall primärer Doppelkavernenbildung beim Erwachsenen (vgl. unsere Abbildungen [Abb. 43].) Auch Ghon hat primäre Doppelkavernen gesehen.

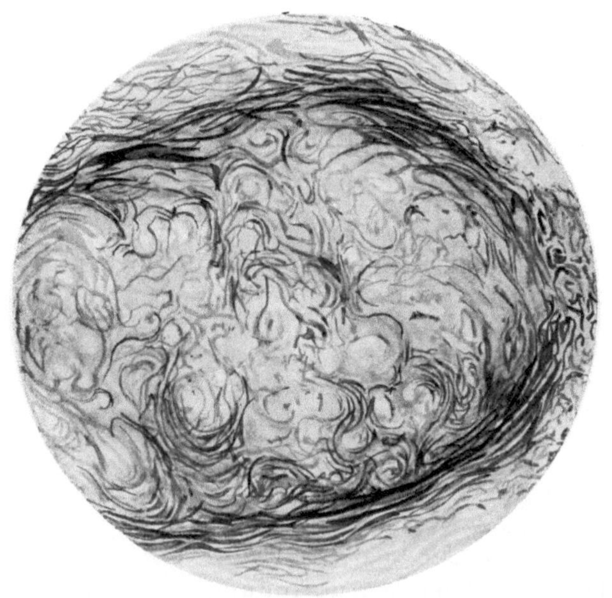

Abb. 41. Durchwachsung eines Ghonschen Herdes mit leimgebendem Bindegewebe (Sammlung Prosektur Städt. Tuberkulose-Krankenhaus Waldhaus Charlottenburg.)

Es handelt sich hier um die primäre Kavernenbildung, die Schmincke in überaus kennzeichnender Weise als „Ia-Kaverne" von den beiden anderen für den Primärherd typischen Zerfallshöhlenformen — der „Ib und Ic-Kaverne" nach dem Grade und der Ausdehnung der perifokalen Tuberkuloseherde unterscheidet. Bei der Ib-Kaverne findet man eine dicke nekrotisch-käsige Wand und stärkere perifokale Entzündung. Im übrigen finden sich hämatogene Metastasen. Die Ic-Kaverne stellt die Sequestration des Primärherdes inmitten ausgedehnter käsig-pneumonischer Bezirke dar. Die Wand ist unregelmäßig, fetzig, besteht fast ausschließlich aus nekrotischem Gewebe, auf das nach außen hin unmittelbar die ausgedehnten käsig pneumonischen Infiltrationsfelder folgen.

Für die primäre Kaverne mit dünner, glatter Wand in ruhendem Gewebe hat Pagel Parallelen bei den primären Einatmungsherden des Meerschweinchens gefunden. Ihre Entstehung dürfte als Erscheinung einer Autotuberkulinisierung mit der hämatogenen Verbreitung des Prozesses im Sinne Rankes ursächlich in Zusammenhang stehen. Das Angehen von Fernmetastasen sollte hier zum Freiwerden von Giftstoffen führen, auf die der primäre Herd spezifisch mit hyperergischer Entzündung reagiert, die zu seiner Erweichung und weitgehenden Ausstoßung führt. Eine gewisse Bestätigung dieser Auffassung liegt in den Fällen GHONs, in denen die Verbreitung des Prozesses auf dem Blutwege im Vordergrunde stand, und besonders Meningitis als Todesursache vorhanden war. Es besteht also in diesen Fällen ein Circulus vitiosus, indem der Ursprungsherd als solcher die Absiedlung auf dem Blutwege veranlaßt, er selbst durch diese nach den oben Seite 184 ff. entwickelten Regeln der allergischen Erweichung eine Verschlimmerung erfährt, die ihrerseits aber auch wieder die Möglichkeit hämatogener Verbreitung befördert.

Naturgemäß braucht sich die spezifisch-käsige Einschmelzung und Ausstoßung des Primäraffekts nicht in unmittelbarem Anschluß an dessen Entstehung zu ereignen; meist geht sie mit starker Ausdehnung der käsigen Lymphknotenerkrankung und frühzeitiger Verallgemeinerung der Tuberkulose parallel. Auch ohne einzuschmelzen kann der Primäraffekt selbst große käsige Flächen umfassen — so bei einem Teil der von GRUBER sezierten Senegalneger (vgl. unsere Abb. 17, 18).

Aber auch spätere — isolierte, tertiäre — Phthisen können zu Sequestrierung des inzwischen etwa versteinten Herdes führen. Derartige Beobachtungen gehören nicht zu den Seltenheiten. SIEGEN hat einen einschlägigen Fall beschrieben. Ich verfüge unter meinen 150 Fällen über 10 einschlägige, von denen 8 auf isolierte, 2 auf verallgemeinernde Tuberkulosen entfallen.

Von der käsig-kavernösen Einschmelzung, die zur Ausstoßung des Primärherds führen kann, ist mithin seine unspezifisch-eitrige Demarkierung zu unterschieden.

Eine solche findet nach meinen Erfahrungen in den von mir sogenannten parafokalen Hohlräumen statt, Bronchiolektasen, die im Anschluß an die schrumpfende Kapselbildung des verkalkenden Herdes entstanden sein dürften. In einem solchen Falle, den wir später (S. 404) beschreiben, scheint es gelegentlich der unspezifischen Demarkation von Kalkherden in Bronchektasen zu einem Aufflammen der Tuberkulose und der Entstehung von Frühkavernen zu kommen, mithin eine Lungentuberkulose endogen, aber bronchogen entstanden zu sein.

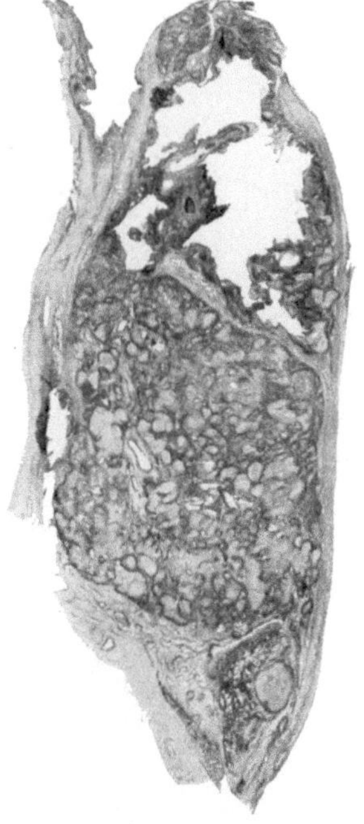

Abb. 42. Primäre Kaverne des ganzen Oberlappens. 3¹/₂jährig. Knabe mit Durchbruch der Bifurkationsdrüse (Abb. 45). Aspirationspneumonien des Unterlappens. (Sammlung Prosektur Tuberkulose-Krankenhaus Waldhaus Charlottenburg.)

In solchen Fällen kommt es dann zum Auswurf von „Lungensteinen", wie er seit dem Altertum (GALEN, PAULOS VON ÄGINA, ALEXANDER VON TRALLES, später SCHENK VON GRAFENBERG, BOERHAAVE u. a. m.), immer wieder beschrieben worden ist. Weitaus am häufigsten handelt es sich um versteinte GHONsche Herde, die hier zum Auswurf kommen und nicht um Bronchalsteine (eingedicktes eitriges Sekret). Noch RINDFLEISCH hält es für nötig (1886), diese Auffassung mit der genaueren histologischen Untersuchung der Lungensteine zu begründen. Von hier in Frage kommenden sonstigen Veränderungen seien mit POULALION, MILLIAN (Handbuch von CORNIL-RANVIER) u. a. aufgeführt die knorpeligen, die knöchernen und die kalkigen Körper.

Erstere umfassen Bronchalknorpel und Chondrome, die knöchernen verknöcherte Bronchalknorpel, Verknöcherungen der Bronchalschleimhaut, des Pleura- und Lungengewebes bei tuberkulöser Sklerose, Osteome und die razemösen Knochenbildungen; die Kalkkörper zerfallen in parenchymatöse und intrakavitäre. Erstere können sein verkalkte Bronchalknorpel bei alten Leuten, Kalkablagerungen bei Staubinhalationskrankheiten, Lymphknoten oder Lungentuberkulose, Kalkmetastasen („Sandpapierlunge") bei Knochengeschwülsten, Leukämie, Osteomalazie und ähnlichen Tumoren, endlich Pleuraverkalkungen. Die intrakavitalen Kalkablagerungen können in Bronchen oder tuberkulösen

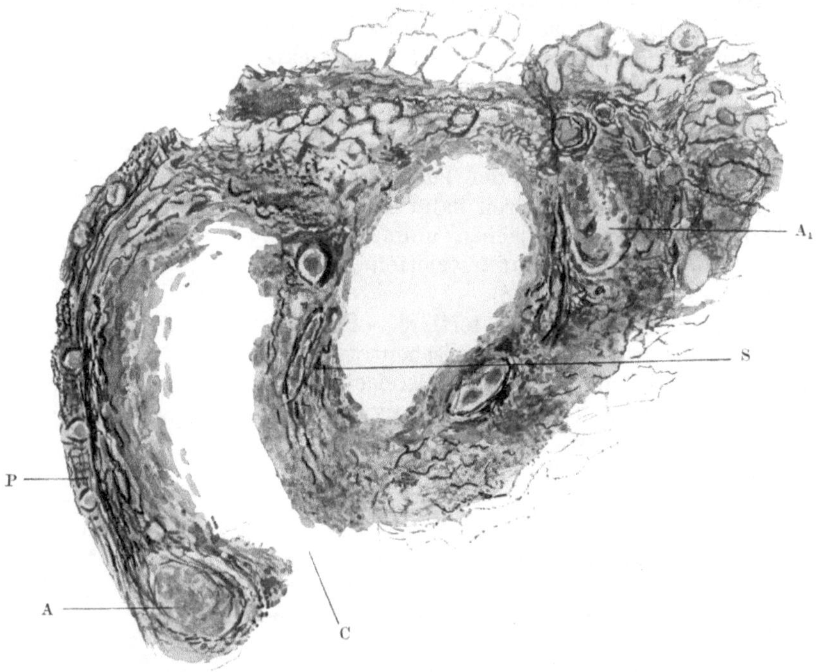

Abb. 43. Primäre Doppelkaverne, 24jähriger Mann. Tod an Meningitis tuberculosa. A und A₁ Käseherde, P Pleura, S Zwischenwand. (Nach Pagel [b] 1927. Vgl. bei Schmincke [d].)

Kavernen liegen und durch Verkalkung von Fremdkörpern oder eitrigem Auswurf (Beitzkes Bronchalsteine) entstanden sein. Wir kommen auf die Differentialdiagnose nochmal zurück (S. 219ff.) und verweisen hier nur auf die ausgedehnten systematischen Untersuchungen von Pollack (unter Lubarsch), der in etwa $17^0/_0$ aller Sezierten knöcherne Lungenherde fand. Diese ließen sich in der überwiegenden Mehrzahl als tuberkulöse, beschränkte (wohl primäre) Herde nachweisen.

Über die Häufigkeit des Auswurfs von Lungensteinen hat A. Scherer Mitteilung gemacht. Unter 16000 fand er 21 Fälle, d. h. $0,13^0/_0$. Die Steine waren unregelmäßig gestaltet und hatten eine rauhe Oberfläche, Kennzeichen, die beide gegen Bildung in Hohlräumen sprachen. Ein Strukturgerüst wurde ebenso wie Bazillenbefund vermißt. Die Steine bestehen in der Hauptsache aus kohlensaurem und phosphorsaurem Kalk, auch Kieselsäure, kohlensaurer Magnesia sowie Fettstoffen. Auch größere Steine kommen vor; Ott spricht von einem mit 3g Gewicht. Scherer beobachtete einen 1 g wiegenden von den Maßen 15 : 12 : 8,5 mm. Er wurde zusammen mit einem Stück des Bronchalbaumes, offenbar aus der Nähe der Bifurkation, unter Blutung ausgehustet und entstammt anscheinend einem Hiluslymphknoten. Ein von THEVENOT, REBATTU und DUPASQUIER beobachteter, ohne klinische Zeichen und Veränderungen am Lungengewebe ausgeworfener Stein maß $10 \times 4 \times 4$. Der Tod war an Mitralstenose erfolgt. Es können auch massenhaft Steine ausgeworfen werden (bis zu 400 sind beschrieben). Das ist das Substrat der alten „Phthisis calculosa". Vgl. auch FRÄNKEL, F. A. HOFFMANN, LÉGRY, BICKEL und GRUNMACH (röntgenographischer Befund!) u. a.

In der erdrückenden Mehrheit der Fälle ist das klassische Bild des Primärkomplexes so ausgesprochen, daß er ohne weiteres auch aus einer Fülle weiterer tuberkulöser Veränderungen als solcher herauszuerkennen ist. SCHÜRMANN vermerkt in $96,17\,^0/_0$ von den $88,9\,^0/_0$ anatomischer Tuberkulosen, die sein gesamtes Sektionsmaterial enthielt, das voll ausgeprägte Bild des RANKEschen Primärkomplexes.

Gewiß ist es nicht immer verwirklicht. So einmal dann nicht, wenn man noch an anderer Stelle des Körpers einen — zweiten — Primärkomplex findet (sog. unklare Fälle GHONs). Hier besteht einmal die Möglichkeit der Doppelinfektion, vor allem von Lunge und Darm. Nach den Erfahrungen von LUBARSCH betreffend die primäre Darmanthrakose (niedergelegt bei MATAKAS) ist mit solchem Vorkommnis durchaus zu rechnen (vgl. auch RIBBERT, WAGNER, HARBITZ u. a.).

Auch große örtliche Unterschiede spielen hier, wie überhaupt für die Statistik des Primärkomplexes eine Rolle. Man denke nur an die Unterschiede in der Häufigkeit der Befunde tuberkulöser Herde der verschiedenen Untersucher, so von NAEGELI ($97\,^0/_0$), LUBARSCH in Posen, Düsseldorf und Zwickau ($69,1\,^0/_0$; $62,4\,^0/_0$; $36,2\,^0/_0$), ORTH in Berlin ($68\,^0/_0$), HART ($63,4\,^0/_0$) u. a. In Prag fand GHON nur 3,79, in Wien $9,15\,^0/_0$ unklare Fälle. Für Freiburg endlich konnte SCHIRP $92,6\,^0/_0$ tuberkulöse Veränderungen ermitteln. Auch das Krankenhausmaterial wechselt. Im Hamburger Hafenkrankenhaus, in dem in der Hauptsache plötzlich — aus voller Gesundheit heraus — Verstorbene zur Öffnung kommen, notiert KOOPMANN auffallend niedrige Ziffern ($20-30\,^0/_0$).

Auch die Lokalisation des Primärherdes schwankt nach dem Ort, an dem die Untersuchungen stattfinden. BEITZKE fand in Graz $4\,^0/_0$, in Norddeutschland $15-16\,^0/_0$ Darmprimärkomplexe. M. LANGE verzeichnet in Leipzig — allerdings vorwiegend an Kindermaterial — $26,8\,^0/_0$ Darmlokalisation, SCHÜRMANN bei gemischtem Material in Dresden $11,93\,^0/_0$. ST. ENGEL in Dortmund $14\,^0/_0$.

Hinsichtlich der Zusammensetzung des Komplexes selbst hat besonders BLUMENBERG atypische Fälle beschrieben. Auf Grund dieser seiner Befunde geht er sogar so weit, die Typizität der Veränderungen als allgemeingültig primärer zu leugnen und das klassische Bild des Primärkomplexes lediglich für das Kindesalter in Anspruch zu nehmen. Art und Auftreten des Primärherdes sei nicht davon abhängig, ob der zur Entwicklung kommende Herd ein primärer, der Organismus, der erkrankt, ein in bezug auf die Tuberkulose jungfräulicher ist, sondern richte sich nach dem Lebensalter, der verschiedenen Beschaffenheit der Gewebe in der Jugend, dem Reife- und dem Greisenalter.

Der echte Primärkomplex stelle lediglich eine Verlaufsform des frühen Kindesalters dar; je echter er in Erscheinung tritt, um so früher sei er entstanden. Auch die Stärke der Lymphknotenverkäsung zeige einen deutlichen Parallelismus mit dem Lebensalter. Im Säuglings- wie in der ersten Hälfte des Spielalters stellten sie sich so gut wie immer total verkäst dar (im 3. Lebensjahr in $100\,^0/_0$). Schon im fünften Jahr finden sich Totalverkäsungen nur noch in 78,5, im sechsten in 63,3; im siebten in 33,3; im zehnten bis vierzehnten Jahr nur noch in $27,7\,^0/_0$. Die zahlreichen Befunde des Primärkomplexes beim

Erwachsenen bewiesen nur die frühzeitige Erwerbung des Herdes. Später — in der Reifezeit — werden nach Blumenberg die Fälle immer häufiger, in denen man zwar eine kleine käsige Hepatisation in Lage und Form des Ghonschen Herdes fände, in den Lymphknoten dagegen nichts von der kennzeichnenden kompakten Verkäsung und schwieligen Periadenitis vorhanden sei[1]. Hier bestehen dann bestenfalls nur die abortiven Spättuberkel Rankes, die dieser als typisch für die bedingte Teilnahmlosigkeit der Lymphknoten an der isolierten Schwindsucht beschrieben hat. Nach Blumenberg kann auch der Primärherd eine Verallgemeinerung des Prozesses veranlassen, bevor in den regionären Lymphknoten Herdbildung erfolgt — also Durchbrechungen des Cornetschen Lokalisationsgesetzes von der notwendigen Erkrankung des benachbarten Lymphknotens bei Primärinfektion — Vorkommnisse die Blumenberg später mit einigen Tierversuchen Selters belegen will, in denen sich bei Setzung sehr milder Infektion die Meerschweinchenmilz noch vor den örtlichen Lymphknoten des Primäraffekts erkrankt zeigte. Endlich fand Blumenberg im mittleren Lebensalter 23 tödliche Tuberkulosefälle ohne Primärkomplex. Die hier vorhandene Tuberkulose unterschied sich in nichts vom üblichen Bilde der Phthise, so daß irgendwelche Einflüsse auf die Gestaltung der Schwindsuchtsformen von seiten des Primärkomplexes nicht anzunehmen seien. Im Greisenalter werde wiederum der frische Primärherd häufiger, zeige aber ebenfalls nicht die für das Kindesalter typische Drüsenbeziehung, sondern lediglich geringe Beteiligung derselben.

Wir haben eine ausführliche Darstellung und Kritik der Blumenbergschen Auffassungen an anderer Stelle gegeben, auf die wir verweisen[2]. Hier möchten wir uns auf den Hinweis beschränken, daß sehr wohl frische Primärkomplexe in typischer Form jenseits des Kindesalters beobachtet sind. Auch Blumenberg hat sie gesehen, nur anders gedeutet. Puhl allein beschreibt in seinem kleinen Material vier Fälle. Anders hat jüngst 26 Fälle zusammengestellt. In seinem Gesamtmaterial machen nach dem Reifealter erworbene Primärkomplexe $2^0/_0$ der Fälle aus. Bevorzugt ist das 20.—26. Jahr, aber auch im höchsten Greisenalter kommen sie vor. Nach meiner Erfahrung brauchen solche jenseits des Kindesalters erworbene Primärkomplexe nicht zur Ausbildung verallgemeinernder Tuberkulose zu führen, es kommen auch isolierte Phthisen in ihrem Anschluß vor, aber meist sind dann mit solchen kompakte Lymphknotenverkäsungen verbunden, die eine gewisse Schutzlosigkeit vermuten lassen (sog. Pubertätsphthisen, s. dort die Beschreibung und Abbildung einschlägiger Fälle S. 394 ff.). Man vergleiche ferner die Fälle von Gerner, Nowack, Lew, Ranke, Ghon und Roman, Hart, Ghon und Pototschnig, Schürmann (c), Gruber (bei Angehörigen wenig durchseuchter Völkerschaften).

Die weitgehenden Rückbildungen ferner, die der Primäraffekt ebenso wie der komplementäre Lymphknotenbefund erfahren kann und bekanntermaßen auch sehr häufig durchläuft, erhöhen die Schwierigkeiten der Auffindung oft ungemein. Auch das Lymphknotengewebe selbst schwankt ja in seiner Zusammensetzung in weiten Grenzen und ist allen Umbildungsmöglichkeiten des mesenchymatischen Keimgewebes unterworfen, so daß sich auch hier Schwierigkeiten der Auffindung bieten. Kleine intrapulmonale Lymphknoten können leicht übersehen werden (Ghon). Man vergleiche ferner die oben (S. 204 ff.) mitgeteilten Befunde an dem Lymphknotenanteil alter Primärkomplexe, die, wie Beitzke wörtlich sagt, „Blumenbergs Standpunkt seine einzige Stütze

---

[1] Eine Angabe, die neben denen von Kutsukake vereinzelt dasteht. Dieser will unter 121 Fällen 22mal nur den Ghonschen Herd gefunden haben (Technik!).

[2] Pagel (a) S. 93 ff. und Ranke (a) Einleitung S. 23 ff.

rauben". Endlich hat jeder Untersucher Fälle, in denen auch die sorgfältigste Untersuchung nicht zur Entdeckung des Drüsenherdes geführt hat. Schürmann (c) berichtet von 6, Ghon von einem Fall, neuerdings mit Kudlich, von zwei weiteren überdies unsicheren Fällen bei anscheinend späterem Erwerb des Primärherdes (ähnlich auch Puhl). In meinem Material von vorgeschrittenen Tuberkulosefällen kommen auf 100 isolierte Phthisen 2 Fälle, in denen kleine subpleurale, obsolete pneumonische Herde, die als tuberkulöse Primäraffekte hätten angesprochen werden können, ohne gleichsinnige Lymphknotenerkrankung aufgefunden wurden, unter 50 verallgemeinernder Tuberkulose 1 Fall. Dabei sind Unzulänglichkeiten der Technik nicht auszuschließen. Die Lymphknoten wurden von uns nur makroskopisch auf feinen Schnittserien untersucht und meist nicht durchleuchtet. Die angegebenen Zahlen für dieses Vorkommnis, das im Mittelpunkt der Blumenbergschen Beweisführung gegen die Verwertbarkeit des primären Komplexes als typisch primärer Veränderung und für die Abhängigkeit seiner Gestaltung vom Lebensalter steht, berechtigen Blumenberg in keiner Weise, seine Behauptung der Isoliertheit nach dem Kindesalter erworbener Primärherde als allgemein anerkannte Tatsache hinzustellen.

Ebenso kann natürlich der Lymphknotenherd gefunden, der Ghonsche Herd aber auch bei Verwendung aller Untersuchungsverfahren (Röntgendurchleuchtung der Leichenlunge) verborgen sein (Ghon in 7, Puhl in 19 von 122 Fällen (vgl. auch Ghon und Roman). Besonders häufig ist das naturgemäß der Fall, wenn man den Ghonschen Herd in Fällen fortschreitender Lungenphthise sucht. Hier ergaben sich in meinem Material unter 100 Fällen isolierter Lungenphthise 22, und unter 50 verallgemeinernder Lungentuberkulose sogar 10 Fälle, in denen zwar typische primäre Lymphknotenherde, nicht aber der Primäraffekt selbst aufgefunden werden konnte. Ausgedehnte Zerfallshöhlen in ihrem Quellgebiet gaben die naheliegende Erklärung für das Fehlen des Ghonschen Herdes.

Tabelle 1. Unter 100 Fällen isolierter Phthise (III) und 50 Fällen verallgemeinernder Tuberkulose (II) finden sich im Tuberkulosekrankenhaus der Stadt Berlin in Sommerfeld (Osthavelland) (1927—1930):

Vollkommene typische Primärkomplexe		Lymphknotenherde ohne Ghonsche Herde		Ghonsche Herde (?) ohne Lymphknotenherde		Kein Primärkomplex bzw. P.-K. nicht aufgesucht	
II	III	II	III	II	III	II	III
35	70	10	22	1	2	4 (3 mal,	6 3 mal nicht genau gesucht)

Tabelle 2.

	II (50 Fälle)	III (100 Fälle)
Mehrfacher Primärkomplex	4	4
Mehrfache Ghonsche Herde	4	4
Ghonsche Herde in Ausstoßung begriffen bzw. innerhalb von Induraten.	2	12
Komplexherde bis hinauf zum Venenwinkel (Paratrachealknoten).	4	8
Gekröselymphknoten-Primärkomplex	2	12
Puhlsche Herde	18	22
Kehlkopftuberkulose	8	54
Darmtuberkulose	14	76

Worin man Blumenberg in seiner Beweisführung aber vor allem nicht Folge leisten kann, ist die Inanspruchnahme beschränkter, subpleuraler Käseherde ohne gleichsinnige Drüsenerkrankung als Primäraffekte. Als solche dürfen eben nach allen Erfahrungen des Tierversuchs und der Leichenbeobachtung nur solche mit Sicherheit angesprochen werden, die das typische Bild von Quellgebiets- und entsprechendem Drüsenherd darbieten. Will man dieses Bild in seiner Allgemeingültigkeit als dogmatisch hinstellen bzw. stark einschränken, so sind für die als Beweis dienenden abweichenden Befunde noch andere Merkmale der Primärerkrankung beizubringen als die Lage an den von Primärherden sonst bevorzugten Stellen, sowie unter der Pleura, die geringe Ausdehnung, der käsig pneumonische Bau und die Abkapselung der Herde. Erfahrungsgemäß läßt sich von solchen solitären Herden nichts aussagen, da ihre geweblichen und grob-anatomischen Kennzeichen allen möglichen anderen, auch nicht primären tuberkulösen Lungenveränderungen zukommen können. Das scheinbare Alter trügt oft ungemein, da nachweislich jüngere Herde viel weitergediehene reparative Phasen aufweisen können als ältere. Ebenso trügt die Größe bzw. Kleinheit und Beschaffenheit der Herde (Verkalkung).

Die Blumenbergschen Einwände betreffen mithin Ausnahmebefunde, die nicht in der Lage sind, die Pathognomonität des Primärkomplexes zu erschüttern. Abweichende Fälle kommen in der Tat vor, es mag sein, daß sie sich in einem großen Material manchmal häufen können.

Des weiteren hat sich Blumenberg (b) beklagt, daß Aschoff, angeblich auf Grund irreführender Angaben von Pagel, ihm die Behauptung häufigeren Vorkommens „später erworbener Primäraffekte" in „abweichender atypischer Gestalt" und „bereits primär in Form richtiger Phthise" unterschiebe. Diese Primärherde böten vielmehr stets — gleichgültig in welchem Lebensalter sie auftreten — das typische Bild der umschriebenen käsigen Pneumonie dar. Der Primärkomplex dagegen, also der Drüsenanteil, zeigte nach wie vor eine Abhängigkeit vom Lebensalter. Indessen werden im Mittelpunkte der Blumenbergschen Beweisführung diejenigen Fälle ausgewertet, in denen vorgeschrittene kavernöse Lungentuberkulosen alte Primärkomplexe angeblich vermissen lassen. Aus diesen Fällen behauptet Blumenberg beweisen zu können, daß die Lehre vom immunisierenden Einfluß des Primärkomplexes unhaltbar ist. In einem nicht geringen Teil dieser Fälle werden Kavernen mit verkäster oder bindegewebiger Wand als Primärherde angesprochen, da ein alter Primärkomplex bzw. nur Primärherd vorhanden war. Was liegt hier anderes vor, als ein „später erworbener Primäraffekt..." in „abweichender atypischer Gestalt" und bereits primär in Form richtiger Phthise, eine Kennzeichnung, wie Pagel sie gab und wie sie von Blumenberg bemängelt wird? Man wird nicht behaupten können, daß die typische Gestalt des Primärherdes durch den Bau einer Schwindsuchtskaverne erfüllt wird. Daß aber dieser Schwindsuchtskaverne ein typischer Ghonscher Herd ehemals zugrunde gelegen hat, wäre durch nichts anderes zu beweisen, als durch die von Blumenberg für diese Fälle abgeleugnete Lymphknotenbeziehung. Nach Blumenbergs Deutung spielt ja hier der Primäraffekt gleichzeitig die Rolle des die Schwindsucht einleitenden zerfallenden „Reinfekts", er tritt also „bereits primär in Form richtiger Phthise" auf.

Des weiteren betont Blumenberg (d) in seiner Originalarbeit den in späterem Lebensalter erworbenen Primäraffekt ohne gleichsinnige Lymphknotenerkrankung. Er versucht, diesen auf Grund der gleichen anatomischen Eigenschaften festzustellen, wie sie der typische Primäraffekt außer der Drüsenbeziehung zeigt (grobe verkäste Läppchenpneumonien mit erhaltenem Elastinfasergerüst, meist auch mit Abkapselung) und schildert einen solchen als primär angesprochenen Herd als Typus der primären Veränderung bei Erwachsenentuberkulose.

Im Gegensatz dazu ist das bisher allein sichergestellte und typische Merkmal der Gestalt des Primärherdes als wirklich erster anatomischer Veränderung die gleichsinnige Lymphknotenbeteiligung. Pagel war daher ebenso wie Aschoff sehr wohl berechtigt, in der Vernachlässigung der Lymphknotenerkrankung durch Blumenberg die Behauptung einer abweichenden atypischen Gestalt für Blumenbergs primäre Herdbildung bei Erwachsenen anzunehmen. Daß diese Abweichungen sich nebenbei oft genug auch noch bei Blumenberg auf andere mehr einzelne Punkte erstrecken, die Blumenberg allerdings nicht als Abweichungen vom Typus ansehen mag (so z. B. die abweichende Spitzenlage des Primäraffektes mit steigendem Lebensalter, die nur ausnahmsweise verwirklichte Lage des Primärherdes in ruhendem Gewebe im Greisenalter u. a.) wird gelegentlich an anderer Stelle des weiteren zu erörtern sein.

Kritik der Häufigkeit tuberkulöser Befunde in den Lungen und den dazugehörigen Lymphknoten.

Bekanntlich weichen die Angaben über die Häufigkeit tuberkulöser Veränderungen im menschlichen Körper in erheblichen Grenzen von einander ab. Wir geben eine Zusammenstellung der am meisten bekannt gewordenen Untersuchungen aus der neuesten Zeit (Tab. 3). Da es sich hier überwiegend um tuberkulöse Herde oder ihre Ausheilungsprozesse in der Lunge oder den bronchalen Lymphdrüsen handelt, so muß kurz ein Wort zu diesen Feststellungen gesagt werden.

Statistik.

Tabelle 3. (Nach Schürmann [c].)

Autor	Untersuchte Anzahl	davon							
		unter 18 Jahren				über 18 Jahre			
		Gesamt	Ohne anatomische Tuberkulose	Anatomische Tuberkulose	Tuberkulose %	Gesamt	Ohne anatomische Tuberkulose	Anatomische Tuberkulose	%
Schlenker	1000	ohne Angabe des Alters 66 Fälle mit anat. Tbk.							
Naegeli	500	19	18	1	5	76	8	68	90
		15	12	3	25	95	3	92	97
		47	38	9	24	189	3	186	98
Burkhardt	1452	190	118	72	38	1262	113	1149	91
		(unter 16 Jahren)				(über 16 Jahre)			
Lubarsch b) (Posen)	1820	298	236	62	20,8	1522	482	1040	69,1
Lubarsch (Zwickau)	322	43	31	12	27,9	279	178	101	36,2
Lubarsch (Düsseldorf)	2777	992	844	148	14,91	1785	671	1114	62,4
		(unter 16 Jahren)				(über 16 Jahre)			
Beitzke	901	198	144	54	27,3	703	294	409	58,2
		(unter 16 Jahren)				(über 16 Jahre)			
Reinhardt	432	72	51	21	29,16	360	13	347	96,38
Puhl	131	17	5	12	29,41	114	4	110	97
		(unter 14 Jahren)				(über 14 Jahre)			
Hesse	500	127	102	22	17,32	373	105	268	71,8
Schürmann	1000	88	37	51	57,95	912	74	838	91,89

Wir sehen, daß die Zahlen, die von den verschiedenen Autoren gefunden wurden, schwanken zwischen 97% und ungefähr 60%; sogar nur 36,2% Tuberkulose ergibt die Statistik von Lubarsch aus Zwickau, die allerdings kein besonders großes Material umfaßt. Es würde sich nun fragen, wie die Unterschiede in dem Befund tuberkulöser Herde im menschlichen Körper in den verschiedenen Gegenden von Deutschland und der Schweiz zu erklären sind.

Da es sich meist um Großstadtbevölkerung handelt, schien es nicht so sehr einleuchtend, die Unterschiede in der Lebensart und im Beruf der untersuchten Personen zu suchen. Helly macht neuerdings diese Verhältnisse wieder verantwortlich, nicht ohne auf Widerspruch zu stoßen (Aschoff, Schürmann, Naegeli, Schmorl), dem Zustimmungen vom seiten Lubarschs, Oberndorfers u. a. gegenüberstehen. Letzterer wendet sich besonders gegen die summarische Mitverwertung von Pleuraschwielen, Narben u. dgl., wie sie vor allem früher gehandhabt wurde. Im einzelnen fand Helly auf den Privatabteilungen der Krankenanstalten 47% Fehlen tuberkulöser Veränderungen und 6% Tuberkulosetode gegenüber 26% Tuberkulosefreien und 22% Tuberkulosetod auf den Allgemeinabteilungen. Mit Helly selbst ist aber diesen Zahlen gegenüber zu bedenken, daß die Einteilung in Patienten der Allgemein- und Privatabteilungen eine Auslese nach der negativen Seite bewirkt. Uns scheint auch deswegen zur Zeit noch kein Schluß von diesen Erhebungen auf die Durchseuchung der Bevölkerung (besonders in Großstädten) zulässig.

Was die Verteilung der tuberkulösen Befunde im menschlichen Körper auf das Alter betrifft, so ergibt sich, daß bis zu 18 Jahren durchschnittlich 58% der Menschen mit Tuberkulose infiziert werden, in den allerersten Lebensjahren ist die Zahl am geringsten und steigt bis zum 18. Lebensjahr immer mehr an. Von da an bleiben die tuberkulösen Befunde, bei denen darauf gerichteten Feststellungen ungefähr gleichmäßig bei über 90%.

Häufigkeit des primären Komplexes.

Die Untersuchungen von Puhl, Schirp, Schürmann, Anders u. a. kommen zu dem hohen Ergebnis von über 90% von Primärinfekten im menschlichen Körper. Das geht noch beinahe über die grundlegenden Feststellungen dieser Art an dem großen Kindermaterial von Ghon und Albrecht hinaus. Was uns hier für die Lungentuberkulose in erster Linie interessieren muß, ist, daß in den verschiedenen Altersklassen die primären Komplexe in der Lunge durchschnittlich in einer Häufigkeit von 70—80% gefunden werden. In weitaus überwiegender Menge in Form alter verkalkter, verschwielter Herde.

Bewertung der sog. Pleuraschwielen.

Bei der Beurteilung alter tuberkulöser Überbleibsel spielen neben den besprochenen Herden in der Lunge mit ihren kalkigen oder versteinerten Einlagerungen noch eine besondere Rolle schwielige Verdickungen in der Pleura in den Spitzenteilen der Lunge. Es dürfte nicht ganz unerheblich sein für die Errechnung der Häufigkeitszahl der Tuberkulose im menschlichen Körper, ob man diese schwielige Verdickungen als sicher tuberkulös mit in Rechnung stellt. Focke, ferner Anders, Gräff aus der Aschoffschen Schule stehen auf dem Standpunkt, daß alle diese chronisch entzündlichen Bildungen tuberkulöser Art seien, entsprechend den eben besprochenen Herden in der Lunge und Lymphknotendrüsen. Die histologische Ähnlichkeit sei eine überzeugende. Ferner haben Loeschcke und Schmincke die gleiche Ansicht vertreten. Dagegen hat Schürmann (c, e, f) Einspruch erhoben, indem er darauf hinweist, daß diese Schwielen schon topographisch der physiologischen Ansammlung der Kohle in der menschlichen Pleura entsprechen, und daß demnach — wenn sichere anderweitige Kriterien fibröstuberkulöser Veränderungen fehlen — angenommen werden kann, daß auch nur die Wirkung der Anthrakose in Form der Bildung eines chronischen schwieligen Gewebes vorliegen kann. Auch Lubarsch, Oberndorfer, ferner Rabl u. a. haben dem Ausdruck gegeben. Wir möchten uns dieser Auffassung durchaus anschließen und es nicht für berechtigt halten, die perlmutterartig dicken Pleuraschwielen in den Lungenspitzen, wenn gleichzeitig andere manifeste Erscheinungen von Tuberkulose fehlen, als positiv für Tuberkulose zu buchen.

Diese hohen Prozentzahlen in dem Befund primärer Komplexe im Körper überhaupt und in der Lunge rechtfertigen das Schlußergebnis, daß in fast allen Fällen von Tuberkulose ein solcher primärer Komplex als erste Einfallspforte der Tuberkulose angenommen werden müsse, und daß es eben nur durch die Unvollkommenheit der Technik unmöglich sei, die noch etwa verbleibenden 4% der Fälle, wo der primäre Komplex nicht aufgefunden wurde, in dieser Richtung aufzuklären. Ganz in Übereinstimmung damit hat auch schon früher Ghon (a) eine solche Restzahl unklarer Fälle aus seinem großen Material ausschalten müssen.

Extrapulmonale Primärkomplexe.

Obgleich es nicht ganz in den Rahmen der anatomischen Befunde bei der Lungentuberkulose gehört, erscheint es doch (wegen der Frage der Infektionswege der Lungentuberkulose) angezeigt, kurz über die neueren Ergebnisse des Nachweises extrapulmonaler Primärkomplexe zu berichten. — Naturgemäß nehmen unter den Befunden der extrapulmonalen Primärkomplexe die Feststellungen im Darm und an den Gekröselymphknoten die erste Stelle ein. Bekanntlich findet man häufiger nur in den Mesenterialdrüsen frische und alte tuberkulöse Einlagerungen, die den Anforderungen des primären Komplexes entsprechen, wie das auch unseren Erfahrungen bei früheren Untersuchungen bei Kindern entspricht. Die Häufigkeit primärer Darmkomplexe ist nach den Erhebungen GHONs etwa auf 4—7, nach PUHL etwa auf 10, nach BEITZKE auf 4—16$^0/_0$, nach M. LANGE sogar auf 26,8$^0/_0$ zu beziffern. SCHÜRMANN gibt etwa 12$^0/_0$ an. In unserem Material von 150 Fällen von Lungentuberkulose bestanden 14 Primärkomplexe im Darm, davon 12 bei isolierter, 2 bei verallgemeinernder Tuberkulose, eine Zahl, die der SCHÜRMANNschen weitgehend nahe kommt. Sonstige seltenere Lokalisationen des Primärkomplexes sind: Gaumenmandeln, Mittelohr, Bindehaut, Haut, Zirkumzisionswunde u. a. m. (Zusammenstellung bei SCHÜRMANN und PAGEL.)

Statistik.

Für die Auffindung der statistischen Werte ist die Differentialdiagnose zu berücksichtigen. Es kommt zwar nur selten vor, daß kalkig steinige Herde in der Lunge nicht tuberkulösen Ursprungs sind. Doch gibt es fraglos Fälle, in denen die Entscheidung schwer, wenn nicht unmöglich ist. Genaue mikroskopische Untersuchung, wie sie BLUMENBERG vorgenommen hat, wird hier meist weiterführen, als bakterioskopische oder kulturelle Erhebungen, da — wie GOERDELER mit Recht hervorgehoben hat — in den vielen negativen Fällen mit einer nachträglichen Vernichtung der Bazillen in den alten Herden zu rechnen bleibt. Das haben jüngst erst wieder die Feststellungen von OPIE und ARONSON, ebenso die von SCHRADER (unter HENKE) gezeigt. Die Technik einschlägiger Untersuchungen bedarf jedoch der Vervollkommnung (vgl. S. 189).

Immerhin ist die Anzahl positiver Fälle in den Untersuchungen von LUBARSCH, SCHMITZ, RABINOWITSCH u. a. beachtlich. So fand LUBARSCH (a, d) mit Hilfe des Tierversuchs von 30 Kalkherden 13 positiv und 12 negativ, von 9 Kreideherden 6 positiv, also 75$^0/_0$, von steinhartem Material in 17 Fällen 6 positiv, also 35,3$^0/_0$ (vgl. auch KURLOWs 20 positive Ergebnisse unter 26 untersuchten, allerdings nur teilweise verkalkten Herden). RABINOWITSCH hatte 44$^0/_0$ positive Befunde in verkalkten, 63 in verkästen; SCHMITZ 75$^0/_0$ in verkreideten, 26,9$^0/_0$ in verkalkten Lymphknoten. Allerdings ist mit der Meerschweinchenvirulenz der gefundenen Bazillen noch nicht ihre Menschenvirulenz bewiesen. Außerdem sind die Bazillen künstlich aus ihren Schlupfwinkeln durch Zerkleinern der Herde isoliert (vgl. auch die negativen Befunde von WEBER). Totale Drüsenverkalkungen sind mit BLUMENBERG als von vornherein tuberkuloseverdächtig zu betrachten. Auch die schwielige Kapselverlötung ist ein wichtiges Zeichen.

In der Lunge selbst kommen verkalkte Chondrome, Osteome, Infarkte, Verkalkung elastischer Fasern, die razemöse Knochenbildung, Knorpelstückchen in der Pleura, nach HANSEMANN von den Rippenknorpeln abzuleiten, die „Kalkmetastase" (Bimssteinlunge), Verkalkung in Tumoren sowie die Tracheopathia osteoplastica ASCHOFFs in Betracht (vgl. unseren Hinweis auf die Untersuchungen POLLACKs oben S. 212). Auch mit dem selteneren Auswurf von Uraten bei

Gichtkranken (Bernstein), sowie von Zystinkonkrementen, wie sie Lubarsch in einer bronchektatischen Kaverne fand, wäre zu rechnen.

Irreführende Bilder können in den Lymphknoten der Lungenpforte alle möglichen Infektionen abgeben, obschon auch hier der Beweis des Zusammenhanges nicht immer einleuchtet, so z. B. in den Feststellungen Goerdelers. Drüsenverkalkungen nach Grippe (Goerdeler, Blumenberg), Scharlach, Abszeßverkalkungen, z. B. durch Cladothrix hervorgerufen (Eppinger), Schmarotzer (Pentastomen u. a.), verkalkte Lymphthromben (Goerdeler) u. a. m. kommen hier in Frage. Vor allem aber die Bilder bei Pneumonokoniosen. Diese pflegen aber mit Tuberkulose vereinigt zu sein. Die Entscheidung zwischen einfach anthrakotisch-koniotischen und fibrös gewordenen tuberkulösen, sekundär imprägnierten Herden kann unmöglich sein. Wir kommen darauf seinerzeit ausführlich zurück.

2. Lungentuberkulose bei verallgemeinernden Formen.

Die Abtrennung der Lungenveränderungen im Verlauf verallgemeinernder Tuberkulose von der organisolierten typischen Lungenschwindsucht bedeutet für die Morphologie und Klinik der Tuberkulose nicht mehr und nicht weniger als die Auffindung des leitenden Prinzips bei der entstehungsgeschichtlich und nicht bloß nach zufälligen Merkmalen gerichteten Einteilung und Gruppierung der verschiedenen Formen. Sie geht zurück auf Bemühungen, die Tuberculosis ulcerosa (bzw. ulcero-fibrosa) bei verallgemeinernder, insbesondere sogenannter chirurgischer Tuberkulose, der Tuberculosis caseosa (bzw. fibrocaseosa), der käsigen Lungenschwindsucht gegenüberzustellen (Namengebung von Bard-Piéry). Im einen Falle gab mithin das Fehlen, im anderen das Vorhandensein grob käsiger Veränderungen den Ausschlag. Ganz ähnlich hatte 100 Jahre vorher Vetter die geschwürige oft noch der Heilung zugängliche „Lungensucht" von der käsigtuberkulösen Lungenschwindsucht unterschieden. Es ist das große Verdienst W. Neumanns (Wien), den Gedanken Bard-Piérys aufgegriffen und zur Grundlage eines klinischen Systems gemacht zu haben, an dem die Geschlossenheit des Ganzen wie die Durcharbeitung bis in alle semiotischen Einzelheiten gleich bewunderungswürdig und originell ist. Wir werden auf das Neumannsche System, dessen Anwendung große persönliche Erfahrung und Zurückhaltung erfordert und daher leicht mißbraucht werden kann, unten ausführlich zurückkommen. — Die Bestrebungen Neumanns gehen weite Strecken parallel denen von K. E. Ranke. Auf klinisch-röntgenographischem Felde haben Grau, Diehl, Fleischner, May, Simon, Klingenstein u. a., auf pathologisch-anatomischem Schürmann und Pagel den Versuch einer Ausgestaltung, Ergänzung und begrifflichen Deckung der verschiedenen klinischen und anatomischen Bilder gemacht.

Ehe wir auf diese eingehen, ist Möglichkeit, Zweckmäßigkeit und Notwendigkeit der Trennung generalisierender und organisolierter Lungentuberkuloseformen aufzuweisen. Es ist darzulegen, daß das Bild der Lungenveränderungen bei generalisierender Tuberkulose, bei Meningitis, Miliartuberkulose, Knochen- und Gelenks-, Sinnesorgan-, Urogenitaltuberkulose usf. wirklich ein besonderes, auf dem Sektionstisch wie unter dem Mikroskop als solches erkennbares ist. Ferner: Lassen sich die genannten verallgemeinernden Tuberkulosen von der organisolierten Phthise abtrennen oder neigt nicht auch diese nach Erreichung einer bestimmten Ausdehnung zur Verallgemeinerung? Endlich: Finden wir nicht auch oft genug im Verlauf der verallgemeinernden Tuberkulose ausgedehnte käsige Organzerstörungen, die von denen bei isolierter Schwindsucht nicht zu unterscheiden sind?

Diese Fragen hat neuerdings BLUMENBERG gestellt und in dem Sinne beantwortet, daß die von uns angegebene Unterscheidung nicht möglich ist. Nach ihm nimmt die Verallgemeinerung im Verlauf der chronisch indurierenden Lungentuberkulose mit steigendem Lebensalter zu. Bei chronisch vorwiegend indurativer Tuberkulose ist nach BLUMENBERG Generalisierung sehr häufig.

Als Zeichen der Verallgemeinerung dürfen dabei die sog. abortiven Spättuberkel in Milz, Leber und Lymphknoten nicht gewertet werden, wie sie auch viele Fälle isolierter Organphthise im Endstadium, besonders nach hinzugetretener Darmtuberkulose aufweisen. (Ihre Zahl ist übrigens nach meinen Erfahrungen bei weitem nicht so hoch wie die BLUMENBERGs.) Denn damit begeht man eine Verschiebung der Definition des RANKEschen Begriffs der „isolierten Phthise". Diese umfaßt ausdrücklich die abortiven Metastasen, die Spättuberkel. Nur die größeren Konglomerattuberkel, die käsigen Ausgüsse physiologischer Räume und ähnliches in entfernten Organen, die als nicht abortiv zu bezeichnen sind, stellen den betreffenden Fall in die Reihe der verallgemeinernden Tuberkulosen. Jeder, der einige Sektionserfahrung besitzt, weiß, was hiermit gemeint ist, auch wenn sich ein allgemein verbindlicher, in Zahlen ausdrückbarer Maßstab für das Abortive und Nichtabortive natürlich nicht angeben läßt. Streicht man die Fälle von Lungenschwindsucht mit abortiven Spättuberkeln, wie es sich nach der Begriffsbestimmung gehört, aus der Reihe der verallgemeinernden Formen, so bleibt nur noch eine kleine Gruppe von Fällen anscheinend käsiger Lungenschwindsucht mit gleichzeitigen nicht abortiven Fernmetastasen und auch kompakten Lymphknotenverkäsungen übrig. Aber selbst bei solchen Fällen zeigt Art und Ausbreitung der Lungenschwindsucht, wenn sie nicht in einem späten Stadium erfaßt wird, Züge, die vom Gewöhnlichen der isolierten Organphthise abweichen. Auf die genetische Einreihung solcher Scheinformen von Organschwindsucht mit Metastasen kommen wir unten (S. 420 ff.) zurück.

Im allgemeinen zeigen die Lungenveränderungen bei verallgemeinernder Tuberkulose ein recht kennzeichnendes Gesamtbild. Nach SCHÜRMANN kommt hinzu: Verhältnismäßig häufige Beteiligung der Serosen (ohne Abhängigkeit vom Lebensalter) und Ausbleiben der Versteinerung des Primärkomplexes. Den $9,6\%$ altkäsig-kalkigen und $90,4\%$ steinigen Herden bei isoliertem Primärkomplex stehen $16,4\%$ käsige, $21,8\%$ altkäsig-kalkige und $56,4\%$ steinige Primärherde gegenüber, woraus sich allerdings kein bestimmender Einfluß von Beschaffenheit und Reichweite des Primärherdes auf Eintritt oder Ausbleiben der Verallgemeinerung ergibt.

In meinen 50 Verallgemeinerungsfällen aus dem Städtischen Tuberkulosekrankenhaus („Waldhaus Charlottenburg") in Sommerfeld war nur eine Beobachtung, in der mit frischer — endogener — Exazerbation eines altkäsigkalkigen Primärkomplexes zu rechnen war.

Es hatte sich um einen 25 jährigen Mann gehandelt, der außer einem kreidigkalkigen PUHLschen Herd in der linken Spitze, glatt- und käsig-pneumonischen Herden in beiden Oberlappen, einem auffallend gereinigten Kavum im Gebiet des dorsalen Bronchiolus horizontalis ausgedehnte Verkäsung der Bifurkationslymphknoten und Paratracheallymphknoten bis zum Venenwinkel mit eingelagerten und kaum abgrenzbaren Kalkherden sowie faustgroße käsige Leberpforten- und peripankreatische Lymphknotentumoren sowie stärkste Erweiterung beider Herzkammern zeigte, die zwanglos auf das Vorhandensein der Drüsengeschwülste zu beziehen war. Obschon in der Hauptsache lymphogene Verbreitung der Lungentuberkulose (zum Teil durch die Zwerchfellanastomosen) vorauszusetzen ist, möchten wir diesen Fall zu den generalisierenden Formen stellen vor allem wegen der außerordentlichen Ausbreitung der — lymphogenen — Metastasen. Anscheinend hatte hier ein spät erworbener Primärkomplex zu rascher Lungenzerstörung und weitgehender Lymphknotentuberkulose geführt („Pubertätsphthise", s. Röntgenbild des Falles S. 256).

Nur 5 weitere Beobachtungen aus meinen 50 Generalisationsfällen zeigten nicht versteinerte Primärkomplexe. Sie betrafen sämtlich Kleinkinder mit frischer Verallgemeinerung bzw. sequestrierendem und örtlich proliferierenden Primärkomplex. Die übrigen 44 Fälle boten mit Ausnahme von 4, bei denen nicht genau genug nachgesehen sein dürfte, sämtlich verkalkte und versteinerte Primärherde dar. Auch mikroskopisch ließen sich hier Anzeichen für unmittelbare Fernmetastasierung aus dem Primärkomplex nicht auffinden. Die in der Mehrzahl der Fälle in den Lymphknoten vorhandenen Tuberkel bzw. Käseherde mußten nach Lage der Verhältnisse stets auf die frischen Lungenveränderungen bezogen werden.

Tabelle 4. Fernmetastasen in 50 Fällen von verallgemeinernder Tuberkulose.

Knochengelenke	Hirnhaut	Nebennieren	Urogenitalapparat	Miliartuberk.	Herz u. Gefäße	Serosen	Milz
20	18	8	10	6	4	2	2

Tabelle 5. Von 50 Verallgemeinerungsfällen hatten besondere Züge im Bilde der Lungenveränderungen:

Miliare Aussaaten	Emphysemtuberkulose	Perifokale glatte Pneumonien	Lochkavernen	Lappenrandzirrhosen	Sa.
10	6	4	8	6	34

Von Fernlokalisationen waren in unserem Material in erster Linie die Knochen und Gelenke betroffen (20 Fälle), es folgen Hirn- und Hirnhäute (18 mal), dann die Urogenitalorgane (10 mal), die Nebennieren (8 mal), die Lymphknoten (6 mal), miliare Aussaaten (6 mal), schließlich Herz und Gefäße, Serosen, Milz.

Die besonderen Züge der Lungenveränderungen bei verallgemeinernder Tuberkulose bestehen nun nach unseren Erfahrungen im Vorhandensein gleichmäßiger miliarer Aussaaten, die sich zum Teil mikroskopisch als lymphangitische Veränderungen darstellen, ferner gleichmäßigen Emphysems (Abb. 64, 65, 66), glatter Pneumonien als perifokaler Infiltrierungen kleiner allem Anschein nach hämatogener exsudativ nekrotischer Herde (Abb. 70), gereinigter Lochkavernen (Abb. 67) und von Lappenrandzirrhosen (Abb. 61, 62), für die sich die Entwicklung aus miliaren fibrösen und lymphangitischen Tuberkeln meist noch nachweisen läßt („Tuberculosis fibrosa densa", hervorgegangen aus einer „Miliaris discreta" nach W. Neumann). Wir geben unten S. 236 ff. die ausführlichere Beschreibung der in Rede stehenden Veränderungen an Hand der Abbildungen 60 bis 75.)

Ähnlich gibt Schürmann als Kennzeichen der Lungenveränderungen bei verallgemeinernden Tuberkulosen an: Disseminierte Herde teils größeren Kalibers mit 13,8%, teils kleineren und oft durch feine Lymphgefäßnetze verbundene (Lymphangitis reticularis) mit 9,2%, lochartig gestanzte Kavernen mit 3%, Zurücktreten von Aspirationsherden sowie käsige Bronchitis mit 4,6%. Also in 44,6% dieser Fälle auf den ersten Blick kennzeichnende Veränderungen!

Noch größer ist der Anteil in meinem Material. Unter meinen 50 Fällen zeigten 10 die gleichmäßige miliare Aussaat, 6 das Bild der hämatogenen

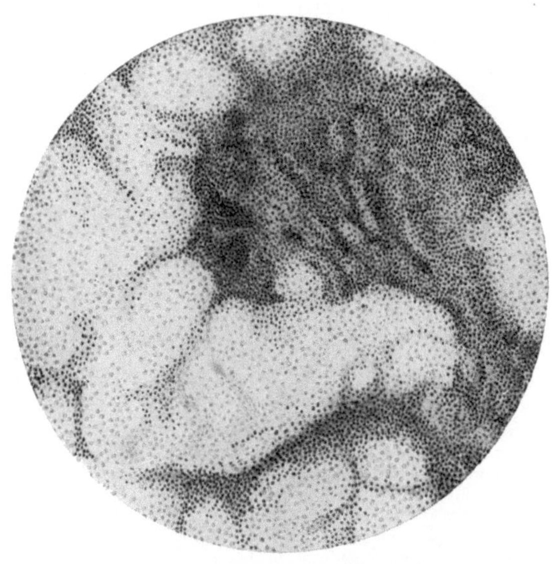

Abb. 44. Großzellige Hyperplasie eines paratrachealen Lymphknotens bei proliferierendem Primärkomplex. Ausfüllung der Sinus mit wucherndem Epitheloidzellengewebe (im Gegensatz zu dem abgestoßenen Zellmaterial beim Sinuskatarrh, vgl. Abb. 159, 160). Fehlen von Riesenzellen und perifokaler Entzündung (im Gegensatz zum Lymphknotentuberkel).
(Sammlung Prosektur Städt. Tuberkulose-Krankenhaus Waldhaus Charlottenburg.)

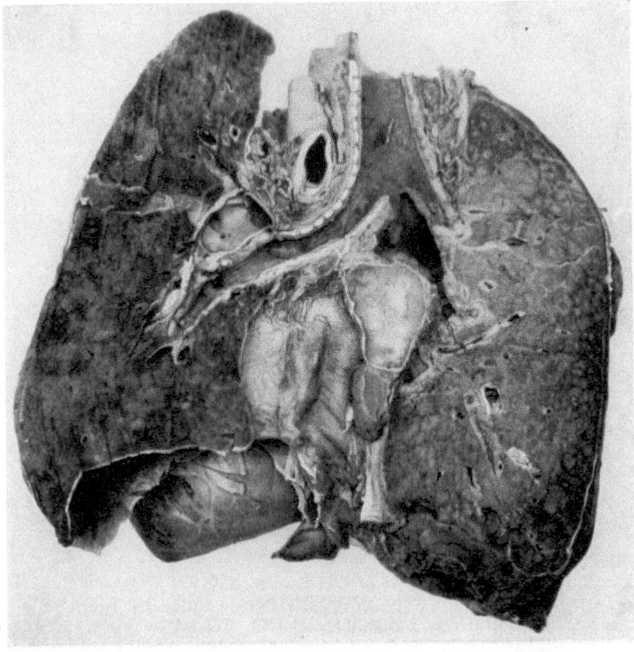

Abb. 45. Durchbruch des Bifurkationslymphknotens in den rechten Hauptbronchus. $3^{1}/_{2}$jähriges Kind. Primäre Kaverne des ganzen rechten Oberlappens (vgl. Abb. 42). Isolierte käsige Aspirationspneumonien der Lungen.
(Sammlung Prosektur Städt. Tuberkulose-Krankenhaus Waldhaus Charlottenburg.)

Emphysemtuberkulose, 4 glatte Pneumonien, die sich histologisch als Infiltrierungen um kleine Herdkerne erwiesen, 8 gereinigte, lochartig gestanzte

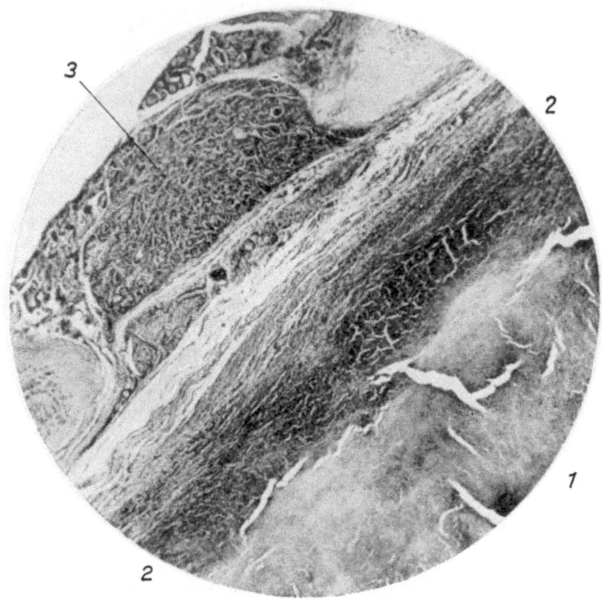

Abb. 46. Verkäsende Periadenitis (2). Fortschreitende Verkäsung des Lymphknotens (1). Übergang der perifokalen Entzündung auf eine benachbarte Schleimdrüse (3). (Nach Ranke [a, c] 1916.)

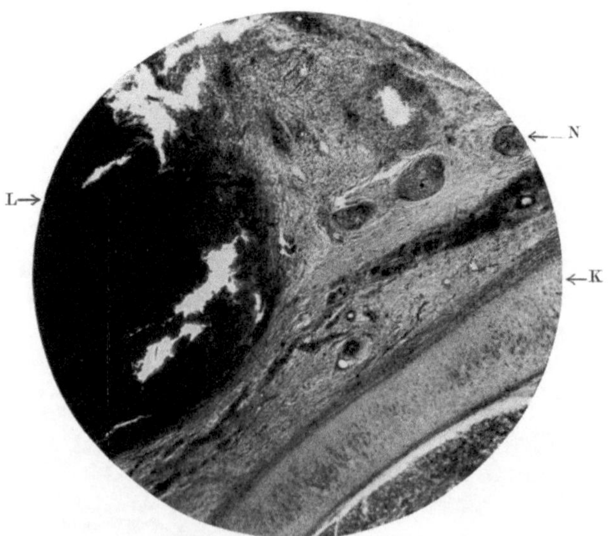

Abb. 47. Verkalkter Hiluslymphknoten (L) in unmittelbarer Nähe des Bronchalknorpels bei k und der Nervenstämme der Lungenwurzel (N). Schwache Vergrößerung. (Sammlung Prosektur Städt. Tuberkulose-Krankenhaus Waldhaus Charlottenburg.)

Kavernen, 6 Lappenrandzirrhosen. Diesen 34 durch ihre typischen hämatogenen Veränderungen herausgehobenen Fällen stehen nur 16 gegenüber mit dem gewöhnlichen Bilde der Schwindsucht.

Noch deutlicher wird der Unterschied, wenn man den Hundertsatz von Kehlkopf- und Darmtuberkulose (als typischer Todesursache der Fälle von isolierter Schwindsucht) ausrechnet. Bei SCHÜRMANNs Generalisationsfällen bestanden sie in etwa 45—50%. Bei uns haben Kehlkopftuberkulose unter 50 Generalisationsfällen 8, unter 100 isolierten Lungenphthisen 54, Darmtuberkulose 14 verallgemeinernde und 76 isolierte.

Ferner fand sich in meinen Verallgemeinerungsfällen nahezu die doppelte Anzahl abortiver lobular käsiger Herde („Reinfekte") der Obergeschosse im Sinne PUHLs, wie überhaupt bei den verallgemeinernden Formen der Entwicklungsgang der Lungenveränderungen aus älteren Prozessen besonders der Spitzengegend viel leichter zu erheben war als bei den isolierten Formen, bei denen die älteren Veränderungen viel stärker gewesen sein müssen.

Besonders bemerkenswert aber erscheint uns das an unserem Erwachsenenmaterial einwandfrei hervortretende starke Überwiegen der Aszendententuberkulose bei den isolierten Formen. Bei diesen kommen 30—40 auf 100, während auf 100 verallgemeinernde Fälle nur 2—4 entfallen[1].

Wir glauben, daß hier das Material vorliegt, das Trennung und gesonderte Bearbeitung der verallgemeinernden und isolierten Formen nicht nur rechtfertigt, sondern fordert.

Gehen wir nunmehr zu den Einzelbildern über, so sind 1. die in unmittelbarem Anschluß an den Primärkomplex entstehenden und mit ihm örtlich zusammenhängenden Veränderungen bei Verallgemeinerung der Tuberkulose zu betrachten. Sodann 2. die subakuten und subchronischen Formen einschließlich der Miliartuberkulose als oft auch spät einsetzender Verallgemeinerungsform. Endlich 3. die chronischen Generalisierungen — „chirurgische Tuberkulosen" — [sog. protrahierte progressive Durchseuchung (SCHÜRMANN und DIEHL)].

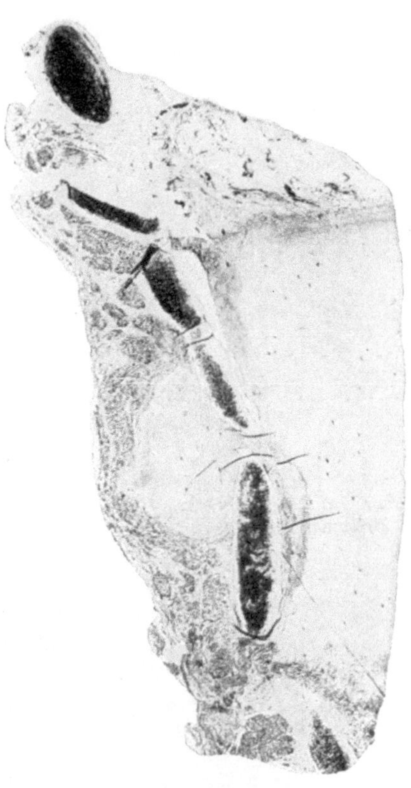

Abb. 48. Beginnender Durchbruch einer verkäsenden Drüse zwischen zwei Knorpeln, deren Perichondrium vollständig verkäst ist. In der Lücke zwischen den Knorpeln greift die Verkäsung auf die Schleimhaut über. Die Lichtung des Bronchus ist noch nicht erreicht. (Nach RANKE [a, c] 1916.)

1. Bei den akuten Frühgeneralisierungen fällt häufig am Primärkomplex eine besondere Ausbildung und Menge von Resorptionstuberkeln auf. Man begegnet einer „wuchernden knötchenförmigen Tuberkulose" (RANKE). Die Tuberkel sitzen überall dort, wo man bei den abheilenden Formen die Bindegewebsentwicklung findet. Am GHONschen Herd selbst haben sich entweder keine Veränderungen vollzogen oder aber er zeigt konzentrisches Wachstum in die Umgebung, auch ausgedehnten Zerfall und stellt sich dann in Form der primären Kaverne dar (Abb. 42, 43). In den Lymphknoten besteht die typische kompakte Verkäsung der Komplexlymphknoten, oder aber weiter entfernt vom

---

[1] Bei kindlicher Tuberkulose liegen die Verhältnisse anders.

eigentlichen Herd und meist als Teilerscheinung langsamer und geringfügig
verallgemeinernder Prozesse, eine eigenartige Form, die E. Ziegler-Rankesche
großzellige Hyperplasie (Abb. 44).

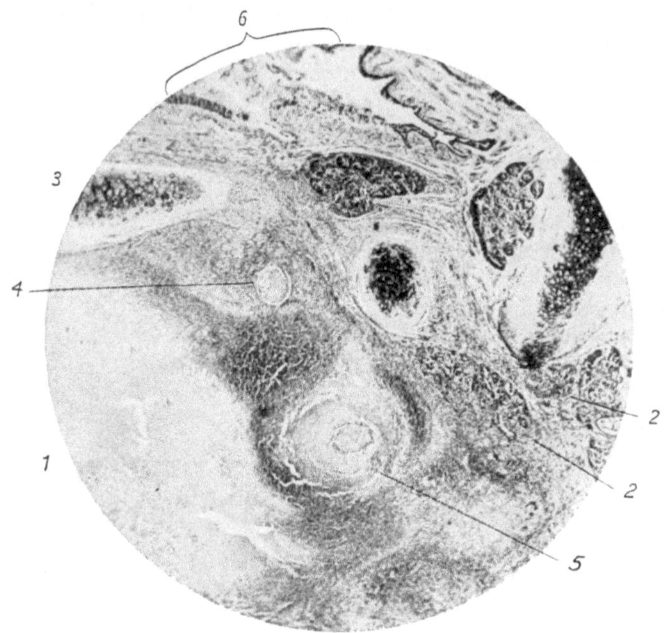

Abb. 49. Auf die Bronchen übergreifende Lymphknotenverkäsung (1). Schleimdrüsen (2) sowie
Bronchalknorpel (3) gehen in der perifokalen Entzündungszone unter. Bei 4 Umgreifen eines Nerven,
bei 5 eines Gefäßes. (Nach Ranke [a, a] 1916.)

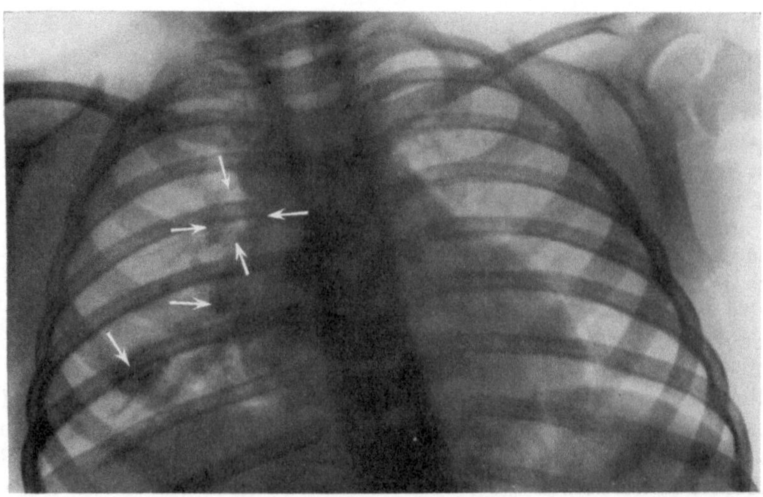

Abb. 50. Frischer Primärkomplex. Ghonscher Herd rechts unten (ein Pfeil). Im Lymphknotenabfluß-
gebiet eine (einer Drüse angehörige?) Aufhellung. (Sammlung Städt. Tuberkulose-Krankenhaus
Waldhaus-Charlottenburg.)

Hierbei findet man insbesondere die Sinus erfüllt von großen, blaßkernigen,
nahe aneinanderliegenden Zelleibern, nur selten einmal eine Riesenzelle, keine

Spur von perifokaler Entzündung. Wir vermissen hyperämische, gefäßbindegewebs- und zellreiche Zonen, wie sie an den Rändern oft daneben liegender Lymphknotentuberkel sichtbar sind. Es liegt also kein echter Tuberkel vor, aber auch kein einfacher Sinuskatarrh, da es sich nicht um abgeschuppte Zellen wie bei diesen, sondern um ein zusammenhängendes Epithelioidzellnetz handelt, das aber innerhalb des Sinus gelagert ist.

Als Muttergewebe der großen Gebilde sind die Zellen des intrakanalikularen Retikulums in Anspruch zu nehmen. Wir haben es also mit einem Mittelding von Tuberkel und Sinuskatarrh zu tun.

Das Bild ändert sich, wenn die Lymphknotenverkäsung immer größere Ausmaße erreicht und schließlich zum Durchbruch in benachbarte Hohlgänge, besonders Bronchen führt. Entweder erfolgt direkte Verkäsung der abkapselnden Bindegewebsschichten oder der vordringenden Käsemasse gehen kleinzellige Infiltrationen voraus; das Gewebe der Bronchalwand verfällt weitgehender Nekrose, besonders das Epithel der Schleimdrüsen zeigt sich als erstes geschädigt, während das eigentliche Bronchalepithel immer noch längeren Widerstand bietet (Abb. 48, 49). Fraglos kann die Bronchalwand, vor dem Aufgehen in der Verkäsung noch mit bindegewebiger Wucherung reagieren. Dieser von außen nach innen vorschreitenden käsigen Bronchitis steht eine von der Lichtung ausgehende, sich von innen nach außen fortsetzenden Endobronchitis gegenüber, die ebenfalls hier recht häufig ist.

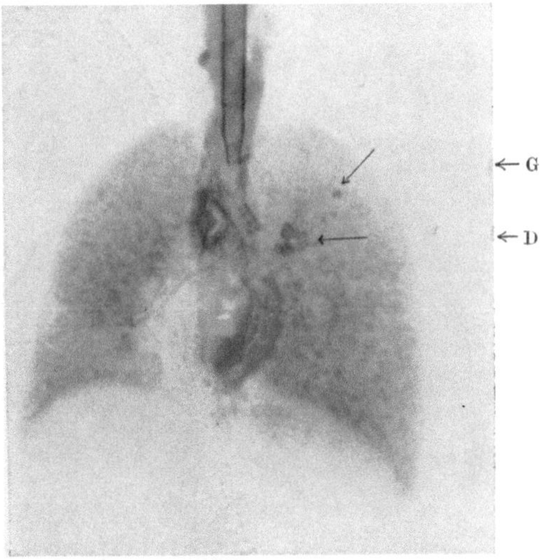

Die Folge derartiger Drüsendurchbrüche sind einmal bronchogene käsige Pneumonien größerer Ausdehnung und von typischer Form. Meist sind es Läppcheninfiltrationen von der typischen, grauweißen Farbe, nicht scharf abgegrenzt, zum Zusammenfließen neigend, oft noch die Anordnung um kleine Bronchaläste — wie die in späteren Verlaufsformen entstehenden käsigen Narkosenpneumonien — verratend (Abb. 42: Herde im Unterlappen). Mikroskopisch besteht Erhaltung der alveolaren Elastikaanordnung bei Ausfüllung der Lungenbläschen mit verkästem oder verkäsendem, großzelligem, vielfach auch von reichlich Leukozyten durchsetzten Exsudat.

← G

← D

Abb. 51. Primärkomplex verkalkt, den Infektionsweg darstellend. Bei G GHONscher Herd, bei D Lymphknotenherd mit paratrachealer Drüsenkette bis zum Venenwinkel. Miliartuberkulose. Röntgenbild der aufgeblähten und getrockneten Leichenlunge. 8jähriger Knabe. (Sammlung Prosektur Tuberkulose-Krankenhaus Waldhaus Charlottenburg.)

Oft bilden diese Formen das Substrat der alten „Hilustuberkulose" (WEIGERT-MICHAEL), die man gern auf unmittelbare Fortleitung des käsigen Drüsenprozesses auf das Lungengewebe bezog. Ein derartiger Vorgang entspricht jedoch nicht der Wirklichkeit. Abgesehen von perifokalen Infiltraten im Lungengewebe um die verkästen Lymphknoten herum (vgl. S. 245ff. „Sekundärinfiltrierung"), die auch gelegentlich auf irgendeinem Wege verkäsen können, pflegen die käsigen Lymphknotenveränderungen keine unmittelbare Fortsetzung auf die Lunge zu erfahren (vgl. GHON).

Hierher gehören zum Teil wohl auch die ausgedehnten käsigen Infiltrationen, wie sie Gruber bei Sektionen von Senegalnegern beobachtet hat — soweit nicht fortgeschrittene Ghonsche Herde in Frage kommen.

Bemerkenswerterweise scheint mit der starken bronchogenen Metastasierung im Anschluß an das Ereignis des Drüseneinbruchs keine erhebliche Streuung auf dem Blutweg parallel zu gehen. Vielmehr bildet sich hier im unmittelbaren Anschluß an den frischen käsigen Primärkomplex eine isolierte käsig pneumonische Phthise (auch schon im Kindesalter) aus (vgl. die in Abb. 42 und 45 dargestellte Beobachtung).

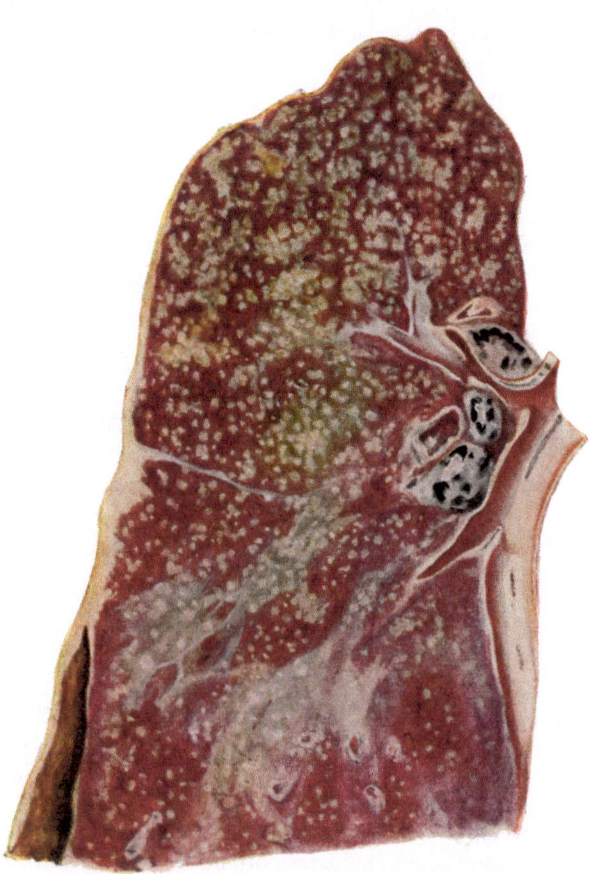

Abb. 52. Akute Miliartuberkulose bei Pleuraschwarte. Einzelherde weniger scharf begrenzt, noch zum Zusammenfließen neigend. (Pathologisches Institut Breslau.)

Auf der andern Seite steht die hämatogene Verbreitung, die miliare Aussaat, die naturgemäß — besonders bei Einbruch in eine Lungenschlagader — vorwiegend die Lunge betrifft. Doch ist wiederum hervorzuheben, daß Drüsendurchbrüche an und für sich unabhängig von der miliaren Aussaat sind. Bei akuten Formen pflegen sie gleichzeitig aufzutreten, bei chronischen pflegt dem Lymphknoteneinbruch eine miliare Herdaussaat vorauszugehen. Doch gibt es sowohl die Miliaris ohne Drüseneinbruch wie diesen ohne die Miliaris (Ranke).

In den geschilderten Fällen pflegt der tuberkulöse Prozeß auf voller Höhe zu stehen. Die Herde zeigen ausgedehnte, oft hämorrhagische, perifokale

Entzündungszonen, großartige Erweichungen beherrschen das Bild, alle nur möglichen Ausbreitungswege werden begangen. Der Herd vergrößert sich ununterbrochen und auf dem Lymphweg. Er streut auf dem Blutwege. Die groben Einbrüche in Bronchen endlich zeigen, daß auch der vierte mögliche Weg, der auf den großen Hohlgängen, in Anspruch genommen, die „intrakanalikulare Metastase" verwirklicht wird.

2. Die Miliartuberkulose ist zwar häufig Begleiterscheinung und auch Todesursache der eben besprochenen akuten Fälle. Gewöhnlich steht sie jedoch nicht bei ihnen, sondern — besonders in ihrer großknotigen Form — den mehr subakut und subchronisch ablaufenden Veränderungen im Vordergrund. Sie entspricht so vorzüglich einer späteren Verallgemeinerungsphase, worauf auch ihr „Ausschließungsverhältnis" zu größeren tuberkulösen Organveränderungen hindeutet.

Wir besprechen unter dem Rubrum Miliartuberkulose den Inbegriff aller hämatogenen Aussaaten von verhältnismäßig einheitlicher Herdform; also nicht nur die hirsekorngroßen Knötchen, wie sie recht eigentlich den Begriff der Miliartuberkulose seit BAYLE erfüllen, sondern auch alle anderskalibrigen Herde, sofern sie Teilerscheinung einer gleichmäßigen, auf dem Blutwege zustande gekommenen Herdaussaat darstellen. Wir sind dementsprechend mit HUEBSCHMANN der Ansicht, daß alle Übergänge vom Miliartuberkel zum azinös - nodösen Herd nachweisbar sind. Nach einem anderen Gesichtspunkt unterscheidet ORTH eine allgemeine und partielle disseminierte Miliartuberkulose, wobei die letztere um einen zentralen Käseherd ausgestreute Resorptionsherde umfaßt.

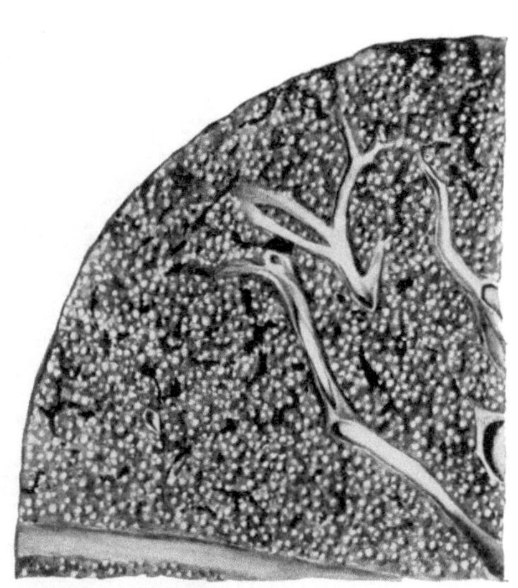

Abb. 53. Dicht stehende miliare Aussaat. Subakuter Prozeß. Knötchen scharf abgegrenzt, über die Schnittfläche ragend. Histologisch: produktiv. (Pathologisches Institut Breslau.)

In der Lunge steht die wirklich miliare Form durchaus im Vordergrund.

Makroskopisch kann die Lunge bei Miliartuberkulose stark durchfeuchtet, hyperämisch und schwer sein (RINDFLEISCH). Bei Eröffnung der Brusthöhle fällt sie nicht zusammen.

Auf dem Durchschnitt treten die mehr gelblich-grauen miliaren Herde oft nicht deutlich und scharf abgesetzt hervor, sondern bieten eher verschwimmende, zusammenfließende Herdränder. Oder aber die Lunge ist nicht so durchfeuchtet, oft mehr gebläht, und der Durchschnitt läßt ohne weiteres die mehr oder weniger scharf abgesetzten, grauweißen, miliaren Herde vorspringen (Abb. 53). Endlich drittens steht oft ein ausgedehntes Emphysem im Vordergrund — worauf RINDFLEISCH vor allem hinwies (Abb. 54). Auch ORTH schildert es sehr anschaulich als „multiples akutes Emphysem" bei Miliartuberkulose. Er bezieht es auf Kompression der Läppchenbronchiolen seitens peribronchiolarer Herde sowie auf eine Elastizitätsverminderung des Lungengewebes. So kann die Luft zwar herein, aber nicht wieder hinaus. Hier tritt im grob-anatomischen wie mikroskopischen Bilde vorzugsweise die Lungenblähung in Erscheinung. Sie kann dem interstitiellen Emphysem entsprechen oder aber parenchymatös sein, ja die Herde selbst betreffen und in Gestalt zahlreicher, kleiner

Luftbläschen innerhalb der miliaren Herde bestehen (Abb. 54). Bemerkenswerterweise können diese Formen auch bei ganz chronischen Verallgemeinerungen im Vordergrunde des anatomischen und auch klinischen Bildes stehen (Abb. 64—66). Neumann hat für die Klinik darauf hingewiesen, wir selbst haben oben (S. 224) die „Emphysemtuberkulosen" als kennzeichnend für die Verallgemeinerungstuberkulose in Anspruch genommen. Entstehungsgeschichtlich möchten wir nächst den Bronchostenosen die Tatsache der Entwicklung der hämatogenen Herde in den Gefäßscheiden und das Vorliegen lymphangitischer Veränderungen verantwortlich machen.

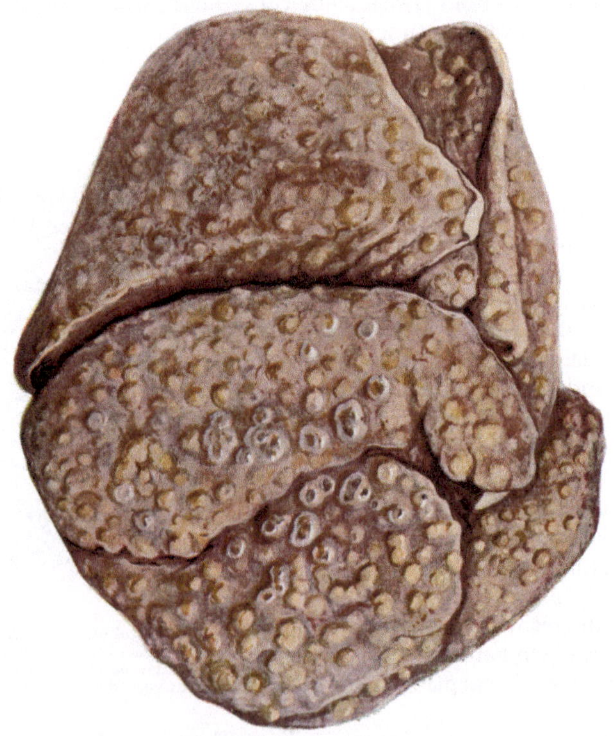

Abb. 54. Emphysemform der Miliartuberkulose. Emphysemblasen auch innerhalb der Herde. (Sammlung Pathologisches Institut Charité Berlin. Freundlichst überlassen von Geh. Rat Lubarsch.)

Ganz gleichmäßig pflegt die Herdverteilung nur in selteneren Fällen zu sein. Gewöhnlich zeigt sich eine deutliche Bevorzugung der Lungenspitze (Hansemann, Ribbert).

Auch peribronchale und perivaskulare Anordnung der Knötchen kann vorzüglich verwirklicht sein.

Mit der Bevorzugung der apikalen und dorsalen Lungenteile seitens der miliaren Herdaussaaten hängt zusammen, daß die Herde in diesen Gegenden oft die Form richtiger azinös-nodöser, d. h. kleeblattförmiger, zackig begrenzter, in Gruppen zusammengefaßter Veränderungen annehmen, so daß schon makroskopisch der Übergang in die azinös-nodöse Verlaufsform deutlich ausgeprägt ist.

Für das histologische Bild der Miliartuberkulose ist eine Revision der bisherigen Lehre anzustreben. Während man auch bei der Miliartuberkulose gern zwei getrennte Vorgangsreihen, die der exsudativen (intraalveolaren, parenchymatösen) und produktiven (interstitiellen) Form im Sinne eines kontradiktorischen Gegensatzes annahm, sind vielfache Übergangsbilder aufzuweisen, die zwischen beiden bestehen, ja HUEBSCHMANN und ARNOLD sehen in der produktiven Erscheinungsform lediglich ein späteres Entwicklungsstadium der exsudativen.

In der überwiegenden Mehrheit der Fälle beginnt der Prozeß mit einer Ausscheidung von Tuberkelbazillen in die Lungenbläschen, die, wie HUEBSCHMANN meint, — meist unsichtbare, aber theoretisch entsprechend dem MARCHAND-B. FISCHERSCHEN Entzündungsschema stets vorauszusetzende — Gewebsschädigungen nach sich ziehe. Dann erfolgt ein exsudatives Geschehen, das in großartigen Ausmaßen bei der sog. exsudativen Form der Miliartuberkulose erfaßbar wird (Abb. 55, 57). Hier sieht man neben reichlich Leukozyten Blutfaserstoff

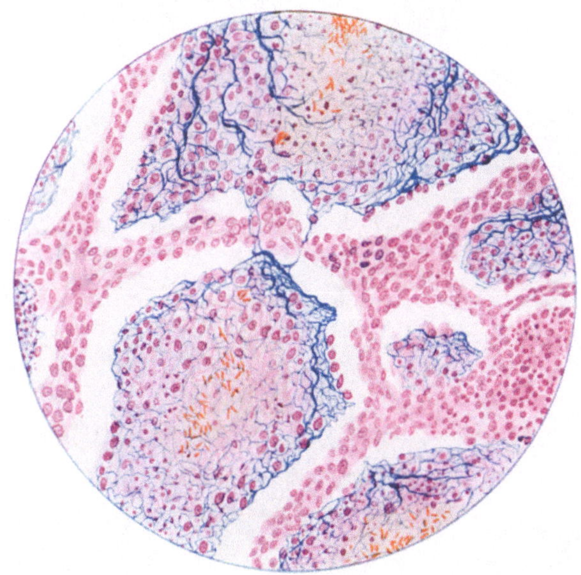

Abb. 55. Akute Miliartuberkulose. Reichtum des alveolaren Exsudats an Blutfaserstoff und Tuberkelbazillen. Kombinierte Fibrin- und ZIEHL-NEELSEN-Färbung. Starke Vergrößerung. (Sammlung Prosektur Städt. Tuberkulose-Krankenhaus Waldhaus Charlottenburg.)

in den Alveolen, oft in den ganz akuten Fällen vorzüglich in Netzen, die der Innenwand des Alveolargerüstes unmittelbar aufgelagert sind und damit auf eine besondere Raschheit der Ausschwitzungs- und Gerinnungsvorgänge hindeuten. Nicht selten befinden sich die Fibrin- und Leukozytenmassen — meist in der Mitte der Infiltrate — bereits im Zustande der Quellung, also dem Vorstadium der Verkäsung. Zum Fibrin und den Leukozyten als Hauptbestandteilen der Exsudation mischen sich noch am Rande große Exsudatzellen wie überhaupt die verkästen Teile in hochgradig exsudativ-entzündlich infiltrierten Lungenbezirken liegen.

Wir haben es also mit einem rein exsudativ-nekrotisierenden, alveolenfüllenden Geschehen, einer kleinen Pneumonie zu tun, die nach HUEBSCHMANN und ARNOLD allen miliaren Tuberkuloseherden der Lunge mindestens theoretisch zugrunde zu legen ist.

Darauf weisen vor allem die Übergangsformen der beschriebenen Herde zu den rein produktiven Formen hin. Oft läßt sich für diese einwandfrei dartun, daß es sich um epithelioide riesenzellhaltige reparative Zonen um kleine exsudativ-käsige Herdkerne handelt. Es liegt also die „Tuberkulisation" exsudativer

Herde vor, die Benda schon vor Jahren am Beispiel der Nierentuberkulose
aufzeigen konnte.

Nur in ganz seltenen Fällen sollen nach Huebschmann primär interstitielle
— lymphangitische — in den Gefäß- und Bronchalscheiden gelegene Miliartuberkel beobachtet werden können.

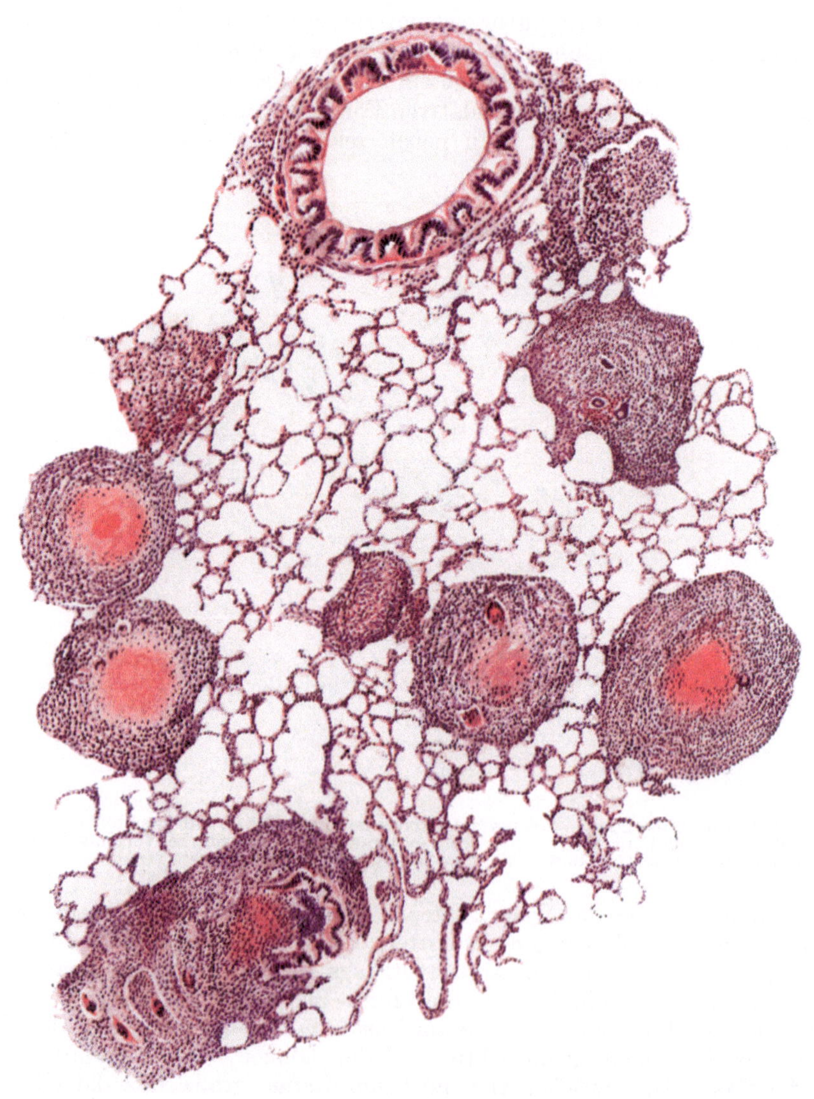

Abb. 56. Produktive Form der Miliartuberkulose. Tuberkel mit Riesenzellen und käsigen Zentren.
Miliare azinöse Herde mit rascher Tuberkulisation. Unten nekrotisierende Bronchiolitis.

Die „Tuberkulisation" des primär-exsudativ-käsigen Herdes kann schließlich zur epithelioidzelligen Bindegewebswucherung und von hier aus zur völligen
Vernarbung des Herdes führen, wie sie etwa für die Fälle von Miliartuberkulose-
heilung vorauszusetzen ist.

Die exsudativ-käsigen Erscheinungsformen pflegen in den rasch bis zu 3 bis
4 Wochen zum Tode führenden, die produktiven in den verzögerten, sich über

über 8 — 10 Wochen hinziehenden Fällen aufzutreten. Die beiden reinen Formen und die Übergänge nehmen je ein Drittel der Gesamtfälle von Miliartuberkulose in Anspruch (HUEBSCHMANN).

Auch die gegenüber der produktiven viel erheblichere Ausdehnung der Verkäsung bei den exsudativen Miliartuberkeln deutet auf den milderen Charakter der Erkrankung bei den ersteren hin.

In der Tat lassen sich die Übergangsformen exsudativer und produktiver Herde bei der Miliartuberkulose zuweilen gut erfassen. Die neuerdings von GRETHMANN an 20 Fällen von Miliartuberkulose des Freiburger Instituts gegebene Kritik der vorgetragenen HUEBSCHMANNschen Lehre, die zu ihrer völligen Ablehnung kommt, geht deswegen entschieden zu weit. Nach GRETHMANN liegen die Miliartuberkel überwiegend in den Gefäßscheiden und nicht im alveolaren Maschenwerk. Sie treten nicht als exsudativ-nekrotisierende Alveolitis, sondern stets von vornherein als Granulationsgewebe in Erscheinung. Insbesondere sind die sog. Y-förmigen Figuren, die HUEBSCHMANN als Beweismittel für den primär exsudativen Charakter der Knötchen ansieht, keine Reste von Alveolarwänden, sondern eher von Gefäßen. Die Prozesse, soweit sie intraalveolar sind, müssen auch als produktiv angesprochen werden, da es sich bei ihnen um Wucherung der Deckzellen handele. GRETHMANN hat niemals einen fibrinös-exsudativen Prozeß als Grundlage der Miliartuberkulose beobachtet.

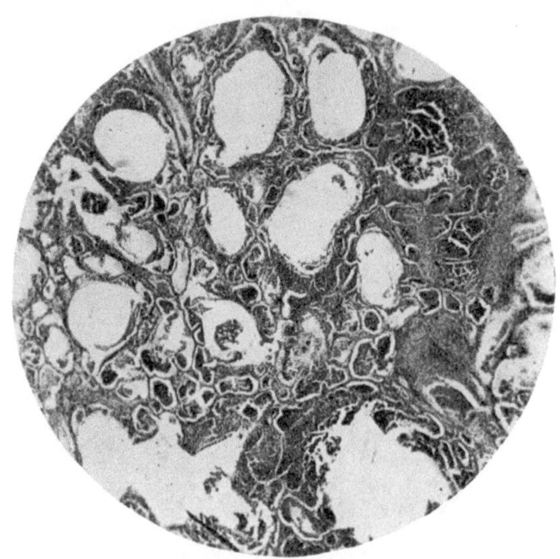

Abb. 57. Stürmisch verlaufene Miliartuberkulose. Dauer 19 Tage. Exsudativ-nekrotisierende Alveolitis. Exsudat fast ganz aus Leukozyten und Fibrin bestehend. (Sammlung Prosektur Tuberkulose-Krankenhaus Waldhaus-Charlottenburg.)

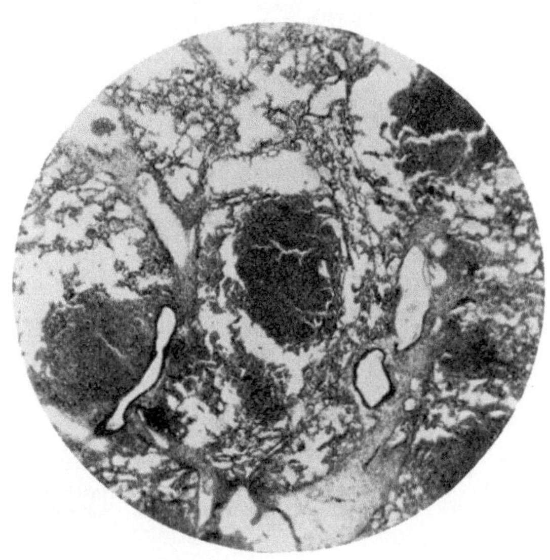

Abb. 58. Miliartuberkel. Adventitieller Sitz.

GRETHMANN ist gegenüber HUEBSCHMANN zuzugeben, daß die produktive Miliartuberkulose in Form selbständiger und primär produktiver Herde innerhalb der Gefäßscheiden oder auch innerhalb der Lungenbläschen erheblich häufiger ist, als es die Darstellung HUEBSCHMANNs voraussetzt. Die Leugnung fibrinös-exsudativer Gewebsreaktion als primärer Grundlage mancher

Fälle von Miliartuberkulose dagegen dürfte nur den Niederschlag der persönlichen
Erfahrung GRETHMANNs darstellen. Am Tagesmaterial lassen sich die Beispiele
solcher Formen vermehren. Es kann kein Zweifel sein, daß sie akute Fälle betreffen. Gewöhnlich spielt sich hierbei der Prozeß nicht nur in den Alveolen
ab, sondern ist zweifellos ein exsudativer. Im Vordergrund des Geschehens

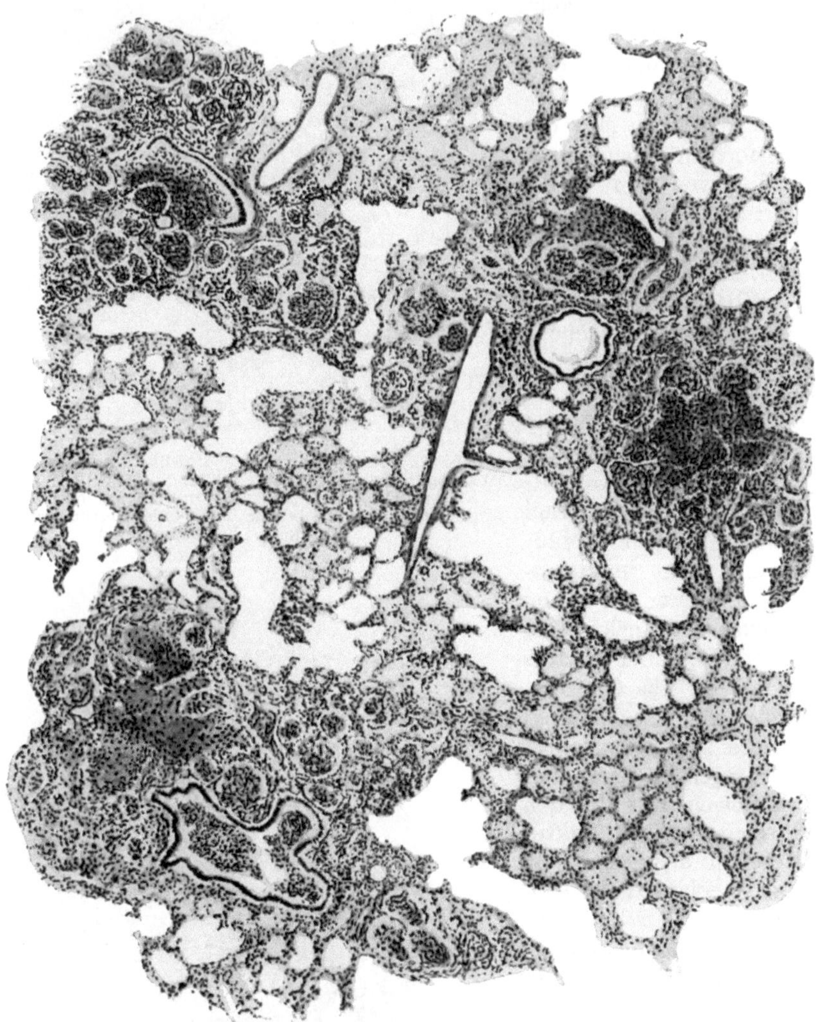

Abb. 59. Akute allgemeine Miliartuberkulose. Unscharf begrenzte Alveolitis mit beginnender Nekrose
der Herdmitte. Schwache Vergrößerung.

steht die Ausschwitzung von weißen Blutzellen und Blutfaserstoff. Das
Produktive, die Wucherung der Deckzellen, steht ganz im Hintergrunde.
   Dabei ist das Merkmal des exsudativen und produktiven Gepräges der Veränderung nicht mit ihrer Topik, ihrem Sitz in der Alveolarlichtung oder im gefäßführenden Bindegewebe gegeben, sondern allein
mit der Art, mit der Beschaffenheit der Veränderungen. Die vorzügliche
Wucherung der Alveolardeckzellen ist genau so als produktive

Veränderung zu kennzeichnen wie das Aufschießen fibroplastisch-epithelioider Knötchen in den Gefäßscheiden.

Daß bei der Entstehung der Miliartuberkel primäre Infektion von Lungen-lymphknötchen eine Rolle spielt, wie es von SAWADA und vorübergehend auch von RIBBERT angenommen wurde, hat sich nicht bestätigen lassen.

Fassen wir zusammen, so sind bei der Miliartuberkulose der Lungen nach dem histologischen Gepräge einmal die von vornherein nekrotisierend-exsudativen Veränderungen zu unterscheiden, die als solche beim Tode erfaßbar sein können oder aber bei verzögertem Ablauf der Erkrankung, nach kürzerem oder längerem Bestehen, der „Tuberkulisation", der Umwandlung in produktiv-nodöse Herde anheimfallen können. Ferner die nach unseren Erfahrungen

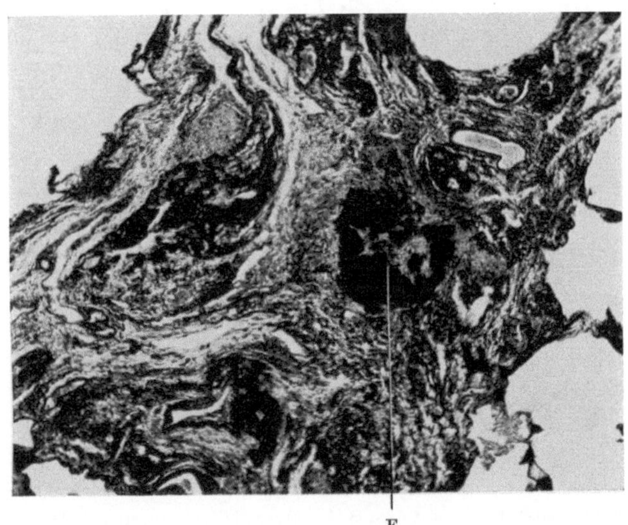

Abb. 60. Lymphangoitische Sklerose der Lunge bei verallgemeinernder Tuberkulose mit krausen-artiger Zusammendrängung der elastischen Fasern bis zu richtigen Knäueln (E). Rest einer Infiltrierung (?). (Sammlung Prosektur Städt. Tuberkulose-Krankenhaus Waldhaus Charlottenburg.)

etwas häufigeren, von vornherein produktiven Formen; bei ihnen kann der Prozeß in der Lichtung der Lungenbläschen stattfinden und mit Wucherung der Alveolardeckzellen, die verkäsen, erschöpft sein oder im Aufschießen echter Tuberkel innerhalb der Gefäß- und Bronchalscheiden bestehen. Damit bietet die Miliartuberkulose grundsätzlich für die Gewebsveränderungen die gleiche Formenfülle wie die gemeine Lungenschwindsucht dar.

Mit den geschilderten Hauptformen sind die Lungenveränderungen bei Miliartuberkulose noch nicht erschöpft. Hinzu kommen spezifische Veränderungen im wesentlichen in Form tuberkulöser Endobronchitis und Vaskulitis, wobei stets zwischen von außen nach innen fortgeleiteter und der endokanalikularen Form zu unterscheiden ist. Oft wird das kaum einwandfrei möglich sein.

Endlich bleibt noch die bereits oben genannte, häufig die Miliartuberkulose begleitende emphysematöse Blähung des Lungengewebes zu erwähnen, sowie die von TENDELOO mitgeteilten hämatogenen Miliarnekrosen des Lungengewebes, aus denen TENDELOO auch käsig-pneumonische Formen ab-leitet. Es handelt sich nach ihm um richtige Infarkte.

Bereits hier möchten wir darauf hinweisen — wir kommen darauf später bei Besprechung der Entstehungsbedingungen der Lungentuberkulose zurück (S. 376) — daß wir außer nach dem histologischen Gepräge bzw. diesem entsprechend nach dem Verlauf drei Formen der Miliartuberkulose unterscheiden: 1. Die akut zum Tode führenden, des öfteren in exsudativer Form auftretenden, in denen eine hemmungslose Überschwemmung des Körpers mit Virus vorauszusetzen ist; 2. die protrahierten, meist produktiven Formen, in denen offenbar nach anfänglicher Überflutung mit Bazillen zwar eine Einkreisung und Blockade des Virus in Gestalt der Tuberkelbildung erreicht ist, aber der Tod

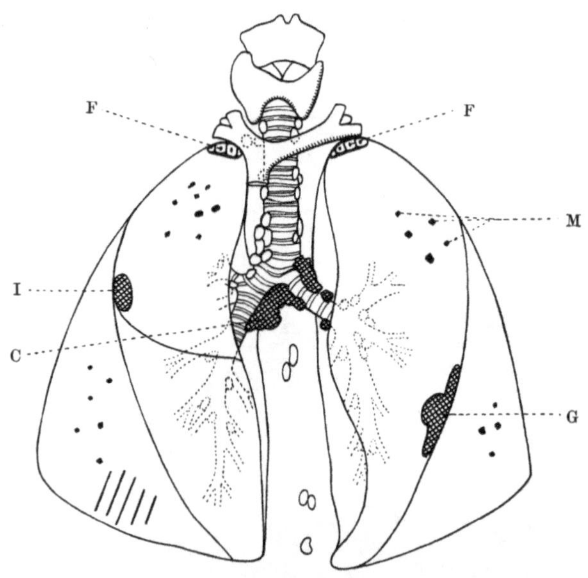

Abb. 61. „Tuberculosis fibrosa densa" auf dem Boden einer „Miliaris discreta". Diagramm der Lunge, 26jähriger Sägereiarbeiter, Tod an Meningitis tuberculosa und Nebennierentuberkulose. G Indurat am Lappenrand, den Ghonschen Herd enthaltend. C fibrös-käsige Komplexdrüse. I Lappenrand-indurat. F Miliaris discreta mit Übergang in dichte — anuläre — Fibrose. M miliare Streuungsherde ohne Zirrhose. (Sammlung Prosektur Städt. Tuberkulose-Krankenhaus Waldhaus Charlottenburg.)

eintritt — möglicherweise durch Überschwemmung mit giftigen Virusabbauprodukten, oft aber auch an späteren Schüben (Meningitis!) und 3. die heilenden Formen. Bei diesen scheint von den, sei es produktiven, sei es exsudativen Herden nicht viel übrig zu bleiben. Leichte Verdichtungen der Alveolarsepten und der Gefäß- und Bronchalscheiden, umschriebene Emphysembildungen sind die hier nach allen Analogien vorauszusetzenden Veränderungen. Diesen entsprechend vermuten wir auch für einen Teil der interfokalen Bindegewebswucherungen am Primärkomplex ursprünglich „tuberkulöse Struktur", die in den zur Abheilung kommenden Fällen bis zur Unkenntlichkeit aufgesogen wurde (s. oben S. 364).

3. Die Lungenveränderungen bei ausgesprochen protrahierten Verallgemeinerungen der Erkrankung entsprechen gewöhnlich dem Bilde der sog. chirurgischen Tuberkulosen, insbesondere der Urogenital- und Knochentuberkulose. Wir erhalten zuweilen den Eindruck fortschreitender Organschwindsucht, nur daß diese nicht auf das Organ isoliert bleibt bzw. nur abortiv bleibende Absiedlungen auf dem Blutwege setzt, wie die gemeine Lungenschwindsucht (Rankes „tertiäre Phthise"), sondern mehr oder weniger beachtenswerte Tochterherde früher oder später auf dem Blutwege erzeugt, die

auch zur Todesursache (Meningitis) werden können (also die Bedingungen von RANKES Sekundärstadium erfüllt. Siehe unten Abschnitt Entstehungsbedingungen der Lungentuberkulose, S. 364).

Der protrahierte Verlauf, das allmähliche Abflauen der spezifischen Empfindlichkeit, das diese Veränderungen kennzeichnet, kommt nach RANKE im Zurücktreten der Lymphknotenerkrankung, der mehr und mehr beanspruchten kanalikulären Ausbreitung und der Bedeutung der dispositionellen Faktoren im einzelnen Organ zum Ausdruck. Stand vorher — bei florider Verallgemeinerung der Erkrankung — Zeit, Menge und Häufigkeit der Absiedlung in Rede, so ist jetzt mit E. ALBRECHT vor allem zu fragen, warum erkrankt dieses und nicht ein anderes Organ?

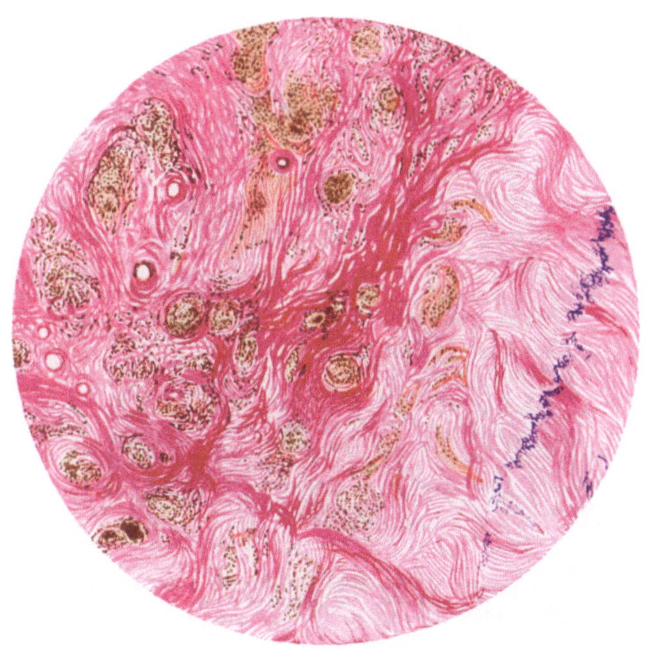

Abb. 62. „Fibrosa densa" als anulare Zirrhose um miliare Epithelioidzellentuberkel. Histologisches Bild von F aus Abb. 61. Rechts im Bilde die elastische Grenzmembran des Brustfells. Schwache Vergrößerung. (Sammlung Prosektur Städt. Tuberkulose-Krankenhaus Waldhaus Charlottenburg.)

Entsprechend zeigen auch die Lungen ein anderes Bild. Im Vordergrunde steht hier eine käsige Endobronchitis, bei der die Bronchalwand vorwiegend in ein rasch verkäsendes, oft großzelliges, auch leukozytäres Exsudat verwandelt wird. Aber auch die knötchenbildende, verkäsende Bronchitis kommt hier vor. Oft zeigt das käsige Lumen auffallend scharfe Ränder. Daneben finden sich reichlich Indurationsvorgänge. Diese bilden recht kennzeichnende Indurationsfelder, besonders in der Spitze und am Lappenrand. Unter dem Mikroskop zeigen sie das Bild dichter oft kohlepigmentreicher kollagener Bindegewebsfilze, die ihre Entstehung auf dem Boden richtiger Epithelioidzellentuberkel nicht selten verraten. Hier liegt die anatomische Grundlage jener klinisch gut bekannten Formen von „Tuberculosis fibrosa densa" (W. NEUMANN) vor, die sich auf Grund einer „Miliaris discreta" entwickeln (Abb. 61, 62). Zum Teil sind diese Bildungen den sog. SIMONschen Spitzenherdchen anzureihen, die wir unten noch besprechen (S. 363). Diese dürften aber im Gegensatz zur reinen

Miliaris käsige, zur Verkalkung neigende Herde darstellen. Aus ihnen kann sich unter Umständen eine fortschreitende Lungenschwindsucht entwickeln. Sehr häufig ist das jedoch nicht der Fall, aber es ist wohl nicht so selten, wie die Mehrzahl der Kliniker (REDEKER, BRÄUNING u. a.) annimmt.

Schon hier sei ausdrücklich bemerkt, daß es sich ganz zweifellos bei diesen und ähnlichen Herdbildungen um intrapulmonale Veränderungen handelt. Wenn ANDERS sie neuerdings für tuberkulös infizierte subpleurale Lymphknötchen hält, so zeigt das nur, daß er die in Rede stehenden Veränderungen nicht damit meinen kann. Mit vollem Recht hat REDEKER auf Grund der Durchleuchtungsbefunde darauf hingewiesen.

Auch glatt pneumonisch durchsetzte Teile treten hervor. Diese pflegen sich bei der histologischen Untersuchung ganz einwandfrei als perifokale

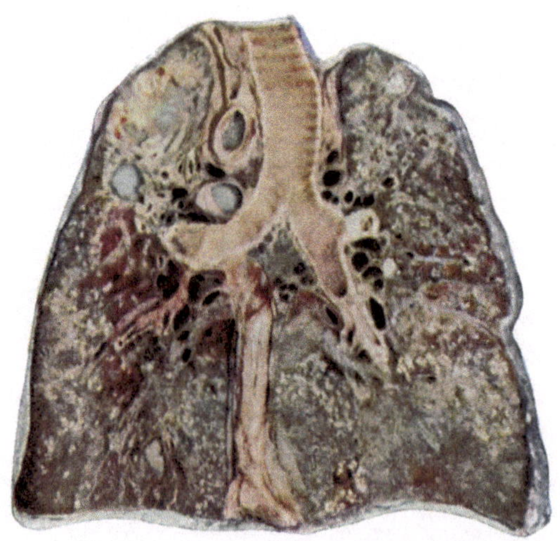

Abb. 63. Chronische miliare Aussaat (Symmetrie!) bei älteren Veränderungen und Zerfall in den Oberlappen. Buntphotogramm.
(Sammlung Prosektur Städt. Tuberkulose-Krankenhaus Waldhaus Charlottenburg.)

Infiltrierungen oft großen Stils und in lappenfüllender Ausdehnung um kleine bazillenreiche exsudativ-nekrotische Herdkerne zu erweisen (Abb. 70). Sie selbst sind solange bazillenfrei, als sie nicht selbst der Verkäsung anheimfallen. Sie stellen die anatomische Grundlage der besonders starken perifokalen Entzündung RANKES bei Verallgemeinerung der Tuberkulose als Ausdruck erhöhter spezifischer Empfindlichkeit dar.

Weitere Eigenheiten in den grob anatomischen Zügen sind die Ausbildung der Emphysemtuberkulose (Abb. 64, 65, 66), wie wir sie bei Besprechung der Miliartuberkulose schon erwähnten, sowie das Vorhandensein abortiver Käseherde im Sinne des Tubercule enkysté von LAENNEC. Die zur Beobachtung kommenden Kavernen endlich bieten ebenfalls kennzeichnende Züge dar. Es liegen meist runde, scharf aus dem umgebenden, wenig veränderten Lungengewebe gestanzte Löcher vor (Abb. 67).

Diese Fälle treten prima facie als besondere morphologische Ablaufsformen in Erscheinung. Besonders ist es die Kavernenform, die auffällt, wenn auch locharting ausgestanzte und weitgehend gereinigte Kavernen in ruhendem Gewebe Teilerscheinung isolierter (tertiärer) Phthisen bilden können. Auch das histologische Bild der Kavernenwände mit ihrer schmalen Nekrose- und ihrer

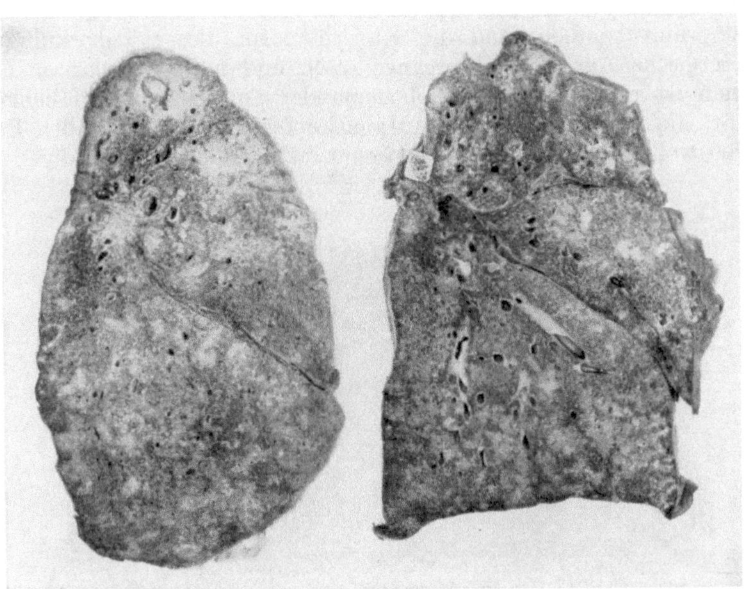

Abb. 64. Emphysemtuberkulose bei verallgemeinernder Ausbreitung. Chronisch miliare, vorwiegend
produktive Tuberkulose in wabig-emphysematösem Grundgewebe.
(Sammlung Prosektur Städt. Tuberkulose-Krankenhaus Waldhaus Charlottenburg.)

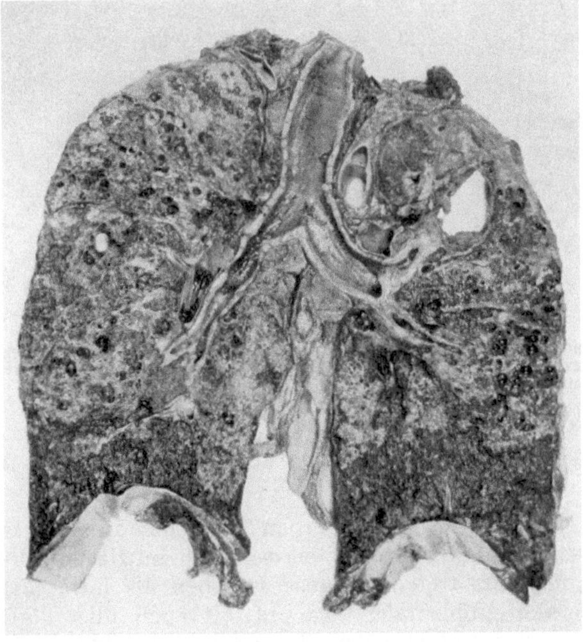

Abb. 65. Hämatogene Emphysemtuberkulose. Präparat zu dem Röntgenbild in Abb. 66. Sammlung
Prosektur Tuberkulose-Krankenhaus Waldhaus Charlottenburg in Sommerfeld (Osthavelland.)

Narbenschicht in emphysematös geblähtem, jedenfalls nicht gröber veränderten Lungengewebe ist typisch.

Es ist wahrscheinlich, daß die Kavernenform dieser Tuberkuloseperiode auf hyperergische Ausstoßungsvorgänge rasch und massiv verkästen Gewebes zu beziehen ist und damit das Nebeneinander von Überempfindlichkeit und Immunität, die beiden Antlitze des Januskopfes, Allergie enthüllt. Es bleibt auch sehr wohl denkbar, daß ebensogut wie endogene Rezidive exogene

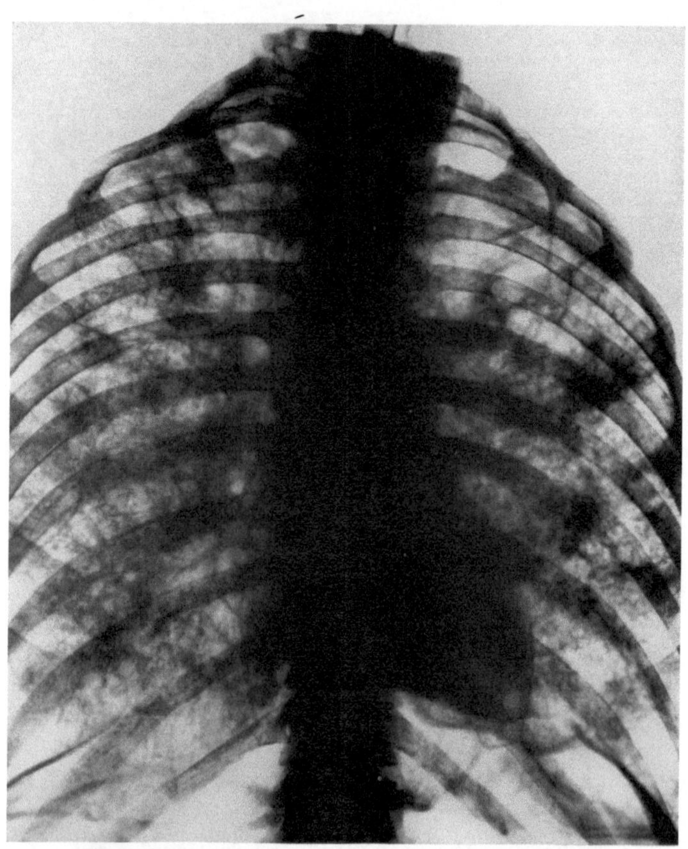

Abb. 66. Hämatogene Emphysemtuberkulose. Röntgenbild des herausgenommenen und aufgeblähten Thorax. Oberlappen mit Cavernensystemen. Im übrigen miliare Aussaat mit interferierendem Emphysem. (Sammlung Prosektur Städt. Tuberkulosekrankenhaus Waldhaus Charlottenburg.)

Superinfekte zu der in Bildung solcher Kavernen betätigten Allergie führen (s. a. später).

Es sind Schminckes „II-b = Kavernen"[1], die hier in Rede stehen, und die Pagel als typische „Rundkavernen" bei schwach infizierten Meerschweinchen beobachten konnte. Oft treten sie ausgesprochen als infraklavikulare Rundkavernen in lateraler subpleuraler Lage auf, oft auch über die mittleren und kaudalen Teile des Lungenfeldes verteilt, unter dem Bilde der sog. Phthisis

---

[1] Entsprechend seiner Einteilung der Kavernen nach dem Rankeschen Stadium. Wir kommen auf dieses wie auf die ganze Kavernenfrage noch ausführlich zurück (S. 305).

cavitaria ulcerosa von WILH. NEUMANN (Abb. 68). Wir möchten hierin
eine Ähnlichkeit mit Form und Lage des GHONSCHEN Herdes erkennen. Das
vom Primäraffekt unterschiedene Schicksal der Herde (Kavernisierung) würde
die andersartige allergische Einstellung des Gesamtorganismus hinreichend
erklären.

Die Gesamtheit der hier einschlägigen Veränderungen ist unter dem Namen
der „progressiven protrahierten Durchseuchung" in verdienstvoller Weise im
Anschluß an die grundlegenden Ausführungen von RANKE abgegrenzt und
durch die genaue Analyse einschlägiger Fälle belegt worden (SCHÜRMANN,
DIEHL.)

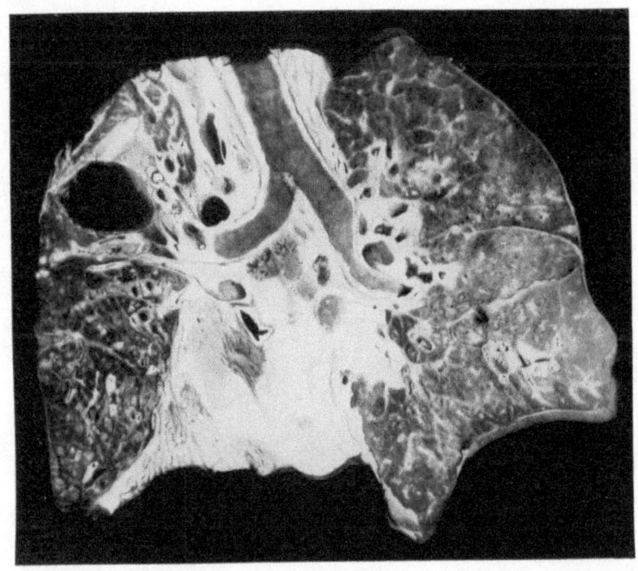

Abb. 67. Lochartig ausgestanzte (gereinigte) Kaverne als fast einzige Lungenveränderung. Verallgemeinernde Tuberkulose. Allgemeine Lymphknotentuberkulose, 26jähr. Frau. Tod an Meningitis.
(Sammlung Prosektur Städt. Tuberkulose-Krankenhaus Waldhaus Charlottenburg.)

Das anatomische Bild dieser Periode[1] der protrahierten Durchseuchung
ist dahin zu deuten, daß ein fortwährendes Schwanken des Kampfes hart
an der Grenze, ein ewiges Zaudern der Parteien zu entschlossenem Vorstoße,
und endlich schnelle und gründliche Entscheidung besteht (Wunderheilungen
oder tötliche hämatogene Aussaaten). Besonders bemerkenswert erscheint
dabei das widerspruchvolle Nebeneinander von Überempfindlichkeitszeichen
wie Bildung von Kavernen mit heftigen Herdrandreaktionen, frischen Menin-
gitiden, Erweichungsvorgängen an entfernten käsig erkrankten Stellen — neben
dem deutlichen Zeichen von Unempfindlichkeit, ausgedrückt z. B. im Fehlen
von Aspirationsherden, also dem Nichtangehen in gröbster Weise auf dem Wege
der vorgebildeten Kanäle verschleppten Virus. Typische anatomische Erscheinungsformen der Periode sind entsprechend ihrer nosologischen Wertigkeit, ferner noch die bereits oben (S. 226) erwähnte in Abb. 44 wiedergegebene
großzellige Hyperplasie der Lymphknoten (ZIEGLER, K. E. RANKE), die verkäsende Tuberkulose der Innenflache physiologischer Kanäle und Hohlraume,

---

[1] Eine Fundgrube für anscheinend hierhergehörige Fälle bieten die Protokolle PORTALS.

oft unter Ausgießung derselben mit kompaktem oder erweichtem Käse (Endometritis, Salpingitis, Pyelitis, Zystitis, Cholangitis, Endangitis des Lymphbrustganges, Bronchitis sowie die käsige Tuberkulose von Pleura, Perikard und Bauchfell). Endlich scheint auch der Lupus vulgaris ihr zugeordnet zu sein, ohne daß mit dieser Zuweisung etwas über seine Entstehungsart — exogen oder endogen — vorweggenommen werden kann.

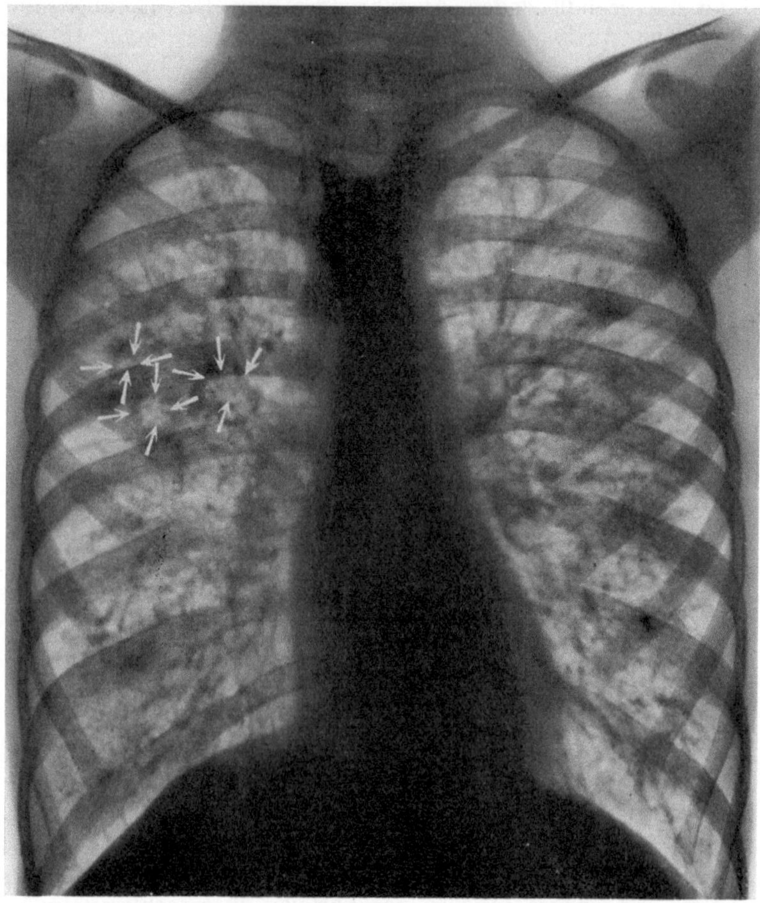

Abb. 68. „Phthisis cavitaria ulcerosa" (Neumann). Verallgemeinernde Tuberkulose. Symmetrische Ausbreitung. Wabige Aufhellungen im Mittel- und Unterfelde, gereinigten Kavernen entsprechend (?). (Sammlung Prosektur Tuberkulose-Krankenhaus Berlin Waldhaus-Charlottenburg.)

Anhang:
„Die flüchtigen Infiltrierungen"[1].

Das für die verallgemeinernden tuberkulösen Prozesse bereits angedeutete wechselvolle Gepräge des Verlaufs, das Schwanken von Herdentstehen und Herdvergehen, die Plötzlichkeit im Kommen und Schwinden auch großer

---

[1] Die an sich nicht unglückliche Unterscheidung von „Infiltrierungen" und „Infiltraten" hat sich anscheinend noch nicht durchsetzen können. Nach ihr sind die Infiltrierungen Veränderungen, die nicht zum eigentlichen verkäsenden Herd selbst gehören, also etwa solche des Lungengewebes um einen verkästen Lymphknoten herum, Infiltrate dagegen vom Herd selbst nicht trennbare Veränderungen.

Infiltrierungen des Lungengewebes, ist bei gewissen — vorwiegend klinisch, pädiatrisch und fürsorgerisch erfaßbaren — Erkrankungsformen so rein verwirklicht, daß sie auch hier eine gesonderte Besprechung verdienen. Naturgemäß entzieht sie ihre Flüchtigkeit meist der Kenntnis des Anatomen. Und wenn er sie, bzw. ihre Reste oder Äquivalente findet, wird er sie mit Bewußtsein nur bei engster Zusammenarbeit mit dem Kliniker, insbesondere dem Röntgenuntersucher, als solche erkennen. Es ist auf der anderen Seite keine Frage, daß die geweblichen Unterlagen der flüchtigen Infiltrierungen ganz bekannten Veränderungen entsprechen, nur daß sie eben der Anatom in ihrer isolierten, kennzeichnenden und dem Kliniker geläufigen Form nicht sieht.

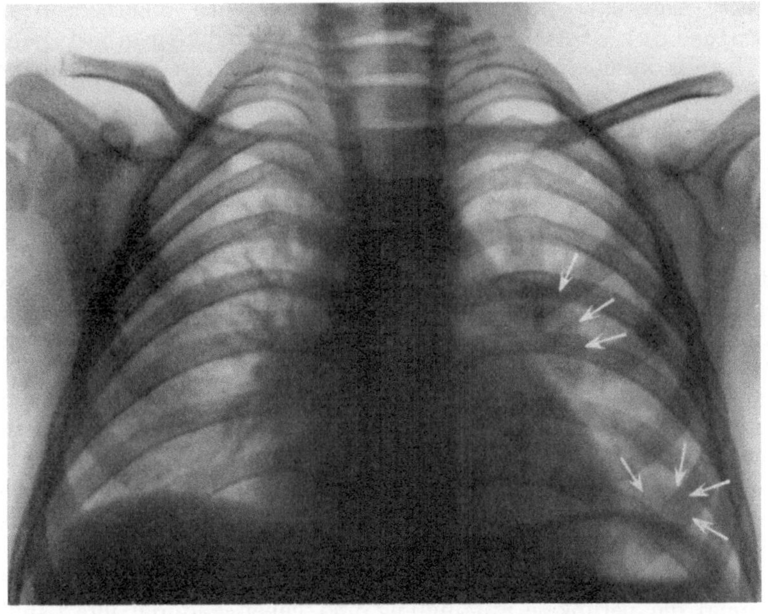

Abb. 69. In Rückbildung befindliche **Primärinfiltrierung** GHONscher Herd (Pfeile) und Lymphknotenherd (Pfeile) haben sich schon wie die Kugeln einer Hantel aus einem gemeinsamen Infiltrierungsschatten herausgelöst („Bipolarität"). (Sammlung Prosektur Städt. Tuberkulose-Krankenhaus Waldhaus-Charlottenburg.)

Man ist daher — abgesehen von einzelnen Zufallsbefunden — auf der Wahrheit allerdings wohl sehr nahe kommende Vermutungen angewiesen.

Die Infiltrierungen treten — das sei im Vorhinein bemerkt — nicht nur bei verallgemeinernder Tuberkulose auf, sondern kommen durchaus auch bei isolierter Phthise zur Beobachtung. Wir wollen sie nur hier wegen der Bevorzugung der Generalisationsperiode abhandeln.

Verhältnismäßig gut umrissen sind die Veränderungen, soweit sie perifokale Entzündungen betreffen. Hier haben die Untersuchungen FRAENKELs und TROJES, TENDELOOS und RANKEs weitgehende Klärung geschaffen. Oft kleine käsige bzw. exsudativ-nekrotisierende Herdkerne verursachen bei stark gesteigerter Empfindlichkeit (Allergie) lappenfüllende Verdichtungen des Lungengewebes, die früher als Lungenkongestionen in Form einer Pleuritis (QUEYRAT) oder als massive Pneumonien, auch Splenopneumonien (GRANCHER) angesehen und von HUTINEL bereits mit der Tuberkulose in Verbindung gebracht wurden.

Symptomatologisch ausgesprochen ist die eine Dämpfung des Klopfschalls bedingende Infiltration des Lungengewebes, die allmähliche Rückbildung, die spurlos oder unter Hinterlassung eines Narbenfeldes mit oder ohne Bronchektasen erfolgen kann, die ständige Beziehung zum Interlobärspalt („Lappenrandinfiltration"), der wechselvolle, hier fieberhafte, dort nicht fieberhafte und dann das Allgemeinbefinden kaum ändernde Charakter der Erkrankung.

Bereits der Primärkomplex kann einschlägige Erkrankungen hervorrufen: Redekers (b) Primärinfiltrierung. Diese hüllt im Röntgenbild Ghonschen Herd und Lymphknotenherd in einen gleichmäßigen Infiltrierungsschatten, der sich bei allmählicher Zurückbildung des Infiltrats in hantelförmige, bipolare Formen auflöst und schließlich die beiden Herde als — meist bereits verkalkte — Kerne entsprechend den Kugeln der Hantel zurückläßt (Abb. 69). Zum Teil gehört hierher auch Kleinschmidts Epituberkulose der Bronchaldrüsen, die bei relativ kleinen intraglandularen Herden bereits ausgedehnte entzündliche Infiltrierungen des Nachbargewebes auslösen können (vgl. Abb. 31).

In der Hauptsache dürfte Redekers (c) Sekundärinfiltrierung dem alten Begriff der „Epituberkulose" Eliasbergs und Neulands entsprechen. In der Bezeichnung Epituberkulose findet bereits die Auffassung der beiden verdienstvollen Autoren Ausdruck, die in den Infiltrierungen, und zwar an ihrer Rückbildungsfähigkeit, akzidentelle, nicht der gelatinös-glatten in Verkäsung übergehenden Pneumonie entsprechende Entzündungen erkennen wollten. Demgegenüber konnte H. Langer die Spezifizität der Veränderung, ihren Charakter als spezifische Herdreaktion, auf Grund Aufflammens eines alten Infiltrats nach Tuberkulingabe nachweisen. Friedenberg endlich, ein Schüler Langers, versuchte die semiotische Gleichartigkeit der später rückgebildeten und der in käsige Pneumonie übergegangenen Infiltrierungen aufzuweisen (vgl. auch Fernbach [a].)

Im einzelnen sind bei der Sekundärinfiltrierung noch zu unterscheiden die perihiläre Hilusinfiltrierung mit tuberkulösem Lymphknoten und die Lungeninfiltrierung mit Lungenherd als Kern.

Bei der sog. Sekundärinfiltrierung verursachen vorgebildete Herde später irgendeinmal die perifokale Entzündung und geben dadurch ihre Labilität zu erkennen, wobei die Beziehungen der Epituberkulose zu der im unmittelbaren Anschluß an den Erwerb des Primärkomplexes bestehenden Allergie betont werden (Fernbach [a].) Bei der Primärinfiltrierung handelt es sich nach Redeker um im Verlauf der Neuherdbildung selbst auftretende perifokale Veränderungen. Bei einer dritten Gruppe, Redekers sog. infraklavikularen Infiltraten, den Assmannschen Herden, auch Frühinfiltraten genannt, da von ihnen, ihrer käsigen Einschmelzung und kavernösen Umbildung, die isolierte Lungenschwindsucht überwiegend ihren Ausgang nehmen soll, ist die perifokale Infiltrierung eng und untrennbar mit Entstehen und Bildung des Herdes selbst verbunden. An diesen Herden kommt es häufiger zur Einschmelzung als zur Rückbildung. Findet aber diese statt, dann soll eher glatte Resorption des ganzen Herdes als Zurückbleiben von Kernen eintreten, wenn nicht bindegewebige „Stabilisierung" Platz greift. Wir werden auf diese Herde bei Besprechung der Schwindsuchtentstehung im folgenden Abschnitt noch ausführlich zu sprechen kommen.

Wie man sieht, ist also die Bildung von Infiltrierungen nicht an die Verallgemeinerung der Tuberkulose oder gar an das Kindesalter gesetzmäßig gebunden, die Veränderungen sind vielmehr allfällig, wenn auch vorwiegend eine Eigenheit der Verallgemeinerungsformen. Möglicherweise spielen bestimmte konstitutionelle Stigmata („vegetative Reagibilität") der Betroffenen bei ihrer Entstehung eine Rolle. Darauf deutet ja auch das Vorhandensein flüchtiger zum Teil verkäsender Infiltrierungen. Die Bezeichnung Sekundärinfiltrierung führt insbesondere in ihrer Gegenüberstellung zur Primärinfiltrierung leicht zu Mißdeutungen. Überhaupt erscheinen die verschiedenen Infiltrierungsformen durch die vorliegenden Angaben weder tatsächlich noch begrifflich klar

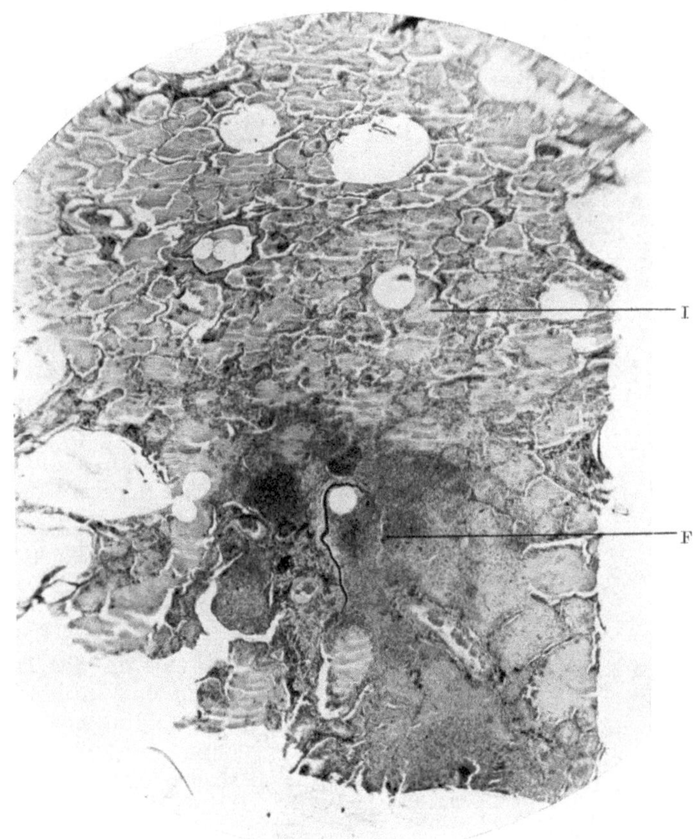

Abb. 70. Perifolake glatte Pneumonie (Infiltrierung). I um einen exsudativ-nekrotischen Herd, F mit Beteiligung eines kleinen Bronchus bei verallgemeinernder Tuberkulose. Lupenvergrößerung. (Sammlung Prosektur Städt. Tuberkulose-Krankenhaus Waldhaus Charlottenburg.)

getrennt. Um Verwirrungen zu vermeiden, erscheint die Beibehaltung des Begriffs Epituberkulose angezeigt.

Anatomische Befunde in frischen Fällen entsprechen dem der glatten oder gelatinösen Pneumonie in mehr selbständiger Erscheinungsform, oder deutlich zwischen älteren, oft bereits produktiven Herden lokalisiert, oder aber es werden ganz unspezifische Veränderungen wie chronische Pneumonien ohne tuberkulöse Bestandteile (ELIASBERG und NEULAND), ferner spezifische wie zerstreute Tuberkel neben Bindegewebsverdichtungen und käsigen Herden auch bronchitischen Charakters (ENGEL, EPSTEIN, FRIEDENBERG, LEITMANN) beschrieben. Histologisch besteht zuweilen das eintönige Bild der Ausfüllung der Lungenbläschen mit zäher, offenbar eiweißreicher plasmatischer Flüssigkeit; an manchen

Stellen ist das Exsudat zellreicher (große Exsudatzellen), auch Septeninfiltration zeigt sich hier und da. Derartige Befunde sind naturgemäß sehr häufig bei der Sektion von Phthisikern zu erheben, auch in infraklavikulärer Lage. Aber es bleibt bestehen, daß hier nur Analogieschlüsse auf den Befund der wirklichen flüchtigen Infiltrierungen vorliegen. Das gilt insbesondere von den längst bekannten (TENDELOO, ALB. FRAENKEL) neuerdings wieder veröffentlichten Befunden von STEFKO (a) an infraklavikulären Herden, aber auch von denen SONNENFELDS. Diese versucht allerdings durch den Nachweis von Rückbildungsvorgängen den Charakter der epituberkulösen — flüchtigen — Infiltration zu erhärten. So beschreibt sie in einem Fall ausgedehnter Phthise eines 33jährigen Diabetikers „stellenweise karnifizierende Ausheilungsprozesse"

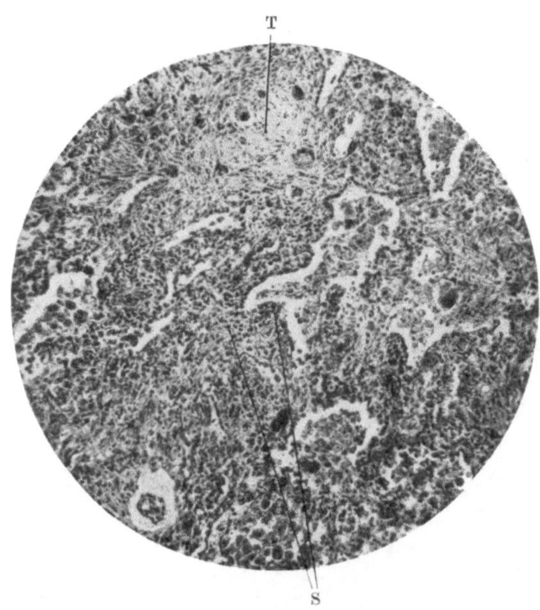

Abb. 71. „Flüchtige Infiltrierung". Verzögerte Rückbildung. Verdickung und zellige Durchsetzung der Alveolarsepten (S), stellenweise tuberkelähnliche Gebilde mit Riesenzellen (T). Desquamativkatarrh der Lungenbläschen. Nirgends Verkäsung in diesen Gebieten. (Präparat freundlichst von Dr. ELIASBERG überlassen.)

und Resorption des Exsudats aus den ödematösen Partien sowie bindegewebige Verdikkung der Septen. Daß einerseits hiermit als Beweis der Rückbildungsfähigkeit und für eine scharfe Abtrennung von sonstigen käsigen Pneumonien bei ausgedehnter Lungenphthise nicht viel anzufangen ist, liegt ebenso auf der Hand wie die alte Tatsache, daß bei Diabetikern häufig im Verlauf wechselnde Infiltrierungen vorliegen, die ebensogut rasch verschwinden wie in Verkäsung und Erweichung übergehen können.

Bei solchen Befunden, wie man sie in der Tat öfter an Stelle von Infiltrierungen mit Rückbildungsneigung erheben kann — wir bilden einen solchen, den wir der Freundlichkeit von Dr. ELIASBERG verdanken, ab — handelt es sich ja nicht um die Infiltrierungen selbst, sondern allenfalls um deren Reste (Abb. 71). Es liegt hier eine chronische desquamative Alveolitis vor mit Verdichtung des Zwischengewebes, das vielfach Riesenzellen vom Typus der LANGHANSschen enthält. Die einzige, anscheinend zuverlässige, bioptisch bei einer versehentlichen Operation wegen vermeintlichen Empyems gewonnene Beobachtung RUBINSTEINs zeigt auch das Vorhandensein der desquamativen Alveolitis bereits mit Bildung ausgedehnter Bindegewebsfilze, für die nach dem weiteren klinischen Verlauf ebenfalls mit weitgehender Rückbildung wohl durch Umbau des Lungengewebes zu rechnen ist. Aber es erscheint im Fall RUBINSTEIN die tuberkulöse Ätiologie durch den allein erhobenen histologischen Befund (Riesenzellen!!) nicht gesichert, und chronische Pneumonie nicht eindeutig genug ausgeschlossen.

Vor allem aber bleibt fraglich, ob es sich bei den Infiltrierungen, insbesondere den infraklavikulären Infiltraten, lediglich um perifokale Entzündungen um kleine ausgesprochen interstitiell in den Septen gelegene Knötchen handelt (Abb. 70).

Es könnten ja bei den Infiltrierungen auch durchaus selbständige pneumonische Herde vorliegen wie es etwa der Primärherd ist. Warum sollte die Möglichkeit rascher Rückbildung durch Aufsaugung nicht auch ebensogut einem selbständigen Prozeß pneumonischer Art zukommen? Gerade für die Assmann-Herde wird diese Frage: Ob selbständig oder perifokal noch sehr zu erwägen sein, und deswegen können hier nur verhältnismäßig reine und frische Beobachtungen, kaum aber Befunde bei ausgedehnter Phthise, Aufklärung bringen. Den entsprechenden Standpunkt vertritt Tendeloo, der die Frage ob perifokal oder selbständig für die glatte Pneumonie unentschieden läßt und für zunächst

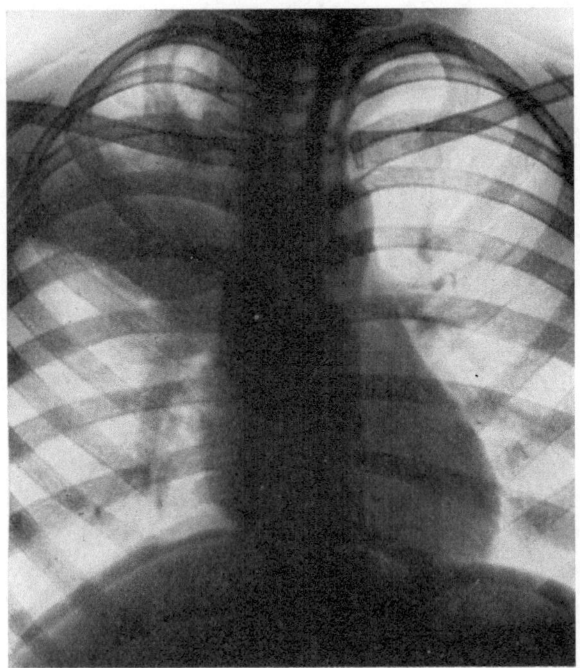

Abb. 72. Sog. Sekundärinfiltrierung in voller Blüte I.

unentscheidbar hält, ja sogar für Käseherde im Inneren der gelatinös infiltrierten Bezirke die Möglichkeit sekundärer Entstehung erörtert.

Ein Analogon der vorliegenden Krankheitsbilder stellen die vor allem von Virchow beschriebenen sog. Tuberkulineinspritzungspneumonien dar. Es handelte sich hierbei um eigenartige Hepatisationen teils käsigen, teils wäßrig-trüben, an Phlegmonen erinnernden Charakters, zuweilen in vier Wochen zwischen Injektion und Tod entstanden, auch ausgedehnte Karnifikationen mit dissezierenden Eiterspalten und Neigung zu kavernöser Einschmelzung. Hierher gehören auch Hansemanns Beobachtungen aus der ersten Tuberkulinära, die starke, perifokale Hyperämie und leukozytenreiches Ödem, sowie hochgradige Herdrandleukozytose und schließlich Nekrotisierung betrafen. Kahlden sah zu dieser Zeit ebenfalls ausgedehnte gelatinöse Infiltrate, sowie rapiden Zerfall, Rindfleisch aber auch Reinigung und Abkapselung nach der Ausstoßung des zerfallenen Gewebes (ähnlich Sonnenburg bioptisch an operativ freigelegten Kavernen). Über rasches Kommen und Gehen einschlägiger Herde

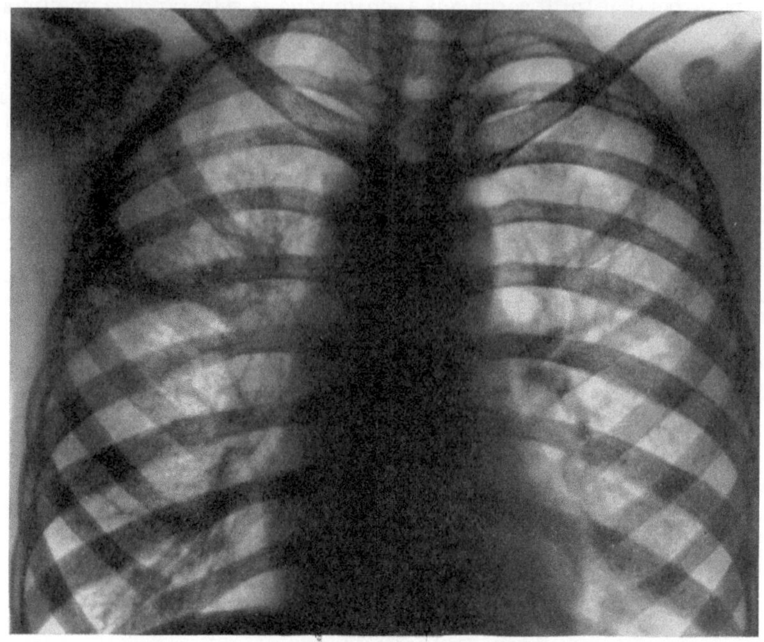

Abb. 73. Zurückgebildete Infiltrierung der Abb. 72 mit Lappenrandinfiltrierung (II). (Sammlung Tuberkulose-Krankenhaus Berlin-Charlottenburg.)

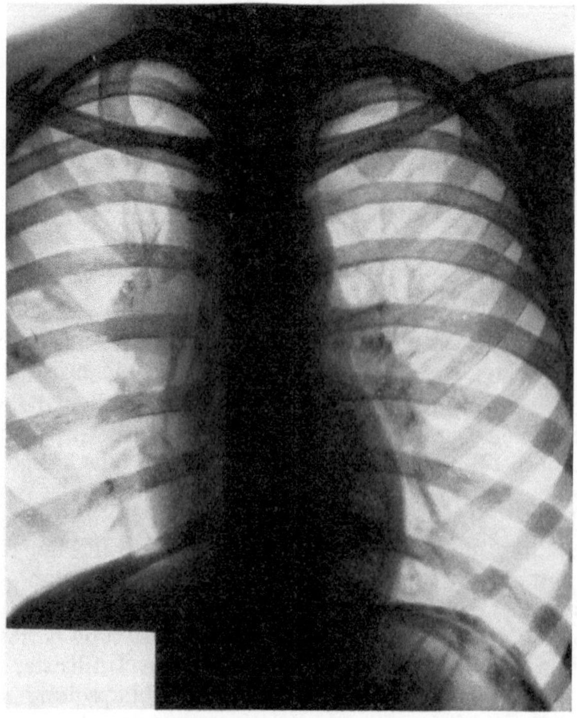

Abb. 74. Weitere Rückbildung des Lappenrandinfiltrates rechts (III) (Pfeil). (Vgl. Abb. 72, 73.)

hat von klinischer Seite vor allem ALB. FRAENKEL berichtet. Wegen der zahlreichen Beobachtungen aus der ersten Tuberkulinzeit sei auf die vorzügliche Zusammenstellung von BAUMGARTEN (m), ferner die von KAHLDEN sowie die in den medizinischen Wochenschriften 1890—91 niedergelegten Originale verwiesen.

Nach all dem erscheint ein spezifischer („Tuberkulin"-)Reiz für die Entstehung der Infiltrierungen von vorzüglicher Bedeutung. Was die Einspritzung

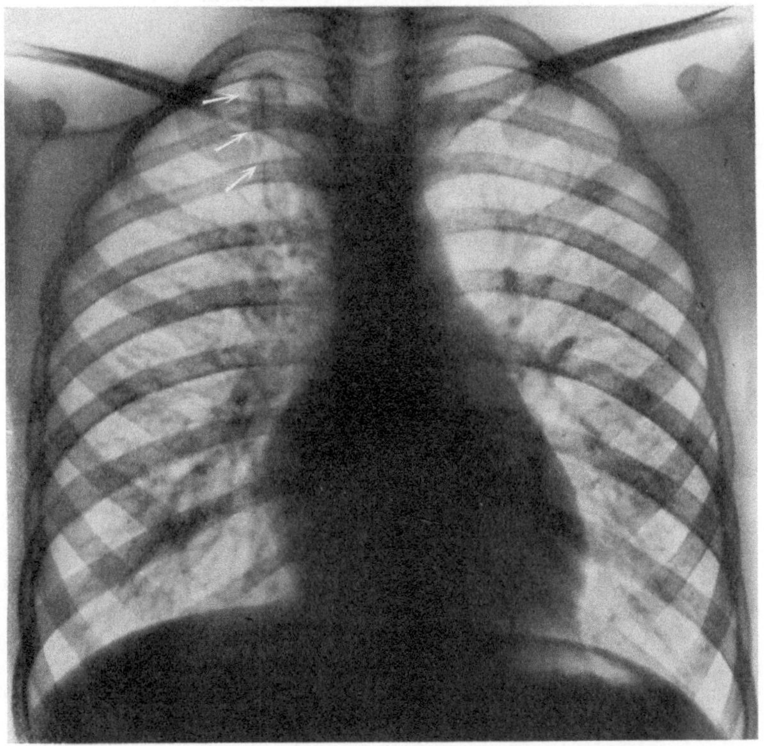

Abb. 75. Rückgebildete sog. Sekundärinfiltrierung. Es bleibt ein älterer, vorbestehender Spitzenherd vom Gepräge der ASCHOFF-PUHLschen zurück. Endbefund einer Serie ähnlich Abb. 72—74. Man beachte die Verdichtung des Lymphabflußgebietes. (Sammlung Städt. Tuberkulose-Krankenhaus Waldhaus Charlottenburg.)

großer Tuberkulinmengen in den 90er Jahren hervorrief, kann naturgemäß bei einem hochallergischen Organismus auch die exogene Superinfektion (vgl. die neuesten Tierversuche von BIELING und SCHWARTZ) ebenso wie die (endogene) Metastase und der mit der Neuzufuhr von Virus verbundene lebhafte Virusabbau bewirken. Aber auch an unspezifische Einflüsse ließe sich denken. Wir erinnern in diesem Zusammenhang an den Diabetes, bei dem wir vielfach die in Rede stehenden rückbildungsfähigen Infiltrierungen wie überhaupt eine Labilität der Herdbildung und Neigung zu exsudativer Erkrankung beobachten konnten. Hiermit überein stimmt die atypische, nichtapikale Lage tuberkulöser Herde bei der Phthise des Zuckerkranken (HANSEMANN, HART). Wie die Infiltrierungen werden sie vielmehr vorzugsweise in den unteren Teilen der Ober- und den oberen Teilen der Unterlappen angetroffen. Schwangerschaft und Wochenbett liegen ebenfalls als veranlassende Momente nahe.

Differentialdiagnostisch kommen auch für die klinische Betrachtung der Infiltrierungen Lymphstauungen in Frage, die großen Umfang im Lungengewebe erreichen und bei Aufsaugung sowie Verschwinden der entsprechenden Verschattung im Röntgenbild die Heilung eines tuberkulösen Infiltrats vortäuschen können. Hochgradige Verlegung von Lymphbahnen im Gebiet der käsig erkrankten Lungenpfortenlymphknoten wird ebenso wie Bildung ausgedehnter Narbenfelder im Lungengewebe selbst hier und da zu Lymphstauungen führen können. Daß diese die anatomische Unterlegung für alle Infiltrierungen abgeben, ist schon angesichts der reichlichen kollateralen Lymphbahnen und der Seltenheit einschlägiger Beobachtungen im Präparat höchst unwahrscheinlich.

Endlich sei nochmals auf die Rückbildungsmöglichkeit des exsudativen Herdes überhaupt verwiesen, gleichgültig, welcher Verlaufsphase der Tuberkulose er angehört. Auch in dem Zeitabschnitt der isolierten Phthise kommen Rückbildungen exsudativer Herde nicht selten vor (vgl. Lydtin [a]) — wenn diese auch in der Phase der Verallgemeinerung besonders deutlich in Erscheinung treten. Die ganze Frage ist schon vor Jahren von Ranke in diesem Sinne entschieden und jüngst wieder lichtvoll von Fleischner (b) behandelt worden, der vor allem auf die Schiefheit der früher beliebten Gleichsetzung von exsudativ und bösartig aufmerksam macht.

3. Isolierte Phthise.

Die Einteilung, nach der wir uns bei der Darstellung der einzelnen tuberkulösen Lungenveränderungen richten, beruht auf dem Grundgedanken einer Trennung vorwiegend produktiver und knotiger (azinös-nodöser), vorwiegend exsudativer bzw. exsudativ-käsiger und käsig konfluierender (azinös-exsudativer, lobulärer sowie lobär-exsudativer) und vorwiegend zirrhotischer (ebenfalls zusammenfließender) Formen. Es sei im Vorhinein bemerkt, daß sich die Begriffe „produktiv" bzw. „proliferativ" und „knotig" sowie „exsudativ" bzw. „zirrhotisch" und „konfluierend" im strengen Sinne nicht decken. „Proliferativ" und „exsudativ" sind histologische Begriffe. Sie sagen über gewebliche Qualitäten aus, „knotig" und „konfluierend" über Ausdehnung und Erscheinungsform, also mehr Quantitatives. In der Tat erscheinen auch oft genug als proliferativ anzusprechende Veränderungen als konfluierende und verkäsende Alveolitis. Und umgekehrt können exsudative Anfangsveränderungen rasch fibrös und knotig umgewandelt werden. Wir kommen auf diese Verhältnisse ausführlich in einem späteren Abschnitt über das Schrifttum und die Einteilungsversuche der Lungentuberkulose zurück. Dieser Dualismus erfreut sich aber auch für die fertigen Formen nicht allgemeiner Anerkennung. So benutzt Huebschmann den Begriff der azinösen Tuberkulose lediglich zur Kennzeichnung der topischen Ausbreitung des Prozesses auf den kleinen Raum des Azinus und stellt ihr die lobularen und die lobaren Formen als die entsprechend ausgedehnteren gegenüber. Es handelt sich bei ihm ja immer um einen und denselben primär exsudativen Vorgang, der entweder auf kleine Bezirke beschränkt, deswegen sehr rasch der Reparation und Abheilung zugänglich wird und dann das Bild der azinösen Herde gibt, oder größere Strecken zur käsigen Nekrose bringt und nunmehr den hier gegebenen verschiedenen Möglichkeiten, wie Bindegewebsbildung, Erweichung usf. anheimfällt. Diese Auffassung hat den großen Vorzug der Einheitlichkeit und Einfachheit. Indessen scheinen doch durchaus beim azinösen, proliferierenden und auf der andern Seite dem azinös-exsudativen, sowie dem lobular-lobaren und käsig zusammen-

fließenden Prozeß im Typus verschiedenartige Formen und Verlaufe jenseits
bloß topischer Unterschiede gegeben zu sein. Meines Erachtens ist man nicht
berechtigt, die großen morphologischen Unterschiede, die fraglos zwischen ihnen
vorhanden sind, auf bloße Änderungen in der Ausdehnung zurückzuführen.
Es ist nicht anzunehmen, daß der Prozeß, weil er nur ein kleines Territorium
betrifft, rasch in den besonderen Formen des vernarbenden azinös-nodösen
Herdes auftritt. Vielmehr dürfte es umgekehrt liegen. Weil ein rasch zu Vernarbung neigender Prozeß vorliegt, betrifft er auch nur die kleinen Bezirke.
Entsprechend bei den übrigen „exsudativen" Formen.

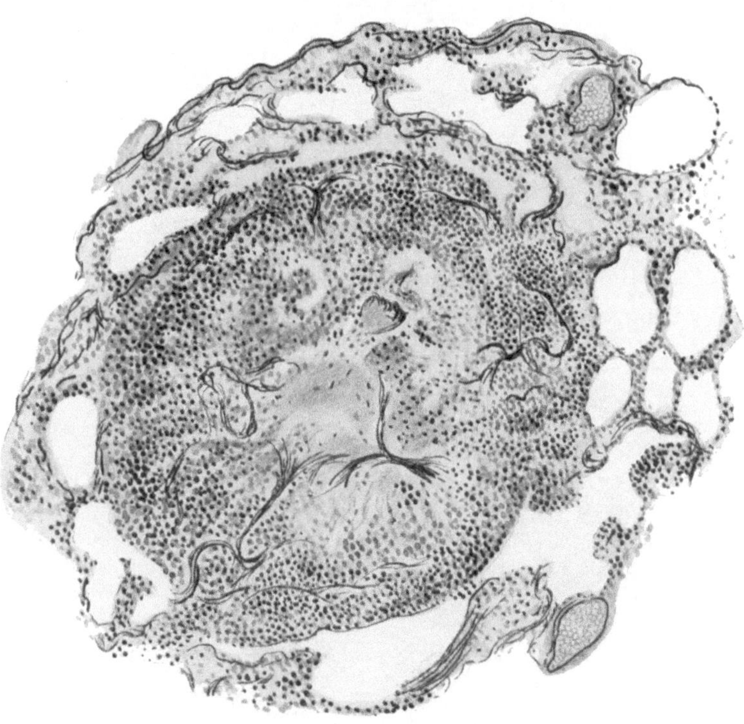

Abb. 76. Herd bei produktiver Tuberkulose. Intraalveolare Entwickelung. Bauplan des Tuberkels.
Beginnende Zerstörung der elastischen Fasern bis auf büschelförmige Reste
(z. T. in sog. Y-förmigen Figuren).

Es ist also nicht ein bloß topischer, auch nicht rein geweblicher Unterschied,
nach dem wir einteilen. Sondern ein Unterschied, dem die Typik von Art,
Form und Verlauf im ganzen zugrunde liegt. Es handelt sich danach nicht
um die grundsätzlich gleiche Abfolge von Veränderungen, der die Lokalisierung
oder Ausdehnung besondere Züge aufprägt, sondern verschiedenartige Vorgänge stehen hier in Rede. Die Ursachenkomplexe, die sonst die Eigenart der
tuberkulösen Reizantworten bedingen, stehen auch den hier interessierenden
Verschiedenheiten vor.

Damit sind die oben bei der Miliartuberkulose geschilderten Übergangsbilder vom primär exsudativ-nekrotisierenden Herdkern zur produktiven Herdperipherie durchaus verträglich (s. o. S. 232). Daraus erhellt aber auch, daß sich
unsere Kennzeichnung produktiver Herde nicht an einen einheitlichen von

vornherein verwirklichten geweblichen Charakter hält. Der produktive Herd in unserem Sinne kann von vornherein die exsudativen Einschläge vermissen lassen und mit einer Wucherung der Alveolardeckzellen bzw. Septumzellen erschöpft sein oder aber aus rein wuchernden Veränderungen im Zwischengewebe bestehen. Aber auch die tuberkulisierten, d. h. produktiv umgewandelten, mit den Klinikern zu reden „stabilisierten“, im Kern „exsudativen“ (lobular pneumonischen) Herde gehören hierher.

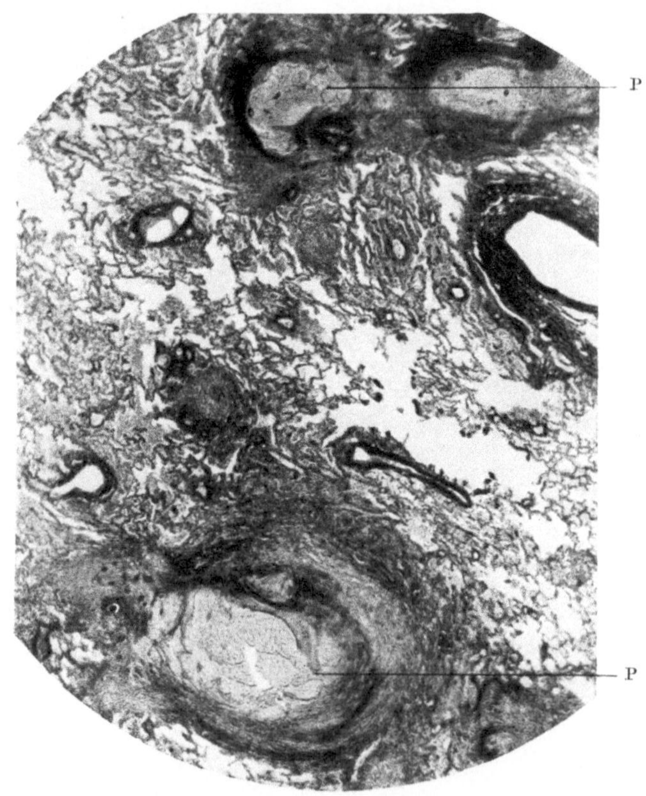

Abb. 77. „Produktiv stabilisierte“ lobulare Herde P mit alveolar pneumonischen Zentren mit erhaltenem elastischen Gerüst in alveolarem Verbande. Schwache Vergrößerung.

Produktive und knotige Form (azinös-nodöse Tuberkulose von Aschoff-Nicol).

Wir kommen zu den chronischen, in Knötchenform auftretenden Prozessen bei der Lungentuberkulose.

Im grob-anatomischen Bilde stellt sich die azinös-nodöse Tuberkulose meist so dar, daß in den Spitzen die ältesten, größten und am dichtesten stehenden Herde lokalisiert sind, und zwar erscheinen die paravertebralen Bezirke im Bereich des von Birch-Hirschfeld als Vorzugsstelle bezeichneten hinteren Spitzenbronchus bevorzugt. Sowohl an den frischen wie an den bereits in Verkäsung, Erweichung oder Induration übergegangenen Herden ist ein apiko-kaudales Fortschreiten unverkennbar. Die Verteilung der Herde im einzelnen unterliegt dabei Schwankungen. Sie kann mehr gleichmäßig sein und dann Ähnlichkeit mit der Miliartuberkulose bedingen, oder klein- und großknotige Schübe wechseln miteinander ab. Zuweilen hält sich der Prozeß an die einzelnen Lappen und bevorzugt im Fortschreiten die ventralen Gebiete. Es ist also manchmal der ganze Oberlappen zerstört, ehe die Spitze des Unterlappens ergriffen ist. Es ist aber ebensogut häufig anders, und die Spitze des Unterlappens erkrankt dann, wenn der Oberlappenprozeß beim Abgrasen der Lunge auf ihrer Etagenhöhe angelangt ist.

Es sei hier von vornherein hervorgehoben, daß bei diesen chronischen Verlaufsformen der Lungenschwindsucht nicht immer die umschriebenen Epithelioidzelltuberkel von rundlicher Form einzeln oder zu Herdchen zusammenliegend gefunden werden, sondern daß recht häufig in den Schnitten mehr ein tuberkulöses Granulationsgewebe auftritt, wie man es bei den Tuberkulosen anderer Organe, der Gelenke, der Haut, bei den chronischen Formen der Darmtuberkulose usw. besonders häufig anzutreffen pflegt. Und in diesem Granulationsgewebe finden sich dann mehr eingestreut distinkte Knötchen mit mehr oder weniger weit fortgeschrittener Verkäsung.

Diese klinisch im allgemeinen langsam, schleichend verlaufende Form der Lungenerkrankung, wenn sie wirklich dauernd diesen Charakter behält, ist nun anatomisch dadurch gekennzeichnet, daß die zunächst in einem Azinus entstandenen Knötchen anfangen zu verkäsen und nunmehr die Neuinfektion der Nachbarschaft vorwiegend kanalikulär entsteht, d. h. es werden durch die feinsten Zerfallserscheinungen Tuberkelbazillen in einen benachbarten Bronchiolus respiratorius hineingetragen, und das Spiel beginnt von neuem. Oder auch, was seltener ist, es erfolgt direkt ein Durchbruch eines erstinfizierten Azinus durch die Zerfallsprozesse auf den nächsten. NICOL hat das auch als transzendierende Infektion bezeichnet. Aus diesen vorwiegend aus Knötchen oder tuberkulösem Granulationsgewebe aufgebauten, azinösen Herdchen werden nun größere, stecknadelkopfgroße Knoten, und es ist das Stadium erreicht, das die ASCHOFFsche Schule als azinös-nodöse Tuberkulose bezeichnet. Es muß aber hinzugefügt werden, daß man in vielen Fällen um diese vorwiegend produktiven Herdchen schon wieder die nächsten Alveolen mit einfachem Exsudat erfüllt sehen kann (perifokale Reizzone).

Der weitere Verlauf dieser meist langsam fortschreitenden Prozesse ist nun der, daß die zentrale Verkäsung kleinster Tuberkelgruppen sich mehr und mehr ausbreitet, sich dann auch makroskopisch in der beginnenden charakteristischen gelblichen Färbung der Knötcheneruptionen äußert. Dieser erste Beginn der Phthisis, die feinkörnige Auflösung des Lungengewebes, kann nun entweder längere Zeit bestehen bleiben, indem die eingeschmolzene Masse eine feste Materie bildet. Man findet dann bei diesem Stadium um die feinkörnige käsige Nekrose die mit Recht als besonders charakteristisch beschriebene Wirbel- oder Radiärstellung der epithelioiden Zellen. Gerade bei dieser Form langsam fortschreitender Knötchenprozesse in der Lunge ist uns der besonders reichliche Gehalt an LANGHANSschen Riesenzellen aufgefallen.

In anderen Fällen beginnt nun schon bei diesen kleineren nodösen Herden eine frühzeitige Erweichung, eine Kolliquationnekrose in den Knötchen und damit der allererste Anfang der Hohlraumbildung, der Vomika. Nun sieht man schon makroskopisch in den kleinen nodösen Herdchen die bekannte eiterähnliche Masse (kalter Eiter), die man mit der Messerspitze herausheben kann. Die alveolare Lungenzeichnung ist in dem Zentrum der Knötchen vollständig aufgelöst und nur noch kleine Bruchstücke der elastischen Fasern sind in ihnen nachweisbar.

Die Vergrößerung dieser aus den Knötchenprozessen hervorgehenden Kavernen geschieht nun so, daß die Verkäsungsprozesse peripher weitergehen, und die kleinste Kaverne sich exzentrisch vergrößert. Gerade bei diesem Vorgang dürfte das Fortschreiten durch Verschleppung der Tuberkelbazillen auf dem Lymphweg eine Rolle spielen. Oder aber benachbarte Azinusgebiete oder gar erkrankte Lobuli schmelzen zusammen, werden aber dann gewöhnlich auch wieder von einer gemeinsamen mehr indifferenten Reaktionszone einfach exsudativer Prozesse umrahmt. Vielfach beginnt auch hier die Einschmelzung bei der produktiven Form der Tuberkulose in der Wandung kleinster Bronchiolen, die der Ausgangspunkt des lokalen Prozesses gewesen sind.

Eine besonders kennzeichnende Form der produktiven Tuberkulose in der Lunge sei gerade in diesem Zusammenhange noch besonders herausgehoben. Sie wurde, früher als eine besonders häufige angesehen, indem man die makroskopischen Bilder nicht zutreffend gedeutet hat. Wir meinen die sog. Peribronchitis und Perivasculitis tuberculosa. Sowie die Gefäße und Bronchen etwas größeres Kaliber annehmen, werden auch die Lymphräume in ihrer Umgebung weiter und offenbar für die Verschleppung der Tuberkelbazillen bedeutungsvoller. Bei gewissen chronischen Formen der Knötchentuberkulose, ist die Anordnung distinkter käsiger oder nicht käsiger Knötchen in der Umgebung der Gefäße und Bronchen augenfällig. Hier scheint die lymphogene Verbreitung der Tuberkulose offenbar eine Rolle zu spielen. Es sind das torpide, klinisch mehr langsam verlaufende Formen der Ausbreitung des tuberkulösen Prozesses. Indessen hat Nicol für die Mehrzahl der makroskopisch anscheinend peribronchitischen und perivaskulitischen Herde zeigen können, daß sie in Wahrheit azinöse Herde darstellen, bei denen die Vernarbung im Bereich des Bronchalstiels die perikanalikuläre Lage vortäuscht.

Hinsichtlich der Entstehung der azinös-nodösen Prozesse hat Nicol ein von vornherein produktives Geschehen innerhalb der Azinuslichtung angenommen. Sowohl frische intrabronchiolitische wie intraalveolare Veränderungen — besonders am Rande der Herde zeigen das Bild der Wucherung, der Entstehung eines verkäsenden, aus Epithelioid- und Riesenzellen bestehenden, von seiten der Septumzellen gebildeten tuberkulösen Granulationsgewebes. Auch interstitielle Tuberkulisation des Gewebes finde statt und verwickele das Bild. Doch sehr bald erfolge Heilung und Vernarbung, einmal durch Kollaps und Verwachsung der einander genäherten Alveolarwände und sodann durch entzündliche, von den Gefäßen und Bronchen ausgehende Bindegewebswucherung.

Demgegenüber betont Huebschmann mit aller Entschiedenheit den primär exsudativen Charakter auch des azinös-nodösen Prozesses. Es liege im Anfang die pneumonische Ausfüllung eines Azinus oder Teilazinus vor. Fibrin, untermischt mit großen Exsudatzellen und stets auch einigen Leukozyten beherrschte das Bild. Auch kleinere, mehr Lymphozyten gleichende Elemente sowie Plasmazellen sind vorhanden. Sehr rasch erfolgt Verkäsung, man finde eigentlich nie einen Herd, an dem sie nicht mindestens angedeutet ist. Rasch setze dann auch die produktive Phase, die Bildung epithelioidzelligen, den Kapillarwänden in den Alveolarsepten entstammenden Gewebes ein, das den gebildeten Käse durchdringe — oft bis zur völligen narbigen Ersetzung. Bald zeige sich nämlich auch das Auftreten kollagener Fasern zwischen den epithelioiden Zellen.

Eine primäre Ausfüllung der Alveolen mit wachsendem Gewebe schließt Huebschmann aus. Stets erfolge die Wucherung der Zellmassen, wo die Alveolen vorher mit Exsudat gefüllt waren. Meist allerdings trete die produktive Reaktion erst nach vorgängiger Verkäsung des Alveolarexsudats ein.

Es folgt dann mit zunehmender Faserbildung eine Aufteilung des ursprünglichen Herdes in einzelne durch Narbenzonen abgegrenzte Gebiete. Nicht dagegen bestehen zunächst mehrfache Herde, aus denen durch Zusammenfließen ein einheitlicher würde.

Prozesse verschiedensten Datums kommen im azinösen Herd — wie schon NICOL gezeigt hat — zur Überlagerung und Durchmischung. So kommt es bei der in Rede stehenden Erkrankung immer nur zu Veränderungen in kleinen Abschnitten des Azinus, woraus sich auch die Neigung der Herde zur Vernarbung erkläre. Denn diese erfolgt naturgemäß viel leichter an zunächst kleinen erkrankten Bezirken als an größeren, auf einmal infiltrierten Teilen.

Von den eigentlichen Herdkernen sind die Zonen perifokaler Exsudation zu unterscheiden, die meist deutlich abgrenzbar sind.

Für das Fortschreiten der Herde von Azinus zu Azinus kommen weniger der Bronchialweg oder vorgebildete Alveolarverbindungen in Frage als die käsige Zerstörung von Alveolarsepten.

Bei der Heilung der Herde sind die Atelektasen, zum Teil mit der Bildung drüsenartigen Epithels (Abb. 82) und Kollapsindurationen sowie die eigentlichen perivaskularen und peribronchalen Bindegewebswucherungen zu unterscheiden. Letztere täuschen durch die dem Azinus intermittierende Lage der Gefäßnetze einen zentralen Sitz der Narben vor. Die oft anthrakotisch pigmentierte Narbe entspricht in Wahrheit dem Gefäßbronchalstiel, dem die verkästen Azini traubenförmig ansitzen (NICOL).

Der Schilderung, die HUEBSCHMANN von der Entstehung des azinös-nodösen Prozesses gibt, können wir uns für die späteren Phasen der Herdbildung anschließen. Daß im ersten Beginn der Veränderungen stets ein exsudativer Prozeß vorliegen muß, möchten wir nicht für gesichert halten. Gewiß kommt es häufiger vor, soweit man nach anscheinend frühzeitigen (und nicht perifokalen) Veränderungen gehen kann — Täuschungen liegen hier sehr nahe — und ist Grund genug, einen bedingungslosen Dualismus im Sinne NICOLs für den Beginn der Veränderungen einzuschränken. Nach unseren eigenen Erfahrungen ziehen wir vor, eine nicht einheitlich bestimmbare und wechselnde Vorreaktion vorauszusetzen, auf die sich der eigentliche azinös-nodöse Prozeß aufpfropft. Auch eine der epithelioidriesenzelligen Gewebswucherung vorausgehende Verkäsung ist in keiner Weise die Regel oder auch nur häufig nachweisbar.

Kein Zweifel dürfte über die intraazinöse Lage der Erstveränderungen und die Ausbildung der Prozesse in die Azinuslichtung hinein herrschen. ORTH verlegte den Beginn der phthisischen Veränderungen an den Übergang der kleinen Endbronchen in die Alveolarröhren und die Neubildung des tuberkulösen Gewebes in die Wand der Alveolargänge. Im Anschluß an ihn fassen ASCHOFF und NICOL ebenfalls gewisse Gangabschnitte, besonders in weitere Lumina sich öffnende Engpässe ins Auge, so den Übergang des engen Bronchiolus terminalis in die weiten Bronchioli respiratorii.

Demgegenüber ist einmal nach dem Ausfall zahlreicher Tierversuche, u. a. auch eigener, an dem Eindringen des Virus bis in die Endstücke des Azinus, die Alveolen selbst festzuhalten. Es wäre auch rein theoretisch nicht einzusehen, warum die Bazillen nicht ebenso wie das Kohlepigment bis hierhin vordringen sollten; wenn auch B. HEYMANN in seinen Inhalationsversuchen mit geringen Virusmengen nur einen Teil der Bazillen in den Alveolen und die übrigen in kleinen Bronchen wiedergefunden hat.

Sodann läßt sich an dicken Schnitten azinöser Herde ein ständiges Freibleiben einzelner Alveolargänge feststellen (LOESCHCKE [c]). Die primäre Infektion findet daher nicht in den Bronchioli respiratorii statt, vielmehr bildet sich in einer Alveole selbst rasch verkäsendes Material, das als solches, bzw. Granulationsgewebsbildung veranlassend, auf den zugehörigen Sakkulus und das anschließende Alveolargangsystem bis hinab in den Terminalbronchiolus übergreift. Es kommt also auf dem Wege der Alveolargänge zur Infektion des Azinushilus.

Der Begriff der azinösen, insbesondere der azinös-nodösen Tuberkulose selbst endlich ist nicht ohne Widerspruch geblieben. Ribbert hat sich vor allem gegen die Uneinheitlichkeit des anatomischen Azinusbegriffes sowie dagegen gewandt, daß die tuberkulösen Veränderungen meist nur Teile der Endeinheit des Lungengewebes ergreifen.

Entsprechend ist nach Tendeloo (f) nur dann ein azinöser Herd verwirklicht, wenn seine Ausmaße denen des Azinus entsprechen. Traubige Gestalt beweise noch nicht Beschränkung auf einen Azinus. Diese jedesmal durch Serienschnitte zu bewahrheiten, sei eine mühsame, kaum lohnende Aufgabe. Der Begriff azinöser Herd ist daher nach Tendeloo überflüssig und durch den des bronchopneumonischen zu ersetzen, wobei es vor allem auf die bronchogene Entstehung, nicht aber auf Vorhandensein oder Fehlen primärer Bronchalerkrankung ankommt.

Neuerdings hat dann Fleischner nochmal die Uneinigkeit in bezug auf die Abgrenzung des Azinus ins Feld geführt und darauf hingewiesen, daß der Azinus Loeschckes (b), also der Doppelazinus Hustens, ein Hundertfaches von dem Nicolschen Azinus umfaßt. Daraus erklärt sich ja auch die Annahme der Aziniverschränkung, die Nicol macht, während Loeschcke die strenge bindegewebige Scheidung der Azini betont. Nach Fleischner ist bisher nicht gezeigt worden, daß dem Azinus als begrenztem Einheitsterritorium ein bestimmender Einfluß auf die Form der Lungenherde zukommt. Da man ganz allgemein die intraalveolare Lage der Herde annehme, sei der Ausdruck Azinus überflüssig.

Indessen erkrankt auch bei nur teilweiser spezifisch tuberkulöser Veränderung der Azinus als Ganzes und zwar durch den Kollaps, der eintritt, wenn der zuführende Bronchiolus mit käsigen Massen erfüllt ist (Loeschcke [c]). Zwar können die nicht erkrankten Alveolarbezirke durch die Kohnschen Poren aus benachbarten Lungenbläschen Nebenluft erhalten und dadurch entweder vor Kollaps bewahrt werden bzw. sich nach dem Zusammenfallen wie der entfalten — wie man das auch für größere wieder entfaltete Gebiete voraussetzen muß, über die der tuberkulöse Prozeß unter Setzung erheblicher Zerstörungen, z. B. der Bronchioli respiratorii hinweggegangen ist. Nur dort, wo die Alveolen neben Lobularsepten liegen, tritt keine Nebenluft ein, die eine Atelektase verhindert. Indessen gilt die Füllung mit Nebenluft doch auch nur für kleinere Bezirke. Bei Ausdehnung über größere Komplexe tritt doch Kollaps ein. Der ganze Azinus ist dadurch betroffen. Diese Tatsache rechtfertigt einwandfrei unseres Erachtens den Begriff der azinösen Tuberkulose.

Wir können die Besprechung der sogenannten produktiven Prozesse in der Lunge nicht abschließen, ohne festzustellen, daß gerade bei dieser Form der Reaktion des Lungengewebes auf die Eindringlinge, früher oder später sich solche Prozesse anschließen, die als fibröse sog. zirrhotische oder heilende in Erscheinung treten. Dieses soll aber für sich später abgehandelt werden, da sie in derselben oder ähnlichen Weise auch bei den exsudativen Prozessen vorkommen. In diesem Punkte stimmen wir mit Nicol nicht überein, der es ablehnt, bei der allgemeinen Einteilung der verschiedenen Formen der Lungentuberkulose die fibröse (zirrhotische) Form als eine besondere gelten zu lassen.

Konfluierende (lobuläre und lobäre) exsudativ-käsige Formen.

Wir beginnen die Besprechungen der konfluierenden mehr exsudativen Vorgänge bei den tuberkulösen Lungenprozessen mit der gewissermaßen kleinst-

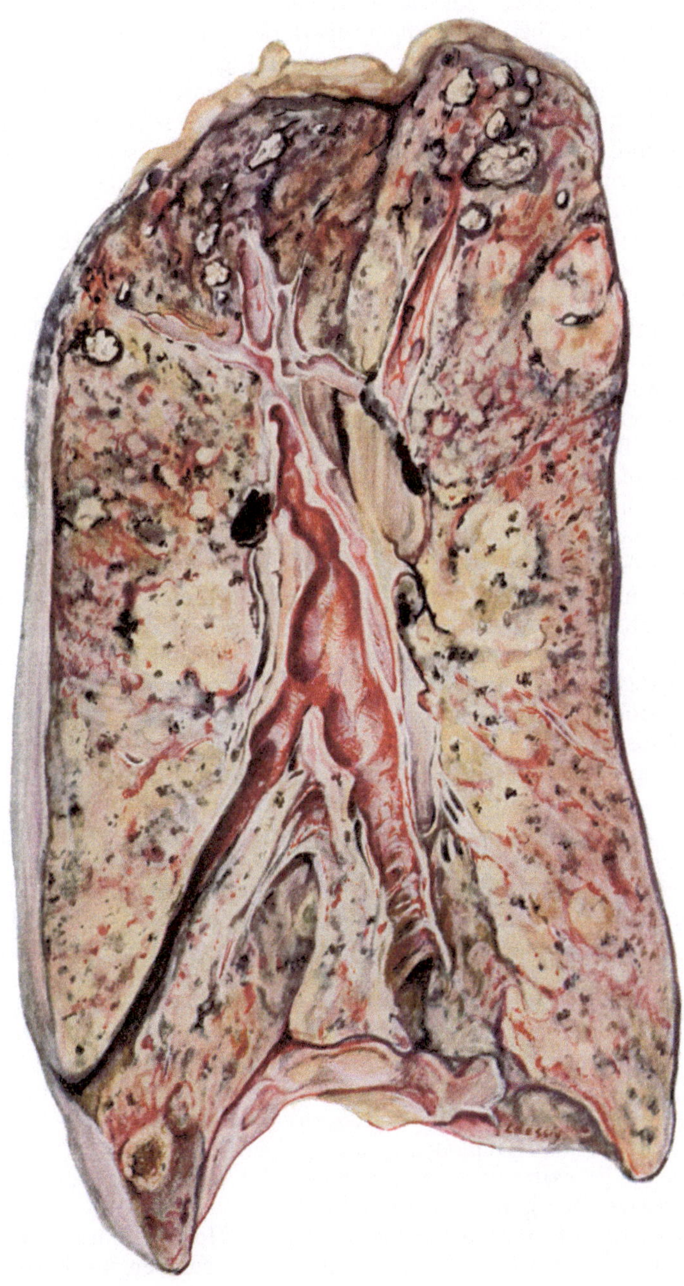

Abb. 78. Konfluierende käsige Läppchenpneumonie des Unterlappens mit mehreren abgekapselten Kreideherden im Oberfelde. Man beachte die begleitende hyperplastische Bronchitis. (Sammlung Pathologisches Institut Charité Berlin. Freundlichst von Geh. Rat LUBARSCH überlassen.)

kalibrigen Form pneumonischer Prozesse, mit jener im allgemeinen wohl selteneren Form der Miliartuberkulose, die besonders klinisch rasch verläuft und durch die Massenhaftigkeit des Gehaltes von Tuberkelbazillen in den miliaren käsigen pneumonischen Herdchen sich auszeichnet (Abb. 57—59). Sie ist übrigens ein besonders klassischer Beleg für die Tatsache, daß die pneumonischen Prozesse bei der Lungentuberkulose nicht nur, wie freilich wohl vorwiegend, auf dem Wege der kleinen und größeren Bronchen entstehen, sondern auch auf dem Blutwege. Wenn die Tuberkelbazillen in den Lungenkapillaren steckenbleiben und durch ihre Giftstoffe rein entzündungserregend wirken, so muß dieses Exsudat, nach beinahe physikalischen Gesetzen, in das Lumen der letzten respiratorischen Wege abgesetzt werden. Wir bekommen also bei der miliaren exsudativen Tuberkulose Exsudat in dem Bezirk eines Azinus, ja vielleicht nur in einem Teil des Azinus (Azinös-exsudative Tuberkulose). Wenn der Prozeß sehr rasch tödlich endet, so kann man in der Tat nur einen Teil eines azinösen Gefüges, eben den Teil, wo besonders reichlich zufällig die Tuberkelbazillen hineingetragen wurden, erkrankt finden.

Wenn wir vom Mikroskopischen ausgehen, so finden wir meist das Exsudat schon verkäst. Im Anfang der Entstehung ist anzunehmen, daß zunächst Abschuppung der Alveolarepithelien mit dem Strom trüben Serums aus den Kapillaren in die Alveolen und Alveolengänge einsetzt, daß einzelne Leukozyten und Lymphzellen sich dem Exsudate hinzugesellen und daß auch feine Fibrinausscheidung in der Alveole auftritt, ehe der Exsudatpfropf der spezifisch tuberkulösen käsigen Tuberkulose anheimfällt. Im Verlaufe einiger Tage kommt es dann aber auch schon zur Einschmelzung der trennenden feinen Septen, und nur noch die elastischen Fasern leisten längeren Widerstand und sind in der absterbenden Masse, die Alveolenfelderung markierend, noch nachzuweisen. Auch die kleinen Bronchioli respiratorii beteiligen sich durch gleichartige Vorgänge an der Entzündung und von ihnen aus kann der Prozeß auch auf etwas gröbere Bronchen übergehen (Bronchitis als klinisches Symptom der Miliartuberkulose).

Makroskopisch ist das Bild dieser azinös exsudativen Tuberkulose dem der häufigen knötchenhaltigen einigermaßen ähnlich; die grauen Knötchen sind aber wohl nicht so durchscheinend, und mit der Lupe gesehen ist die Abgrenzung nicht so scharf.

Gehen wir bei der Schilderung der viel häufigeren größer kalibrigen Form, der käsigen Bronchopneumonie von dem primären Herd aus. Man sieht eine kleine Gruppe von Azini gemeinsam von einer käsigen Masse erfüllt, deren Alveolarzeichnung im Anfang noch wohl erhalten ist, die aber später zugrunde geht. Um diese Herde herum findet sich nun fast regelmäßig, besonders allerdings bei denjenigen Herden, die nicht fortschreiten, eine Abgrenzung durch eine Granulationszone, was später genauer bei den Heilungsprozessen geschildert werden soll. Auch der Bronchiolus respiratorius wird frühzeitig in die Verkäsung hereingezogen, und durch diesen Teilvorgang ist die Ausbreitung und Verschleppung der käsigen Massen in neue Lungengebiete vorbereitet. Wir halten mit Nicol diese Art des Fortschreitens der tuberkulösen Prozesse für ganz besonders häufig.

Makroskopisch erscheinen die kleinsten Herde knötchenförmig, schon von gelblicher Farbe, wenn die Verkäsung einigermaßen im Fortschreiten begriffen ist. Durch ihre Zusammensetzung aus verschiedenen azinösen Gruppen, deren Grenzen zunächst gewahrt bleiben, zeigen sie eine gewisse traubenartige Anordnung, die besonders bei der Besichtigung mit der Lupe hervortritt. In der weiteren Entwicklung dieser Herdchen kommt es zu einem Übergreifen auf benachbarte Azinusgruppen, die dann in den Bereich der knötchenartig erscheinenden Einlagerung einbezogen werden. —

Wenn der tuberkulös-exsudative Prozeß nunmehr das größere Territorium eines ganzen Lobulus ergriffen hat, der eine schärfere bindegewebige Abgrenzung aufweist, so heben sich makroskopisch die traubigen Herdchen noch deutlicher heraus; sie sind naturgemäß gröber kalibrig, bewahren aber doch noch eine gewisse kleeblattförmige Gestalt. Meist sind es in klinischer Beziehung rascher fortschreitende tuberkulöse Prozesse. Im Mittelpunkt des Geschehens und des mikroskopischen Bildes bei der schwächeren Vergrößerung stehen die Bronchiolen, die mit tuberkulösem Exsudat erfüllt, bei der lobulären Ausbreitung in den erst ergriffenen Bronchioli respiratorii schon Verkäsung zeigen, in den folgenden Bronchiolen zum mindesten ein seröses, seltener fibrinöses Exsudat mit reichlicher Abschuppung von Epithelien. Die Vorgänge innerhalb der Alveolen spielen sich bei dieser Form natürlich in ähnlicher Weise ab wie bei der sog. azinös-exsudativen Tuberkulose. In den Alveolen überwiegt zu Anfang der Befund von Fibrin, Leukozyten, Lymphozellen, Alveolarepithelien, man findet mehr oder weniger reichlich Tuberkelbazillen; Begleitkokken haben wir in den Alveolen oder Bronchiolen, auch in diesem Stadium des tuberkulösen Fortschreitens wenig gefunden. Oft sind die Septen vor allem die Scheiden von Bronchen und Gefäßen reichlichst von Plasmazellen infiltriert (vgl. MACIESZA-JELENSKA).

Weiterhin erscheint in diesem Entwicklungsstadium die käsige Endobronchitis als Mittelpunkt der Veränderungen. Hervorzuheben ist, daß namentlich bei den klinisch etwas langsamer verlaufenden Fällen auch hier Kombinationen mit der Ausbildung tuberkulösen Granulationsgewebes in dem feinen Bindegewebe um die Gefäße und Bronchien des Lobulus nicht selten ist (vgl. oben: vorwiegend wuchernde Veränderungen auf dem Boden alveolar-pneumonischer, S. 252). Vielleicht bildet sich dieses in den Stadien des tuberkulösen Krankheitsverlaufes besonders aus, in denen das Fieber absinkt und es dem Kranken besser geht, wo also die Abwehrvorgänge im Körper des Kranken für einige Zeit wieder die Oberhand gewonnen haben. Es kann neben der Endobronchitis caseosa und der lobulären käsigen Lungenentzündung gleichzeitig da und dort ein peribronchitischer Tuberkel gefunden werden, der durch Verbreitung der Tuberkelbazillen auf dem Lymphweg in einem gewissen Stadium der so wechselvollen Krankheit entstanden ist.

Wichtige Begleiterscheinung ist die sekundäre Atelektase in der Umgebung der lobulären oder auch azinösen Herde. Sie kann zustande kommen einmal wohl durch den Druck der exsudatgefüllten Alveolen auf die Nachbarschaft, vor allem aber handelt es sich offenbar um eine Verstopfungsatelektase. Die Bronchiolen und feineren Bronchen sind durch ihren käsigen oder exsudativen Inhalt unwegsam geworden, die in den zentripetal gelegenen Wegen eingeschlossene Luft wird abgesperrt, und nach Aufsaugung der Luft muß ein Zusammenfallen der Alveolen und Alveolenwände folgen. Man sieht zunächts die bekannten spaltförmigen Alveolen mit abgeschilferten Alveolarepithelien, eventuell etwas Ödem, und wenn der Prozeß zu einer Wiederherstellung nicht führen kann, kommt es zur Verödung der Alveolenlumina und Induration der Septen.

Bei Vergrößerung der lobulär käsigen bronchopneumonischen Herde durch Zusammenfließen oder auch in einem einzelnen lobulären Herdchen selbst kommt es nun bei der fortschreitenden Tuberkulose ebenso wie bei den aus Tuberkeln entstandenen Produkten zur Erweichung des käsig gewordenen Gewebes. Ja man kann sagen, daß namentlich bei den rascher fortschreitenden Prozessen die Entstehung der Hohlraumbildung erheblich häufiger aus käsig exsudativer Bronchopneumonie hervorgeht, wie aus den zentral käsig eingeschmolzenen azinös-nodösen Herden. Die besonders auch klinisch aufgenommene Lehre, daß die exsudativ-käsige Tuberkulose die ungünstigeren Prozesse umfaßt, bestätigt sich hier. Gerade diejenigen Fälle, bei denen schon in den lobulären käsigen Bronchopneumonien frühzeitig mit dem bloßen Auge eben sichtbare Vomicae entstehen, bedeuten schnellen unaufhaltbaren Fortschritt der Erkrankung. Man kann dann makroskopisch gleichzeitig an vielen Stellen wahrnehmen, wie auf der Schnittfläche überall kleine Eindellungen zu sehen sind, aus denen der durch die Kolliquationsnekrose verflüssigte kalte Eiter abströmt. — Beim weiteren Fortschreiten der Einschmelzungsprozesse sieht man diese Höhlen sich vergrößern, ihre ungünstige Beurteilung ergibt sich aus der oft mehrere Millimeter dicken käsigen Wand. Sie zeigen noch nicht den buchtigen Bau älterer, der Reinigung sich zuwendender Kavernen und erst, wenn die Möglichkeit besteht, daß aus ihnen durch einen kleineren oder größeren Bronchus die verflüssigten Massen nach außen abgeleitet werden, kann die Demarkation der Kaverne ihren Anfang nehmen. Dann wird es wohl auch, was klinisch wichtig ist, dazu kommen, daß diese massenhaft Tuberkelbazillen enthaltenden Käsebröckeln im Sputum erscheinen. und klinisch sieht man massenhaftes, dauerndes Auftreten der Tuberkelbazillen im Sputum prognostisch für besonders ungünstig an.

Bei dieser rasch fortschreitenden Kavernenbildung ist auch vielfach nicht die Zeit zu einer heilsamen Endarteriitis obliterans, wenn größere oder kleinere Gefäße in das Einschmelzungsgebiet hereingezogen werden und die Gefahren leichter oder auch schwerer Blutungen aus den Kavernen sind jetzt große. Endlich neigen frisch erweichende käsige Herde auch zum Durchbruch durch die Pleura, der nach Erfahrungen im Tuberkulosekrankenhaus in Sommerfeld nicht von den alten vorherbestehenden Kavernen auszugehen pflegt (s. u. S. 311). Daß namentlich diese Form der Kavernenbildung auf dem Boden der käsig tuberkulösen Bronchopneumonie eine besonders ungünstige Komponente im Gesamtbild der tuberkulösen Lungenprozesse darstellt, ist somit ohne weiteres klar. Abgesehen von der örtlichen Zerstörung, die sich exzentrisch immer weiter ausdehnen kann, kommt die Gefahr der Aspiration der erweichten, von Tuberkelbazillen wimmelnden Massen in neue, bisher verschont gebliebene Lungenbezirke hinzu. So kann auch schon eine einzelne solche auf diesem Boden entstandene Kaverne der Ausgangspunkt werden für eine rasch florid verlaufende Lungentuberkulose (vgl. weiteres im späteren Abschnitt: Kavernenbildung, S. 294 ff.).

Der Kavernenbildung stehen als wichtige und kennzeichnende Ausgänge die verschiedenen Formen der bindegewebigen Induration gegenüber. Es ist hier zu unterscheiden, die Abkapselung, die eine gewisse Kleinheit der Herde voraussetzt, und ihre Durchwachsung, die auch in größeren exsudativen Herden, besonders am Rande vorkommt.

Das Kapselbindegewebe entstammt größeren Septen sowie den Scheiden von Bronchen und Gefäßen. Es bildet in der Hauptsache Aschoffs sogenannte unspezifische Kapsel und pflegt sich mit dem atelektatisch-indurierten Gewebe der unmittelbaren Herdnachbarschaft zu durchmengen. Je nach der Ausdehnung der Herde — je kleiner sie sind, desto ausgesprochener — besteht auch noch unter Umständen eine innere, Aschoffs spezifische Kapsel, entstanden aus den Epithelioidzellen des Herdrandes. Bei größeren Herden pflegt sie zurückzutreten. Die doppelte Kapselbildung ist nach unseren Erfahrungen gewiß nicht immer ausgeprägt, oft aber sehr deutlich, ohne Kunstprodukt zu sein.

Die bindegewebige Durchwachsung von exsudativ-käsigen Herden kann großen Umfang annehmen. Huebschmann möchte hierfür in der spezifischen Allergie gelegene Einflüsse sowie konstitutionelle Faktoren, auch starke Kohlepigmentierung verantwortlich machen. Der Einfluß der Allergie sei besonders deutlich gegenüber dem Primärherd, bei dem derartige Durchwachsungen niemals zu beobachten seien. Dieses können wir durchaus nicht bestätigen.

Entkalkte GHONsche Herde zeigen nicht gerade selten reichlichen Gehalt an Kollagenfasern.

Die Durchwachsung eines Käseherdes erfolgt offenbar zum einen Teil von stehengebliebenen Resten leimgebenden Bindegewebes aus, auf der anderen Seite scheint Durchwachsung auch in gewissem Umfange von der Herdperipherie ausgehen zu können. So weisen öfter GHONsche Herde in der Peripherie relativ reichlichen Gehalt der käsigen Massen an kollagenen Bindegewebsfasern auf. Davon zu unterscheiden sind die bindegewebigen Bestandteile, die aus Granulationsgewebe entstehen, das die Kalkmassen auflöst und in sie einwächst.

Von der Durchwachsung des verkästen Herdes zu unterscheiden ist die eigentliche Karnifikation, die liegen gebliebene, nicht verkäste, aber auch nicht zur Ausscheidung gekommene Alveolarexsudate betrifft. Während CEELEN Fibrinreichtum der Exsudate als mächtigen Anreiz der Karnifikation anspricht, nimmt HUEBSCHMANN die fibrinreichen Teile für die Verkäsung in Anspruch und bezieht die Durchwachsung mehr auf die fibrinarmen, zellreichen Exsudate.

Im einzelnen gestaltet sich die Karnifizierung so, daß ein zunächst gefäß- und zellreiches, faserarmes, unspezifisches Keimgewebe vom Alveolarseptum aus, seltener von den gröberen perivaskularen und peribronchalen Bindegewebsscheiden, in das Exsudat einsproßt. Es sind in der Hauptsache Fibroplasten, zum Teil in Form richtiger Fadenzellen, langer Gebilde, deren eine Hälfte mitsamt dem Kern noch im Septum festsitzt, währenddem sich die andere bereits in der Lichtung befindet (CEELEN [a], HUBERT). Später ist das Gewebe faserreicher und enthält sowohl leimgebende wie elastische Fasern. Jene fallen einer allmählichen Hyalinisierung anheim.

Die Karnifikation besteht meist in Wucherung unspezifischen Gewebes — natürlich kommen auch in diesem Bindegewebe hier und da Tuberkel vor. Neben der Karnifikation ist oft eine auffallende Verdickung der Alveolarsepten erkennbar, sowohl das kollagene, wie das elastische Gewebe betreffend. Es kommen hier Bilder zustande, wie sie in größter Reinheit, wenn auch in kleinerem Ausmaß die tuberkulöse Alveolitis des Meerschweinchens zeigt (vgl. Abb. 12, 14).

Bemerkenswert und für die Unterscheidung von den Indurationen bei produktiver Tuberkulose wichtig ist die Tatsache, daß nicht nur innerhalb der exsudativen Herde, sondern auch an ihrem Rande und weit hinein in das kollabierte Gewebe der Nachbarschaft die elastischen Fasern weitgehend erhalten bleiben. Oft bilden sie ein dichtes Gewirr krausenartig zusammengeschnürter Fasermassen. Es ist keine Frage, daß nicht nur Zusammendrängung auf den verkleinerten Raum der zusammengefallenen Alveolen und dadurch scheinbare Vermehrung besteht, sondern auch mit echter Wucherung und Vermehrung der elastischen Fasern sowohl im Herd selbst, wie in seiner Nachbarschaft zu rechnen ist. Demgegenüber zerstört der produktive Vorgang — entsprechend den Eigenschaften des tuberkulösen Granulationsgewebes auch anderwärts — nicht nur im verkästen Zentrum, sondern auch weit in die Umgebung hinein die elastische Substanz.

Zweifellos können die Durchwachsungs- und Indurationsvorgänge, besonders bei kleinen, exsudativen Herden, unter Umständen sehr rasch und ausgiebig in Erscheinung treten. Wir kommen darauf unten beim Abschnitt: Zirrhotische Phthise noch ausführlich zurück.

Verkalkung, wie sie die so regelmäßige Begleiterscheinung der — ja auch exsudativ käsigen — Primärherde bildete, kommt bei den gewöhnlichen Formen der käsigen Lobularpneumonie nicht oft und deutlich zur Beobachtung. Oft genug ist sie bei den kleineren Herden vorhanden. Verknöcherung ist naturgemäß wegen des meist rascheren, zum Tode führenden Verlaufs der Erkrankung gegenüber dem Primäraffekt äußerst selten.

Lobäre, käsige Pneumonie.

Wir reihen ohne grundsätzliche Abgrenzung hier die Besprechung jener eigenartigen Form der Tuberkulose an, die als die lobäre käsig-tuberkulöse Pneumonie schon in den älteren Beschreibungen immer eine besondere Stellung eingenommen hat.

Zwischen der lobulären und lobären Ausbreitung der käsig bronchopneumonischen Prozesse in der Lunge gibt es quantitativ natürlich die verschiedensten Übergänge. Streng genommen würde lobäre käsige Pneumonie natürlich bedeuten, daß ein ganzer Lungenlappen so vollständig, wie bei der genuinen fibrinösen Pneumonie, von den gerinnenden Exsudatmassen angefüllt, bei der Sektion angetroffen wird. Aber man wird auch von lobärer käsiger Pneumonie sprechen, wenn noch einige Teile eines ganzen Lungenlappens frei geblieben sind, aber doch ein wesentlicher Teil des ganzen Lungenlappens ergriffen ist.

Was die spezielle Entstehungsart dieser Form exsudativer Tuberkulose betrifft, so ist die überwiegende Meinung wohl immer dahin gegangen, daß diese besonders progredient verlaufende Form der Tuberkulose (galoppierende Schwindsucht) durch massige Aspiration von Tuberkelbazillen oder ihrer Giftstoffe (A. Fraenkel und Troje) hervorgerufen wird. Nicht immer läßt sich freilich die Quelle dieses massigen Imports aufdecken,

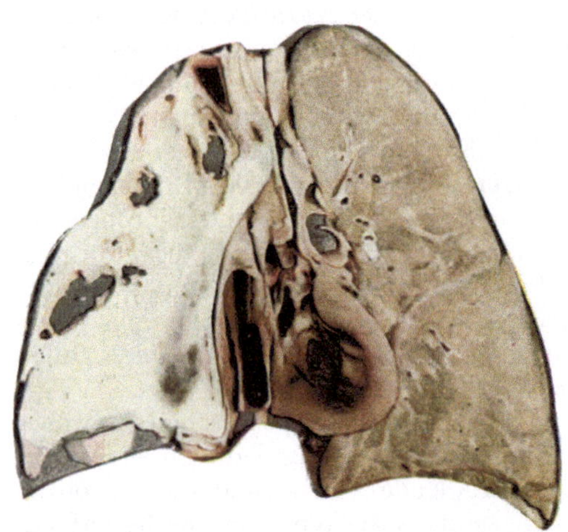

Abb. 79. Lobar käsige Pneumonie der rechten Lunge mit Einschmelzungen. 15jähriger Junge. Stand nach Operation einer fistelnden Tibiatuberkulose in Äthernarkose. Buntphotogramm. (Sammlung Prosektur Städt. Tuberkulose-Krankenhaus Waldhaus Charlottenburg in Sommerfeld.)

gewöhnlich dürfte eine käsig zerfallene Kaverne und die Aspiration ihres verflüssigten Inhalts als Ursache festzustellen sein.

Nach meinen Erfahrungen im Tuberkulosekrankenhaus der Stadt Berlin können operative Eingriffe, insbesondere die mit diesen verknüpften Narkosen bei Trägern klinisch stummer Kavernen den zureichenden Grund abgeben. Ebensogut kann aber nach Narkose auch das Bild der verstreut lobulär käsigen Aspirationspneumonie entstehen (vgl. Abb. 78). Neben der besonderen Form der Bazillenaspiration dürfte also auch eine Bereitschaft des Gewebes zur diffusen konfluierenden Erkrankung, vielleicht auch das Vorhandensein fortgesetzten Bazillennachschubes erforderlich sein. Wie an Röntgenserien des in Abb. 79 dargestellten Falles zu verfolgen, tritt die pneumonische Infiltration nicht schlagartig und mit einem Male ein, sondern beruht auf Verbreitung und Zusammenfließen vorher kleinerer Verschattungen. Doch genügt diese Beobachtung keineswegs, das Vorkommen einer echten sofort lobar käsigen Pneumonie mit Nauwerck und Ortner zu leugnen. Man vergleiche die älteren Beobachtungen von Buhl und Orth.

Das makroskopische Bild der frischeren und älteren lobären käsigen Pneumonie ist hinreichend charakteristisch. Bei der unkomplizierten Form besteht eine diffuse Hepatisation, einigermaßen ähnlich dem Stadium der grauen

Hepatisation bei der fibrinösen Pneumonie, nur ist die Farbe der gleichmäßig verdichteten Lunge nicht grau, sondern bei fortgeschrittener Einschmelzung eben gelb-käsig. Die feine Körnelung der Schnittfläche, die so charakteristisch bei der fibrinösen Pneumonie anzeigt, wo die Exsudatpfröpfe in den Alveolengängen stecken, ist nicht ganz so ausgeprägt; auch das Lungengewebe nicht so brüchig, wie bei der gewöhnlichen Pneumonie. Aber sonst fehlen bei der unkomplizierten Form der käsigen Pneumonie Knötcheneinlagerungen, wenn sie nicht zufällig als ältere Herde schon vorher in dem neu entzündeten käsig-pneumonischen Gebiet gelegen haben. Abb. 80 zeigt einen solchen charakteristischen Fall, wo gewiß auch von der Spitzenkaverne aus durch Massenimport des käsigen Materials in den Bronchus des Unterlappens die vollständig lobäre Ausbreitung des Prozesses hinreichend zu erklären war. Ähnlich der gewöhnlichen Pneumonie pflegt auch nicht eine Beteiligung der Pleura in Form einer einfachen exsudativen oder fibrinösen Pleuritis zu fehlen. Je länger der Prozeß besteht, um so mehr tritt die gelbe käsige Farbe der Schnittfläche hervor, gelegentlich mit einem Stich ins Grünliche.

Gewöhnlich wird das tödliche Ende eintreten schon durch die Allgemeinwirkungen auf den Körper, ehe es in dem lobären Prozessen zu einer Erweichung der Exsudate kommt. Sie vollzieht sich grundsätzlich naturgemäß ebenso wie bei den lobulären Formen; aber gelegentlich kann man sehen, daß ein ganzer, käsig pneumonischer Lungenlappen an vielen Stellen anfängt einzuschmelzen (Abb. 80), so daß schließlich eine einzige große, mit groben, käsigen Bröckeln erfüllte Höhle entsteht. Bei den rasch verlaufenden kindlichen Tuberkulosen kann man das eher sehen, wenn auch hier vielleicht nicht immer ein ganzer Lungenlappen vollständig ergriffen wird.

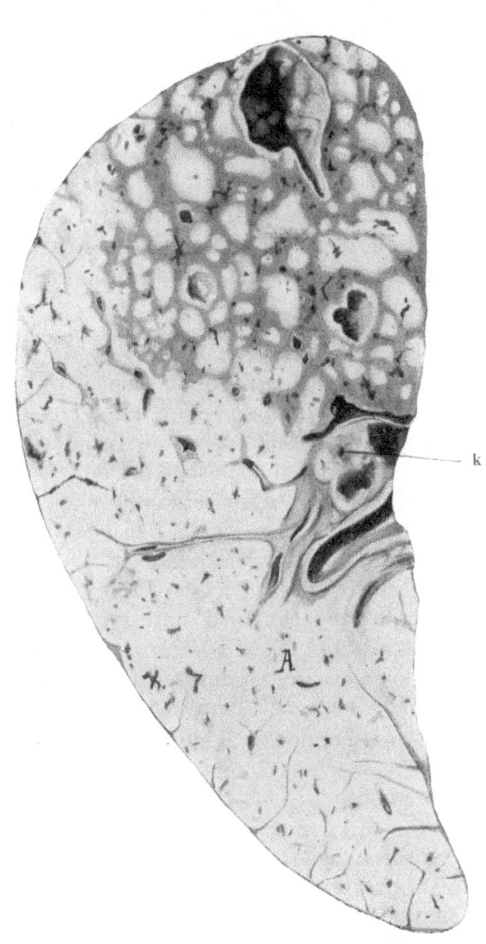

Abb. 80. Lobäre käsige Pneumonie (k) oben nicht ganz zusammenfließend und in beginnender Einschmelzung. (Path. Inst. Breslau.)

Das mikroskopische Bild ist nicht weniger kennzeichnend. Im Anfang treten rein katarrhalisch pneumonische Vorgänge auf, Abschuppungen der Alveolarepithelien, Leukozyten, einige Lymphozellen, meist gerinnt aber das Exsudat bald, und mit der WEIGERTschen Fibrinfärbung lassen sich die zarten, feinen Netze des Fibrins nachweisen. Sehr schnell kommt es nun aber zur vollständigen Verkäsung, nicht nur des Exsudates, sondern auch der Wände der Alveolargänge oder Alveolen selbst. Sie vollzieht sich bei diesen Prozessen offenbar außerordentlich schnell. Der Nachweis massenhafter Tuberkelbazillen gerade bei der käsigen Pneumonie (Abb. 3) macht das wohl verständlich. Bemerkenswerterweise können sie aber klinisch lange im Auswurf fehlen, nachweislich auch nach eingetretener Verkäsung der Infiltration, wie wir es in dem in Abb. 79 dargestellten Falle verfolgen konnten. — Baumgarten hat allerdings auch bei diesen besonders reinen Formen exsudativer Tuberkulose gelegentlich Riesenzellen beobachtet in dem Exsudat; außerordentlich selten haben wir das auch gesehen, aber die Riesenzellen in diesem Falle mehr für Konglutinationsriesenzellen aus zusammengeklebten Alveolarepithelien gehalten. So entsteht mikroskopisch bei den fortgeschrittenen Fällen ein gleichmäßiges Trümmerfeld der Lunge, bei dem es nur noch durch Anwendung der Färbung auf elastische Fasern gelingt, die Umrisse der früheren Alveolen und Alveolengänge noch nachzuweisen.

Auch klinisch hat die massig einsetzende lobäre käsige Pneumonie wohl immer für verhängnisvoll gegolten. Die von Tendeloo u. a. (vgl. oben S. 242 ff.) angegebene Rückbildungsfähigkeit einer beginnenden exsudativen Tuberkulose betrifft in der Hauptsache die lobuläre Pneumonie, kann aber wohl nicht für die lobären Prozesse gelten. Karnifikationen dürften bei lobärer Ausdehnung kaum oder doch nur stellenweise in Frage kommen.

Gelatinöse, tuberkulöse Pneumonie (sog. glatte Pneumonie).

Es wäre grundsätzlich richtiger gewesen, die graue, gelatinöse Pneumonie, wie sie herdförmig oder auch in größerer Ausbreitung den tuberkulösen Lungenprozeß begleitet, vor die Besprechung der käsigen Pneumonie zu stellen, denn es handelt sich bei ihr gewissermaßen um ein Stehenbleiben der ersten exsudativen entzündlichen Erscheinungen auf einer Stufe, die nicht zu dem charakteristischen Ende der Verkäsung führt. In lobärer Ausbreitung sieht man diese Form exsudativer Tuberkulose selten, aber öfters herdweise mit gleichzeitig produktiver Tuberkulose und auch manchmal neben heilenden fibrösen Tuberkulosen und um sie herum als Ausdruck der sog. perifokalen Entzündung. Gewiß kann sie auch selbständig — vor allem als Vorstadium der käsigen Pneumonie auftreten. (Vgl. oben S. 236 ff. Generalisationsformen und flüchtige Infiltrierungen.)

Auch bei der gelatinösen Pneumonie kann eine direkte Wirkung der Tuberkelbazillen vorliegen, nur in wesentlich abgeschwächter Form, als bei der käsigen Pneumonie.

Im mikroskopischen Befund hat die gelatinöse Pneumonie vieles gemein mit der alten desquamativen Pneumonie von Buhl und Rindfleischs „chronisch inveteriertem Ödem". Das mikroskopische Bild wird beherrscht von einer Menge abgelöster Alveolarepithelien, die in beinahe mosaikartigen Verbänden die Alveolen und Alveolengänge erfüllen. Bei der eigentlichen Buhlschen katarrhalischen Pneumonie („Desquamativpneumonie") ist das Besondere die Verfettung der Alveolarepithelien (s. oben S. 168). Bei der gelatinösen Pneumonie kommt hinzu die seröse Durchtränkung des ganzen Territoriums, besonders der Alveolen, aber auch des Zwischengewebes. Da der Prozeß längere Zeit zu bestehen pflegt, kommen später Leukozyten und Lymphozyten hinzu, auch eine gewisse entzündliche Verdichtung der Alveolenwände. Bei dem offenbar auch klinisch langsamen Verlauf dieser Prozesse dürfen wir nach Resorption des Serums und autolytischen Vorgängen in den Alveolarepithelien eine restitutio ad integrum als möglich voraussetzen.

Makroskopisch sind, wie der Name es charakteristisch ausdrückt, die Bezirke gelatinöser Pneumonie luftleer, grauglasig, durchscheinend, es fehlt jede Andeutung der Granulierung der Oberfläche („glatt"), eventuell läßt sich mit dem Messer etwas trübes Serum von der Schnittfläche abstreifen.

Zirrhotische Phthise.

Die unter dieser Bezeichnung zusammenzufassenden Veränderungen sind in der überwiegenden Mehrheit der Fälle mindestens histogenetisch unselbständig. Es ist gewöhnlich ein sekundäres Geschehen, ein den vorwiegend produktiven oder exsudativen Veränderungen aufgepfropfter Prozeß, der hier zur Besprechung kommt. Als solcher umfaßt er einen Teil der möglichen Heilungsvorgänge an diesen Herden und wurde deswegen in seinen wesentlichen anatomischen Zügen bereits im vorhergehenden gekennzeichnet.

Zwei Momente jedoch rechtfertigen die gesonderte Besprechung der zirrhotischen Phthise. Das ist einmal die Möglichkeit selbständigen Vorkommens, die nicht abgestritten werden kann („Schiefrige Induration"). Und sodann die Tatsache, daß die indurativen Vorgänge allenthalben so im Vordergrunde des ganzen Krankheitsbildes stehen, daß von ihnen die klinische wie anatomische Betrachtung des Einzelfalls auszugehen hat.

Die Frage, inwieweit hier wirklich Heilungsvorgänge vorliegen, ist dabei jedesmal besonders zu prüfen. Denn abgesehen von ihrer überwiegend heilsamen Wirkung durch Einengung, Blockade und Abriegelung der zugrunde liegenden käsigen Herde, bringen die Indurationen dann, wenn sie größere Felder mit Beschlag belegt haben, doch auch viele nachteilige Wirkungen mit sich. Es besteht eben in der Tat eine zirrhotische Phthise, und entsprechend zeigen das ausgesprochene Bild der Kachexie nicht selten Kranke mit relativ wenig ausgedehntem anatomischen Befund, in dem die zirrhotisch-indurativen Veränderungen vorwiegen. Verlust von atmendem Gewebe, Narbenzug auf benachbarte Bronchen mit Bildung von Bronchektasen, Verschluß zahlreicher, auch größerer Gefäße, Erweiterung und Hypertrophie der rechten Herzkammer, die Hebung und Verziehung des Mittelfells und seiner Gebilde, Ergänzungsemphysem und nicht zuletzt der allmähliche Zerfall des indurierenden Gewebes selbst bei ausgesprochen schleichendem Verlauf der Gesamterkrankung sind Momente, die das Bestehen der Kachexie verständlich machen und den Rang der ausgedehnten Induration als Heilungsvorgänge zweifelhaft erscheinen lassen. Selbstverständlich verstehen wir hier unter zirrhotischer Phthise nur die ausgedehnteren bindegewebigen Verdichtungen, nicht die beginnenden fibrösen Veränderungen in der Umgebung exsudativer Herde. Diese rechnete ich oben (S. 251 ff.) zur produktiven Tuberkulose. Scharfe Unterschiede lassen sich selbstverständlich nicht machen. Zirrhose liegt jedoch nur vor, wenn ein Prozeß mit ausgesprochener Neigung zum Zusammenfließen der fibrösen Veränderungen nachweisbar ist.

All das zeigt, daß wir es mit einer Verlaufsform eigenen Gepräges zu tun haben, die eine gesonderte Besprechung rechtfertigt.

Die besonderen Arten vorwiegend fibröser Prozesse im Verlauf der Lungentuberkulose. Zirrhotische Phthise auf dem Boden der azinös-nodösen Tuberkulose.

Nur selten weist eine tuberkulöse Lungenerkrankung gleich von vornherein die Charakteristika einer lediglich fibrösen Tuberkulose auf. Immerhin gibt es Bilder schiefriger Induration, besonders in der Lungenspitze, die die Annahme der Bildung reiner Schwielen unter dem Einfluß des Tuberkelpilzes nahelegen. Hierbei ist die weitgehende Rückbildungsmöglichkeit und bindegewebige Ersetzbarkeit tuberkulösen Herdgewebes natürlich in Rechnung zu ziehen. Aber selbst dann bleiben Fälle übrig, in denen die Annahme primärer Schwielenbildung, einer Wucherung des Bindegewebes ohne zelliges Vorstadium das Bild am einfachsten erklärt. Allerdings ist es auch im Experiment wohl nie gelungen, durch äußerste Herabsetzung der Zahl, der zum Versuch verwandten Tuberkelbazillen

oder durch eine irgendwie geartete Herabsetzung der Virulenz der Tuberkelbazillen eine von Haus aus fibröse Form der Tuberkulose hervorzurufen. Selbst
die abgetöteten Tuberkelbazillen rufen bekanntlich durch die in ihrem Zelleib
enthaltenen Giftstoffe noch eine Reaktion im Tierkörper hervor, die sich in

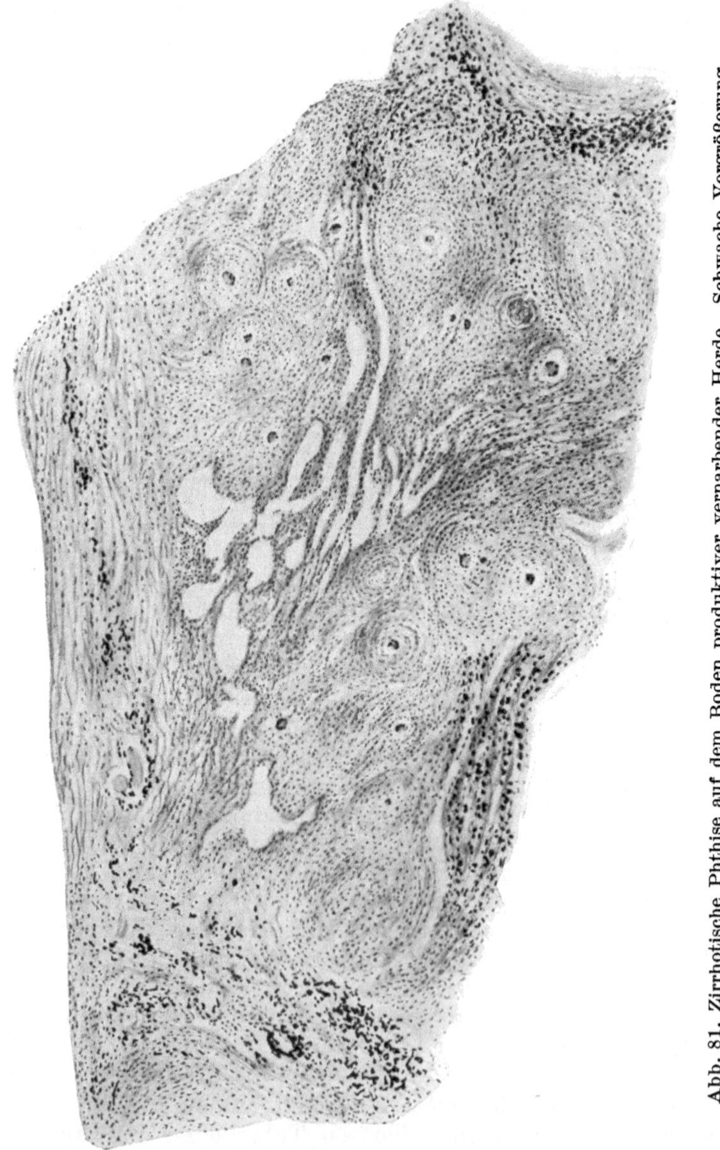

Abb. 81. Zirrhotische Phthise auf dem Boden produktiver vernarbender Herde. Schwache Vergrößerung.

der Bildung von verkäsenden Epitheloidzelltuberkeln äußert. Allerdings will
Auclair ein sklerotisierendes Agens aus abgetöteten Bazillen isoliert haben.
   So ist auch beim Menschen anzunehmen, daß die rein fibröse Erscheinungsform der tuberkulösen Veränderungen in der Lunge gewöhnlich ein Vorläufer-
stadium irgendeiner Form produktiver oder exsudativer Tuberkulose aufweist.

Die Form der Tuberkulose in der Lunge, die sich in Knötchenbildung und in Bildung tuberkulösen Granulationsgewebes ausdrückt, neigt naturgemäß am meisten zum unmittelbaren Übergang in die fibröse, der Heilung zustrebende Form der Tuberkulose; natürlich gilt das nur bedingt für die allgemeine Miliartuberkulose, soweit sie akut auftritt. Demgemäß muß erwartet werden, daß bei der sogenannten produktiven Lungentuberkulose sehr bald Teilerscheinungen im Bilde der Weiterentwicklung auftreten, die in der Ausbildung fibröser Tuberkel, von Narbengewebe und der Resorption oder Abkapselung der Käsemassen sich darstellen. Als Ursache dieser Vorgänge kommen neben der Erstarkung der Resistenz und Immunitätsvorgänge im Körper eventuell auch

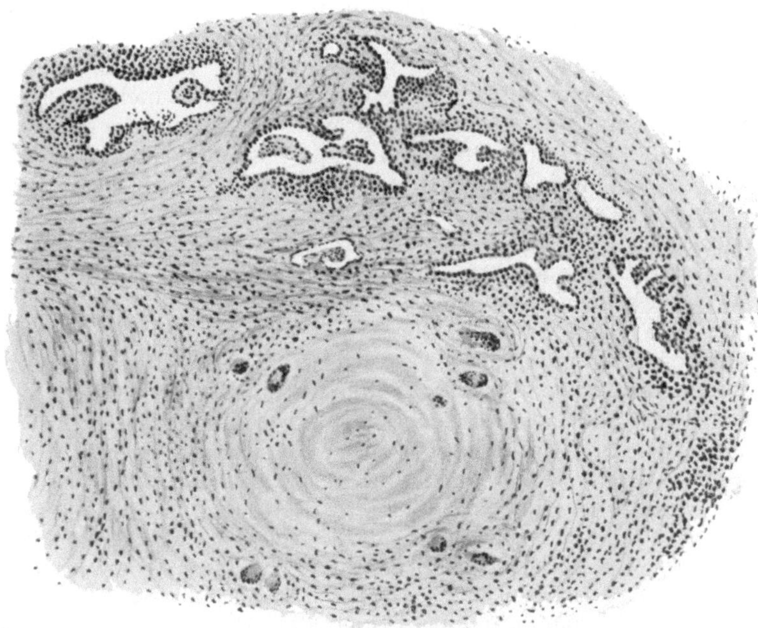

Abb. 82. Zirrhotische Phthise. Fortschreitende („anulare") Bindegewebswucherung im Anschluß an einen hyalinen Herd mit randständigen wie erdrückten Riesenzellen. Oben chronische Atelektase mit drüsenartigen Lungenbläschen.

therapeutische Maßnahmen in Frage, unspezifischer und spezifischer Art (Pneumothorax, Tuberkulin usw.).

Das Einsetzen der zur Vernarbung führenden Prozesse wird natürlich um so leichter Fortschritte machen, je kleiner der Herd ist; um so leichter wird der ganze Charakter der tuberkulösen Reaktion in der Lunge zur Umkehr gelangen können.

Die allgemeinen Vorgänge der Umwandlung der Epitheloidzelltuberkel in fibröse Tuberkel, der Resorption des Käsematerials, der Durchsetzung der nicht resorbierbaren Käsemassen mit Kalksalzen sind schon oben grundsätzlich besprochen worden.

Bei der produktiven Tuberkulose azinös-nodöser Art erfolgt die Umwandlung in fibrös-zirrhotische Formen durch die Abkapselung und Umrandung der azinösen Herdchen durch ein tuberkulöses Granulationsgewebe, das eine Art Wall um die Knötchen im Bezirk eines Azinus, später eines Lobulus, bietet. — Die Hauptbildungsstätte des jungen, mesenchymalen Keimgewebes ist bei der produktiven Tuberkulose im Bereiche des Azinus wohl auch schon das feine Bindegewebe um Broncholen und Gefäße. Ebenfalls deutlich erscheint bei diesen Vorgängen die direkte Umwandlung der Epitheloidzelltuberkel in fibröse Tuberkel zu sein durch Streckung der Epitheloidzellen und Absonderung von Interzellularsubstanz. Das erst sehr zellreiche Granulationsgewebe wird dann immer mehr schwielig, hält Kohlepartikel in sich gefangen. Letzteres tritt namentlich bei der beginnenden fibrösen Umwandlung größerer produktiver tuberkulöser Zonen im Gebiete eines Lobulus noch mehr hervor.

Bei der Heilneigung im lobulär-nodösen, tuberkulösen Bezirk ist diese Abgrenzung noch deutlicher. Man hat hier, wie das öfters hervorgehoben wurde, nicht selten den Eindruck, daß die zentralen Partien solcher tuberkulöser Herde abzuheilen beginnen. Es entwickelt sich kollagenes Bindegewebe mit Kohleeinlagerungen, die Lymphbahnen sind verlegt, und die hineingelangten Kohleteilchen können aus dem fibrös durchwachsenen Gebiete nicht mehr hinaus. Diese narbigen Mittelpunkte liegen offenbar vorwiegend um die Bronchen und Gefäße herum, die beim lobulären Herde die Alveolengruppen umscheiden. Ein Teil des käsigen Zerfallmaterials dürfte Hand in Hand mit der Bildung echten Narbengewebes, resorbiert werden. Aber man sieht dann immer noch kleinere oder größere Inseln käsigen Materials in dem Bindegewebe liegen, das sich namentlich bei der van Giesonfärbung durch die Färbung mit der Pikrinsäure gut erkennen läßt.

Auch bei den Vernarbungsvorgängen aus der produktiven Tuberkulose spielt ein sekundärer Vorgang eine gewisse Rolle, der an dieser Stelle noch einmal erwähnt werden muß, das ist die Atelektase des einem azinösen oder lobulären Prozeß anliegenden Alveolengebietes. Diese Alveolen werden, wenn sie sich nicht wieder mit Luft füllen können, wohl auch mit verwandt zur Abgrenzung der tuberkulösen Herde. Sie werden von jungem Bindegewebe durchwachsen (Kollapsinduration) und nach Schwund ihrer Epithelien in einfaches narbiges Bindegewebe verwandelt. Bleiben dagegen die Alveolarepithelien zum Teil oder ganz erhalten, so erfahren sie beim Beginn der reparativen Vorgänge ihrerseits einen Antrieb zur Regeneration und wuchern als kubische oder gar zylindrische epitheliale Austapezierung der Binnenräume der Alveolen. Auf diese Weise kommen in ihnen die bekannten drüsenartigen Wucherungen zustande (Abb. 82), die in narbigem schwieligen Gewebe gelegen, das Bild von Drüsenwucherungen hervorrufen können; gelegentlich werden sie ähnlich dem histologischen Bilde eines Adenokarzinoms.

Hand in Hand mit diesen Umwandlungen der früheren Knötchen pflegen auch die Langhansschen Riesenzellen mit resorbiert zu werden, und man findet sie bei ausgesprochener Vernarbung der Tuberkulose nur äußerst selten. Henkes Schüler Bakacz hat besonders bei seinen Untersuchungen über Lungen- und Lymphknotentuberkulose darauf hingewiesen, daß bei einer wirklich heilenden Tuberkulose die Riesenzellen charakteristischer Langhansscher Form nicht mehr gefunden werden. Man findet nur solche mit Kohle oder Kalkteilchen.

Zirrhotische Phthise auf dem Boden lobulärer konfluierender und exsudativ-käsiger Tuberkulose.

Trotz der klinisch ungünstigen Beurteilung der exsudativen Formen können diese teils mehr nur histologisch wahrnehmbar, teils unmittelbar makroskopisch feststellbar, ausgedehnte fibröse (heilende) Vorgänge auslösen.

Das geschieht einmal mittelbar, indem sich um kleinere azinös-exsudative Herde herum eine Knötchenaussaat bildet. Dann besteht die weitere Möglichkeit, daß aus dieser Umrahmung des exsudativ tuberkulösen Herdes mit einem Wall von Knötchen durch Umwandlung dieser Knötchen in fibröses Gewebe eine Abgrenzung zustande kommt.

Schon makroskopisch kann man mit bloßem Auge oder bei der Betrachtung mit der Lupe auch bei kleinsten Herden dieser Art um das kleine, käsige Zentrum herum eine schmale Zone grauweißen Gewebes finden, die sich mikroskopisch als eine Abgrenzung durch tuberkulöses Granulationsgewebe unter Umständen bereits mit Umwandlung in schwieliges Narbengewebe erweist (von uns als eine Form der produktiven Tuberkulose — nämlich der auf dem Boden der lobulär pneumonischen entstandenen — oben besprochen s. S. 251). Man sieht dann manchmal um die mit käsigen Massen erfüllten Alveolen einen doppelten Ring von kollagenem Bindegewebe. Auf den inneren Ring, der den eigentlichen käsigen Herd abgrenzt, folgt zelliges, epitheloidzellenenthaltendes Granulationsgewebe, das eventuell noch ein Knötchen oder Riesenzellen enthält und dann eine mehr ringförmig angeordnete Zone von faserigem Bindegewebe, das sich durch die Säurefuchsinfärbung bei der Verwendung der VAN GIESONSCHEN Färbung schon deutlich als ausgereiftes Narbengewebe erweist (Abb. 168). —

Wie häufig, abgesehen vom Primärherd, exsudativ-tuberkulöse Vorgänge fibröse Veränderungen auslösen, läßt sich zahlenmäßig naturgemäß schwer abschätzen.

Die vorzügliche Art und Weise, wie eine exsudativ verlaufende, schon ausgebreitete Tuberkulose noch zum Stillstand bzw. zur Umwandlung in die zirrhotische Phthise kommen kann, ist das Einsetzen der oben (S. 261) beschriebenen Vorgänge der Karnifikation, an die sich die Neubildung dichter Bindegewebsfilze in der Herdumgebung anschließt. Dabei können chronisch lymphangitische Veränderungen im Spiele sein.

Weitere Folgen der fibrösen Lungentuberkulose.

Die im einzelnen näher geschilderten bindegewebige Veränderungen schließen so gut wie immer eine Vernichtung des feineren Aufbaues der Lunge namentlich der letzten respiratorischen Wege in sich. Das muß bei einer größeren Ausbreitung des tuberkulösen Prozesses einen wesentlichen Verlust für die Atmung hervorrufen. Auch die schwieligen Prozesse in der Pleura werden es verhindern, daß die noch lufthaltigen Teile der Lunge, wie in der Norm dem Wechsel der Ein- und Ausatmung folgen, und es ergeben sich auch hier bei anatomischer Ausheilung des Prozesses schwerwiegende funktionelle Schädigungen für das ganze Gebiet des kleinen Kreislaufes. —

In solchen Fällen ausgedehnter schwieliger Durchwachsung der Lunge (vgl. Abb. 86) kann, einen widerstandsfähigen jugendlichen Körper vorausgesetzt, wie bei anderen Prozessen in der Lunge, wo starker Verlust von respiratorischem Gewebe erfolgt, eine mehr oder weniger ausgebildete emphitierte Vergrößerung der rechten Herzkammer einen gewissen Ausgleich schaffen, indem in der Zeiteinheit mehr Blut in die noch funktionsfähigen Lungenkapillaren hineingeworfen wird. Freilich pflegt man keine so hohen Grade von Hypertrophie des rechten Ventrikels wie beim Emphysem zu finden, aber namentlich, wenn die schwieligen Prozesse in der Pleura die Lunge einengen, kann es zu solchen Folgen für den kleinen Kreislauf kommen. Oft findet man bei zirrhotischer Phthise neben Erweiterung der rechten Herzkammern vor allem eine

Hebung und Steilstellung des ganzen Herzens, die einen pinguinen-
körperartigen Herzschatten im Röntgenbilde bedingt (W. Kremer).
Darauf wird unten einzugehen sein (S. 285). Solange dann das rechte Herz gut
arbeitet, kann lange Zeit ein erträglicher Zustand für den Kranken bestehen
bleiben. Wenn aber das Herz überanstrengt oder sonst aus anderen Gründen
schädlich beeinflußt wird, so tritt eine Dekompensation im Gebiete des kleinen
Kreislaufs ein und es wird klinisch, wie sich Romberg ausgedrückt hat, dann
aus dem Lungenfall gewissermaßen ein Herzfall.

Weitere bleibende ungünstige Verhältnisse in einer solchen von schwieligen
Massen durchwachsenen Lunge bringt das Unelastischwerden der Bronchen mit
sich, die durch das umgebende schwielige Gewebe zylindrisch oder auch sack-
förmig ausgedehnt werden, und es entstehen ja bekanntlich in solchen alten
schwieligen Lungenprozessen durch die erwähnten Vorgänge Bronchektasen.
Es ist dann recht schwierig, bei einem solchen alten Lungenprozeß abgeglättete
alte tuberkulöse Kavernen und sekundär entstandene bronchektatische Hohlräume zu unterscheiden. In den meisten Fällen wird man für die Diagnose
der Bronchektasie mit dem alten Kennzeichen auskommen, daß der Bronchus
direkt trichterförmig in den Raum der Bronchektasie übergeht, daß man
an den Übergangsstellen etwa noch, wenigstens mikroskopisch, Bronchalknorpel und zylindrisches Epithel nachweisen kann; aber ganz einfach ist
die Beurteilung in vielen Fällen nicht, da bei alten Bronchektasen die ursprüngliche auskleidende Schleimhaut des früheren Bronchus vollständig zu Verlust
gehen kann und sich entzündliche Prozesse mit Granulationsgewebe ausbilden
(vgl. unsere Beobachtung S. 404).

In diesen Räumen, seien sie abgeheilte Kavernen oder sekundäre Bronchektasen, werden natürlich leicht Brutstätten geschaffen für die Vermehrung
aller möglicher inhalierter Bakterien. Eine Neigung zu chronischen Katarrhen
der Bronchen, zu Eiterungen in den Hohlräumen wird bestehen bleiben, und
auf diese Weise sind die Kranken mit solchen alten abheilenden Lungenprozessen auf tuberkulöser Grundlage doch immer mannigfachen Schädigungen
ausgesetzt („Metatuberkulöse Veränderungen").

Zu diesen Heilungsvorgängen gehört naturgemäß die häufige vikariierende
(kompensatorische) Emphysembildung, durch übermäßige Beanspruchung
des Restes lufthaltigen Gewebes.

Übersicht über das Schrifttum mit Einschluß der Einteilungsversuche der Tuberkulose. Vergleichende anatomisch-klinische Betrachtung der verschiedenen Zustandsbilder. „Qualitätsdiagnose".

Der von Virchow wissenschaftlich begründete und durch seine Autorität
ungemein gefestigte Dualismus konnte nicht ohne Widerspruch bleiben. Bereits
zu Anfang der siebziger Jahre, im Anschluß an die epochemachenden Feststellungen Villemins, aber noch lange vor der wirklichen Entdeckung des
Kontagiums, versuchten französische Gelehrte die Einheitslehre Laennecs
wiederherzustellen — in Deutschland hatten die Untersuchungen von Schüppel,
Klebs und Buhl ähnliche Bahnen gewiesen. In Frankreich waren es vor
allem Grancher, Thaon und Charcot, die gegen Virchow auftraten. Der
Tuberkel, den dieser als Erscheinung einer selbständigen pathologischen Grundform gegenüber dem „Entzündlichen" herausgehoben hatte, erschien Grancher
schon deshalb hierzu ungeeignet, da er sich bei histologischer Betrachtung wieder
in zahlreiche kleine Knötchen zerlegen ließ. Zudem ergab sich im Gewebsbilde
eine Reihe von Ähnlichkeiten zwischen Tuberkel und käsiger Pneumonie. Auch

die käsig-pneumonischen Gewebsbezirke zerfielen unter dem Mikroskop in eine Vielheit kleiner gleichartiger Teile, was sie ebenfalls mit dem Tuberkel gemeinsam hatten. Wie er, besteht auch das käsig pneumonische Gewebe aus nesterartigen Zellwucherungen. Die in der Mitte verkästen Gebiete umgibt hier die „Zone cellulo-embryonnaire", deren ursprünglich kleineren Elemente allmählich zu richtigen Epithelioidzellen auswachsen. Schließlich zerfällt auch dieser Gewebsgürtel zunächst der Homogenisierung, GRANCHERs sog. Dégénération vitreuse und sodann der völligen Verkäsung. Es liegen hier Beschreibungen des käsig-pneumonischen Prozesses vor, die in ihrer Genauigkeit und Treue von zwingender Kraft, zum Teil auch heute noch maßgeblich sind. In den Untersuchungen ALB. FRAENKELs, auf die wir unten noch zurückkommen, haben sie ihre Vollendung gefunden. GRANCHER ging soweit, die käsige Pneumonie als pneumonischen Tuberkel zu bezeichnen. Noch entschiedener stellt CHARCOT das Vorhandensein von Tuberkeläquivalenten im alveolaren Parenchym heraus. Alles Exsudative, „Entzündliche" wird als akzidentelle, nicht unmittelbar mit der Viruswirkung selbst gegebene Reaktionsfolge gewertet. Auch in England kam die gekennzeichnete Auffassung zur Geltung (WILSON FOX), die sich in manchen Punkten mit der BUHLschen Lehre von der Desquamativpneumonie berührte. War doch hier die wuchernde Entzündung des Lungengerüstes in Verbindung mit der Abstoßung und Wucherung der Alveolardeckzellen als grundsätzliche gewebliche Unterlegung der Lungentuberkulose in den Vordergrund gestellt worden.

RINDFLEISCH kommt den geschilderten Lehren entgegen. Er geht vom Azinus als der kleinsten Einheit des Lungengewebes aus. Die typische Stelle der tuberkulösen Erkrankung im Lungengewebe beschreibt er höchst anschaulich, wie folgt:

„Stellen wir uns nun vor, wir selbst träten durch das Lumen eines kleinsten Bronchiolus in den Azinus ein, so haben wir um uns die kreisförmige Endkante des Bronchiolus, gegenüber aber ein ganzes System von Scheidekanten zwischen den 3—5 Eingangseröffnungen der Alveolargänge, und diese eben sind der Sitz der tuberkulösen Umbildung."

Der Tuberkel sitzt mithin an der Übergangsstelle des kleinsten intralobularen Bronchus in das atmende Lungenparenchym. Es handelt sich dabei weniger um Knötchen, als tuberkulöse Infiltration aller Kanten und Vorsprünge, die sich hier gegenüberstehen. Nirgends besteht Beteiligung von Eiterzellen. Das Gleiche gilt von der Bronchopneumonie genannten Erkrankung, die zwar das alveolare Parenchym erfüllt, aber dennoch ebenfalls dichte, zellige Infiltration des Lungenbindegewebes deutlich, z. B. in gewissen Fällen von Skrofulose, erkennen läßt. Entsprechend stellen die Miliartuberkel teils echte Knötchen, teils kleinste pneumonische Herde dar. Sie schreiten auf die Umgebung fort, nicht durch weitere Ausfüllung von Alveolarlichtungen, sondern durch die Fortsetzung auf die Alveolarsepten. Die Alveolarlichtungen erleiden nur eine Verzerrung durch das vordringende Gewebe. Es entstehen Scheinbilder von Einwachsen der Tuberkel in sie.

Häufig allerdings verbindet sich der Vorgang mit katarrhalisch-pneumonischen Affektionen. — Auch die Rolle tuberkulöser Lymphangitis wird gewürdigt.

Schon in älteren Auflagen seines Lehrbuchs (z. B. 1871) vor Entdeckung des Bazillus hat RINDFLEISCH einen unitarischen Standpunkt vertreten. Er unterscheidet zwar die zu den Pneumonien gerechnete käsige Pneumonie, bei der die fortgesetzte Zellwucherung (Desquamation), verbunden mit der Schwierigkeit, die Entzündungsprodukte bei der weitgehenden Verstopfung

von Bronchen zu entfernen, und die Anämie durch Druck der zelligen Massen
auf die Gefäße das Entstehen der käsigen Nekrose erklärt und begünstigt.
Diese ist ein Zeichen chronischer Erkrankung und begründet den eigentlichen
Unterschied der käsigen von den sonstigen Pneumonien. In knotiger Form
entspricht sie Laennecs Tuberkel, der pseudotuberkulösen Bronchopneumonie,
der die diffuse lobulare oder lobare Entzündung, Laennecs tuberkulöse Infiltration, gegenübersteht. „Zur Anknüpfung aber an die ältere Lehre, welche
uns so sehr in succum et sanguinem übergegangen ist, daß wir uns ohne eine
gründliche Kenntnis derselben mit älteren Fachgenossen kaum verständigen
können, sei hier bemerkt, daß unser in Rede stehender Käse genau dieselbe
Substanz ist, welche früher als kruder Tuberkel bezeichnet und für den einzigen
und alleinigen Ausgangspunkt der Phthisis gehalten wurde. Heutzutage müssen
wir zwar die Bezeichnung „Phthisis tuberculosa“ für die — übrigens sehr große
Zahl derjenigen Fälle reservieren, in welchen der Nachweis miliarer Knötcheneruptionen am Bindegewebe und an den Gefäßen der erkrankten Lunge gelingt,
wir dürfen aber immerhin zugeben, daß die älteren Autoren eine Fundamental-
wahrheit an die Spitze ihrer Lehren gestellt haben, wenn sie behaupteten, daß
die Phthisis pulmonum zu einer gewissen Zeit ihre weiteren Fortschritte von
einer gelbweißen, bröckligen Substanz macht[1].“

Entschiedenster Vertreter des Dualismus auch nach Entdeckung des Bazillus
ist bekanntlich Orth. Unter anderem wendet er sich nochmals gegen die von
Laennec gegebene Einheitslehre und trennt sie von den zeitgenössischen, auf
dem Boden der bakteriologisch-ätiologischen Einheit stehenden Bestrebungen
ab. „Diese (die ätiologische) Einheit der Phthise ist aber keineswegs, wie merk-
würdigerweise jetzt von so vielen fremden und deutschen Pathologen behauptet
wird, die von Laennec stipulierte Einheit. Laennec behauptete, die Phthise
sei eine Einheit, denn jede Phthise sei tuberkulös. Für ihn war aber tuberkulös
kein ätiologischer Begriff, sondern ein anatomischer. Für ihn war die Grundlage der Phthise die tuberkulöse Materie, d. h. eine Substanz, welche anfangs
grau, ziemlich hart und mehr oder weniger durchsichtig ist, später gelb und
starr wird und endlich zu einer käseartigen Masse erweicht. Diese Masse entsteht nie durch Entzündung, sondern durch Neubildung. Wo ist da auch nur
eine Spur desjenigen Einheitsbegriffes, den ich vorher aufgestellt habe! Nein,
die Laennecsche Einheit der Phthise existiert nicht, an ihre Stelle hat die
Virchowsche Dualität zu treten, denn anatomisch finden wir neben den tuberkulösen Neubildungen entzündliche, und zwar exsudativ-entzündliche Veränd-
rungen verschiedener Art. Wenn auch vielleicht die Scheidung zwischen ihnen
nicht so streng ist, wie Virchow meinte, und wenn insbesondere auch die Beteiligung tuberkulöser Neubildungen an den Veränderungen eine größere ist,
als Virchow zugeben wollte, so bleibt eben doch meines Erachtens die prinzi-
pielle Tatsache bestehen, daß der Bazillus die verschiedenartigsten Veränd-
rungen erzeugen kann, die man wohl auseinanderhalten muß, wenn anders
man das anatomische Bild, welches die phthisische Lunge darbietet, verstehen
will[2].“

In seinem Lehrbuch der speziellen pathologischen Anatomie (1887) teilt
er ein in: die den Pneumonien zugehörige käsige Pneumonie, die fibröse Pneumonie mit oder ohne Phthise und die Tuberkulose.

Für die käsige Pneumonie kennzeichnend ist der Verkäsungsvorgang. In
ihrem Beginn steht die Infiltration gelatinös-zähflüssiger Materie. Diese tritt
bald hinter der Anhäufung der Zellen zurück und gibt dadurch gewisse pro-

---

[1] Pathologische Gewebelehre, 2. Aufl., S. 360. 1871.
[2] Lehrbuch. S. 518.

duktive Züge des Geschehens zu erkennen. Die Unterscheidung einer katar-
rhalisch-zelligen und fibrinös-zelligen Pneumonie, wie sie von Cornil und
Ranvier vorgeschlagen war, ist nach Orth nicht durchführbar bzw. überflüssig.
Eine interalveolare Gerüstinfiltration mit Leukozyten und den als große Lymphozyten angesprochenen „großen Exsudatzellen" kann vorhanden sein, braucht
es aber nicht. Der Eintritt der Verkäsung ist zu beziehen auf die allenthalben
sichtbare hyaline Degeneration der Haargefäße, eine Endarteriitis der kleinen
Schlagadern und den Druck, den das Exsudat auf die Gefäße ausübt. Doch
auch ohne Arteriitis und ausgedehntes Exsudat oft hochgradige Verkäsung!
An Stelle der konstitutionellen Zellenschwäche (Skrofulose), die früher hier
beschuldigt wurde, ist das Tuberkelgift als Infektionsstoff heranzuziehen, und
dieses erweist die Zugehörigkeit der käsigen Pneumonie zur Phthise.

Neben die alveolenfüllenden Vorgänge tritt oft schon frühzeitig die interstitielle, zu Septenverdickung führende Pneumonie, ähnlich der Buhlschen
Desquamativpneumonie, die auch primärer Septenverdickung und Quellung
infolge wuchernder Entzündung ihren Ursprung verdankt, nach Buhl aber
stets mit intraalveolaren Veränderungen verknüpft sein sollte. Orth nimmt demgegenüber auch für die interstitiellen Veränderungen Selbständigkeit an. Es
kommt hierbei zu Wucherung des Bindegewebes an den Scheiden der Bronchen
und Gefäße, am interstitiellen und interalveolaren Gerüst sowie in die Alveolen
hinein, also zur Karnifikation. Es besteht dann eine stielartig mit der Lungen-
bläschenwand zusammenhängende, an neugebildeten Gefäßen reiche Binde-
gewebsmasse innerhalb der Lungenbläschen. An ihrer Bildung erscheinen vor
allem die fixen Zellen der Alveolarsepten beteiligt, aber auch die Mitwirkung
von Wanderzellen ist in Rechnung zu ziehen, da ja ein Exsudat die Vorgänge
auslöst. So entstehen die verschiedenen Formen der „fibrösen Pneumonie",
die fibröse interstitielle Pneumonie, die fibröse Peribronchitis und Perivasku-
litis und die fibröse parenchymatöse Form mit ihrer intra- und interalveolaren
Bindegewebsbildung. Alle zeigen meist das Bild ausgedehnter „schiefriger
Induration", bei der ein primärer Kollaps der Alveolen mit sekundärer Entzündung und die primär zur Induration führende Entzündung mit sekundärem
Kollaps zu unterscheiden ist. Der Sitz der Veränderungen ist am häufigsten
die Lungenspitze, in der man nicht selten auch Knochenstückchen antrifft.
Die Phthise ist die wichtigste, aber nicht einzige Ursache der fibrösen Pneumonie. Ausgänge der genuinen Pneumonie und Staubeinatmungen sind abgesehen von der Phthise die maßgebenden Grundprozesse. Sowohl käsig-pneumonische wie knötchenbildende Formen, aber auch direkte Viruswirkung bei
schwacher Infektion lösen sie aus. Auch in der Umgebung von Kavernenwänden findet sie sich.

Von den geschilderten pneumonischen Prozessen ist der Tuberkel als
Neubildung, als Ergebnis wuchernder Entzündung zu unterscheiden. Die
Hauptrolle bei ihr fällt den Gewebszellen zu, wenn auch farblose Blutkörperchen
mitwirken können. Ihr Sitz ist sowohl in gefäßführendem Bindegewebe wie
im Parenchym der Alveolen; allerdings ist jenes deutlich bevorzugt. Entsprechend bewirkt die Eigenart des Bodens eine mehr längliche Gestalt der
Knötchen. In ihrer unregelmäßig ringförmigen und zackigen Begrenzung passen
sie sich ganz der Anordnung des Alveolargerüstes an. Wo die Tuberkelentwicklung in die Lichtung des Lungenbläschens hinein zu erfolgen scheint, sitzt
meist das Knötchen mit polypenartigem Fuß dem verdickten Septum an und
schiebt die Alveolarwandung vor sich her, was an der erhaltenen vorgebuchteten
Epithelreihe oft noch deutlich erkennbar ist. Aber auch die Alveolarepithelien
können ihrerseits mit Wucherung, ja Riesenzellenbildung reagieren — entsprechend den von Arnold in ihnen erhobenen Befunden von Mitosen. Die mehr

oder weniger deutliche Beteiligung lymphoider Wanderzellen endlich bringt die in Rede stehenden Veränderungen immer mehr in die Nähe der exsudativen. So stößt die Unterscheidung oft auf größte Schwierigkeit.

Die meist ausgedehnten Vernarbungsvorgänge werden nach Orth durch das Offenbleiben der Gefäße, die in den käsig-exsudativen Herden zu frühzeitigem Verschluß kommen, begünstigt.

Hinsichtlich des Verhältnisses der beiden Vorgangsreihen, des produktiven und exsudativen Prozesses, besonders im Beginn der Gewebsreaktion auf Eindringen des Virus, gibt Orth folgendes an:

„Die in die Lunge geratenen Bazillen können, wie ich schon früher anführte, zunächst und sofort käsig-pneumonische Prozesse, insbesondere eine käsige Bronchopneumonie erzeugen, zu der sich dann in zweiter Linie, also wenn man will sekundär, Knötchenbildungen gesellen, aber es kann doch auch der ganze Prozeß mit der Tuberkelbildung beginnen, zu der dann nun wieder häufig im weiteren Verlaufe die entzündlich exsudativen sowie nicht minder fibröse indurative Vorgänge hinzukommen können. Das eben macht die anatomische Erkennung und das Verständnis dieser Prozesse so schwierig, daß sie fast stets eine Verquickung von tuberkulösen und einfach entzündlichen Vorgängen darbieten, und daß wir sie in der Regel in einem so weit vorgeschrittenem Zustande zur Untersuchung bekommen, daß es unmöglich ist, zu sagen, wie der Beginn derselben sich gestaltet hat[1].“

Unterschiede in der Menge und Virulenz der Bazillen, den Infektionswegen, dem Zustand des Organismus und der Organe beherrschen das Geschehen.

„Es wird sicherlich niemand phthisisch ohne den Bazillus, es wird aber auch aller Wahrscheinlichkeit nach niemand phthisisch, bei dem nicht eine Abschwächung, Widerstandsverminderung der Organgewebe, d. h. wohl in erster Linie der Körperzellen vorhanden ist. Gerade hier tritt die Zellularpathologie voll in ihre Rechte[2].“

Dementsprechend widmet Orth den dispositionellen Umständen weitgehende Aufmerksamkeit — so der geringen Atemexkursion der Lungenspitze, ihrer gewaltsamen Luftfüllung bei Hustenstößen, der veränderten Blut- und Lymphversorgung dieser Teile, den Verstopfungen der Saftbahnen und dadurch verzögerten Aufsaugungen von Exsudaten, dem Fehlen ausgedehnter käsiger Lymphknotenerkrankungen bei fortgeschrittener Phthise infolge der Verödung der Lymphwege, der Rolle vorgängiger anderer Erkrankungen, insbesondere Katarrhe und Staubeinatmungen, der relativen Immunität gegen Tuberkulose bei Stauungshyperämien, dem Bronchalbaum und der Art seiner Ausbreitung als Ursache des abgrasenden, organzerstörenden Prozesses. —

Auch Lubarsch hat einen bedingten Dualismus vertreten, indem er in der Arbeit seines Schülers Falk die Vielheit der Tuberkelbazillenwirkung an einem größeren Sektionsmaterial begründet.

Gegenüber Orths Dualismus steht Baumgartens bis in die histologischen Einzelheiten durchgeführte Einheitslehre. Sie wurde von Alb. Fraenkel aufgenommen und kommt in seinem Handbuch der speziellen Pathologie und Therapie der Lungenkrankheiten (1906) zu klarer Darstellung, an die wir uns im folgenden anlehnen.

Nach Fraenkel stehen die exsudativen Veränderungen manchmal im Vordergrund, da sie nur kurze Zeit zur Ausbildung und zur Infiltration selbst größerer Bezirke brauchen. Folge einer Diffusion löslicher Bazillengifte, können sie ebenso rasch kommen wie gehen. Die produktive Reaktion entsteht dagegen allmählich, schleichend. Sie ist Folge der Bazillenwirkung selbst, stellt etwas Bleibendes dar, verschwindet niemals, ohne Rückstände zu hinterlassen, und ist der eigentliche, der wesentliche Vorgang, auf den es ankommt. Sie entspricht dem — einheitlichen — tuberkulösen Reaktionsvorgang; während das

---

[1] S. 471 a. a. O.
[2] S. 523 a. a. O.

Exsudative lediglich Begleit- und Resorptionserscheinung ist, daher auch nicht dem eigentlichen tuberkulösen Geschehen — etwa als zweite Vorgangsreihe — dualistisch zur Seite gestellt werden kann. Vielmehr ist es dem tuberkulösen Geschehen selbst unterzuordnen.

Im einzelnen handelt es sich bei dem tuberkulösen Grundprozeß um intraalveolare Epithelioidzellbildungen, die am deutlichsten an der unmittelbaren Umgebung pneumonischer Verkäsungszentren erfaßbar werden. Sie verdanken einer Wucherung der Alveolarepithelien und Septumzellen ihre Entstehung und lassen auch hier und da Riesenzellen erkennen. Richtige exsudative Zonen entwickeln sich erst weiter außen vom eigentlichen, mit der Epithelioidzellenbildung bereits fertigen Herde. Dieser stellt sich in der Hauptsache als intraalveolarer Wucherungsherd dar, wenn auch einzelne poly- und mononukleare Leukozyten nachweisbar sind. Der Herd selbst enthält das Virus, die exsudativen Außenzonen sind keimfrei (FRAENKEL und TROJE). Entsprechend fallen diese niemals der Verkäsung anheim, bevor nicht in ihnen Wucherung tuberkulösen Reaktionsgewebes Platz gegriffen hat.

„Indem wir als das Folgenschwere bei der käsigen Pneumonie, mag es sich um akute oder chronische Entwicklung handeln, hauptsächlich die durch den Tuberkelbazillus bewirkten proliferativen Gewebsprozesse ansehen, schließen wir uns derjenigen Auffassung an, welche diese Veränderungen als ein Analogon der echten tuberkulösen Neubildung betrachtet. Der Unterschied zwischen der käsigen Pneumonie und den interstitiellen Lungentuberkeln ist allein darin zu suchen, daß bei jenen die Entwicklung der spezifischen Granulation wesentlich intraalveolär, bei diesen interalveolär stattfindet. Es ist derselbe Standpunkt, welchen auf Grund seiner experimentellen Untersuchungen über die Histogenese des Tuberkels BAUMGARTEN vertritt, und den er in dem früher von ihm aufgestellten Satz dahin formulierte, daß der eigentliche Pulmonaltuberkel „rein histologisch betrachtet, nichts anderes als eine miliare verkäsende Pneumonie, und die verkäsende Lobulär- und Lobärpneumonie nichts anderes als ein echt tuberkulöser Prozeß des Lungengewebes sei.“

RIBBERT endlich vertritt wie BAUMGARTEN und FRAENKEL einen Einheitsstandpunkt, aber mit umgekehrtem Vorzeichen. Er stellt ganz eindeutig das exsudative Geschehen voran. Er betont die exsudativen Vorgänge, die auch an der Tuberkelbildung beteiligt sind, die exsudativ-pneumonische Form des Miliartuberkels, den Aufbau der Knötchen aus einem Exsudat, das in der Umgebung der bazillenhaltigen Gefäße entsteht. Es kann als solches bzw. im Anschluß an die Verkäsung zentral durch vernarbendes Granulationsgewebe ersetzt oder bindegewebig abgekapselt werden.

Die Darstellung der Lehrbücher stimmt in der Hauptsache überein.

BIRCH-HIRSCHFELD betont die Möglichkeit des Beginns der Lungentuberkulose mit Knötchenbildung im Gefäßbindegewebe, nicht nur bei der hämatolymphogenen Infektion, sondern „es muß wenigstens als möglich zugegeben werden, daß vereinzelte eingeatmete Bazillen, die durch Inhalation in die Alveolen gelangten, gleich feinen Staubteilchen in die Spalträume der Septa und in die Lymphgefäße eindrangen, um, an einer Stelle des Transportweges haftend, eine interstitielle tuberkulöse Knötchenbildung zu veranlassen"[1].

Im übrigen betont er die primäre Bronchitis, den Ausgang der Lungenphthise von einer Schleimhauttuberkulose aus — auf Grund von Befunden, auf die ich ebenso wie auf die ähnlichen SCHMORLs und ABRIKOSOFFs bei Besprechung der Entstehungsbedingungen der Tuberkulose zurückzukommen habe.

---

[1] Lehrbuch der pathologischen Anatomie. 4. Aufl., Bd. 2, 1, S. 526. 1894.

18*

E. Ziegler bezieht die Tuberkelentwicklung bei der Miliartuberkulose auf primäre Zellwucherung in den Alveolarsepten oder im peribronchalen und perivaskulären Gewebe. Nebenher geht das Aufschießen rasch verkäsender pneumonischer Knötchen. Bei aerogen-bronchogener Entstehung und bei Anwesenheit reichlicher Bazillen wird der krankhafte Vorgang durch entzündliche Erscheinungen, Hyperämie, Auswanderung polymorphkerniger Leukozyten, Epitheldesquamation eingeleitet. Weiterhin treten Wucherungserscheinungen von seiten des Bindegewebes und Emigration von Lymphozyten auf, und es kommt zur Bildung typischer riesenzellenhaltiger Tuberkel.

Die Verbreitung der Tuberkulose auf dem Lymphwege innerhalb der Lunge kann ohne Exsudatansammlung in den Alveolen erfolgen, so daß also die nicht durch tuberkulöse Wucherung untergegangenen Alveolen lufthaltig sind.

Zieglers Dualismus gründet mithin in der Verschiedenheit der Infektionswege. Bei hämatogener Entstehung Vorwiegen der Septumwucherung, bei aerogener des pneumonischen Herdes!

Der Typus des tuberkulösen Lungenherdes ist das käsig-fibröse Knötchen, das nach seiner Entstehung als knötchenförmige Bronchopneumonie zu bezeichnen ist. Die Beziehung zu den Bronchen hat Veranlassung gegeben, den Prozeß auch als tuberkulöse Peribronchitis zu bezeichnen. Der Sache nach ist der Herd dem lymphangitischen gleichartig, nur daß bei diesem die Bildung von Gruppen und Kleeblattfiguren deutlicher hervortritt.

Von französischen Forschern unterscheidet Letulle die Baylesche Miliargranulation als riesenzellhaltiges, im Interstitium zur Entwicklung kommendes Knötchen mit perifokaler pneumonischer Reaktion, von Laennecs Tuberkel[1], einer Bronchioloalveolitis, die sich zur Lobulitis, dem Grundelement der käsigen Pneumonie ausdehnen kann oder als „tubercule enkysté" sich zurückbildet. Hinzu kommt Laennecs Infiltration als tuberkulöse Bronchopneumonie, fibrinös leukozytäre, akute Pneumonie oder endlich als akute tuberkulöse Splenisation. Erstere ist durch ihre zentrifugale, im Bronchalgebiet hier auf-, dort absteigende Art der Verbreitung, die ständige spezifische Läsion der Bronchalwand sowie die käsige Nekrose gekennzeichnet, in die sie alle Gewebe bzw. Organe (Gefäße) der Umgebung einbezieht. Damit ist ihre ständige Entstehung von den Bronchen festgelegt. Sie tritt in perakuter, akuter oder subakuter Form auf. Diese geht in eine käsig-zirrhotische Form über: Granchers „tubercule pneumonique géante". Hinsichtlich der fibrinösen käsigen Pleuropneumonie betont Letulle die Ähnlichkeit mit der genuinen fibrinösen Pleuropneumonie, besonders in den Frühstadien. Die bazillare Splenisation erscheint prognostisch sehr ungünstig, da mehr zu Erweichung als zu Vernarbung neigend.

Von tuberkulösen Lungenzirrhosen unterscheidet Letulle die insulare, sklero-emphysematöse, die Spitzenzirrhose, lobare Sklerose, pleurogene sklerohyperplastische und andere Formen.

Milian teilt in „Tubercule", „Infiltration", Sklerose" und die banal entzündlichen Tuberkulosen (Poncet, Landouzy) als Grundformen ein. Entwicklungsformen des „Tubercule" (in der Lunge unserer azinösen und käsig-bronchopneumonischen Herde) sind die Kaverne oder Kavernula, der enzystierte, fibröse, verkalkte „Tuberkel" oder die fibrös-käsige Neubildung. Die Infiltration kann sein eine gelatiniforme, graue oder gelbe. Diesen allgemeinen Grundformen entspricht in der Lunge die Einteilung in: „La granulie, la pneumonie caséeuse, la phthisie fibreuse."

---

[1] Es sei nochmals betont (vgl. oben S. 144), daß der „Lungentuberkel" der Franzosen seit Laennec etwa unserer käsigen Bronchopneumonie, unser Tuberkel der Granulation bzw. dem Follicule der Franzosen entspricht (vgl. auch Pinner sowie Güterbock).

BEITZKE unterscheidet im ASCHOFFschen Lehrbuch produktive und exsudative Entzündung, tuberkulöses Granulationsgewebe und käsige Pneumonie. In den älteren Auflagen werden Tuberkel und käsige Pneumonie ihrem Wesen nach scharf auseinandergehalten, während ihre räumliche Kombination ausdrücklich hervorgehoben wird. Neuerdings hält BEITZKE an der interstitiellen Lage des tuberkulösen Granulationsgewebes und seinem sekundären Einbruch in den Azinus fest und weist im übrigen auf die weitgehende Mischung der Prozesse und ihr mehr oder weniger reines Hervortreten entsprechend der Immunitätslage hin. Den azinösen Erkrankungen wird ein tuberkulöses Granulationsgewebe unterlegt, das von der der Arterie anliegenden Seite des Bronchiolus aussproßt. Nach Einbruch in die Azinuslichtung füllt sich dieser mit einem Lymphozyten, Leukozyten und abgeschuppte Deckzellen enthaltenden Exsudat, das rasch verkäst und in seiner Umgebung einen Wall tuberkulösen Granulationsgewebes aufschießen läßt. Auch kann der Prozeß mit Bildung eines verkäsenden Exsudates in der Lichtung des Bronchiolus beginnen. Wie er verlaufen ist, entscheidet der Zustand der elastischen Fasern. Wo es einmal zur Verkäsung gekommen ist, findet nur Umkapselung des Gewebes statt. Zur völligen Vernarbung kommt es nur dort, wo der Azinus ganz von Granulationsgewebe durchwachsen ist.

Nach KAUFMANN verursacht das Tuberkulosevirus in der Lunge die Bildung der Tuberkel und auf der andern Seite produktiv-exsudative oder vorwiegend exsudative Veränderungen. Wo Tuberkelbazillen selbst in der Hauptsache wirken und ihre Gifte zurücktreten, wiegt das proliferative Geschehen vor — ähnlich der Wirkung abgetöteter Bazillen, für die die Fähigkeit der Nekrotisierung noch bestritten ist. Wo dagegen Tuberkelbazillen sind, die zugleich reichlich Gifte absondern, bestehen einerseits Wucherungsvorgänge mit Bildung epithelioider Tuberkel oder intraalveolarer „epithelialer" Wucherungen, andererseits auch gleichwertige exsudative Veränderungen. Giftwirkung allein ohne Anwesenheit von Virus selbst („Fernwirkung") erzeugt — der Tuberkulinwirkung parallel — reine Exsudation. Gegenüber der Streitfrage: Unitarismus-Dualismus hebt KAUFMANN die entzündliche Natur der tuberkulösen Veränderungen hervor, wobei es im Grunde gleichgültig ist, ob Exsudation, Wucherung oder Nekrose vorherrschen.

Für den Beginn der Vorgänge setzt KAUFMANN sowohl die Möglichkeit endoazinären Anfanges (also in der Bronchiolarschleimhaut mit Fortsetzung auf Infundibula und Alveolen) wie die Verschleppung des Virus in die peribronchalen Lymphwege und Ansiedlung daselbst voraus.

TENDELOO endlich bespricht — ähnlich BIRCH-HIRSCHFELD — die Möglichkeit, daß die von außen in die Lungenbläschen gelangenden Bazillen in das subepitheliale Gewebe und die dortigen Lymphbahnen gelangen, teils durch die normalen Kittleisten hindurch, teils durch Lücken, die beim Zugrundegehen bazillenbeladener Alveolardeckzellen entstehen. Im Interstitium rufen die Bazillen dann Tuberkelbildung hervor oder werden mit dem Lymphstrom weiter fortgetragen. Bei hoher Virulenz und Bazillenmenge werden auch Leukozyten angelockt, die die Bazillen aufnehmen und weiter verschleppen. So beginnt die proliferative Lungentuberkulose im Zwischengewebe als „geschlossene" Erkrankung.

Überblicken wir die aus dem Schrifttum zusammengestellten Angaben, so ergibt sich die Gegenüberstellung von Dualismus und Unitarismus, wobei dieser zwei Möglichkeiten bietet: den Ausgang vom proliferativen und vom exsudativen Geschehen. An den Dualismus ORTHs haben ASCHOFF und NICOL, in Frankreich LETULLE und BÉSANCON angeknüpft. Den unitarischen Weg, der vom proliferativen Prozeß ausgeht, hat im Anschluß an

Baumgarten und Grancher, Albert Fraenkel beschritten. Vom exsudativen Herd als Grundlage der unitarisch gefaßten Reaktionsfolgen ist Huebschmann, in Frankreich Rist ausgegangen. Seine Lehre ist der Fraenkelschen gerade entgegengesetzt und knüpft in gewissem Sinne an Ribbert an.

Wir möchten uns zu einem dualistischen Standpunkt bekennen. Es scheint uns notwendig, die Veränderungen als Ganzes in ihrer fertigen Gestalt, nach Ablauf und Erscheinungsform zu unterscheiden, auch wenn der Endbefund bei der Sektion oft ein buntes Durcheinander darbietet. Selbst hier sind die Grundprozesse in ihrer Typik unverkennbar und oft der histogenetischen Analyse zugänglich. Die Auffindung der Pathogenese fordert die Zerlegung in die verschiedenen Krankheitsschichten und Schübe. Es liegen bei solcher Betrachtung in der Tat nicht nur graduell verschiedene Abstufungen des gleichen Geschehens vor, sondern artlich verschiedene Vorgangsreihen, die den Schluß auf jedesmal veränderte Konstellation der ursächlichen Momente zulassen.

Hierbei sind zunächst nur Prozesse als Ganzes in ihrer fertigen Form — also etwa die über Läppchen und Lappen verteilte käsige Pneumonie und die produktive Knötchen- und Knotengruppe — berücksichtigt. Eine andere Frage ist die nach Einheit oder Verschiedenheit des ersten Beginns bei den geweblichen Veränderungen der einzelnen Formen. Auch hier möchten wir einer Uneinheitlichkeit der Reaktionsfolgen das Wort reden. Die Ablauf und Gestalt der tuberkulösen Gewebsreaktion überhaupt beherrschenden Faktoren und Faktorengruppen lassen unseres Erachtens die neuerdings wieder von Pathologen (Marchand, Huebschmann u. a.) wie Klinikern (Redeker, Starlinger) geforderte qualitative Einheit des Ablaufs nicht zu. Die Unterschiede sind hier zum Teil so erheblich, daß die Durchführung von Schematen, die auf Grund experimenteller, histologischer oder allgemein-pathologischer Erfahrungen gewonnen sind, größten Schwierigkeiten und den Gefahren der Gewaltsamkeit begegnet. Der Kochsche Grundversuch, besonders in der histologisch demonstrativen Form, die ihm die Versuche von Lewandowsky sowie Korteweg und Löffler gegeben haben, gilt insoweit auch für die Tuberkulose der menschlichen Lunge, als er die große Kluft des primären, vom normergischen Individuum erworbenen großenteils einheitlich ablaufenden und des postprimären, vom allergischen erworbenen Herdes zeigt.

Zwar kehren in der menschlichen Lunge bestimmte Folgen von Veränderungen in auffallender Häufigkeit wieder; sie sind es, die den unitarischen Auffassungen Fraenkels und Huebschmanns zugrunde liegen; indessen zeigen gerade die Lehren dieser beiden Forscher, wie wenig sicher und einheitlich die Beurteilung der einschlägigen Vorgänge ist. Derselbe Vorgang, der bei Fraenkel als proliferativer, epithelioidzellenbildender figuriert, wird von Huebschmann als exsudativer, grundsätzlich mit Ausschwitzung von Blutfaserstoff und Blutzellen verbundener angesprochen. Es wäre hier zunächst genau festzulegen, wann ein proliferativer Vorgang mit exsudativen Einschlägen, und wann ein exsudativer mit zelliger Wucherung im Exsudat vorliegt.

Grundlegende Unterschiede ergeben sich je nach der Wahl des Ausgangsmaterials. Das Bild einer hypertoxischen, akut exsudativen Miliartuberkulose ist nicht nur dem Grade nach von dem einer schleichenden produktiven Tuberkulose verschieden, wenn sich auch hier bei chronischem Verlauf der einen und verhältnismäßig akutem Ablauf der anderen Annäherungen in den Veränderungen herausbilden.

Eng mit den erörterten Fragen zusammen hängt die nach der Notwendigkeit einer **Einteilung der Tuberkuloseformen**. Das Bedürfnis und die Bestrebungen, zu einer solchen zu gelangen, gehen naturgemäß von der Klinik aus, der an einer artlichen Trennung der einzelnen Formen, vor allem rücksichtlich der **Diagnose und Vorhersage** gelegen sein muß. Das kommt bereits in den alten Einteilungsversuchen zum Ausdruck, gleichgültig, ob man akute und chronische, fieberhafte und nicht fieberhafte, fortschreitende, stationäre und rückgebildete, erethische und torpide, käsige und fibröse, latente, beginnende, ausgebildete und zum Ende führende Phthisen oder mit LAENNEC das Stadium der Tuberkelanhäufung mit Dämpfung und Bronchophonie, das der Erweichung mit grobem Rasseln, Pektoriloquie und Bronchalatmen, sowie das kavernöse Stadium der Ausstoßung der erweichten Massen unterschied.

Die Schwierigkeiten, eine ideale Einteilung zu finden, also eine solche, in der der pathologisch-anatomische Befund mit der klinischen Erhebung zur Deckung kommt, und die logische Geschlossenheit, Einheitlichkeit des leitenden Gesichtspunktes, mit Übersichtlichkeit und leichter Handhabung vereinigt, sind so groß, daß die Einteilungsversuche heutzutage — wie wir sehen werden zu Unrecht — in Mißkredit geraten und aus der Mode gekommen sind. HUEBSCHMANN z. B. befürchtet von der landläufigen Einteilung in produktive und exsudative Formen eine Störung der Vorstellung des tuberkulösen Prozesses als einheitlicher Reaktionsfolge, bei der die proliferativen Veränderungen als spätere Stadien alterativ-exsudativen Erstgeschehens anzusehen sind. Es gibt nach HUEBSCHMANN in den Lungen keine tuberkulösen Vorgänge, die ohne alveolenfüllende Exsudation verlaufen, ja auch kaum solche, bei denen die Verkäsung des intraalveolaren Exsudats ausbleibt, womit bereits einer Einteilung, die von den Begriffen exsudativ und produktiv ausgeht, das Urteil gesprochen sei. Soweit in dieser Auffassung der Ablauf im alveolaren Parenchym in den Vordergrund gestellt wird, kann ihr rückhaltlos zugestimmt werden. Soweit sie aber das sich in den Alveolen abspielende Geschehen summarisch als ,,exsudativ'' wertet[1] bzw. exsudative Vorreaktionen dort voraussetzt, wo reine oder gemischt-käsige proliferative Veränderungen vorliegen, bzw. die Verkäsung lediglich dem exsudativen Geschehen vorbehält, zeigt sie sich einseitig, auf eine bestimmte Entzündungslehre festgelegt und in keiner Weise so gesichert, um von ihr als Standort der qualitativen Einteilung der Lungentuberkulose das Urteil zu sprechen.

Betrachten wir nunmehr im einzelnen die **bisher vorgeschlagenen Einteilungen in geschichtlicher Reihenfolge!**

Die älteren, von BREHMER, der Infiltration, Kavernenbildung und Kolliquation, sowie von BENEKE, der eine fibromatöse, käsig-katarrhalische, käsig-pneumonische und käsig-skrofulöse sowie eine tuberkulöse Phthise unterschied, können übergangen werden. Ein erster brauchbarer Einteilungsversuch schien der von TURBAN-GERHARDT zu sein, der bekanntlich die topische Ausdehnung zugrunde legte. Hierdurch wurden Irrtümer über die Art des Prozesses, auch die Entscheidung der Streitfrage, ob die anatomische Beschaffenheit überhaupt erkennbar ist, vermieden. Aber als bloße Aussage über einen Augenblicksbefund entbehrte die Einreihung in das TURBAN-GERHARDTsche Schema auch des prognostischen Wertes.

---

[1] HUEBSCHMANN wendet sich gern gegen die wertende Betrachtung der tuberkulösen Veränderungen, wie sie etwa von SCHMINCKE und PAGEL angewandt wird. Dabei entgeht ihm, daß seine ganze Grundauffassung der Tuberkulose als gleichartiger Entzündungsabfolge eine ,,wertende ist. Man denke nur an den dieser Betrachtung unentbehrlichen Begriff der ,,Gewebsschädigung''.

Die ältere, vorwiegend pathologisch-anatomische Einteilung von BARD-PIÉRY hat W. NEUMANN in folgender Form seinen klinischen Erhebungen zugrunde gelegt und für die immunologische Erfassung der einzelnen Lungentuberkuloseformen verwertet:

I. Parenchymerkrankungen der Lunge.
   A. Abortiv verlaufende: Tuberculosis abortiva.
   B. Progressiv verlaufend
      1. Käsige Form: Phthisis caseosa,
         a) lobär: Pneumonia caseosa,
         b) sich verbreitend: Galoppierende Phthise.
      2. Fibrös-käsige Form. Phthisis fibrocaseosa,
         a) sich verbreitend: Phthisis fibrocaseosa communis,
         b) kongestiv: Zum Teil Splenopneumonie,
         c) lokalisierte ulzeröse kavernöse Phthise, Phthisis cavitaria ulcerosa.
         d) lokalisierte stationäre kavernöse Phthise, Phthisis cavitaria stationaria.
         e) kachektisierende ulzero-fibröse Phthise, Phthisis ulcero-fibrosa cachectisans.
      3. Fibröse Form
         a) hyperplastisch tuberkulöse Pneumonie: Lungenzirrhose.
         b) dichte Sklerose. Tuberculosis fibrosa densa.
         c) diffuse Sklerose mit Emphysem: Tuberculosis fibrosa diffusa.
II. Interstitielle Knötchenform:
         a) Allgemeine Miliartuberkulose.
         b) Vereiternde Miliartuberkulose.
         c) Miliaris migrans.
         d) Miliaris discreta.
         e) Typhotuberkulose (LANDOUZY).
III. Bronchitische Formen:
         a) tuberkulöse Kapillarbronchitis — asphyktische Form der akuten Miliartuberkulose,
         b) tuberkulöse Bronchopneumonie.
         c) chronische tuberkulöse Bronchitis und Peribronchitis und Bronchektasen.
         d) oberflächlich chronisch tuberkulöse Bronchitis mit Emphysem (Pseudoasthma).
IV. Postpleuritische Formen:
         a) Rezidivierende tuberkulöse Pleuritis (Pleurite à répétition).
         b) Kortikale fibröse Phthise — Tuberc. postpleuritica fibrosa tuberculosa.
         c) Pleurogene chronisch-tuberkulöse Pneumonie. Pleuropneumonia tuberculosa.
         d) Kortikale fibrös-käsige Form — Phthisis fibrocaseosa corticalis.

Ein Blick auf die wiedergegebene Tabelle zeigt, daß hier zwar eine Fülle verschiedener Formen berücksichtigt ist, aber die zugrunde liegenden histologischen Vorstellungen sich kaum mehr mit den heutigen vereinigen lassen. Zudem gehen hier mehrfache ordnende Prinzipe durcheinander.

Dennoch ist die einheitliche, genetische Linie in den von NEUMANN hierauf aufgebauten Krankheitsbildern unverkennbar. Er strebt in der Bezeichnung die Verbindung von Herdbeschaffenheit, Herdentstehung und immunologischer Gesamtsituation an und glaubt sich imstande, die Beurteilung des Falles, besonders in Rücksicht der Vorhersage auf eine einigermaßen feste Grundlage zu stellen. Die Herde zerfallen hierbei nicht in exsudative und produktive, sondern in käsige, fibröse und ulzeröse, parenchymatöse, miliare, bronchitische und postpleuritische Formen. Mit jedem einzelnen Begriff verbindet sich bei NEUMANN eine genetische Vorstellung, die mit der Trennung des Hämatogenen (Phthisis fibrosa, ulcerosa, ulcero-fibrosa, cavitaria ulcerosa) und Bronchogenen (Phthisis caseosa, fibrocaseosa) bereits grundlegende Unterschiede in der Bewertung des Verlaufs und der Vorhersage festlegt. So gehören die käsigen und fibrös-käsigen Formen der bronchogen fortschreitenden gemeinen Phthise an, während die fibrösen und ulzero-fibrösen, wie die miliaren Teilerscheinungen einer allgemeinen, zum Teil ganz milden tuberkulösen Bakteriämie zuzurechnen und auf dem Blutwege entstanden sind. Der Verlauf der beiden Gruppen geht naturgemäß weit auseinander, ebenso wie die Beeinflussung des Gesamtorganismus, die sie bedingen. Damit ist die BARD-PIÉRYsche Einteilung in der ihr von NEUMANN gegebenen Auswertung der Gruppe der immunologischen Einteilungen zuzuweisen, die die Formen der Lungentuberkulose in den Rahmen des tuberkulösen Gesamtgeschehens einreihen, und auf die wir im Abschnitt über die Entstehungsbedingungen der Tuberkulose ausführlich zurückkommen werden.

Schon 1902 teilte ALB. FRAENKEL (Berlin) auf Grund klinischer Merkmale in die umschriebenen, disseminierten und mehr diffusen akuten Tuberkulosen ein und wurde damit zum Vorläufer aller späteren Gruppierungsversuche.

Rein pathologisch-anatomische Gesichtspunkte sind bei der Aufstellung der FRAENKEL-ALBRECHTschen Einteilung maßgebend, die den ersten genialen Versuch einer Ordnung des bunten Geschehens darstellt und auch heute noch in den Grundzügen bzw. Abwandlungen, die sie später erfahren hat, allgemein verbreitet ist.

Ursprünglich unterschieden FRAENKEL (Heidelberg) und ROSTHORN noch ganz rudimentär und unter Vermengung des topischen und qualitativen Gesichtspunktes folgende Abteilungen: 1. Spitzenprozesse, die bronchektatische, akute und chronische peribronchitische Veränderungen umfaßten und 2. die Oberlappenprozesse ohne oder 3. mit Veränderungen in den Unterlappen. Sie bestanden a) in infiltrativen Bronchopneumonien, auch peribronchitischen Herden mit Einschluß bronchektatischer Kavernen; b) zirrhotischen Herden; c) kavernösen Veränderungen, den akut einschmelzenden floriden Phthisen.

E. ALBRECHT trennte Art, Ausdehnung und Komplikation. Erstere betraf die indurierende, knotige oder käsig-pneumonische Beschaffenheit. Die indurierenden Veränderungen entsprachen den zirrhotisch abheilenden Prozessen, die knotigen bronchal und peribronchal fortschreitenden mit käsiger Bronchitis und tuberkulöser Granulombildung von vorwiegend interstitieller Ausbreitung und bei Beschränkung von Flächenexsudaten auf die unmittelbare Nachbarschaft der Granulome. Jede Gruppe ist durch Kavernenbildung verwickelt oder nicht. Hinsichtlich der Ausdehnung wurden unterschieden isolierte besonders auf die Oberlappenspitze beschränkte und ausgedehntere Oberlappenveränderungen, die ein- oder doppelseitig mit oder ohne Beteiligung des Unterlappens einhergehen können. Der Verlauf kann in allen Gruppen verwickelt werden durch Hinzutreten von Emphysem, Bronchektasen, Pleuritis, Darm- und Kehlkopftuberkulose, Anämie, Fieber, Milzschwellung, Amyloid.

Fortsetzung und Weiterbildung erfuhr die FRAENKEL-ALBRECHTsche Einteilung durch die von ASCHOFF und NICOL. Hier ergab sich in einfachem Schema die Unterscheidung miliarer, knotiger und konfluierender Formen, welch letztere zusammenfließend zirrhotisch oder pneumonisch sein konnten. Die NICOLsche Einteilung unterscheidet im einzelnen 1. die miliaren Formen, worunter die miliaren parenchymfüllenden exsudativen oder proliferativen,

und die interstitiellen vorwiegend proliferativen Einzelformen begriffen werden,
ferner 2. die konglomerierend nodösen Formen. Auch bei ihnen sind wiederum
die interstitiellen (lymphangitischen) und die parenchymfüllenden Formen
zu trennen, welch letztere als azinös-nodöse und käsig-bronchitische bzw. käsig-
bronchopneumonische Formen unterschieden werden. Endlich 3. die konfluierenden Veränderungen, die lobär-zirrhotisch oder lobär-pneumonisch sein
können. Die erste Gruppe der miliaren Prozesse entspricht der Miliartuberkulose, die zweite nodöse Gruppe kann bei Hinzutritt vom kavernösem Zerfall

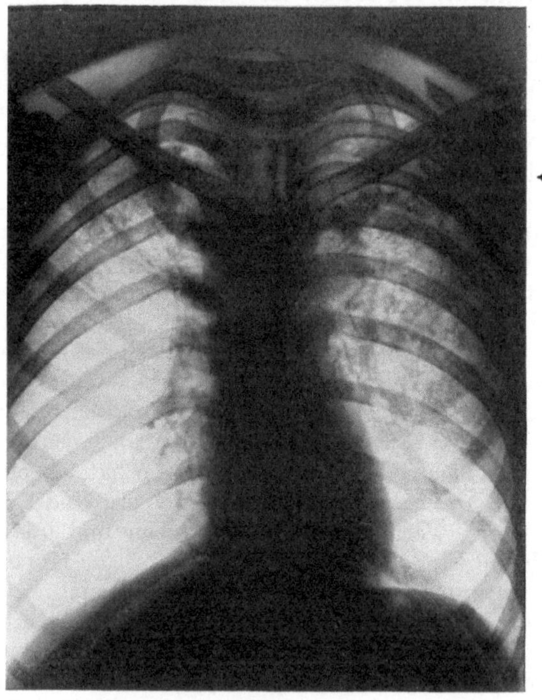

Abb. 83. Produktive Tuberkulose. Apiko-kaudaler Verlauf. Im linken Oberfeld infraklavikulare
Kaverne (Pfeil!). (Sammlung Tuberkulose-Krankenhaus Waldhaus Charlottenburg
in Sommerfeld/Osthavelland.)

das Substrat sowohl der chronisch ulzerösen wie der akut-ulzerösen Phthise
sein; je nachdem ob die vorwiegend proliferative Form der azinös-nodösen
Erkrankung oder die vorwiegend exsudative der käsigen Bronchitis oder
Bronchopneumonie vorliegt. Die konfluierend-zirrhotische Form entspricht der
zirrhotischen Phthise, die lobär-pneumonische der akut sequestrierenden Phthise.

   Aschoff selbst unterschied noch einfacher: Miliare Phthise, ferner fokale
(nodös-lobuläre) Phthise, mit ihren Untergruppen, der a) azinös-nodösen und
b) lobulär-käsigen Phthise sowie die diffuse Phthise, die a) zirrhotisch,
b) käsig-pneumonisch sein konnte, ferner in

   A. Produktive Phthise. 1. azinös-prod. Phthise, 2. azinös-nodöse Phthise, 3. zirrhotische Phthise. B. Exsudative Phthise. 1. azinös-käsig bronchogene Form,
2. lobulär-käsig bronchogene Phthise, 3. lobär käsig-pneumonische Phthise.

   In den Einteilungen Aschoffs und Nicols tritt mithin der Dualismus als
leitender Grundsatz am deutlichsten hervor, während er von E. Albrecht
vermieden war.

Ribbert lehnt die dualistische Einteilung entsprechend seinen histogenetischen Grundansichten ab und gruppiert in

I. zirrhotisch vernarbende,

II. granulierend-exsudative,

III. rein exsudative Formen.

Einen mächtigen Antrieb erfuhr die dualistische Lehre und Einteilung durch die vergleichende pathologisch-anatomische und Röntgenuntersuchung. Hier

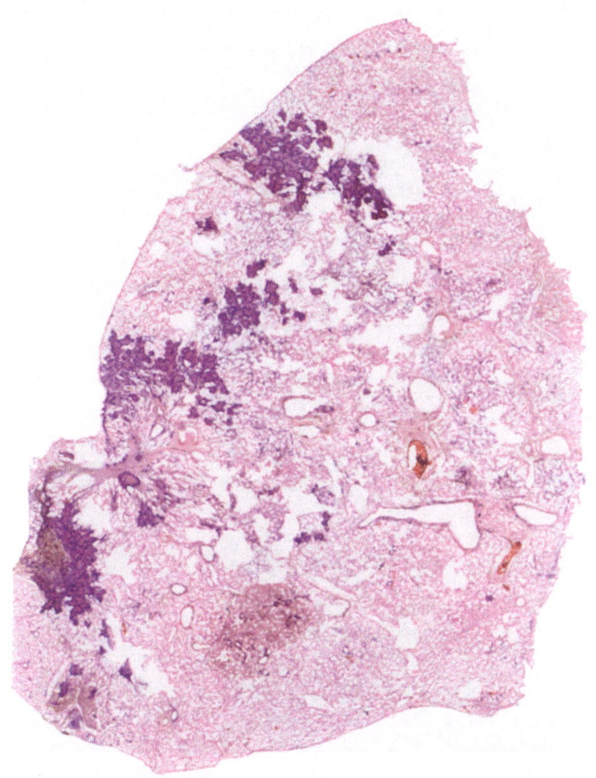

Abb. 84. Produktive Tuberkulose. Vgl. Abb. 83, 87, 88. Im Gegensatz zur käsigen Pneumonie scharf abgegrenzte, nicht zum Zusammenfließen neigende Herde und Herdgruppen in unverändertem Lungengewebe. Großer Gefrierschnitt. Hämalaun-Eosin. (Prosektur Tuberkulose-Krankenhaus Waldhaus Charlottenburg in Sommerfeld.)

konnten Gräff und Küpferle in gemeinsamer Arbeit die Regeln für die Qualitätsdiagnose aufstellen, der die Unterscheidungsmöglichkeit produktiver und exsudativer Herde zugrunde lag.

Der produktive, azinös-nodöse Herd zeigt danach auch im Röntgenbild unregelmäßig gestaltete Kleeblattform und gut begrenzte Schattenbildung von mittlerer Dichtigkeit. Der azinös-exsudative bis lobulär-käsige Herd dagegen tritt als verwaschene unscharf begrenzte Schattenbildung in Erscheinung. Auch im Röntgenbild spiegelt sich die Neigung zum Zusammenfließen wieder.

Des weiteren konnten Gräff und Küpferle neue Daten über die typische Lokalisation der tuberkulösen Herde, vor allem von Kavernen, auch in bezug auf die einzelnen Lungenfelder, die Miterkrankungen der Bronchen, Gefäße, des Brustfells usw. beibringen und durch die Abbildungen in ihrem Atlas belegen. Wir kommen darauf zurück. Grundsätzlich vertreten sie, wie gesagt, den dualistischen Standpunkt und unterscheiden die Ausscheidung der Bazillen in das Zwischengewebe mit anschließender Bildung miliarer Tuberkel, die in ihrer Umgebung exsudative Reaktion auslösen können, von der primär alveolenfüllenden Erkrankung, die im wesentlichen bronchogen erfolgen dürfte, während die hämatogene Virusausscheidung in die Lungenbläschen als selten hingestellt wird.

Fortführung und wichtige Ergänzung der Gräff-Küpferleschen Feststellungen brachten fast gleichzeitig und unabhängig die Erhebungen von Romberg, für den Ausbau und die Festlegung der zugehörigen klinischen Verlaufsbilder vor allem die von Ulrici und Grass.

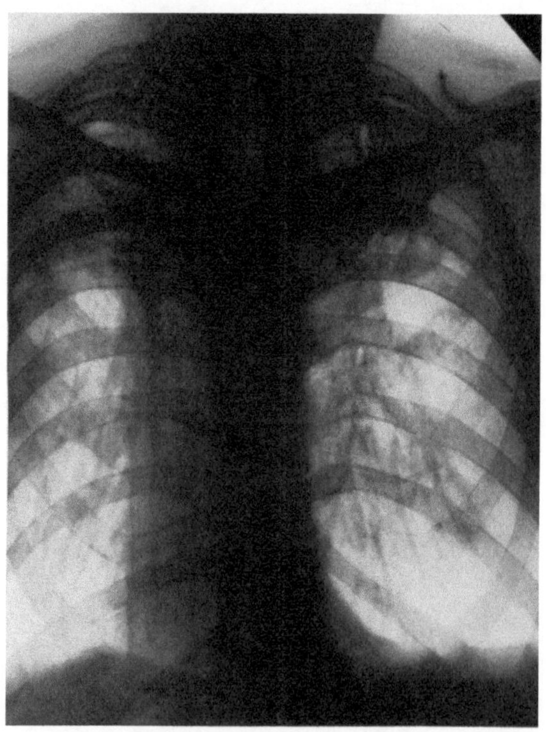

Abb. 85. Zirrhotische Phthise. Man beachte die Hebung der Mediastinalgebilde, die Blähung und geringe Veränderung der Unterlappen. (Sammlung des Städt. Tuberkulose-Krankenhauses Waldhaus Charlottenburg in Sommerfeld/Osthavelland.)

Die röntgenographischen Kennzeichen des produktiven Prozesses (Abb. 83) erweiterte Ulrici durch den Hinweis auf die Ausprägung des apikalkaudalen Verlaufs im Röntgenbilde, den durchscheinenden Gesamtcharakter, das bei größeren Herden marmorierte, bei kleineren punktierte oder wie bestäubte Aussehen der Platte. Die kleinherdigen Formen, mehr zu Zerfall neigend, verursachen einen subchronischen bis chronischen, die großknotigen mehr zu Induration neigend, einen ausgesprochen chronischen, über Jahre weggehenden Verlauf. Ohne Hinzutreten exsudativer Herde ändert auch Jahresfrist gewöhnlich nichts am Röntgenbild des gleichen Kranken. Fieber pflegt ebenso wie alveolar angeordnete elastische Fasern im Auswurf zu fehlen. Der Kranke bietet das Bild des typischen Phthisikers mit sekundär phthisischem Habitus, sekundärer Anämie und Kachexie. Sie wie die Zerstörung der Lungen mit Kehlkopf- und Darmtuberkulose führen den Tod des Kranken herbei. Die Kavernen dieser Form bevorzugen fast ausschließlich den Oberlappen, nur selten und in kleinerem Umfange nehmen sie die Spitzen der Unterlappen ein.

An die Besprechung der nodös-produktiven Form schließt ULRICI unmittelbar die der zirrhotischen Phthise an. In seiner an der ASCHOFFSCHEN
orientierten Einteilung bildet diese als ausgesucht chronische Verlaufsform mit
der chronischen nodösen Phthise die Gruppe der produktiven Tuberkulose, der die exsudative Phthise gegenübersteht; diese zerfällt ihrerseits

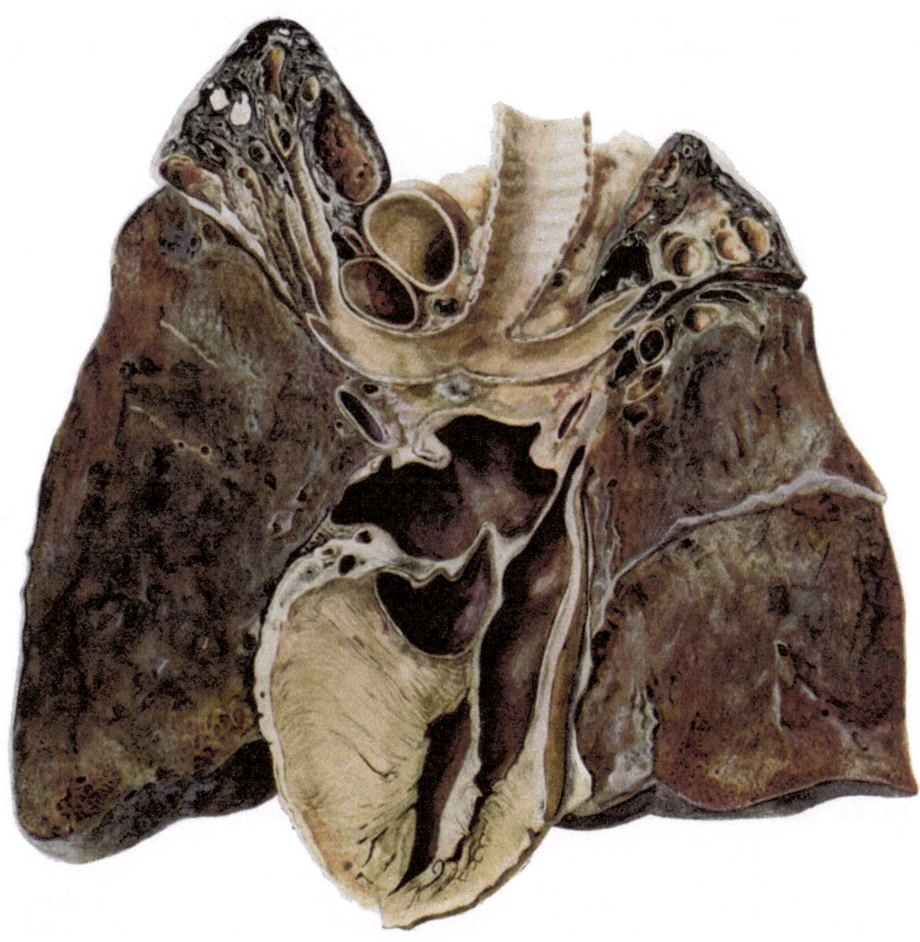

Abb. 86. Zirrhotische Phthise. Man vergleiche mit dem Röntgenbild Abb. 85: Äußerste Schrumpfung
der Oberlappen (mit Bronchektasen und veralteten Kalkherden — sog. Superinfekten nach ASCHOFF-
PUHL), Hebung der Mittelfellgebilde insbesondere des Herzens („Pinguinenleibform"), Emphysem
der Unterlappen, bajonettartige Abknickung der Luftröhre. 59jähriger Mann. 30 Jahre vor dem
Tode mit Gibbusbildung ausgeheilte Wirbelsäulentuberkulose. Damals auch vorübergehend Bazillen
im Auswurf. (Sammlung Prosektur Städt. Tuberkulose - Krankenhaus Waldhaus Charlottenburg
in Sommerfeld/Osthavelland.)

in die perakute lobär-käsige Pneumonie und die akut bis subchronisch verlaufende lobulär-käsige Pneumonie. Demgegenüber nahm in ROMBERGs Einteilung die Zirrhose eine eigene Gruppe ein, die den exsudativen und
proliferativen Formen beigeordnet war.

Für die zirrhotische Phthise betont ULRICI die partielle Gewebsschrumpfung,
die zwar den knöchernen Thorax kaum verändert, aber eine röntgenographisch
ungemein kennzeichnende Verziehung und Hebung der Mittelfellorgane mit
eigenartiger Formung der Herzfigur verursacht. Fast regelmäßig eignet auch

größeren Zirrhoseherden schwartige Pleuraverdickung, die ihrerseits zu Schrumpfung des knöchernen Brustkorbs führt und das Bild hervorruft, was zu Unrecht auf die Zirrhose selbst bezogen wird, wie Gräff-Küpferle gegenüber Büttner-Wobst zeigten.

In Übereinstimmung mit Gräff und Küpferle schildert Ulrici die im Röntgenbild kennzeichnenden, zentripetal gerichteten Schattenstreifen für die konfluierende, die strahlige Schattenform der Knoten für die herdförmige Zirrhose. Später entstehen konfluierende, inhomogene, aber auch infolge der Pleuraschwartenbildung homogene Schattenfelder. Äußerst charakteristisch

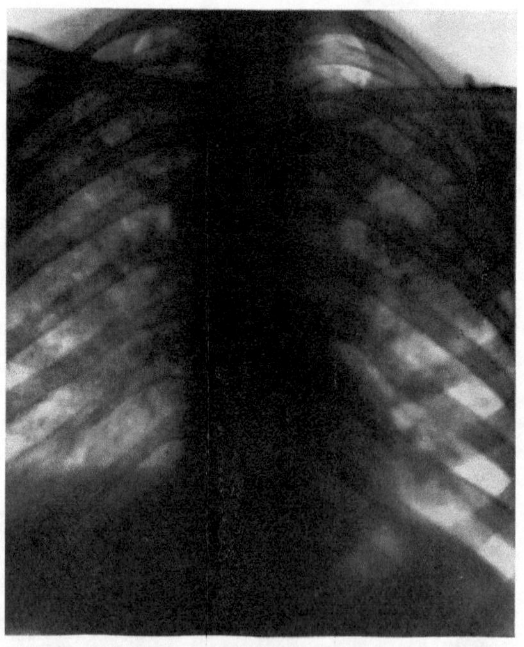

Abb. 87. Exsudative Tuberkulose. Konfluierende dichte, weiche Herdschatten, kein apikal-kaudales Abgrasen. (Vgl. Abb. 88.) (Sammlung des Tuberkulose-Krankenhauses Waldhaus Charlottenburg in Sommerfeld/Osthavelland.)

ist die bajonettförmige Abknickung des Luftröhrenschattens von der Mittellinie zur Seite hin. Der Aortenbogen kann links bis Schlüsselbeinhöhe emporgezogen sein. Der gradlinige Verlauf, der durch die Hochziehung des Hilus emporgehobenen Bronchen und Gefäße tritt deutlich in Erscheinung. Auch das Zwerchfell kann um die Breite eines Interkostalraums und mehr nach oben rücken (Abb. 85).

Abflachung des Thorax, Zurückbleiben bei der Atmung, starke Dämpfung mit meist abgeschwächtem bronchovesikularen bis bronchalen Atmen — gewöhnlich auf einen kleineren Abschnitt des Obergeschosses beschränkt, sind die Zeichen bei der physikalischen Untersuchung. Die Unterlappen zeigen ausgesprochenes Emphysem, oft besteht sekundäre Bronchitis. Je nach den in die Zirrhosemassen eingeschlossenen Käse- und Zerfallsherden richtet sich Art und Menge der hörbaren Rasselgeräusche. Der Verlauf der zirrhotischen Phthise geht über Jahre, ja Jahrzehnte. Meist fehlen stürmische Krankheitserscheinungen, vor allem Fieber. Es besteht gewöhnlich ein dürftiger Allgemeinzustand, ausgesprochene Atemnot wegen des Emphysems und der Beschränkung des atmenden Gewebes. Der Tod erfolgt an den sekundären Störungen, den metatuberkulösen Veränderungen, dem Emphysem in Verbindung mit Herzhypertrophie und Erweiterung, aber auch brauner Atrophie des Herzmuskels, der parenchymatösen Degeneration der Leber und Nieren, bei Vorhandensein großer Zerfallshöhlen an Amyloid.

Im Gegensatz zur produktiven Tuberkulose läßt die käsige Pneumonie meist den apiko-kaudalen Verlauf vermissen. Sie beginnt zwar häufig in den Oberlappen, aber nicht in den Spitzen. Je nach der Akuität des Verlaufs richtet sich die Ausdehnung des Prozesses über die Lunge.

Der Tod kann so rasch erfolgen, daß nur verhältnismäßig geringe Bezirke befallen sind. Auf der anderen Seite gibt es Formen, bei denen nur noch spärliche Reste von atmendem Gewebe stehen geblieben sind. Meist ist der aspirative Charakter der Erkrankung (besonders im Anschluß an Lungenblutung oder Narkosen) nachweisbar, oft sind es interkurrente Infektionen (Grippe, akute Exantheme) oder auch Wochenbett und Diabetes, auf deren Boden die käsige Pneumonie entsteht.

Hatte das Röntgenbild der nodösen Form ausgesprochen durchscheinenden Charakter, so zeigt das der exsudativen Form besondere Dichte der zusammenfließenden, am Rande unscharfen Schattenfelder, die die Stärke des Herzschattens erreichen können (Abb. 87). So ist oft nur das klinische Bild (Fieber!) imstande, den kräftigen Schatten einer käsigen Pneumonie von dem der Zirrhose zu trennen. Auch die Anordnung der Verschattung kann hier zum wichtigen Hinweis werden. Bei der produktiven Tuberkulose nimmt sie von oben nach unten zu ab, bei der exsudativen Form wird sie zur Mitte zu dichter (pseudohiläre Form). Physikalisch bestehen die Zeichen der Infiltration, meist wegen der frühzeitigen Sequestrierungen mit reichlich Rasselgeräuschen aller Art verknüpft, während Dämpfung und Atemgeräusch oft wenig verändert sind. Klinisch ergibt sich ein wechselvolles Bild, in dem aber das hohe Fieber

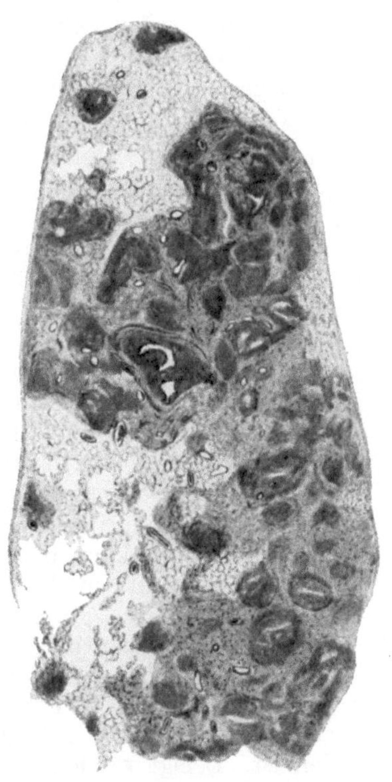

Abb. 88. Käsige Pneumonie. Zusammenfließende Herde ohne scharfe Begrenzung im Gegensatz zur produktiven Tuberkulose (vgl. Abb. 84 und 87). Großer Gefrierschnitt. (Sammlung Prosektur Tuberkulose-Krankenhaus Stadt Berlin.)

und die toxische Allgemeinstörung bis zum Status typhosus, das häufige Fehlen der phthisischen Kachexie, pastöse Gedunsenheit, Blausucht, hektisches Aussehen, schließlich die große Menge von Bazillen und alveolar angeordneten elastischen Fasern im Auswurf (BALLIN), Linksverschiebung der Leukozyten u. a. recht kennzeichnende Züge bilden. Natürlich sind sie je nach der Schwere und Art des Verlaufs weitgehendem Wechsel unterworfen. Der Tod erfolgt an toxisch-septischen Erscheinungen (Milzschwellung, Fettleber). Aber auch Stillstand und fibröse Induration besonders kleiner Herde kann der Ausgang sein.

Die vergleichende Betrachtung vom Röntgenbild, pathologischanatomischen Befund und klinischem Verlauf schien also nach den geschilderten Untersuchungen GRÄFF-KÜPFERLEs, ROMBERGs, ULRICIs u. a. in der Lage, die nach den verschiedenen Methoden zu erhebenden Befunde zur Deckung zu bringen und so eine Artdiagnose zu ermöglichen. Zwar betonen sowohl Romberg wie Ulrici von vornherein die Kombinationen und Mischformen, bei denen eine Analyse der einzelnen Schübe und Grundprozesse nur sehr bedingt möglich ist oder überhaupt nicht gelingt, ferner die verschiedene Leistungsfähigkeit und Erfassungsbreite der einzelnen Methoden. Nicht immer ist das Röntgenverfahren, die pathologisch-anatomische Diagnose in vivo, der rein klinischen Erhebung überlegen. Aber in einem hohen Prozentsatz ergab sich doch Übereinstimmung besonders in bezug auf die Deckung des röntgenographischen und pathologisch-anatomischen Befundes. So verzeichnet Ulrici anfänglich $76^0/_0$, nach Beendigung der Vorstudien aber $84^0/_0$ richtige, d. h. mit dem pathologisch-anatomischen Endbefund übereinstimmende röntgenologisch-klinische Diagnosen.

In neuerer Zeit hat diese „Qualitätsdiagnose" Angriffe erfahren. Die Fehlerquellen der Röntgentechnik und die Mischformen stehen im Mittelpunkt der Kritik an der Qualitätsdiagnose (Fleischner, O. Ziegler, Curschmann). Nicht der exsudative allein, sondern jeder plattenferne Herd wird im Röntgenbild mehr oder minder unscharf erscheinen. Die Schattenstärke ist weniger von der Art, als von der Größe des Herdes abhängig. Bei miliaren Herden wäre also der miliar exsudative vom miliar produktiven nicht zu unterscheiden. Der Maßstab, wie groß und wie scharf ein Herd sein muß, um als produktiv oder exsudativ zu gelten, sei ganz willkürlich. Die Summierung der Herdschatten, das Vorhandensein exsudativer Randzonen um produktive Herde u. a. m. verwischen die als typisch bezeichneten Bilder bis zur Unkenntlichkeit. Auch rein exsudative Herde können scharf begrenzt sein. Hinsichtlich der Herdanordnung bestehe ebenfalls keine Regelmäßigkeit, da z. B. typische apiko-kaudal verlaufende Veränderungen exsudativen und isolierte Mittelfeldveränderungen produktiven Charakter aufweisen können. Die gleiche Unstimmigkeit gelte vom Verlauf. Produktive Tuberkulosen können rapide fortschreiten, während exsudative häufig verhältnismäßig gutartig verlaufen. Kehlkopf- und Darmtuberkulose können den verschiedensten Grundprozessen zugeordnet sein und auch rein produktiv-zirrhotischen Erkrankungen hochfieberhaft-toxisches Gepräge geben. Bazillenzahl und elastische Fasern im Auswurf begleiten alle möglichen Formen und sind lediglich von der Rapidität des Zerfalls abhängig, die überall verschieden ist. Belegt werden diese Behauptungen durch eine Anzahl genau beschriebener Fälle, in denen auch bei treuer Befolgung der von Gräff-Küpferle, Ulrici u.a. gegebenen diagnostischen Richtlinien entweder der klinische Verlauf oder die Röntgendiagnose vom pathologisch-anatomischen Endbefund grundsätzlich abweichen. Ziegler und Curschmann empfehlen daher den Verzicht auf die meist unsichere Qualitätsdiagnose in der herkömmlichen Form und geben statt dessen bei der Diagnose eines Falles an:

I. Ausdehnung (Stadium I—III nach Turban),

II. Sitz der Erkrankung (Ober-Mittel-Unterteil),

III. Progredienz oder Latenz,

IV. Fieberhaft oder nicht, geschlossen oder offen, sowie

V. Bemerkungen über Verwicklungen, Allergiestand und soweit möglich die anatomische Beschaffenheit (zirrhotisch, pneumonisch, kavernös, knotig).

Fleischner erkennt zwar grundsätzlich den Anhängern der Qualitätsdiagnose für die Unterscheidung der scharf abgesetzten produktiven und der verwaschenen exsudativen Herde ein Verdienst zu, obschon auch hier Fehlerquellen mit der Plattennähe und Plattenferne, besonders auch beim Arbeiten mit Verstärkungsschirm gegeben sind. Indessen erscheint die Einteilung in produktive und exsudative Formen ungenügend, da den verschiedenen produktiven und exsudativen Herden eine ganz verschiedene Entstehungsgeschichte und klinische Wertigkeit eignet, und die Einteilung deshalb genau besehen nicht über die Gegenüberstellung: akut-chronisch hinauskomme. Hinzu kommt, daß das Röntgenbild als Widergabe eines Augenblicksbefunds keine Differenzierung der Exsudatformen in den Alveolen erlaubt, also ein seröses, fibrinöses, käsiges Exsudat das gleiche Bild ergeben — wie ja auch eine genuine Pneumonie röntgenographisch nicht von der käsigen Infiltration zu unterscheiden ist.

Hieraus erklärt sich zum Teil die ganz irrige summarische Gleichsetzung von exsudativ und bösartig. Endlich läßt die Qualitätsdiagnose den Entstehungsweg, die für die Vorhersage höchst bedeutungsvolle Angabe, ob bronchogen oder hämatogen, offen. Entsprechend zählen GRÄFF und KÜPFERLE zahlreiche, fraglos hämatogene Formen den bronchogenen zu. FLEISCHNER selbst bekennt sich zu einer Gruppierung der Prozesse nach dem Entstehungsweg als Kriterium der immunbiologischen Milieus, aus dem die betreffende Form erwächst, im Sinne und Rahmen der NEUMANNschen und RANKEschen Systeme.

Ganz neuerdings hat sich noch HUEBSCHMANN gegen die Artdiagnose ausgesprochen und erwartet von einer Zusammenarbeit zwischen Kliniker und pathologischen Anatomen, so wie sie im Atlas von GRÄFF und KÜPFERLE vorliegt, nur für besonders günstig liegende Fälle einwandfreie, richtige Ergebnisse. Er selbst, die Ausdehnung und nicht die Herdbeschaffenheit betonend, hält sich an die E. ALBRECHTsche Einteilung, mit der er den Dualismus ASCHOFFs vermeidet, andererseits benennt er mit ASCHOFF den knotigen Herd als azinösen bzw. azinös-knotigen. Als bloße Ausheilungsvorgänge entsprechen die zirrhotischen Formen ferner keiner besonderen Gruppe. So unterscheidet er allein: 1. Azinöse und azinös-nodöse Herde und 2. Lobulär bzw. sublobulär — und lobär — käsig-pneumonische Herde, denen beiden 3. zirrhotische Vorgänge bzw. Indurationen zugeordnet sind. Bei allen Prozessen ist hinzuzufügen: mit und ohne Kavernen. HUEBSCHMANN bezeichnet diese Unterscheidung als von qualitativen Gesichtspunkten ausgehend und stellt neben sie die quantitative TURBAN-GERHARDTsche sowie die Komplikationen. Indessen handelt es sich ja nach HUEBSCHMANN stets um die gleiche Veränderung, der nur je nach Ausdehnung auf Azinus, Lobulus oder Lobus verschiedene Formen bildet und verschiedenes Schicksal erfährt. Eine qualitative Unterscheidung sollte es daher folgerichtig nach HUEBSCHMANN gar nicht geben.

Von weiteren Gruppierungen der verschiedenen Formen der Lungentuberkulose erwähnen wir die von BACMEISTER, der vier Abteilungen aufstellt. In der ersten unterscheidet er fortschreitende, stillstehende, zur Latenz neigende und latente Formen, in der zweiten indurierende, disseminierte und pneumonische, in der dritten offene und geschlossene, in der vierten Spitzen-Hilus-Ober-Mittel-Unterlappen-Tuberkulosen mit und ohne Kavernen.

Ähnlich gibt BRÄUNING die anatomische Form, die Infektiosität, Komplikation durch Kaverne und die Ausdehnung beim Einzelfall an. An anatomischen Formen nennt er vorwiegend zirrhotische, zirrhotisch-produktive, vorwiegend produktive, produktiv exsudative, lobulär-pneumonische und lobär-pneumonische. Als typisch vorkommende Bilder ergeben sich an Hand einer umfassenden Statistik im Tuberkulosekrankenhaus Stettin beobachteter und in der Fürsorgestelle nachuntersuchter Fälle folgende:

a) Fast absolut gutartige Spitzentuberkulosen (geschlossen, produktiv, ohne Kavernen),

b) Fast absolut bösartige exsudative Tuberkulosen (offen, meist III. Grades, mit Kavernen),

c) Die zwischen a und c liegenden produktiv geschlossenen und offenen Tuberkulosen II. und III. Grades, mit und ohne Kavernen,

ferner als seltenere Gruppen:

			Grades	mit	Kavernen
d)	produktiv geschlossene	II.	Grades	mit	Kavernen
e)	„ „	III.	„	„	„
f)	„ offene	I.	„	ohne	„
g)	„ „	II.	„	mit	„
h)	produktiv exsudativ offene	II.	„	ohne	„
i)	„ „ „	III.	„	„	„
k)	exsudativ geschlossene	III.	„	ohne	„
l)	„ „	III.	„	mit	„
m)	„ offene	II.	„	ohne	„
n)	„ „	II.	„	mit	„

Endlich übt Tendeloo an den bisherigen Einteilungsversuchen strenge Kritik. Nach ihm darf eine Einteilung vor allem nicht den grob anatomischen, dimensionalen Gesichtspunkt mit dem histologisch-qualitativen vermengen. Das treffe auf die Albrechtsche und z. B. die Bacmeistersche Einteilung zu. Die lediglich nach der Ausdehnung gehende Gruppierung wie die Turban-Gerhardtsche sei ebenso wie ihr Widerpart, die histologische, weil zu einseitig, unbefriedigend. Besonders letztere berücksichtige viel zu wenig die für den Ablauf entscheidenden Verkäsungs- und Erweichungsprozesse. Das weitgehend wechselnde biologische Verhalten gleichgebauter Herde in verschiedenen Fällen verbietet der Klinik ein Auseinanderhalten morphologischer Typen. Jeder Fall bleibt vorderhand ein besonderer, und es gilt, alle Faktoren in ihrem Zusammenspiel, die persönliche Konstellation zu erforschen, wobei allerdings Tendeloo das Röntgenbild und seine Bedeutung kaum berücksichtigt. Seiner Tafel der tuberkulösen Elementarveränderungen gemäß unterscheidet Tendeloo überwiegend proliferative, überwiegend exsudative oder hyperämisch-exsudative, überwiegend exsudativ-desquamative, überwiegend käsig-exsudative und proliferativ-käsige Formen. An anderer Stelle (im Tuberkulosehandbuch) teilt er ein wie folgt:

I. Produktive Formen 〈 knotenförmige / diffus produktiv

    1. Bindegewebsneubildung mit — ohne Bronchektasen, mit — ohne Verkäsung, Erweichung, Höhlenbildung, bronchogene Metastasen. Schiefrige Induration. Fast immer atypische Formen.

    2. Typische Form: Allgemeine Miliartuberkulose.

II. Exsudativ-degenerative und exsudativ-käsige Formen.

    1. Atypische Mischform — chronische Lungenschwindsucht, immer geschwürig.

    2. Typische Formen — akute Lungenschwindsucht:

        a) diffus pneumonische Tuberkulose einschließlich desquamativer Pneumonie,

        b) herdförmige, bronchopneumonisch insulare, lobulare Tuberkulose.

Wir erkennen hier unschwer den Aschoffschen Dualismus wieder. Eine Neuerung besteht aber darin, daß der typische Verlauf und der Ausgang in Verkäsung und Erweichung Berücksichtigung erfährt, vor allem aber die Unterscheidung rein exsudativer und exsudativ-käsiger Herde durchgeführt wird.

Meine Meinung bezüglich der Einteilung und der Beschaffenheitsdiagnose geht dahin, daß wir grundsätzlich die dualistische Trennung der vorwiegend wuchernden und vorwiegend exsudativen und exsudativ-käsigen

Verlaufsform — wie sie fraglos auch oft im Röntgenbild durchführbar ist — nicht missen können[1]. Ich meine aber, daß in den bisherigen dualistischen Einteilungsschematen zu einfach verfahren wird, indem Veränderungen ganz verschiedener Herkunft nebeneinanderstehen, ferner die Verbindung der einzelnen Formen mit dem prognostisch und systematisch höchst bedeutungsvollen Entstehungsweg (bronchogen-hämatogen) sowie dem allergischen Ausgangsmilieu nicht hergestellt ist. Ich möchte ferner der zirrhotischen Phthise wegen des kennzeichnenden Bildes, das sie hervorruft, eine Sondergruppe zuteilen — obschon es sich in der Mehrheit der Fälle um einem der beiden Grundprozesse aufgepfropfte indurative Vorgänge handelt. Deswegen ist auch die vorwiegende Zuteilung der Zirrhose zu den produktiven Formen — wenn auch histologisch richtig — so doch systematisch als einseitig zu beanstanden. Die typischen Formen der konfluierten Zirrhosen dürften vielmehr dem exsudativen Grundprozeß angehören. Hinsichtlich dieser sind die in Verkäsung übergegangenen und die noch nicht verkästen, einer Rückbildung fähigen Formen genau zu unterscheiden. Es wäre also jedesmal — soweit mit der angewandten Untersuchungsmethode möglich — anzugeben:

I. Der Entwicklungsgang (Zugehörigkeit des Herdes zum Primärkomplex, zu einer verallgemeinernden oder isolierten Organphthise).

II. Der Entstehungsweg (bronchogen-hämatogen: Phthisis fibrocaseosa oder ulcerofibrosa nach NEUMANN).

III. Die anatomische Beschaffenheit (konfluierend-exsudativ, exsudativ-käsig, exsudativ-käsig-zirrhotisch, rein zirrhotisch — knotig-produktiv, produktiv-zirrhotisch — mit oder ohne Zerfall).

IV. Die Ausdehnung (azinös, sublobulär, lobulär, lobär).

V. Verwicklungen.

VI. Biologisches Verhalten (aktiv-inaktiv, fortschreitend, stillstehend, latent, obsolet).

Die gegen die Qualitätsdiagnose erhobenen Einwendungen sind, was die einzelnen Angaben als solche betrifft, naturgemäß in keiner Weise zu bestreiten. Es kann kein Zweifel sein, daß nicht nur produktive, sondern auch azinös-exsudative Herde Kleeblattform zeigen, daß auch exsudative Herde nach Anbildung proliferativer Zonen die Schnittfläche überragen und umgekehrt produktive Herde in exsudativ-infiltrierter Umgebung in das Niveau der Schnittfläche sinken können. Kein Zweifel ferner, daß produktiven Herden sehr häufig ein exsudativer Grundprozeß vorausgeht, umgekehrt exsudative Prozesse lebhafte proliferative Tätigkeit in ihrer Umgebung auslösen, sogar zur Bildung ausgedehnter zirrhotischer Phthisen Veranlassung geben, und man einer solchen Zirrhose im Röntgenbild naturgemäß ihre Entstehung auf dem Boden einer produktiven oder exsudativen Grundlage oder als eines selbständigen Prozeß nicht ansehen kann. Endlich erübrigt sich, zu erörtern, daß der Leichenbefund nach Abschluß der krankhaften Gesamthandlung mit allen ihren Schüben, Rezidiven, Exazerbationen, teilweisen Rückbildungen usw. das bekannte bunte Bild zeigt, in dem die Regellosigkeit das Gesetz und das Atypische den Typus wiederzugeben scheint.

Ähnliches gilt von der Zeichenlehre der Prozesse. Eine rein produktive Erkrankung, besonders mit Darmtuberkulose vereint, verursacht oft genug

---

[1] Wobei — wie mehrfach hervorgehoben — nicht vom Histologischen und Histogenetischen, sondern vom hervorstechenden Gesamtcharakter des Herdes ausgegangen wird. „Produktiv" heißt nicht notwendig von Anfang an produktiv, wenn es auch solche Veränderungen gibt, und „Exsudativ" schließt die baldige oder endliche Anbildung von Bindegewebswucherung in dieser oder jener Art nicht aus. Ebenso ist mit den Bezeichnungen nichts über die topische Ausdehnung (azinös, lobulär) festgelegt.

Fieber. Eine anatomisch rein erscheinende Zirrhose, die in ihrem Innern käsige Streifen (käsige Bronchitis oder käsig-bronchopneumonische Herde) enthält, kann naturgemäß hektische Temperaturen erzeugen. Eine käsige Hepatisation läßt vor der meist rasch eintretenden Sequestrierung Rasselgeräusche vermissen. Ein topisch kleiner und geringfügiger Befund wie der einer Oberlappenzirrhose beeinflußt oft den Gesamtorganismus aufs schwerste (Kachexie) und ruft durch Begleitbronchitis Rasselgeräusche über allen Lungenfeldern hervor. Ein exsudatives Infiltrat, von dem man sich zunächst einer gewissen Bösartigkeit des Verlaufes, betätigt in rascher Einschmelzung und flächenhafter zusammenfließender Verbreitung, versieht, wird überraschend in kurzer Zeit aufgesaugt u. a. m.

Indessen handelt es sich hier um Ausnahmebefunde, die immer wieder vorkommen, und deren Notierung wegen der Überraschungen, die sie bringen, sehr verdienstlich ist. Abgesehen davon ist es der mit dem Momentbefund und der Überlagerung der verschiedenen Krankheitsschichten und Schübe bei der Sektion gegebene Querschnitt, der an der Möglichkeit und Zweckmäßigkeit der Qualitätsdiagnose irre macht. In Wahrheit ist es bei genügend langer, fortgesetzter Beobachtung meist möglich, die einzelnen Schübe zu trennen und in ihrer anatomischen Art zu bestimmen. Das gelingt auch am Leichenbefund.

Für die Beschaffenheitsdiagnose ferner spricht, daß 73,5% der von Lydtin innerhalb eines bestimmten Zeitabschnitts (1 Jahr) beobachteten Tuberkulosefälle klinisch reine Formen darstellten, und fast die Hälfte der sezierten Fälle ebenfalls rein (proliferativ-zirrhotisch) waren. Den Hauptteil der Mischformen stellten die therapeutisch aussichtslosen Endstadien der chronischen Lungentuberkulose.

Die Nachprüfung der Beschaffenheitsdiagnose an meinem bereits oben vorgelegten Material von 150 vorgeschrittenen Phthisefällen hat einwandfrei ihre grundsätzliche Richtigkeit an ungefähr 70% der Fälle ergeben (Material aus der Prosektur und den klinischen Abteilungen des Tuberkulosekrankenhauses der Stadt Berlin Waldhaus Charlottenburg in Sommerfeld (Osthavelland). Wo wirkliche Fehldiagnosen vorlagen, war das Gewirr der Schübe im Endstadium nicht mehr auseinander zu halten. Gewöhnlich ließ sich auch mit fortlaufender röntgenographischer Überprüfung ganz einwandfrei der Grundprozeß festlegen, zu dem neuere Schübe hinzukommen. Natürlich verlangt die Qualitätsdiagnose gründliche anatomische Schulung, die aus den zahlreichen Ausführungen über sie nicht immer zu ersehen ist, wie überhaupt auf kaum einem Gebiet soviel ohne Sachkenntnis geurteilt wird wie auf dem der Tuberkulosepathologie.

Die Art der Entstehung eines Einzelherdes, z. B. die eines produktiven aus einem vorgängig exsudativen oder einer Zirrhose auf dem Boden eines der beiden Grundprozesse ist für die vergleichend klinisch-morphologische Betrachtung zunächst wenig erheblich. Es handelt sich bei der Qualitätsdiagnose lediglich um die Typenfestlegung eines Herdschubes — und diese dürfte sie in einer großen Zahl der Fälle gewährleisten, da es solche typische Abläufe gibt, und diese sich sowohl im Röntgenbild wie in klinischem Zustand und pathologisch-anatomischem Befund widerspiegeln.

Das gilt insbesondere vom exsudativen Herd, der gerade wegen seines wechselvollen, unbestimmten Schicksals als solcher zu bestimmen ist. Daß jeder exsudative Herd auch zu ausgedehnter Verkäsung und Erweichung, also bösartigem Verlauf führen muß, ist damit noch nicht gesagt. Es ist vielmehr durch Erforschung der allergischen Periode und des Entstehungsweges der mutmaßliche Verlauf und Ausgang zu prüfen, und mit der Diagnose: exsudative Form implizite die wechselvolle Dynamik gegenüber der verhältnismäßigen Stabilität der produktiven und zirrhotischen Erkrankung[1], festzulegen. Andererseits ist der bösartige Charakter der Aspirationspneumonie oder der galoppierenden Schwindsucht ebenso unverkennbar wie der zweifelhafte Verlauf z. B. der infraklavikularen Infiltrate und der gemeinhin gutartige Habitus des Primäraffektes und der flüchtigen Infiltrierungen.

Der Zeitpunkt, die Tatsache des schubartigen Ablaufs ist es auch, was den übrigen Formen der produktiven und zirrhotischen Tuberkulose ihre Eigenart verleiht. Reagiert ein primär exsudativer Herd rasch mit Anbildung produktiv-zirrhotischer Zonen, so werden diese mehr oder weniger rasch auch auf dem Röntgenbild und schließlich im klinischen Befund ihre Ausprägung erhalten, die bis zur Vollendung des klinischen Bildes einer echten zirrhotischen Phthise mit Verziehung der Luftröhre, Hebung der Mediastinalgebilde u. a. m. gehen kann. Die Artdiagnose wird ihre Leistungsfähigkeit gerade dadurch erweisen, daß sie die verschiedenen Reaktionsformen des Gewebes zeitlich auseinanderhält und das Phänomen des Spieles von Erreger und Organismus anschaulich darstellt. Für den vorliegenden Fall lehrt sie, daß das Organ zunächst mit exsudativ-entzündlichen Veränderungen geantwortet hat, diese zum Stillstand oder Rückgang gekommen sind, und nun die Blockade des Virus, die Reparation und Ausschaltung des Herdes in Form plastischer Entzündung am Herdrande einsetzt.

Mutatis mutandis gilt gleiches für die produktive und zirrhotische Phthise. Liegt dem produktiven Herd des öfteren eine elementare exsudative Gewebsreaktion zugrunde, so ist es eben die verhältnismäßig rasche Umwandlung und Weiterbildung des Prozesses zur produktiven Herdform, die eigenartig ist, das Bild der produktiven Tuberkulose hervorruft und allein durch die Artdiagnose in ihren biologischen Auswirkungen als zur Zeit maßgebende Reizantwort erfaßt wird. Mögen sich dieser Form später exsudative Herde — ausgehend von den Herdrändern oder selbständig — beigesellen, die Tatsache muß auf Grund der anatomischen und klinischen Erfahrung bestehen bleiben, daß es rein produktive Schübe und Verlaufsformen häufig gibt und diese mindestens zeitweise einen eigenen Charakter aufweisen, der ihre klinische Erkennung bedingt. Das gleichzeitige Auftreten produktiver und exsudativer Herde kommt gewiß auch vor, besonders dann, wenn die Umbildung primär exsudativer Herde zu produktiven ungleichmäßig und verschiedenartig erfolgt. Der Befund an der Leiche bei lange bestehender chronischer Schwindsucht mag dem häufig entsprechen, aber dieses Bild der Durchmischung von produktiven und exsudativen Herden ist dann gewöhnlich nur eine Vortäuschung gleichzeitigen Entstehens verschiedenartiger Herde, die ganz verschiedenen Schüben, Epochen, wenn man will, Krankheitsgenerationen angehören.

Die Qualitätsdiagnose als eines der Mittel zur Feststellung individueller Gewebsempfindlichkeit und des Entstehungsweges eines Herdschubes, die Abgrenzung typischer Verläufe, die Unterscheidung des exsudativen und exsudativ-käsigen Herdes, die Analyse der Einzelschübe und ihrer Projektion auf das klinische und pathologisch-anatomische Bild, steht heute erst im Anfange. Das Material genügend lange und eingehend beobachteter, besonders Anfangsverlaufsformen ist großenteils noch zu beschaffen. Es ist aber keine Frage, daß dieser Weg allein dem Sinn der pathologischen Anatomie gerecht wird, indem er sie für die Klinik nutzbar macht und zu neuen Entdeckungen und Fragestellungen führt.

---

[1] Daß auch diese Formen gelegentlich mal rapide ausgedehnter Einschmelzung anheimfallen können (CURSCHMANN), wird niemand leugnen. Dem gewöhnlichen Ablauf entspricht das aber nicht.

IV. Verwicklungen im Ablauf der einzelnen Tuberkuloseformen.

1. Kavernenbildung.

Die für Erscheinungsform, Verlauf, Beurteilung und Vorhersage bedeutungsvollste und häufigste Verwicklung der Lungentuberkulose in allen ihren Spielarten ist die Einschmelzung von Herden und die Folge ihrer Ausstoßung durch den Bronchalbaum, die Bildung der Kaverne oder Vomica.

Ursprünglich hat Vomica jegliche Zerfallshöhle im Lungengewebe, die den Hippokratikern bereits bekannte κοιλίη und das Lungengeschwür schlechthin bedeutet, also fraglos neben den tuberkulösen Kavernen Abszeß- und Gangränhöhlen mitumfaßt. Vomica ist Apostema (Abszeß) (Fernel, Willis), entstanden durch die Wirkung giftiger und bösartiger Ausscheidungen der Lunge selbst, von der Heilkraft der Natur zum Schutze der Nachbarschaft (Stark) mit einer schon von Aetius geschilderten Kapsel umgeben, die aber leicht einreißen und dann zu Blutung und Überschwemmung der ganzen Brustorgane mit giftiger Materie führen kann. Einen spezifischen Sinn verlieh dem Wort erst die Entdeckung der „Tubercula glandulosa" durch de le Boe Sylvius um die Mitte des 17. Jahrhunderts.

Auf der anderen Seite ist es ebenfalls Sylvius, der den Zusammenhang der Kavernenbildung mit dem spezifischen Symptom des Körperschwundes, der Phthise, in enge Verbindung bringt. Auch die beliebte Erklärung der Kavernenentstehung aus gefaultem Blut, also nach Blutung, weist Sylvius zugunsten der Bildung aus eingeschmolzenen Tuberkeln zurück.

Sylvius' grundlegende Entdeckung ist bis auf Laennec so gut wie vergessen worden. Van Swieten, Sauvages, die Wörterbücher und Enzyklopädien des ausgehenden 18. und beginnenden 19. Jahrhunderts unterscheiden noch unter dem Rubrum „Vomica" die tuberkulösen und postpneumonischen Abszesse. Erst Laennec spricht es aus: „Ich halte die Vomica, so wie sie die Praktiker kennen, und ich sie beschrieben habe, für das Produkt der Erweichung einer tuberkulösen Masse von einem großen Umfange [1]."

Hiermit ist bereits die auch heute noch gültige Definition der Kaverne gegeben. Ihr Vorhandensein steht und fällt mit der Erweichung und dem Zerfall tuberkulöser Herde. Eine Bronchalerweiterung z. B. kann also nur dann als Kaverne bezeichnet werden, wenn ihr der Zerfall eines käsig-bronchitischen Herdes zugrunde liegt (Borsts bronchogene im Gegensatz zur pneumoniogenen Kavernenbildung). Eine primäre Bronchektase, die sekundär tuberkulös infiziert wird („bronchektatische Kaverne") oder ein Bronchus, der durch fortschreitenden Zerfall in den Bereich einer bereits bestehenden Zerfallshöhle einbezogen wird, dürfen nur bedingt als Kaverne bezeichnet werden.

Die Histologie des Erweichungsvorganges ist lange bekannt (Andral, Lombard, Lobstein, Lebert, Henle, Virchow, Rokitansky, Orth, Baumgarten). Die erste auffallende Veränderung besteht in Verflüssigung der Zellzwischensubstanz. Dabei weichen die Tuberkelzellen auseinander und nehmen runde Gestalt an. Es bildet sich der tuberkulöse „Eiter". Dieser besteht aus einer Emulsion von Tuberkelzellen. Er hat nichts mit dem echten Eiter zu tun, der natürlich auch erweichten Tuberkeln beigemischt sein kann, aber dann niemals aus diesen selbst, sondern aus ihrer Umgebung stammt. Der Verflüssigung und Quellung der Zellzwischensubstanz folgt granulärer Zerfall der „Tuberkelkörperchen". Nach Verlust ihres inneren und molekularen Verbandes gehen sie in der flüssigen Masse auf und werden damit resorptionsfähig.

---

[1] Mittelb. Auskultat. übers. v. Meissner. S. 543.

Das grundsätzlich Wichtige: Die Aufquellung der vorher wasserarm erscheinenden Massen, ihre Ausstoßung und die damit gegebene Bildung des tuberkulösen Substanzdefektes ist mit den alten Darstellungen klar umrissen.

ANDRAL, LOMBARD und HENLE begründeten — von VIRCHOW und der dualistischen Schule lebhaft bekämpft — die Lehre von der echt eitrigen Einschmelzung der Tuberkel, die nicht aus dem Herde heraus, sondern von der Peripherie her erfolgt. Die beherrschende Rolle der Leukozyten mit ihren peptischen Fermenten ist ja in der Tat bei jeder größeren Erweichung eindrucksvoll. Gewöhnlich sehen wir die Käsemassen durchfurcht von Leukozytenstraßen, den Trägern der die Erweichung herbeiführenden Fermente (Abb. 89). Die Leukozytenmassen bevorzugen oft bestimmte Teile des

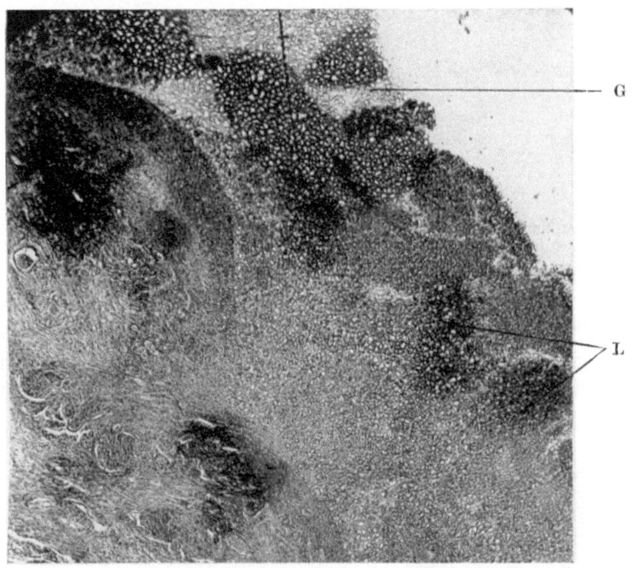

Abb. 89. Beginnende Kavernenbildung bei schwacher Vergrößerung. L Leukozytenmassen, G zu gelatineartigen Massen eingeschmolzener Käse.

käsigen Gewebes, die zuerst und in besonders hohem Grade der Erweichung anheimfallen, ohne daß sich besondere Gründe für die vorzügliche Beanspruchung dieser Teile beibringen lassen. Es mag sein, daß die starke Vermehrung der Tuberkelbazillen an solchen Stellen eine Rolle spielt. Doch kann diese ebensogut als sekundäre Erscheinung, als Folge der Erweichung bewertet werden. Auch kann die Vermehrung von Tuberkelbazillen zum Teil eine nur scheinbare sein, indem sie durch die Auflösung der erweichenden Käsemassen in vermehrtem Umfange sichtbar werden — also eine Art „Phanerose" der Bazillen.

Die peptische Wirkung der polymorphkernigen Leukozyten ist keineswegs conditio sine qua non der Erweichung und Verflüssigung käsiger Massen. Besonders in kleineren Erweichungsgebieten sind es nicht Leukozyten, sondern einkernige Makrophagen, denen wir begegnen. Oft sehen wir ferner, wie verhältnismäßig große Teile und Blöcke käsigen Gewebes eine am besten mit Gelatine zu vergleichende und auch histologisch dem durchaus entsprechende Beschaffenheit annehmen, ohne daß hier die Mitwirkung nennenswerter Mengen von Eiterzellen feststellbar wäre. An vielfachen umschriebenen Stellen weicht das Gewebe auseinander, an seiner Stelle

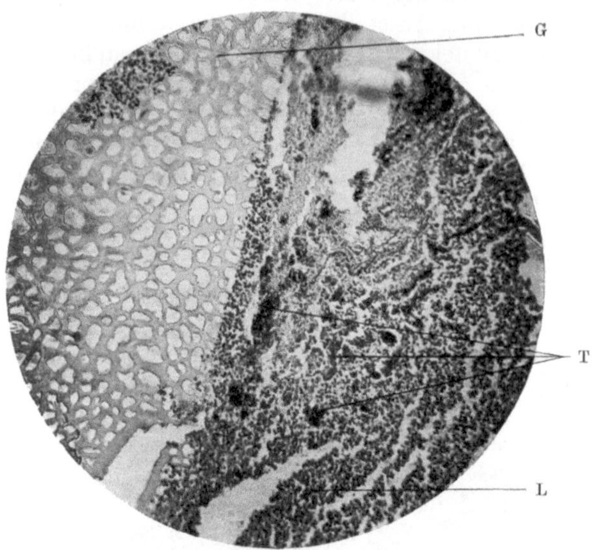

Abb. 90. Beginnende Kavernenbildung. Umwandlung des käsigen Herdzentrums in gelatineartige Massen (G). Am Rande starke leukozytäre Abschmelzung (L) mit erheblicher Anreicherung von Tuberkelbazillen in Häufchen und Girlanden (T).

treten gelatinöse oder fädig-fibrinöse Massen auf (Abb. 95). Von Leukozyten ist noch keine Spur vorhanden, dagegen kann in diesen Gebieten von Mikro- erweichung eine erhebliche Bazillenanreicherung feststellbar sein. Erst am

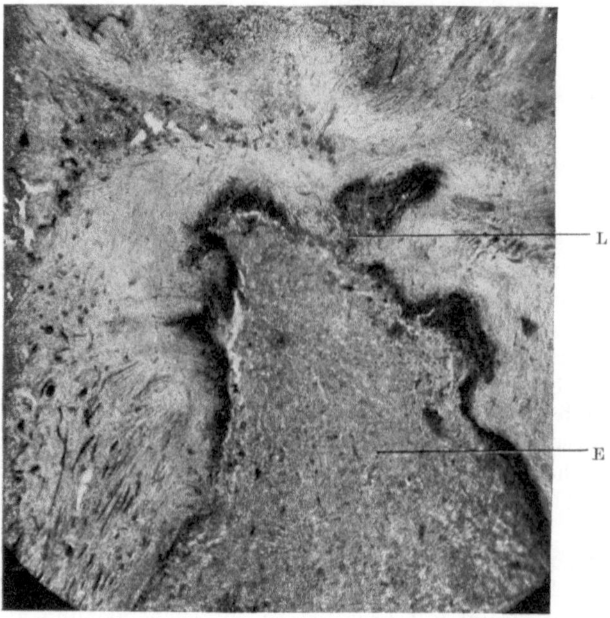

Abb. 91. Beginnende Erweichung und Demarkierung. E zu gelatinösen Massen einschmelzender Käseherd, L leukozytärer Demarkationsring. Oxydasereaktion. Schwache Vergrößerung. (Prosektur Tuberkulose-Krankenhaus Waldhaus Charlottenburg.)

Rande der zu Sequestration und Ausstoßung kommenden Massen treffen wir dann jene charakteristische leukozytare Demarkationszone, in deren Bereich dann die pyogene Granulationsschicht zur Entwickelung kommt, die uns von der Innenauskleidung des tuberkulösen Hohlgeschwürs so vertraut ist, und die das konzentrische Wachstum von Kavernen und Geschwüren bedingt und begünstigt (Abb. 90, 97, 98).

Obschon in solchen Fällen mit sekundärem Zerfall und Unsichtbarwerden der Leukozyten kaum zu rechnen ist, werden wir die richtunggebende Bedeutung der Leukozyten betonen und in ihrer Anwesenheit einen wichtigen Indikator für die Beurteilung des Erweichungsvorganges als — hyperergischer — spezifischer Überempfindlichkeitsreaktion erblicken dürfen.

Die so umrissene Entstehung der Kaverne gibt ihr das Gepräge einer rein tuberkulösen, d. h. unter bestimmender Wirksamkeit des Tuberkelbazillus entstandenen Veränderung. Das ist sie in der überwiegenden Mehrheit der Fälle. Eine Rolle der Mischansteckung bei der Kavernenbildung (SATA) ist, soweit wir sehen, bisher noch niemals exakt aufgezeigt worden, wenn auch theoretisch durchaus für den einen oder andern Fall erwägbar.

Es liegt nach alledem auf der Hand, daß vorzugsweise von der Erweichung und Kavernenbildung die relativ akut entstehenden und fortschreitenden Herde käsig-pneumonischer Natur betroffen werden. An ihnen pflegt man auch die Kavernen gleichsam im Entstehen zu erfassen. Hier findet man in den schwersten Fällen schlaffe, kaum abgegrenzte Zerfallshöhlen, an deren Rändern käsige Bröckel und Fetzen herumhängen, die wahrscheinlich bei längerer Lebensdauer noch zur Abstoßung gekommen wären. Oder aber man begegnet — besonders in den Unterlappen, auch in den Spitzengebieten — aspirations-pneumonischen Bezirken, die in eine mehr feste, marzipanartige oder weiche, gelatinöse oder gar zerfließliche

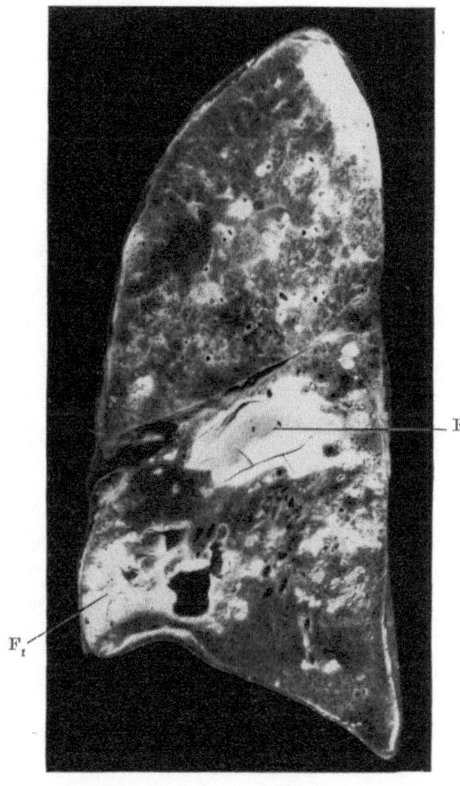

Abb. 92. Sequestrierung käsig pneumonischer (Aspirations-)Herde (F) mit beginnender Demarkation. F₁ erschien in Form einer marzipanartigen Masse mit zentraler Verflüssigung, F₂ bot derbere Konsistenz und an der rechten Hälfte bereits vollzogene Kavernenbildung. Prosektur Tuberkulose-Krankenhaus Waldhaus Charlottenburg.

Masse verwandelt sind und ähnlich anämischen Sequestern in anderen Organen eine weißgelbliche, scharfe Demarkationszone erkennen lassen (Abb. 92). Ein weiteres nicht selten zu sehendes Bild bieten bereits allseitig abgeschlossene umkapselte Hohlräume, die mit noch zusammenhängenden oder bereits ganz zerfallenen, oft breiartigen oder auch dünnflüssigen Massen gefüllt sind. In allen diesen Fällen handelt es sich um offenbar akut vollzogene Sequestrierungen käsig-pneumonischen Gewebes. Es ist keine Frage, daß bei weiterem Fortschreiten des Prozesses die Kavernenbildung vollendet worden wäre.

Auf der andern Seite stehen — durch alle Übergänge mit der geschilderten Sequestration verbunden und meist nur ihre spätere Verlaufsform — die

mehr chronischen, ulzerösen Einschmelzungen, die meist kleine Gebiete
ergreifen, stärkste Verflüssigung durch die peptische Wirkung der Leukozyten
hervorrufen und vor allem zum Wachstum einer Zerfallshöhle beitragen.
Gewöhnlich wird der Hergang so sein, daß im Anschluß an die akute Sequestrierung nunmehr die chronisch ulzerösen Erweichungsvorgänge einsetzen und
den Prozeß fortführen. Zweifellos kommen diese aber auch selbständig vor
und bedingen den Zerfall z. B. bereits indurierten Gewebes und vorwiegend

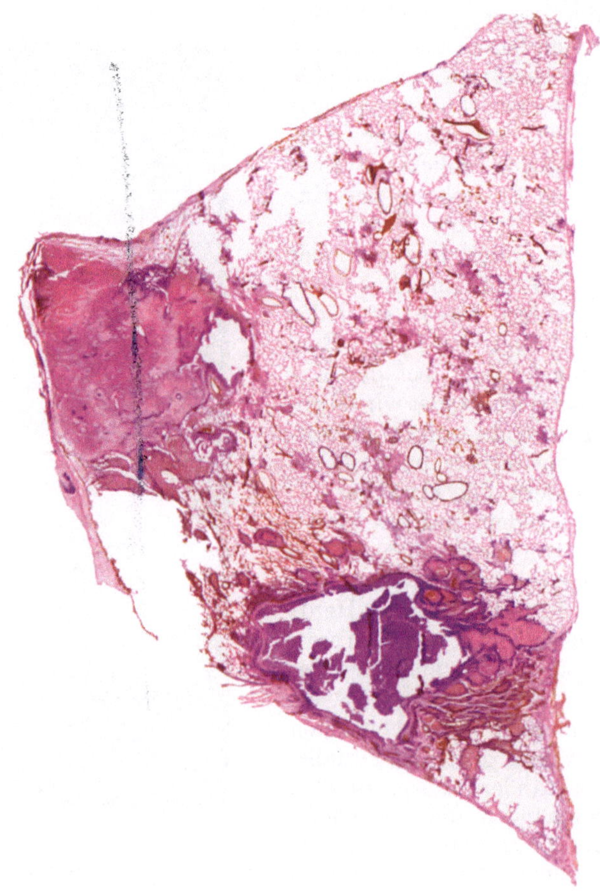

Abb. 93. Die histologischen Verhältnisse zu Abb. 92. Erweichung des kaudaleren Herdes bereits
im Gange. Die abweichende Färbung verrät den Unterschied in der Konsistenz vom Käse der
Umgebung. Großer Gefrierschnitt. Hämalaun-Eosin.
(Sammlung Prosektur Tuberkulose-Krankenhaus Waldhaus Charlottenburg.)

produktiver Grundveränderungen. Es handelt sich dabei grundsätzlich um
die gleichen Vorgänge, mit Entzündung und Leukozyteneinwanderung (Eiterung)
verbundene Gewebszerstörungen und Quellungen. Nur schreiten sie allmählich
vorwärts und beziehen lediglich kleine Bezirke auf einmal ein.
    Endlich ist die Möglichkeit einer Kavernenbildung auf Grund von athero-
matöser Erweichung vorauszusetzen. Hierbei handelt es sich um
die Entstehung breiartiger, reichlich Fettsubstanzen und Cholestearinkristalle enthaltender, auch kreidiger Massen, die gewöhnlich innerhalb der

mit der Kapsel gegebenen alten Herdumgrenzung aufgefunden werden. Für solche Fälle läßt sich das Eintreten einer Späterweichung auf Grund frischer Randexazerbation wahrscheinlich machen (vgl. WURM). Die frischen perifokalen Herde erzeugen danach — wie WURM sich das vorstellt — eine Störung des osmotischen Gleichgewichts zwischen Herdinnerem und Herdnachbarschaft, die durch starke Quellung des Herdkernes zum Ausgleich strebt. So sollen die frischen Appositionsherde als Flüssigkeitsüberträger wirken. Bei Stillstand der Herde hört auch die Wasseraufnahme seitens des zentralen Herdes auf, und so entsteht die atheromatöse Beschaffenheit. Dagegen scheinen nicht die Folgen primären Kalkmangels vorzuliegen, wie ihn SCHÜRMANN angenommen hat. Eine typische Kaverne wird ein solcher atheromatöser Herd jedenfalls nicht bilden, da es sich um die Ausstoßung eines bereits abgekapselten Erweichungsherdes handeln müßte.

Auch primär können fraglos kleine Gebiete einschmelzen und zunächst kleine Zerfallshöhlen bilden. Es scheint uns nicht so, als ob nur die Einschmelzung größerer flächenhafter und käsig-pneumonischer Felder der Kavernenbildung zugrunde liegen könne. Allerdings ist dieser Vorgang der gewöhnliche und führt zur Bildung der eigentlichen, besonders der großen Kavernen. Auch ist bei dem Befund kleinerer Zerfallshöhlen mit ihrer nachträglichen Einengung und Schrumpfung durch das Kapselbindegewebe zu rechnen. Der Befund vieler kleiner Kavernen soll nach STEFKO für die unter den Wirkungen langer Hungersnot stehenden Phthisiker, nach HOPPE-SEYLER, GEIST, BLUMENBERG für das Greisenalter typisch sein. Ich kann bestätigen, bei heruntergekommenen Landstreichern, Arbeitshäuslern und alten Syphilitikern (Paralyse!) mehrfach die Durchsetzung der Lungen mit zahlreichen kleinen, über alle Etagen gleichmäßig verteilten Kavernen gesehen zu haben. Aber auch bei

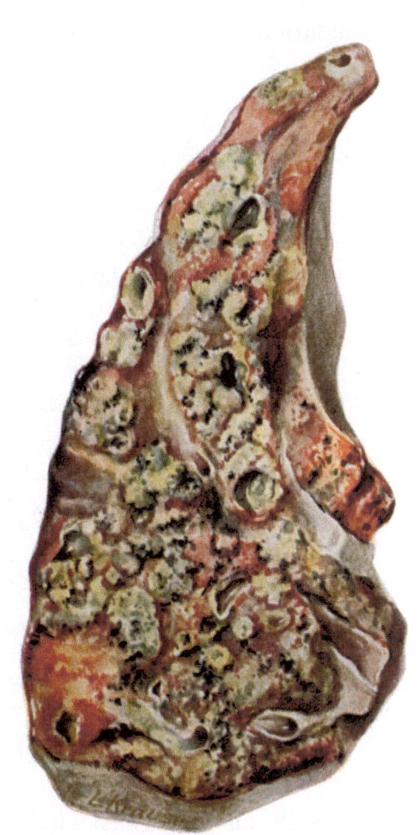

Abb. 94. Vielfache kleine Zerfallshöhlen in Entstehung. (Pathologisches Institut Breslau.)

ganz anderen Leuten, namentlich Jugendlichen, kommen sie gelegentlich vor.

Bald nach der Ausstoßung des erweichten Materials beginnt am Herdrande ein lebhafter Wucherungsvorgang, ja oft sind bereits vor der Ausstoßung die ersten Ansätze zur Kapselbildung festzustellen. War es bei und nach Einsetzen der Erweichung zu einer hochgradigen Vermehrung der Bazillen gekommen, so entsteht nunmehr nach der Ausstoßung des Herdes am Rande ein Granulationsgewebe, das gewöhnlich zunächst keinerlei spezifische Strukturen erkennen läßt, und dessen Natur darauf hindeutet, daß hier ganz unspezifische Organisations- und Reparationsvorgänge in Gang kommen. Indessen pflegt es nicht hierbei zu bleiben, sondern bald tauchen an einer oder der andern Stelle die Stäbchen wieder auf, gelangen zu lebhaftester Vermehrung, locken neue

Leukozytenschwärme an, verursachen die Ausschwitzung von Blutfaserstoff und
die Bildung einer nekrotischen Innenauskleidung der Kavernenwand. Nach ihrer
Abstoßung im Auswurf erscheinen die Zerfallsmassen in Form der Kochschen
Kavernenlinsen, die übrigens den alten Forschern (Fernel) gut bekannt sind.
Es bilden sich neue nekrotische Innenzonen an, und so schreitet die Kaverne
langsam, aber unaufhaltsam weiter fort und bringt als hartnäckiger Bazillen-
herd durch Kachexie, Metastasen (Aspiration, Darmtuberkulose) oder Kata-
strophen (Blutung, Pleuradurchbruch) meistens die Krankheit zum tödlichen
Ende, dem typischen Phthisetod.

Nach außen von der nekrotischen Innenschicht (Abb. 97, 99) bleibt das
Granulationsgewebe meist nicht als solches bestehen, sondern bildet sich zu

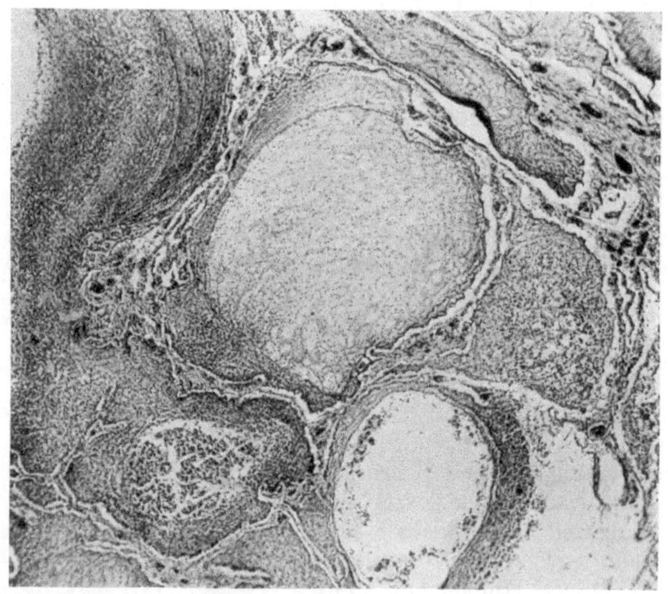

Abb. 95. Erweichung kleiner käsiger Herdgebiete unter Aufquellung, Faserstoffablagerung und
Leukozytenanreicherung und anscheinend mit Wahrung der alten Alveolargrenzen.

einer gefäß- und zellarmen bindegewebigen Dauerform um, der nach außen zu
eine gefäß- und zellreiche faserarme Außenschicht angebildet wird. So entsteht die für Kavernenwände typische Dreischichtung. Als typische Beschaffenheit der Kavernenwände nennt Milian: Paroi caséeuse, suppurante (bei
Mischinfektion nach Ausstoßung des Käses) und fibreuse (Epithelisierung;
nach außen hin Umwandlung des Lungengewebes im Sinne der interstitiellen
Pneumonie).

Der Zerfall tuberkulöser Herde erfolgt in unmittelbarem Anschluß an die
Verkäsung, ja kann in bestimmten, besonders akuten Fällen untrennbar mit
ihr verbunden sein. Verkäsung und Erweichung erscheinen hier als nahe ver-
wandte Vorgänge, die jedoch gewöhnlich gesondert zur Entwicklung kommen.
Bereits bei der Verkäsung deuten grundsätzlich wichtige Züge auf das Vorhandensein einer allergischen Reaktion hin. Es ist das vor allem die
Fällung hyalin-fibrinoider Substanzen, die als Zeichen einer spezifischen
Reaktion vom Virus und Gewebe angesehen werden darf. Noch viel mehr als
die Verkäsung erscheint die Erweichung und damit der die Höhlenbildung

einleitende Vorgang als Ausdruck einer „Herdreaktion". Was sie hervor-
ruft, dürfte schwer allgemein festzulegen sein. Daß es spezifisch allergische
Vorgänge sind, die den Ablauf beherrschen, liegt bereits im Begriff Herdreaktion.
Naturgemäß können es auch unspezifische Einflüsse aller Art sein, die die spezi-
fische akute Auseinandersetzung zwischen Gewebe und Virus in Gang bringen.
Den experimentellen Beweis für die allergische Natur nennenswerter
Erweichung käsigen Gewebes und der Kavernenbildung konnte PAGEL, wie
oben S. 170 geschildert, mit Hilfe des Modellversuchs der subkutanen Über-
pflanzung käsigen Gewebes auf hochallergische Meerschweinchen erbringen.
Der neue Antigenangriff in Form der Überpflanzung käsigen Gewebes mit seinem
Gehalt an Bazillen und spezifischen Abbaustoffen zeitigte hier das Phänomen
großzügiger Quellung und Leukozytendurchsetzung mit folgender Einschmelzung
des Transplantats. Unspezifische, beim Menschen nach klinischer Erfahrung

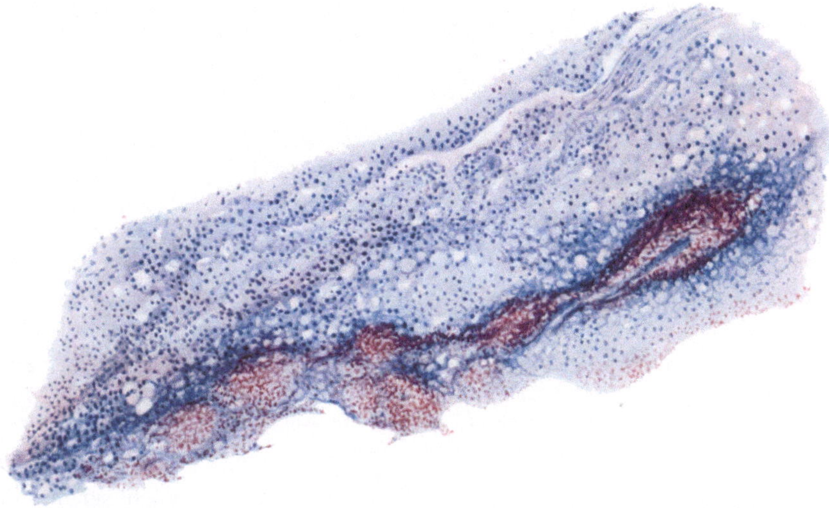

Abb. 96. Käsiger Innenbelag einer Kaverne. Reichlich Fibrin und Tuberkelbazillen.

notorisch im Sinne der Erweichung wirkende Beeinflussung wie Röntgen-
bestrahlung oder Höhensonneeinwirkung hatten im Überpflanzungs-
versuch am normalen Tier zwar den Erfolg vermehrter Leukozytendurchsetzung
des Transplantats — großzügige Einschmelzungen wie beim allergischen Tier
habe ich hier jedoch niemals gesehen.

Nach meinen Erfahrungen ist es an fertigen käsigen Herden des Menschen
vor allem die Exazerbation am Rande und das Fortschreiten nach einer
Periode des Stillstandes, durch die Erweichungen begünstigt werden. So ergibt sich die innige Beziehung zwischen Eintritt und Art der Kavernenbildung
und Verlaufsform des tuberkulösen Grundvorgangs. Aber auch aus sich heraus
und ohne nachweisbare Randentzündung können — wenigstens kleinere —
Herde erweichen. Im übrigen braucht nicht besonders hervorgehoben zu werden,
daß die Kavernenbildung jeglicher Form und Spielart eine allfällige Erscheinung darstellt, das jeden Abschnitt im Verlauf der Tuberkulose
begleiten und kennzeichnen kann. Stets ist auch bei verzögerten Abläufen
die Möglichkeit plötzlicher akuter Zwischenfälle, der Rezidive, Metastasen und
Verschlimmerungen gegeben, die in Form der Herdreaktionen und damit der

Erweichungen und Kavernenbildungen in Erscheinung treten. Andererseits besteht aber kein Zweifel, daß genau so wie typische Formen der Lungen-

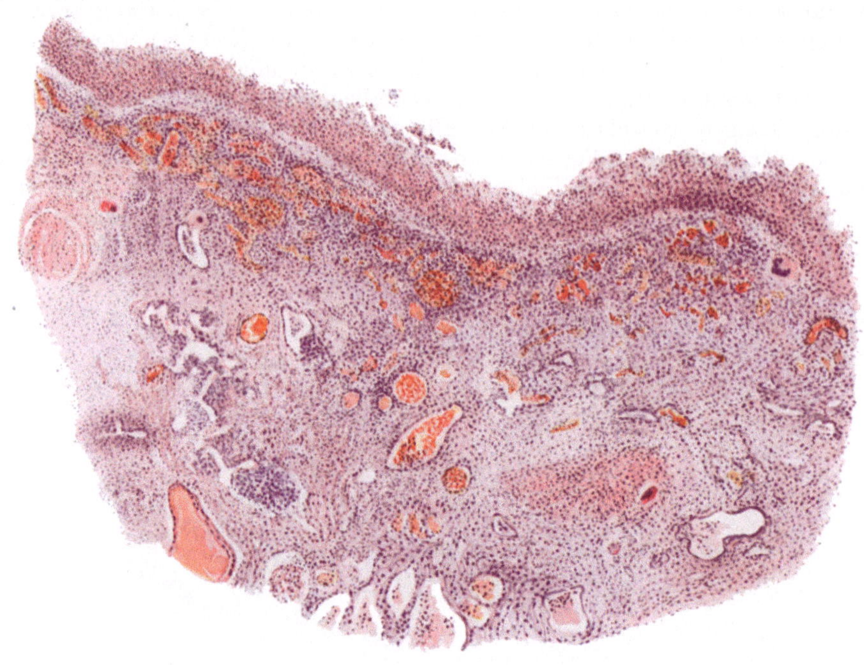

Abb. 97. Voll ausgebildete Kavernenwand: Pyogene nekrotisierend käsige Innenschicht, gefäß- und zellreiche, faserarme Außenzone in faserreicherer Umgebung. Es handelt sich hier um eine verhältnismäßig frische Kaverne; daher ist die typische Dreischichtung: Pyogene Innenschicht, faserreiche, zellarme Mittelschicht, zellreiche, faserarme Außenschicht nicht so deutlich ausgeprägt.

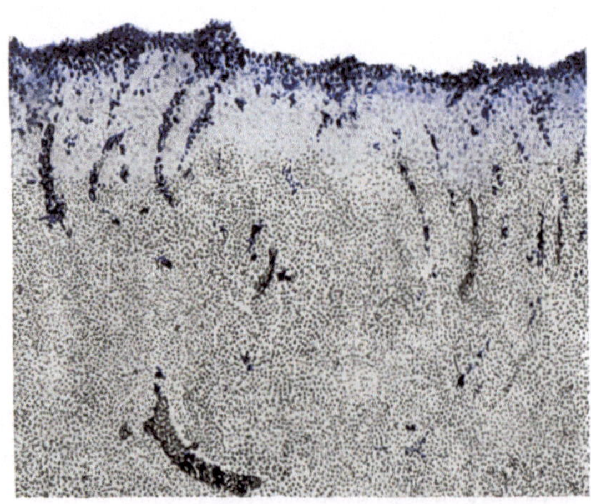

Abb. 98. Pyoider Innenbelag einer fertigen Kaverne. Oxydasereaktion.

tuberkulose auch solche der Kavernen abgrenzbar und auf bestimmte Ablaufsformen beziehbar sind — mit allen Vorzügen und Mängeln der schematisierenden Betrachtung.

Oftmals kennzeichnende Züge prägt der Kavernenwandung die Phase der tuberkulösen Gesamterkrankung auf, in der die Zerfallshöhle entsteht. Ist sie selbst ein Produkt der Herdreaktion, die ihrerseits nach Häufigkeit, Ausdehnung und Stärke von der Giftempfindlichkeit des Gewebes abhängt, so liegt von vornherein auf der Hand, daß diese in der Formung der Kavernenwand zu typischer Ausprägung und morphologischer Erfassung kommt. Die Art des Zerfalls, vor allem aber der Grad der Ausstoßung und der Reparation des entstandenen Hohlgeschwürs, das mit der Wandbildung und dem Verhalten zur Nachbarschaft bestimmte Schicksal der Kaverne, werden entscheidend von der allergischen Umwelt bestimmt und erst in zweiter Linie durch Veranlagungseinflüsse gesteuert.

RÖMER hat zuerst die Bildung von Kavernen beim reinfizierten Versuchstier auf die allergische Einstellung bezogen (vgl. meinen Modellversuch S. 170 und 301). RANKE hat die Verschiedenheit der Kavernenform in seinen Stadien frühzeitig erkannt und hervorgehoben. Für die primäre Kaverne des

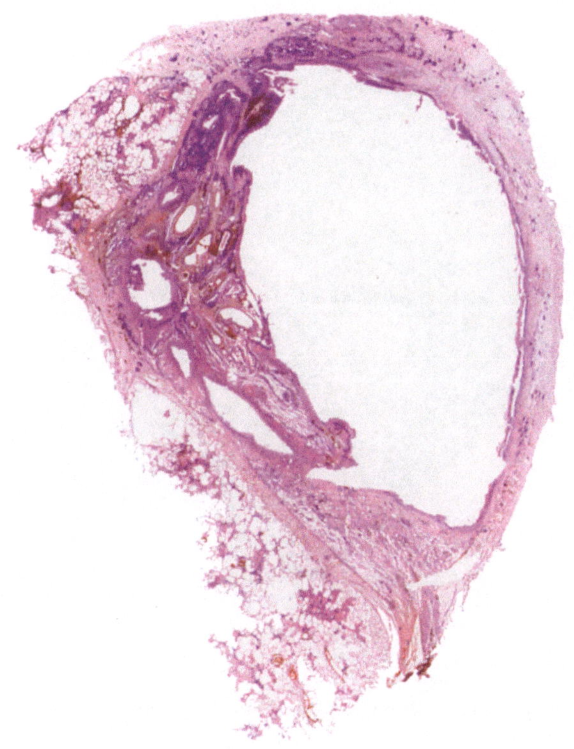

Abb. 99. Übersicht über eine subpleural gelegene Kaverne mit dünner käsiger Innenschicht. Großer Gefrierschnitt. Hämalaun-Eosin. (Sammlung Prosektur Tuberkulose-Krankenhaus Berlin.)

Meerschweinchens und gewisse Kavernenformen (Rundkavernen) schwächst infizierter Tiere habe ich Entsprechendes zu zeigen versucht. SCHÜRMANN hat den Einfluß chronischer Verallgemeinerung als allergischer Phase bestimmten Gepräges auf die Bildung ausgestanzter, in fast ruhendem Gewebe liegenden Löcher beim Menschen aufzeigen können. Von klinischer Seite haben W. NEUMANN, DIEHL, REDEKER u. a. m. die Bedeutung der Allergie für Kavernenentstehung und Kavernenschicksal herausgestellt. Der Allergiegedanke liegt ferner der recht glücklichen Systematik der Kaverne zugrunde, die SCHMINCKE gegeben hat.

Die mit der Erweichung gegebene Überempfindlichkeitsreaktion fällt einem wechselnden Schicksal anheim, je nach Einstellung des Gewebes. Besteht hemmungslose Überschwemmung mit dem Virus, wie etwa bei gewissen Formen des fortschreitenden und mit diffuser Verallgemeinerung verknüpften

Primärkomplexes oder in den letzten Stadien einer isolierten Phthise, in denen die Abwehr- und Reaktionskräfte völlig darniederliegen, dann entstehen schlaffe Zerfallshöhlen mitten in käsigem Gewebe, an denen es kaum noch zu einer eigentlichen Wand- und Kapselbildung kommt. Auf der andern Seite wird, je höher der Wert des erreichten Durchseuchungswiderstandes, der Allergie ist, um so vollständiger die Ausstoßung des erweichten Materials vollzogen werden. Es kommt aber auch hier nicht zur Bildung einer besonders dicken Wand und Kapsel. Der hohe Grad der Unempfindlichkeit gibt sich vielmehr in der relativen Ruhe und Teilnahmslosigkeit der Nachbarschaft zu erkennen.

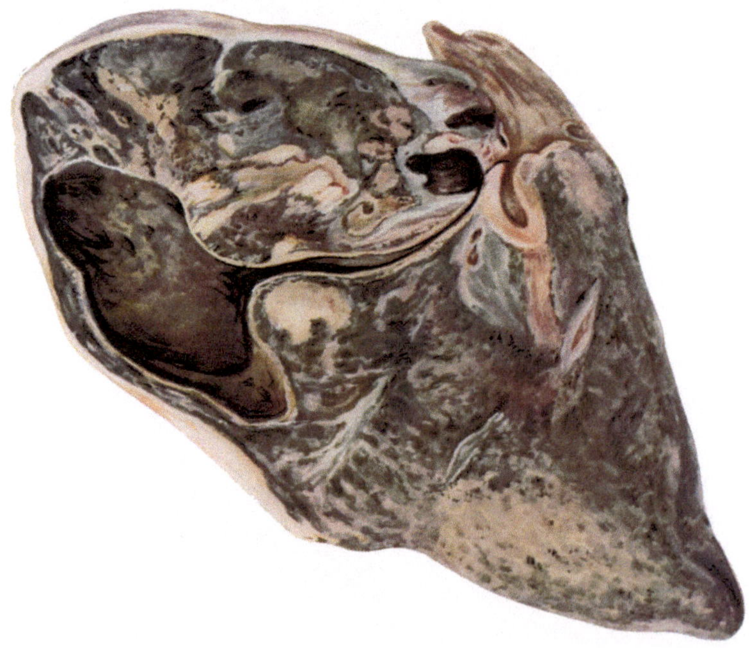

Abb. 100. Abgeglättete Kaverne mit Drainagebronchus. (Pathologisches Institut Breslau.)

So entstehen ganz akut Löcher im Lungengewebe, die ebenso rasch zur Ruhe und Latenz, wahrscheinlich auch zu klinischer Heilung gelangen können. Endlich prägt sich die eigenartige Antinomie von Immunitätserscheinungen und Neigung zum chronischen Fortschritt, wie sie die isolierte Phthise kennzeichnet, in der Dicke und Breite der bindegewebigen Kavernenwand wie der nekrotischen Innenschicht aus.

In allen diesen Betrachtungen erscheint die Kavernenbildung als aktive Leistung des Gewebes, die der Ausstoßung kranker abgestorbener Teile gilt und damit als Heilungsvorgang gekennzeichnet ist. Daß ein solcher nach allen Analogien mit sonstigen Heilungsvorgängen wirklich vorliegen kann, ist kaum zu bezweifeln. Auf der andern Seite bleibt zu bedenken, daß die Eigenart der tuberkulösen Erkrankung, vor allem aber die dispositionelle Besonderheit des Lungengewebes und das Dazwischenkommen der Pleuraverwachsungen, die die Kaverne zerren und ausgespannt erhalten, den Heilungsvorgang nicht nur in seiner Bedeutung sehr einschränkt, ja vereitelt, sondern in der Mehrzahl der Fälle sogar zur bösesten, überhaupt möglichen Komplikation macht. Auch darin zeigt sich die Kaverne als typische Teilerscheinung der Tuberkulose, bei der Überempfindlichkeit und Immunität, Darniederliegen und Stärke des spezifischen Durchseuchungswiderstandes auf schmalem Grat eng benachbart sind, die Herdreaktion also einen besonders günstigen zur endgültigen Heilung führenden Zwischenfall bedeuten, ebensogut aber auch das Ende besiegeln kann. Im kleinen zeigt sich das am Hervortreten des unspezifischen Granulationsgewebes unmittelbar nach Ausstoßung der erweichten Massen bei dem einen Teil und der unmittelbar fortschreitenden schwersten käsig-erweichenden Erkrankung bei dem anderen Teil der Kavernen. Es liegt also nur ein örtlicher, vorübergehender Ansatz zur Heilung vor, der infolge der weitgehenden Anpassung des Virus an das Gewebe und der für restlose Beseitigung der Bazillen ungünstigen Einrichtung des Organs gewöhnlich nicht zur Durchführung kommt, in einer Reihe von Fällen sich aber doch fraglos als vollständiger Heilungsvorgang auswirkt.

Schmincke unterscheidet entsprechend der Rankeschen Stadieneinteilung der Tuberkulose primäre, sekundäre und tertiäre Kavernen.

Erstere haben wir bereits kennen gelernt (s. S. 210ff.) und eingehend besprochen. Das gleiche gilt von einem Teil der „sekundären" Zerfallshöhlen (S. 240ff.). Besonders war es die lochartig ausgestanzte von Schmincke sog. IIb = Kaverne, die Begleiterscheinung protrahierter Verallgemeinerungen, die wir betrachtet haben. Zu ihnen gehört der Großteil der „gereinigten Kavernen" (Abb. 67, 100) der Autoren, z. B. ein von Giegler erwähnter Fall, aus dessen Beschreibung sich deutlich die Zugehörigkeit zur chronischen Verallgemeinerung ergibt. Hier sind noch Schminckes IIa = Kavernen nachzutragen; sequestrierende Einschmelzungen, meist ohne besondere Wandbildung mitten in käsig-pneumonischen Gebieten, im Stadium der Frühgeneralisation, einer Phase stärkster Überempfindlichkeit und schwersten Darniederliegens der Abwehrkräfte. Oft sind es hier kleine, sekundär zusammenfließende Erweichungsgebiete, die nicht eine einheitlich runde und gleichmäßige Zerfallshöhle, sondern vielbuchtige, unregelmäßig gestaltete, mit Fetzen und Krümchen bedeckte Fistelgänge und Löcher hervorrufen (Abb. 94). Die Lage der Höhlen scheint keinerlei Gesetzmäßigkeit unterworfen. Dem makroskopischen entspricht das histologische Verhalten der Kavernen bei Frühgeneralisierung; eigentlich keine eigene Wand, sondern Lagerung im abschmelzenden, meist als solchen noch erkennbaren käsig-pneumonischen Gewebe, hier und da schwache Ansätze zu bindegewebiger Abkapselung.

Erst bei protrahiertem Verlauf treten die Abhängigkeiten von den dispositionellen Einflüssen mehr in Erscheinung, die nach Ranke ja vor allem für die Tertiärherde, also auch die Tertiärkavernen maßgeblich sind. Es kommt dann zur Einhaltung typischer Anordnungen und Lokalisationen, auf die wir unten noch einzugehen haben werden.

Bei den Tertiärkavernen steht — wie angedeutet — die Ausbildung der Wand im Vordergrunde. Der Chronizität und Hartnäckigkeit der isolierten Phthise entspricht die dauernde Auflagerung neuer Nekroseschichten, das fortgesetzte Wachstum der Höhlen nach außen und innen, der ständige Wechsel von Reinigung und Rezidiv. Oft fehlt der Wand, abgesehen von der käsig-nekrotischen Innenschicht mit ihren dichten Bazillenfilzen, völlig die spezifische tuberkulöse Struktur. Wir haben eine mehr kapillar- und zellarme Innenschicht, der nach außen eine faserarme, zellreiche, die größeren Gefäße führende Außenzone folgt. Sie geht übergangslos in das atelektatisch-indurierte Lungengewebe der Nachbarschaft über.

Die geschilderte Einteilung der Kavernen nach Schmincke folgt dem Ordnungsprinzip nach der Einstellung des Gesamtkörpers in den Perioden der tuberkulösen Gesamthandlung

(Primärkomplex, Verallgemeinerung, isolierte Organphthise) im Sinne Rankes. Sie steht und fällt mit Rankes Stadien und teilt mit diesen den Wert der schematisierenden Betrachtungsweise. Sie kann unmöglich bestimmte Kavernenformen nur für dieses oder jenes Stadium festlegen bzw. für ein anderes ausschließen. Dazu ist sie deswegen weder fähig noch berechtigt, weil Rankes Stadien und Allergien den Gesamtablauf der Tuberkulose, also nur den „idealen" Einzelherd betreffen, über den wirklichen Einzelherd und sein Schicksal aber nur dann etwas Verbindliches aussagen können, wenn sein Ablauf von den überlagernden Schichten der individuell-konstitutionellen Varianten bloßgelegt werden kann. Man ist mithin nicht berechtigt, aus der bloßen Betrachtung des Einzelherdes eine Stadiendiagnose zu folgern, also etwa den Träger rasch einschmelzender Herde mit starker perifokaler Entzündung und Ausbildung von Rundkavernen als „sekundär allergisch" zu bezeichnen, wie das heut gern in Außerachtlassung der Rankeschen Grundsätze geschieht. Etwas anderes ist es, wenn man auch am Einzelherd und seinem Schicksal bestimmte Grade der spezifischen Empfindlichkeit ablesen will. Das ist gewiß bis zu einem hohen Grade oft ebensogut möglich wie fruchtbar, ist aber grundsätzlich von der Gruppierung nach Ranke-Schmincke in primäre, sekundäre und tertiäre Kavernen zu trennen. Diese geht von der Betrachtung der tuberkulösen Gesamthandlung aus, für deren einzelne Stadien gewisse (ideale) Kavernentypen durchaus kennzeichnend sind, jene geht vom Einzelherd aus, der einen Typus auch unabhängig von den Eigenschaften des Gesamtverlaufs besitzen kann. Wirft man diese beiden ordnenden Grundsätze durcheinander, dann kommt man schließlich zu so unmöglichen Bezeichnungen wie fünftes, sechstes, siebentes Stadium usf. (Redeker, Lydtin). Demgegenüber ist die Abgrenzung eines „vierten", des Endstadiums, das sich den drei und nur diesen drei Rankeschen Stadien zugesellt (Pagel, Ulrici), durchaus gerechtfertigt und von Ranke selbst wie Schmincke, Albert, W. Koch, Oberndorfer, Schürmann, Diehl u. a. anerkannt worden. Genau wie bei den anderen Stadien gibt es auch hier typische (ideale) — quartäre — Kavernen. Wir kommen darauf noch zurück.

Vom Einzelherd und seinen Eigenschaften gehen die modernen klinischen Einteilungen der Kavernen in dünnwandige Früh- und dickwandige Spätkavernen aus (vgl. Kausch und Klingenstein unter A. Fränkel-Heidelberg). Die Frühkaverne kann der gereinigten Rund- und Lochkaverne des chronischen Sekundärstadiums entsprechen. Gewöhnlich ist sie jedoch das Produkt des die isolierte Organphthise einleitenden „Frühinfiltrats", mithin eine frühe Tertiärkaverne, auf die das Rankesche Schema mithin nicht anwendbar ist.

Ebenso gehen naturgemäß auch die röntgenographischen Einteilungen der Kaverne vom Einzelherd aus. Man kann hier unterscheiden: 1. kleine, multiple, oft wie angefressen aussehende Höhlen, 2. scharf abgesetzte runde oder ovale Kavernen, 3. unregelmäßig begrenzte Höhlen mit dicker Wand (Pinner). Typ 1 kann sich bis zu lobarer Exkavation vergrößern und zeigt dann ein Fehlen jeglicher Abwehrkraft an. Typ 2 entsteht, wenn frühzeitig proliferative Abwehrmaßnahmen einsetzen. Er bevorzugt die infraklavikularen Gebiete, kann aber auch durch sekundäre Schrumpfung schließlich in die Spitzengegend rücken. Für Typ 3, die fibröse Kaverne, soll das Fehlen elastischer Fasern für schleichende Entstehung und gegen Bildung aus einem akut zerfallenden käsig pneumonischen Herd sprechen. Oft ist eine dicke Pleuraschwarte für Typ 3 kennzeichnend.

Während Pinner in seinen verdienstvollen Untersuchungen sich an das rein morphologische Einteilungsprinzip hält, vermengen Baum und Kane die verschiedenen Gruppierungsgrundsätze. Grundsätzlich kommen sie zu ähnlichen Ergebnissen wie Pinner und die übrigen Kliniker.

Soweit der Typus und Bauplan der Kavernenwand! Von ihm bestehen naturgemäß ja nach dem Alter, der Ausdehnung und Beschaffenheit des Grundprozesses alle nur denkbaren Abweichungen. Die Nekroseschicht kann bei jüngeren Höhlen besonders breit sein, es können hier Bilder entstehen, wie wir sie für die Frühgeneralisation beschrieben haben. Oft, bei frischem Fortschreiten, bestehen auch die Außenschichten aus spezifisch tuberkulösem, meist käsig pneumonischem Gewebe. Reichliche Ausschwitzungen von Fibrin und Leukozyten auf der Innenfläche des Hohlraums, Auseinanderweichen der fibrinös-leukozytär durchsetzten Massen deutet auf frisches Fortschreiten hin. Auf der anderen Seite kann weitgehende Reinigung der Wand, ja Epithelisierung von seiten des abführenden Bronchus („Bronche de drainage" LAENNECs) (Abb. 100, 103) bestehen, durch den der Auswurf der käsigen Massen und damit die Bildung der Höhle erfolgte.

Betrachten wir nunmehr im einzelnen, wie sich die Kavernenbildung an den verschiedenen tuberkulösen Grundprozessen vollzieht!

Wir haben alle Veranlassung anzunehmen, daß mittlere, ja sogar große tuberkulöse Hohlraumbildungen auch aus Abschmelzung produktiver Prozesse hervorgehen können. Sie sind hinreichend charakteristisch (Abb. 94) durch ihre vielbuchtige Gestalt. Wenn sie fortschreiten, sind sie mit einer mehrere Millimeter dicken käsigen Schicht bedeckt, die oft enorme Mengen von Tuberkelbazillen enthält (Abb. 96).

Vielfach finden sich in ihnen jene sog. Kavernenlinsen, die direkt aus Reinkulturen von Tuberkelbazillen bestehen können, und die im Sputum erscheinen. HANSEMANN hat einmal bezweifelt, ob dieses Phänomen der besonderen Massenhaftigkeit der Tuberkelbazillen in diesen Kavernen ein besonderes Zeichen ihrer pathogenen Wirksamkeit sei oder ob nicht vielmehr, wie in einer feuchten Kammer, diese Kavernenlinsen durch ein mehr saprophytisches Wachstum der Tuberkelbazillen gedeihen (Nosoparasitismus LIEBREICHs).

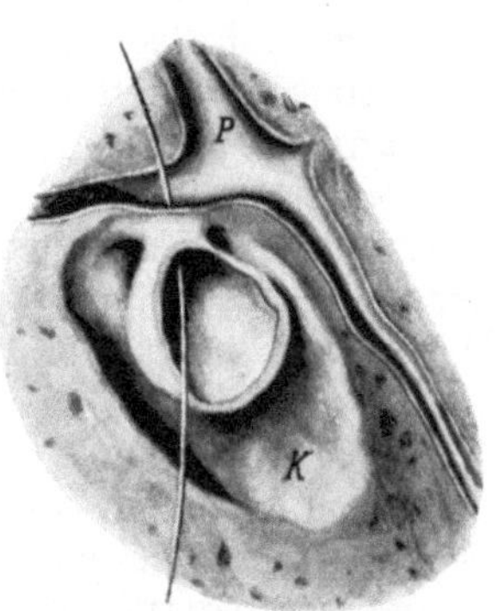

Abb. 101. Arrosionsaneurysma in einer Kaverne (K). Die Sonde zeigt die Verbindung mit der Lungenschlagader (P). (Pathologisches Institut Breslau.)

Schon in dem Bilde der noch fortschreitenden, innen käsig belegten Kaverne tritt makroskopisch charakteristisch der trabekuläre Bau (Abb. 103) hervor, der die tuberkulöse Hohlraumbildung von vornherein unterscheidet von anderen Hohlraumbildungen in der Lunge, von Abszeß- und Gangränhöhlen. Diese eigenartige Konfiguration der tuberkulösen Höhlenbildung beruht ja darauf, daß, während alle anderen Lungenbestandteile, sogar die widerstandsfähigen elastischen Fasern, auch Bronchen, namentlich kleineren Kalibers, der fortschreitenden Kolliquationsnekrose keinen nennenswerten Widerstand entgegensetzen können, die mittelgroßen und größeren Blutgefäße durch das feste Gefüge ihrer Wand eine Ausnahme machen; sie bleiben in ihrem Gefüge erhalten und bilden das Gerüst der trabekulären Vorsprünge. Freilich bei rascherem Fortschritt des käsigen Zerfalls kommt es doch zur Arrosion kleinerer oder größerer Äste, und die Folge ist naturgemäß die Hämoptoe des Phthisikers. Ist diese massig, so führt sie rasch unter Erstickungserscheinungen zum Tode, ein in Heilstätten bekanntes und gefürchtetes Vorkommnis, dem der Arzt gewöhnlich machtlos gegenüber steht. Nach dem Material der Prosektur des Tuberkulosekrankenhauses Waldhaus Charlottenburg beziffern wir das Ereignis auf 5% der Obduktionsfälle in manchen Jahren. Wenn sehr reichliche Blutungen aus einer Lungenkaverne zustande kommen, so ist der charakteristische anatomische Befund bei der Sektion das sog. Arrosionsaneurysma (EPPINGER, Aneurysma von RASMUSSEN) (Abb. 101).

Der Befund dabei ist unverkennbar. Nach Wegräumung des Blutes aus der Kaverne zeigt sich in die Lichtung vorspringend ein kugeliges Gebilde von Erbsengröße, Kirschgröße, noch größere Aneurysmen kann man wahrnehmen. An der Rißstelle, die mit einer feinen Sonde aufgesucht werden kann, findet sich ein kleiner Thrombus. Wenn man genau präpariert, kann man feststellen, daß es sich um einen kleinen oder auch größeren Lungenarterienast handelt, der in den kugeligen Raum hineinführt, der sich in den Innenraum der Kaverne vorwölbt. Die Entstehung der Arosionsaneurysmen[1] ist so entstanden zu denken, daß die käsigen Massen und die darin enthaltenen Tuberkelbazillen von außen her an die Adventitia der Lungenarterien herankommen, es entwickelt sich in ihr und in ihren Lymphspalten tuberkulöses Granulationsgewebe, das auf die Media fortschreitet und auch sie durchsetzt, dadurch wird die ganze Wandung der Arteria nachgiebig für den Blutstrom, und der Beginn einer aneurysmatischen Ausbreitung ist gegeben. Durch weiteres Fortschreiten dieser Vorgänge kommt es dann auch zu der Entstehung der größeren Aneurysmen. Abgesehen von der Aneurysmenbildung kann es bei rascher Einschmelzung auch zur hyalin-käsigen Erkrankung der Gefäßwand, vollständiger Thrombose der Blutsäule und Herauslösung (Sequestrierung) des ganzen Gefäßes kommen. Das habe ich in Frühkavernen mehrfach beobachtet.

Gewöhnlich aber ist das Schicksal der Gefäße, die an der Innenwand einer größeren oder kleineren Kaverne verlaufen, ein anderes. Gerade bei der mehr chronischen Entstehung der Kavernen bei der produktiven Tuberkulose wird die Intima der Gefäße zu einer chronischen Wucherung angeregt, es kommt zur Endarteriitis productiva obliterans. Durch diese bildet sich eine mehr oder weniger vollständige Verwachsung des Gefäßlumens aus und diese zugewachsenen Gefäße sind bei dem erhaltenen Ring der elastischen Fasern und der glatten Muskulatur imstande, der fortschreitenden tuberkulösen Zerstörung Widerstand zu leisten.

Die Einzelheiten der Gefäßveränderungen in tuberkulösen Kavernen sind zuerst genauer französischen Forschern wie Lépine, Cornil, auch Rasmussen bekannt gewesen. Nach ihren Untersuchungen bestand bei intaktem Endothel zunächst eine Verdickung der Intima in Form einer Endarteriitis. Dieser sollte die Adventitiaverdickung nachfolgen durch Einlagerung embryonaler und entzündlicher Zellen. Dann erst erfolgen die Veränderungen der Media. Sie bestehen in Schwund der elastischen Substanz durch körnige Einschmelzung und der glatten Muskelfasern durch fettige Degeneration. Je nach der Menge der dann entwickelten Bindegewebsfasern kommt es zu Verdickung oder Verdünnung der Media. Obliteration der Gefäße ist das endliche Ergebnis. Der Prozeß geht parallel der Ausbreitung der Tuberkulose und tritt der Berstungsgefahr des Gefäßes entgegen. Pauli bezeichnet die Veränderungen als Panarteriitis und betont ihre Zugehörigkeit zum tuberkulösen Prozeß. Insbesondere wendet er sich gegen die Annahme einer syphilitischen Endarteriitis, die noch Wohlfarth in einem Fall gemacht hatte. Der Verödungsvorgang ist immer vorhanden (vgl. Pauli). Auch bei der Bildung des Arrosionsaneurysmas fehlt er nicht, nur geht dann die tuberkulöse Einschmelzung des Gefäßes zu rapide und die Verödung zu langsam und unausgiebig vor sich.

Im einzelnen erreicht die Endarteriitis ihre stärksten Ausmaße an der nach der Kaverne zu gelegenen Seite des Gefäßes, wo kein verdichtetes Lungengewebe mehr vorhanden ist. Es entsteht zuerst ein an neugebildeten Haargefäßen reiches, hier und da riesenzellhaltiges Granulationsgewebe zwischen Endothel und gefensterter Membran der Intima. Aus ihm wird unter fortschreitender Obliteration der kleinen Gefäße Narbengewebe, das aber erst spät und auch nach weitgehender zelliger Verdichtung der Adventitia und Media zur Verödung der Lichtung führt, und zwar ohne Thrombose, lediglich durch die zusammenschnürende Gewalt der Neubildung. Ein Thrombus entsteht nur

---

[1] Vgl. Bd. II des Handb. S. 678.

bei Verletzung des Endothels. Das lange Offenbleiben des Gefäßes und die damit gegebene lange Erhaltung des Kreislaufs in ihm erscheint wichtig für die Möglichkeit einer Kollateralbahnbildung, ohne die die kavernöse Zerstörung infolge von Blutmangel viel erheblichere Ausdehnung gewinnen würde, wie man überhaupt dem Gefäßverschluß eine Bedeutung für die Entstehung von Kavernen zugemessen hat. Nach der neueren Einteilung der Lungenschlagadererkrankungen von LAUBRY, HUGUENIN und THOMAS gehören die hier in Rede stehenden Arterienveränderungen unter die Gruppe der chronischen sklerotisierenden und obliterierenden Panarteriitis ohne viel leukozytäre Infiltration. Die Gefäße der Kavernenwand dürften besonders bei subpleuraler Lage und Vorhandensein von Pleuraschwarten zum Teil dem Bronchalkreislauf und dem System der Brustwandgefäße zugehören. Von der Lungenschlagader sind sie jedenfalls, wie wir feststellen konnten, nur zum Teil injizierbar. Man sieht hierbei aber doch auch der Lungenschlagader zugehörige neugebildete dichte Haargefäßnetze.

Das Kavernenaneurysma entwickelt sich ebenfalls an der dem Kavernenlumen zugekehrten Seite. Die zuerst gebildeten Tuberkel fallen bald hyalinkäsiger Entartung und der Einschmelzung anheim. Diese nimmt ihren Gang von außen nach innen. Die Aneurysmabildung erfolgt dann, wenn die innere Elastika in die zerstörende Erkrankung mit einbezogen ist. Es kommt an der Innenfläche des Intimarests zur Ablagerung von Thrombenmassen, die den völligen Zusammenbruch

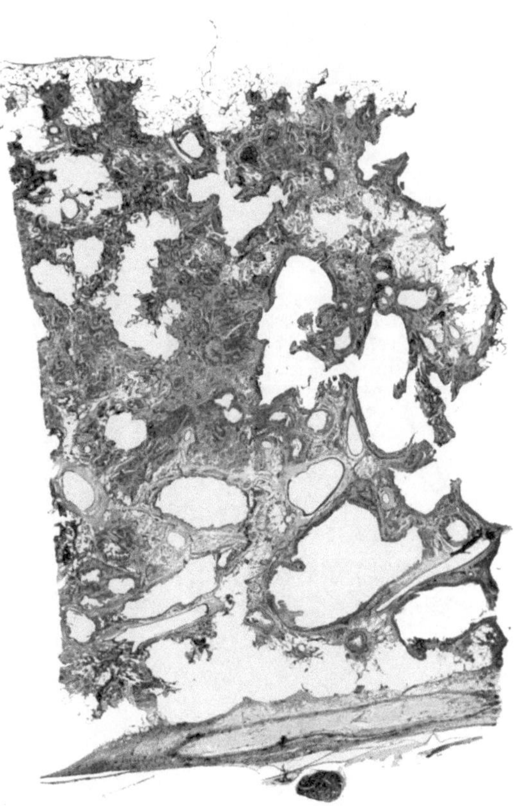

Abb. 102. System gereinigter, z. Zt. bronchektatischer Kavernen. Großer Gefrierschnitt.

der Gefäßwand zunächst aufhalten und nach Eintritt der Ruptur noch zur Stillung der Blutung beitragen können. Die Intima wird bald völlig zerstört; an Stelle der Wand bestehen lediglich Thrombenmassen (MENETRIER).

Solche Aneurysmen fanden ALB. FRAENKEL und BENDA nicht nur in tuberkulösen Kavernen, sondern auch in ulzerierten Bronchen. Auch Äste der Bronchalarterie können dem Kavernenaneurysma zugrunde liegen. Mehrfache (20) Aneurysmen in einer Lunge beschrieb KIDD (Lit. POSSELT). Ein Unikum ist der Fall von HANAU und SIGG, in dem in einer tuberkulösen Kaverne ein Aneurysma der Aorta zutage trat, dessen Wand verkäst war. Einen ähnlichen Fall notiert SCHMORL und jüngst SANDERS. Und neuerdings teilt JASTRZAB (unter RÖSSLE) einen Fall von Kavernenperforation in den Aortenbogen mit tödlicher Blutung und Miliartuberkulose bei einer 21jährigen Frau mit linksseitiger Lungentuberkulose und fortgesetzten kleinen Blutungen mit. Die Kaverne war walnußgroß, stand sowohl mit einem kleinen Bronchus wie mit einer Rißstelle der Aorta in Verbindung. Zeitweiser Verschluß der Kaverne durch Blutgerinnsel dürfte den sofortigen Tod verhindert und die Entstehung von Miliartuberkulose ermöglicht haben. Schon Rokitansky hat in seinem Lehrbuch eine gleiche Beobachtung bekannt gegeben.

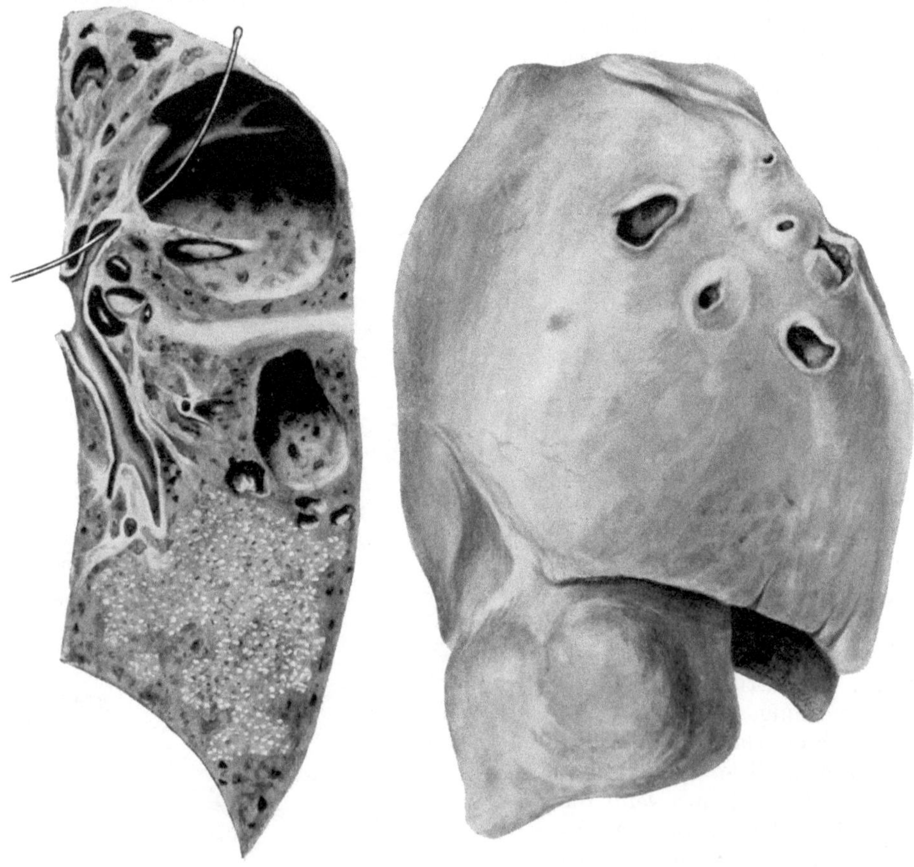

Abb. 103. Kavernenbalken in einer   Abb. 104. Mehrfacher Durchbruch durch das Brustfell.
Höhle mit Drainagebronchus (Sonde!).   (Sammlung Pathologisches Institut Breslau.)

Im Gegensatz zu den Arterien reagieren die Blutadern mit frühzeitiger Thrombenbildung. An ihnen kommen daher Arrosionsaneurysmen nicht zur Beobachtung.

Was das Verhalten der Bronchen in den kleineren oder größeren Kavernen betrifft, so waren wir schon davon ausgegangen, daß die allererste Entstehung mancher kleinen Kavernen als Zentrum oftmals einen kleinen käsigen Bronchus aufweist, der bei weiterem Fortschreiten vollständig in dem Zerstörungsgebiete aufgeht. Aber andere kleinere und größere Bronchen bleiben doch länger erhalten, namentlich so weit sie stärkere Knorpelspangen führen, und diese stehen gebliebenen Bronchen, die in den Kavernen vorhanden sind, können für den ganzen tuberkulösen Prozeß offenbar eine günstige und eine ungünstige Wirkung haben. Eine günstige: sie stellen gewissermaßen die natürlichen auch im Röntgenbild sichtbaren Drainröhren (Abb. 100, 103) dar, durch die das käsige Zerfallsmaterial auf natürlichem Wege bei gut funktionierendem Flimmerepithel durch die Trachea nach außen entleert werden kann. Man findet auch, wenn größere Bronchen durch Präparation in den Kavernen nachzuweisen sind, weniger kalten Eiter in den Kavernen bei der Sektion. Aber weit ungünstiger ist die andere Wirkung, die wir uns vorstellen müssen, nämlich, daß auch von kleinen Kavernen aus durch die Bronchen, die mit ihnen kommunizieren, tuberkulöses Zerfallsmaterial bei der Inspiration in Seitenäste hineingelangt, so daß auf diese Weise bisher freie Lungengebiete in den Infektionsprozeß hineingezogen werden können.

Eine andere Gefahr der Hohlraumbildung in der Lunge, die ja bekanntlich am häufigsten im Oberlappen, aber auch in allen Teilen der Lunge sich entwickeln kann, ist der **Durchbruch in die Pleura.** In einer gewissen Prozentzahl von Fällen ist dieses Ereignis die letzte Todesursache beim Schwindsüchtigen. Nach meinem Material kommen auf 100 Fälle 3 von spontanem Durchbruch durch das Brustfell (Prosektur Tuberkulosekrankenhaus Waldhaus Charlottenburg). Da die Kavernen meist dicht unter der Pleura liegen, wäre dieses Ereignis noch viel häufiger zu erwarten, wenn nicht durch die schwieligen Prozesse der Pleura eine Abkapslung der exzentrisch fortschreitenden Kaverne, und die Zwischenlagerung eines schwieligen Gewebes den Durchbruch hindern würde. Wenn aber die Verkäsung weiter fortschreitet und die anliegende Pleura in die Nekrose mit hereingezogen wird, so erfolgt der Durchbruch, wenn nicht Verwachsungen vorhanden sind, in die freie Pleurahöhle (Abb. 105), und — anders als beim

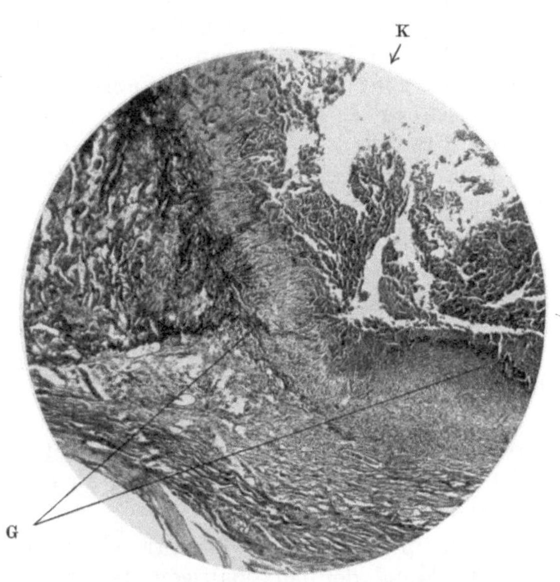

Abb. 105. Beginnender Durchbruch eines frischen Käseherdes (K) durch die elastische Grenzmembran der Pleura (G). Stelle etwas oberhalb des wirklichen Durchbruchs. 24jährige Frau. Spontanpneumothorax. (Prosektur Tuberkulose-Krankenhaus Waldhaus Charlottenburg).

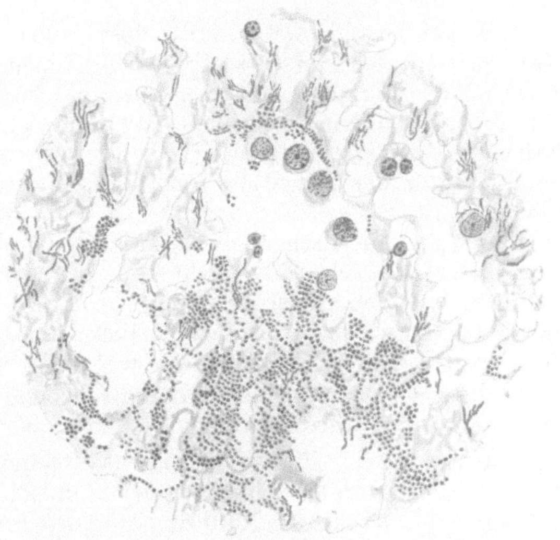

Abb. 106. Tuberkelbazillen und Eiterkokken in einer erweichten Bronchaldrüse. (Sammlung Pathologisches Institut Breslau.)

therapeutisch hervorgerufenen Pneumothorax — erfolgt nicht selten durch die plötzliche Ausschaltung des noch erhalten gewesenen Lungengewebes sofort der tödliche Ausgang oder, wenn das Leben noch länger weiterbesteht, kommt es naturgemäß durch den Einbruch der käsig eitrigen Massen in die Pleura zu einem Empyem und dadurch dann zu dem tödlichen Ende. Nach meinen Erfahrungen sind an den Durchbrüchen durch das Brustfell nicht so sehr die alten starrwandigen Kavernen der oberen Lungengebiete beteiligt, als vielmehr frisch entstehende und rapide erweichende, oft auch kleine Käseherde der kaudaleren Teile der Lunge, also nicht die fertigen, sondern in Entstehung begriffene Zerfallsherde. Als typische Stellen können wir die unteren seitlich gelegenen Teile der Oberlappen angeben.

Einer besonderen Besprechung bedürfen die Heilungsvorgänge im Bereiche der bereits einsetzenden oder fortgeschrittenen Hohlraumbildungen in der Lunge. Schon Laennec hat die Kavernenheilung beschrieben und abgebildet, Lebert unterschied drei verschiedene Arten der Kavernenheilung:

a) Durch Isolierung vermöge der inneren Eiterhaut und Zusammenschrumpfen der Höhle.

b) Durch Faserstoffablagerung, welche die Höhle ausfüllt, mit ihren Wänden verwächst und so eine fibröse Narbe bildet.

c) Durch mineralische Ablagerung in der Höhle und Bildung von Fasergewebe um dieselbe.

Überhaupt bedeutet für Lebert, wie schon fast 100 Jahre vorher für Stark, die Ausbildung der gefäßhaltigen, faserreichen wahren Eiterhaut im Innern der Kaverne ein „Heil- und Abgrenzungsbestreben der Natur".

Als Formen der — meist nur makroskopischen — Kavernenheilung führt Milian drei an: 1. Die fistelnde Narbe Laennecs, 2. die mit kreidigen Massen und 3. die mit knorpelig fibrösen Massen infolge narbiger Wandwucherung erfüllte Kaverne.

Man kann wohl sagen, daß selbst größere Kavernen, und nicht nur die Kavernen in der Spitze oder im Oberlappen einer Reinigung zugängig sind. Nach unseren Erfahrungen an großem Sektionsmaterial möchten wir durchaus der Meinung Ausdruck verleihen, daß auch bei denjenigen weit fortgeschrittenen Fällen, wo die Kavernen bis in den Unterlappen reichen, noch eine Wendung im Charakter des kavernösen Zerfalls eintreten kann. Abb. 107 zeigt einen solchen Fall, wo selbst die Kavernen im Unterlappen eine vollständige Umwandlung in zur Vernarbung führendes Granulationsgewebe erfahren haben. Natürlich sind solche Fälle nicht häufig, und man darf nicht bei einem solchen Befunde, falls der klinische Verlauf der Erkrankung irgendwie für Tuberkulose sprach, und etwa sogar Tuberkelbazillen früher im Sputum nachzuweisen waren, diese glattwandigen Höhlen in der Lunge mit sackförmigen Bronchektasen verwechseln. Das Verhalten der Bronchen zu diesen Räumen schützt im allgemeinen vor Verwechslungen.

Am häufigsten freilich findet man naturgemäß die der Reinigung zustrebenden Kavernen in der Spitze selbst oder etwas unterhalb der Spitze in den Oberlappen. Das makroskopische Charakteristikum der mit fibröser Wand ausgestatteten Kaverne ist das Verhalten der Innenwand. Wenn man bei der Sektion den meist vorhandenen eitrigen Inhalt ausspült, so finden wir in dem größeren oder kleineren vielbuchtigen Raum eine feste graurote Innenschicht, von der auch die als charakteristische Pfeiler in den Innenraum vorragenden durch Endarteriitis verschlossenen Gefäße überzogen werden. Auch darf wohl angenommen werden, daß die Kavernen durch die überall hervortretende Eigenschaft der Schrumpfung des vernarbenden Bindegewebes im Laufe der Zeit sich verkleinern; sie werden dann im allgemeinen mehr kugelig oder der Eiform zustreben. Natürlich bleiben sie als Aussackung des Bronchalbaums eine Brutstätte für Bakterien aller Art, und der schleimig-eitrige Inhalt wird nicht immer durch die Bronchen auf natürlichem Wege herausbefördert werden. Um die Kavernen herum findet man namentlich in den späteren Stadien oft eine besonders breite Zone schwielig schiefrigen Gewebes von knorpelharter Konsistenz.

Wenn man mikroskopisch die Wandung einer solchen Kaverne mit Reinigungstendenz untersucht, so sieht man als Innenbelag zunächst eine Schicht von Leukozyten und Lymphozyten mit den verschiedensten Bakterien, meist auch Tuberkelbazillen, und dann folgt nach außen die Schicht des schon makroskopisch erkennbaren Granulationsgewebes mehr oder weniger dicht gelagert. Es besteht aus besonders zahlreichen Kapillaren, die meist prall mit Blut gefüllt gefunden werden; sie werden zusammengehalten von zugförmig angeordneten Fibroplasten, Lymphozyten und Leukozyten, oft auch reichlich Plasmazellen. Wenn der Prozeß noch nicht vollständig zur Ruhe gekommen ist, so sieht man dem Granulationsgewebe angelagert, da und dort noch Epithelioidzellknötchen mit eingedickten Käsemassen und LANGHANSschen Riesenzellen. Oder aber man findet auch nur einzelne Riesenzellen dem Granulationsgewebe von außen angelagert als Reste der Umwandlung des spezifischen tuberkulösen Granulationsgewebes in das einfache, narbig-heilende Granulationsgewebe.

So entsteht nicht so selten der Eindruck, als sei eine wirkliche Heilung der Kaverne, d. h. Schwund der Bazillen bei vollkommener Reinigung und damit ihre Ausschaltung als tuberkulöser Krankheitsherd erfolgt.

Es wäre also nach völliger Reinigung lediglich der Gewebsdefekt übrig geblieben, der allenfalls metatuberkulöse Erscheinungen, wie Emphysem und die übrigen Folgen der Narbenschrumpfung auslösen, aber kaum ernstliche Gefahren mit sich bringen würde („offene Kavernenheilung"). Die genaue Durchuntersuchung solcher Kavernenwände ergab jedoch an einer oder der anderen Stelle einen kleinen tuberkulösen Herd, so daß von restloser Heilung nicht die Rede sein konnte. GIEGLER teilt sein Material von 72 Fällen ein in `1. die makroskopisch fortschreitenden, 2. die halb gereinigten und 3. die anscheinend ganz gereinigten Kavernen. Nur ein Fall gehörte der letzten Gruppe an. Und dieser zeigte mikroskopisch doch hin und wieder kleine Herde, von denen die Einschmelzung auch dickster Narbenmassen als möglich anzunehmen war. Für die Beschaffenheit der Kavernen erschien daher die Art des Grundprozesses belanglos (vgl. auch MELTZER unter HENKE).

Inwieweit allerdings die Befunde solcher kleiner Herdchen die von GRÄFF vertretene Ansicht rechtfertigen, daß jede Kaverne das Todesurteil des betreffenden, nicht ad hoc (chirurgisch) behandelten Kranken bedeutet, da noch niemals eine Kaverne Nebenbefund bei der Sektion war, steht dahin. Es gibt fraglos Fälle, in denen die Kaverne der einzige tuberkulöse Befund ohne frische Herderscheinungen war. Es scheint hier fast, als seien derartige innen abgeglättete, zum Teil epithelisierte Hohlräume für ihren Träger verhältnismäßig harmlos gewesen (vgl. auch BLUMENBERG). Es besteht dann starke Verdickung des äußeren Faserringes und Schrumpfung der Wand, die „Heilung ohne Verschluß". Solche Fälle sind von B. FISCHER, HANSEMANN, HART u. a. erwähnt worden. Auch B. FISCHER fand in seinem Falle bei genauer Untersuchung die kleinen Tuberkel in der Höhlenwand. Klinisch ist diese Form der Kavernenheilung vor allem von TURBAN vorausgesetzt worden, besonders bei dem aus vielen kleinen Kavernen bestehenden sog. Wabensystem. HANSEMANN betont den Befund abgeglätteter Höhlen inmitten von Narbenmassen als Heilungsvorgang und das gelegentliche Vorhandensein säurefester

314   W. Pagel und F. Henke: Lungentuberkulose.

Stäbchen auf der Höhleninnenfläche, die er hier als harmlose Saprophyten
anspricht. Wir sahen einschlägige Fälle mehrfach bei Individuen, die in der
Lage waren, sich im Berufsleben zu schonen und häufiger Sanatoriumskuren
zu machen. Bei solchen Leuten, die notorisch viele Jahrzehnte Träger
von klinisch verhältnismäßig harmlosen Kavernen waren, traten
ab und zu — nach sog. Erkältungen — noch spärlich Tuberkelbazillen
im Auswurf auf. Die Leichenöffnung ergab in diesen Fällen tatsächlich
die Kavernen als reinen Nebenbefund, der Tod war an irgendwelchen

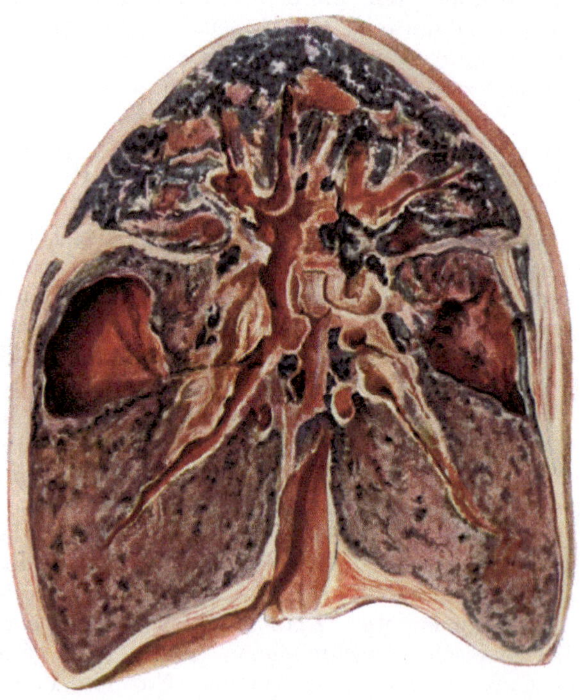

Abb. 107. Gereinigte Kavernen der kranialen Teile der Unterlappen bei zirrhotischer Phthise des
Oberlappens. (Sammlung Pathologisches Institut Breslau.)

interkurrenten Krankheiten erfolgt. Das Bild der Kavernen entsprach dem
eben beschriebenen: Abgeglättete Höhlen, oft deutlich als Teile des Bronchal-
systems, histologisch nur vereinzelt spezifische Veränderungen in der Wand,
in der Hauptsache eine dicke Bindegewebsschicht. Reine Bronchektasen waren
makro- und mikroskopisch auszuschließen!

Auf der anderen Seite fragt sich, ob es auch einen Verschluß und damit
einen richtigen Schwund der Kaverne (Gräff) gibt, was naturgemäß
völlige Kavernenheilung bedeuten würde. Für kleinere Höhlen bis zu etwa
Haselnußgröße besteht fraglos diese Möglichkeit. Es kommt hier zu weitgehender Schrumpfung der Wand, zu starker Verdickung des äußeren Faserringes und
nach Ersatz der nekrotisch-käsigen Innenschicht durch einfaches Granulationsgewebe zum Einwuchern des letzteren in den Hohlraum und endlicher
Ausfüllung desselben mit schwieligem Bindegewebe. Schließlich bleiben nur
noch Spalten von dem ursprünglichen Hohlraum übrig. Es liegt eine dicke
Schwiele vor, der man nur noch sehr bedingt den Ursprung aus einer Kaverne

ansehen kann. Nach HART ist auch mit Verödung von Kavernen durch Eindickung und mörtelartige Verkreidung des Inhalts nach Verschluß des abführenden Bronchus zu rechnen. Er sowie HANSEMANN nehmen Kavernenheilungen viel häufiger an als gemeinhin vorausgesetzt wird (vgl. auch die Fälle von LESSING).

Indessen sind doch derartige Schwielen, von denen man die Entstehung durch Kavernenheilung vermuten kann, ein ziemlich seltener und mehrdeutiger anatomischer Befund. Allerdings würde das noch nicht gegen die wirkliche Bedeutung derartiger Kavernenheilung sprechen. Denn die **klinischen Beobachtungen** sind ganz einwandfrei und keine Seltenheiten. Sie betreffen Fälle von restlosem Verschwinden der Hohlräume im Röntgenbild, dem der Ersatz der Höhle durch einen starken Schwielenschatten vorausgehen kann. Nach eigenen auch anatomischen Erfahrungen halte ich die schwielige Verödung auch Haselnußgröße überschreitender Hohlräume für ein tatsächliches Vorkommnis. Da auch entzündlich verdichtetes, ja richtig proliferativ tuberkulöses Gewebe fraglos weitgehender Aufsaugung zugänglich ist, so darf auch mit dem allmählichen Schwund der Narbe gerechnet werden. Mit dem **Rückgang der entzündlichen Umgebungsveränderungen kommt auch die natürliche Elastizität des Lungengewebes zu ihrem Recht.** Sie ermöglicht ein Zusammenfallen der Kavernenwände und damit ihre Verheilung unter Narbenbildung (BRONKHORST). Klinisch ist diese Art der Heilung von BRONKHORST, BACMEISTER, TURBAN und STAUB, ALEXANDER, DIEHL u. a. beschrieben.

Über den völligen Schwund von Kavernen und deren Häufigkeit steht der pathologisch-anatomischen Betrachtung vorläufig kein Urteil zu. Für möglich muß auch sie — besonders nach den Erfahrungen bei den chronischen Generalisationsformen — gelten.

Falls wir im Besitz von Methoden wären, die Kaverne auch nach dem Schwunde des Hohlraums als Restveränderung zu erkennen, stände der Pathologe den einwandfreien Beobachtungen der Kavernenheilung von seiten der Klinik nicht so hilflos gegenüber. Später, wenn die chirurgisch mit Erfolg behandelten Kavernenträger häufiger zur Sektion kommen, wird an die skizzierte Aufgabe heranzutreten sein. Auf Anregung von A. ALBERT von mir unternommene Versuche, mit Hilfe der Gefäßinjektion für die Kavernenwand kennzeichnende Gefäßverteilungen festzustellen, die ihre Auffindung auch noch nach Schwund des eigentlichen Hohlraums gestatten sollen, sind noch nicht abgeschlossen.

Im ganzen scheint danach die **spontane Kavernenheilung bzw. Kavernenlatenz** in keiner Hinsicht ein so extrem seltenes **Ereignis** zu sein. Fraglos besteht aber der Standpunkt der **Freiburger Schule** (ASCHOFF, GRÄFF [a]) zu Recht, daß in der Mehrheit der Fälle von Lungentuberkulose die Kaverne den Gefahrenmittelpunkt darstellt. Sie ist einer spontanen Ausschaltung **meist** nicht zugänglich. Zu weit geht es, eine solche **überhaupt** zu leugnen oder für ein Kuriosum zu halten.

Den einfachsten Heilungsmechanismus, den Kollaps der Höhle, werden naturgemäß in der überwiegenden Anzahl der Fälle die **chirurgischen Verfahren** und auch diese nicht in jedem Fall gewährleisten können. Erste Vorbedingung, aber nicht alleinige, ist dabei die Lösung der Verwachsungen und der Starrheit des Brustkorbs, die beide die Kaverne ausgespannt erhalten.

Für die Selbstheilung der Kaverne kann auch die allergische Phase in Ansehung der tuberkulösen Gesamthandlung, der Grad der spezifischen Empfindlichkeit und Durchseuchung maßgeblich sein. Daher sind Spontanheilungen der Kaverne überwiegend Anzeichen der chronischen Verallgemeinerungsformen, wie wir ja schon oben für die **gereinigten Kavernen** in den Beschreibungen der Autoren und unseren eigenen Fällen das **Vorhandensein humoraler Metastasen** feststellen konnten.

Dem gekennzeichneten Standpunkt gehen klinischerseits die Ausführungen Bacmeisters parallel, nach dem tuberkulöse Kavernen, „auch solche, die erheblich über Kirschgröße hinausgehen, heilbar sind und nicht in jedem Fall eine Gefahr für ihren Träger zu bedeuten brauchen". Dabei kann es dem Kliniker naturgemäß nicht auf restlose Beseitigung aller tuberkulösen Herdrückstände ankommen, sondern lediglich auf das dauernde Verschwinden der Symptome, des Ringschattens im Röntgenbild, der Bazillen im Auswurf und das klinische Gesundheitsbild des Patienten. Wie häufig klinische Kavernenheilungen sind, ist nach den vorliegenden Statistiken schwer zu sagen. Bacmeister rechnet mit einer Sterblichkeit von 60—80% der Kavernenträger. Nach Ausscheidung der prognostisch vom Anfang an schlechten Fälle kommt Bacmeister zu einer Sterblichkeit von 50% nach 5—8 Jahren, und Dühring zu einer solchen von 57% nach 3—5 Jahren. Schätzungsweise können bei 30—40% Leben und Arbeitsfähigkeit auf Jahre hinaus erhalten bleiben. Wirklich spontane klinische Dauerheilungen sind in höchstens 10—15% der Gesamtfälle über kirschgroßer Kavernen zu erwarten. May fand sie in 5—9% seiner Fälle mit Bevorzugung der hochallergischen und atypischen Formen (ähnlich Lindig u. a.), sogar in Halbjahrsfrist. Ganz besonders ungünstig erscheinen die bei Zerfall einer fortschreitend bleibenden exsudativen Tuberkulose auftretenden sowie solche, die nach Schwankungen über produktive Stadien wieder eine fortschreitende exsudative Phthise begleiten. Ihnen gegenüber stehen diejenigen, die aus zur Ruhe kommenden exsudativen Herden hervorgehen und diejenigen, die sich zur produktiven Stabilität durchringen und in ihr beharren. So bieten manche Kavernen des Kindesalters und die Frühkavernen der Erwachsenenphthise verhältnismäßig gute Voraussage besonders bei rechtzeitigem Einsetzen der chirurgischen Behandlung. Duken, Klare schildern das Verschwinden allem Anschein nach primärer Kavernen. Bekanntlich ist ja die Kavernenbildung überhaupt nicht sowohl eine Verwicklung späterer Stadien der ausgebildeten Phthise, kennzeichnet also nicht das Endstadium, sondern steht gewöhnlich schon im Beginn der echten Schwindsucht im Vordergrund der diese auslösenden Momente.

Das Todesurteil (Gräff) ist die Kaverne daher oft, aber nicht immer für ihren Träger, auch wenn er nicht chirurgischer Behandlung unterworfen wird. In ähnlichem Sinne äußert sich Lydtin, von dessen Kavernenpatienten 13 nach durchschnittlich 6 Jahren noch lebten, zum größten Teil arbeitsfähig und bazillenfrei waren.

Wie elegante Heilungen die chirurgische Therapie besonders bei Frühkavernen (Fränkel, Klingenstein) gewährleistet, zeigen neuerlich u. a. die Beobachtungen von Ulrici, in denen die Kaverne als „chirurgische Krankheit" erscheint, sowie die von Harms und Klinckmann vor allem an Fällen verallgemeinernder Tuberkulose. Hier kann man dem Kranken bei rechtzeitigem Einsetzen der Kollapsbehandlung (vor Ausbildung von Verwachsungen) die Kavernenheilung versprechen (Ulrici [a]).

Eintritt, Art und Wirksamkeit der Kavernenheilung wird einmal abhängig sein von den biologischen und auf der anderen Seite den mechanischen Verhältnissen. Zu ersterer rechnen wir die Beschaffenheit der zu Erweichung, Ausstoßung, Höhlenbildung und Höhlendemarkation führenden Herdreaktion sowie des tuberkulösen Grundprozesses. Oft bedingt hier fraglos die Phase der tuberkulösen Gesamthandlung, in der sich der Kavernenkranke befindet, deutliche Unterschiede. Das gilt zwar vorzüglich für die Art der entstehenden Kaverne, aber auch für ihr Schicksal, d. h. also die prognostische Beurteilung, besonders bei verallgemeinernder Tuberkulose. Man hat sich aber davor zu hüten, für die Gestaltung der Kaverne wie für alle anderen Einzelherde nur diesen einen Grundsatz zugrunde zu legen. Oft ist der Einfluß der spezifischen Allergie von zahlreichen anderen Faktoren so überlagert, daß die Anwendung der für den Gesamtablauf gültigen Regeln auf den Einzelherd nicht möglich und statthaft ist. Das gilt auch von der Wertung der Art der tuberkulösen Organerkrankung der Lunge, auf deren Boden sich die Zerfallshöhle entwickelt für die Bedingungen der Kavernenentstehung. Mit Recht hat daher SCHMINCKE neben der überschauenden Gesamtgruppierung der Kavernen nach dem Allergiestadium für den Einzelfall alle dispositionellen Faktoren berücksichtigt.

Sind die genannten biologischen Momente vorzüglich für die Entstehung der Kaverne heranzuziehen, so beeinflussen die mechanischen vorwiegend ihren Verlauf und ihre Lokalisation. Zweifellos hängt auch von ihnen die Heilungsmöglichkeit der Mehrzahl der bei isolierter Phthise zu beobachtenden Zerfallshöhlen ab. Ein großer Teil der Faktoren, die für bestimmte Bezirke der Lunge eine besondere dispositionelle Empfänglichkeit schaffen, werden auch für die Lokalisation der Kavernen günstige und für die Ausheilung ungünstige Bedingungen bieten. Das gilt insbesondere von Pleuraverwachsungen. Hierzu kommt ferner die Bedeutung ungehinderten Abflusses des neugebildeten käsigen Inhalts der Kaverne. Zahlreiche Zerfallshöhlen zeigen im Röntgenbild einen — oft diagnostisch wertvollen — Sekretspiegel (Abb. 108). Er ist ein Hinweis darauf, daß der oder die drainierenden Bronchen[1] verhältnismäßig ungünstig in die Höhle einmünden, so daß Zurückhaltungen von Sekret stattfinden können. Man könnte diese durch eine geeignete Lage, die man dem Körper des Patienten gibt, zu beseitigen suchen (vgl. STEINERT unter LOESCHCKE). In ihnen liegt vielleicht auch eine Hemmung der Kavernenheilung. Oft ist ja bereits in der ersten Zeit nach eingeschlagener Kollapstherapie die Auskippung einer solchen Kaverne deutlich. Andererseits könnte Fehlen eines drainierenden Abflußrohres auch die Verödung der Höhle in sich unterstützen. Eine große Rolle spielen ferner bekanntermaßen Pleuraverwachsungen, die die Kavernen ausgespannt halten und ihr Zusammenfallen verhindern. Nach Anlegung des künstlichen Pneumothorax sind sie in Form von Strängen und Membranen besonders gut in vivo mit Hilfe des Thorakoskops, oft auch in der Röntgenplatte als zipfelige Ausziehungen der Kavernenwand oder auch als richtige Strangschatten zu erfassen. Oft ist aber die Kavernenwand als solche starr und fällt nicht zusammen, auch wenn Pleuraverwachsungen fehlen oder beseitigt sind. Es handelt sich hierbei meist um ältere Kavernen mit stark ausgebildeter fibröser Wand. Junge Höhlen mit weicher Wand werden daher ceteris paribus eher zu Kollaps und Heilung neigen als ältere, besonders nach Rückbildung und Aufsaugung der entzündlichen Infiltrierung der Kavernenumgebung und wieder wirksam werdender Lungenelastizität. Oft sind Konglomerate kleiner dünnwandiger Höhlen, TURBANs Wabensystem, besser beeinflußbar als einzelne, große Kavernen. Endlich wird Lebensalter, Allgemeinzustand, Elastizität des Brustkorbes, Vorhandensein oder Fehlen größerer Zirrhoseflächen, die besonders den für den Auswurf der Sekrete bedeutungsvollen Zustand und die Peristaltik der Bronchen beeinträchtigen können, u. a. m. von ausschlaggebender, im Einzelfall gegeneinander abzuwägender Bedeutung sein.

Hinsichtlich der typischen örtlichen Verteilung und Lagerung der Kaverne tritt der mechanisch dispositionelle Faktor naturgemäß bei den der isolierten Phthise angehörenden Zerfallshöhlen (also den „Tertiärkavernen") besonders hervor.

---

[1] Sie kommen des öfteren höchst lehrreich auf der Röntgenplatte zur Abbildung (vgl. J. E. WOLF). Auch das von französischen Autoren (MILIAN) erwähnte Vestibulum des Drainierbronchus tritt hier manchmal hervor.

Als kennzeichnend ist hier folgendes festzuhalten: Die Kavernen bevorzugen die peripheren, subpleuralen und lateralen Gebiete, und zwar um so deutlicher, je größer sie sind. Die allem Anschein nach ältesten Kavernen nehmen die dorsalen und paravertebralen Gebiete ein. Sie wachsen in einer nach vorn und unten geneigten Ebene. Ihr Vordringen nach unten geht auf die mazerierende Wirkung des Inhalts, das seitliche Wachstum auf die respiratorische Dehnung dieser Teile zurück. Zur Seite und Pleura zu erfolgt auch die Verschmelzung mehrerer Kavernen und die Einbeziehung neuer Herde. Die Lappengrenze — das gilt vor allem für den Oberlappen — wird gewöhnlich nicht von der Kaverne überschritten. Vielmehr „rutscht" sie an der vorher gebildeten Interlobärschwarte lateralwärts ab und bringt erst die noch stehenden Gewebsteile desselben Lappens zur Zerstörung, ehe sie andere Lappen ergreift. Bei raschem Verlauf kommt Überschreiten der Lappengrenze und direkte Fortsetzung auf den Unterlappen vor. Man sieht dann am Kamm des Unterlappens in den dorsalen Abschnitten eine bereits gereinigte Kaverne, während die Oberlappenkaverne in den ventralen Gebieten in noch solide käsig pneumonische Gebiete mündet. Oft besteht stockwerkartiges Übereinanderliegen der in entsprechenden Teilen gelegenen Kavernen. Der Verlauf der größeren Septen bestimmt hier die Lage der Zerfallshöhlen.

Liegt die Hauptgefahr, die die Kaverne mit sich bringt, in der Aspiration und der groben intrakanalikulären Metastase, so ist es von größter Bedeutung für die Beurteilung von Herden, insbesondere von Tochterkavernen u. dgl., die Vorzugsorte der Aspirationsherde kennen zu lernen. Hier geben Gräff und Gonnermann folgende Stellen an:

1. Den seitlichen unteren Winkel des Oberlappens, axillar in Höhe der 3. und 4. Rippe entsprechend dem graden Verlauf des zugehörigen Bronchus.

2. Die Spitze des Oberlappens entsprechend dem dorsalen Spitzenbronchus.

3. Die Peripherie des Mittel- und Unterlappens, besonders seitlich und vorn, aber auch medial und hinten.

4. Die Lingula.

5. Mediale Teile des Oberlappens, dicht oberhalb des Hilus (selten!) entsprechend dem kreisförmigen Verlauf des medialen Nebenastes des Spitzenbronchus (Orsos).

Besonders unterstreichen möchte ich nach eigenen klinischen und anatomischen Erfahrungen die kranialen Teile, insbesondere die (obere) Spitze des Unterlappens, Mittellappen und Lingula als Vorzugsort der Kavernen auf dem Boden von Aspirationen, sowie die kaudalen Lungenteile ganz allgemein, insonderheit die Basis des Unterlappens (vgl. auch die Vorzugsstellen der bronchogenen Aspirationen S. 352 und Fleischner). Aber auch die Lungenspitzen sind häufig Sitz von Aspirationsherden.

Die örtliche Kavernen- und Herdverteilung ist auf die Eigenart des Bronchalverlaufs zu gründen (Orsos sowie Loeschcke und sein Schüler Steinert).

Es ergibt sich hier das Bild einer morphologischen Einheit: Kaverne-Bronchus. Die Bronchaläste erleiden durch den schrumpfenden tuberkulösen Prozeß starke Verunstaltungen: Zusammendrängung auf einen kleinen Raum, Verkürzung und Verdrehung, aber auch Hebung und Streckung, sowie kolbige Auftreibung am Ende. Es handelt sich bei der Entstehung der ältesten Kavernen um Erkrankungen der dem Ramus apicalis und subapicalis des dorsalen Hauptastes des Oberlappenbronchus tributären Gebiete. Der Ramus horizontalis erkrankt erst, wenn er durch Narbenzug steil gestellt ist, während die Gebiete des ventralen Hauptastes erst sekundär durch Aspiration bestehender Käseherde oder Kavernen einbezogen werden. Nach Orsos-Loeschcke stehen die zuerst erkrankenden Rami apicales und subapicales unter direkter Zugwirkung des Zwerchfells. Zudem begünstigt der gerade gestreckte Verlauf entsprechend der Lungenachse das erste Haften von Bazillen. Auch die recht häufig — und bei Unterlappenerkrankung stets — befallene Spitze des Unterlappens gehört noch in den unmittelbaren Bereich des Zwerchfellzuges. Besonders an Metallausgüssen von langgestreckten, schmalen Asthenikerlungen kommt dieser zur Ausprägung. Selbst an Riesenkavernen erlauben die Metallausgüsse noch Schlüsse im Sinne der geschilderten Lokalisationstheorie.

Die gewöhnlich zuerst erkrankenden dorsalen Teile der Kaverne zeigen im allgemeinen vorgeschrittene Reinigung, während ventral noch die kompakten käsigen oder auch in Sequestration begriffenen Massen vorhanden sind. Aber es kann in auch sonst atypisch gelagerten Fällen gerade umgekehrt sein. Die dorsalen Teile zeigen dann Ausfüllung der Höhle mit gelatinös-käsigen Massen, die ventralen sind gereinigt.

Meine letzte Beobachtung, die dieses Verhalten darbot, sei kurz angeführt (aus der Prosektur des Tuberkulosekrankenhauses der Stadt Berlin): 45jähriger Mann. Lues latens. Wassermannsche Reaktion positiv. Vor 20 Jahren linksseitige Pleuritis mit Erguß. Die Leichenöffnung ergibt: Rechte Lunge in der Hauptsache frei. Nur am unteren Rand des Oberlappens kleines Indurat mit 50-Pfennigstück-großer, völlig gereinigter Höhle. Verstreut alte käsige Aspirationsherde bis Kleinerbsengröße in der ganzen rechten Lunge. Links: Schwerste Verwachsungen, fingerdicke Pleuraschwarte, im Oberlappen 3 zum Teil mörtelig kreidige, additionelle Herde vom Typus der PUHLschen in kennzeichnender Verteilung auf Ramus apicalis, subapicalis und horizontalis des dorsalen Oberlappenbronchus. Nach dorsal zu infraklavikular gelegene kastaniengroße vorgeschritten gereinigte Höhle die sich noch weiter rückwärts zur Spitzengegend zu in eine kleinfaustgroße, mit gelatinöskäsigen Massen erfüllte Höhle fortsetzt. Primärkomplex vollständig, links. GHONscher Herd kleinlinsengroß völlig versteinert inmitten einer kleinen Schwiele links am Lappenrand, Lymphknotenherd in einem bronchopulmonalen Lymphknoten, linsengroß, versteinert. Todesursache: Allgemeine schwere Stauung bei beiderseitiger starker Herzerweiterung.

Dieser Fall bietet in der örtlichen Verteilung der Tuberkuloseherde wie in der Gestaltung der großen Kaverne manche Abweichung vom Typus. Die das Lungenleiden verwickelnde Syphilis, die dicke Pleuraschwarte und allgemeine schwere Blutstauung mag daran in irgendeiner Weise schuld sein.

Selbstverständlich kommt auch ein atypischer Sitz der Kaverne vor, ohne daß man in der Lage ist, hierfür dispositionelle Besonderheiten des Einzelfalles kenntlich zu machen. Einen einschlägigen Fall von Unterlappenkavernen bei einer 52jährigen Frau mit Zusammenpressung des Oberlappens durch ein Aortenaneurysma hat TENDELOO beschrieben. Eine atypische basale Kaverne bildet SCHMINCKE ab, GOERDELER erwähnt 6 derartige, BLUMENBERG einen Fall, bei dem der ganze Unterlappen in eine mit Kalkplatten gepanzerte Höhle verwandelt war, ULRICI bringt in seinem Lehrbuch das Röntgenbild eines einschlägigen Falles bei Greisentuberkulose. Sonst ließen sich in diesen Fällen dispositionelle erklärende Momente nicht beibringen. Mit HANSEMANN ist die Kombination mit anderen chronischen Lungenerkrankungen, wie Syphilis, Aktinomykose, Karzinom, Pneumonokoniosen, Verletzungen, vor allem aber mit Zuckerkrankheit als Ursache für die atypische Lokalisierung in Erwägung zu ziehen. Auch Pleuraverwachsungen mögen den atypischen Sitz zuweilen begünstigen. Das Lebensalter dürfte ferner eine wichtige Rolle spielen. GOERDELERs Fälle betrafen überwiegend Individuen des 6. und 7. Lebensjahrzehnts. Es ist keine Frage, daß hier das Alter als dispositionelles Moment heranzuziehen ist. Wir stimmen GOERDELER (vgl. auch STEPHAN) dagegen nicht zu, wenn er bei atypisch angeordneten Herden mit Herdentstehung im jugendlichen und kavernöser Einschmelzung im höheren Alter rechnet, läßt sich doch in solchen Fällen die Rapidität der Herdbildung und folgenden Herdeinschmelzungen klinisch verfolgen.

Eine gewisse Abweichung vom Typus bedeutet auch die Entstehung von Riesenkavernen, die aber immer wieder beobachtet werden. So kann es zur Einschmelzung ganzer Lappen kommen. Blumenberg fand etwas Derartiges bei einer primären Kaverne. Stehenbleiben grober und feinerer Gefäßbalken und Septen verleihen dem Bilde eigenartige Züge (vgl. die leider meist nicht histologisch kontrollierten Beobachtungen von Brauer und Gehler, Snoy, Kellner, Trautner, D'Hour und Delcour). Scherer hat eine den ganzen Lappen einnehmende Kaverne bei einer 97jährigen Frau, die ganze

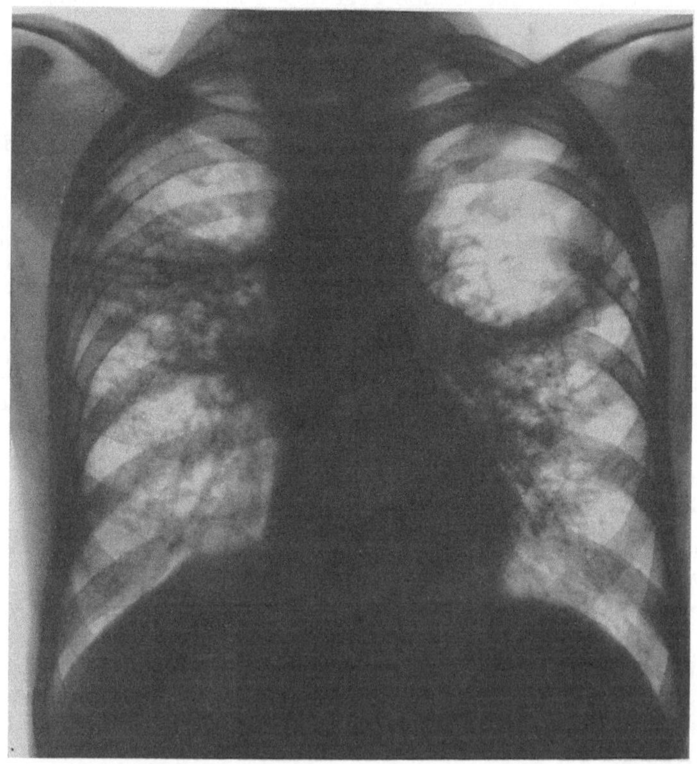

Abb. 108. Riesenkavernen, beide Oberlappen vollkommen einnehmend. (Sammlung Prosektur Tuberkulose-Krankenhaus Stadt Berlin Waldhaus Charlottenburg in Sommerfeld.)

Geschlechterfolgen tuberkulös infiziert hatte, als Nebenbefund erhoben, nachdem die Trägerin einem Unfall erlegen war. Wie Schmincke mitteilt, hat Hauser einem Präparat des Erlanger Instituts den kennzeichnenden Namen der „Vogelhauslunge" gegeben.

Einen meiner letzten Fälle von doppelseitiger Riesenkaverne möchte ich kurz mitteilen (aus der Prosektur des Tuberkulosenkrankenhauses Waldhaus Charlottenburg in Sommerfeld/Osthavelland): 26jähriger Mann, bishergige Krankheitsdauer 4 Jahre, Beginn mit Lungenblutung. Sektion: Große weiche Milz, Darmtuberkulose. Beide Oberlappen bis auf geringe ventrale Gewebsreste in zwei annähernd gleichgroße kindskopfgroße Kavernen mit dickem käsigen Innenbelag verwandelt. Ventrokaudal konfluierende käsig pneumonische Herde am unteren Rand des Oberlappens. Azinös-nodöse Streuung in den Unterlappen. 3 Ghonsche Herde im rechten Unterlappen, ein stecknadelkopfgroßer Kalkherd in der Bifurkationsdrüse (Abb. 108 und 109).

Ein Kuriosum bildet die Krebsentwicklung in tuberkulösen Kavernen. Meist handelt es sich um Plattenepithelkrebse mit Verhornung. Die
führende Beobachtung ist die von FRIEDLÄNDER.

Einschlägige Fälle haben ferner SCHWALBE, WOLF (zwei Beobachtungen),
PERONNE, JEDLICKA, OERTEL, KAMINSK, BASCH u. a. bekannt gegeben. Endlich
berichtet JUNGHANNS aus dem Institut SCHMORL eine unter 400 Beobachtungen
von Krebs der Lunge, Bronchen und oberen Luftwege, bei der in einer Kaverne
des rechten Unterlappens einer 67jährigen Frau Karzinom entstanden war.
Im übrigen bestanden noch Kavernen in den Lungenspitzen sowie geringe

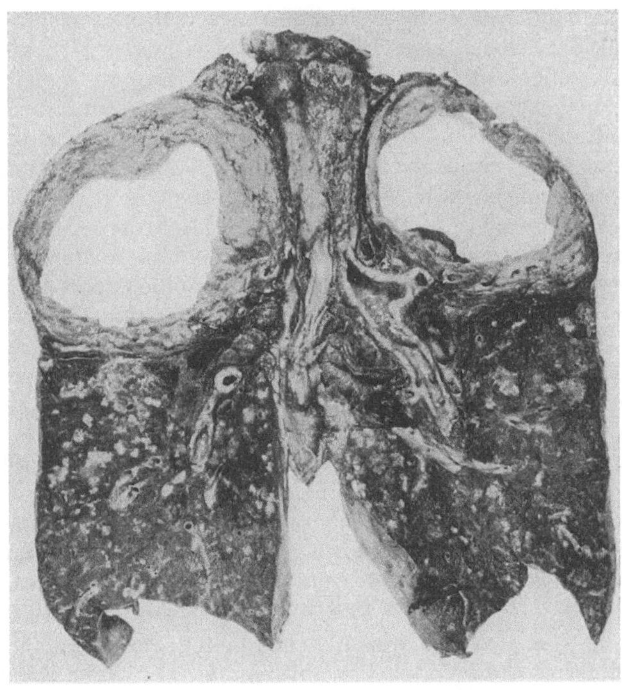

Abb. 109. Riesenkavernen beider Oberlappen. Präparat zu dem Röntgenbild Abb. 108.
(Sammlung Prosektur Tuberkulose-Krankenhaus Waldhaus Charlottenburg.)

peribronchale Aussaaten. Hier ist natürlich die histologische Sicherstellung
einer tuberkulösen Kaverne zu verlangen, die z. B. bei BASCH fehlt. Liegt
schon bei gereinigten, vor allem epithelialisierten Kavernen als solchen die
Verwechslung mit Bronchektasen nahe, so ist sie besonders leicht bei Krebs-
bildung in solchen Höhlen gegeben, da notorisch Bronchalkarzinome und
atypische Epithelwucherungen mit allen Übergängen bis zum Kankroid gern
in Bronchektasen zur Entwicklung kommen (SIEGMUND, PAGEL). Endlich ist
das Hinzutreten einer frischen und das Aufflackern einer alten Tuberkulose
innerhalb und in der Umgebung eines Karzinoms und die dadurch bedingte
Vortäuschung einer tuberkulösen Kaverne durch ein zerfallendes Karzinom
auszuschließen, was in den angeführten Fällen nicht immer geschehen ist.

Als kennzeichnendes Beispiel eines Falles von Karzinomentwicklung in eine
Kaverne hinein sei der von E. SCHWALBE kurz wiedergegeben. Bei einem

68jährigen Manne mit zahlreichen käsig bronchopneumonischen Herden bestand im Oberlappen eine hühnereigroße Kaverne in induriertem Grundgewebe. Innerhalb derselben Blutgerinnsel sowie ein weißgelber, taubeneigroßer Geschwulstballen mit bröckeliger Oberfläche. Abgesehen von diesen frei in der Lichtung befindlichen Gewebsmassen und gewächsartigen Wandbuckeln war noch ein von der medialen Kavernenwand im Umfange von 2 cm in die Lichtung hineinragendes Gewächs von gleichmäßig glänzendem weißgelben Aussehen vorhanden, das medialwärts Lungenschlagader und Hauptbronchus erreicht und zum Teil in Geschwulstmassen eingebettet hatte. An der Verwachsungsstelle von Gewächs und Bronchus war die Schleimhautoberfläche kleinbuchtig, unregelmäßig gerötet und mit kleinen Defekten versehen. Histologisch fanden sich im Kaverneninhalt reichlich säurefeste Stäbchen in nekrotischen Massen, sodann viele kleine, sowie einige zylinderförmige und auch platte an Bronchialepithel erinnernde Zellen. Die Geschwulst selbst erwies sich als alveolar gebauter Zylinderzellenkrebs (jedenfalls nicht wie in den anderen Fällen als Kankroid). Daneben, besonders zum freien Höhlenrand zu, reichlich Tuberkelbazillen enthaltende Käsemassen, in die das Karzinom ohne scharfe Grenze eingelagert erscheint. Stellenweise erfolgte auch Durchwachsung von tuberkulösen Zellwucherungen mit Krebsmassen, nirgends dagegen bestand Abschmelzung von Krebsgewebe durch die käsige Nekrose. Auch Beladung der Krebszellen mit Kohlenpigment fand in der Nähe eines anthrakotischen Bindegewebsstreifens statt. Am Grunde der Zerfallshöhle sichtbare Stränge sind ebenfalls von Krebsgewebe durchwachsen (Lymphangitis carcinomatosa). Die veränderte Stelle der Bronchalschleimhaut entsprach der Ursprungsstelle des Carcinoms. Es lag also ein in die Kaverne entwickelter Bronchalkrebs vor. Das Verhältnis von Tuberkulose und Karzinom faßt Schwalbe für diesen Fall im Sinne der 4., vielleicht auch der 2. von Lubarsch ganz allgemein für das gemeinsame Vorkommen von Tuberkulose und Krebs aufgestellten Möglichkeiten (s. u. Abschnitt Tuberkulose und Krebs). Danach lag entweder eine chronische, immer fortschreitende Tuberkulose vor, bei dessen Bestand sich ein Krebs entwickelt hat, oder aber neben alten tuberkulösen Veränderungen bestanden frische tuberkulöse Eruptionen und der Krebs in voller Ausbreitung. Allerdings fehlten in Schwalbes Fall krebsige Tochtergeschwülste.

Von dem in die Kaverne hinein entwickelten Bronchalkarzinom, wie es in dem geschilderten Fall vorlag, ist naturgemäß der vom etwaigen Epithelbelag einer Kaverne selbst ausgehende Krebs zu unterscheiden.

Bei der Bildung der Kavernen können wir nicht daran vorübergehen, die Bedeutung der Mischinfektion für ihre Entstehung noch einmal zu erörtern. Ganz ähnlich wie bei der Frage der Entstehung der Typhusschorfe hat es immer wieder Untersucher gegeben, die das eigentliche Zerstörungswerk, die letzte Einschmelzung des Gewebes, nicht den spezifischen Erregern, den Typhusbazillen oder Tuberkelbazillen zuschreiben wollten; sondern die eigentlichen Zerstörer des Lungengewebes seien die Eiterkokken, die zu der Wirkung der Tuberkelbazillen sich hinzugesellen. Man hat namentlich darauf hingewiesen, daß bei der bakterioskopischen Schnittuntersuchung der Kavernenwand die Streptokokken gelegentlich in besonderer Menge sich finden.

So fand Cornet in etwa 80 meist wenige Stunden nach dem Tode untersuchten Kavernen Streptokokken, Staphylokokken, Pneumokokken, Pyozyaneus, Tetragenus und andere Begleitbakterien, Evans vier verschiedene Fäulnisbakterienarten, Sata an 6 von 12 mischinfizierten Tuberkuloseleichen vorwiegend Streptokokken, bei 4 Diplo- und einem Fall Staphylokokken. Cornet beschreibt Bilder, wo die Mischbakterien in der Kavernenwand Schritt auf

Schritt „dem Tuberkelbazillus folgen, ihm zum Teil sogar um einiges vorauszueilen scheinen". Auch im Blute sowie in miliaren Tuberkeln sollen sich die Mischbakterien vorgefunden haben (KOSSEL, CORNET; vgl. ferner ZIEGLER, CZAPLEWSKI, KLEBS, RUHEMANN, MARAGLIANO, WEICHSELBAUM u. a.). Am weitesten ging bekanntlich ORTNER, der vor allem auf Grund negativen Tuberkelbazillenbefundes in frischen käsigen Lobulärpneumonien (WESENER, DAVIDSOHN, LANGERHANS, FRAENKEL und TROJE) auf ihre alleinige Verursachung durch Mischbakterien schloß.

Auch die Klinik war offenbar früher besonders geneigt, das sog. hektische Fieber der Schwindsüchtigen mehr auf die Mischinfektion als auf die Wirkung der Tuberkelbazillen zu beziehen (KLEBS, TEISSIER, SPENGLER u. a.). Man konnte auch früher öfters davon lesen, daß die besondere Wirkung der Höhenluftkurorte besonders von Davos auf die „reine Luft" dort zu beziehen sein, d. h. die Abwesenheit der sekundären Krankheitserreger (Streptokokken, Pneumokokken, Staphylokokken, Influenzabazillen usw.).

Im ganzen haben wir bei der bakterioskopischen Untersuchung der Kavernenwand wohl gewiß hin und wieder Eiterkokken nachweisen können, aber eine besonders massenhafte Durchsetzung von Streptokokken konnten wir nie feststellen. Etwas anderes ist es natürlich, daß man im Ausstrich des Kaverneneiters eine reichliche Bakterienflora nachweisen kann, vor allem Staphylokokken, Streptokokken, seltener Pneumokokken, dann aber auch diphtheriebazillenähnliche Stäbchen (EHRET, SCHÜTZ), Micrococcus tetragenus (KOCH und GAFFKY, KERSCHENSTEINER, dagegen MICHELAZZI), Micrococcus catarrhalis (R. PFEIFFER), bei Grippeepdemien wohl auch Influenzabazillen usw. Durch die kulturelle Untersuchung bekommt man aber keinen Eindruck, welche Rolle bei dem Zerstörungswerk in der Lunge der Mischinfektion zuzuschreiben ist. Allerdings fanden PETRUSCHKY wie SCHRÖDER und MENNES Virulenzverlust der Begleitbakterien im Sputum- bzw. Kaverneninhalt (vgl. dagegen CORNET).

Streptokokken im Auswurf von Kavernenträgern fanden KITASATO, TSCHISTOVITCH, CORNET, SPENGLER, SCHABAD, PASQUALE sah sie im Auswurf von 82 Patienten, SCHRÖDER und MENNES fanden sie 29 mal bei 30 Sputumuntersuchungen (15 mal zusammen mit Staphylokokken, die 17 mal isoliert vorhanden waren, und zwar bei Anwendung der KOCH-KITASATOschen Methode der Auswurfauswaschung zur Befreiung von Bazillen der Ausführungswege).

Trotz der sehr zahlreichen Untersuchungen über diesen Gegenstand sind wir der Meinung, daß hier immer noch durch genaue Schnittuntersuchungen Arbeit geleistet werden kann. Nach dem, was wir gesehen haben, möchten wir annehmen, daß die Mitwirkung der Begleitbakterien bei der verwickelten Tuberkulose früher erheblich überschätzt worden ist. Man war offenbar zu sehr geneigt, den rein entzündlichen Anteil der Vorgänge zu einem guten Teil der Mischinfektion zuzuschreiben, während in Wirklichkeit die verschiedenartigen Giftstoffe der Tuberkelbazillen dieselbe Wirkung haben. Mit zahlreichen experimentellen Beobachtungen nicht vereinbar erscheint uns die Auffassung RASSERs, nach der die Begleitbakterien die für die Vermehrung der Tuberkelbazillen notwendigen niederen Eiweißabbauprodukte (Aminosäuren) liefern sollen.

Bei dieser Erörterung sind natürlich nicht gemeint die nicht seltenen Fälle, wo zu einer gewöhnlichen Tuberkulose eine wohl charakterisierte andere Erkrankung hinzukommt, für welche die Tuberkulose wohl den Boden vorbereitet, die aber doch als eine selbständige neue Erkrankung der Tuberkulose aufgepfropft wird. So kann z. B. gelegentlich einmal in einer tuberkulösen Kaverne, etwa durch Ansiedlung von anaeroben Erregern eine Lungengangrän sich entwickeln, seltener ein Abszeß, oder es tritt durch Aufnahme von Eitererregern aus den Kavernen in die Blutbahn eine allgemeine Sepsis ein. Das kann man an der gelegentlich mal bei Sektionen zu findenden Endocarditis verrucosa bei Phthisikerleichen finden (Henke). Die Untersuchung der Exkreszenzen ergibt dann kein tuberkulöses Produkt, sondern eine einfache Endokarditis mit Eitererregern. Bekanntlich hat man vor allen Dingen auch die mehr oder weniger generalisierte Amyloidose bei der Tuberkulose auf die Wirkung der Begleitbakterien der Eiterkokken bezogen, die ja, wie der Tierversuch beweist, die klassischen Erreger der Amyloidenentartung sind. Ebenso kann natürlich ein Phthisiker an einer kruppösen Pneumonie erkranken. Bei der Grippeepidemie von 1889 wurde diese Erkrankung geradezu als diejenige hingestellt, welche die Lungenschwindsüchtigen dezimiert hat (vgl. für die

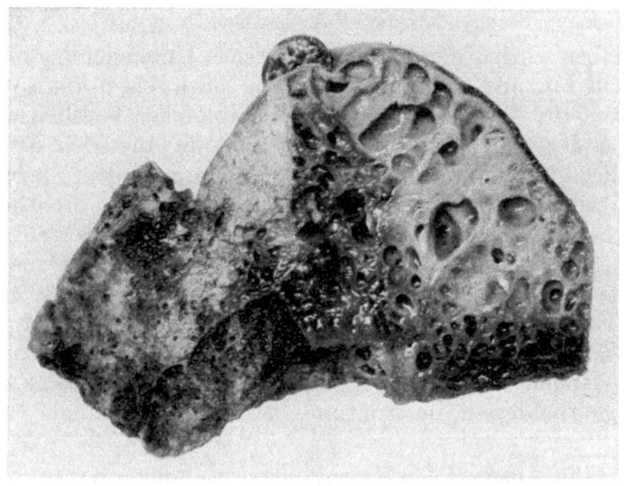

Abb. 110. Intrafokales Emphysem bei käsiger Pneumonie. (Sammlung Prosektur Tuberkulose-Krankenhaus Waldhaus Charlottenburg in Sommerfeld/Osthavelland.

Nachkriegsepidemien Much und Ulrici). Über die Kombination der Lungentuberkulose mit anderen Erkrankungen soll an anderer Stelle weiteres zusammengestellt werden.

Differentialdiagnostisch kommen für den pathologischen Anatomen wie Kliniker die Pseudokavernen, meist Emphysemblasen, in Betracht. Schon Orth hat vor ihrer Verwechslung besonders für die Verhältnisse des Tierversuchs gewarnt. Mit Epithel ausgekleidete Bronchektasen können ebenfalls gereinigte und epithelisierte Kavernen vortäuschen. Das gilt besonders für völlig von Epithel bekleidete Höhlen, die gewöhnlich keine tuberkulösen Kavernen sind. Für die Entstehung lokaler Emphysemblasen kommt einmal die Schrumpfung von Nachbarschaftsgewebe z. B. bei den parafokalen Alveolar- und Broncholektasen (Pagel) und sodann eine Ventilwirkung in Frage, wobei die Einatmung das Eindringen von Luft zuläßt, die bei zu schwacher Ausatmung nicht herausbefördert werden kann. Auch intrafokale Luftblasen (Abb. 110) können Kavernen vortäuschende Trugbilder ergeben. Es liegt hier keine Herderweichung, sondern einfach ein Eindringen von Luft in noch weiche Käsemassen vor. Im Röntgenbild gibt die Kaverne einen recht kennzeichnenden Ringschatten, der nur selten trügt. Es kommen für diese Ringschatten abgesackter Pneumothorax, pleuritische Verwachsungsstränge sowie

Herdschatten, deren Ränder weniger strahlendurchlässig sind, differential-diagnostisch in Frage.

Der Zusammenhang mit Bronchektasen kann ein mehrfacher sein (primär käsige Bronchitis mit Ausstoßung des käsigen Inhalts, Entstehung einer Bronchektase durch Zugwirkung der schrumpfenden Kavernenwand mit oder ohne Sekundärinfektion der Bronchektase, Einbeziehung eines Bronchus in die fortschreitende kavernöse Phthise u. a. m.). Auf der anderen Seite konnten z. B. KAUSCH und STEINERT für einen Fall, in dem der Unterlappen völlig von einem Bronchektasensystem, der Oberlappen von einer käsig pneumonisch-kavernösen Phthise eingenommen war, die Unabhängigkeit der beiden Veränderungen (vor allem auf Grund der Vorgeschichte) wahrscheinlich machen. Offenbar lag den Bronchektasen ihres Falles eine grippöse Erkrankung zugrunde, die zeitlich der organzerstörenden Phthise vorgeordnet war. Anders lagen die Verhältnisse bei der Beobachtung von SCHOTT, die eine tuberkulöse Wabenlunge im Säuglingsalter betraf. Hier bestanden zahlreiche — offenbar angeborene — Infundibularektasien, mit denen die Bildung tuberkulöser Zerfallshöhlen in Zusammenhang stand.

Das gemeinsame Vorkommen von Tuberkulose und Bronchektasen erachten BIERMER, LAPIN, DELACOUR, HOFFMANN, wir als selten, HUTINEL, BRAUER, TROJANOWSKI, HART, HANSEMANN, CORNET, HEUBNER als häufig. Alle diese Autoren haben Bronchektasen im Auge, auf deren Boden sich eine Tuberkulose entwickelt. Einschlägige Fälle bei Kindern haben RIBBERT, GEIPEL, HOHLFELD, WEILL und GARDÈRE, KOSSEL, ENGEL u. a. beschrieben. Gewöhnlich lagen aber bei diesen Fällen den Bronchektasen tuberkulöse Veränderungen zugrunde. Rückgebildete Infiltrierungen und Primärkomplexe hinterlassen erfahrungsgemäß häufig Bronchektasen. Ich konnte erst kürzlich einen Fall beobachten, wo ausschließlich in der Umgebung des nunmehr in unspezifischer Ausstoßung begriffenen verkalkten GHONschen Herdes bei einem 7jährigen Kinde Bronchektasen vorlagen. Hier liegt der Schluß auf Bildung der Bronchektasen im Anschluß an den zur Rückbildung kommenden GHONschen Herd nahe.

2. Veränderungen an den Gefäßen.
Die Lungenblutung.

Das alte Dogma von der Gefäßlosigkeit tuberkulöser Herde ist längst in seiner beschränkten Gültigkeit erkannt. Wir verweisen nur auf die Kapillarneubildungen, die RICKER und GOERDELER sowie KALBFLEISCH am frisch entstehenden Tuberkel des Kaninchengekröses bzw. der Bindehaut feststellen konnten, den Haargefäßreichtum der Milz- und Lebertuberkel (ORTH, LUBARSCH, HEITZMANN vgl. auch BETTMANN, PUTSCHAR u. a.). Auch für die Lungentuberkulose trifft die Annahme einer Gefäßlosigkeit der Herde nicht zu. Stellt man die Haargefäße der Lunge dar, etwa mit der SMITH-DIETRICH-Färbung, der Sudanfärbung oder auch der Benzidinreaktion nach meinem Vorschlage oder mit Hilfe von Füllungen, so erkennt man eine reichliche Gefäßversorgung der Herde bis weit in die Mitte hinein. Besonders bei Exazerbationen treten sie deutlich hervor, auch mitten in alten produktiven Herden, in der Nähe LANGHANSscher Riesenzellen oder nekrotischer Zentren (WURM [b]). Die Bespülung mit Blut dürfte ihre Widerstandsfähigkeit gegen die Nekrose erklären. Umwachsungen stehengebliebener Haargefäße liegen hier allem Anschein nach nicht vor, sondern richtige Vaskularisationen alter Herde. Es ist die mit der Exazerbation gegebene aktive Hyperämie, welche die in Zeiten der Ruhe und

Latenz praktisch obsoleten Tuberkelgefäße zur Wiederaufnahme der Funktion
und damit zur Sichtbarkeit bringt. Es liegt auf der Hand, daß durch ein
Wiederaufleben der Gefäßfunktion der Herd zum gefährlichen Virusausstreuungs-
zentrum wird. Die sog. „endogene Reinfektion" wie das Vorkommnis akuter
Überschwemmung des Organismus mit Virus oder Virusgiften, und die Verschlimmerung tuberkulöser Prozesse auch durch unspezifische Lungenerkrankungen (Tendeloo) erscheint durch diese Befunde unterlegt.

Schließlich fallen naturgemäß auch die neugebildeten kleinen Gefäße der
Verkäsung anheim und zeigen, soweit es sich um Präkapillaren und Arteriolen
handelt, kennzeichnende Veränderungen. Diese bestehen in geweblich spezifischen oder unspezifischen Vorgängen und sind zum Teil bereits oben bei den
Gefäßveränderungen in Kavernen geschildert worden.

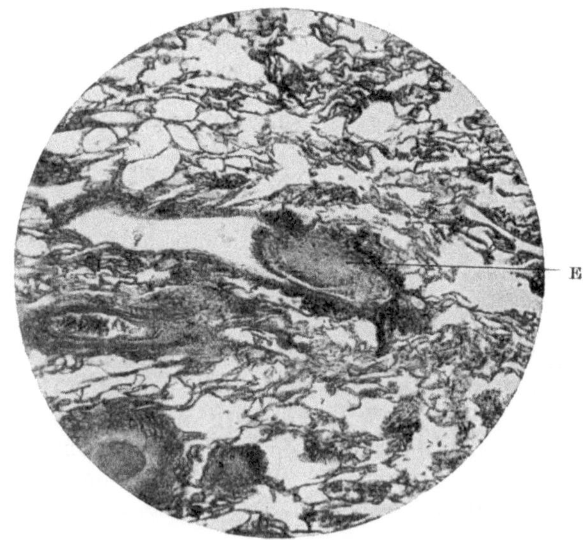

Abb. 111. Käsige Endophlebitis (E) einer kleineren Lungenblutader bei isolierter Phthise. 25jähriger
Mann. Gestorben an frischer Pleuritis exsudativa bei geringgradiger produktiver Spitzentuberkulose
und subaortischem Ventrikelseptumdefekt. Dauernd starke Blausucht. Stärkste Erweiterung der
Lungenschlagader mit beginnender Skleratheromatose. (Sammlung Prosektur Städt. Tuberkulose-
Krankenhaus Waldhaus Charlottenburg.)

Allerdings stößt die Trennung spezifischer und unspezifischer Veränderungen
hier auf besondere Schwierigkeiten, da oft zunächst unspezifisch erkrankte
Gefäße später verkäsen, und die Ursache der unspezifischen Prozesse überwiegend
in der Diffusion von spezifischen Bakterien- und Gewebszerfallsgiften zu suchen
ist. Endlich ist auf der anderen Seite mit narbiger Abheilung spezifischer Gefäßveränderungen zu rechnen.

Von spezifischen Veränderungen kommen alle möglichen an Arterien und
Venen zu beobachtenden Prozesse vor. Meist sind die kleineren und mittleren
Gefäße betroffen. Bei der Miliartuberkulose zeigt oft eine größere Lungenvene
die Weigertsche Endophlebitis tuberculosa in mehr oder weniger klassischer
Form (Abb. 123). Im übrigen trifft man eigentlich bei jeder Form ausgedehnter Lungentuberkulose sowohl tuberkulöse Endo- wie Periarteriitis
und -phlebitis, ohne daß sich für ihre Lokalisation und Herdbeziehung besondere Regeln feststellen lassen. Auch ihre Bedeutung im Rahmen des sowieso
organzerstörenden phthisischen Prozesses dürfte keine erhebliche sein. Die

unspezifischen Veränderungen gleichen den bei der Gefäßverödung in Kavernen vorkommenden. Auch hier findet man Wucherungen der subendothelialen Intimaschicht, häufig vereinigt mit lympho-plasmozytären Infiltrationen der Adventitia, auch Einwachsen eines haargefäßreichen Granulationsgewebes aus ihr in die Intima. Besonders ausgedehnte Narbenfelder zeigen solche bis zum völligen Verschluß veränderte Gefäße in größter Menge. Nicht nur das stark vermehrte leimgebende Bindegewebe, sondern auch die angereicherten elastischen Faserringe lassen auf die Herkunft dieser Gebilde schließen.

Oft bestehen Übergänge von den geschilderten Veränderungen zu geweblich spezifischen bzw. umgekehrt. Dann ist einmal mit wirklicher Vernarbung

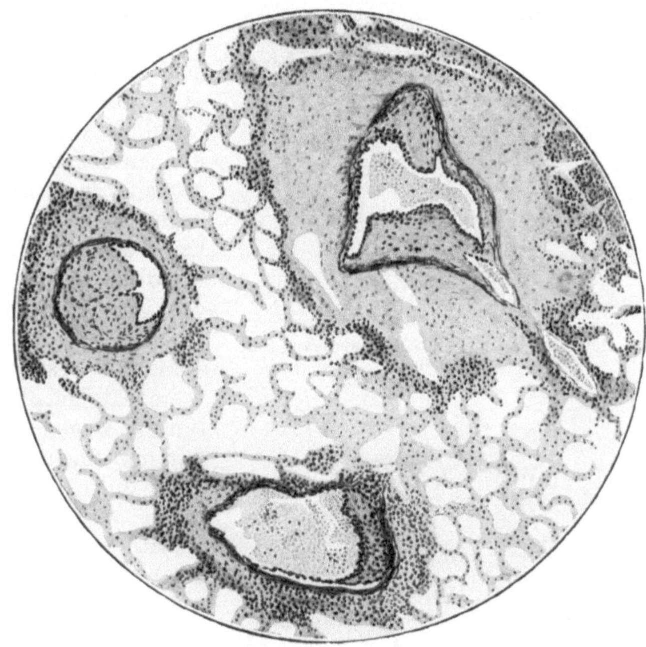

Abb. 112. Intimagranulome bei verallgemeinernder Tuberkulose (Meerschweinchen). Abgeschlossene Organisationsvorgänge. (Nach PAGEL [t] 1926.)

tuberkulöser bzw. tuberkulöser Infektion vernarbender Veränderungen zu rechnen. Häufiger ist das letztere, besonders wenn vor dem Übergreifen der Verkäsung auf ein Gefäß dieses eine offenbar toxogene vorherige unspezifische Umwandlung durchläuft.

Auch das Vorhandensein SIEGMUNDscher Intimagranulome, also der Organisationsprodukte in den Lungengefäßen haftengebliebener Monozyten- und Fibrinthromben als Zeichen wirksamer Keimabwehr ist besonders bei verallgemeinernden Prozessen zu erwägen (Abb. 112).

Bei käsiger Pneumonie besteht an den kleinen Gefäßen von etwa 0,02—0,1 mm Durchmesser lebhafte Wucherung der Adventitia mit Fibroplasten, Lymphozyten, Plasmazellen, Leukozytoiden, Wanderzellen, manchmal auch Vermehrung von Bindegewebsfasern (KONSCHEGG). In der Intima finden sich lymphoid-plasmazellige, auch wanderzellige, die Lichtung einengende Infiltrate. Ödem der Wandung bringt bei nahender Verkäsung, die die Schichten homogenisiert, das Lumen zum Verschluß; oder aber es besteht bei geringer

Infiltration nur Verengerung der letzteren, die Verkäsung ergreift dann die noch bestehende Blutsäule. Manchmal gelangt sie zu ihr ohne Reaktion der Intima. Daß bei den Schlagadern Intimaveränderungen erst nach käsiger Erkrankung der Adventitia entstehen sollen (Konschegg), der starke zellige Infiltration der letzteren vorausgeht, können wir nicht bestätigen. Die Intima zeigt frühzeitig nennenswerte Veränderungen.

Der Ablauf dieser Endarteriitis kann durch Hineinwühlen von Blut in die Intima aufgehalten werden. Bei Offensein der Lichtung verkäst die Blutsäule mit. Mächtige subendotheliale Fibrinablagerungen können das Bild der Thromboarteriitis hervorrufen. Doch liegen keine Thrombosen, auch keine direkten fibrinoiden Umwandlungen der bindegewebigen Intimaschichten, sondern Quellungen durch Flüssigkeitsaufnahme aus dem Blute vor. Grundsätzlich gleiche Veränderungen zeigen die Blutadern, nur daß nach Konschegg die Intimainfiltration bei ihnen schon vor Verkäsung der Adventitia auftritt. So kommen die Venen viel rascher als die Arterien zum Verschluß. Das verhältnismäßig lange Erhaltenbleiben der Intima erklärt sich aus dem langen Bestande der Blutsäule; bei Eintritt von Stase geht auch die Intima zugrunde, und das Gefäß schließt sich.

Die Art der Gefäßveränderungen geht der Akuität der zugrunde liegenden käsig pneumonischen Prozesse parallel (Konschegg). Langsam und mittelrasch verlaufende zeigen vor allem Einengung der kleinen Arterien und Venen durch Granulationsgewebe mit nachfolgender Verkäsung. Rascher Ablauf zeitigt geringe Veränderungen an den Gefäßen bzw. Verkäsung der noch stehenden Blutsäule. Solche Veränderungen sah ich in Frühkavernen, deren verhältnismäßig rasche Entstehung auch in ihnen Ausdruck findet. Selten, bei recht langsamem Verlauf ist Verödung der Lichtung durch faserbildendes Granulationsgewebe erkennbar. Allein auf

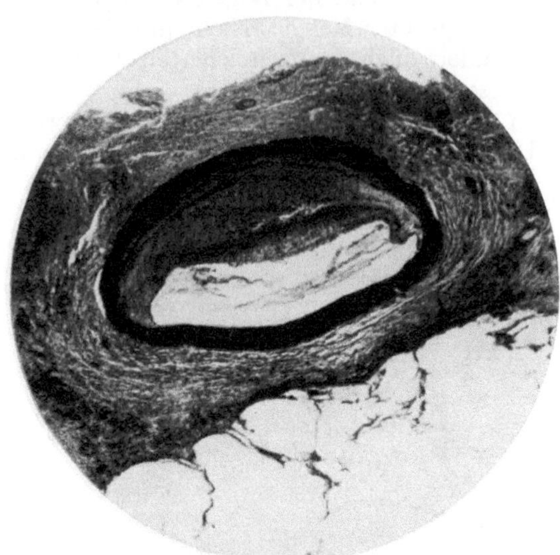

Abb. 113. Schlagader in einer Kavernenwand mit Intimawucherung.

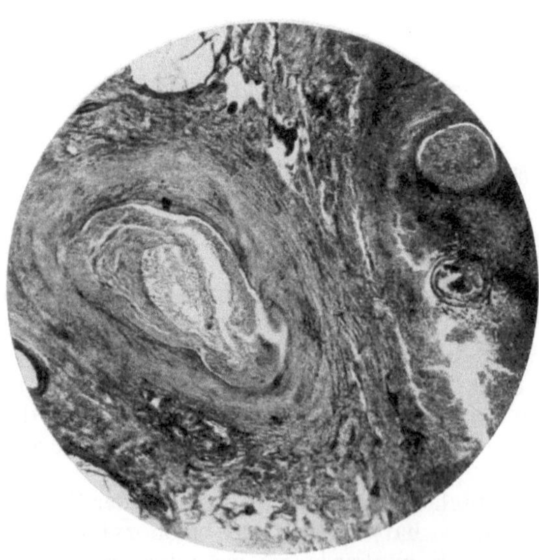

Abb. 114. Blutader mit verkäsender Wand.

akute Fälle beschränkt bleibt die Einlagerung grober Fibrinmassen in die Innenhaut größerer Gefäße.

Als bemerkenswert seien noch die Befunde von säurefesten Stäbchen in Gefäßendothelien der Umgebung käsiger Lymphknoten- und Lungenherde registriert, wie sie GOERDELER, ABRIKOSOFF u. a. besonders bei Miliartuberkulose erheben konnten. Ob hier wirklich — wie AUFRECHT glaubte — Durchwanderung der Stäbchen durch das intakte Gefäß stattgefunden hatte und nicht vielmehr hämatogene Speicherung des Virus vorlag, steht dahin.

Hinsichtlich der Lungenblutung bei Tuberkulose hat noch NIEMEYER der alten vorlaennecschen Lehre von der käsigen Pneumonie durch Blutung (im peribronchalen Gewebe) Ansehen zu verschaffen gesucht. Seine entschiedenen Gegner waren TRAUBE, SKODA u. a., die sowohl die im Anfang auftretenden wie die einen Nachschub einleitenden Blutungen in das bereits

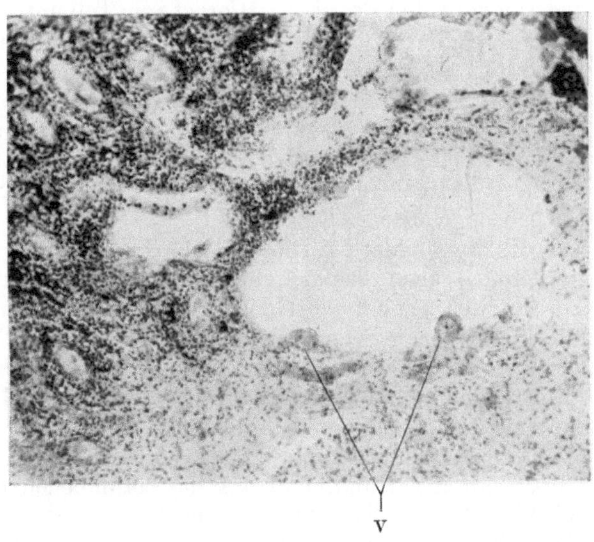

Abb. 115. Varizen in Alveolarektasen bei zirrhotischer Phthise. (Nach PAGEL [c] 1927.)

tuberkulös veränderte Lungenparenchym verlegten. Die Klinik sieht jene als venöse, die Spätblutungen in der Hauptsache als arterielle an. Mit BIRCH-HIRSCHFELD ist für die Anfangsblutungen der Anriß einer kleinen Vene durch Fortschreiten einer käsigen Bronchitis anzunehmen. Auch die Geschwürsbildung selbst mag ebenso wie kapillare Hyperämie von Schleimhautgefäßen eine Rolle spielen. Vor allem sollen nach BIRCH-HIRSCHFELD kleine käsige Bronchektasen zur Blutungsquelle werden (vgl. auch die Fälle von BÄUMLER und AUFRECHT). Nach klinischer Erfahrung, besonders an Fällen, die nach zweifelsfrei tuberkulöser Lungenblutung nie mehr die Erscheinungen tuberkulöser Erkrankung darbieten, ist anzunehmen, daß ein Teil der initialen Blutungen auf Gefäßzerrung und Varizenbildung in zirrhotischem Narbengewebe zurückgeht. Daß derartige Einflüsse bei Spätblutungen besonders zirrhotischer Phthisen eine Rolle spielen, ist durch statistische Erhebungen der Tuberkulosefürsorgeärzte BALLIN und LORENZ wahrscheinlich gemacht, von PAGEL anatomisch unterlegt worden. Schon kleinere Hebungen der oberen Brustapertur bei Anspannung der Schulter- und Halsmuskeln sollten die Bedingungen abgeben, die zu Rissen in dem starren unelastischen

Narbengewebe von Lungenspitze und Oberlappen und damit zu Blutungen führen. Damit kommt man zur alten Lehre Strickers über die Entstehung von Lungenblutungen zurück, die dieser auf Lungenspitzennarben, pleurale Verwachsungen, Bronchektasen, zirrhotische Gewebsverdichtungen bezieht. Auch dann, wenn der eigentliche, den Narbenveränderungen zugrunde liegende Prozeß selbst längst erloschen ist, wie Tuberkulose, Aktinomykose, Aspergillose, Pneumonie, Bronchitis, führen diese bei Mitwirkung äußerer Schädlichkeiten oder auch scheinbar spontan zu Blutungen. Die anatomische Grundlage dieser metatuberkulösen Veränderungen ist mit der Bildung von Varizen gegeben, die sich in ihren nachbarlichen Beziehungen zu Teilen des respiratorischen Parenchyms so verhalten, daß sie als Blutungsherde angesprochen werden können. Sie finden sich reichlich auf der Innenfläche erweiterter Alveolen und Broncholen (Abb. 115), weniger in den Gebieten kompakter Schwielen, als in den zu frischem, zellreichen, auch lymphknötchenhaltigem Granulationsgewebe umgebauten Bezirken. Hier ist zum Teil mit frischer Exazerbation vorher latenter Herde zu rechnen. So ist es einmal die rein passive Blutstauung, die durch Abdrosselung der Gefäße in derben zirrhotischen Schwielen bzw. durch Verlust größerer Teile der Strombahn zu Varizenbildung und damit zu Stauungsblutungen — analog der „Hémoptyse cardiaque" — führt. Auf der anderen Seite liegen aktive Blutanschoppungen auf dem Boden akuter Exazerbation (Herdreaktion!) oder sonstige mit Änderung der Kreislaufverhältnisse gegebene Umstellungen vor.

Aber nicht nur die ausgebildete zirrhotische Phthise läßt die beschriebenen Veränderungen erkennen, auch beginnende Indurationen produktiver Herde zeigen sie bereits. Endlich ist der einschlägige Befund recht eindrucksvoll in unmittelbar parafokal gelegenen Bronchiolektasen, wie sie in der Nachbarschaft größerer tuberkulöser, aber auch nichttuberkulöser (z. B. gummöser) Käseherde entstehen. Hier findet man dann in der Peripherie der Herdkapsel umschriebene Bildungen kapillar- und lymphzellenreichen jungen Mesenchyms, wenn man will, abortive Ansätze einer unspezifischen Kapsel, die in den Hohlraum hinein entwickelt ist. Es liegt auf der Hand, daß aus den zahlreichen dünnwandigen Gefäßen hier bei Eintritt irgendwelcher aktiver oder passiver Umsetzungen leicht auch größere Blutungen entstehen können. Endlich kann auch die Bildung perifokaler Blutungen, wie sie von Pagel, Brieger, neuerdings Simonson (unter Pagel) und Schürmann [e, f] beschrieben wurden, einem Blutauswurf zugrunde liegen. An den Lymphgefäßen können Veränderungen im Sinne einer Thrombolymphangitis obliterans vorherrschen (Davis). Die Veränderungen gleichen zuweilen den beschriebenen Intimagranulomen der Blutgefäße und sind wie diese durch alle Übergänge mit geweblich spezifischen Veränderungen verbunden.

Die Kavernenblutung

ist ebenso wie die Bildung des Rasmussenschen Aneurysmas (S. 307 ff.) glücklicherweise selten. Es scheint, als ob besondere Umstände zu ihrer Entstehung zusammentreten müssen. So wird eine Hämodyskrasie (Mas), ferner Thrombophilie durch Vermehrung des Fibrinogens infolge Gewebszerfalls sowie der intrapulmonale Luftdruck angeschuldigt (Levinson). Trossarelli bezichtigt eine geringere von ihm gefundene Blutplättchenzahl und Retraktibilität des Koagulums bei tuberkulösen Blutern, während Blutungszeit, Gerinnungszeit, Blutdruck, Rumpel-Leedsches Phänomen u. a. normal seien. Kleinere Blutungen aus einer Kaverne kommen durch Thrombosierung zum Stillstand, größere können durch Verblutung oder Verlegung der großen Luftwege mit Erstickung zum Tode führen. Man findet dann bei der Sektion alle Hohlgänge und Kavernen mit Kruormassen erfüllt. Solche Fälle ereignen sich in Tuberkulosekrankenhäusern notorisch alle Jahre. Wie oben erwähnt (S. 307), kamen sie in manchen Jahren in 5% der Obduktionsfälle bei uns zur Beobachtung. In kleineren, schlecht drainierten Kavernen kann auch der Druck des in die Höhlung ergossenen und geronnenen Blutes das blutende Gefäß selbst tamponieren. Auch zum Auswerfen sogar erheblicher Blutkuchen kann es später kommen. Man ist dann erstaunt, daß sich ein so ansehnlicher, fester Körper durch die Luftwege zwängen und zum Auswurf kommen konnte.

Die große Gefahr der Lungenblutung liegt bekanntlich nicht, wie noch NIEMEYER glaubte, in der Reizung des Lungengewebes, in dem durch die Wirkung des Blutes aus einer gewöhnlichen die käsige Pneumonie werden sollte, sondern — wie zuerst A. FRAENKEL überzeugend dartat — in der Verschleppung von Tuberkelbazillen, die auf dem guten Nährboden des in entfernte Teile der Lunge aspirierten Blutes ihre herdbildende Wirkung entfalten (Abb. 116). Es kommt entweder zu akut verlaufenden, umschriebenen Formen, die nach dem Stillstand der Hämoptoe zeitweise latent werden. Oder es tritt bei länger dauernder Blutung unter dem Bilde der foudroyanten disseminierten Lungentuberkulose der Tod ein. Diese Form kann auch ohne Blutung durch Aspiration von Kaverneninhalt entstehen. Wir sahen sie mehrfach im Anschluß an Gravidität und Puerperium. Endlich können auch von vornherein zum Zusammenfließen neigende Veränderungen im Sinne der bei galoppierender Schwindsucht (z. B. auch bei Diabetes und anderen Stoffwechselstörungen) zu beobachtenden bestehen. Auch die lobare oder pseudolobare Pneumonie ist eine Aspirationstuberkulose.

Für die im Röntgenbild nach

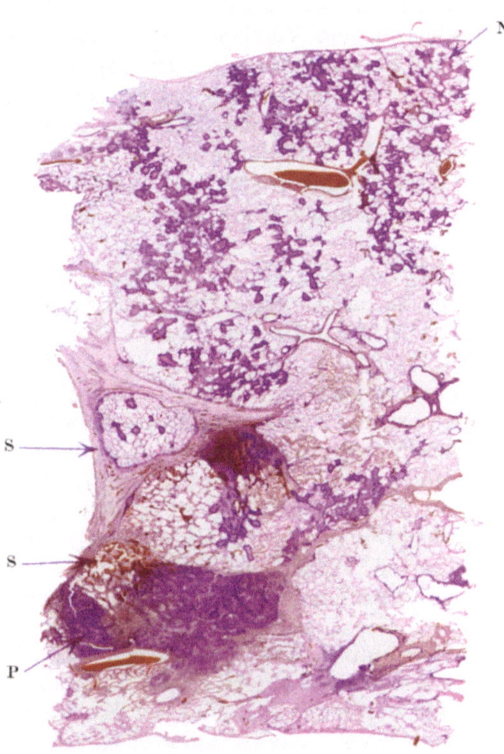

Abb. 116. Käsige Aspirationspneumonie nach Blutung. Die Pfeile bei S weisen auf den Gehalt mancher Alveolen an Blutkörperchen hin. P die konfluierende käsige Pneumonie mit verschwimmenden Herdgrenzen im Gegensatz zu N, der scharf umrissenen, kleinherdigen, produktiven Streuung. Großer Gefrierschnitt. Färbung Hämalaun-Eosin. Natürliche Größe. (Sammlung der Prosektur des Städt. Tuberkulose-Krankenhauses Waldhaus Charlottenburg in Sommerfeld (Osth.)

stattgehabter Lungenblutung sichtbaren Schattenübersäungen der Lungen haben neuere Versuche von AUSTRIAN und WILLIS mit intratrachealer Blutkochsalzlösung- und Bazillenzufuhr bei Ratten ergeben, daß es sich um entzündliche Herde handelt. Sie gehen auf die Verschleppung bazillenhaltigen Bluts zurück und fehlen bei alleiniger Zufuhr von Kochsalzlösung oder Blut.

Hinsichtlich der Differentialdiagnose der tuberkulösen Lungenblutungen seien die bei Stauungen, Infarkten, Bronchektasen und chronischen Pneumonien sowie die selteneren Lungenblutungen z. B. bei Varix einer Lungenblutader (NAUWERCK) oder bei Periarteriitis nodosa der Lunge (STERNBERG) erwähnt.

3. Veränderungen an den kleinen und mittleren Luftröhrenästen.

Auch diesen sind wir mehrfach im Verlauf der Darstellung begegnet. Die käsige Bronchiolitis und Bronchitis ist sowohl als Teilerscheinung wie selbständige Herbildung bei jeder Form der Lungenschwindsucht ungemein häufig. Zu unterscheiden sind solche, die von der Lichtung aus entstehen und solche, die einem Übergreifen von käsigen Prozessen der Nachbarschaft aus ihren Ursprung verdanken. Bei diesen finden sich nach Beobachtungen von Abrikosoff schon vor erfolgtem Durchbruch in der Lichtung Tuberkelbazillen auf der noch unversehrten Epitheldecke im katarrhalischen Exsudat. Es kommt hierbei zu allmählichem Vorrücken produktiv-tuberkulösen Gewebes (meist von käsigen Lymphknoten aus) auf die Bronchalwand. Die Tuberkelzellen drängen sich zwischen den Knorpelplatten und bindegewebigen Wandschichten hindurch, bringen die Schleimdrüsen zum Untergang und führen schließlich in umschriebener oder diffuser Form zur Abhebung der noch längere Zeit unveränderten Epitheldecke. In anderen Fällen findet rasche unmittelbare Verkäsung der ganzen Bronchalwand mit rascher Einschmelzung und rapidem Durchbruch statt.

Selbständige hämato- und lymphogene tuberkulöse Bronchitiden dürften eine kaum nennenswerte Rolle spielen.

Die käsige Bronchitis und Bronchiolitis kann ferner einen rein exsudativen (fibrinösen), exsudativ-käsigen, produktiv-tuberkulösen, produktiv-käsigen oder rein produktiven (fibrösen) Charakter haben. Die häufigste Form ist fraglos die exsudativkäsige. Makroskopisch ist die käsige Bronchitis in Form käsiger gabelförmig angeordneter Gebilde besonders bei beginnendem Zerfall sehr eindrucksvoll. Ein rasch verkäsendes, leukozytenreiches Exsudat führt hier zur Einschmelzung großer Schleimhautabschnitte, bis weit in die äußeren Schichten der Bronchalwand ausgreifend. Hierbei kann es auch bei etwas verzögertem Verlauf zur Bildung der sehr kennzeichnenden großen Exsudatzellen in der Schleimhaut und Unterschleimhaut kommen. Zuweilen, aber bei dieser Form recht selten, erhalten sich noch alte bzw. regeneratorisch neugebildete Flimmerepithelinseln. Dagegen ist das betreffende käsige Gebilde meist noch an dissezierten Knorpelresten als ehemaliger Bronchus erkennbar. Die Knorpelreste zeigen oft das Bild der Knorpelkaries: Abhebung des Perichondriums, Eindringen von Granulationsgewebe, das zur Abschmelzung von Knorpelstücken führt, seltener das Einwuchern fadenförmig verjüngter Granulationszellen in die Knorpelsubstanz selbst.

Gar nicht selten findet man solche verkästen Bronchen als käsige Striche und Streifen inmitten ausgedehnter zirrhotischer Narbenfelder, die dem ganzen Organ das Gepräge geben (Abb. 142). Offenbar setzt die mächtige Bindegewebswucherung schon frühzeitig nach der anscheinend rasch entstehenden Totalverkäsung des zentralen Bronchus ein. Im histologischen Bilde erscheint dieser als käsig erfüllte Mulde mit spärlichen Knorpelresten inmitten der atelektatischen Indurationsfelder. Die gewöhnlichen Formen der käsigen Bronchitis zeigen jedoch nicht dieses Bild, sondern den verkästen Bronchus inmitten pneumonischer Bezirke.

Viel seltener ist die produktiv-tuberkulöse (lupöse) Form, der Befund wenig zu Verkäsung neigender Tuberkel oder eines tuberkulösen Granulationsgewebes, das subepithelial zur Lichtung vorwächst und entweder durch käsige Einschmelzung oder ohne solche durch Druck bzw. fermentative Aufsaugung der äußeren Schleimhautschichten zur Geschwürsbildung führt. Doch liegt nicht allein diese Form der Ulzeration zugrunde. Auch bei der exsudativ-käsigen Bronchitis entstehen Geschwüre.

Die rein proliferative Form wird als typische akute Bronchiolitis fibrosa obliterans (v. Lange, A. Fraenkel) kaum in ätiologischen Zusammenhang mit der Tuberkulose beobachtet worden sein. Sie hat mehr differential-diagnostisches Interesse, da sie durch die Bildung kleinster Knötchen und auch klinisch mit Miliartuberkulose verwechselt werden kann. Der nicht käsige, rein fibröse Verschluß einzelner Bronchaläste bei Tuberkulose ist aller-dings ein nicht selten zu erhebender Befund (vgl. auch später: Verhältnisse beim künstlichen Pneumothorax).

Von größtem, auch klinischem Interesse sind die Fälle rein exsudativer fibrinöser Bronchitis im Zusammenhang mit Lungentuberkulose. Allerdings soll es sich hier, wie neuerdings Stapf (unter v. Gierke) dartut, wenigstens in Fällen von Ergriffensein der größeren Bronchen und Aushusten von Bronchalausgüssen vorwiegend um eine tuberkulöse bzw. tuberkulotoxische Bronchitis mucinosa plastica handeln. Freilich gesellen sich je nach der Ausdehnung der gleichzeitig vorhandenen käsig-fibrinösen Desquamativpneu-monie dem Auswurf auch Fibrinmassen zu, von denen die Krankheit selbst aber ihre Bezeichnung nicht empfangen dürfe.

Das Krankheitsbild mit den schweren, meist anfallsartigen Störungen der Atmung, dem zähen, ab und zu in größeren, schaumigen Mengen hervorgebrachten Auswurf, dem Lufthunger, der Zyanose und dem gelegentlichen Ausspeien zäher Bronchalausgüsse ist typisch.

Auch die verhältnismäßig häufige Kombination mit Tuberkulose ist lange bekannt, der ursächliche Zusammenhang in diesen Fällen war früher umstritten, kann aber heute als einwandfrei festgestellt gelten. Selbstverständ-lich ist die Lungentuberkulose nur eine der zahlreichen Ursachen der Bronchitis fibrinosa (vgl. Tuteur, H. Engel u. a.).

Fraentzel beschrieb einen einschlägigen Fall, bei dem die Bronchalausgüsse dem blutigen Auswurf eines Phthisikers beigemengt waren. Weigert schildert zwei Fälle von fibrinöser Bronchitis auf Grund des Durchbruchs verkäster Lymphknoten in den Bronchus. Er setzte eine Ätzwirkung des tuberkulösen Eiters ursächlich voraus. Biermer bestritt den Zusammenhang von Bronchitis fibrinosa und Tuberkulose entschieden, Riegel sah ihn als unbewiesen, Be-schorner als zufällig an. Rollet führte dagegen den Befund tuberkulöser Knötchen in den Bronchen an und Championnière nahm sogar die Erkrankung ganz für die Tuberkulose in Anspruch, was in offenbarem Widerspruch zu zahl-reichen Beobachtungen steht. Lehmann-Model fand bei 26 Sektionen 10 mal den Zusammenhang und fügt dem drei eigene sicher positive Fälle hinzu, einen sogar mit dem Befund ausgedehnter käsiger Infiltration eines rechtsseitigen Oberlappenbronchus, entsprechend einer Stelle der Brustwand, an der während des Lebens bei Auswurf eines Bronchalgerinnsels ein kratzendes Geräusch hörbar war. Alb. Fraenkel setzt die Verknüpfung bestimmter Umstände für die Bronchitis fibrinosa bei Tuberkulose voraus und denkt an besondere Ver-anlagungen. Weiterhin haben Sokolowski, Schittenhelm, Hart einschlägige Beobachtungen bekannt gemacht. Hirschkowitz hat sogar Tuberkelbazillen im Fibrinausguß nachweisen können. Stapf sieht mit Hart in der Bronchitis fibrinosa bzw. mucinosa mit Auswurf von Ausgüssen Grenzfälle, die als solche sehr selten zur Beobachtung kommen. Entsprechende Erscheinungen kleineren Ausmaßes dürften jede Lungenphthise begleiten. Weitgehende funktionelle bzw. anatomische Schädigung der bronchalen Schleimdrüsen liegt diesen Grenzfällen zugrunde. Vorhandensein fibrinös-exsudativer Phthisen begünstigt sie, da durch Fibrinbeimengung die Gerinnsel zäher und festhaftender werden. Stapf legt besonderes Gewicht auf die Erkrankung bzw. toxische Schädigung der Schleimdrüsen. Sie waren in seinem Fall interstitiell infiltriert, teils kollabiert, teils hyperplastisch, in lebhafter Bildung eines stark mit abgestoßenem Drüsen-epithel untermischten, die Schleimreaktion kaum gebenden Schleims begriffen. Daneben bestand schwere produktive Tuberkulose der größeren und oblite-rierend verkäsende der kleineren Bronchen.

Es ist aber gegenüber Stapf das Vorkommen echter fibrinöser tuber-kulöser Bronchitis besonders in den kleineren Ästen zu betonen. Einen einschlägigen sehr lehrreichen Fall hat Feyrter beschrieben. Bei einer 25jährigen Frau mit chronischer Lungentuberkulose bestand plötzlich schwere Atemnot mit heftigem Husten und der Entleerung von etwas schleimig-eitrigem Sputum, meist ohne Tuberkelbazillen, auskultatorisch Pfeifen und feines Rasseln. Nach 7 Tagen trat der Tod ein. Neben beträchtlicher produk-tiver Entzündung der Bronchioli respiratorii und der entsprechenden Alveolen war eine elektive Erkrankung der ersteren mit der Bildung ausschließlich zellig-fibrinösen tuberkelbazillenhaltigen und allmählich verkäsenden Exsudats vor-handen.

In den größeren Bronchen fanden sich nur die Zeichen chronischer Bronchitis und Peribronchitis sowie vereinzelte submuköse Tuberkel. Makroskopisch traten die Bronchioli als herd- und knoten-, auch streifenförmig gegabelte, grau-rötliche bis graugelbliche Verdichtungen, nach Form und Anordnung den feineren Bronchalverzweigungen entsprechend, in Erscheinung.

4. Beteiligung des Brustfells.

Die Beteiligung des Brustfells an den verschiedenen Formen der Lungen-tuberkulose kann 1. in geweblich spezifischen und 2. unspezifischen Formen erfolgen. Unter jenen sind die mit Knötchenbildung einher-gehenden wuchernden, die mehr exsudativen und die käsigen Formen zu unterscheiden. Ihnen gegenüber stehen die unspezifischen Pleuritiden auf Grund von Lungentuberkulose, die in die trockenen und feuchten zerfallen.

Zwischen den spezifischen und unspezifischen Erkrankungen des Brust-fells bei Lungentuberkulose besteht ein bemerkenswerter Gegensatz. Jene treten gewöhnlich als selbständige Organerkrankung der Pleura auf. Die begleitenden Lungenveränderungen sind meist auffallend unscheinbar, oft erst nach längerem Suchen aufzufinden. Die Lungen können dabei in zentimeter-dicke käsige oder Kalk-Panzer eingehüllt sein, ohne selbst nennenswerte Veränderungen — außer ausgedehnter Atelektase — aufzuweisen (Abb. 117). Nicht selten besteht dabei Miliartuberkulose (Lampe u. a.), wie überhaupt in der Vorgeschichte von Miliartuberkulosefällen die Pleuritis exsuda-tiva eine beträchtliche Rolle spielt. Auf der anderen Seite zeigt die Pleura in-mitten dicker zuckergußartiger Schwarten aus hyalinem Bindegewebe kaum hier und da eine als „tuberkulös" anzusprechende Stelle, während der zugrunde liegende Lungenprozeß große Teile des Organs zerstört hat. Natürlich können sich beide Formen vereinigen, bzw. es kann aus der tuberkulösen die schwartige, oder diese tuberkulös infiziert werden. Zwischen den beiden geschilderten Typen steht die gewöhnliche Pleuritis exsudativa, für deren überwiegende Mehrzahl die Klinik seit alters her einen Zusammenhang mit Tuberkulose annimmt. Hier liegen geweblich unspezifische Veränderungen in Form sero-fibrinöser Serositis vor, das Exsudat ist oft bazillenfrei, aber auch in der Lunge bestehen allem Anschein nach — solche Fälle kommen selten zur Öffnung — nur gering-fügige, wenn auch meist nachweisbare Veränderungen.

Liegen bei der käsigen Pleuritis offenbar die Folgen einer Ausscheidung von Virus in die seröse Höhle bei starker Empfindlichkeit und Darniederliegen des

Durchseuchungswiderstandes im Verallgemeinerungsstadium vor, und haben wir es bei der Schwartenbildung im Verlauf der isolierten Organphthise mit einer sekundär entzündlichen Reizwirkung auf die Nachbarschaft schwerer zerstörender Veränderungen zu tun, so nimmt die gewöhnliche Pleuritis exsudativa entstehungsgeschichtlich eine Sonderstellung ein.

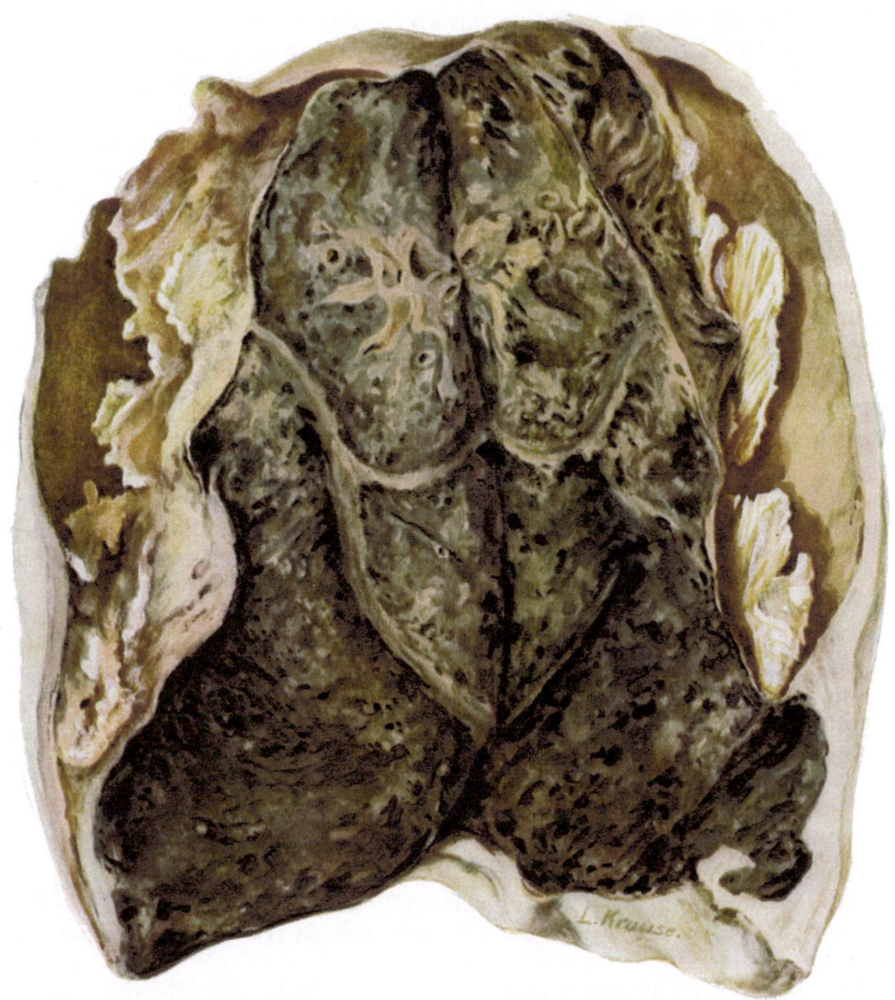

Abb. 117. Kalkpanzer der Pleura. Lunge leicht zirrhotisch verdichtet, ohne gröbere tuberkulöse Veränderungen. (Sammlung Pathologisches Institut Breslau.)

Ihre tuberkulöse Natur war im Anfang der 80er Jahre schon von Landouzy auf Grund einer Statistik vermutet worden. Netter konnte sie bestätigen, während die Untersuchungen des Exsudats keine einschlägigen Hinweise brachten. Ehrlich fand unter 9 Fällen sicherer tuberkulöser Pleuritis nur zweimal Tuberkelbazillen, wie überhaupt der kulturell gewonnene bakteriologische Befund bei serofibrinösen Brustfellergüssen im Stich ließ (Eichhorst). Karwacki berichtet in neuerer Zeit von größerer Ausbeute bei kultureller

Untersuchung. Er erhielt 40% positive Ergebnisse. Aber gerade die kulturell sterilen Ergüsse erschienen besonders tuberkuloseverdächtig (Jakowski).

Die Versuche, aus der Zytologie des Exsudats Anhaltspunkte zu gewinnen, hatten kaum eindeutige Ergebnisse. Widal und Ravault gaben das Vorwiegen von Lymphzellen als kennzeichnend für Tuberkulose, das von Leukozyten für andere bakterielle Erkrankungen an. Indessen lag bald die völlige Unsicherheit dieser und ähnlicher Methoden zutage.

Allein der Tierversuch kann die sichere Entscheidung bringen. Mit seiner Hilfe fanden Gombault und Chauffard bereits 1884 50% positive Fälle, während andere Untersucher (Kelsch und Vaillard) — zum Teil mit unzureichender Methodik (Einspritzung zu kleiner Exsudatmengen) — viel geringere Werte erhielten. In neuerer Zeit wies Grober bei allen klinisch sicher tuberkulösen Erkrankungen auch die Tuberkelbazillen durch den Tierversuch nach. Dazu kamen eine Reihe von nicht sicheren bzw. verdächtigen Fällen, die auch positiv wurden. Wo kein klinischer Verdacht auf tuberkulöse Natur bestand, war auch im allgemeinen der Tierversuch negativ.

Die neuesten Ergebnisse sind von Silberschmidt (unter Naegeli) bekannt gegeben worden. Dieser stellte an 1043 Fällen der Züricher Klinik 518mal, also in etwa 50% Tuberkelbazillen durch den Tierversuch fest, wobei etwas mehr auf die Männer und die rechte Seite als auf die Frauen und die linke entfielen. Im Alter waren die Jahresklassen von 46—80 mit 60% bevorzugt, es folgten die von 10—20 mit 51%. In der Anamnese von Phthisikern fand Silberschmidt in 8,3% Pleuritis und konnte durch briefliche Umfrage späteren Tuberkuloseausbruch bei 6 von 70 Fällen mit seinerzeit negativer Exsudatflüssigkeit und bei 29 von 50 mit positiv gewesenem Exsudat in Erfahrung bringen. Dabei ergab sich wiederum eine Bevorzugung der älteren gegenüber den jüngeren Individuen. Von vielen anderen Erhebungen nennen wir noch die von Brelet, der bei 15% Tuberkulöser vorausgegangene Pleuritis fand.

Von den reinen Pleuritiskranken der Rombergschen Klinik ferner wurden nach Öffner etwa 28% später tuberkulös. Ältere Statistiken (Allard, Köster, Königer) gaben erheblich höhere Zahlen bis zu 70% an. Das beruht nach Öffner auf der zu geringen Ausschaltung bereits bestehender tuberkulöser Veränderungen bei Pleuritis, die sich mit der damals nicht so entwickelten Röntgentechnik erklärt. Viel öfter als angenommen, besteht daher bei Ausbruch einer Rippenfellentzündung schon gleichzeitige Lungentuberkulose. Der Beginn der letzteren ist mithin auch gewöhnlich nicht schleichend, sondern akut. Diese Feststellungen sprechen immanent auch für die sehr häufige tuberkulöse Natur der klassischen Pleuritis exsudativa, die einwandfrei durch Anstellung des Tierversuchs mit dem Exsudat in einem größeren Hundertsatz der Fälle festzustellen ist. Über die Klinik der Pleuritis exsudativa im Kindesalter vgl. Knauer u. a.

Nach diesen Erhebungen wären also nur die Hälfte der Pleuritis exsudativa-Fälle als tuberkulös anzusehen — im Gegensatz zur landläufigen klinischen Auffassung, die so gut wie jede schleichend verlaufende Pleuritis in Zusammenhang mit Tuberkulose bringt und das spätere Schicksal der Pleuritisträger ungünstig einschätzt (vgl. das Handbuch von Alb. Fraenkel). In diesen 50% wären geringfügige, aber wohl spezifische Veränderungen an der Pleura vorauszusetzen, die den Bazillenbefund erklären.

Sind die übrigen 50% unspezifischen Ursprungs? Wir möchten mit May gegenüber Silberschmidt diese Frage durchaus verneinen. Vielmehr dürfte sich der negative Bazillenbefund in diesen Fällen durch die Natur der Pleuritis als kollateraler Entzündung um meist kleinere Lungenherde erklären.

Die bemerkenswerten Tierversuche von Krause und Willis sowie von Sata scheinen die hier vorliegenden Verhältnisse zu beleuchten. Jene beobachteten ein der menschlichen Polyserositis ähnliches Bild an Meerschweinchen, bei denen eine durch alte, nichtvirulente Laboratoriumsstämme erzeugte Allergie durch Reinfektion mit diesem Stamm durchbrochen wurden. Sata erhielt ausgedehnte Serositiden bei Tieren, die mit Hilfe seines Tuberkelbazillenpulvers allergisiert und nach Reinfektion sehr rasch gestorben waren. Von ähnlichen Befunden berichtet Pagel (t) bei schwacher und verlangsamter Infektion und Reinfektion. Dabei fanden sich kaum spezifische Veränderungen in Lunge und Brustfell.

Es liegt nahe, für die Entstehung der Pleuritis die Folgen einer Überempfindlichkeit gegen Gifte verantwortlich zu machen, die bei dem vorauszusetzenden starken Virusabbau seitens des allergischen Organismus freigeworden sein dürften. Ebenfalls Einflüsse der Immunitätslage setzen Moro und Pirani, für das Auftreten trockener Pleuritis bei ausgedehnter und exsudativer Pleuritis bei fehlender Lungentuberkulose voraus.

Den Boden der Pleuritis bereitet hier eine verallgemeinernde Tuberkulose, die so wie so im Bestehen hochgradiger Giftempfindlichkeit gründet (Rankes „Sekundärstadium“, Satas „Exsudative Diathese“).

Während in den geschilderten Tierversuchen die Pleuritis eine mehr selbständige Stellung beansprucht — auch R. und J. Pissary weisen auf Grund experimenteller intrapleuraler Infektionen auf den primären Charakter der experimentellen Pleuritis hin — ist sie als Zeichen der Überempfindlichkeit und perifokalen Entzündung beim Menschen naturgemäß nicht auf die Verallgemeinerungsperiode beschränkt, sondern verrät einen akuten Schub, der in jedem Stadium Ereignis werden kann (Steinert, Liebermeister). Entsprechend wertet auch Huebschmann die einfach exsudative Pleuritis als Ausdruck perifokaler Entzündung.

Anatomisch liegt eine offenbar unspezifische serofibrinöse Form vor, die ganz denen bei anderen Grundkrankheiten entspricht.

Bereits der Primärkomplex zeigt eine Pleurabeteiligung, wenn auch in umschriebener und meist trockener Form. Fraglos kommen auch im Verlauf des Primärkomplexes ausgedehnte Exsudatbildungen vor, für die zum Teil die Verwechslung mit Lungeninfiltrierungen naheliegt (vgl. die Ausführungen von May, der letzthin die Pleuritis durch alle klinischen Verlaufsformen der Tuberkulose überaus sorgfältig verfolgt und geklärt hat). Bei verallgemeinernder (sekundärer) Tuberkulose sind klinischerseits zahlreiche Formen von kollateraler Pleuritis beschrieben, die vor allem den Interlobärspalt (als perifokale Reizung von „Lappenrandinfiltrierungen“) (Abb. 40), sowie die Hilusgegend (käsige Kartoffeldrüsen als Herdkern) betreffen (vgl. Sergent, Redeker, Fodor, Reinberg, Fleischner, Brieger u. a.). Lymphstauung auf der einen, Hinzukommen hämatogener Herdbildung in der Lunge auf der anderen Seite mag hierbei mit von Bedeutung sein. Die Pleuritis generalisierender Fälle neigt häufig zu Rezidiven (Pleurite à répétition). Man vergleiche z. B. einen gut beobachteten und in Röntgenserien festgelegten Fall von Scheidemandel (c). Neben der unspezifischen Pleuritis exsudativa als perifokaler Entzündung um Lungenherde herum, kann sich die zu diesem Stadium gehörige tuberkulöse Pleuritis mit spezifischen Veränderungen, meist dem Aufschießen auf dem Blutweg entstandener Knötchen vereinigen, die phlyktänenähnlich heftige Reizerscheinungen in Form des Exsudats auslösen können.

Bei der isolierten Phthise („Tertiärstadium“) begleiten die langsam vorrückenden Herdschübe die Schwartenbildungen geweblich unspezifischen

Charakters, während die akuter entstehenden Aspirationsherde wieder mehr exsudative und rezidivierend fibrinöse Pleuritisformen auslösen. Besonders zu erwähnen sind noch die sog. kartilaginösen Pleuraschwielen, die oft tuberkulöse Veränderungen der Spitzengegend, besonders Narben sog. „Reinfekte" begleiten, manchmal aber auch gar keine Anhaltspunkte für die Zugehörigkeit zu einem tuberkulösen Prozeß erkennen lassen. Im histologischen Bilde zeigen sie eine erhebliche Wucherung des pleuralen, weniger des subpleuralen (gefäß- und lymphfollikelreichen) Bindegewebes, durch die der elastische Grenzstreifen der Pleura teils Verzerrung, teils Aufsplitterung erfährt, zuweilen aber auch stark verdickt sein kann. Aus einer häufigen Beziehung zu alten oft verkalkten Narben der Alveolargrenzgebiete an den Interlobularsepten erscheint jedoch der Schluß auf die tuberkulöse Natur der kartilaginösen Pleuraschwielen überhaupt nicht gerechtfertigt (vgl. unten S. 218).

Fassen wir nun im einzelnen die Pleuraveränderungen ins Auge, so ist zu sagen, daß im Gesamtbild der Lungentuberkulose die Beteiligung der Pleuren eine große Rolle spielt. Gewiß ist dabei so gut wie immer ein tuberkulöser Lungenherd vorhanden, von dem die tuberkulöse Lungenerkrankung abhängt, aber dieser Lungenherd kann außerordentlich klein sein.

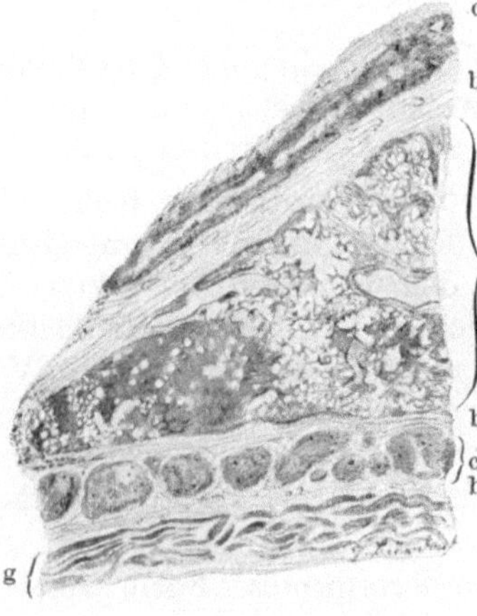

Kürzlich kam ein solcher besonders charakteristischer Fall zur Beobachtung (Pathologisches Institut Breslau). Ältere Frau Pleuritis tuberculosa mit massenhafter Aussaat von Knötchen. Bei genauem Untersuchen der Lunge, außer einem ganz kleinen fibrösen Herdchen kein charakteristisch tuberkulöser Befund zu erheben, auch nicht in den bronchalen Lymphknoten. Auch in der Bauchhöhle oder sonst im übrigen Körper kein nachweisbarer tuberkulöser Herd als Eingangspforte oder Herd des erneuten Aufflackerns aufzudecken.

Abb. 118. Produktive, tuberkulöse adhäsive Pleuritis, über dem Unterlappen, sog. „Périphrénite" der Franzosen (CHEVALLIER).
a Lunge, etwas komprimiert; b b¹ schwielige Pleura, c c¹ umschriebene Tuberkel, g Zwerchfell.

Es war schon oben davon die Rede, daß gerade für die Ausbreitung des tuberkulösen Prozesses bei Rückfällen der Lymphweg in Betracht kommt, da gerade die primären Komplexe subpleural zu liegen pflegen; so ist der Zusammenhang leicht zu erklären, da die Lymphbahnen nach der Pleura hinüberleiten. Bei der augenfälligen Veranlagung der Lungenspitzen kann auch ganz allgemein festgestellt werden, daß gerade bei der produktiven Form der Tuberkulose in der Spitze namentlich in der chronischen schleichenden Form am häufigsten Pleurabeteiligung zu finden ist. Rechts soll sie bekanntlich häufiger sein. Oft sind die Erkrankungen doppelseitig, was die Pleuritis in klinischer Beziehung auf Tuberkulose verdächtig macht. Bei den tuberkulösen Erkrankungen der Pleura muß festgestellt werden, daß produktive und exsudative Prozesse gerade bei der eigentlichen Lungenschwindsucht untrennbar nebeneinander vorhanden sind, und man kann hier nur schematische Einteilungen machen. Ja HUEBSCHMANN nimmt auch hier entsprechend seinen Grundauffassungen ein ständiges Vorausgehen leukozytär-fibrinöser, exsudativer Veränderungen vor dem Auftreten der Tuberkel an. Diese zeigen sich genau wie bei der Perikarditis nach Abziehen der fibrinösen Pseudomembran. HUEBSCHMANN gibt besonders für Frühfälle diesen Verlauf an. Unseres Erachtens kann auch der Verlauf umgekehrt sein. Dann schießen zuerst die phlyktäneartigen Knötchen auf, die die leukozytär-fibrinöse Exsudation als Reizerscheinung

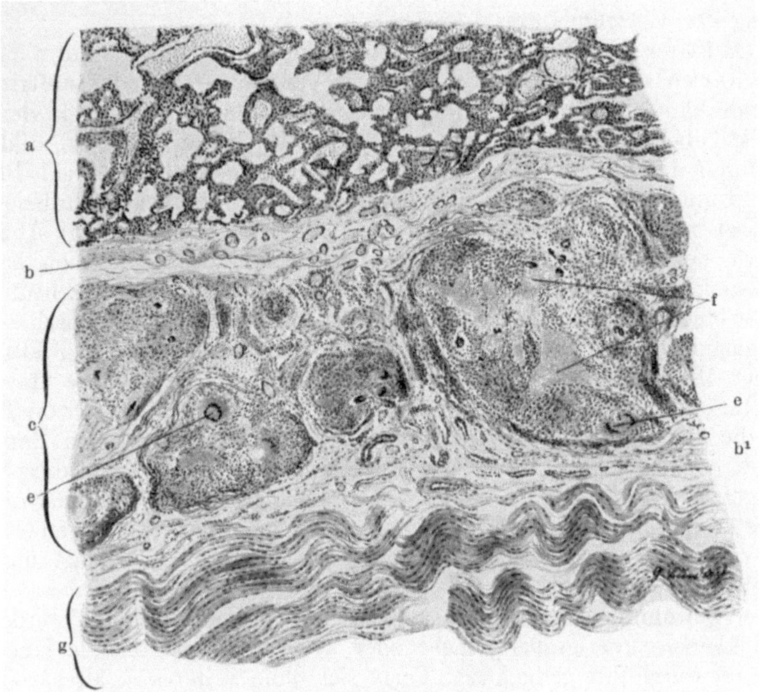

Abb. 119. Stelle aus Abb. 118 bei etwas stärkerer Vergrößerung. e Langhanssche Riesenzellen; f Verkäsung.

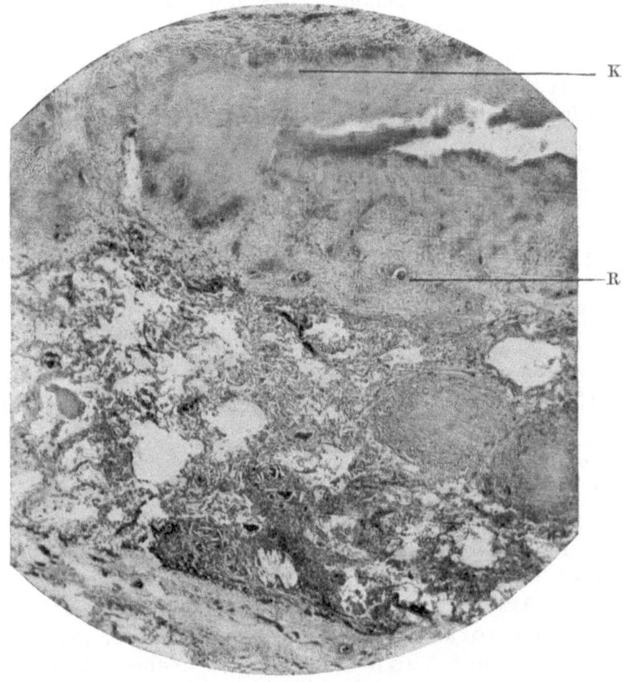

Abb. 120. Käsige Pleuritis bei verallgemeinernder Tuberkulose. K diffuse Verkäsung, R einzelne Riesenzellen. (Prosektur Städt. Tuberkulose-Krankenhaus Waldhaus Charlottenburg.)

auslösen. Es scheint, als komme das eine oder andere je nach der biologischen Einstellung des Einzelfalls vor.

Eine in klarer Weise als Knötchentuberkulose auftretende Form ist die Miliartuberkulose der Pleura. Daß sie ganz ohne Exsudat auftritt, ist nicht gerade häufig, kommt aber fraglos vor (nach Beobachtungen in der Prosektur des Tuberkulosekrankenhauses Berlin). Wir haben dann ein Bild entsprechend dem der unkomplizierten Miliartuberkulose in der Lunge, beide Pleurablätter sind mit zahllosen kleinsten miliaren, grauen durchscheinenden Knötchen übersät. Der mikroskopische Befund ist derselbe wie in der Lunge (vgl. Abb. 56). Diese Form der Tuberkulose findet sich naturgemäß im allgemeinen bei bestehender gleichzeitiger allgemeiner Miliartuberkulose. In einer Beobachtung von Pagel war einer einseitigen Miliartuberkulose der Pleura — klinisch — eine Pleuritis exsudativa auf dieser Seite vorausgegangen. Es bestand das Bild akuter allgemeiner Miliartuberkulose, von der nur die andere Pleurahälfte verschont schien. Nur selten finden wir diesen Befund noch bei jener Form von Tuberkulosen, die als Serosatuberkulosen bezeichnet werden, wo in Bauchfell und Pleura eventuell auch im Perikard, aber dann meist mehr chronisch eine Aussaat gefunden wird ohne größere tuberkulöse Herde in anderen Organen. Aber diese Prozesse kommen dem Pathologen mehr in den Endstadien zu Gesicht, und die tuberkulösen Eruptionen sind dann schon größer, verkäst und mit Exsudatbildung verknüpft.

Bei der gewöhnlichen tuberkulösen Pleuritis in Knötchenform werden da und dort kleinere und größere, mehr oder weniger dicht stehende Knötchen gefunden, die durch ihre gelbe käsige Farbe sich ohne weiteres als älter erweisen. Fast immer ist dann etwas trübseröse oder hämorrhagische Exsudation gleichzeitig vorhanden. Mikroskopisch erscheinen die Knötchen mit zentraler Verkäsung und oft hier ganz besonders zahlreichen Riesenzellen in einem tuberkulösen Granulationsgewebe eingelagert, das zahlreiche Gefäße enthält, durch deren Läsion (durch Toxinwirkung?) ein hämorrhagischer Charakter des Exsudates entsteht (Abb. 118, 119). Durch fibrinöse Verklebungen kommt gerade bei dieser schleichenden Form vielfach eine Abkapselung des Exsudates zustande. Aus dem Granulationsgewebe um die Tuberkel wird mehr ein schwieliges Material, zwischen den Fibroplasten tritt Interzellularsubstanz auf, die Vorgänge haben eine große Neigung zur schwieligen Umwandlung. Aber immer wieder kann man in den schwieligen Massen wohl charakterisierte Knötchen oder aus ihrem Zusammenfluß hervorgehende Käseherde mit Radiärstellung der epithelioiden Zellen am Rande und mehr oder weniger zahlreiche Riesenzellen finden.

Weniger häufig findet man eine mehrere Millimeter dicke käsige Schicht, die eine oder beide Lungen einhüllt, wie sie in Abb. 120 dargestellt ist. Exsudat war in diesem Fall so gut wie gar keines vorhanden. Man konnte von einer trockenen käsigen Pleuritis sprechen. Bei der mikroskopischen Untersuchung hatte man den Eindruck, daß das käsige Material doch aus zerfallenen käsigen Tuberkeln sich entwickelt hatte und nicht etwa aus der Verkäsung eines tuberkulösen Exsudates analog den Prozessen bei der käsigen Pneumonie entstanden war. Manchmal kann man diese seltenere Form käsiger Pleuritis tuberculosa auch mehr lokal finden, noch kleinere Teile der Pleura einnehmend, dann sind die käsigen Massen gewöhnlich von schwieligen Mänteln umgeben.

Endlich sei noch eine seltene mehr zu den produktiven Formen der Pleuratuberkulose gehörige Art erwähnt, die wir eigentlich mehr in der Bauchfellserosa gesehen haben, eine tumorähnliche Tuberkulose, die, wie auch Kaufmann mit Recht hervorhebt, mit Karzinomherden verwechselt werden kann. Man sieht bis kirschgroße tuberkulöse Knoten, dem Konglomerattuberkel im Gehirn vergleichbar, die dann die beiden Pleuren als flache Eruptionen (offenbar abgeschliffen durch die Lungenbewegungen) bedecken können. So beschrieb bei einer 37jährigen Frau ASKANAZY (a) ein männerfaustgroßes 12 cm langes pilzförmiges käsignekrotisches Tuberkulom des Brustfells. Er bezieht die Entstehung der Erkrankung auf gemildertes Virus. Die Pleura der Umgebung überall 0,5 cm dick, mit gelbweißen, eingesprengten Platten und Knoten. In den Lungen Bronchektasen und Gangrän mit Anreißung der Lungenschlagader und tödlicher Blutung. In Magen und Speiseröhre tuberkulöse fistelnde Geschwüre in Verbindung mit tuberkulösen Lymphknoten, in der Leber ein kirschgroßer Konglomerattuberkel. NEELSEN schildert bei einem 24jährigen Mann Verdickung des linken Pleurasacks durch eine käsige Geschwulst aus großen und kleinen Knoten, die stellenweise zu einer 3 cm dicken Platte zusammengestoßen waren. Histologisch bestand das Ganze aus spindeligen Epithelioid- und Rundzellen mit zentralen Nekrosen und reichlich Stäbchen; Riesenzellen fehlten.

Für die vorwiegend exsudativen Prozesse muß zunächst festgestellt werden, daß sie ebenso, wie die ätiologisch andersartigen Entzündungen der Pleura, entweder bei vorher vollständig gesunder Pleura den ganzen Brustfellraum einnehmen können. Oder sie treten als abgesackte Prozesse auf, indem bald sich entwickelnde Verklebungen den Prozeß begrenzen; oder alte Verwachsungen, von früheren Erkrankungen der Pleura übrig geblieben, bilden einen natürlichen Schutzwall für die weitere Ausbreitung der Erkrankung.

Die mit Exsudation in der Pleura einhergehenden tuberkulösen Erkrankungen sind die überwiegend häufigeren. Was die Art des Exsudates betrifft, so handelt es sich zumal im Beginn um eine Ausschwitzung von trübem Serum. Wenn man dieses Exsudat im Spitzglas sich absetzen läßt, so ergibt sich, daß an zelligen Bestandteilen hauptsächlich abgeschilferte Pleuraendothelien vorhanden sind, die gelegentlich Vakuolen enthalten oder verfettet sind; daneben überwiegen meist wie im Exsudat anderer exsudativ tuberkulöser Prozesse die Lymphzellen gegenüber den gelapptkernigen neutrophilen Leukozyten. Wenn diese in größerer Zahl vorhanden sind, wird man gern an eine Mischinfektion denken, die natürlich bei den tuberkulösen Erkrankungen der Pleura ebenso in Frage kommt wie im Lungengewebe selbst. Es ist aber hervorzuheben, daß es rein leukozytare Pleuraergüsse ausschließlich tuberkulöser Natur gar nicht selten gibt.

Auch die klinischen Untersuchungen der Punktate bei Tuberkulosen ergeben in bakteriologischer Beziehung, daß die Mischinfektion auch hier nicht die Rolle spielt, die man ihr früher zugeschrieben hat.

Wie groß der Prozentsatz der hämorrhagischen Exsudate bei tuberkulöser Pleuritis ist, läßt sich nicht genau abschätzen, er dürfte ungefähr 10% der Gesamtfälle betragen. Gewöhnlich handelt es sich dann nicht um ein reines blutigseröses Exsudat, sondern um fibrinöse Beimischungen, und mikroskopisch finden sich wiederum neben den roten Blutkörperchen vorwiegend Lymphozyten.

Der Übergang vom serösfibrinösen Exsudat zum eitrigen ist ein fließender. Bei der Obduktion ist es vielfach so, daß zunächst aus den Pleurahöhlen trübseröses Exsudat ausgeschöpft wird, und durch natürliche Sedimentierung enthalten die abhängigen Partien dann fibrinuntermengten Eiter. Wenn das Exsudat im Gefolge einer Lungentuberkulose rein eitrig gefunden wird, dann handelt es sich zuweilen um Mischinfektion, mikroskopisch oder durch Kultur werden am häufigsten Streptokokken angetroffen (vgl. später).

Außer dem Exsudat kann beim Durchbruch einer Kaverne bzw. häufiger eines frisch einschmelzenden käsigen Herdes natürlich auch Luft in der Pleurahöhle gefunden werden, gewöhnlich mit Eiter zusammen (Pyopneumothorax). Die natürliche Folge der Exsudatbildung und ebenso der Luftansammlung im ganzen Pleuraraum oder in einem durch Verwachsungen abgegrenzten Bezirk ist, daß eine Atelektase der betreffenden noch lufthaltigen Lungenteile eintreten wird.

Wenn man genauer mikroskopisch das Verhalten der Pleura bei der vorwiegend exsudativen Form der Tuberkulose prüft, so tritt das spezifisch Tuberkulöse der Exsudation gegenüber den tuberkulös pneumonischen Prozessen oft sehr zurück. Man sieht neben den abgeschuppten Pleuraepithelien Fibrinniederschläge wie bei der einfachen nicht tuberkulösen Pleuritis, vielleicht um die erweiterten Blutgefäße der Pleura mehr Lymphzellen wie Leukozyten. Die Neigung des Exsudates zur Verkäsung ist geringer als bei den pneumonischen Prozessen.

Aber gewiß kommt es gelegentlich auch zu einer massigen Verkäsung des Exsudates. In einem einschlägigen Fall waren neben Fibrin mehrere Millimeter dicke Lagen käsigen Materials vorhanden, die durch die direkte Verkäsung des tuberkulösen Exsudates entstanden gedacht werden müssen.

Bei den hämorrhagischen Formen der Pleuritis liegt wohl immer eine Kombination mit Knötchenbildung vor. In einem tuberkulösen Granulationsgewebe mit weiten Kapillaren, aus denen es dann durch die Wirkung der Tuberkelbazillengifte blutet, sieht man Knötchen eingelagert, die ihrerseits selbst wie überall gefäßarm sind.

Die besondere Neigung der Pleuratuberkulose zum Chronischwerden ist bekannt. Auf die Heilungsvorgänge und die schwielig käsige Art ihrer Entwicklung ist weiter unten noch zurückzukommen. Die klinische Bedeutung der tuberkulösen Pleuritiden ist naturgemäß eine große, indem bei bestehenden schweren Lungenprozessen der Hinzutritt der Pleuraerkrankung durch die Giftaufsaugung für den ganzen Körper gefährlich werden kann und durch die eintretende Atelektase in der Lunge eventuell das letzte noch lufthaltige Lungengewebe ganz oder teilweise außer Funktion gesetzt wird, abgesehen von den Folgen der Verwachsungen für den Kollaps der Kavernen.

Anhang:
Die bindegewebigen Veränderungen an der Pleura.

Man darf wohl sagen, daß bei der bindegewebigen Umwandlung der tuberkulösen Lungenveränderungen die Pleura ganz besonders häufig sich beteiligt. Wenn der pathologische Anatom auf die Residuen alter tuberkulöser Prozesse im Körper fahndet, so wird er neben den Lungenspitzen und den Bronchaldrüsen ganz besonders auch die Pleuren auf alte abgelaufene Prozesse untersuchen. Wenn wir hier zunächst die vorwiegend produktiven Formen der tuberkulösen Vorgänge an der Pleura auf ihre Neigung zur bindegewebigen Umwandlung prüfen, so kann festgestellt werden, daß, abgesehen von der Miliartuberkulose, auch hier in den Pleuren der knötchenförmigen Tuberkulose wohl eine gewisse Neigung zur Abgrenzung und zum Stationärwerden zugeschrieben werden darf. Gerade in den Pleuren treffen wir im Zusammenhang mit einem abheilenden primären Infekt oder auch bei der chronischen Organphthise mit der zunehmenden Durchseuchung die Tuberkelknötchen schon makroskopisch als mehr weiß erscheinende Knötchen an, die nichts mehr von Verkäsung erkennen lassen. Am häufigsten freilich liegen diese Reste früherer Tuberkelbildung eingebettet in ein schwieliges Narbengewebe, von dem sich in diesen Stadien natürlich schwer sagen läßt, ob das Produkt durch Narbenbildung in einer knötchenförmigen Tuberkulose bzw. häufiger in einem diffusen tuberkulösen Granulationsgewebe, oder ob die oft mehrere Millimeter dicken schwieligen Massen durch Organisation exsudativer tuberkulöser Prozesse entstanden sind. Weiteres über Pleuraverwachsungen und ihre Beziehung zum knöchernen Brustkorb s. unten Abschn. Folgen der Lungentuberkulose für die Lunge.

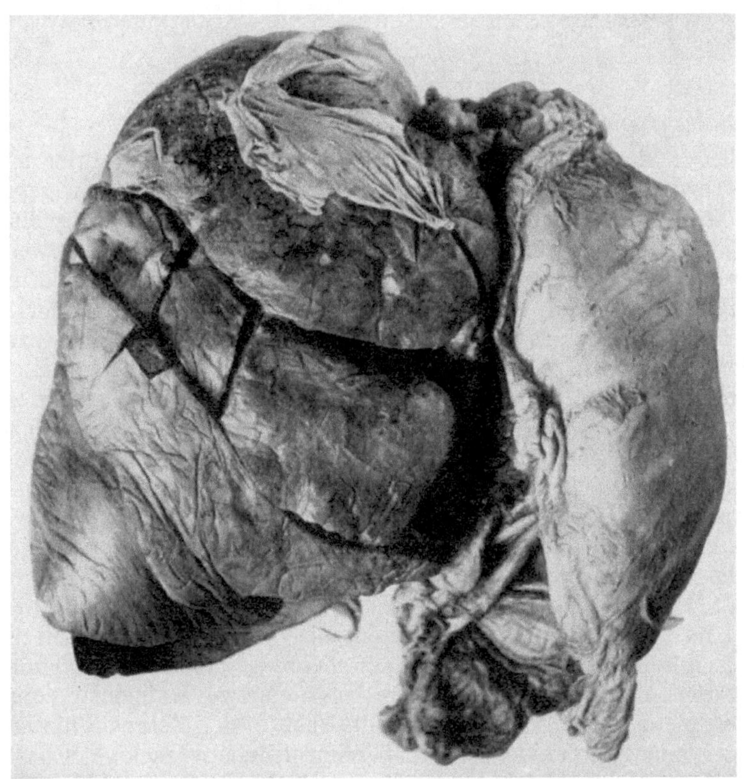

Abb. 121a. Stand nach Thorakoplastik links. (Sammlung Pathologisches Institut Breslau.)

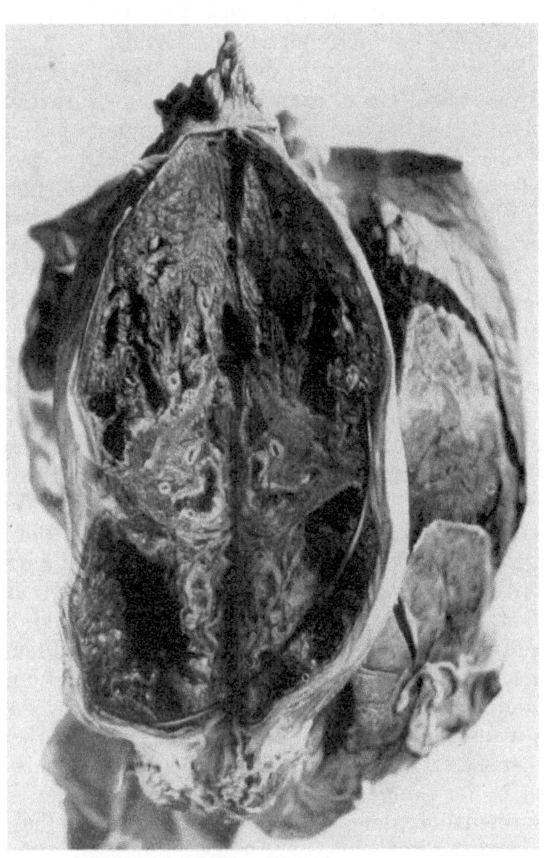

Abb. 121b.

Die Organisation des Exsudats besteht ähnlich wie bei den einfachen Pleuritiden in der Durchwachsung des etwa vorhandenen Fibrins mit Fibroplasten; soweit das Fibrin noch nicht der Verkäsung anheim gefallen ist, wird es aufgesaugt, andere Teile bleiben als käsige oder käsighyaline Inseln in dem umgebenden einfachen oder spezifischen Granulationsgewebe liegen oder durchtränken sich auch wie bei der produktiven Tuberkulose mit Kalksalzen. Hierbei ist kaum ein Urteil zu gewinnen, ob die so besonders reichlich entwickelten Kalkmassen aus ursprünglicher produktiver oder exsudativer Form der Tuberkulose entstanden sind.

Jedenfalls erscheinen diese alten schwieligen, tuberkulösen Prozesse besonders derb, faserig, oft knorpelhart, und trotzdem kann es geschehen, daß, wenn man sich Mühe nimmt, eine solche Stelle alter schwieliger Verdickungen in Serien zu untersuchen, man doch wieder da oder dort auf eine knötchenartige Anordnung des Bindegewebes stößt mit alten eingedickten hyalin umgewandelten Käsemassen — vielleicht einer Riesenzelle in der Umgebung — oder mehr oder weniger groben Kalkeinlagerungen.

Die Kalkeinlagerungen, kreidigen Einschlüsse, eventuell auch Bildungen von echtem Knochen, findet man bei alten, abgeheilten tuberkulösen Prozessen keineswegs selten. Gelegentlich kann man, besonders auch in der Pleura costalis, fünfmarkstückgroße und noch größere, plattenartige Kalkeinlagerungen feststellen von mehreren Millimeter Dicke, die auch in der Mehrzahl hintereinander gereiht gefunden werden können und kennzeichnende zackige Schattenbilder vorwiegend in den Unterfeldern im Röntgenbild geben. Ungewöhnlich ist der Befund, wie ihn die Abb. 117 zeigt, wo zusammenhängende, die Lunge schalenartig umgebende Kalksplitter sich fanden, eingeschaltet zwischen die schwielig verdickte Pleura pulmonalis und costalis.

Wenn die Schwielenbildung in der Lungenpleura größere Ausdehnung annimmt, so kann es zu einer charakteristischen Einwirkung auf den ganzen Thorax kommen, wobei die ganze erkrankte Lungenseite eingesunken erscheint, auch eine leichte Krümmung der Wirbelsäule konkav nach der erkrankten Seite gefunden wird. Die Rippen werden durch das zwischengeschaltete, schwielige Gewebe aneinander gezogen, bei meist gleichzeitiger Lungenschrumpfung, manchmal erscheinen sie direkt dachziegelförmig übereinander geschoben. Es ist das der Zustand, den die Franzosen auch als Rétrécissement thoracique bezeichnen, der aber natürlich auch bei nichttuberkulöser einfacher chronischer Pleuritis mit und ohne Empyem sich einstellen kann. Wenn gleichzeitig in einem solchen Fall ausgedehntere Lungenveränderungen vorhanden sind, so werden sie durch diese besonders starre Ruhigstellung der Lunge wohl günstig beeinflußt werden.

Schließlich wird etwas Ähnliches ja auch durch die besonders von Schede, Brauer, Friedrich, Sauerbruch u. a. angegebene Resektion vieler Rippen absichtlich herbeigeführt, um, namentlich bei ungleicher Verteilung der Tuberkulose auf beide Lungen, den tuberkulösen Prozeß auf der schwerer erkrankten Seite einzuengen und vollständig ruhig zu stellen (Thorakoplastik). Die Photographie (Abb. 121a und b), die von einem von Hauke in Herrnprotsch operierten Fall stammt, zeigt den Befund nach einer $1^1/_2$ Jahre vorher gemachten derartigen Operation, recht deutlich. Auch hier ist die Pleura schwielig verdickt und der tuberkulöse Prozeß in der Lunge zur Ruhe gekommen in Gestalt ausgedehnter, schiefriger Induration.

Die Frage, wann bei den Pleuraveränderungen die Tuberkulose als endgültig geheilt anzusehen ist, ist ebenso schwierig zu beurteilen wie bei den entsprechenden Veränderungen in der Lunge selbst. Gerade auch bei den schwieligen Prozessen der Pleura, namentlich der Spitzen, wo das knorpelharte, parallel faserige

Narbengewebe schon makroskopisch den Eindruck völliger Ausheilung hervorruft, kann man in diesem alten schwieligen Herde doch noch kleine abgesackte hyalin käsige Exsudate finden, und es ist nicht zu bezweifeln, daß ebenso wie bei den entsprechenden Herden in der Lungenspitze in verkalkten oder gar verknöcherten Einlagerungen in den Pleuren beim biologischen Impfversuch auf das Meerschweinchen latente noch nicht abgetötete Tuberkelbazillen sich nachweisen ließen.

Wenn das Exsudat bei einer tuberkulösen Pleuritis hämorrhagisch ist, so darf angenommen werden, daß auch hier bei günstiger Wendung der Krankheit die Resorption oder Abkapselung des blutigen Exsudates durch dieselben Vorgänge der Organisation sich vollzieht, wie wenn es sich um ein trübseröses oder fibrinöses Exsudat handelt, das organisiert werden muß.

Viel weniger günstig liegen die Verhältnisse für die Heilung einer tuberkulösen Pleuritis dann, wenn durch die Tuberkelbazillenwirkung allein oder, was gerade hier häufiger in Frage kommt, durch Mischinfektion das Exsudat eitrigen Charakter angenommen hat. Vor allem, wenn auch noch Luft in die Pleurahöhle aus einem durchgebrochenen Herde gelangt, also ein Pyopneumothorax vorliegt, sind jedenfalls die spontanen Ausheilungsbedingungen keine günstigen. Gewiß sieht man überall im Körper kleinere Eiterherde, wenn die Virulenz der verursachenden Erreger nachläßt, sich eindicken oder auch verkreiden, aber bei einigermaßen ausgedehnter, eitriger Pleuritis gerade im Gefolge einer Lungentuberkulose sind die Aussichten für den spontanen Rückgang dieser Vorgänge keine günstigen. Wenn chirurgisch eingegriffen, das eitrige Exsudat abgelassen und etwa durch Rippenresektion die Eiterhöhle zum Zusammenfallen gebracht wird, sind die Aussichten, daß der exsudativ tuberkulöse Prozeß umgestimmt wird, und die Granulationsbildung die Oberhand gewinnt, wesentlich bessere.

Die spontanen und künstlich herbeigeführten Heilungsvorgänge bei Lungentuberkulose.

Es bedarf keines besonderen Hinweises darauf, daß die alten Anschauungen von der Unheilbarkeit der Lungentuberkulose seit langer Zeit über Bord geworfen werden müssen. Diese Erkenntnis mußte sich, sowie es möglich war, ausgiebiger Sektionsbeobachtungen zu machen, bald Bahn brechen. Denn man konnte sehen, daß bei solchen Prozessen, die man nach Knötchenbefund, Verkäsung oder gar Hohlraumbildung, der Lungenschwindsucht zugehörig betrachten mußte, schwielige, narbige, also Heilungsvorgänge einsetzten, die schließlich zu einer mehr oder weniger vollständigen Abkapselung des früheren Krankheitsherdes führten.

Was zunächst die Namengebung für diese Teilerscheinungen oder auch völlige Umkehrung bei den tuberkulösen Lungenveränderungen betrifft, so ist neuerdings der Name Zirrhose gerne auf diese Form der Lungentuberkulose angewendet worden. Der Vergleich von der Lebererkrankung her nimmt vor allem Bezug auf die Verhärtung, die das Lungengewebe bei dieser Wandlung in seinem Charakter erfährt. Aber dieses Charakteristikum wird ja durch den Namen ($\varkappa\iota\varrho\varrho\acute{o}\varsigma$ = gelb) gar nicht ausgedrückt, und somit ist der Vergleich doch wohl ein recht äußerlicher. Es bedarf auch eines besonderen Namens nicht und zur Charakterisierung der gsamten Prozesse wird dasselbe durch die Benennung schwielige, fibröse Form der Lungentuberkulose auch ausgedrückt. Die Umwandlung der Käsemassen in kalkige oder kreidige Produkte ist darin freilich nicht enthalten, aber in dem Wort Zirrhose sind diese Umwandlungen erst recht nicht zum Ausdruck gebracht.

Die Umstimmung der exsudativen oder produktiven Form der Tuberkulose in der Lunge in die fibröse kann grundsätzlich zwei Ursachen haben, einmal ist sie bedingt durch eine Änderung der Reaktion des Körpers auf die Schädigung durch die Erreger. Die fortlaufende Durchseuchung wirkt in dem Sinne, daß die klassische Reaktion des Lungengewebes in Knötchenbildung oder Exsudation in ihrem normalen Ablauf nicht mehr zustande kommt, oder in der Form der Reaktion unkenntlich wird. Oder zweitens das Primäre sind die Erreger selbst, sie sind kleinste, pflanzliche Organismen, ihre Vegetationsperiode ist abgelaufen, sie vermehren sich weniger, zuletzt gar nicht mehr und sondern demgemäß auch nicht mehr die verderblichen Giftstoffe in das Lungengewebe ab.

Dabei hat man aber bei den Sektionen von Schwindsüchtigen den Eindruck bekommen, daß bei ein und demselben Fall, ja im Bereiche eines Lungenlappens, fortschreitende und mehr zur Ruhe kommende Prozesse nebeneinander vorhanden sind, auch ohne, daß man gezwungen wäre zu sagen: das eine ist der alte zur Ruhe gekommene Herd aus einer früheren Periode der Erkrankung, und nur gewisse andere Herde zeigen an, daß die Resistenz des Körpers durch irgendwelche schädigende Einflüsse durchbrochen ist und der Prozeß wieder neu aufgeflackert ist.

Unter den spontanen Heilungsvorgängen sind die geschilderten fibrösen Veränderungen die führenden. Sie bewirken in der Hauptsache die Verödung und Veraltung der Herde durch Abkapselung und auch Durchwachsung mit Bindegewebe. Die resolvierenden Veränderungen, grundsätzlich ebenfalls zu den Heilungsvorgängen zu rechnen, sind dort sehr beachtlich und wirklich als Heilmaßnahmen zu werten, wo es sich um die Auflösung und Aufsaugung noch nicht käsiger Infiltrationen handelt. Die Doppelwertigkeit der mit Erweichung verbundenen Lösungs- und Aufsaugungsvorgänge bereits käsigen Materials für die Ganzheit des Organismus stand im Mittelpunkt unserer ganzen Darstellung und Betrachtung der tuberkulösen Kaverne. Diese Vorgänge haben besonders für die Lungentuberkulose ein Doppelgesicht. Nur in den selteneren Fällen wirklicher Kavernenselbstheilung, die sicherlich auch bei über haselnußgroßen Zerfallshöhlen vorkommen, wirkt sich die Kavernenbildung als voller Heilungsvorgang aus. Maßstab desselben kann bei alledem naturgemäß nur der Gesamtkörper, nicht aber das örtliche Geschehen sein.

Die Wirkung künstlicher Heilmaßnahmen ist an der menschlichen Leiche ungemein schwer zu beurteilen. Am ehesten gelingt dies noch bei den neueren chirurgischen Verfahren. Für die Beurteilung spezifischer Mittel und der Chemotherapie ist in weitem Umfang der Tierversuch heranzuziehen. Grade für diese Mittel lassen sich durch die pathologische Anatomie eher die Mißerfolge als die günstigen Einwirkungen bewahrheiten. Man vergleiche die Erfahrungen aus der ersten Tuberkulinzeit.

Die große Neigung zur Selbstheilung, auch bei fortgeschrittenen Lungentuberkulosen, bleibt stets zu erwägen. Bei der Beurteilung der künstlichen Heilerfolge hat mithin das Hauptwort der Kliniker und experimentelle Pathologe zu sprechen. Allerdings bleiben auch beim Versuchstier (Meerschweinchen) die ausgesprochenen und ganz großzügigen spontanen Reparations- und Heilungsvorgänge sowie die oft starken individuellen Schwankungen zu berücksichtigen. Ihre Beachtung hätte vielfache kritiklose Bewertungen spezifischer und unspezifischer Präparate gegen die Lungentuberkulose verhindert (Pagel [r]).

Mit allem Ernst als günstig zu beurteilende Behandlungsfolgen wird man in größerer Häufigkeit auf dem Sektionstisch erwarten dürfen, je älter und eingebürgerter die chirurgischen Behandlungsverfahren werden. Das ist jetzt schon des öfteren bei interkurrenten Todesfällen von Kranken der Fall, die der Lungenkollapsbehandlung in irgendeiner Form unterworfen waren.

Hinsichtlich des künstlichen Pneumothorax, der Ruhigstellung der Lunge durch Gaseinführung in den Brustfellraum ist mit RANKE (bei MURALT) — zunächst die Befreiung der Lunge vom Einfluß der Thoraxwandbewegungen und sodann der Unterschied zwischen dem selbständigen Kollaps der Lunge und einer aktiven Zusammenpressung festzustellen, die beide für den künstlichen Pneumothorax je nach der gewählten Gasdosierung in Frage kommen. Fraglos sind Luftgehalt, elastische Spannung und Gaswechsel in der kollabierten Lunge vermindert. Hinsichtlich des Blutgehalts geht der Zustand starker Einatmung nicht mit dem größten Blutfassungsvermögen der Lunge einher (CLOETTA); vielmehr soll bei Kollaps eine größere Blutmenge vorhanden sein. Andererseits schloß BRUNS aus dem Gleichbleiben der Blutarterialisierung bei Kollaps einer Lunge auf geringere Durchblutung derselben. Indessen scheint für die Blutfüllung der entspannten Lunge allein der Grad des Kollapses bzw. der Zusammenpressung maßgebend zu sein. Bei mittleren Graden kann in manchen Partien mit besonderem Gefäßreichtum und starker Gefäßfüllung gerechnet werden, andere wiederum zeigen ausgesprochene Anämie. Die Strömungsgeschwindigkeit des Blutes dürfte in der Pneumothoraxlunge geringer sein. Fraglos erleidet der Lymphstrom, dessen Hauptmotor die Atembewegung ist (TENDELOO), eine Verlangsamung. Es liegt also eine passive Venosität (RANKE) vor, ohne daß man von richtiger Stauung (venöser Drosselung) sprechen kann. RANKE betont den Wegfall der toten Lufträume, die „in den Zusammenhang des Lebendigen mit seiner allseitigen Wirkung und Gegenwirkung nicht vollständig hereingenommen sind". Das poröse Lungengewebe nähert sich den Verhältnissen eines kompakten Organs. Es sind nun humorale und Kreislaufwirkungen möglich, die bei ausgespanntem Zustand der Lunge undenkbar waren. Schließlich ist auch eine zusammenpressende Wirkung auf den Bronchalbaum, den Weg der groben Aspirationsmetastasen, in Rechnung zu ziehen.

Entsprechend verhält sich das anatomische Bild der Pneumothoraxlunge. Diese nimmt bei gutem Kollaps als kleiner milzartiger Körper die hinteren medialen Partien nahe der Wirbelsäule ein. Öfter findet man lang ausgezogene Verwachsungsstränge, durch die sie meist mit der Pleura, besonders der Spitzengegend, verbunden ist. Den idealen Kollaps werden solche, oft parenchymatösen, sogar herd- und kavernenhaltigen Stränge stets verhindern. Ich unterscheide 3 Strangtypen: die einfach bindegewebige strangförmige oder auch membranöse Verwachsung mit oder ohne Fibrinbelag und entzündliche Infiltration, den Tuberkel enthaltenden Strang mit oder ohne käsigen Belag und endlich den Strang, der Lungenparenchym enthält. Die Durchbrennung solcher Verwachsungen unter Kontrolle des Auges (Thorakoskopie und Thorakokaustik nach JAKOBÄUS) führt in vielen Fällen den Pneumothorax erst zum vollen Erfolge, indem sie die Kavernen zum völligen Kollaps bringen (Technisches und anatomische Einzelheiten über die Ergänzungsoperationen zum künstlichen Pneumothorax einschließlich Phrenikusexhairese, Oleothorax u. a. m. s. in den zusammenfassenden Darstellungen von KREMER, DIEHL [c], sowie DIEHL und KREMER). Naturgemäß führen nicht alle Methoden in allen Fällen zum Ziel und zu Dauerresultaten. Jede hat ihre Anzeige, bei deren Einhaltung mit Zwischenfällen nicht zu rechnen und ein Erfolg zu gewärtigen ist. Die Anzeige des Pneumothorax ist nicht allein die mechanische des Kollapses der Kaverne, sondern auch eine unmittelbare Heil- ja Vorbeugungswirkung auf die Herdbildung (SCHOTTMÜLLER). Letztere Anzeige ist vorwiegend anatomischen Erfahrungen zu verdanken, die das Freibleiben atelektatischer Lungenteile bei Pleuritis exsudativa und ähnliches von der miliaren Tuberkelaussaat betreffen (Schmorl, Schottmüller u. a.). Ist die Pleuritis exsudativa aber abgeklungen, dann bildet die Pleura der erkrankten Seite eine besondere Disposition ausgedehnter miliarer Aussaat (meine Beobachtung, vgl. S. 340).

Die Konsistenz der Lunge erscheint entsprechend dem Grad und der Dauer des Kollapses vermehrt, sie zeigt auf dem Durchschnitt die etwas platten Bronchallichtungen und ist von sehnig weißen Bindegewebssträngen durchzogen. Nach Muralt schwankt die Ausdehnung der Schwielenbildung individuell und entspricht nicht streng dem Grad und der Dauer des Kollapses. Auf jeden Fall ist die Neigung zu schwieliger Bindegewebswucherung in der Pneumothoraxlunge auch noch bei schwerer Kachexie deutlich. Ihr eindrucksvolles Hervortreten haben vor allem Graetz, Forlanini, Arena, Burghardt, Bruns, Kaufmann, Lindblom, Frank und Jagis, Warnecke, Kistler herausgestellt. In der Hilusgegend sind entsprechend der geringeren Kompression durch die widerstandsfähigen großen Bronchen auch die Schwielen geringer.

Für das histologische Bild der Pneumothoraxlunge schildert Dunin Schwund der Haargefäße bei Degeneration des Lungenparenchyms, Abschuppung von Alveolardeckzellen sowie stärkste Bindegewebswucherung um die Bronchen herum. Bruns vermißte demgegenüber die Epithelabschuppung, fand aber peribronchale entzündliche Infiltrate, Bindegewebswucherungen und Bildung von Pleuraschwielen. Kistler betont die Lymphstauung und ihre Folgen in Form von Erweiterung der Lymphspalten und Anhäufung von Kohlepigment. Im Tierversuch (Hund) sah Tomaszewski ebenfalls starke Erweiterung der Lymphgefäße sowie starke und frühzeitige Pleuraverdickung auf Grund von Granulationsgewebsbildung. Nach 60 Tagen bestand reichlich eingewuchertes Bindegewebe von der Pleura her. Beim Kaninchen zeigten sich überall peribronchale und perivaskuläre Rundzelleninfiltrate, u. a. schon nach 7 Tagen. Der Kollaps gelang hier, besonders in den subpleuralen Bezirken, erheblich vollständiger als beim Hunde. Es zeigte sich deutlich verminderter Blutgehalt. Oft steht das Bild der atelektatischen Induration im Vordergrund. Die stehengebliebenen alveolaren Spalträume enthalten kubisches, drüsenartiges Epithel. Man sieht neben weiten Gefäßen und Lymphspalten reichlich zusammengefallene, stärkst bindegewebig verdickte, ja verödete Bronchen. In der menschlichen Lunge sind kennzeichnende Gefäßveränderungen im Sinne der Endarteriitis proliferans, nicht entzündlicher Atrophie der Bronchiolen mit oder ohne Knorpelkaries, perivaskularer Sklerosen, die in der Nähe von Kavernen zu deren Einengung und narbiger Ersetzung führen neben ausgebreiteter Atelektase bei länger bestehendem Pneumothorax nachzuweisen (vgl. auch Roubier und Doubrow). Bei Mensch, Affe und Kaninchen erlaubt das lückenfreie Mittelfeld die Anlegung des Pneumothorax — im Gegensatz zu Hund, Katze, Meerschwein und Ratte (Seifert).

Die Einwirkung des Pneumothorax auf tuberkulöse Herde besteht einmal im Fehlen von Neuherdbildung (Forlanini, Warnecke u. a.) und sodann in der starken bindegewebigen Umkapselung, ja Durchwachsung bereits bestehender Herde. In der Tat beobachtet man nur ausnahmsweise bei bestehendem guten Pneumothorax klinisch ein Fortschreiten der Erkrankung, etwa das Auftreten von Aspirationsherden u. dgl. Auch die Verschwielung von Kavernen ist oft eindrucksvoll, besonders im Vergleich mit der andern Seite, auf der in manchen Fällen frische Herdbildung mit ausgedehntem Zerfall vorwiegt. Emphysem und Überblähung ist naturgemäß ein gewöhnlicher Befund an der Gegenseite.

Die experimentellen therapeutischen Befunde sind recht widerspruchsvoll und bewegen sich zum großen Teil in negativer Richtung. Schur und

PLASCHKES sahen weder bei intravenös noch inhalatorisch erzeugter Kaninchentuberkulose innerhalb der ersten $3^1/_2$ Wochen irgendeine Beeinflussung durch den Pneumothorax. Einen solchen vermißte auch TOMASZEWSKI bei intravenöser Infektion von Kaninchen. Nur in einem Falle war das Ausbleiben von Kavernenbildung auf der behandelten Seite eindrucksvoll. RUBL vermerkt bei Versuchen mit einseitiger Immobilisierung des Brustkorbes durch Silberdraht im Anfang Verschlimmerung, später geringeres Fortschreiten und stärkere Bindegewebsentwicklung an den Veränderungen.

Es liegt auf der Hand, daß alle diese Versuche nicht auf die menschlichen Verhältnisse übertragbar sind (Dosierung, Behandlungsdauer, anatomische

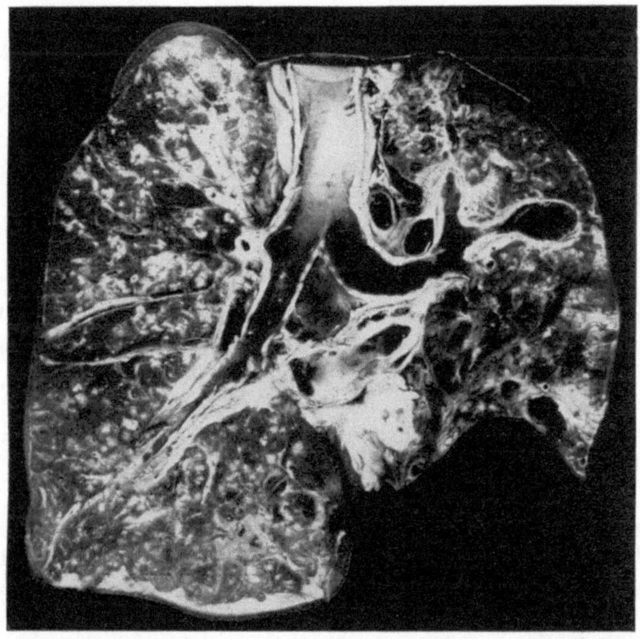

Abb. 122. Stand nach Phrenikoexairese links. Man beachte den Zwerchfellhochstand links und die spaltförmige Verengerung der Oberlappenkaverne mit Drainierbronchus. (Sammlung Prosektur Tuberkulose-Krankenhaus Berlin.)

Verhältnisse, natürliche und experimentelle Infektionen u. a. m. sind nicht vergleichbar). An der Heilwirkung des Pneumothorax für den Menschen kann in dazu geeigneten Fällen mit lege artis gestellter Indikation kein Zweifel sein[1].

Das gleiche gilt für die übrigen Methoden der Lungenchirurgie, vor allem die Thorakoplastik. Für sie hat JEHN (unter SAUERBRUCH) an 6 Lungen die erhebliche Steigerung der vom Pneumothorax gewohnten Heilungsvorgänge beschrieben. SAUERBRUCH schildert an Hand von zwei Fällen die eindrucksvollen mächtigen Bindegewebswucherungen auf der operierten Seite und das Vorhandensein frischer, nicht käsiger Granulationen auf der Innenfläche der schwieligen

---

[1] Unglücks- und Zwischenfälle bei Pneumothoraxbehandlung sind selten geworden, Mischinfizierte Empyeme sind bei guter Indikationsstellung ganz vermeidbar (ULRICI). Eine seltene Verwickelung sind Pneumothoraxnebenhöhlen, schwache Stellen des Mittelfells, die nach Gasfüllung als Luftsäcke auf Herz und große Gefäße drücken und zu raschem Erstickungstode führen können (Abbildung bei KELLNER). Die gefürchtete Luft- bzw. Gasembolie ist bei guter Technik und Vorsicht vermeidbar.

Kavernenwände. In einem Fall von Ulrici war durch Thorakoplastik Kompression bis auf eine kleine Spitzenkaverne in zirrhotischem Gewebe erreicht worden. Aber von hier aus kam es nach vielen Jahren zu schwerster tödlicher Darmtuberkulose. Auf Grund anatomischer Befunde, wie starker nichtentzündlicher peribronchaler und perivaskularer Bindegewebswucherungen, Atrophie der Bronchalmuskulatur bei wärzchenförmiger Wucherung der Bronchalschleimhaut mit Faltenbildung, atypischer Epithelwucherung und Verzerrung des Bronchalbaums, Verwachsungen der Bronchalinnenwände mit Entstehung von Retentionszysten u. a. m. (nach 11 zum Teil lange hingezogenen Versuchen am Hunde) warnt Smirnoff vor Anwendung therapeutischer Lungenschlagaderunterbindung bei Bronchektasen oder Tuberkulose.

V. Verbreitung der Tuberkulose in der Lunge.

1. Verteilung der Tuberkulose auf die beiden Lungen.

Im Gegensatz zur Niere, wo bekanntlich die ungleiche Verteilung der Tuberkulose auf das paarige Organ oft so verschieden sein kann, daß die eine Niere trotz der anzunehmenden Infektion auf dem Blutweg frei bleibt, ist bei einigermaßen fortgeschrittener Tuberkulose wenigstens, das Befallenwerden beider Lungen als Endbefund bei der Sektion im allgemeinen die Regel. — Aber, wenn man ein großes Material von Sektionsfällen oder genauen klinischen Beobachtungen übersieht, so ergeben sich doch Unterschiede für die Verteilung der Prozesse auf beide Lungen. Das kann von wesentlicher Bedeutung für die Therapie werden, indem zwar weniger die Pneumothoraxbehandlung, aber vor allem die Thorakotomie nach Friedrich und Sauerbruch nur dann angezeigt ist, wenn die nicht behandelte Lunge noch so gut ist, daß die entsprechende Ausschaltung der anderen Lunge für einen ergiebigen Gaswechsel vertragen werden kann.

Etwa in einem Viertel aller Fälle von fortgeschrittener Lungentuberkulose ist eine auffallend verschiedene Beteiligung beider Lungen festzustellen. Von dem häufigeren Befallensein der rechten Spitze und weiterhin des rechten Oberlappens war schon oben die Rede. Eine genaue quantitative Abschätzung für das Verhalten beider Lungen ist natürlich nicht möglich. Aber es gibt auch seltenere Fälle, wo wirklich die eine Lunge fast frei geblieben ist von der Tuberkulose und nur in der anderen ausgedehnte Veränderungen zustande gekommen sind. Nicht selten kann es dann auch so sein, daß in der einen Lunge etwa im Obergeschoß die Erkrankungen zur Abheilung gekommen sind, während in der anderen Lunge frischere, fortschreitende Eruptionen in charakteristischer Weise zu finden sind.

Aber auch auffallend symmetrische Ausbreitungen kommen vor, sogar in Fällen, in denen nicht mit hämatogener, sondern bronchogener Verbreitung zu rechnen ist. Die Symmetrie gilt dann nicht nur für beginnende und solide Herde, sondern auch für Kavernenbildung. Als Beispiel sei eine Beobachtung (aus der Prosektur des Tuberkulosekrankenhauses der Stadt Berlin) angeführt:

26 jähriger Mann. Klinischer Beginn der Erkrankung vor etwa 3 Jahren. Mutter vor 15 Jahren an Tuberkulose gestorben. In beiden Oberlappen dorsal zirrhotisches Grundgewebe mit zusammenfließenden käsigen Platten, die ventral beiderseits beginnende Einschmelzung an ganz entsprechenden Stellen, rechts etwas stärker als links zeigen. Ebenso sind die Unterlappen an symmetrischen Stellen von käsigen Läppchenpneumonien durchsetzt, in den dorsalen Teilen besteht jederseits kraniolateral eine pflaumengroße gereinigte Kaverne. Primärkomplex vollständig rechts, Tod an Kehlkopf- und Darmtuberkulose.

Etwa dasselbe gilt für die tuberkulöse Pleuritis. Gerade hier können auffallende Unterschiede in der quantitativen Ausdehnung der Prozesse zwischen links und rechts sich finden: an der einen Seite frische exsudative Pleuritiden, an der anderen Seite schwielige, der Ausheilung zustrebende Prozesse, eventuell gar nur alte mehr oder weniger ausgebreitete Verwachsungen.

Schwereren und kürzeren Verlauf der linksseitigen Tuberkulose notieren NEUMANN, BACMEISTER, ULRICI u. v. a. BLUMENBERG kommt auf Grund von 52 Fällen kavernöser Phthise im mittleren Lebensalter zu dem gleichen Ergebnis. 28mal haben die linksseitigen Prozesse einen stärker zerstörenden und akuten Charakter, 8mal die der rechten Seite, während 16mal kein Unterschied auffiel. Eine Bevorzugung der rechten Seite stellt dagegen ARAI an einem Gesamtmaterial von 4207 Fällen fest.

2. Kranio-kaudale Verbreitung der Tuberkulose in der Lunge.

Es entspricht einer uralten, durch klinische Beobachtung und pathologisch-anatomische Befunde erhärteten Erfahrung, daß die rascher oder mehr chronisch verlaufende Lungentuberkulose sich in der Lunge von oben nach unten ausbreitet. Namentlich auch die ganz chronisch verlaufenden Fälle, die aber nicht vollständig zur Ruhe kommen, zeigen besonders charakteristisch diese Verlaufsform. Ein alltäglicher Befund ist, daß die anatomisch ältesten Herde in der Spitze sich finden, etwa eine mehr oder weniger abgeglättete Kaverne mit einer schiefrig indurierten Umgebung und dann folgen nach unten immer frischere Eruptionen eine Aussaat des tuberkulösen Prozesses anzeigend in einer der verschiedenen anatomischen Erscheinungsformen. Man kann manchmal in einer Lunge direkt die verschiedenen Phasen der Erkrankung, die der Lungenprozeß in Jahren durchlaufen hat, aus dem anatomischen Präparate ablesen. Über die Sreitfrage Spitzen- oder infraklavikularer Beginn der fortschreitenden Lungentuberkulose vgl. unten S. 412.

So fest die Tatsache dieses Absteigens des tuberkulösen Prozesses von den oberen Geschossen der Lunge in die untere Teile steht, so schwierig ist es, eine eindeutige Antwort darauf zu geben, auf welche Vorgänge beim Verlaufe der Krankheit diese Tatsache zurückzuführen ist. Namentlich macht die Vorstellung Schwierigkeiten, wie das Überspringen der Grenzen der Lungenlappen und der Interlobärspalten bei dieser Art des Fortschreitens des tuberkulösen Prozesses zu erklären ist. Wenn wir oben den Standpunkt vertraten, daß bei der Weiterverbreitung der isolierten Tuberkulose in der Lunge die kanalikuläre Ausbreitung die Hauptrolle spielt, so ist dadurch doch noch nicht dieser gesetzmäßige Weg der Ausbreitung der Tuberkulose in der Lunge erklärt. TENDELOO hat durch die Besonderheiten der Lymphströmung in der Lunge dieses tatsächliche Verhalten der Verbreitung des tuberkulösen Prozesses zu erklären versucht. Er meint, daß beim Erwachsenen vor allen Dingen bei normaler Atmung ein Lymphstrom von oben nach unten besteht, der dann auch die in den Lymphgefäßen befindlichen Tuberkelbazillen in derselben Richtung in der Lunge weiter befördern würde. Das entspricht aber nicht der von beinahe allen neueren Untersuchern vertretenen Ansicht, daß die Verbreitung der Tuberkulose hauptsächlich auf den Wegen der Bronchen erfolgt. So müssen wir vorläufig auf eine präzise Anwort zur Erklärung dieses Verhaltens der Lungentuberkulose verzichten. Auch im Tierversuch scheint sich zunächst kein Weg zu ergeben, um diese bemerkenswerte Frage grundsätzlich zu entscheiden.

3. Die Wege der Ausbreitung der tuberkulösen Prozesse in der Lunge.

a) Bronchogene Verbreitung.

Wenn wir davon ausgehen, daß die ersten kleinen aerogen vermittelten Infekte kleine azinöse oder lobuläre Bronchopneumonien sind, so ist ihr Zusammenhang mit den offenen, feineren und gröberen Atmungswegen ja ohne weiteres gegeben. Aber auch die durch das Blut vermittelten tuberkulösen Eruptionen in der Lunge wirken sich ja doch später hauptsächlich in den freien Räumen des Lungenparenchyms aus, und namentlich wenn es zum Zerfall dieser Produkte kommt, so ist es klar, daß dieses Material und die Bazillen in ihnen sowohl dem Aus- sowie dem Einatmungsstrom folgen können und werden. Wenn wir mit Nicol annehmen, daß am häufigsten der Lungenazinus der erste Sitz des Haftenbleibens der Bazillen und der Reaktion des Lungengewebes ist, so käme bei der Einatmung das Hineingelangen von Bazillen in die nächsten peripheren Alveolengänge und Infundibula in Frage. Und ebenso kann natürlich bei der Ausatmung tuberkulöses Material trachealwärts weiter getrieben werden, kann irgendwo haften bleiben, wenn es durch die Flimmerbewegung nicht nach außen weiter getragen wird, und bei der nächsten Inspiration können die Bazillen in neue, benachbarte oder entferntere, bisher verschonte Azini, Lobuli oder gar in einen neuen ganzen Lungenlappen eingezogen werden. Diese Art der Verbreitung kann man manchmal makroskopisch auch im Bereiche einer beginnenden Lungentuberkulose feststellen.

Dieser bronchiolitische und bronchitische Verbreitungsweg liegt als eine besondere Gefahr für die Ausbreitung einer initialen Tuberkulose dann vor, wenn anatomisch, makroskopisch oder mikroskopisch eine besondere Beteiligung der Bronchen oder Bronchiolen (Bronchitis oder Bronchiolitis caseosa) bei dem tuberkulösen Prozeß sich ergibt. Wenn nun gar größere Bronchen ausgedehnte käsige Verschwärung aufweisen, wie man das z. B. sehen kann, wenn käsige Bronchaldrüsen in einen Bronchus durchbrechen, so ist die Gefahr der Neuinfizierung bisher verschonter Lungengebiete und ein plötzliches Fortschreiten der Tuberkulose eine besonders große (s. o. S. 224). Ebenso wird die Verschleppungsmöglichkeit von tuberkelbazillenhaltigem Material eine besonders große sein, wenn die kavernösen Einschmelzungsprozesse beginnen. Da immer kleinere oder größere Bronchen zu einem solchen Einschmelzungsherd gehören, so steigert sich naturgemäß, abgesehen vom Fortschritt der örtlichen Zerstörung, auch die Gefahr der bronchogenen Weiterverschleppung nicht wenig (vgl. Abschnitt Kavernen). Nach dem Kaliber der Bronchen richtet sich das Streuungskorn.

Als bevorzugte Metastasenstellen der bronchogenen Phthise gelten nach den radiologischen Erhebungen von Fleischner bei Sitz des Ursprungsherdes rechts oben: 1. Die axillaren Gebiete der Basis des rechten Oberlappens, 2. Mitte und Basis des linken Oberlappens (Lingula), 3. der Dorsalteil des Mittellappens. Bei Sitz des Ursprungsherdes in der linken Spitze werden bevorzugt: 1. Die mittleren dorsalen Teile des linken Oberlappens und 2. die Basis des rechten Ober- und Mittellappens (vgl. oben die Vorzugsstellen der Aspirationsherde und Kavernen S. 318).

b) Ausbreitung der Tuberkulose in den Lungen auf dem Blutwege.

Gleichgültig wie man sich die Entstehung des ersten Infektes in der Lunge denkt, hat sich die Vorstellung der weiteren Verbreitung der Tuberkulose in der Lunge auf dem Blutwege auch bei chronischem Verlauf für eine größere Reihe von Fällen (siehe oben) belegen lassen. Die Kennzeichen dieser Formen haben wir oben S. 236 eingehend besprochen.

c) Die lymphatische Ausbreitung der Tuberkulose in der Lunge.

Da die Tuberkelbazillen von ihrer Einfallspforte aus gesetzmäßig durch den Lymphstrom im Körper weitergetragen werden, so lag es nahe, auch diese Vorstellung auf das Lungengewebe anzuwenden. Um einen erstentstandenen Herd herum nahm man an, daß durch die Lymphbahn, soweit sie im Lungengewebe dafür in Frage kommt, exzentrisch sich die Tuberkelbazillen verbreiten, und sich so eine Schale neuer Tuberkel um die alten herumlegt. Die Bildung der sogenannten Resorptionstuberkel kommt durch die Vermittlung der das Abfallmaterial im Körper weitertragenden Lymphgefäße zustande.

Wir hatten schon oben Veranlassung auf die weit verbreitete Annahme hinzuweisen, daß die Lymphgefäße bei der Ausbreitung gerade auch der chronischen Tuberkulose vom ersten Entstehungsherde aus eine besondere Rolle spielen. Die offenkundige frühzeitige Erkrankung der zugehörigen Lungen- und bronchalen Lymphknoten, die augenfällig auf dem Wege der Lymphbahn entsteht, war ein guter Stützpunkt für diese Vorstellung. Und man findet in der Tat, besonders um die etwas größeren Bronchen und Gefäße namentlich bei der chronischen Verlaufsweise der Lungenschwindsucht, in den ziemlich weiten Lymphräumen reichlich knötchenförmige Tuberkulose. Es gibt eine ganze Reihe von Fällen, wo schon makroskopisch oder mit Hilfe der Lupe die Peribronchitis oder Perivasculitis tuberculosa deutlich in Erscheinung tritt, soweit die Veränderungen nicht mit ASCHOFF - NICOL als rein azinöse zu entlarven sind. Man hat hier — besonders bei hämatogenen Formen — mit der Ausscheidung des Virus in die Lymphscheiden der Gefäße zu rechnen (vgl. oben S. 236 und Abb. 60).

Namentlich aber spielt offenbar die Ausbreitung des tuberkulösen Prozesses auf dem Lymphwege eine besondere Rolle bei der klinisch und pathologisch-anatomisch besonders häufigen frühzeitigen Infektion der Pleura. Die klinisch so verdächtige, vielfach doppelseitige subakute oder chronische Pleuraerkrankung bei nur kleinem Spitzen- oder sonstwo im Lungengewebe gelegenen Herd legt es doch unmittelbar nahe, gerade bei dieser Ausbreitungsweise des tuberkulösen Lungenprozesses an eine vorwiegende, frühzeitige Infektion der Lymphbahnen zu denken. Die Lymphgefäße der Lunge stehen in direktem Zusammenhang mit den Lymphgefäßen der Pleura, und so ist die Deutung hier unzweifelhaft, daß bei diesen Vorgängen die lymphogene Aussaat das Häufige ist, wenn naturgemäß auch die anderen bisher besprochenen Verbreitungswege die tuberkulöse Noxe bis an die Peripherie des Lungengewebes, also schließlich auch bis in die Pleura hineinbringen können. Diese lymphogene Art der Verbreitung der Tuberkulose steht in einer gewissen Parallele zu der entsprechenden Aussaat des Karzinoms in der Lunge in manchen Fällen, wo dann besonders auch die Lymphscheiden von Gefäßen und Bronchen, wie injiziert von den Krebsmassen erscheinen. Auch Lymphthromben, bestehend aus tuberkulösem Gewebe oder aus straffem rekanalisierten oder lockerem Bindegewebe, Veränderungen im Sinne einer Thrombolymphangitis obliterans (I. D. DAVIS) sind bei Tuberkulose in der Lunge festzustellen.

Nur ganz im allgemeinen könnte für diese Verbreitungsform der tuberkulösen Lungenprozesse gesagt werden, daß sie langsamer verlaufen und demgemäß auch als prognostisch günstiger angesehen werden können. Die Tuberkelbazillen werden in den Lymphbahnen gewiß nur langsamer weiter bewegt als durch den Blutstrom oder in den Bronchen und bleiben auch gewiß dadurch in innigerer Berührung mit denjenigen Zellen und Flüssigkeiten des Körpers, denen manche eine besondere Aktivität gegenüber den Eindringlingen zuschreiben (retikulo-endotheliales System).

VI. Entstehungsbedingungen der Lungentuberkulose.

1. Die Infektionswege.

Hinsichtlich der Eintrittspforten und Infektionswege, die das Virus beschreitet, um tuberkulöse Lungenherde hervorzubringen, sind grundsätzlich diejenigen zu trennen, die gewöhnlich und überwiegend häufig begangen werden von denen, die benutzt werden können. Auf der anderen Seite haben Primärkomplex, verallgemeinernde und isolierte Formen ihre eigenen Ausgangspunkte und Infektionswege, die gesonderte Besprechung verlangen. Hiermit untrennbar verknüpft sind die sonstigen Bedingungen ihrer Entstehung, vor allem die Fragen, ob den dem Primärkomplex nachgeordneten Erkrankungsphasen exogene Superinfektionen oder — endogene — Metastasen seitens des Primärherdes zugrunde liegen, wo für die verschiedenen klinischen und anatomischen Einzelformen der betreffenden Phasen der Beginn im Lungengewebe vorauszusetzen ist, und welche spezifischen (immunbiologischen) und unspezifischen (dispositionellen) Einflüsse für die Entstehung maßgebend sind.

Für die Entstehungswege des Primärkomplexes bestehen vier Möglichkeiten. Einmal a) die gennäogenetische Infektion (Baumgarten). Sie umfaßt die germinale, d. h. durch die Keimzellen erfolgende sowie die intrauterine Übertragung des Virus. Der Lungenherd könnte die erste Absiedlung mütterlichen Virus im Kindesorganismus darstellen, oder er ist bereits ein Sekundärherd, dem ein plazentarer „Primärherd" mit oder ohne Lymphknotenherd (etwa in einer Leberpfortendrüse) oder ein vollständiger Primärkomplex an anderer Stelle des Fetalkörpers (Leber) zugrunde liegt. Dieser — die Bildung eines vollständigen extrapulmonalen Primärkomplexes bei angeborener Infektion — ist fraglos sehr selten, ersteres, der plazentare Primärherd, viel häufiger. In den gekennzeichneten Fällen liegen Infektionsweg und Infektionsmodus klar vor Augen. Erheblich schwieriger gestaltet sich die Beurteilung der Verhältnisse, wenn die Zeichen sicherer gennäogenetischer Infektion fehlen, wie z. B. Plazentar- und Leberpfortenherde, ausgedehnte Überschwemmung des Fetalkörpers mit Tuberkulose, Nachweis der kongenitalen Beherbergung der Bazillen bei Tod unter der Geburt bzw. frühzeitiger Wegnahme aus der tuberkulösen Umgebung u. a. m. Hier wird für einen vorgefundenen Primärkomplex stets die exogene Bazillenzufuhr, sei es durch Aspiration bazillenhaltigen Fruchtwassers in den Geburtswegen (Marchand, Aschoff, Henke, Gärtner, Sitzenfrey), sei es nach der Geburt, in erster Linie zu erwägen sein.

Baumgarten, der für die Mehrheit aller Fälle Gennäogenese, d. h. Übertragung der Bazillen auf den Körper während der Erzeugung bzw. Schwangerschaft annimmt, nimmt bekanntlich auch diese Fälle ohne die sicheren Zeichen angeborener Infektion für die Gennäogenese in Anspruch — im wesentlichen mit der Begründung, daß der gennäogenetische Weg für eine Reihe von Fällen sicher erwiesen, alle übrigen Wege aber — insbesondere der aerogene — lediglich auf Grund von Erwägungen und Analogieschlüssen herangezogen werden. Naturgemäß ist Baumgarten genötigt, für die Mehrzahl der Fälle mit ausgedehnter Latenz des Virus zu rechnen und das Hauptgewicht nicht auf den Zeitpunkt der Infektion und biologischen Umstimmung (Tuberkulinreaktion), sondern den des Eindringens der Tuberkelbazillen in den Körper zu legen.

Es kann unmöglich Aufgabe vorliegender Ausführungen sein, das allgemeinpathologische Problem der Gennäogenese und angeborenen Infektion zu erörtern. Wir verweisen auf die Zusammenstellungen bzw. Ausführungen von Hauser, Baumgarten, Lebküchner, Schlüter, Sitzenfrey, Lubarsch, Pertik, Dürck und Oberndörfer, Fürst, Pagel u. a. und stellen fest, daß in einem kleinen Hundertsatz die gennäogenetische Infektion sichergestellt, für den größten Teil aller Tuberkulosefälle die Frage nicht geklärt ist, von der Mehrheit der Forscher aber im negativen Sinne behandelt wird. Es ist nicht ausgeschlossen, daß die Gennäogeneselehre einmal zu einem neuen Aufschwung berufen sein wird. Hier fragt sich nur: **Gibt es Fälle sicher angeborener Tuberkulose mit besonders ausgedehnter Lungenbeteiligung bzw. findet sich in diesen Fällen das Bild des Primärkomplexes oder seiner Bestandteile, sei es als einzigen, sei es als mehrfacher Tuberkuloseherde im Körper?**

CHARRIN beobachtete bei der Frühgeburt einer tuberkulösen Mutter ausgedehnte Lymphknotenverkäsungen und in der Lunge graue Knötchen, BERTI bei einem 9 Tage nach der Geburt verstorbenen Kinde zwei subpleurale, hinten nahe der Basis gelegene Lungenkavernen, JACOBI Pleuratuberkel bei einer Frühgeburt, die kaum gelebt hatte, RINDFLEISCH das Bild der käsigen Pneumonie, LEHMANN bei einem nach 24 Stunden verstorbenen Kinde miliare und submiliare graue bis graugelbe Lungenknoten, bei ausgesprochener Tuberkulose der geschwollenen bronchalen Lymphknoten, WARTHIN bei einem Fet von 3—4 Monaten miliare Tuberkel, AUSSET bei einem 3 Tage alten Kinde käsige Lungenherdchen, DEMME das Bild der Lungenphthise bei einem 29 Tage alten Kinde. ANDREWES sah bei einem kurz nach der Geburt verstorbenen Kinde die Hilusknoten verkäst und geschwollen, sowie zahlreiche Miliartuberkel in den Lungen, STÖCKEL zeigte bei einem 14 Tage p. p. gestorbenen Kinde unter den hochgradigen miliaren Organtuberkulosen auch solche der Lunge. Gegenüber den übrigen Organen an Größe und Menge zurücktretende miliare Lungentuberkel beobachtete HONL bei einem 15tägigen Kinde. SITZENFREY schildert bei einem $^1/_4$ Jahr alt gewordenen, sofort nach der Geburt von der tuberkulösen Mutter entfernten Kinde taubeneigroße Verkäsungsbezirke in beiden Ober- und dem rechten Unterlappen sowie Aussaat bis erbsengroßer Käseherde auch in der Pleura bei Anschwellung und Verkäsung der bohnengroßen Hiluslymphknoten. In den übrigen Organen miliare Aussaat. In einem anderen Fall eines 6 Wochen alten Kindes, das ebenfalls sofort nach der Geburt von der Mutter getrennt war, bestand allgemeine Miliartuberkulose, auch in den Lungen. Ein weiterer Fall betraf einen halbjährigen Säugling mit einer Zerfallshöhle im rechten Oberlappen sowie zahlreichen kleineren zum Teil rosettenartig verteilten Herdchen auch in der linken Lunge. Hilusdrüsen ausgedehnt verkäst. In den übrigen Organen miliare und übermiliare Knötchen.

LANDOUZY und MARTIN erhielten bei Überimpfung der Lunge eines nach 6 Stunden gestorbenen $6^1/_2$ monatigen und eines zweiten 5 monatigen Fetus auf Meerschweinchen ein positives Ergebnis. Ähnlich im Falle von AVIRAGNET und LAURENT-PRÉFONTAINE, sowie dem von BUGGE. Hier machten sowohl Lungen- sowie Leberstückchen einer Frühgeburt ohne anatomische Veränderungen Meerschweinchen tuberkulös. Auch der Ausstrich von Nabelvenenblut wies massenhaft säurefeste Stäbchen auf. HENKE erhielt ein positives Ergebnis mit Verimpfung von bronchalen Lymphknoten eines 4 Tage alten Kindes. Von als unsicher zu bezeichnenden Fällen nennen wir den Befund ausgedehnter Lungentuberkulose, den AUCHÉ und CHAMBRELENT bei einem 27 Tage alten Kinde, dessen Mutter 3 Tage nach der Geburt gestorben war, erheben konnten, ferner BRINDEAU, der zahlreiche Miliartuberkel in der Lunge eines 12 Tage nach der Geburt gestorbenen Kindes fand. Bei einem von STRAUSS beobachteten 3 Wochen alten Kinde mit großen Käseknoten in bronchalen und Gekröselymphknoten, Leber und Milz bestand keine gennäogenetische Infektion, da die Eltern gesund waren und wahrscheinlich Infektion in der Bewahranstalt vorlag. Unsicher sind ferner die zwei Fälle von LEBKÜCHNER. Seine Beweisführung stützt sich vor allem auf das Mißverhältnis des Alters der Kinder und der anatomischen Lungenveränderungen (Kavernen, Pleuraverwachsungen). Doch kann nach allen Erfahrungen von der primären Kavernenbildung für seine Fälle ebensogut mit extrauteriner, vielleicht unter der Geburt erfolgter Entstehung der Tuberkulose gerechnet werden, zumal auch bei den Eltern nur dürftige Anhaltspunkte für Tuberkulose vorhanden waren. Auch die Beobachtungen von JOHNSEN, der ausgedehnte käsige Hepatisation der linken Lunge, zwei große Kavernen, Miliartuberkulose sowie pleurale Verwachsungen bei einem 3 Monate alten Kind und negativem Plazentarbefund beschrieb, der Fall von HAUSHALTER, in dem sich Miliartuberkulose der Lungen und Hiluslymphknoten fanden, sowie viele andere mehr, sind höchst unsicher in bezug auf die Deutung als angeborene Infektion. Es sei noch die Notwendigkeit histologischer, vor allem bakterioskopischer Nachprüfung makroskopisch angenommener Tuberkulose besonders beim Vorliegen miliarer Herde hervorgehoben. Abszesse (SITZENFREY), Pseudotuberkulosen (HENKE, WREDE), peribronchale Verdichtungsherde (PORAK) u. a. m. geben zu Verwechslungen Anlaß.

In den angeführten Fällen waren die Lungenveränderungen Teilerscheinung einer allgemeinen ausgedehnten Tuberkulose, in einem Teil derselben standen sie durchaus im Vordergrunde des Bildes. Schon Biedert, Leroux, Müller, Queyrat, Flesch, Steiner und Neureuther, Carr, Neumann u. a. heben die bevorzugte Beteiligung der Lungen- und Bronchallymphknoten bei den Autopsien tuberkulöser Kinderleichen hervor, die über 90% hinausgehen.

Eindrucksvoll tritt die Bevorzugung der Lunge in den Beobachtungen von Charrin, Lehmann, Andrewes, vor allem aber in dem einen, von uns zuletzt geschilderten Fall Sitzenfreys hervor, in dem unschwer das Bild des Lungenprimärkomplexes mit kavernöser Einschmelzung des Ghon-schen Herdes erkennbar ist. Noch viel mehr trifft das für die Beobachtungen von Ghon, Kudlich und Winternitz zu. Sie stützen sich zunächst auf 5 Fälle von Säuglingstuberkulose im Alter von 1—6 Monaten. Diese boten im großen und ganzen ein anatomisch gleiches Bild, insofern als sie alle den typischen, pulmonalen Primärkomplex mit käsigen oder kavernösen Lungenherden zeigten. Daneben bestand außer in einem Falle mehr oder weniger verbreitete hämatogene und Darmtuberkulose, wobei weder ent-stehungsgeschichtlich noch zeitlich die tuberkulösen Veränderungen einheitlich waren. In allen Fällen jedenfalls bildete der Primärkomplex der Lunge die Quelle der übrigen tuberkulösen Veränderungen, womit deren formale und zeitliche Verschiedenheit erklärt ist. Ferner fand sich in 16 Fällen von Säuglingstuberkulose aus dem zweiten Lebenshalbjahr genau wie bei der vorhergehenden Gruppe ein pulmonaler Primärkomplex mit augenfälligen, käsigen oder kavernösen pulmonalen Primärherden. Abgesehen von ver-schiedenartigen hämatogenen Metastasen traten in diesen Fällen auch solche von tuberkulösen Darmveränderungen ohne sonstige hämatogene Metastasen auf, woraus die kanalikuläre Entstehung der Darmveränderung erhellt. Die Lungen enthielten außer dem Primäraffekt miliare Tuberkel oder intrakanali-kulär entstandene azinös-käsige bis lobulär-pneumonische Prozesse. Ein wesent-licher Unterschied im anatomischen Gesamtbild zwischen den Fällen von Säuglingstuberkulose im ersten und zweiten Lebenshalbjahr besteht nicht. Den 21 genau durchuntersuchten Fällen von Säuglingstuberkulose aus dem Jahr 1923 zu 24 fügt Ghon noch 87 ältere Fälle seiner Beobachtung in Wien und Prag hinzu, die allerdings nur die in diesem Zusammenhange wichtigere Säuglingstuberkulose des ersten Lebenshalbjahres umfassen. Auch hier ergab sich der typische Befund des Primärkomplexes, überwiegend in den Lungen, in einer verschwindenden Zahl auch extrapulmonal.

Die Tuberkulose der Säuglinge zeigt mithin überwiegend das Bild des pulmonalen Primärkomplexes als Quelle der Infektion und spricht damit gegen eine Bedeutung plazentarer Übertragung. Unter Sitzenfreys 26 Fällen von Plazentartuberkulose fand sich entsprechend nur ein einziges tuberkulöses Kind. Nach Ghon reichen die Gründe gegen eine exogene Infektion bei Säuglingstuberkulose, wie frühzeitige Entfernung des Kindes von der Mutter, Art, Anordnung und Alter der Veränderungen, nicht für alle Fälle aus. Jedenfalls geht es nicht an, im anatomischen Bilde der Säuglingstuberkulose mit Moll eine intrauterin erworbene Frühform mit annähernd gleichmäßiger käsiger Durchsetzung der Organe von einer exogen, durch Umgebungsansteckung vermittelten Spätform, die unter dem Bilde des pulmonalen Primärkomplexes verlaufe, zu unterscheiden. Auf der anderen Seite läßt sich trotz einwandfreier Befunde des Primärkomplexes aber die Möglichkeit hämatogen-plazentarer Entstehung nicht ganz ausschließen.

Wir können daher zusammenfassend feststellen, daß bei ein-wandfreien gennäogenetischen Tuberkulosen Neugeborener Lungen-herde vorkommen, aber an Bedeutung hinter den sonstigen Herden zurücktreten. Bei ihnen scheint aber das Bild des Primärkomplexes nicht vorhanden zu sein. Bei Säuglingen steht meist der Primärkomplex im Vordergrund. Für ihn ist die Entstehung von den Eltern her nicht bewiesen, die exogene Bildung — eventuell durch Fruchtwasseraspiration bei der Geburt — dagegen durch die Analogien des anatomischen Bildes mit dem bei nachweisbarer Umgebungsinfektion sehr wahrscheinlich gemacht. Für diese Fälle mit BAUMGARTEN eine Viruslatenz anzunehmen, liegt kein Anlaß vor. Es sei jedoch hervorgehoben, daß gerade bei angeborener Tuberkulose die Bazillenbefunde in herdfreien Organen (s. o., vgl. ferner BIRCH-HIRSCHFELD, HEITZ, SCHMORL und Mitarbeiter, ASCHOFF), vor allem auch die Verhältnisse im Lymphknoten (SITZENFREY u. a. m.) auf das Vorkommen einer Latenz von Tuberkelbazillen in der Entwicklungsperiode des Organismus hinweisen.

b) Die geschilderte Art der Gennäogenese setzt ein hämatogenes Zustandekommen der Lungen- und Bronchaldrüsenveränderungen beim Primärkomplex voraus.

Ganz allgemein sind für die Bedeutung des Blutweges als solchen bzw. des vereinigten Blut- und Lymphweges besonders AUFRECHT, RIBBERT, KRETZ u. a. eingetreten. AUFRECHT leugnet das unmittelbare Hineingelangen von Virus in die Lungen und verlegt ihr erstes Haften in die Gaumenmandeln (vgl. auch VOLLAND, WEISSMAYR u. v. a.). Von hier aus finde eine Überführung in die Gefäße des Brustraumes statt. Das Virus gelange entweder in die Bronchaldrüsen und dann erst in den Kreislauf oder geradewegs in die Lungen. An irgendeiner Stelle entstehe nach Eindringen des Virus in die Gefäße eine umschriebene bazilläre Gefäßerkrankung, die zu Pfropfbildung, Gefäßverschluß und damit Nekrose (hämorrhagischer Infarktbildung) des Lungengewebes führe. Jetzt erst sei das Virus zur Einwanderung ins Lungengewebe befähigt, das nunmehr käsig erkrankt. Dem tuberkulösen Lungenherd liege also eine einfache Nekrose bzw. durch diese bedingte pneumonische Reizung zu grunde, die tuberkulös infiziert werde. Nachprüfungen von AUFRECHTs Angaben konnten seine Gefäßbefunde, insbesondere ihr Auftreten vor Entstehung der tuberkulösen Herde in keiner Weise bestätigen (vgl. TENDELOO [f], SCHMORL, BEITZKE [d, f] u. a.).

Gegenüber AUFRECHT nahmen RIBBERT und auch KRETZ zwar ein primäres Eindringen der Bazillen in die Lungen an. Aber hier seien sie zur sofortigen Herdbildung nicht in der Lage, gelangten vielmehr — entsprechend ihrem Verhalten in Schleimhäuten — zur Aufsaugung durch die Lymphbahnen und Lymphknoten, von hier aus in die Blutbahn, und nun erst sekundär — als Metastase 1. Ordnung — entstünden in der Lunge die ersten Herde. Das Virus macht hiernach eine Rundreise, nach deren Erledigung es am Ort seines Ausgangspunktes den Herd setzt. Die durch Tierversuch (s. unten) zu belegende sofortige Bakteriämie nach Eintritt des Virus in den Körper, ferner die Latenzperiode bis zur örtlich nachweisbaren Bazillensiedlung können diese Annahme in gewisser Weise stützen. Im übrigen sind kaum Gründe beizubringen für die Annahme, daß die Ansiedlung auf der Alveolarinnenfläche, die in jedem Falle zur tuberkulösen Erkrankung veranlagt ist, erst beim zweiten Aufenthalt des Virus erfolgt.

Zu wichtigen Stützpunkten der hämatogenen Infektionstheorien wurden ferner die Tierversuche von BAUMGARTEN, ASKANAZY und auch MORPURGO, die bei Einführung sehr geringer Mengen wenig virulenter Bazillen in die Harnblase oder Harnröhre bzw. die Ohrvene von Kaninchen eine chronische, von der Spitze nach unten verlaufende Lungentuberkulose und Zerfallshöhlenbildung in der Spitze erzeugen konnten. Daß diesen bemerkenswerten Versuchsergebnissen keine allgemeine Bedeutung zukommen kann, liegt auf der Hand. Die Spitzenerkrankung dürfte nicht die primäre gewesen sein und ist als solche durchaus nicht allein für die Verbreitung des Prozesses auf dem Blutwege kennzeichnend. Es müssen besondere Bedingungen vorliegen, daß sie im Tierversuch entsteht.

Auch die Lehre von der Viruslatenz in den Lymphknoten schien geeignet, die Bedeutung c) des Lymph-Blutweges ins Licht zu stellen. Seit ihrer Aufstellung durch BARTEL ist sie auch heute noch stark umstritten. JOEST hat sie bekämpft, BEITZKE, BLUMENBERG, HUEBSCHMANN u. a. sprechen sich meines Erachtens zu Recht für ihre Geltung aus. Die Lymphknoten sind Abfangfilter der Bazillen, mit allen Mitteln zu deren Abwehr ausgestattet und daher — etwa im Gegensatz zu ˙dem hochempfindlichen Lungengewebe — gegen sofortige Erkrankung bis zu einem gewissen Grade geschützt. So dürfte es nach dem Ersteindringen der Bazillen in sie von ihnen aus kaum häufig bzw. nur unter besonderen Bedingungen zu einem Kreisen der Bazillen in der Blutbahn und hämatogener Absiedlung etwa in der Lunge kommen. Damit fällt allein schon die Beweiskraft der Tierversuche z. B. von Jos. Koch und Baumgarten weg, die bei oraler und konjunktivaler Viruszufuhr mit kleinen Bazillenmengen genau wie auch bei der Einatmung Verkäsung der Halslymphknoten beobachteten und von hier aus via Venenwinkel Infektion der Organe vor allem der Lunge auch bei der Einatmungsinfektion voraussetzen. Gegenüber diesen Versuchen sowie den älteren Auffassungen von Beckmann, Grober, Wassermann, Aufrecht, Bartel und Spieler, Behring, Cornet, Harbitz, Pottenger, Weichselbaum, Weleminsky, Weismayr, Reinders, die eine unmittelbare Übertragung der Bazillen von den Mandeln über die Halslymphknoten und Pleurakuppel zur Lunge voraussetzten, konnte Beitzke (d. f) zum Teil den Nachweis führen, zum Teil wahrscheinlich machen, daß direkte Aspirationen des Virus bzw. der gefärbten Flüssigkeit im Spiele waren, die zum Nachweis der Lymphverbindungen von Hals- und Brustgegend diente. Oder aber es mußte der natürliche und einzig mögliche Weg, der von den Hals- zu den Brustlymphknoten führt, beschritten worden sein, nämlich der über den Angulus venosus juguli und das rechte Herz. Doch auch dieser kam — wie sich zeigen ließ — kaum ernstlich gegenüber der Virusaspiration in Frage.

Die noch als Beweismittel angeführte lückenlose Kette käsiger Lymphknoten vom Hals zum Thorax bestand nur bei gleichzeitiger Kehlkopf- und Luftröhrentuberkulose. Im übrigen zeigen die Lymphabflußgebiete vom Hals wie von der Brust aus bei gleichzeitiger Erkrankung ganz verschiedene Bilder; das eine Mal Absteigen und andere Mal Aufsteigen der Veränderungen (Ghon und Pototschnig, Ruf u. a.).

Gegen die Versuche von B. Lange, die das gelegentliche Vorkommen einer Lungeninfektion von den Schleimhäuten aus wahrscheinlich machen, hat sich Beitzke gewandt. In jenen zeigten sich auch bei Anwendung kleinster Bazillenmengen Überspringen der örtlichen Schleimhautlymphknoten und hämatogene, unter Umständen isolierte Erkrankung der Lunge. Beitzke ist geneigt, diese als Folge einer Aspiration in die Lungen während des Versuchs aufzufassen und erkennt B. Langes Vergleichsversuch, der diese ausschließen sollte, nicht an. Dieser bestand darin, daß oral mit $^1/_{10}$—$^1/_{100000}$ mg infizierte Meerschweinchen nach einigen Stunden bis Tagen getötet und nun die Hals-, Gewebe- und Luftröhrenlymphknoten gänzlich, Milz und Lungen zu je $^1/_4$ auf andere Tiere verimpft wurden. So konnte B. Lange in 6 unter 15 Fällen bis zum 3. Tage Tuberkelbazillen in Hals- oder Gekröseknoten, 3mal auch in der Milz nachweisen, niemals aber in Lungen und Luftröhre. Den recht evidenten Langeschen Schluß, daß Aspiration mithin nicht stattgefunden habe, hält Beitzke nicht für zwingend, da Lange nur $^1/_4$ der Lunge verimpft hat, ihm also die Bazillen entgangen sein könnten. Aber auch wenn dieser Einwand nicht stichhaltig wäre, würden die Langeschen Versuche lediglich die Möglichkeit der Kontaktinfektion dartun, ohne etwas über den beim Menschen überwiegend begangenen Infektionsweg auszumachen. Daß auch beim Menschen eine solche Kontaktansteckung vorkommt, kann nach allen hygienisch-epidemiologischen Erfahrungen nicht zweifelhaft sein.

Die gleichen Gründe gelten naturgemäß auch den zahlreichen Versuchen, die Lungenherde auf die primäre Infektion des Darmes (Deglutitionsinfektion) zu beziehen (Klebs, Behring, Calmette, Comby, Landouzy, Letulle, Ravenel, Schlossmann). Zum Angehen einer wirklichen Fütterungsinfektion ist das Mehrfache der auf dem Einatmungswege wirksamen Infektionsmenge erforderlich (Findel, Reichenbach). Auch die Befunde latenten Virus in den den Schleimhäuten benachbarten Lymphknoten liefern keine Beweise für die Rolle einer Fütterungsinfektion für die Entstehung der primären Lungenherde. Gaffky fand bei 264 tuberkulosefreien Kinderleichen nur 11mal in den Gekröselymphknoten, 17mal in den Bronchalknoten latentes Tuberkulosevirus. In Beitzkes (a, c, k) Untersuchungen ähnlicher Richtung fanden sich unter 27 Fällen 5mal Bazillen in Verdauungslymphknoten, 1mal in Bronchaldrüsen, 3 mal in beiden. Dabei besteht ein bemerkenswerter Gegensatz in der Bazillenmenge von Bronchal- und Verdauungsknoten bei verborgener und offenbarer Infektion. Bei dieser sind erstere, bei jener letztere reich an Bazillen. Ähnlich lauten die Ergebnisse von Weichselbaum und Bartel. Harbitz stellte bei gleicher Untersuchungsanordnung eine überwiegende Beteiligung der Halslymphknoten fest. Die Beobachtungen von BARTEL und SPIELER, die bei 17 von 27 in Phthisikerwohnungen ausgesetzten Meerschweinchen Bazillen in den Lymphknoten der Atmungs- und Verdauungswege fanden, und zwar $11,7\%$ in Mandeln und Umgebung, $58,8\%$ in Halslymphknoten, $52,9\%$ in den Bronchaldrüsen, 100% in den Gekröseknoten, zeigten oft das Bild der Aspirationsinfektion. Wenn zwar mit allen diesen Untersuchungen die relativ häufige Aufnahme von Tuberkelbazillen in die Lymphknoten der Schleimhäute wahrscheinlich gemacht ist, so sind sie doch keine Beweise für die überwiegend sekundäre Infektion der Lunge und Bronchaldrüsen, da dann auch die Bazillen in sonstigen Organen hätten nachweisbar sein müssen. Nach BEITZKE ist vielmehr mit rascher Unschädlichmachung des latenten Virus in den Lymphknoten zu rechnen. Sonst müßte man viel öfter auch beim Menschen das Bild isolierter Halslymphknotentuberkulose finden, was aber nicht der Fall ist (vgl. auch KLEINSCHMIDT).

Auch die Befunde bovinen Virus in den Halslymphknoten, die z. B. KOSSEL zu 40% erheben konnte, sprechen keine eindeutige Sprache. Gewiß gibt es beim Menschen Fälle boviner Lungenphthise — DE JONG und STUURMANN konnten einen bovinen Stamm aus dem Auswurf eines jungen Mädchens züchten, das viel mit Rindern in Berührung war, BEITZKE (c) erhielt das gleiche Ergebnis bei Verimpfung käsiger Bronchaldrüsen einer tuberkulösen Kinderlunge (vgl. auch MOHLER und WASHBURN, SPENGLER, LINDEMANN, KOSSEL u. a.) — aber im ganzen ist doch mit BEITZKE und OEHLECKER die Zahl boviner Infektionen höchstens auf 8—10% zu veranschlagen. SPRONCK fand allerdings für Utrecht 10%.

Nach der Zusammenstellung von MÖLLERS ferner kommt der bovinen Infektion wohl nur für die Erkrankung der Bauchorgane größere Bedeutung zu. Er fand für 57 von 169 Fällen, d. i. $34,29\%$ Typus bovinus, und bei $40,66\%$ der Gesamtzahl aller Befunde von Rindertuberkelbazillen die Bauchorgane von Kindern unter 5 Jahren betroffen. Bei der Lungentuberkulose gehörten dagegen von 974 aus Lunge- und Bronchalknoten gezüchteten Stämmen 967 den humanen, 5 den bovinen an, zweimal waren beide vertreten. Nur in $0,51\%$ aller Fälle von Lungen- und Bronchaldrüsentuberkulosen fand sich Typus bovinus. Neuerdings gibt MÖLLERS sogar nur $0,43\%$ von 1164 untersuchten Fällen an. Bei allgemeiner Miliartuberkulose war gegenüber 404 humanen Befunden 51mal Typus bovinus vorhanden, in den Bauchorganen dagegen 58mal gegenüber 107, und in Hals- und Achselknoten 121mal unter 228 humanen Fällen, also in $40,33\%$. Für die Tuberculosis cutis verrucosa kommt in $^{1}/_{2}$, für den Lupus dagegen nur in $^{1}/_{4}$ der Fälle der Bovinus in Betracht.

Auch bei Affen stellte RABINOWITSCH unter 19 humanen nur 3 bovine und einmal im gleichen Fall einen humanen Stamm in der Lunge und einen bovinen in der Milz fest.

Ganz selten einmal ist der Typus gallinaceus aus menschlichem Material (Sputum) gezüchtet worden (JANCSO und ÉLFER, LÖWENSTEIN, RABINOWITSCH und M. KOCH, KRUSE, PANSINI, LEDERER, KRASSO und NOTHNAGEL, LIPSCHÜTZ, DUGGE [s. u. S. 369]).

Aber bei all diesen Ergebnissen ist einmal mit der Tatsache der Mischinfektion, vor allem der biologischen Unbeständigkeit der Tuberkelbazillentypen zu rechnen. Das Vorkommen atypischer Stämme (vgl. besonders die Verhältnisse bei Sepsis tuberculosa acutissima ESSER) sowie die gegenseitige Umwandlung von Typus humanus und bovinus (RABINOWITSCH und DAMMANN, DE JONG, DAMMANN und MÜSSEMEIER, ARLOING, KARLINSKI u. a.) sind hier ernstlich in Betracht zu ziehen.

Endlich ist für die seltenen Befunde von Typus bovinus bei Lungen- und Bronchaldrüsentuberkulose nicht erwiesen, daß jedesmal das Bild des Primärkomplexes in der Lunge vorlag. Zum Teil kann es sich hier um sekundäre Tuberkulosen von seiten des Verdauungsschlauches bzw. der Schleimhäute (eventuell auch der äußeren Haut) gehandelt haben. Besonders in den Fällen von sekundärer Lungentuberkulose nach Erwerb eines Leichentuberkels ist die bovine Infektion in Erwägung zu ziehen. Mithin wird man zwar für die primäre Tuberkulose des Verdauungsschlauchs (15 bis höchstens 30% aller Primärkomplexe mit starken Schwankungen je nach dem Ort der Untersuchung vgl. PUHL, M. LANGE, ST. ENGEL, SCHÜRMANN) und der Haut mit einem gewissen Hundertsatz boviner Infektion zu rechnen haben, diesen aber unmöglich als Grund für die enterogene bzw. lympho-hämatogene Entstehung der primären Lungenveränderungen heranziehen können.

Auch die Bemühungen, die primäre Natur der Bronchallymphknoten- gegenüber den Lungenveränderungen zu beweisen, sind nicht von Erfolg gewesen. Die

Versuche, die spurloses Durchdringen von Tuberkelbazillen durch die Haut und Ersterkrankung der benachbarten Lymphknoten dartun (vgl. Manfredi und Frisco, C. Fränkel und Königsfeld, Sata, ferner die unmittelbaren Bakteriämien nach Eindringen des Virus s. u. S. 368), ahmen gewiß nicht den üblichen Gang der Infektion nach. Das gleiche gilt von ähnlichen Tierversuchen Selters und Blumenbergs, die bei sehr schwacher Infektion das Ausbleiben des Primärkomplexes und sofortige Verallgemeinerung bei Meerschweinchentuberkulose betreffen. Auch die Auffassungen Weleminskys haben sich nicht halten lassen.

Dieser sieht in den Bronchalknoten ein Endreservoir der gesamten Lymphe der oberen Körperhälfte, eine Art Lymphherz, das seinen Inhalt durch den Ductus bronchomediastinalis in die linke Vena subclavia ergießt. Weiterhin liegt seiner Auffassung die Tatsache zugrunde, daß tuberkulös erkrankte Gewebe in der dem Primärherd folgenden Epoche ihre zugehörigen Lymphknoten nicht infizieren, bzw. die Lymphbahnen auch bei direkter Invasion eine ausgesprochene Immunität besitzen. Sind aber — wie meistens — die Lymphknoten doch erkrankt, so müssen sie die primären, den Quellgebietsveränderungen vorgeordneten Herde darstellen. In ähnlicher Weise hatte ja auch Baumgarten die hämatogene Infektion der Lymphknoten gegenüber der Quellgebietsinfektion mit aller Entschiedenheit vertreten. So nimmt Weleminsky für die Infektion der Lungen den direkten Lymphweg von den Hals- zu den Bronchaldrüsen an. Von hier aus soll die Lunge auf dem Blutwege erkranken.

Beitzke sowie Bartel und Neumann sind gegen die Weleminskyschen Auffassungen insbesonders bezüglich des Lymphherzens in den Bronchaldrüsen aufgetreten. Zwar erkranken bei subkutaner Impftuberkulose des Meerschweinchens die Bronchaldrüsen oft vor der Lunge, aber nicht von den Halslymphknoten her, von denen bekanntlich kein direkter Weg in die Brusthöhle führt, sondern hämatogen. Für die Inhalationsinfektion kann an der primären Lungenveränderung gar kein Zweifel sein, und auch bei der intravenösen Bazillenzufuhr zeigt nach meinen Erfahrungen oft die Lunge den primären Herd. Mithin läßt sich ganz einwandfrei die Exposition und die zeitliche Bevorzugung der Lunge vor den Bronchaldrüsen dartun.

Für die Lunge ist d) der Luftweg nicht nur selbstverständlich, sondern durch zahlreiche Tierversuche und Beobachtungen belegt.

Allein schon der überwiegende Sitz des Primärherdes in den Lungen, und zwar in den notorisch bestbeatmeten Partien mit größtem respiratorischem Ausdehnungswert, nämlich den kaudaleren Teilen der Ober- und kranialen der Unterlappen, entsprechend dem gerade nach abwärts gerichteten Verlauf von Luftröhre und Bronchen, die subpleurale Lage u. a. m. deuten darauf hin. Lubarsch (a, c) fand unter 1087 Tuberkulosefällen isolierte Lungenerkrankung in 30,7 und bei Mitrechnung der schiefrigen Indurationen in 38,8%, wobei auf diese 334 Fälle 253 verkalkte und verkreidete, 66 fast geheilte, 12 kleine tuberkulös pneumonische Herde und 3 tuberkulöse Bronchiolitiden entfielen. Die Atmungsorgane schienen danach die häufigste Eingangspforte des Virus abzugeben. Zum gleichen Ergebnis gelangten E. Albrecht, Goldschmidt, Most, Ribbert, Spronck, Birch-Hirschfeld, Abrikosoff, Schmorl, Ghon, Beitzke, Heller u. v. a. m.

Zahlreiche Tierversuche haben das einwandfreie Gelingen der Infektion der Lunge durch Einatmung (Inhalation, Aspiration) bazillenhaltigen Materials bewiesen (Tappeiner, Rob. Koch, Veraguth, Cornet, Kossel, Flügge, Heymann, Hippke, Chaussé, Findel, Reichenbach, Bartel und Neumann, Löwenstein, B. Lange und Mitarbeiter, Baldwin und Gardner u. v. a. m.).

Sowohl diese Untersuchungen wie die am menschlichen Primärkomplex zeigten die Ersterkrankung der Lunge und die sich mit Regelmäßigkeit einstellende gleichsinnige Erkrankung des örtlichen Lymphknotens. Die Mehrzahl der Untersucher fand gleich nach der Einatmung die Lunge der Versuchstiere bazillenhaltig (B. Heymann). Nur Hara vermißte das, anscheinend bei Anwendung unzureichender Technik. Es ist auch in der Mehrzahl der Fälle wohl nicht so, daß die Bazillen nach Setzung von Lungenherden die Bronchalknoten

überspringen oder spurlos ins Gewebe eindringen, um an entfernten Orten Herdbildung hervorzurufen, die unter Umständen in der Lunge Tochterherde setzen
(RIBBERT und KRETZ, Tierversuche von SELTER). Auch die von HARA unter
BAUMGARTEN bei aerogener Infektion gefundenen primären Schleimhautverände-
rungen, von denen der Lungenherd auf dem Lymph-Blutwege entstehen sollte,
ließen sich nicht bestätigen.

Nach B. LANGE soll bei der Einatmungsinfektion je ein virulenter Bazillus
einen Herd setzen. Treffen also viele Bazillen das Lungengewebe gleichzeitig,
so sind sie in der Lage, mehrfache Primärherde zu erzeugen. Solche kommen zwar
bei der Inhalationsinfektion des Meerschweinchens anscheinend häufiger vor,
aber beim Menschen ist doch der solitäre GHONsche Herd das Regelmäßige.
Die Einzelheiten des Virusverhaltens bei der menschlichen Erstinfektion bleiben
daher weiterhin zu erforschen.

Ist einmal ein Primärherd gebildet, so besteht offenbar eine gewisse Festig-
keit gegenüber Superinfektionen. Die in unmittelbarer Umgebung des ursprünglichen Primärherdes auftretenden Appositionsherdchen haben dementsprechend
ein ganz anderes histologisches Gepräge (Tuberkel) als der primäre Herd, der
regelmäßig eine lobulär käsige Alveolitis darstellt.

Die klassische Form des primären Inhalationsherdes entsteht bei der Einatmung, nicht dagegen bei Aspiration von Bazillenmengen in wässeriger Auf-
schwemmung, wie sie z. B. bei der Einspritzung in die Luftröhre statthat. Die
Herde, die bei dieser auftreten, sind nicht die aus sich heraus per continuitatem wachsenden Herdindividuen, sondern zahlreiche kleine Herde, die zusammenfließen und dann einen scheinbar einheitlichen, multilokularen — Herd
bilden (B. LANGE, PAGEL).

Die alte Streitfrage zwischen CORNET (auch CHAUSSÉ) und FLÜGGE, ob bei der Inhalationsinfektion der Einatmung von flugfähigem Staub oder von Bronchaltröpfchen
der Vorzug zu geben sei, ist neuerdings von B. LANGE (mit NOWOSSELSKY und KESCHI-
SCHIAN) wieder aufgerollt worden. Diese fanden, auf Grund von Versuchen mit Tröpfchen-
aspiration durch verschieden geformte Glasröhren und eingehender Kritik der bisher vorliegenden Ergebnisse, daß nur die selten anzutreffenden kleinsten bazillenführenden Bronchaltröpfchen bis 20 μ Größe, ausnahmsweise auch solche zwischen 20 und 100 μ das Lungengewebe erreichen können. Eine primäre Lungeninfektion des Menschen durch Hustentröpfchen ist danach möglich, aber offenbar ein seltenes Ereignis. In den Tierversuchen,
in denen Meerschweinchen durch Anhusten seitens offener Phthisiker infiziert wurden
(HEYMANN, MOELLER, CHAUSSÉ, HIPPKE), war zum Teil Kontaktinfektion im Spiele, zum
Teil wurde das positive Ergebnis dadurch erzielt, daß die Hustenstöße in eine Röhre hinein
stattfanden, die in einen Kasten mit den dicht gedrängt sitzenden Meerschweinchen führte.
Hier entstand das Bild der primären Lungeninfektion. Man muß annehmen, daß unter
diesen besonderen Versuchsbedingungen die feinsten Bronchaltröpfchen zur Infektion
geführt haben. Ganz anders gestalten sich die Ergebnisse, wenn man derartige Versuche
in freien Lufträumen, anstatt im Kasten oder Inhalationsturm macht. Es lassen sich weder
die Versuche mit künstlicher Verstäubung von feinsten Keimaufschwemmungen (BUCHNER-
Spray), deren Flugfähigkeit fast eine unbeschränkte ist, auf die Infektion mit Hustentröpfchen, noch die Versuche der Husteninfektion von Meerschweinchen auf die natürliche
Einatmungsinfektion des Versuchstiers oder gar Menschen übertragen.

Für die Staubinfektion jedoch konnten LANGE und NOWOSSELSKY gegenüber den
älteren Angaben von FLÜGGE feststellen, daß sich sehr wohl auch mit kleinsten Bazillenmengen Infektionen erzielen ließen. Man konnte somit für Hustentröpfchen kein leichteres
Eindringen als für feinen Staub annehmen. Einatmung feinen Staubs bewirkt das klassische Bild der Inhalationsinfektion, gröberen Staubs eher das der vom Nasenrachenraum
ausgehenden Kontaktansteckung. Einatmung eines Gemisches feinsten und gröberen
Staubes führt zu einer Infektion auf beiden Wegen.

Auch bei Nachahmung natürlicher Verhältnisse ergab sich rasche Eintrocknung an
Taschentüchern, Staubtüchern, Kleidung und Fußboden angetrockneter Sputa und teilweise Überführung in flugfähigen Staub. Dabei fand in 18 Tagen keinerlei Virulenzabschwä-
chung der Bazillen statt. Es gelang, Meerschweinchen mit Leichtigkeit durch derartig
angetrocknete und verstäubte Sputa zu infizieren.

Diese Ergebnisse sind nicht ohne Widerspruch geblieben (STRAUSS, HUEBSCHMANN [g, h]
u. a.). Unter anderem wandte KLEINSCHMIDT die von SCHLOSS beschriebene Anstalts-

epidemie ein, bei der eine phthisische Krankenpflegerin sämtliche Säuglinge zweier Stationen ansteckte, mit Ausnahme zweier, die von den eigenen Müttern gepflegt wurden.

Die alte Gegenüberstellung: Tröpfchen-Staub ist nunmehr in die Fragestellung: Tröpfchen oder (antrocknendes, flugfähiges) Sputum umzusetzen, und die Auffassung der Tröpfchenansteckung von Mensch zu Mensch scheint gegenüber der Lehre von der Ansteckung durch eingetrockneten verstäubten Auswurf überprüfungsbedürftig. Für die Hygiene bleibt daher das große Verdienst der Flüggeschen Schule um die öffentliche Bekämpfung der Auswurfverstreuung bestehen.

Jedenfalls liegt die Einatmung, der Ansteckungsweg durch die Luft ganz überwiegend dem Primärkomplex der Lunge zugrunde. Es ist bekannt, daß die Berührungs- (Schmutz- und Schmier-)Infektion ebenso wie die digestive für die Entstehung der Tuberkulose eine bestimmte Rolle (Darmprimärkomplex) spielt. Für die Bildung des primären Lungenherdes, mit der wir es hier allein zu tun haben, kommen sie insoweit in Frage, als auch noch im Nasenrachenraum befindliches Virus aspiriert werden kann (Nenninger, Paul, Ficker, Beitzke, Uffenheimer).

2. Wege und Bedingungen des Fortschreitens der Tuberkulose über den Primärkomplex hinaus.

Im allgemeinen findet die tuberkulöse Erstinfektion im Kindesalter statt, mit dem Geschlechtsreifealter dürfte jedenfalls die Durchseuchung der Bevölkerung vollzogen sein. Im Schulkindesalter sind in Großstädten bis zu 80% infiziert. Der Erwerb des Primärkomplexes bleibt für einen Teil der Menschheit die einzige oder doch wichtigste Auseinandersetzung mit dem Tuberkulosevirus. Wie hoch die Zahl derer zu veranschlagen ist, die weitere Krankheitsphasen erleben, bleibt fraglich. Die gewöhnlich angegebene Zahl von 50% ist anscheinend zu niedrig gegriffen, da der Anatom in einem hohen Hundertsatz der Fälle die Zeichen dem Primärkomplex nachgeordneter Erkrankungsschübe nachweisen kann (s. unten). Für diese bleibt zum Teil die unmittelbare Beziehung zum Primärkomplex zweifelhaft und exogene Superinfektion zu erwägen. Nach Berechnungen Beitzkes (k) ist das Verhältnis der stationär gebliebenen, unausgeheilten, aber auch nicht fortgeschrittenen Primärkomplexe zu den ausgeheilten wie $1:4$ oder $1:13$, wenn man die später reinfizierten Fälle zurechnet. $^3/_4$ aller Erstinfekte heilen ab, $^1/_4$ stirbt weg, meist an Ausbreitung der Erstinfektion. Im Mannesalter finden sich $80-90\%$ abgeheilter Primärkomplexe.

Necker fand in Wien unter 600 Leichen 255, d. s. $43,15\%$ mit Tuberkulose als Hauptleiden und Todesursache, fortschreitende Tuberkulose als Nebenbefund in $9,13\%$, chronische nicht fortschreitende bzw. ausheilende in $17,93\%$ und fragliche (vielleicht ganz ausgeheilte) in $22,34\%$. Nach Burkhardt verschwinden die latent aktiven Tuberkulosen des Kindesalters großenteils in der Reifezeit; sie sind dann bereits manifest geworden. Die latent inaktiven betragen zwischen dem 1. und 5. Jahre 4%, um in gleichmäßigem Aufstieg im Greisenalter 61% zu erreichen. Nach Burkhardt stirbt vom 1.—5. Jahre $^1/_4$, vom 30.—40. Jahre über $^1/_3$ aller Tuberkuloseinfizierten.

Bei allen diesen Zahlen sind naturgemäß Unterschiede der Untersuchungstechnik und Bewertungsziffer (fragliche Fälle, Narben), der Bevölkerungsschichten, der Städte u. a. m. zu berücksichtigen. Die Sterblichkeit an Tuberkulose ist in unseren Breiten im 1. Lebensjahr viel häufiger als in späteren Jugendjahren bis zu Beginn des Berufsalters. Im Schulkindesalter ist die Sterblichkeit an Tuberkulose so gering wie niemals sonst, aber die Durchseuchung (Zahl der Ansteckungen) so groß wie niemals sonst. Einen steilen Anstieg erreicht die Sterblichkeit mit dem Berufsalter. Sie nimmt weiterhin ständig zu, um erst gegen das 60. Lebensjahr abzunehmen.

Die Tuberkulosesterblichkeit beträgt im ganzen rund 10% der gesamten Sterblichkeit und geht mit dem Steigen und Sinken der letzteren genau parallel. Über die deutlichen Einflüsse der wirtschaftlichen Lage, des Berufs, der Berufshygiene, der familiären Belastung u. a. m. vgl. die grundlegenden Ausführungen von A. Gottstein.

Hier sind die Art, sowie die Bedingungen der Fortschreitung des Primärkomplexes, zu betrachten.

Gewöhnlich ist es nicht der Ghonsche Herd selbst, der sich verbreitet und fortschreitet, vielmehr pflegen sich die für ihn typischen reparativen Phasen ungestört abzuwickeln. Besondere Seltenheiten sind allerdings die Bilder nicht, wo er große Ausdehnung erreicht, in Hohlgänge einbricht und Tochterherde auf dem Bronchal- oder Blutwege setzt. Die Bildung der primären Kaverne als solcher scheint uns dagegen nicht Ursache, sondern eher Folge oder Begleiterscheinung der Verallgemeinerung des Prozesses zu sein. Jedenfalls erfolgt die Ausbreitung gewöhnlich von den käsig erkrankten Lymphknoten aus, sei es, daß ein grober Einbruch in Bronchen oder Gefäße stattfindet, sei es, daß mehr schleichend Virus auf dem Lymphwege in die Blutbahn gerät. Auf diese beiden Weisen entstehen meist frühzeitig die schweren zerstörenden und rasch zum Tode führenden Formen der Säuglings- und Kindertuberkulose.

Doch kennen wir auch die frühzeitige Setzung sehr harmloser, erfahrungsgemäß gewöhnlich nicht zu fortschreitender Tuberkulose führender Spitzenherdchen von seiten des Primärkomplexes. Nach Simon liegen hierbei Metastasen auf dem Blutweg vor, die weder als Primär- noch als „Reinfekte" anzusprechen sind und einer frühen Verallgemeinerungsperiode angehören. Sie entsprechen jedoch fraglos dem „Reinfekt" Aschoff-Puhls. Ihr Vorhandensein, besonders in Fällen verallgemeinernder Tuberkulosen, und ihr vielfaches Auftreten in Form gleichmäßiger symmetrischer und verkalkender Streuungen macht die Puhlsche These ihrer Entstehung durch exogene Superinfektion mehr als fraglich (Pagel). Mindestens ist der Puhlsche Herd entstehungsgeschichtlich kein einheitlicher (s. unten). Abgesehen von den geschilderten Herden, als deren Kennzeichen das Vorhandensein von umschriebener Verkäsung und Neigung zu Verkalkung angesehen werden kann, ist von den frühzeitigen subprimären Metastasen noch zu nennen Neumanns „Miliaris discreta", von der wir allerdings die Übergänge zur Tuberculosis fibrosa densa und ulcerofibrosa kennen. Ich verfüge über einschlägige anatomische Beobachtungen, in denen bei notorisch verallgemeinernden Formen (Meningitis, Nebennierentuberkulose) in der Lunge abgesehen vom schwieligen Primäraffekt besonders die Spitzen und Lappenrandbezirke Schwielenbildung zeigten, denen im histologischen Bilde kleinste produktive Herdchen zugrunde lagen (vgl. oben S. 236). Alle diese Formen sind nach Neumann ausgezeichnet durch die Stigmata der chronisch gemilderten Bazillämie, vor allem die harte Milzschwellung und die starren Gefäße. — In der Tat spricht alles für eine Entstehung auf dem Blutwege. Rein theoretisch wäre für sie natürlich auch die bronchogen-aspirative Bildung von seiten des Ghonschen Herdes erwägbar. Wer mit Blumenberg die frühe Kapselbildung als Kennzeichen des Primärherdes leugnet, wird einer derartigen Annahme zuneigen können. Wir möchten hier auf Grund des ganzen biologischen Charakters der Herde dem Blutwege den Vorzug geben. Nach allen Analogien ist für die geschilderten Herde mit weitgehendem Verschwinden aller spezifischen Herdcharaktere im Laufe der Zeit zu rechnen. Es bleibt dann eine pigmentierte Spitzennarbe übrig, in der histologisch das Bild der Lungenarchitektur weitgehend gewahrt wird.

Eine emphysematöse Blähung, auch Ausdehnung der kleinen Bronchen, sowie die ansehnliche Verdickung und Pigmentierung der Alveolarsepten deuten allein auf das Hinüberziehen einer alten tuberkulösen Erkrankung über das Spitzenfeld hin. Auch andere Bilder können hier ausgeprägt sein. Das ganze Gewebe der Spitzengegend ist dann in eine atelektatische Schwiele verwandelt, die in dichten kollagenen Faserfilzen zahlreiche „drüsenartige" Alveolen erkennen läßt. Wir kommen auf diese und ähnliche Veränderungen noch bei Besprechung des Spitzenbeginns der isolierten fortschreitenden Lungentuberkulose zurück. Hier möchten wir bereits hervorheben, daß die geschilderten Veränderungen zwar abortiv zu bleiben pflegen, aber in einem nicht geringen Hundertsatz — vielleicht 20—30% — zum Ausgangspunkt fortschreitender Lungentuberkulose werden können. Der Auffassung, als lägen diesen Veränderungen auf dem Blutweg tuberkulös veränderte subpleurale Lymphknötchen zugrunde — nach Anders der Ausgangspunkt der sog. „endogenen Reinfektion" in der Lunge — kann ich nicht beipflichten. (Vgl. unsere Ausführungen S. 388.)

Die Bedingungen, die das Fortschreiten oder den Stillstand des Primärkomplexes beherrschen, sind wiederum nicht genau bekannt. Man ist hier auf Vermutungen bzw. die Ausschließung unwesentlicher Einflüsse angewiesen.

Die Massigkeit der Infektion, also die Bazillenzahl, die als sehr naheliegender Umstand auch gern herangezogen wird, gibt genau besehen keine restlose Erklärung. Im Tierversuch kann zwar durch Vermehrung der Bazillenzahl die Inkubationszeit abgekürzt und der Ablauf der Tuberkulose beschleunigt und verschlimmert werden (Hamburger), von einem gewissen Zeitpunkt ab und einer gewissen Bazillenmenge an bleibt der Ablauf der Meerschweinchentuberkulose auch bei Verwendung höherer Mengen der gleiche. Hinzu kommt, daß sich auch im Tierversuch Art und Anzahl der Herde eines Organs in keiner Weise von der Zahl der eingeschwemmten Bazillen bestimmt erwiesen (Corper und Lurie).

Für die menschlichen Verhältnisse zeigt die Regelmäßigkeit des Einsetzens und Auftretens in ihrem Ablauf verfolgbarer Primärkomplexe, ferner die zunächst rasche Vermehrung des Virus in ihnen, daß der Einfluß der Bazillenzahl nicht übermäßig groß sein kann. Bei den Beschneidungstuberkulosen entstand der Primäraffekt regelmäßig nach 8—12 Tagen, und die Lymphknotenerkrankung nach weiteren drei Wochen. Ferner: Kleine Primärkomplexe neigen gar nicht selten zu besonders bösartiger Verallgemeinerung. Schwere, an tödlicher Tuberkulose Erkrankte als Infektionsquellen in der Familie führen oft zu verhältnismäßig leichter und beschränkter Erkrankung der Angesteckten, während die Gelegenheitsinfektion an extrafamiliaren leichten Kranken meist schweren Verlauf beim Angesteckten im Gefolge hat (Ausnahmen s. u. a. bei Frantz). Natürlich besteht hier die Möglichkeit, mit Langer beim intrafamiliär Angesteckten das Vorhandensein vererbter Abwehrkräfte vorauszusetzen. Hier würden also vererbte Abwehrkörper der Ausbreitung des Virus entgegentreten. Römers einschlägige Tierversuche an Schafen, die schon in dritter Generation tuberkulös gemacht wurden, haben hierfür aber keine Anhaltspunkte ergeben.

Umgekehrt wäre mit dem gleichen Recht auch eine besondere Erbdisposition für Erwerb und Ausbreitung der Tuberkulose zu denken.

Solche Fälle ließen sich dadurch erklären, daß die Erstinfektion nicht mehr im strengen Sinne jungfräuliche, sondern bereits im Besitz intrauterin übertragener Reagine befindliche Körper träfe, und es ist denkbar, daß bei manchen derartigen Individuen die Entstehung des Primärkomplexes eine heftige Überempfindlichkeitsreaktion auslöst, die zu raschem Fortschreiten führt. Je nach der erreichten Durchseuchung würde also die erbliche Übertragung von spezifischen Schutzstoffen im einen Fall zur Erklärung der Beschränkung, im anderen des Fortschreitens des Primärkomplexes herhalten müssen. Oder aber man müßte bei den fortschreitend Erkrankenden gerade ein Fehlen der Übertragung von Abwehrkörpern annehmen. Man sieht, auf welche Paradoxa und umständlichen Hypothesen die Voraussetzung erbgebundener spezifischer Prädispositionen führt. (Weiteres z. B. bei Lewis und Loomis.)

Auch zur Erklärung des schweren Verlaufs der Infektion nichtdurchseuchter Völkerschaften kommt man mit der Tatsache des Fehlens der Erstinfektion aus. Sind die Angehörigen solcher Völkerschaften in durchseuchter Umgebung aufgewachsen, so erkranken sie auch in typischer Form. Für mechanische Erklärungen des Fortschreitens der Erkrankung bei diesen Völkerschaften etwa mit der Kohlenstaubfreiheit der Lymphwege bleibt naturgemäß noch weniger Raum als für die Anführung von Rasseneigenschaften, Wie bedeutungsvoll für das Fortschreiten und Tödlichwerden die fehlende Erstinfektion im Kindesalter ist, zeigen die 9 frischen tuberkulösen Infekte, die Beitzke unter 1200 Kriegssektionen sah und die ihre Träger rapide an Miliartuberkulose bzw. Meningitis zu Tode gebracht hatten.

Das Lebensalter, in dem der Erstinfekt erworben wird, scheint recht bedeutungsvoll für Fortschritt bzw. Stillstand der Erkrankung zu sein. Nach Pollak zeigt nur der vor dem 4. Lebensjahr erworbene Primärkomplex Neigung zur Verallgemeinerung. Ausnahmen von dieser Regel kommen gewiß vor. So sah Peyrer bei einem 5- und einem 6 jährigen Kind Miliartuberkulose bzw. Meningitis, die in 5 bzw. $12^1/_2$ Monaten im Anschluß an den Primärkomplex entstanden und zum Tode führten. Im ersten Lebensjahr sterben nach Kleinschmidt etwa 80 % der Primärkomplexträger. Andere Kinderärzte (Siegert u. a.) schätzen die tuberkulöse Infektion des Säuglings und Kleinkindes nicht so katastrophal ein. Ferner führen gerade auch spät erworbene Primärkomplexe gern zu bösartig verlaufenden Tuberkulosen. Diese stellen zwar durchaus nicht immer Verallgemeinerungen dar, verraten aber durch die massige Verkäsung der Lymphknoten bei Bestehen isolierter Phthisen eine besondere Schwere der Erkrankung (sog. „Pubertätsphthisen" vgl. S. 396).

Ebenso schwierig wie die Rolle der erblichen Disposition ist die der sog. Konstitution zu beurteilen. Fraglos bestehen durchgreifende individuelle und Gattungsunterschiede, die sich grade im Tierversuch besonders aufdrängen. Die sog. exsudative Diathese der Kinderärzte spielt nach Kleinschmidt, Moro und Kolb für Erwerb und Fortschritt der Tuberkulose keine Rolle, dagegen kann die Tuberkulose eine exsudative Diathese offenbar machen. Die sog. asthenische Konstitution und Engbrüstigkeit ist bei Tuberkulosekranken häufiger als bei nicht tuberkulösen. Nach Saltykows neueren anthropometrischen Feststellungen ist bei der fortschreitenden Lungentuberkulose vorzugsweise die asthenische Konstitution vertreten. Vorwiegend geheilte oder in Heilung begriffene, aber makroskopisch erkennbare Tuberkulosen sollen vorzüglich Leute mit fibröser Konstitution betreffen. Pykniker zeigten hauptsächlich extrapulmonale Tuberkulosen oder solche, die bei der Sektion Nebenbefund sind. Die Lymphatiker boten nur selten fortschreitende Phthisen dar, meist vielmehr extrapulmonale oder auch heilende Formen. Astheniker hatten in 91,75 % schwere fortschreitende Schwindsucht, in 73,1 % extrapulmonale Tuberkulosen bzw. Tuberkulose als Nebenbefund, und nur in 58,8 % heilende Lungentuberkulosen. Die übrigen Konstitutionsformen zeigten dagegen bezogen auf die genannten Tuberkuloseformen ein Verhältnis von 8,25 zu 26,9 zu 41,2 %. Wenckebach, Meinicke u. a. weisen dagegen darauf hin, daß

asthenische Senegalneger gleich schwer und an den gleichen Formen erkranken
wie die fetten Anatolier. Die asthenischen Friesen haben weniger chronische
Spitzenphthisen als die untersetzt gebauten Alemannen. Die Beispiele ließen
sich vermehren. Wir werden unten auf die Frage einzugehen haben, inwieweit
Anomalien des Brustkorbes als ursächliche. anzusehen oder als Folgen der Tuberkulose zu werten sind. Wir möchten hier nur kurz auf die bekannten Fehlerquellen und Schwierigkeiten in der Beurteilung anthropometrischer Ergebnisse
für die primäre Rolle der Konstitution hinweisen.

Es ist ja keine Frage, daß körperliche Minderwertigkeit — sei sie angeboren,
sei sie erworben — eine große Bedeutung für die Ausbreitung der Tuberkulose
hat. Wir erinnern an das Heer der unspezifisch dispositionellen Momente, wie
Hunger (Stefko), Zuckerkrankheit (Leyden, Hansemann), Schwangerschaft,
Wochenbett, Zahnung (Westenhöfer, Partsch, Euler), die positiven und
negativen Organdispositionen, wie sie z. B. beim Zustandekommen der Addison-
schen Krankheit und beim üblichen Freibleiben der Meerschweinchenniere oder
des Herz- und quergestreiften Körpermuskels von tuberkulöser Erkrankung
wirksam sind.

Besondere vegetative Erregbarkeit, Einflüsse des Status der Blutdrüsen
(A. Sternberg), die Beschaffenheit der Gewebe in den verschiedenen Lebensaltern (Blumenberg), die Beeinflussung der Abwehrbereitschaft durch vorausgegangene andere Krankheiten (Masern!) — sind Umstände von großer Wichtigkeit.

Aber sie alle treten oft an Bedeutung zurück hinter der Art der statt-
gehabten Erstinfektion und der folgenden Superinfekte.

Wir begegnen hier dem für die Pathologie der Tuberkulose richtunggebenden
Begriff der Superinfektion, der streng von dem der Reinfektion d. i. der
Neuerkrankung nach Erlöschen jeder biologischen Beeinflussung durch die Erstinfektion zu trennen ist. Diese kommt bei Tuberkulose auch vor, wie einige
Beobachtungen Schürmanns gelehrt haben. Sie ist aber äußerst selten. Es
handelt sich dabei um alte Leute, bei denen sich der Erstinfekt als völlig veraltet darstellt, Quellgebiet wie Lymphknoten als Infektions- und Allergiespender
ganz versiegt sind. Die Tuberkulose ist hier wirklich überstanden, die Immunität,
die bei der Tuberkulose aber an das Bestehen eines Herds gebunden ist (Uhlen-
huths Infektionsimmunität, vgl. auch Neufeld), erloschen. In irgendeinem
anderen entfernten Bezirk (z. B. Mundschleimhaut oder Nasenrachenraum) aber
hat eine sicher exogene, ganz frische Infektion mit Bildung eines neuen vollständigen Primärkomplexes (Quellgebietsherd mit gleichsinniger meist ausgedehnt
käsiger Lymphknotenerkrankung) stattgefunden. Meist führt der echte Reinfekt
durch reißende Verallgemeinerung rasch zum Tode.

Ganz anders der Superinfekt! Er betrifft eine — exogene — Neuzufuhr
von Virus in einen Körper, der unter voller biologischer Wirksamkeit des Erstinfektes steht. Niemals bildet der Superinfekt einen zweiten Primärkomplex.
Zeigt dieser stets gleichsinnige Erkrankung des zugehörigen Lymphknotens,
so läßt der Superinfekt eine solche stets vermissen. Daß bei massiver Superinfektion im Tierversuch wie beim Menschen die Lymphknoten Spuren der
Erkrankung verraten, ist selbstverständlich. Die Spättuberkel, ja Spätverkäsungen der Lymphknoten bei Lungen- und Darmtuberkulose zeigen das
einwandfrei. Was diesen Superinfektionen aber fehlt, ist die gleichsinnige
regelmäßige Lymphknotenerkrankung. Das ist gegenüber den neueren Befunden
von B. Lange und Lydtin zu bedenken, die die Feststellung einer Erkrankung
der Lymphknoten bei Superinfektion betreffen, während die Eintrittspforte
der Superinfektion Veränderungen vermissen läßt. Die Verfasser geben selbst

ausdrücklich in ihren Versuchsberichten das Abweichen der Lymphknoten-veränderungen bei der Superinfektion von den primären an. Bei der Super-infektion werden ähnlich dem Vorgang der Serumanaphylaxie (WOLFF-EISNER), wenn auch gewiß nicht mit ihm gleichzusetzen (NEUFELD, BESSAU, LÖWEN-STEIN, PAGEL und GARCIA-FRIAS u. a.) — Giftstoffe frei, auf die der allergische Organismus in Form spezifischer Überempfindlichkeit reagiert — als einer der Ausdrucksweisen der Allergie, während die andere mit der verminderten Empfindlichkeit, der Immunität gegeben ist. Gewebliches Korrelat der Überempfindlichkeit ist Entzündungsbereitschaft, heftige Angio- und Leukozytotaxis (RANKE). Rasches Angreifen des Virus durch das allergische Gewebe bedingt im Sinne der WOLFF-EISNERschen Zytolysintheorie das Frei-werden abnormer giftiger Virusabbauprodukte, die am alten Herd zu aus-gedehnter Entzündung, um den Herd herum, durch Einwanderung von Leuko-zyten zur Einschmelzung des Herdkernes führen. Es liegt auf der Hand, daß mit diesen entzündlichen Vorgängen Einbrüchen der Herde in Nachbargebilde und der Verbreitung der Erkrankung nach entfernten Orten der Boden be-reitet ist. Die gleichen Erscheinungen der Überempfindlichkeit kann natürlich auch das endogene Rezidiv, die Tochterherdbildung (sog. endogene Re-infektion) auslösen. Hier kommt es auch zur Ausbildung von Quellgebietsherden einer Lymphknotengruppe. Diese aber erkrankt nicht gleichsinnig bzw. in größerer Ausdehnung und Stärke, sondern zeigt deutlich die Zeichen der Festig-keit und höchstens das Auftreten abortiver Herde.

Die Entstehung des Erstherdes, die Bildung der spezifischen Epitheloid-zellen (Tuberkulozyten BESSAU) am Rande der mittelständigen verkäsenden Pneumonie, führt zu spezifischer Umstimmung des betreffenden Individuums, die z. B. im KOCHschen Grundversuch aufweisbar ist (vgl. oben S. 184. Neu eindringendes Virus trifft ein Gewebe, das — allergisch (PIRQUET) — nicht mehr in Form des Erstherdes erkrankt, sondern dank der spezifischen Umstim-mung durch ihn gelernt hat, das Virus rasch zu zerstören und abzubauen („so-fortige Reaktion"). Das superinfizierende Virus führt dann überhaupt nicht mehr zur Neuherdbildung, sondern durch Freiwerden tuberkulinartiger Stoffe (Autotuberkulinisation) zur Mobilisierung und zum Fortschreiten des alten Herdes. Die Superinfektion wirkt als Tuberkulinstoß, dessen zerstörende Folgen im Sinne großartiger Erweichungen wir am Modellversuch darstellen konnten (s. S. 170 und 300).

So wird die Art des Erstinfekts bereits bestimmt durch die ihm folgenden Superinfektionen. Öftere, besonders absatzweise erfolgende Superinfektionen sind von verhängnisvollerer Wirkung als einmalige Bazillenstreuung, ein-schleichende schwache Infektionen günstiger als Überfallsansteckungen oder Bombardement mit Virus. Aufflammen des alten Herdes unter Umständen mit Ausgang in Verkäsung und Erweichung beobachtete REDEKER bei Rück-kehr des Kindes zur tuberkulösen Mutter, bei Wiederaufnahme des als trostlos aus der Heilstätte entlassenen Bruders in den Haushalt, nach schwerer Verschlimmerung der elterlichen Phthise u. a. m.

So wird sich auch der verhältnismäßig gutartige Charakter intrafamiliärer Infekte durch den einschleichenden Verlauf erklären, während die extrafamiliären Quellen öfter Überfallsansteckungen bewirken.

Es ist nicht von der Hand zu weisen, daß auch landschaftliche Unterschiede für die Ausbreitung der Tuberkulose durch Superinfektion von Bedeutung sein können. So führt MEINICKE die Beobachtungen von PLANER-WILDINGHOF in einem sibirischen Ort an.

Hier war eine rasch verallgemeinernde käsige Tuberkulose im Gegensatz zur gewöhn-lichen isolierten Schwindsucht des Mitteleuropäers endemisch. Nur die mit dieser behafteten deutsch-österreichischen Kriegsgefangenen und einheimischen Juden blieben von ihr frei, während die übrigen, die lediglich den Primärkomplex aufzuweisen hatten, an der für den Ort typischen verallgemeinernden Tuberkulose erkrankten und starben. Die in Mitteleuropa erworbenen Primärkomplexe hatten keinen genügenden Schutz gegen die Superinfektion mit dem sibirischen Virus schaffen können. Dabei bleibt allerdings fraglich, ob diese den alten Primärkomplex zum Fortschreiten brachte oder Neuherdbildungen mit oder ohne zweiten Primärkomplex entstanden.

Wie bedeutungsvoll und wichtig die Art der Durchseuchung beim Erwerbe des Primärkomplexes und der folgenden Superinfektionen, also die Expositionsbedingungen für das ganze spätere Schicksal des Individuums sind, erhellt aus der Statistik von Pagel über die Anamnesen der verallgemeinernden und isolierten Lungentuberkulosen des Tuberkulosekrankenhauses der Stadt Berlin (s. oben S. 225). Darnach wiesen die erwachsenen Träger verallgemeinernder Tuberkulosen zehn- bis zwanzigmal so wenig familiäre Expositionen auf als die isolierten Phthisen. Dies Verhältnis spricht für die von Römer, Ranke u. a. m. angenommene immunisierende Wirkung der Primärinfektion und gegen die entscheidende Rolle des Genotypus bei der Verteilung der zwei grundlegenden Tuberkuloseausbreitungen, der verallgemeinernden und der isolierten Form. Daß bei Entstehung der Einzelherde und bei Beanspruchung bestimmter Organe und dergleichen die erbgebundenen Faktoren mindestens die gleiche Rolle spielen wie die spezifische Durchseuchung, lehrt die Tagesbeobachtung z. B. von Familien mit mehreren Mitgliedern, die eine isolierte Knochentuberkulose aufweisen u. a. m.

Von wesentlicher Bedeutung für diese ganze Betrachtung dürfte die Tatsache sein, daß es einen wirklich isolierten Primärkomplex gar nicht gibt. Vielmehr haben wir nach allen Analogien mit dem Tierversuch anzunehmen, daß dem ersten Fußfassen des Bazillus an der Eintrittspforte sehr rasch eine Phase der Bakteriämie folgt — unbeschadet der örtlichen Entwicklung des Primärkomplexes. Das dürfte einwandfrei aus den bekannten Tierversuchen von Martenstein und Amster, Löwenstein, Hosomi (unter Sata), Boquet und Nègre hervorgehen. Diese betreffen den Nachweis des Bazillengehalts im Kreislauf kurze Zeit nach der Setzung des Erstinfekts und operativer Beseitigung der Eintrittspforte. Für die menschlichen Verhältnisse hat auf all das K. E. Ranke wiederholt hingewiesen.

3. Entstehungsbedingungen der einzelnen Verallgemeinerungsformen — Miliartuberkulose — und der isolierten Phthise.

Die Formen der zur Verallgemeinerung gelangten Tuberkulose stellen sich als Reihe mit allen Übergängen dar von der einfachen Bakteriämie ohne Herdsetzung (Liebermeisters und E. Schulz' sog. 2. Stadium, jugendliche Tuberkulose von Hollo, Tuberkulosoid von Bräuning, Tuberculosis levis ohne Lokalisation nach Ignatowski und Lemesic u. a. m.) über die Einzelmetastasierungen in Knochen, Gelenke, Urogenitalapparat, Gehirnhäute, Sinnesorganen, lymphohämatopoetischem System bis zur ausgedehnten Miliartuberkulose und Miliarnekrose (Sepsis acutissima). Bei dieser scheint der geringste Grad von Durchseuchungswiderstand zu bestehen. Es findet sich gewöhnlich kaum ein ausgebildeter oder mindestens fraglicher Primärkomplex (Rennen, Balint, Esser, bei Ulr. Friedemann und W. Fischer fragliche Darmprimärkomplexe, bei Dugge Magengeschwür mit Nekroseherden als fragliche Eingangspforte), und entsprechend bestehen die gebildeten Herdchen lediglich aus — manchmal abszeßähnlichen — kleinen Nekrosen ohne spezifische Struktur. Ihnen stehen die hämatogenen tuberkulösen Nekrosen nahe, die Tendeloo für die

Lunge beschreiben konnte. Nach Löwenstein kommt als Erreger der Geflügel-
typus bzw. nach Esser ein typologisch unreiner Stamm in Frage. Es ist
meist mit Fütterungsinfektion zu rechnen. Es sei angemerkt, daß die vielfach beliebte Gleichsetzung der Sepsis acutissima mit dem von Landouzy
beschriebenen rein klinischen nicht tödlichen Krankheitsbild der Typho-
tuberkulose streng genommen erst in ihrer Berechtigung zu begründen
wäre. Darauf hat schon immer W. Neumann, neuerdings wieder Güterbock
hingewiesen.

Neumann dürfte jedoch zu weit gehen, wenn er überhaupt keine Unterschiede im anatomischen Bilde einer zum Tode führenden Sepsis acutissima und der Miliartuberkulose
anerkennt. Landouzy sprach von einem „Fièvre prégranulique", also einem Zustand, der
vor Ausbruch einer späteren richtigen Tuberkulose besteht und dem Kreisen von abgeschwächten Bazillen bzw. deren Stoffwechselprodukten verdankt wird. Aber dieser Ausdruck Landouzys läßt sich auf das anatomische Verhalten übertragen, wenn man in den
Nekrosen nur Vorstadien echter Tuberkel sehen will, wie das von mancher Seite geschehen
ist. Das und nichts anderes besagte Pagels einschlägige Darstellung, die von Güterbock
als irrige Übersetzung der französischen Originalarbeiten gedeutet wurde.

Im Gegensatz zur Sepsis acutissima zeigt die Miliartuberkulose meist
einen deutlich ausgebildeten älteren käsigen Primärherd (Buhl); sie
tritt bei Angehörigen jeglichen Alters auf, während die Sepsis acutissima alte Leute bevorzugt; der Erregerstamm pflegt typologisch rein
zu sein.

Die Frage, wie die mit der besonderen Form der Miliartuberkulose gegebene
Verallgemeinerung zustande kommt, ist heute noch stark umstritten. Die
Bakteriämie als solche reicht gewiß nicht zur Erklärung aus, da auch die isolierte Schwindsucht in manchen Phasen notorisch von Bakteriämien begleitet
wird, ohne daß das Bild der Miliartuberkulose verwirklicht wird. Die groben
Einbrüche von Käseherden in die Blutbahn, die Weigert ursprünglich für
die Miliartuberkulose voraussetzte, sind nur in einem kleinen Hundertsatz
nachweisbar. Auch bei den bekannten Fällen, wo sie nach Operation oder Miß-
handlung tuberkulöser Knochen und Gelenke, Ausschabung tuberkulöser
Fisteln auftrat, handelt es sich nach Benda nicht um massive Einbrüche, sondern
Eindringen einzelner Bazillen in die Blutbahn.

Die alte Auffassung, nach der die gestaltlichen Besonderheiten der Miliartuberkulose durch das Vorhandensein eines Gefäßtuberkels, der Weigertschen
Endophlebitis caseosa, der Ponfickschen Endangitis ductus thoracici
oder in selteneren Fällen einer tuberkulösen Erkrankung der Aorta oder des
Endokards, genügend erklärt scheinen, hat seiner Zeit von Ribbert und
neuerdings von Huebschmann lebhaften Angriff erfahren. Wir können auf
diese Frage nur kurz eingehen und verweisen auf ihre ausführliche Besprechung
in den Arbeiten von Benda, Lubarsch, Silbergleit, Schmorl, Hartwich,
Huebschmann, Schürmann, Pagel und die neuere zwischen Lubarsch sowie Benda und Huebschmann entstandene Polemik. Die gegenüberstehenden
Meinungen seien wie folgt skizziert:

Wie Ribbert führt auch Huebschmann das Fehlen des Gefäßherdes in einer größeren
Anzahl der Fälle an. Wenn bei genauester Untersuchung nur ein kleiner Herd entgangen
sein kann, wie kann dieser das Gleiche verursachen wie ein größerer, der aufgefunden
wird? Ferner: Gerade im Kindesalter fehlt der Gefäßherd meist. Und drittens ist der
Gefäßtuberkel oft glatt und bazillenfrei. Das ausschließliche Vorkommen der Gefäßtuberkel bei Miliartuberkulose beweist keineswegs ihre ursächliche Rolle. Sie können
ebensogut ständige Folge oder Begleiterscheinung sein. Beim Erwachsenen besteht ein Ausschließungsverhältnis zwischen fortschreitender chronischer Organtuberkulose und Miliartuberkulose (Engel, Weigert-Huebschmann). 148 Fälle von Miliartuberkulose bei Kindern
unter 12 Jahren zeigten mit Ausnahme von 13 Fällen noch den fortschreitenden Primärkomplex oder ein florides Sekundärstadium. In 217 Fällen von Individuen über 12 Jahren
bestand meist nur noch ein geringfügiger ausgeheilter Herd, gewöhnlich der Primärperiode.

Die Weigertsche mechanische Erklärung des Ausschließungsverhältnisses mit frühzeitiger Obliteration der Lungenvenen bei chronischer Tuberkulose ist nach Huebschmann höchst gezwungen und durch den Dispositionsfaktor zu ersetzen. Ihm steht die mechanische Komponente zur Seite, die das Eindringen der Bazillen in die Blutbahn als die eine Voraussetzung umfaßt. Auch ohne grobe Einbrüche oder Endangitis gelangen Tuberkelbazillen in die Blutbahn via Lymphgefäße und Ductus thoracicus. Dieser Weg ist wichtiger als der über den Gefäßtuberkel. Die dispositionelle Komponente zerfällt in einen unspezifischen und einen spezifischen Anteil. Der erstere betrifft allgemeine, die Resistenz herabsetzende Schädigungen, wie Lues, Masern, Typhus, Sepsis, innersekretorische Störungen (Eunuchen), Jahreszeit (Frühjahrskurve der Meningitis[1]), der spezifische Anteil die mangelnde Durchseuchungsresistenz, ausgedrückt im Ausschließungsverhältnis (man denke auch an den Ausbruch von Miliartuberkulose bei Tuberkulinbehandlung — Moro). Auch der Venentuberkel entsteht auf Grund der spezifischen Disposition und ist zum Teil wenigstens der Miliartuberkulose gleichgestellt. Zeitweilige Vermehrung der Tuberkelbazillen im strömenden Blute ist nach Huebschmann sehr wohl möglich.

Im einzelnen setzt Huebschmann bei der spezifischen Disposition für die Miliartuberkulose eine Speicherung des Virus in den Uferzellen, dem Retikuloendothel, und das Freiwerden großer Giftmengen bei Abbau desselben unter allergischen Bedingungen voraus.

Hinsichtlich des Gefäßherdes kommt Huebschmann neuerdings wiederum zu ganz bestimmter Ablehnung seiner ursächlichen Bedeutung. Nach seinen Erfahrungen fehlt er in 20—30% der Fälle. Bei der Bildung des Gefäßherdes liegt nicht ein verkäsender Konglomerattuberkel, sondern ein verkäsender oder nichtverkäsender Thrombus mit geringem Virusgehalt vor. Und für einen solchen kann auch mit rascher Entstehung nach Aufschießen der miliaren Tuberkel gerechnet werden. Zwar besteht auch nach Huebschmann stets wo ein Gefäßherd gefunden wird, Miliartuberkulose bzw. nur bei dieser Form der Tuberkulose komme er vor. Indessen bilde diese Tatsache eher einen Gegenbeweis gegen die Weigertsche Lehre von der Erzeugung der Miliartuberkulose durch den Gefäßherd, solange nicht auch nur ein einziges Mal ein Gefäßherd ohne Miliartuberkulose gefunden wird. Lubarschs Vergleich mit der Pyämie sei abwegig, da man nur höchst selten in den Miliarherden Bazillenemboli antreffe. Die Miliartuberkulose ist nach der geschilderten Auffassung in ihrem typischen Auftreten ein Ereignis der unmittelbar auf einen fortschreitenden Primärkomplex folgenden Periode („Frühgeneralisierung"). Auf der anderen Seite pflegt sie dann einzutreten, wenn außer dem obsoleten und geringfügigen Primärkomplex keinerlei weitere tuberkulöse Veränderungen vorhanden sind. Also die Geringfügigkeit der Durchseuchung mit Tuberkulosevirus ist der gemeinsame Nenner; sie begünstigt die Entstehung und Ausbreitung der Miliartuberkulose. Diese Regel ist dauernd am Tagesmaterial der Prosektur zu bestätigen. Es ist ausgesprochen eine Ausnahme, daß sich Miliartuberkulose an chronische fortschreitende isolierter Lungenschwindsucht anschließt. Diese Ausnahme kommt allerdings hie und da vor.

So ist man immer mehr nicht nur von den groben Zufälligkeiten als Ursache der Miliartuberkulose abgekommen, wie sie der Einbruch käsiger Massen in die Strombahn darstellt, sondern auch von dem Gefäßherd selbst als der ursächlichen Basis der Erkrankung.

Indessen wenn auch eine Reihe Forscher sich bereitgefunden hat, die Gefäßtuberkel zu vernachlässigen, die Frage ist keineswegs in diesem Sinn entschieden. Wir haben zu bedenken, daß der Gefäßherd eine ungemein kennzeichnende Veränderung darstellt, die in der Tat in der überwiegenden Anzahl echter Miliartuberkulosen vorhanden — wenn auch gewiß nicht immer auffindbar ist. Daß er in einer großen Anzahl der Fälle nicht Folgeerscheinung ist, sondern mindestens zeitlich der miliaren Aussaat vorausgeht, zeigt seine häufig verwirklichte Struktur, die gerade von den Gegnern seiner Bedeutung gerne dafür ins Feld geführt wird, daß von ihm aus nicht die Bazillenüberschwemmung ausgegangen sein kann. Wir meinen die Tatsache des Hinwegziehens einer glatten Intima über den Herd. Diese Struktur soll nahelegen, daß der Gefäßherd eine miliare Tuberkulose der Gefäßwand darstellt, den übrigen Miliartuberkeln also beigeordnet, nicht aber vorgesetzt ist, eine wirkliche Aussaat aber, wenn überhaupt, nur von solchen Gefäßherden ausgehen kann, die offene Geschwüre der Intima darstellen (Grethmann). Daß dieses Argument sicher nicht zutrifft, ist für jeden klar, der die rasche Abheilung und Überhäutung experimenteller Impfquaddeln nach der Ausstoßung erreichten Materials und Geschwürsbildung z. B. an der Meerschweinchenhaut kennt (man vergleiche die neueren Untersuchungen von Pagel (f) über

---

[1] Nach dem Material des Tuberkulosekrankenhauses der Stadt Berlin in Sommerfeld besteht für jede Form der Tuberkulose, auch für die isolierte Phthise, ein Frühjahrsgipfel der Sterblichkeit. Die Obduktionsziffer beträgt in den Monaten März bis Mai in jedem Jahr ein Vielfaches von der in allen übrigen Monaten.

die intrakutanen Reaktionen auf Verimpfung verschiedener Tuberkelbazillenstämme beim
normergischen und allergischen Tier).

Was weiter für die Bedeutung des Gefäßherdes spricht, ist die geradezu erstaunliche
Regelmäßigkeit, mit der die Aussaaten und das ganze Bild der Miliartuberkulose in Erscheinung tritt (LUBARSCH). Sollte hier ein allgemeiner Funktionszustand der Gewebe, insbesondere der Gefäßwanduferzellen (sog. Retikuloendothelien) wie ihn HUEBSCHMANN
voraussetzt, ausreichen, um den gleichmäßigen Beginn, das gleichartige Aussehen und das
bis zu einem gewissen Grade gleichartige Schicksal der Herde zu erklären? Der Befund
von Tuberkelbazillen in diesen Uferzellen, der gern angeführt wird, entspricht natürlich
viel eher einem sekundären Aufsaugungsvorgang, als einer primären Grundlage des ganzen

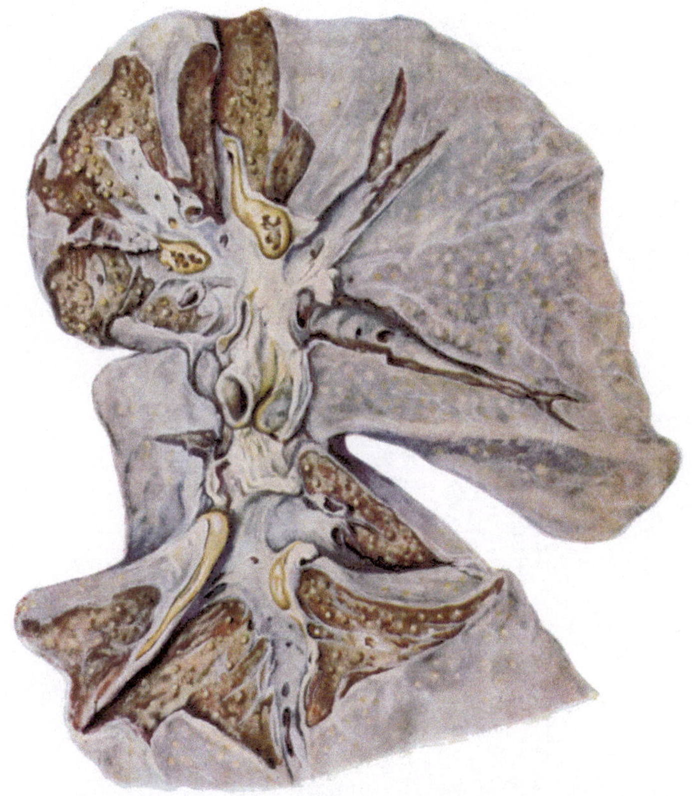

Abb. 123. Endophlebitis tuberculosa bei Miliartuberkulose der Lungen mit oberflächlichem Zerfall
der Venentuberkel. (Sammlung Pathologisches Institut Charité Berlin. Freundlichst überlassen
von Geh. Rat LUBARSCH.)

Krankheitsprozesses. Schließlich ist der Befund bloßer Gefäßherde ohne Miliartuberkulose gar nicht so selten. Ich (1) fand erst kürzlich einen solchen im oberen
Längsblutleiter der harten Hirnhaut in einem Falle von allgemeiner Lymphknotentuberkulose ohne miliare Siedlungen. SCHÜRMANN hat neuerdings auch zwei einschlägige
Beobachtungen mitgeteilt.

Wir werden daher keineswegs bereits unangefochten in der Lage sein, die Gegebenheit des
Gefäßherdes bei der Miliartuberkulose zu übergehen, und danach trachten müssen, sie im
pathogenetischen Kalkül an richtiger Stelle zu verwenden. Das wird dann möglich sein, wenn
wir zwischen den dispositionellen Faktor und den Vorgang der miliaren Aussäung selbst den
Gefäßtuberkel einschalten können, mithin Belege beibringen für eine Veranlagung der Gefäßwand für die Entstehung tuberkulöser Endangitis. Die Disposition würde in unserem Falle
eingehen in den Oberbegriff der für die tuberkulöse Verallgemeinerung typischen Reaktions-
lage des Gesamtorganismus (RANKEs Allergie II), für die sich in der Tat die für die Miliar-

tuberkulose erforderte geringe Durchseuchung auf der einen und die Neigung zu Gefäß-
erkrankungen verschiedenster Art auf der anderen Seite nachweisen läßt. Wir finden hier
alle Übergänge von der verkäsenden und erweichenden Gefäßtuberkulose
über die zur Abkapselung kommenden Intimatuberkel bis zu den geweblich
unspezifischen Intimawucherungen und Intimasklerosen (Pagel), die wohl
auch in der Peripherie klinisch als rigide Radialis (W. Neumann), Phlebitis obliterans
(Liebermeister) und ähnliches in Erscheinung treten — ganz ähnlich der überragenden
Rolle, die Gefäß- und Endothelreaktionen aller Art von der Aktivierung und Mobilisierung
der Monozyten bis zu den eitrig einschmelzenden Thrombophlebitiden bei der chronischen
Sepsis, beim Typhus u. a. Durchseuchungen spielen.

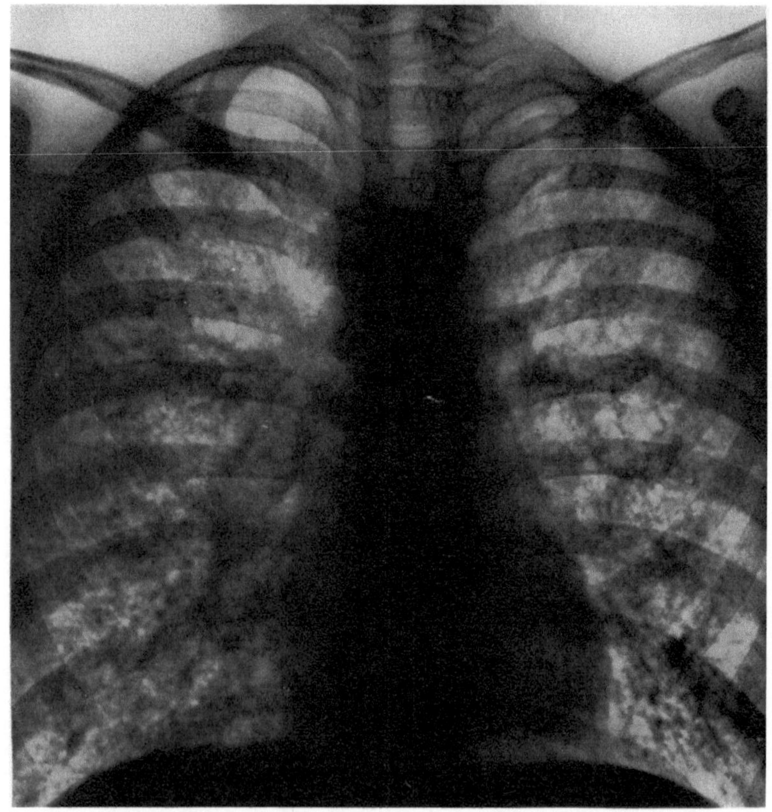

Abb. 124. Miliartuberkulose in voller Blüte.

Ich möchte meinen eigenen Standpunkt dahin zusammen-
fassen, daß der mechanische Faktor des Bazilleneinbruchs für die
Erklärung des Miliartuberkulosebildes kaum entbehrlich sein
dürfte, daß hierfür der Gefäßherd nach seinem ganzen Habitus
vor allem im Verhältnis zur Herdaussaat die geeignete Grundlage
abzugeben scheint. Die unspezifisch dispositionellen Einflüsse
scheinen mir fernerhin nicht ausreichend zur Erklärung der Tatsache, daß die Miliartuberkulose nicht den häufigsten Typus der
Verallgemeinerung darstellt. Sie bringen bestehende Herde zur
Verschlimmerung oder zum tödlichen Ausgang auch ohne das kennzeichnende Bild der miliaren Aussaat.

Die spezifisch veranlagenden Einflüsse aber scheinen mir in der Bereitschaft der Gefäßwand zur Bildung eines Gefäßherdes bzw. in der der Verallgemeinerungsperiode eigenen Allergieform zu liegen, die zum käsigen Zusammenbruch von Gefäßherden führt. Auch LUBARSCH legt in der Allergie der Verallgemeinerungsphase gegebene Umstände der Entstehung des Gefäßherdes zugrunde.

Darüber hinaus sehen wir in der Miliartuberkulose eine spezifische Reaktion größten Ausmaßes, bei der der Abbau großer Virusmengen den meist, aber

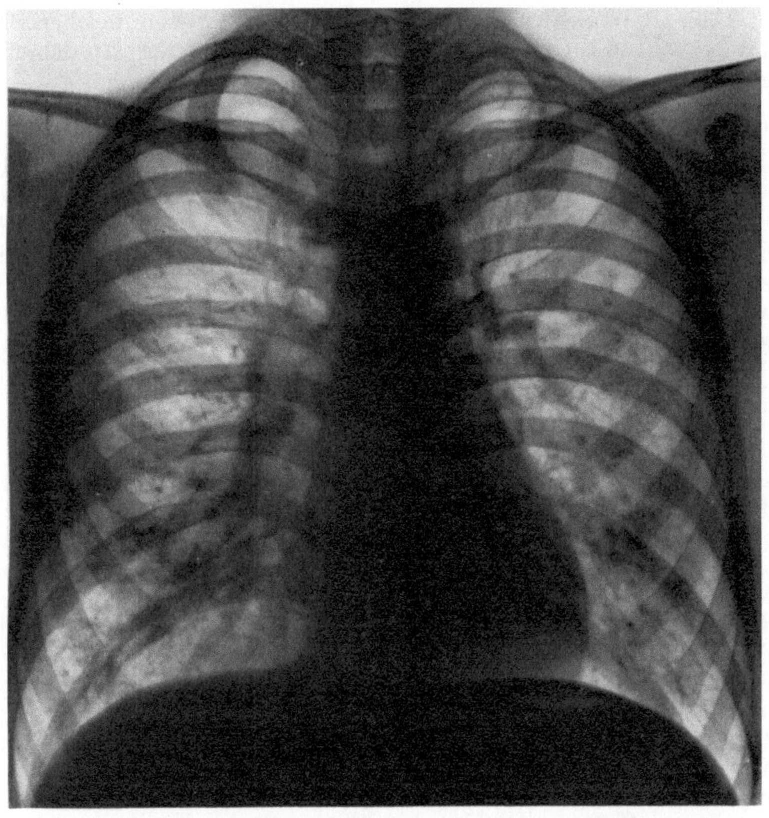

Abb. 125. Dasselbe. Nach ¹/₂ Jahr. Fast völlige Aufsaugung der Streuung bis auf geringe, zum Teil kalkdichte Reste. (Sammlung Prosektur Städt. Tuberkulose-Krankenhaus Waldhaus Charlottenburg in Sommerfeld.)

gewiß nicht immer tödlichen Ausgang bedingt. Das gilt vor allem für die subakute bis subchronische Form, bei der die zur Beobachtung kommenden Veränderungen bindegewebsreiche, virusarme und gut abgekapselte Herde darstellen. Es handelt sich hierbei um Formen, die nach allen klinischen Erfahrungen in Heilung ausgehen können.

Für diese Betrachtung ist es notwendig, den allgemein vertrauten Begriff der Miliartuberkulose näher zu bestimmen. Es gibt alle Übergänge von einzelnen miliaren Organaussaaten zum klassischen Bilde der akuten allgemeinen Miliartuberkulose. Es fragt sich, welche Momente dieses speziell verursachen. Daher ist nicht alles, was der Anatom als Miliartuberkulose bezeichnet, auch für den Kliniker Miliartuberkulose und umgekehrt. Dem anatomischen (oder auch nur röntgenographischen) Bilde braucht nicht das klassische klinische Syndrom der (akuten allgemeinen) Miliartuberkulose zu entsprechen. Umgekehrt gibt es fraglos klinische Miliartuberkulosen, die zur Abheilung kommen und dann bei der Sektion nichts mehr oder nur unspezifische Reste von dem Krankheitsbild verraten. Angesichts dieser Sachlage werden wir für die nosologische Betrachtung den Begriff Miliartuberkulose so weit wie irgend möglich zu fassen haben. Es wird dann im einzelnen zu erörtern sein, von welcher Konstellation der Eintritt oder das Fehlen des klinischen Syndroms und des anatomischen Bildes abhängen. Für unsere Darstellung verstehen wir unter Miliartuberkulose das Vorhandensein gleichmäßiger hämatogener Aussaaten tuberkulöser Herde — gleichgültig von welcher Struktur, gleichgültig von welcher Größe, gleichgültig von welcher Ausdehnung und gleichgültig von den klinischen Anzeichen, welche sie zeitigen.

Ich hebe folgende Punkte vor:

1. Die Miliartuberkulose entspricht dem Urbild der tuberkulösen Verallgemeinerung beim Allergischen. Sie ist durch alle Übergänge verbunden mit den mehr solitären hämatogenen Siedlungen (Meningitis, Knochen-, Augen-, Urogenitaltuberkulose usw.) bis zu den kleinsten unscheinbaren, kaum mehr herdlich fixierten, auch geweblich unspezifischen und nur noch durch toxische perifokale Ausstrahlungen erfaßbaren Generalisationsformen der Tuberkulose.

2. Die Miliartuberkulose kann klinisch stumm bleiben.

3. Die Miliartuberkulose ist sowohl als klinisch stumme wie klinisch manifeste Form heilbar (vgl. Zusammenstellung der Fälle bei DE BRUIN und unsere beiden Röntgenbilder Abb. 124 u. 125). Naturgemäß wird diese Heilung um so seltener eintreten, je ausgeprägter das klinische Syndrom der Miliartuberkulose war. Wir glauben mit KORTEWEG, daß das vorwiegend abhängig ist von der Massigkeit der Aussaat, von der Größe des funktionierenden Parenchyms, das von der Aussaat betroffen ist. So erklären sich z. B. Atemnot und Blausucht. Auf der anderen Seite nehme ich aber an, daß der rein mechanische Faktor nicht immer zur Erklärung ausreicht. Nicht nur der große Schub, der weite Parenchymstrecken beansprucht, erscheint hier besonders gefährlich, vielmehr die Wiederholung auch kleiner Schübe, und das durch sie veranlaßte Freiwerden spezifischer Gifte. Die mit ihr verbundene „Autotuberkulinisation", der fortgesetzt neu angeregte und unterhaltene Bazillenabbau dürfte in Fällen mit nicht besonders großer Ausdehnung der Herde eine besondere Heftigkeit des Krankheitsbildes unterlegen. Auch ausgedehnte Beteiligung vieler Organe bedingt nicht notwendig einen verhängnisvollen Ausgang der Erkrankung. Es gibt Beobachtungen, LUBARSCH hat sie in seiner Darstellung der Milzkrankheiten (vgl. dieses Handbuch Bd. I, 2) zusammengestellt, in denen der bioptische Befund bei der Milzherausnahme wegen tuberkulöser Splenohepatomegalie ansehnliche Aussaaten auch in der Leber aufwies, und in denen dann doch restlose klinische Heilung eintrat. Daß in einem Teil der Fälle auch stumme Lungenaussaaten vorhanden waren, ist zum mindesten wahrscheinlich.

Ist es also keinesfalls allein der mechanische Faktor, der die Schwere des Krankheitsbildes und den Eintritt der Erscheinungen erklärt, so wird die Bedeutung der Giftbildung noch eindrucksvoller, wenn wir die Tatsache in Rechnung ziehen, daß auch eine meningeale Beteiligung bei geringgradigen aber tödlichen Aussaaten durchaus nicht immer nachweisbar ist.

4. Weitere Anhaltspunkte bietet die histologische Untersuchung der miliaren Herde.

HUEBSCHMANN hat die gewebliche Verschiedenheit der beiden Tuberkuloseformen in Beziehung gesetzt zu der wechselnden Schärfe und Zeitdauer der Erkrankung. Die bei der Autopsie als rein exsudativ auftretenden Formen entsprechen einem perakuten Verlauf, die produktiven einem subakuten oder subchronischen. Dort endlich, wo umschriebene bindegewebige Verdichtungen des Alveolargerüstes bestehen, wie sie z. B. BARD gefunden hat, läßt sich entsprechend der Vorgeschichte zuweilen die Vermutung aufstellen, daß sie den Resten einer abgeheilten Miliaris entsprechen. Aber auch restloses Verschwinden wird den Miliartuberkeln nach allen Analogien, z. B. mit den sog. flüchtigen Infiltrierungen (RUBINSTEIN), zuzutrauen sein. Wir hätten hier also den allmählichen Übergang exsudativ-nekrotisierender zu produktiven und schließlich völlig vernarbenden Herden vor uns, parallel dem Übergang der Erkrankung von einer akuten zu einer mehr protrahierten Phase und ihrem eventuellen Ausmünden in Abheilung.

5. Endlich sind eine Reihe von Tierversuchen von einschlägiger Bedeutung. LEWANDOWSKY konnte in Abänderung der Anordnung des KOCHschen Grundversuches zeigen, daß der typische miliare Tuberkel nur auf allergischem Substrat zu erzielen war. Spritzte er in das Herz eines tuberkulose-jungfräulichen Meerschweinchens eine Emulsion von Tuberkelbazillen, so entstanden nach einer gewissen Zeit in der Haut des Tieres schlaffe bazillenreiche, exsudativ-nekrotische Herde. Ganz anders das Bild nach der gleichen Zeit beim tuberkulösen, intrakardial superinfizierten Tiere! Hier ergibt sich der Befund scharf abgekapselter, rein produktiver bazillenarmer, wo nicht bazillenfreier klassischer Tuberkel. Das grundsätzlich Gleiche zeigte sich in den Versuchen von KORTEWEG und LÖFFLER, die sie mit grobdispersen Bazillenemulsionen anstellten. Auch hier beim allergischen superinfizierten Tier echte Tuberkel mit ansehnlichen bindegewebigen Säumen und Kapseln.

Es folgt hieraus, daß die Bildung des klassischen Miliartuberkels den Zustand einer hohen spezifischen Empfindlichkeit des Gewebes offenbart, die es ihm ermöglicht, das Virus verhältnismäßig rasch und unter weitgehender Bindung der entstehenden Gifte abzubauen und zu blockieren. Der Übergang von der Bildung der exsudativ-nekrotischen zu den produktiven Herden bezeichnet nach diesen Versuchen den Weg zum Erwerbe der hierzu notwendigen Abwehrkräfte.

Als bedeutungsvoll seien auch noch die Versuche mit intraarterieller Bazillenzufuhr erwähnt, wie sie z. B. STOCK vorgenommen hat, und bei denen an der Aderhaut des Auges die Abheilung der gesetzten miliaren Herde ablesbar wurde. Ein einschlägiger Befund ist auch öfters bei der histologischen Untersuchung der Organe von Leuten zu erheben, die aus voller Gesundheit heraus und nicht an Tuberkulose sterben, und bei denen man irgendwo miliare Tuberkel findet. Für diese wird man sinngemäß eine weitgehende Abheilungs- und Aufsaugungsmöglichkeit anzunehmen haben.

Nach den vorgebrachten 5 Punkten stellt sich uns die Miliartuberkulose wie folgt dar. Sie entspricht der raschen massigen Durchseuchung eines allergischen Organismus. Dieser hat aus irgendeinem Grunde eine Umstellung in bezug auf sein spezifisch-allergisches Verhältnis zum Virus erfahren. Es tritt ein kritischer Zeitpunkt ein, in dem er der Überschwemmung mit dem Virus ausgesetzt wird, und sein Schicksal hängt davon ab, ob die allgemeine Durchseuchung (Antigenwirkung) nun auch den Durchseuchungswiderstand schafft, der dem Körper die Mittel (Antikörper) gibt, das Virus abzubauen, zu blockieren und der dabei gebildeten Gifte Herr zu werden, mithin den Weg zu gehen von den exsudativ-nekrotischen bazillenreichen Infiltraten zur Bildung der abgekapselten bazillenarmen Knötchen.

Mit dem Blick aufs Ziel und Ende gesprochen, ist also die Miliartuberkulose eine großzügige Durchsuchung des Körpers, die als Immunisierung bezeichnet werden kann, wo sie den Erfolg der Keimabwehr oder Keimvernichtung zeitigt. Das ist nicht oft, aber überall dort der Fall, wo die Miliartuberkulose nicht in kurzer Zeit zum akuten Gifttode führt, wo man der Knötchenbildung, sei es mehr selbständig, sei es in der Peripherie exsudativ-nekrotischer Zentren begegnet.

Dennoch tritt aber auch bei diesen Formen oft genug der Tod ein. Die Durchseuchung, von der man die Hinterlassung einer heilsamen Resistenz zu gewärtigen hatte, reicht hier offenbar nicht aus, den Tod zu verhindern. Ja, es ist nicht ausgeschlossen, daß der ganze Mechanismus der Durchseuchung, der zur örtlichen Blockade, zum Abbau und zur Vernichtung der Bazillen führt, zum eigentlichen Urheber der schweren Krankheit und des Todes wird, indem die bei dem Bazillenabbau freiwerdenden Gifte im Übermaß den giftempfindlichen Körper überschwemmen und vernichten. Seine spezifische Empfindlichkeit, die ihn auf der einen Seite in die Lage versetzte, rasch und kräftig das Virus anzugreifen und zu zerschlagen, wird ihm so zum Verhängnis, da nur sie es ist, die zum Freiwerden abnormer Abbauprodukte führt bzw. deren Giftigkeit bedingt.

So habe ich seinerzeit das eigentliche Wesen der Miliartuberkulose zu umschreiben versucht. Diese Bestimmungen haben über Gebühr Aufsehen und Erregung hervorgerufen.

Indessen auch sonst kennen wir in der Lehre von den Infektionskrankheiten widerspruchsvolle Reaktionen, das Nebeneinander von Überempfindlichkeit und Immunität, ihren launischen Wechsel, ihre gegenseitige Bedingtheit. Man denke an die Entstehung der Kaverne; man denke ferner an die Sepsis lenta und anders mehr. Hinsichtlich des in seinem Wert für das Schicksal der Ganzheit so doppelwertigen Vorganges der Erweichung habe ich an einem Modellversuch die bisher vielfach geahnten Beziehungen zur spezifischen Allergie exakt belegen können.

Für die Miliartuberkulose möchten wir auf Grund unserer Ausführungen drei Formen unterscheiden, deren Merkmale nicht nach der geweblichen Struktur, nicht nach der Krankheitsdauer und auch nicht nach der Menge der Herde und Herdaussaaten genommen sind, sondern die biologische Wertigkeit der betreffenden Form für die Ganzheit als Maßstab verwenden:

1. Die akut zum Tode führende miliare Aussaat mit bazillenreichen exsudativ-nekrotischen Herden. In sehr seltenen Fällen wird auch mit Aufsaugung solcher Herde und „Heilung" zu rechnen sein.

2. Die subakute oder subchronische Form mit Bildung proliferierender virusarmer Herde („Tuberkel"), sei es selbständig, sei es in der Umgebung der zu 1 genannten Herde. Rein mechanisch oder aber durch Überschwemmung mit Abbauprodukten der Bazillen kann sie trotz der erreichten örtlichen Keimvernichtung zum Tode führen. Auch braucht der gewonnene Durchseuchungswiderstand kein ausreichender zu sein, und ein erneuter Schub (Meningitis vor allem, nach den grundlegenden statistischen Festlegungen von Korteweg) bringt das Ende. Oder aber es tritt

3. Heilung ein, bei der die gebildeten Herde in Form von Tuberkeln mit mehr oder weniger starker bindegewebiger Abkapselung bestehen bleiben, weitgehend vernarben oder aber völlig aufgesaugt werden können.

Damit ist, wie ich glaube, die Sonderstellung der allgemeinen Miliartuberkulose genügend herausgestellt. Sie dürfte nicht nur auf dem mechanischen und dispositionellen Gebiet der Entstehung, sondern auch im ganzen biologischen Charakter des fertigen Bildes und Ablaufs liegen.

Für die Entstehungsbedingungen der übrigen Generalisationsformen scheint mir der Grad der vorhandenen Durchseuchung von vorzüglicher Bedeutung zu sein. Je höheren Wert er erreicht, desto geringer ceteris paribus die Beteiligung der Organe. Je verzögerter und schleichender die Verallgemeinerung ist, um so mehr gewinnen die veranlagenden, vor allem erblich festgelegten, in den einzelnen Geweben verankerten Einflüsse an Wichtigkeit. Sie treten bei den akuten Formen massiger Virusverstreuung gegenüber der Menge und hohen Virulenz der Bazillen zurück, die ihrerseits in solchen Fällen eine Funktion der allgemeinen Empfindlichkeit ist. Daß selbst hierbei der

Einfluß des Bodens doch eine gewisse Rolle spielt, zeigt das mehrfach angeführte Beispiel des Herz- und quergestreiften Körpermuskels, der meist, wenn auch keineswegs immer frei von Tuberkuloseaussaaten betroffen wird.

Massige Überschwemmung mit Virus ist in der Lage, alle mit Durchseuchung (Allergie) und Veranlagung gegebenen Nuancen völlig zu verdecken. Das zeigen die für die Verallgemeinerungsphase typischen Durchbrüche erweichten käsigen Materials in Hohlorgane und die sich anschließenden verhängnisvollen Folgen einer Virusstreuung auf allen nur möglichen Ausbreitungswegen. Für den **Drüseneinbruch in den Bronchus** sei hervorgehoben, daß allerdings oft **ausschließlich der Bronchalweg zur Streuung** benutzt wird, und hier **im Primärstadium bereits ein Bild der isolierten Phthise** entsteht (vgl. unsere Beobachtung auf S. 223).

Für die Entstehung der isolierten Lungentuberkulose stehen drei Fragenkomplexe im Vordergrunde des Interesses. Der eine betrifft die Quelle des „Reinfekts", wie man gerne die Folge der ersten postprimären Viruszufuhr bezeichnet, die der endlichen Entstehung der isolierten Phthise zugrunde liegt. Es ist 1. die Frage, ob es sich hierbei um einen **exogenen Superinfekt oder das Aufflackern eines bereits vorhandenen Herdes** — sei es des Ursprungsherdes, sei es eines solchen aus der Verallgemeinerungsperiode — mit Tochterherdbildung handelt.

Fernerhin hat die Klinik der neuesten Zeit die alte Lehre vom **Spitzenbeginn der isolierten bzw. fortschreitenden Lungentuberkulose** zu erschüttern gesucht. Wir werden also 2. die Frage zu erörtern haben: **Beginnt a) die postprimäre und b) in der Lunge fortschreitende Tuberkulose in der Lungenspitze oder anderswo?**

1. Zur Entscheidung der Frage, **exogene Superinfektion oder — endogene — Metastase bzw. Exazerbation,** wäre es von größter Bedeutung, zu wissen, wie oft bzw. in welcher Form der isolierten Phthise verallgemeinernde Phasen vorausgegangen sind. Damit wäre auch zugleich eine dritte Frage beantwortet, ob das Erlebnis einer Verallgemeinerung durch Schaffung eines gewissen Durchseuchungswiderstandes erst die Möglichkeit einer isolierten Organphthise bedingt. Meist besteht ja keineswegs ein unmittelbar nachweisbarer Übergang verallgemeinernder in isolierte Formen (s. unten), vielmehr findet man bei isolierter Phthise gewöhnlich nur einen alten, versteinten Primärkomplex und oft nicht einmal in Form von Narben Anhaltspunkte für die Voraussetzung früherer Verallgemeinerungen der Tuberkulose. AIDELSBURGER fand bei Organphthisen mit nachfolgender Lungenphthise letztere als Todesursache in $13^0/_0$, während sie es in $65^0/_0$ war, da wo keine Organphthise der Lungenphthise vorhergegangen war. — Doch fehlen, soweit wir sehen, noch zuverlässige und eindeutige Angaben in der skizzierten Hinsicht. Ja, sogar über die Häufigkeit und Art des Primärkomplexes bei der isolierten Phthise sind wir trotz mancher von der Klinik gemachter hoffnungsvoller Ansätze (BALLIN, WUCHERPFENNIG, DIEHL) noch nicht abschließend unterrichtet. Auch hier ist nur das wichtigste Ergebnis, daß ein gut ausgebildeter Primärkomplex gewisse Immunitätszüge des betreffenden Individuums erkennen läßt. WUCHERPFENNIGs Erhebungen zeigten, daß der Primärkomplex in $51^0/_0$ der Fälle ohne isolierte Phthise, in $31^0/_0$ bei leichten bzw. indurierenden Prozessen, auch mit Pleurabeteiligung, in $10,5^0/_0$ bei mittelschweren als gutartig zu beurteilenden Phthisen und in nur $7,5^0/_0$ bei fortschreitenden und kavernösen Prozessen vorhanden war. Die exsudativen Phthisen ließen in $34^0/_0$, die produktiven nur in $7^0/_0$ der Fälle den Primärkomplex

vermissen. Dabei zeigte sich, wie auch bei Ballin, das weibliche Geschlecht hinsichtlich des Befundes von Primärkomplexen bevorzugt.

Diesen Angaben ist mithin keine Entscheidung der grundlegenden Fragen zu entnehmen. Sehen wir das Obduktionsmaterial des Berliner Städtischen Tuberkulosekrankenhauses in Sommerfeld daraufhin an, so ergibt sich in den letzten Jahren ein Prozentverhältnis von etwa 65—70 isolierten Phthisen zu etwa 30—35 Allgemeintuberkulosen überhaupt. Von diesen verallgemeinernden Formen sind etwa 70% als richtige offene Lungentuberkulosen, wenn auch nicht als isolierte Phthisen anzusehen. Für die fortschreitende Lungentuberkulose — gleichgültig ob sie Angehörige einer verallgemeinernden oder der organisolierten Ausbreitungsform ist — werden wir mithin etwa 20% auf Grund der Tatsache, daß sie sonstige nicht abortive hämatogene Metastasen aufweisen, ohne weiteres der endogenen „Reinfektion" (Metastase) zuweisen dürfen. Selbstverständlich sind diese Zahlen nur Annäherungswerte, zumal unser Material die Fälle fortschreitender Lungenschwindsucht ausgewählt und sozusagen in Reinkultur wiedergibt.

Betrachten wir nunmehr die für die exogene bzw. endogene Neuansteckung beigebrachten Befunde und Gründe, so sehen wir, daß sich ihre Besprechung kaum abtrennen läßt von der unserer zweiten Frage, wie und wo beginnt die postprimäre fortschreitende Lungentuberkulose.

Einschlägige Befunde haben wir bereits oben bei Besprechung des Infektionsweges erwähnt. Sie betrafen Erhebungen von Ribbert, Aufrecht, Kretz u. a., die die Entstehung der primären Tuberkuloseveränderungen auf dem Blutwege dartun sollten. Wir sahen, daß sie nicht aufrecht erhalten werden konnten, weder was die tatsächlichen Grundlagen angeht, noch soweit sie etwas über die Entstehung des wahren Primäraffektes ausmachen wollten, unbeschadet der von letzterem wahrscheinlich sehr rasch ausgelösten Bakteriämie (vgl. oben S. 368). Letzteres gilt auch für die bekannten Feststellungen von Birch-Hirschfeld, Schmorl, Abrikosoff, die den Beginn der Lungentuberkulose in Form der käsigen Bronchitis festlegen wollten. Auch sie haben mit dem primären, dem Ghonschen Tuberkuloseherd nichts zu tun. Dagegen sind sie in ihrem Tatsachengehalt durchaus zu bestätigen und darüber hinaus in unserem Zusammenhange, in dem die Frage nach dem Beginn der dem Primärherd nachgeordneten Lungentuberkulose gestellt wird, von größter Bedeutung.

Birch-Hirschfelds Untersuchungen betrafen Zufallsbefunde latenter beginnender Lungentuberkulose teils bei plötzlich aus voller Gesundheit heraus Gestorbenen, teils bei krank Gewesenen. Er legte ihnen das Studium der Anatomie des Bronchalbaumes an Metallausgußpräparaten zugrunde. Dabei konnte er an 32 Fällen eines Gesamtmaterials von 6471 Sektionen fast regelmäßig das Bild einer Bronchalschleimhauttuberkulose in einem mittelgroßen Spitzenbronchus als die mutmaßliche Ausgangsform der gemeinen Lungenschwindsucht festlegen. Es handelte sich regelmäßig um Bronchaläste 3. bis 5. Ordnung, die erkrankt waren. Daraus erklärt sich auch nach Birch-Hirschfeld der verhältnismäßig tiefe Sitz der Herde, da in die subpleuralen Gebiete nur die feineren Äste gelangen. Der des öfteren verwirklichte isolierte Befund der Schleimhauttuberkulose schließt ihre Entstehung durch Fortleitung von primären pneumonischen Infiltraten her aus. Nur in 3 Fällen war bei Beginn der Erkrankung die Entwicklung von Knötchen im gefäßführenden Bindegewebe vorauszusetzen.

Der Übergang von der verborgenen zur offenbaren Tuberkulose ist mit der Bildung von Aspirationsherden gegeben. Er geht dann oft stürmisch vor sich. Langsamer ist der Verlauf, wenn die Verbreitung durch lymphatische Siedlung erfolgt.

Günstiger Ausgang, die Abheilung, bewirkt Umwandlung der Herde in käsig-kreidige Kugeln und die dann regelmäßig zu beobachtende Obliteration des Bronchalstieles.

Noch frischere Befunde konnte ABRIKOSOFF erheben. Er erkennt BIRCH-HIRSCHFELDs Feststellungen nur zum Teil als beweisend an, da es sich bei ihm überwiegend um bereits abgekapselte Herde gehandelt habe, deren Zusammenhang mit dem Bronchus auch hätte sekundär sein können. Zudem weise die alveolare Anordnung der elastischen Substanz in diesen auf den Ursprung in den peripheren Azinusabschnitten hin.

ABRIKOSOFF faßt 8 Fälle größtenteils von 18—20jährigen Individuen unter 453 Sektionen ins Auge, in denen kleinste, meist isolierte Lungenspitzenherde untersucht wurden. Hier fand sich regelmäßig das Bild der käsigen Bronchitis und Peribronchitis eines intralobularen Bronchus. Für den ersten Beginn der Erkrankung ist die Bildung einzelner Tuberkel bzw. eines diffuseren Granulationsgewebes in der Bronchalwand, dann die Entstehung einer kleinen Bronchektasie vorauszusetzen. Oft auch besteht Verödung des

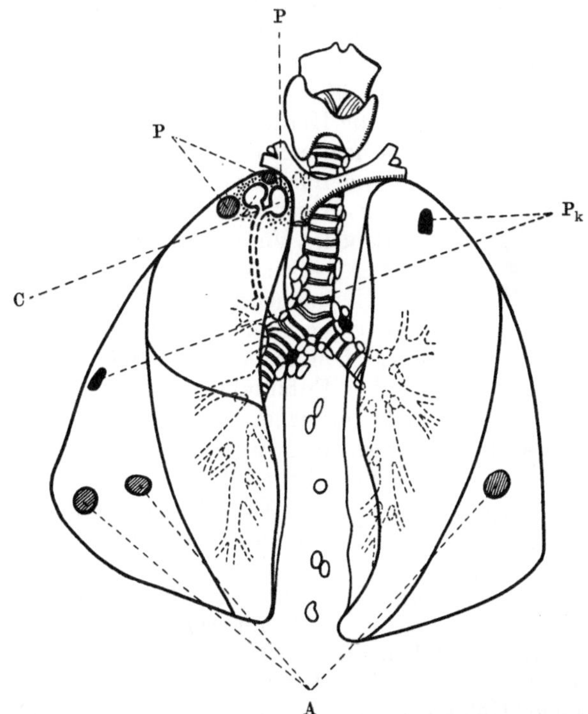

Abb. 126. Initialveränderungen in einem Fall hämatogener (chirurgischer) Tuberkulose. 43jähriger Mann. Alte fistelnde Spondylitis. Tod an Amyloidose. Diagramm. Pk doppelseitiger Primärkomplex, P verkalkte sog. SIMONsche oder PUHLsche Herde der Spitzengegend, C zwei gereinigte (broncho-ektatische?) Höhlen, A verkalkte Streuungsherde.

Bronchus durch Einwuchern neugebildeten tuberkulösen Gewebes, meist unterhalb der erst erkrankten Stelle. Nunmehr erfolgt Ausbreitung in zentripetaler und zentrifugaler Richtung, Aspiration in die Lungenbläschen, meist unter Überspringung einzelner Astgebiete, und die Entstehung azinöser Herde. Die alveolaren Veränderungen erwiesen sich dabei als jünger und weniger ausgedehnt im Vergleich zu denen des Bronchus, auf die sich zudem der Prozeß in den kleinsten Herden deutlich beschränkt.

SCHMORL berichtet von 42 einschlägigen Beobachtungen in einem Material von 4000 Sektionen. In 4 Fällen bestand eine käsige Pneumonie der Spitzengegend von Pfefferkorn- bis Kirschkerngröße. Beziehungen zu den kleinsten Bronchen bestanden hier ebensowenig wie in einem 5. Fall, bei dem der Ausgangspunkt in einem verkästen subpleuralen, halberbsengroßen Lymphknoten zu suchen war, von dem aus eine Aussaat miliarer Knötchen auf Pleura und Lungengewebe erfolgt war. 25 andere Fälle dagegen zeigten getreu das von BIRCH-HIRSCHFELD beschriebene Bild. Im Verlauf eines Astes 3. bis 5. Ordnung des vorderen, meist aber des hinteren Spitzenbronchus lagen erbsen- bis kirschgroße, verkäste, zum Teil bereits erweichte Herde. Die nahen Beziehungen zum Bronchus wiesen hier auf eine entstehungsgeschichtliche Beziehung zu ihm hin. Die übrigen 10 Fälle zeigten streng auf die Bronchalwand beschränkte Veränderungen.

Die geschilderten Befunde deuteten eindringlich auf die Einatmung als Quelle der in der Spitze beginnenden Schwindsucht hin, die naturgemäß damals als primär gewertet wurde. Der Blutweg war jedenfalls auszuschließen, um so mehr, als besonders Schmorl für die Fälle frischer, sicherlich hämatogener Lungentuberkulosen ganz überwiegend die Lungenspitzen frei und einen ganz unregelmäßigen Sitz käsiger Herde, oft mit ausgesprochener Bevorzugung der Unterlappen fand.

Huebschmann hat demgegenüber den alveolar-pneumonischen Charakter und die hämatogene Entstehung isolierter Spitzentuberkulosen hervorgehoben, wie sie vor allem dann auffindbar sind, wenn nur noch ein alter Primärkomplex und eine frische Verallgemeinerung (Meningitis) vorliegen. An den hier zu beobachtenden Spitzenherdchen sichert der Ausfall der Elastikafärbung den intraalveolaren Sitz, obschon frühzeitig der produktive Anteil überwiegt. Der Bronchiolus erkrankt sekundär, die Herde entstehen durch hämatogene Virusausscheidung in die Lungenbläschen. Im übrigen bestehe durchaus Übereinstimmung mit den von Birch-Hirschfeld, Abrikosoff, Schmorl beschriebenen Veränderungen. In der Umgebung der zentral verkästen Herde findet er auffallend oft einfach pneumonische Veränderungen ohne Fibrinbeteiligung und ohne Tuberkelbazillen oder auch sonstige Mikroben, und rechnet sie daher den perifokalen Entzündungen zu. Ganz besondere Ausmaße erreichen an den Spitzenherden die Heilungsvorgänge, die zu völligem Verschwinden des eigentlichen Herdes und Ersatz durch eine kollagen-fibröse Narbe führen können, die die Umrisse des Alveolargerüsts wahrt. Offenbar hat hier eine hochgradige Abplattung der fibrösen Tuberkel und Anpassung an das atmende Lungengewebe stattgefunden. Emphysematöse Blähung und Bildung

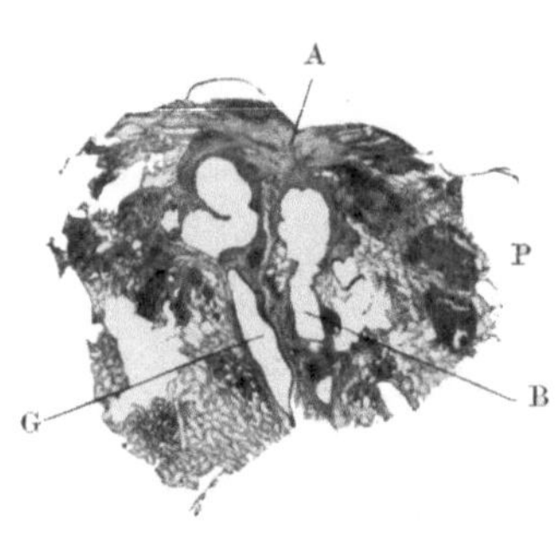

Abb. 127. Übersicht über die rechte Lungenspitze von Abb. 126. Gefrierschnitt. A eingezogene fibröse Spitzennarbe. Bei P drei Puhlsche (Simonsche) Herde, B zuführender Bronchus apicalis zu den gereinigten Höhlen, G Gefäß. (Prosektur Tuberkulose-Krankenhaus Waldhaus Charlottenburg in Sommerfeld.)

kleiner Bronchiolektasen stehen im Vordergrunde des anatomischen Bildes. Es ist keine Frage, daß solche Herdrückstände der physikalischen und röntgenographischen Untersuchung entgehen können. Es stehen hier Herde in Rede, die überwiegend mit den von Simon als frühsekundäre Streuungen in der Spitze beschriebenen (vgl. S. 363) übereinstimmen dürften. Daß sich ein guter Teil der sogenannten Aschoff-Puhlschen „Reinfekte" mit diesen Simonschen hämatogenen Herden deckt, haben wir oben schon besprochen und werden wir gleich weiter zu zeigen haben. Die Herde sind nicht — wie man nach der ursprünglichen Darstellung Simons annehmen könnte — auf die Spitze beschränkt, sondern kommen in allen Lungenteilen, oft vielfach und wie in miliarer Ausstreuung vor (vgl. auch Klingenstein). Ein Beispiel der Simonschen Herde bei chirurgischer Tuberkulose geben Abb. 127 und 128.

In neuerer Zeit ist die Frage der exogenen Superinfektion durch Arbeiten Aschoffs und seiner Schüler, vorzugsweise von Puhl, gefördert worden. Dieser suchte die obsoleten, der isolierten fortschreitenden Lungentuberkulose mutmaßlich zugrunde liegenden und allem Anschein nach ältesten Herde, die sog. „Reinfekte" der Aschoffschen Schule (zweckmäßiger Superinfekte genannt) auf, und verglich sie in ihren typischen reparativen Phasen mit dem sicher exogen entstandenen Ghonschen Herd — vor allem im Hinblick auf die Frage, ob es ein hämatogener Tochterherd dieses Primäraffektes sein kann, der die isolierte Lungenschwindsucht einleitet.

Schon grob morphologisch und in äußerlichen Zügen ist die Unregelmäßigkeit an den von Puhl als „Reinfekte" angesprochenen Herden ausgeprägt. Im Gegensatz zum Primäraffekt sind sie meist vielfach — unter Puhls 43 Fällen 30mal; ihre Zahl schwankte zwischen 2 und 5. Sie sind ausgesprochen groß und vielgestaltig. Liegt ferner der alte Primäraffekt in ruhendem und normalem, meist nur emphysematös geblähtem Lungengewebe, so besitzt der Puhlsche Herd eine breite Randschicht fibrösanthrakotischen Gewebes (Abb. 130).

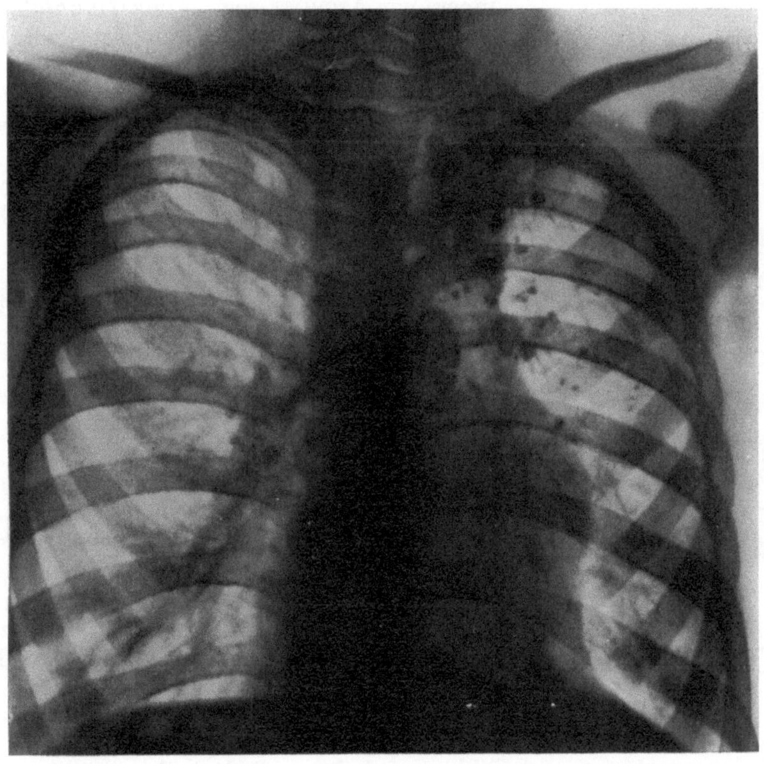

Abb. 128. Verstreute Kalkherde (in der Spitze sog. Simonsche) anscheinend im unmittelbaren Anschluß an den linksseitig dargestellten Primärkomplex auf dem Blutwege entstanden. Darauf deutet vor allem das Vorkommen aller Übergänge bis zu richtiger miliarer Streuung solcher Kalkherde. (Sammlung Prosektur Städt. Tuberkulose-Krankenhaus Waldhaus Charlottenburg in Sommerfeld.)

Was aber vor allem Primäraffekt und „Reinfekt" grundsätzlich unterscheidet, ist das Fehlen der Drüsenbeziehung bei diesem. In allen differential-diagnostischen Fragen — auch der Primärherd kann besonders durch sekundäre Infiltration in anthrakotisch verhärtetem Gewebe liegen — gibt dieses Merkmal den Ausschlag. Die übrigen sind durchaus sekundär. So auch die meist trocken käsige, bis kreidige, nur selten fest verkalkte und in der Regel nicht verknöcherte Beschaffenheit des „Reinfekts" im Gegensatz zum Primäraffekt, ferner die immerhin wichtigen Unterschiede der Lage: Der Primäraffekt findet sich meist in den bestbeatmeten Bezirken, den kaudalen Teilen des Oberlappens oder den kranialen des Unterlappens, gewöhnlich unmittelbar unter der Pleura, der „Reinfekt" sitzt meist in der Spitze oder doch den oberen Abschnitten des Obergeschosses, nicht unmittelbar unter dem Pleuraüberzug, der beim „Reinfekt" oft in Gestalt hyalin-kartilaginöser Stränge oder Schwielen beteiligt ist.

Ebenso bestehen im histologischen Bilde ausgesprochene Unterschiede von Primäraffekt und Superinfekt. Stellt ersterer stets eine käsige Hepatisation mit Erhaltung des Elastingerüstes dar, so mischen sich bei den von Puhl umschriebenen Herdbildungen solche alveolär-pneumonischen, wie azinös-produktiven und solche käsig-bronchitischen Charakters.

Wie am veralteten Primärkomplex finden wir auch am sog. Superinfekt stark ausgesprochene Kapselbildung. Aber während am Primärkomplex die innere von Aschoff sog. „spezifische Kapsel" (Abb. 38, 39) größereAusdehnung gewinnt, tritt sie am Puhlschen Herd gegenüber der äußeren sog. „unspezifischen Kapsel" (Abb. 130) weit zurück. Die spezifische Kapsel entsteht durch Anlagerung hyaliner Massen an die Epithelioidzellen des Herdrandes. Es kommt durch gleichzeitige Schrumpfung der zum Teil zugrunde gehenden Zellen zur Ausbildung des typischen, von uns mehrfach beschriebenen hyalinen, groben und kernarmen Bindegewebes (Abb. 39). Ob und inwieweit kollagene bzw. hyaline Umprägung bereits käsiger Randteile in Frage kommt, steht noch dahin. Wir möchten es nach eigenen Beobachtungen keineswegs in Abrede stellen. Auch das Zustandekommen des groben hyalinen Bindegewebes auf metaplastischem oder degenerativem Wege, durch Quellung vorgebildeter, bindegewebiger oder epithelioider Gebilde, ist unseres Erachtens nicht so ganz zugunsten der interfibrillären Hyalinablagerung von der Hand zu weisen. Durch Einwanderung histiozytärer Anthrakophagen oder auch wohl freien Kohlepigments erhält die spezifische Kapsel öfters größere Beimengungen von Ruß. Auch das Vorhandensein von Kapillaren, wie gewisse dynamische Stigmata dieser anscheinend so starren mesenchymatischen Bildung und ihre große Rolle bei der späteren Verknöcherung der Herde (s. unten) ist zu bestätigen (vgl. Wurm [c]). Die Anbildung der spezifischen Kapsel an den Käseherd löst wiederum in ihrer Umgebung lebhafte Reaktionen aus. Diese tragen kaum noch den Charakter tuberkulöser Bildung und werden deswegen zweckmäßig unter dem Begriff der unspezifischen Kapsel zusammengefaßt. Erheblich kernreicheres und feiner gefasertes Gewebe bildet hier, von den Gefäßen oder Bronchen ausgehend, eine Hülle aus atelektatisch-indurierendem Gewebe.

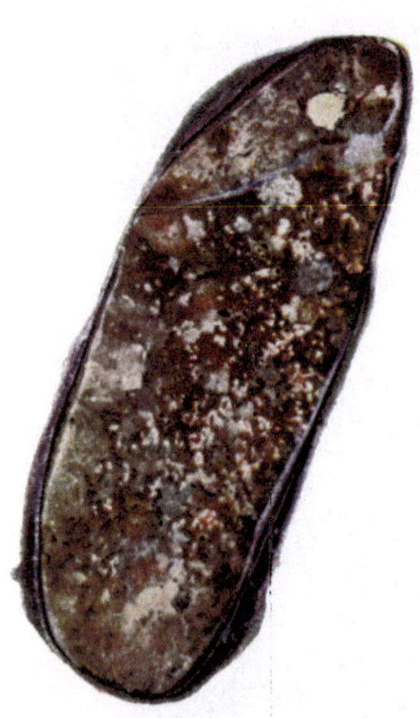

Abb. 129. „Puhlscher" Herd. Buntphotogramm. (Sammlg. Prosektur Städt. Tuberkulose - Krankenhaus Waldhaus Charlottenburg in Sommerfeld.)

Auch der Puhlsche Herd läßt diese beiden Kapseln deutlich erkennen, aber die unspezifische Kapsel nimmt bei ihm gemeinhin einen viel größeren Raum ein als die innere spezifische. Der Primäraffekt liegt ja, wie wir sahen, im wesentlichen in ruhendem Gewebe, der sog. Superinfekt dagegen wird gewöhnlich in verhältnismäßig frisch erkrankter Umgebung aufgefunden. Dabei kommen naturgemäß Ausnahmen vor.

Endlich ist die Verknöcherung bei alten Primärherden ein gewöhnliches Ereignis, während sie in sog. Superinfekten gewöhnlich fehlt. Aus alledem ergibt sich eine weitere Trennung von Primäraffekt und Puhlschem Herd, ein ausgedehnter zeitlicher Unterschied in ihren reparativen Phasen.

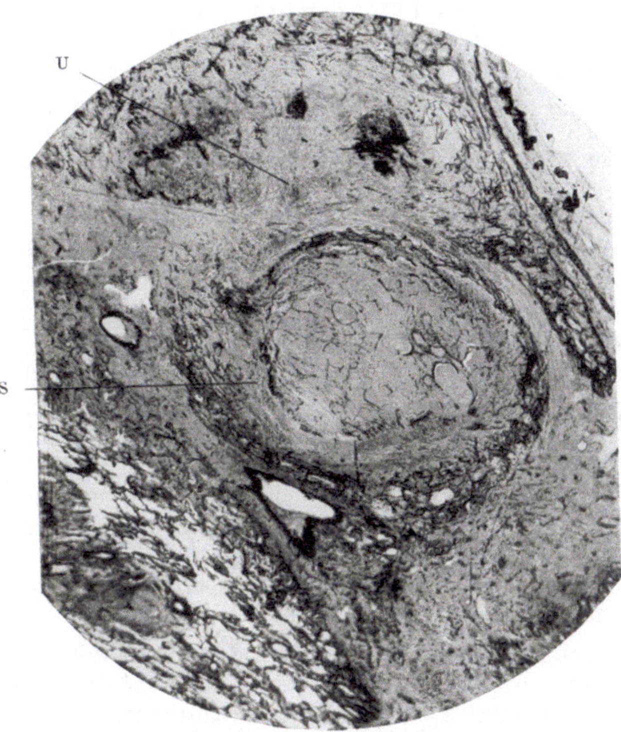

Abb. 130. „PUHLscher Herd" im Gegensatz zum GHONschen Herd (vgl. Abb. 38) nicht in ruhendem, sondern fortschreitend erkranktem atelektatisch-induriertem Lungengewebe (U) gelegen = unspezifische Kapsel. S spezifische Kapsel aus hyalin zellarmem Bindegewebe. Erhaltung der Elastinfasern im alveolaren Verbande.

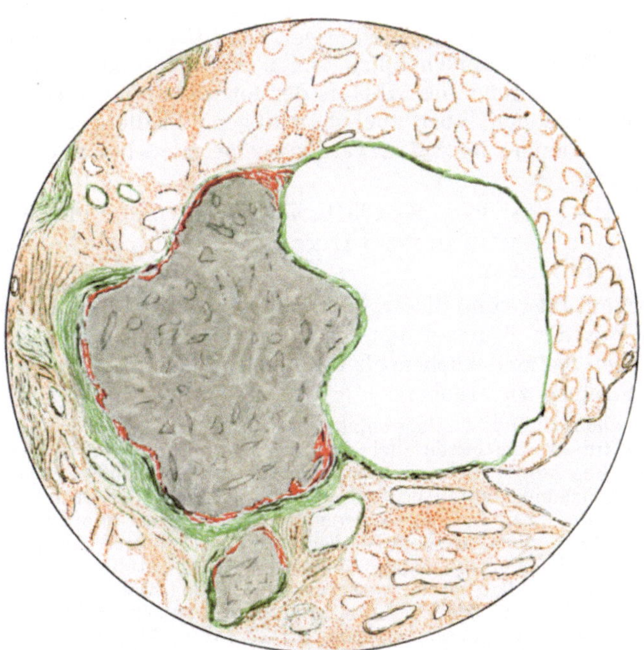

Abb. 131. „PUHLscher Herd" mit parafokalem Hohlraum. Spezifische Kapsel rot, unspezifische grün. Färbung nach MATSUURA. (Nach PAGEL [q] 1926.)

Schon das spricht nach Puhl durchaus gegen die Metastase als gewöhn-lichen Entstehungsmodus des sog. Reinfekts. Wie sollten auch von einem völlig abgekapselten und versteinten Herde, wie es der Primärkomplex ist, Tuberkelbazillen in den Kreislauf gelangen und auf dem Blutwege zur tertiären Phthise führen? Und ferner: Wenn selbst virulente Bazillen vom versteinten Primärkomplex aus in den Kreislauf gelangen, wie kommt es, daß sie dann eine isolierte Lungenphthise erzeugen, nicht aber noch in anderen Organen angehende Metastasen setzen? Die Organdisposition der Lunge, ihre Rolle als Sammel-becken der Blut- und Lymphgefäße, wäre allein nicht imstande, dieses aus-schließliche Befallenwerden auf dem Blutwege zu erklären. Der Puhlsche Herd mit allen seinen Merkmalen entsteht also nach Puhls Ansicht exogen, bronchogen.

In der Tat lassen sich oft in den Spitzengebieten Herde auffinden, die die von Puhl angegebenen Merkmale besitzen. Im großen und ganzen möchten wir mit Heilmann u. a. ihr Vorhandensein bestätigen, obwohl auch hier nicht ganz selten Ausnahmen, d. h. Veränderungen mit allen Zeichen des Puhlschen Herdes und verkästen oder verkalkten benachbarten Lymphknoten oder solche ohne Drüsenbeziehung und mit den Kennzeichen des Ghonschen Herdes (vgl. Grass und Scheidemandel) vorkommen. Man findet vor allem alte als Ghon-sche anzusprechende Herde mit breiten, unspezifischen (wenn auch „ruhen-den") Kapseln (vgl. S. 208).

Eine andere Frage ist die, ob mit dem Puhlschen Herd wirklich der „Reinfekt", also eine einheitlich als Einleitungsherd der iso-lierten Schwindsucht zu wertende Veränderung gegeben ist, deren Eigenheiten im Streit „exogen-endogen" erheblich sind.

Ich glaube diese Frage verneinen und im Puhlschen Herd einen Komplex ganz verschiedenartiger Herde sehen zu sollen. Hierbei ist allerdings nicht auszuschließen, daß wirkliche Superinfekte (erste postprimäre Herde) zum Teil auch in Form Puhlscher Herde auftreten können. Wir kommen darauf unten zurück. Im übrigen aber liegen bei einem guten Teil der Puhlschen Herde wahrscheinlich schon Veränderungen verhältnismäßig später Entstehung während des Ablaufs der fortschreitenden Erkrankung vor, bronchogene Aspirationen, aber auch hämatogene Siedlungen, wie vor allem ihr erwähntes Vorkommen im Ablauf verallgemeinernder, besonders protrahierter Tuberkulosen lehrt.

Ich fand ja — wie oben S. 225 berichtet — die Puhlschen Herde etwa doppelt so häufig bei verallgemeinernden Tuberkulosen wie bei isolierten Phthisen.

Sind wir schon auf Grund dieser Auffassung genötigt, Puhl die Berechtigung zu bestreiten, aus den Kennzeichen seines Herdes etwas über den Infektions-weg auszumachen, so sind auch noch zahlreiche Bedenken gegen seine Beweis-führung im einzelnen zu erheben.

Hier hat vor allem Ulrici (d) eingewandt, daß einmal sehr wohl, und zwar sehr häufig isoliert bleibende tuberkulöse Herde allein in einem Organ auf dem Blutwege entstehen. Die große Zeitspanne ferner, die zwischen Primäraffekt und Reinfekt liegt und in ihren histologischen Abweichungen zum Ausdruck kommt, ist keineswegs Grund zum Ausschluß einer Abhängigkeit des einen von dem anderen Herd. Abgesehen von der Gewebsumstim-mung, die der erste Herd wahrscheinlich hervorgerufen hat, und die in Rechnung zu ziehen ist, berücksichtigt die pathologisch-anatomische Betrachtung nur zu gern Mindest-zeiten für die Entwicklung bestimmter Gewebsveränderungen, während sie für die Höchst-zeiten durchaus unsicher ist. Die Erfahrungen an nach Jahrzehnten am gleichen Gelenk wieder aufflackernden Tuberkulosen, an mehr als 30 Jahre ablaufenden offenen Lungen-phthisen, an isolierten Urogenital- usw. Tuberkulosen bei älteren Individuen mit Jahr-zehnte zurückliegendem Primärkomplex und vieles andere mehr, behebt die Schwierigkeit, zwei Herde mit gänzlich verschiedener reparativer Phase in entstehungsgeschichtliche Abhängigkeit zu bringen.

Hinzu kommt, daß der Puhlsche Herd sehr häufig bei ausgedehnter fortgeschrittener Lungentuberkulose fehlt, ohne daß er etwa mitsamt den Spitzengebieten kavernösem Zerfall anheimgefallen ist. Zuweilen hat er ein andermal gerade seinen Sitz auf der gesunden Seite. Ist ferner der alte Primäraffekt der Garant der Allergie, so muß er auch im Säfteaustausch mit dem übrigen Organismus stehen und eine ständige Quelle für Virus- und Giftverschleppung bilden u. a. m.

Im Anschluß an die Untersuchungen Puhls sind die Feststellungen von Focke (ebenfalls unter Aschoff) zu erwähnen, die die tuberkulöse Natur der kartilaginösen Pleuraschwielen dartun sollen. Danach findet man bei genauer Untersuchung der Veränderungen doch schließlich irgendwo ein Narbengewebe mit den spezifischen Eigenschaften der Tuberkulose. Diese Erhebungen sind teils bestätigt (Schmincke, Gräff, Anders, Loeschcke), teils bestritten worden (Lubarsch, Schürmann, Oberndorfer, Rabl).

In neueren eingehenden Untersuchungen über Entwickelung, Vernarbung und Reaktivierung der Lungentuberkulose Erwachsener faßt auch Loeschcke die von Puhl gezeichneten Herdgruppen als sekundär aspirative Bildungen von seiten der eigentlichen „Reinfekte" auf. Als solche sind nach ihm atelektatische Spitzennarben anzusehen, wie sie sich fast regelmäßig im Gebiet des Ramus apicalis des dorsalen Oberlappenbronchus, nur ganz selten im Gebiet des Ramus subapicalis finden (Zeiss). Die ventralen Äste des Oberlappens waren dabei niemals isoliert, sondern immer nur dann ergriffen, wenn sich im dorsalen Anteil bereits die Narben fanden.

Ähnlich fand später Anders (b) in 100 genau untersuchten Fällen in 85% die — wie er sagt — „exogenen Reinfekte" im Bereich des geometrisch höchsten Punktes, seinem Kulmen der Lunge, bzw. dem dorsalen Teil der ersten Rippenfurche (entsprechend den Angaben von Schmorl und Orsos, vgl. oben S. 150). In 45% waren beide Lungenspitzen, in 18% nur die rechte, in 22% nur der linke Gipfelpunkt befallen. 10mal saß der Herd extrakulminal, 5mal war er in der Lunge überhaupt nicht aufzufinden.

Fast regelmäßig ließ sich in den von vielen Untersuchern als unspezifisch angesprochenen atelektatischen Narben der Verschluß des zugehörigen Bronchalastes meist mit käsig kreidigen Einschlüssen und entsprechender Vernarbung der zugehörigen Bronchioli respiratorii nachweisen. Es handelt sich hier nach Loeschcke um die reinste Form der Vernarbungsbilder des tuberkulösen „Reinfekts" im allergischen Körper, und zwar liegt ihm ein gemeiner azinöser Herd zugrunde, der nach käsigem Verschluß des Bronchallumens zur lobularen Atelektase und Narbenbildung führt.

Intrakanalikuläres Fortschreiten des azinösen Spitzenherdes kann sich in Form einer fein- oder grobkörnigen Streuungstuberkulose auswirken. Der Verkäsungsvorgang schließt dann nicht mit Narbenbildung ab, sondern schreitet in der Bronchalwand weiter und überschreitet die nächsten Bronchalgabeln. Der Lichtung der noch verhältnismäßig engen erkrankenden Bronchen entsprechend entstehen kleine, azinöse — produktive — Aspirationsherde, das feine Streuungskorn.

Bei Übergreifen auf größere Bronchaläste tritt das grobe Korn hervor, gewöhnlich in Form mehrfacher auf einen oder wenige Azini beschränkter käsig pneumonischer Herde. Es sind erheblich größere Bazillenmengen, mit deren Wirksamkeit nunmehr innerhalb der Bronchaläste größeren Kalibers zu rechnen ist. Solche groben Aspirationskörner entstehen zuerst im subapikalen und dann erst im horizontalen Bronchus. Es liegen hier Herde oft in infraklavikularer Lokalisation vor, die nach Loeschcke nicht als additionelle (postprimäre) Superinfekte (im Sinne Redekers) zu werten sind, da sich immer in nächster Nachbarschaft eine Bronchaltuberkulose mit grobem Streuungskorn nachweisen läßt und „weil bei additioneller Infektion wohl nie die genügenden Bazillenmengen aufgenommen werden, um die Entstehung eines käsig pneumonischen Herdes im allergischen Körper zu erklären".

Die geschilderten Herdformen sind noch abheilungsfähig. Überschreitung des Gebiets der drei dorsalen Oberlappenbronchen scheint allerdings regelmäßig allgemeine Aspirationstuberkulose nach sich zu ziehen.

Die Narben solcher Herde ähneln stark den von Primärherden. Sie hängen meist an einem stielartigen, gewöhnlich verödeten Bronchus, der aber auch offen bleiben und die Innenfläche der Kapsel auf eine kurze Strecke epithelisieren kann. Es liegt das Bild des Puhlschen Herdes vor, der sich damit als sekundärer Aspirationsherd erweist.

Die Form der zu beobachtenden Narben tritt naturgemäß nicht immer in der geschilderten regelmäßigen Gestalt auf. Mannigfache Verwicklungen und Überkreuzungen können das Bild verdunkeln. Die endgültige Form der Phthise erfolgt durch die Bildung weiterer aspirativer Tochterherde. So ist **meist der ursprüngliche Ausgangsherd längst in eine schiefrige Narbe verwandelt, wenn die Phthise in blühender Entwicklung steht.** Zu den Aspirationen hinzu kommen als wichtiger Umstand für das Fortschreiten der Phthise die unmittelbaren Reaktivierungen von Kreideherden durch die Kapsel hindurch und auf dem Wege der Bronchen. Es kommt zu „Rückperforationen" in den Bronchus und damit zur Bildung von A. Fränkels „Spätkaverne".

Jetzt folgen die bekannten Spätstadien der Tuberkulose mit Verkäsung der Aspirationsherde, Streuungen gröbsten Materials usw.

Zur hier in Rede stehenden Frage: **exogen-endogen hat Loeschcke in diesen Untersuchungen nicht ausdrücklich Stellung genommen.** Er läßt es offen, ob aerogener oder hämatogener Bazillentransport zur Lungentuberkulose der Erwachsenen führt. **Die nahen Beziehungen, die er bereits für die Erstveränderungen zum Bronchus aufdeckt, berechtigen** jedoch, seine Befunde in die Reihe derer zu stellen, die — mit allem Vorbehalt — **für die exogene Superinfektion sprechen.** Wir kommen weiter unten auf sie bei Besprechung des Spitzenbeginns der Schwindsucht noch einmal zurück.

Das ständige und zugrunde liegende Vorhandensein von Bronchalveränderungen bei den im Beginn stehenden Formen der Lungentuberkulose wird auch von Schürmann (e, f) betont. Dieser berichtet über 15 einschlägige Beobachtungen unter 1000 Fällen. 10 von diesen zeigten eine kurzstreckige käsige Bronchitis präterminaler Bronchen mit Tuberkelherden in der Umgebung. **Von solchen Herdkomplexen saßen nur 2 in der Spitze, 8 tiefer. Die 5 übrigen Fälle mit größeren Herden betrafen zweimal Bronchalerkrankungen kleineren Kalibers** und boten das Bild käsig pneumonischer Herde **1—2 Querfinger breit unter der Spitze. Dreimal bestand Erkrankung größerer Bronchen, teils subapikal, teils in den oberen Abschnitten des Unterlappens, teils im Gebiet eines größeren hilusnahen Bronchus** in der Mitte der Lunge. Gemeinsam war allen drei Herdkomplexen die Beanspruchung eines keilförmigen Abschnittes der Lunge und perifokale Blutungen. **Die Ausdehnung der Prozesse erwies sich mithin vom Kaliber der erstbefallenen Bronchen abhängig, diese zeigten jedoch keine Bevorzugung der Spitzengebiete. Das gilt besonders für die gröberkalibrigen Bronchalerkrankungen,** die zur Bildung infraklavikularer käsig pneumonischer Herde führten. Auf die Bedeutung dieser Befunde wird weiter unten noch einzugehen sein.

Hier seien zunächst die für die — endogene — Metastase bzw. Exazerbation als Ursprung der Lungentuberkulose beigebrachten Befunde und Gründe aufgeführt.

Vor allem sind es Befunde Ghons und seiner Schüler (Pototschnig, Kudlich, Schmiedl), die besprochen werden müssen; sie betreffen den Lymphknotenanteil anscheinend völlig veralteter Primärkomplexe. An diesen fand Ghon unmittelbar neben den versteinerten Herden frische Spättuberkel und Schübe frischer Epithelioidzellen- und auch Käseherde, bei sonst tuberkulosefreien Lungen bzw. Fehlen der Tuberkulose im Quellgebiet überhaupt, was natürlich Grundvoraussetzung der gleich zu erörternden Ghonschen Annahmen ist. Die Tuberkel folgten dem Ausbreitungsgebiet des alten Primärkomplexes, und ihnen waren ganz frische zweifellos vom Blut aus entstandene tuberkulöse Spitzenherdchen zuzuschreiben. Diese sind nach Ghon die Ausgangsherde der nunmehr apiko-kaudal fortschreitenden Lungenphthise. Sie ist mithin auf Grund einer „endogenen lymphoglandulären Reinfektion" (besser Exazerbation oder Metastase) entstanden. Die Fälle dieser Art sind naturgemäß nicht häufig, immerhin ist bisher schon eine Reihe solcher gesammelt worden. Schürmann (c) hat allein 46 entsprechende Fälle gebucht, d. h. 5,38$^0/_0$ seines Materials. Meist war der Ausgangsherd ein steiniger, nicht altkäsiger. Wie Schürmann mit Recht hervorhebt, ist die Diagnose der lymphoglandulären Verschlimmerung aber stets eine solche per exclusionem. Die einschlägigen Fälle sind daher durchaus nicht sehr häufig. Das Lebensalter dieser Individuen liegt zu 94,5$^0/_0$ jenseits des 38. Jahres, zu 83,4$^0/_0$ jenseits des 45. Lebensjahres, eine Feststellung, die mit den von Anders (a) getroffenen Erhebungen übereinstimmt. In 55$^0/_0$ dieser Fälle fehlte jede weitere tuberkulöse Siedlung. Die Befunde Ghons bedeuten so vielleicht die Aufklärung eines Teiles der fertigen Phthisen in ihrem Ursprung und sind in höchstem Maße von Allgemeininteresse, aber es würde doch bedenklich sein, diesen Weg als den vorwiegend begangenen in Anspruch zu nehmen. Daß die Vorbedingung eines Fehlens frischer tuberkulöser Quellgebietsveränderungen für die Diagnose endogener lymphoglandulärer Reinfektion streng gefordert werden muß, geht auch aus den neuen, von Ghon an 100 wahllos herausgegriffenen Tuberkulösen erhobenen Befunden hervor. Hierbei zeigten die Anguluslymphknoten in 90$^0/_0$ der Fälle die verschiedensten tuberkulösen Veränderungen, die immerhin die Möglichkeit der hämatogenen Metastasierung bei Ausbreitung der Tuberkulose vor Augen führen. Die Veränderungen bestanden einmal im Auftreten von Epithelioid- oder Epithelioidriesenzellentuberkeln mit oder ohne Verkäsung und Giesonsaum, ferner solcher neben alten Veränderungen mit histologisch sicheren Beziehungen zu den Tuberkeln, wie hyalinkalkiger oder hyalinkreidiger oder teilweise verkalkter Tuberkel oder kalkiger Herde, die noch Riesenzellen zeigten; oder aber nur hyaliner oder kalkiger und hyaliner Herde ohne erkennbare Tuberkulose; zuletzt 9 reiner Retikulumwucherungen mit teilweiser Hyalinisierung ohne erkennbare Tuberkulose.

Auch Anders (a) hat sich für die endogene lymphoglandulare Reinfektion von Ghon und Pototschnig eingesetzt. Er glaubt aber, daß der Durchschnittsmensch im jugendlichen Alter nach der Pubertät auch einer exogenen Superinfektion ausgesetzt sei. Diese habe ihr Substrat in der von ihm festgelegten wahren Lungenspitze, deren Herden und Narben. Die endogene Reinfektion dagegen sei ein Reservat des höheren Alters nach dem 45. Lebensjahre. Von dieser Zeit ab soll die Gewebsimmunität des Lymphknotenanteils des Primärkomplexes mehr oder minder verschwinden. Denn

35% der Freiburger Leichen mit einem Lebensalter über 45 Jahre zeigten eine aufflackernde Lymphknotentuberkulose. Der Ausbreitung steht der aufsteigende Weg zum Venenwinkel mit den nachfolgenden Metastasen auf dem Blutweg und ein absteigender zu den Bauchlymphknoten, besonders den peripankreatischen offen. Unter den Fällen von Anders befinden sich aber nur wenige Fälle hämatogener Lungentuberkulose und 30% Organphthisen, wie Knochen-, Urogenital-, Hirnhaut-, Nebennierentuberkulosen.

Neuerdings betrachtet Anders als Substrat dieser endogenen Reinfektion die von ihm und seinem Schüler Schmoe näher studierten, schon von Ribbert und Schmorl berücksichtigten subpleuralen Lymphknötchen. Diese, am Zusammenfluß der Septen verschiedener Azini und Lobuli gelegen, bilden deren anliegende Lymphknoten. Sie besitzen eine reichliche Gefäßversorgung von der Lungenschlagader aus und sollen in 18% der gekennzeichneten Fälle von Leuten über 45 Jahre Herde tuberkulösen Granulations- und Narbengewebes oder auch käsige Nekrosen mit gelegentlichem Bazillenbefund enthalten. Die herdhaltigen Lymphknoten folgen im Gegensatz zum „exogenen Reinfekt‘‘ keinem Verteilungsgesetz, sondern sind diffus verstreut, bevorzugen aber Mittel- und Untergeschoß. Die Herde neigen offenbar stark zur Ausheilung, denn eine Exazerbation derselben hat Anders niemals gesehen. Oft verkalken sie. Hierbei handele es sich um hämatogene vom aufflackernden Lymphknotenherd ausgehende Siedlungen, die Anders einer Reihe ganz verschiedener Veränderungen, so Neumanns Miliaris discreta, den Simonschen Spitzenherdchen, aber auch dem sogenannten Frühinfiltrat zugrundelegen möchte. Die Kritik dieser Auffassung gaben wir bereits oben S. 238, 364, 388. Auf die Bewertung der Exazerbation (endogene Reinfektion) kommen wir gleich zurück.

Endlich sind noch neuere Befunde am Lungenteil des Primärkomplexes, dem alten Primäraffekt selbst, phthiseogenetisch von Bedeutung.

Siegen fand Auflockerung des Zusammenhanges von innerer hyaliner und äußerer unspezifischer Bindegewebskapsel an alten Primärherden durch riesenzellhaltiges tuberkulöses Gewebe. In direkter Nachbarschaft dieses, die äußere Kapsel auseinanderfasernden und durchwuchernden tuberkulösen Gewebes lagen zahlreiche frische nekrotische Tuberkel. An einem Ende des Herdes weichen die ringförmigen Bindegewebsfasern auseinander und bilden zu einem größeren, am Herd vorbeiziehenden Gefäß hin eine trichterförmige Ausbuchtung. All das in einem Fall, der aufs deutlichste ein Beispiel „endogener lymphoglandulärer Reinfektion‘‘ im Sinne Ghons darstellt, indem in den Lymphknoten der Lungenpforte ganz entsprechend alten, fest eingekapselten, anscheinend reaktionslosen, zum Primärkomplex gehörigen Herden, frischere, in den oberen Paratrachealdrüsen ganz frische Tuberkel vorhanden sind, die nach Art und Anordnung dem alten Infektionsverlauf getreu folgen. Also ein der „endogenen lymphoglandulären Reinfektion‘‘ Ghons ganz ähnliches Bild — nur mit dem Unterschiede, daß hier auch am Primärherd selbst Exacerbationserscheinungen deutlich hervortreten. Die übrigen Beobachtungen Siegens betreffen seine sog. Lymphgefäßbindegewebsstiele alter Primärherde mit trichterförmiger Ausbiegung der sonst zirkulär verlaufenden Kapselfasern zu den Gefäßen der Nachbarschaft hin (vgl. unsere Beobachtung Abb. 32, 33). In einem besonders lehrreichen Fall stand der zentrale Kalkherd durch einen Stiel mit dem Nachbarschaftsgewebe in Verbindung, der die beiden knöchernen Ringe durchbrach, die durch Markgewebe getrennt den Herdkern umgaben. Auf Grund dieser und ähnlicher Befunde mußte eine offene Verbindung des Primäraffektes mit dem Außengewebe, insbesondere der Lymphbahnen, auf denen die Infektion der regionären Lymphknoten erfolgte, angenommen werden. Nur in Schnittebenen, die den Stiel nicht in der Mitte treffen, erscheint der Primäraffekt nach allen Richtungen in sich eingeschlossen. Siegen ist danach nicht nur geneigt, den Beweis der Möglichkeit endogener Reinfektion aus dem Befunde abzunehmen, sondern setzt auch nach den Befunden von Ghon und Kudlich eine besondere Häufigkeit dieses Weges der Infektion voraus, da es stets an und für sich eine Seltenheit bleiben wird, auf solche im Beginn der Reinfektion stehende Fälle zu stoßen, die einen Infektionsweg noch sicher erkennen lassen.

Wurm ferner hat besonders auf die bekannten Sprengungen alter Primär- und Reinfekte durch einwachsendes Granulationsgewebe und die Zerlegung solcher Herde in viele Bruchstücke aufmerksam gemacht.

Die Gründe endlich, die zugunsten der „endogenen Reinfektion" als vorwiegenden Infektionsmodus angeführt werden, sind teils pathologisch-anatomischer, teils klinisch-epidemiologischer Natur. Jene betreffen vor allem die Tatsache des verschiedenen Sitzes von Primäraffekt und Reinfekt. Liegt jener vorwiegend in den kaudalen Teilen des Oberlappens oder den kranialen des Unterlappens, so ist der „Reinfekt" meist in der Spitze lokalisiert. Der Primäraffekt entsteht nach allen Erfahrungen am Menschen und im Tierversuch aerogen, seine Lage ist diesem Entstehungsweg vollkommen angepaßt, während sicher hämatogene Erkrankungen die Lungenspitzen bevorzugen (Miliartuberkulose). Folglich weist die unterschiedliche Lokalisation des Reinfektes auf andere als aerogene, nämlich auf hämatogene Entstehung hin.

Demgegenüber spricht nach BEITZKE (g, h) apikaler Beginn der Lungenphthise nicht gegen deren exogene Entstehung, da auch die Kohlepigmentierung der Spitze Aspirationen dorthin voraussetzt. Auch der sicher aerogen entstehende Primäraffekt kann — seltener — in der Spitze sitzen. Der Widerspruch zwischen der Seltenheit aerogen-primärer Spitzentuberkulose und der Häufigkeit der (tertiären) Spitzenlokalisation ist in den Unterschieden der allergischen Phase begründet. Beim jungfräulichen Individuum haftet der Bazillus wegen der Empfindlichkeit des Gewebes dort, wo er zuerst hingelangt, d. h. an den bestbeatmeten Teilen, nicht an der Spitze, beim Allergischen jedoch haftet er nur an besonders empfindlichen Teilen, eben der Lungenspitze. Hinzu kommt, daß nur ein kleiner Teil der alten Primärherde späterhin infektionstüchtig bleibt, und für die bekannten parafokalen Spättuberkel der Beweis ihrer Fähigkeit hämatogene tertiäre Phthise hervorzurufen, keineswegs erbracht ist. Auch mußte man bei Annahme letzterer entsprechend den $10^0/_0$ boviner Primärtuberkulosen häufiger auch bovine Tertiärtuberkulose erwarten. Solche sind aber bisher nur in drei Fällen bekannt geworden.

Für die exogene Superinfektion werden noch Erhebungen statistischer Art (BRÄUNING), die Möglichkeit einer Allergieunterhaltung auch seitens geschlossener Herde, die notorische Exposition von Individuen mit frischen infraklavikulären Infiltraten (vgl. auch ältere Angaben von OTFRIED MÜLLER) die Bedeutung der Superinfektion für Aufflackern alter Herde und vieles andere angeführt.

HUEBSCHMANN betont demgegenüber die Bedeutung der Bakteriämie und die tatsächliche Seltenheit von Spitzenprimäraffekten, die apikale Aspirationen zu Seltenheiten stempelten, worauf schon früher von ULRICI, GRASS, BALLIN u. a. hingewiesen war. Für die endogene Entstehung der Phthise kommt ferner noch der Hinweis auf den neuerdings aber wieder bestrittenen (OPIE und ARONSON, SCHRADER) Gehalt auch uralter Primärherde an virulenten Tuberkelbazillen in Betracht. Auch die epidemiologisch-statistischen Erhebungen (Hausinfektionen in Tuberkulosekrankenhäusern, Erfahrungen der ärztlichen Kehlkopfpraxis — SAUGMANN —) sprechen nicht im Sinne erhöhter Ansteckung bei erhöhter Exposition (ULRICI [d]). So hat BALLIN (c) auf den Lupus als tertiäre Phthise des Hautorgans und seine fast sichere endogene Entstehung, ferner darauf verwiesen, daß manche als Tertiärformen angesprochene Fälle in Wahrheit primäre Spätinfekte darstellen, sowie endlich auf die REICHEsche Statistik, nach der bei Offenbarwerden der tertiären Phthise die Quelle massiver und dauernder Infektion in $83^0/_0$ seit über 5 und in $61^0/_0$ seit über 10 Jahren ausgeschaltet war.

Wie man sieht — zusammenfassend —, ist auf beiden Seiten das Für und Wider gut unterlegt und begründet. Es fällt schwer, hier eine Entscheidung nach der einen oder anderen Seite hin zu treffen. In einem Falle, wo sich wie in dem von ORTH, aus den obsoleten Veränderungen Bazillen vom bovinen und aus den frischen phthisischen Herden solche humanen Charakters züchten ließen, wird die Entscheidung nach der Richtung der exogenen Superinfektion nicht schwierig sein, obschon auch hier das oben erwähnte Vorkommen von Unreinheiten und Übergängen beider Typen ineinander bedenklich stimmen könnte. Aber auch das gewöhnliche zahlenmäßige Überwiegen der isolierten fortschreitenden Lungenschwindsucht über die hämatogen verallgemeinerten Erkrankungen lenkt das Augenmerk auf die exogene Superinfektion. Auf die Spitzenherde, soweit sie tuberkulöse Bronchalerkrankungen und deren Narben betreffen, würde ja diese Art der exogenen Superinfektion auch gut passen.

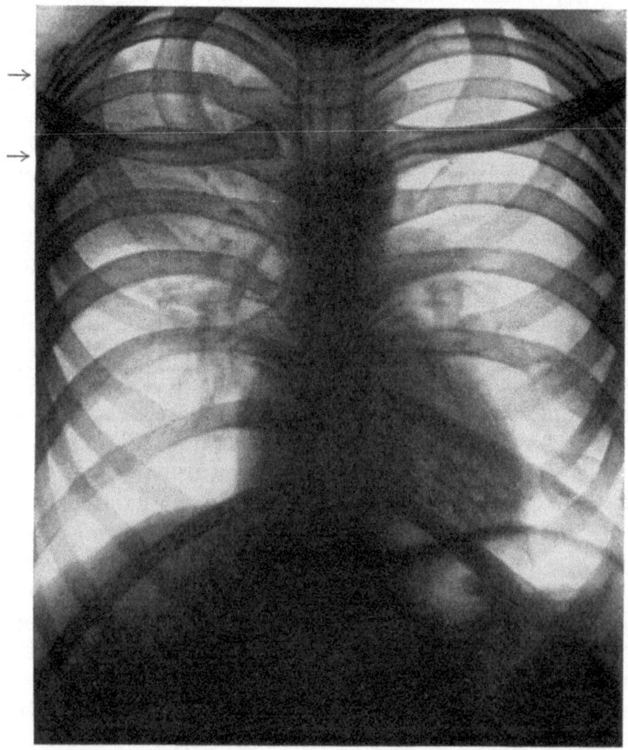

Abb. 132. Großes, ganz frisches Frühinfiltrat im rechten Oberlappen, großenteils infra-, zum Teil auch supraklavikular. Kaum nennenswerte klinische Erscheinungen. Bei Umgebungsuntersuchung erfaßt. (Sammlung Prosektur Städt. Tuberkulose-Krankenhaus Waldhaus Charlottenburg in Sommerfeld.)

Hierher gehören also in erster Linie die von Loeschcke ins Auge gefaßten atelektatischen Spitzennarben. Ferner ein Teil der sog. Puhlschen Herde, nämlich diejenigen, die wirklich in der Spitze sitzen, und auf dem Boden einer käsigen Bronchitis entstehen. Sie entsprechen Frühstadien der Loeschckeschen Narben. Es sind die auch klinisch gar nicht so ganz ungewöhnlichen sog. Frühinfiltrate der Spitzengegend. Endlich sind hier aufzuführen diejenigen Puhlschen Herde, die nicht apikal gelegen sind, aber auch keine Aspirationen von solchen Apikalherden darstellen. Sie sind mithin unabhängig von Spitzenherden, seien solche vorhanden, oder nicht, und finden sich öfter bei fließender exogener Ansteckungsquelle. Daß aber auch für die apikalen oder nicht apikalen Puhlschen Herde entstehungsgeschichtlich der Blutweg durchaus in Betracht kommt, haben wir oben S. 225 zu begründen versucht. Man vergleiche auch die einschlägige Auffassung Schminckes.

Indessen gibt es fraglos viele Spitzenherde, für die eine Streuung auf dem Blutwege als die wahrscheinlichere Grundlage anzunehmen ist. Es sind das die bereits oben genau beschriebenen und abgebildeten SIMONSchen (PUHL-schen) Herde, die in der Frühperiode kurz nach Bildung des Primäraffektes („subprimär") entstehen und diejenigen, die dem Bilde von NEUMANNS Miliaris discreta entsprechen. Für sie eine Entstehung vom GHONSchen Herd durch Einatmung anzunehmen, erscheint nach dem ganzen, auch klinischen Bilde höchst unwahrscheinlich und gezwungen.

An offenbar hämatogenen Spitzenveränderungen kennen wir außer der Miliaris discreta und gewissen PUHLschen Herden gereinigte

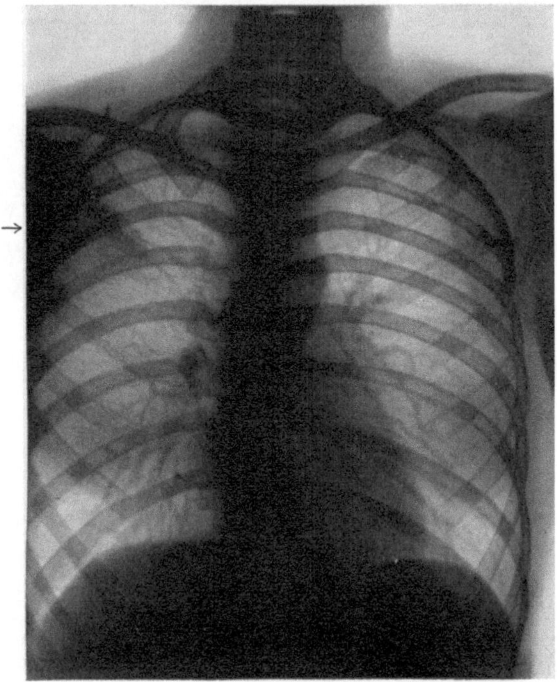

Abb. 133. Frisches weiches Frühinfiltrat (Pfeil!) im rechten Oberfeld.

Höhlchen im Bereich des Spitzenbronchiolus, für die wir folgendes Beispiel (Diagramm und Präparat Abb. 126, 127 aus dem Tuberkulosekrankenhaus Waldhaus Charlottenburg) anführen und abbilden:

28jähriger rotblonder Mann. Juni 1920 Sturzunfall. Dezember 1923 tuberkulöse Karies des 3.—5. Lendenwirbels festgestellt. Ende 1928 Tod an Amyloidose. Linke Lunge breit verwachsen, rechte weniger. Doppelseitiger Primärkomplex. In der rechten Spitzengegend dorsal zwei gereinigte kleinkirschgroße Höhlen, in die der apikale dorsale Bronchiolus einmündet. Die Höhlen zeigen histologisch noch ganz vereinzelt tuberkulöse Strukturen. Sie sind deshalb nicht als reine Bronchektasen infolge Schrumpfung des zirrhotisch verdichteten Oberlappens anzusehen. Dieser enthält im übrigen noch mehrere PUHLsche Herde, die möglicherweise ursprünglich weiter kaudal gelegen und bei zunehmender Schrumpfung heraufgerückt sind. Die Spitze selbst ist narbig eingezogen, aufs stärkste schwielig verdickt.

Für die hämatogene Entstehung dieser wie überhaupt sonstiger tuberkulösen Lungenherde die von ANDERS in den Vordergrund gerückten subpleuralen

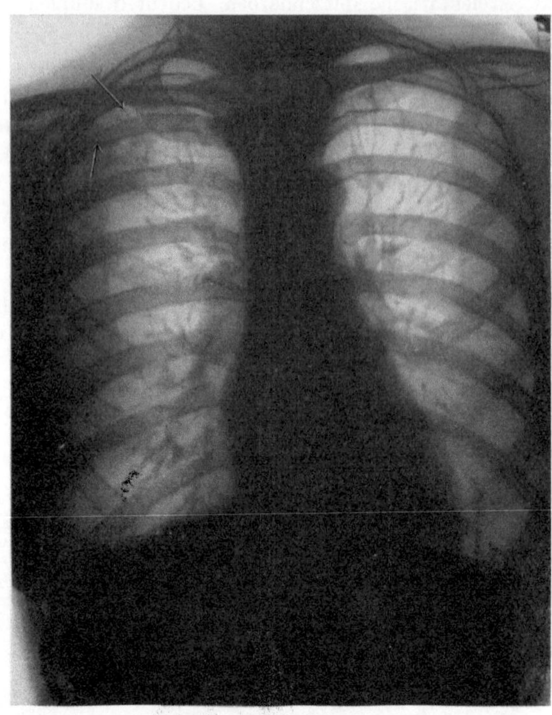

Abb. 134. Beginnende Einschmelzung eines Frühinfiltrates im rechten Oberfelde (Pfeile!).
Prosektur Städt. Tuberkulose-Krankenhaus Waldhaus Charlottenburg in Sommerfeld/Osthavelland.)

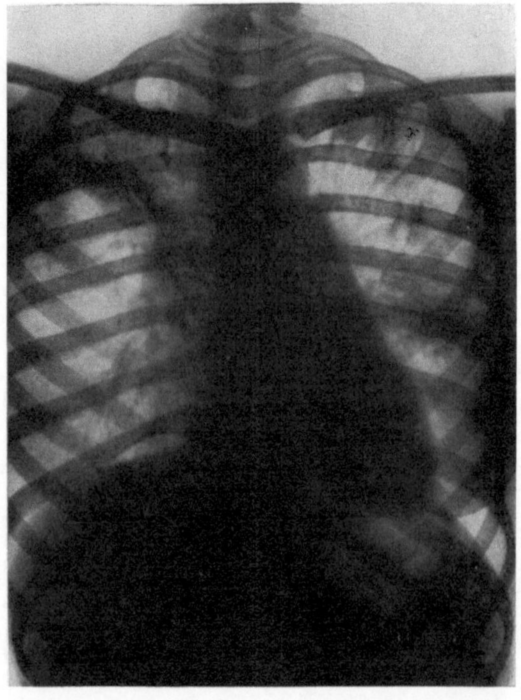

Abb. 135. Frühinfiltrat rechts, infraklavikular links Tochterherde, von denen die oberen zirrhotische
Strangbildung zeigen.
(Städt. Tuberkulose-Krankenhaus Waldhaus Charlottenburg in Sommerfeld/Osthavelland.)

Lymphknötchen heranzuziehen, haben wir um so weniger Veranlassung, als er selbst niemals ihre Exazerbation gesehen hat, sondern eine solche für die Entstehung des sog. Frühinfiltrats wie der Miliaris discreta nur vermutet. Hinzu kommt, daß die Stellung der ANDERSschen Lymphknötchen zum Primärkomplex nicht genügend geklärt ist (HUEBSCHMANN), der Bazillennachweis in ihnen nicht so einfach, wenn auch vielleicht hier und da gelungen sein dürfte, so daß ihre Abgrenzung von Kohleknötchen weiterer erheblicherer Beweismittel morphologischer Art bedarf. Daß endlich die verkalkten Streuungen der sog.

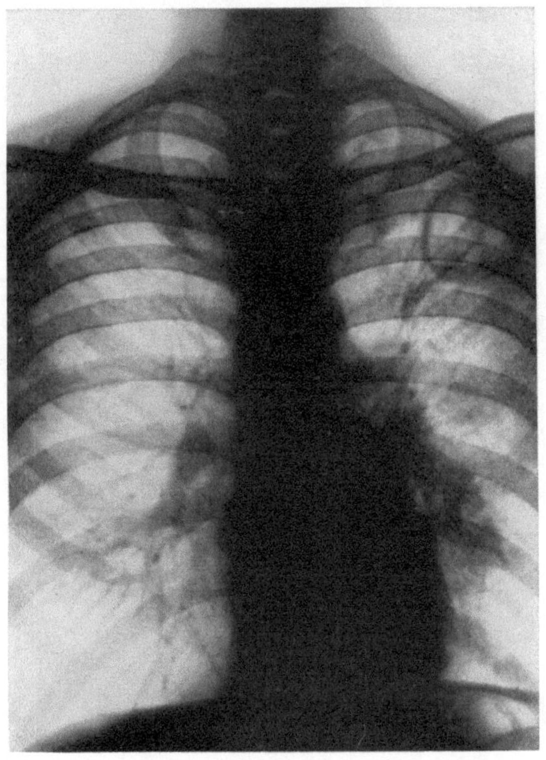

Abb. 136. Infraklavikulare Frühkaverne links mit Sekretspiegel. Eingeschmolzenes Frühinfiltrat. (Prosektur Städt. Tuberkulose-Krankenhaus Waldhaus Charlottenburg in Sommerfeld/Osthavelland.)

Sekundärepoche ebenfalls als Kalkherde in subpleuralen Lymphknötchen angesehen werden, kann ich auf Grund meiner Sommerfelder Sektionsbefunde nicht anerkennen. Diese zeigen einwandfrei die intrapulmonale Lage solcher verstreuten Kalkherde (man vgl. den S. 404 wiedergegebenen Fall). Wir sind daher geneigt, die ANDERSschen Herde in subpleuralen Lymphknötchen als einen bemerkenswerten Befund zu buchen, dem mehr theoretische als seuchungs- und phthiseogenetische Bedeutung zukommt.

Nun zeigen erfahrungsgemäß die Herde der Spitze ganz überwiegend die Neigung zur Ausheilung bzw. Latenz. Sie bilden den Typus der Pigmentnarbe, wie sie in 90—98% aller Fälle vorhanden ist (LOESCHCKE, ZEISS). Es ergibt sich hierbei eine ausgesprochene Bindung der Narben an die Ausbreitung der Bronchen, und zwar in 99,47% an den dorsalen Oberlappenbronchus, von dessen Ästen der apikale mit 96,76% gegenüber dem subapikalen

und horizontalen Ast bevorzugt ist. Nur bei ausgedehnt fortschreitenden Tuber-
kulosen — z. B. im Kindesalter — sind auch die ventralen Astgebiete befallen.
Herde in den vorderen Abschnitten treten erst nach Zerstörung der hinteren
Gebiete und damit bei Neigung des Prozesses zum Fortschreiten auf.

2. Die ausgesprochene Heilungsneigung der apikal-dorsal gelegenen Herde hat den Spitzenbeginn der fortschreitenden Lungenschwindsucht in Frage gestellt. Die französischen Kliniker und W. Neumann

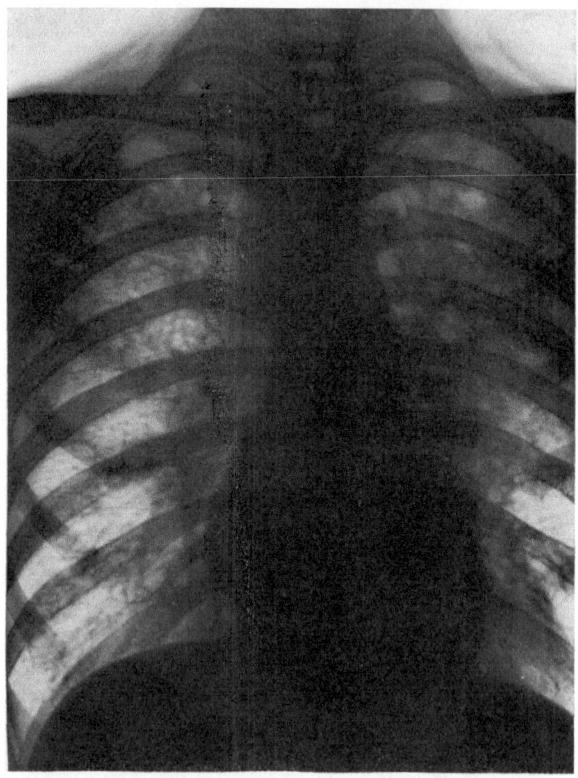

Abb. 137. Fall von sog. Pubertätsphthise. Exazerbation eines ziemlich frischen Primärkomplexes
beim Erwachsenen mit unmittelbarem Übergang in isolierte Lungenphthise. Kompakte käsige
Kartoffeldrüsen. Apfelgroßes Lymphknotenpaket an der Leberpforte. Sonst keine Verallgemeinerung. 26jähriger Mann. Man beachte auf dem Röntgenbild die beiderseitige starke Hilusverschattung,
die den käsigen Lymphknoten der Lungenpforte entsprechen dürfte. Im übrigen exsudativ-kavernöse
Phthise. (Prosektur Städt. Tuberkulose-Krankenhaus Waldhaus Charlottenburg.)

bezeichneten die Spitzenveränderungen von jeher als Tuberculosis abortiva. Nach Bräuning sollte der Spitzenbeginn nur etwa in 7°/₀ der Fälle
verwirklicht sein, während allerdings andere Kliniker wie Schröder die
Tuberkuloseentwicklung aus Spitzenherden bis zu 20°/₀ der Fälle verfolgen
konnten. Hinzu kam, daß man klinisch die frischen Veränderungen bei
verfolgbarer Entstehung isolierter fortschreitender Tuberkulose nicht in den
Spitzengebieten, sondern infraklavikular und lateral feststellen
konnte und zwar nicht selten als Niederschlag exogener Superinfektion
bei Vorhandensein fließender Ansteckungsquellen. Es sind das die zwar von
jeher beobachteten (vgl. die französische Literatur bei Güterbock und die

Röntgenbilder von ASSMANN, WESSLER und JACHES), aber erst von ASSMANN herausgestellten und von REDEKER in ihrem Bezichungsreichtum analysierten

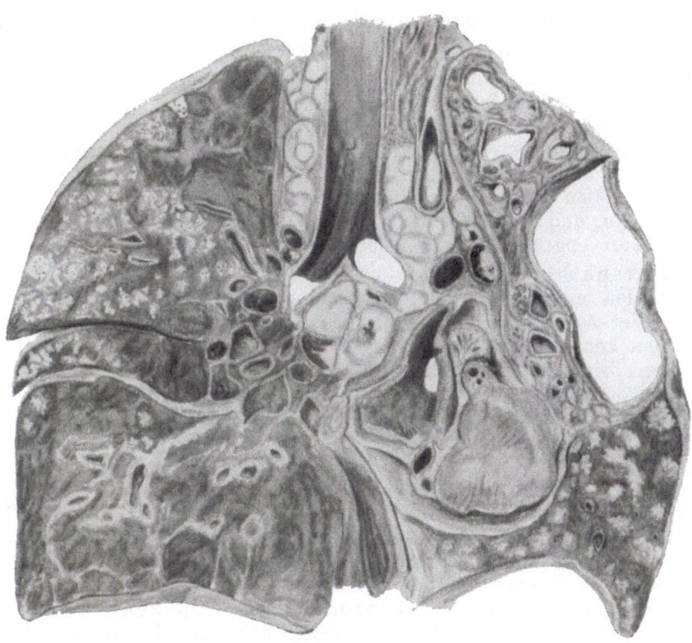

Abb. 138. Sog. Pubertätsphthise im Sinne von ASCHOFF. Massive Verkäsung der Hiluslymphknoten bei isolierter kavernöser Lungenphthise. Entweder spät erworbener proliferierender Primärkomplex mit frischer Lymphknotenbeteiligung oder Spätverkäsungen abhängig von der Lungenphthise. In diesem Fall einer 22jährigen Frau ist das erstere anzunehmen. (Prosektur Städt. Tuberkulose-Krankenhaus Waldhaus Charlottenburg.)

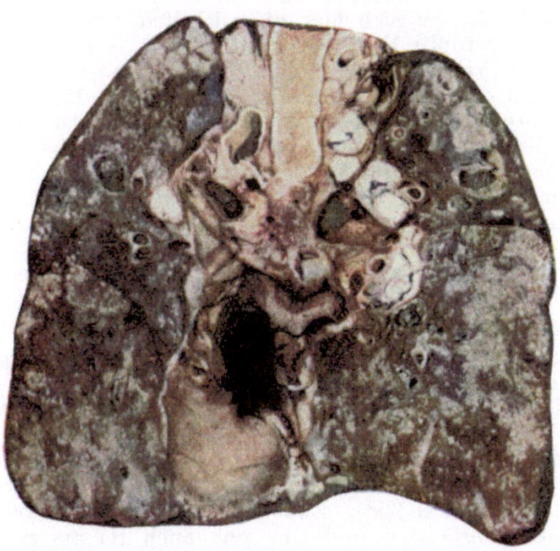

Abb.139. Spätverkäsungen bei isolierter Lungenphthise („posttertiär", „quartär"). Buntphotogramm. (Prosektur Städt. Tuberkulose-Krankenhaus Waldhaus Charlottenburg.)

infraklavikularen sog. Frühinfiltrate (Abb. 132—136, 143—150 u. 154). Sie beginnen mit Hervorrufung von Herdschatten, zerfallen leicht kavernös oder aber zeigen bei sachgemäßer Behandlung gute Heilung, oder sie führen durch Bildung von Tochterherden und Aspirationsaussaaten zu einer echten, dann anscheinend apikokaudal verlaufenden isolierten Phthise. Der gekennzeichnete Verlauf ist nach Redeker für das Reifungsalter kennzeichnend. Die Form der Phthise wird deswegen von ihm als Pubertätsphthise bezeichnet.

In dieser Bezeichnung „Pubertätsphthise" hat der alte Aschoffsche Begriff eine Verschiebung erfahren. Mit ihm hat Aschoff Übergangsformen kennzeichnen wollen, d. h. „Phthisen mit kranial-kaudal fortschreitenden geschwürigen Zerstörungen, die ganz dem Bilde der Phthise Erwachsener gleichen, bei denen aber im Gegensatz zur typischen Form die Lymphknoten stark mitbeteiligt sind, ja hochgradig geschwollen sein können, wenn sie auch nicht so sehr wie bei der kindlichen Phthise zur Verkäsung neigen. Solche eigenartige Übergangsformen finden sich vor allem in der Pubertätsperiode, kommen aber bis in das fünfte Jahrzehnt vor, und zwar besonders dann, wenn die Phthisen einen mehr subakuten oder akuten Verlauf zeigen" (Abb. 137—139).

Zur Pubertätsphthise gehören also nach Aschoff apikokaudal verlaufende isolierte Phthisen verbunden mit ausgedehnter Mitbeteiligung der Lymphknoten, hochgradiger Schwellung und Verkäsung derselben. Es ist also nicht ein bestimmtes Lebensalter, das diese Formen kennzeichnet, sondern eine bestimmte morphologische Kombination. Wie weit dieser Begriff der Aschoffschen Pubertätsphthise gefaßt ist, hat Pagel an Fällen zu zeigen versucht, die im einzelnen nosologisch verschiedenartig zu werten, dennoch in die Aschoffsche Begriffsbestimmung eingehen. Es sind das einmal die Formen lokal fortschreitender, zu hochgradiger Zerstörung des Lungenparenchyms führender Primäraffekte, ferner Interferenzen oder Interpositionen primärer, verallgemeinernder und isolierter Formen (soweit die Annahme von solchen statthaft ist), also etwa die rasche Aufeinanderfolge von fortschreitendem „Reinfekt" bei Vorhandensein des verhältnismäßig noch frischen Primärkomplexes mit käsigen oder nichtkäsigen Lymphknotenvergrößerungen. Endlich gehören hierher Fälle, in denen ein offensichtlich veralteter Primärkomplex und eine typisch verlaufende Phthise diese Erkrankungsform als ausgesprochen isoliert kennzeichnete, außer dieser aber noch ganz frische zusammenfließende Lymphknotenverkäsungen vorhanden waren. In diesen Fällen zeigten die Lymphknoten der Lungenpforte entweder die Verkäsungen mit heftigen, oft hämorrhagischen Herdrandreaktionen, ferner schwieliger Periadenitis u. a., oder aber eine Mischung der die Verallgemeinerungsphase und die Veränderungen der isolierten Phthise kennzeichnenden Drüsenerkrankung. Es fanden sich mitten in Lymphknoten mit zusammenfließenden Verkäsungen Sinuskatarrhe und großzellige Hyperplasien, auf der anderen Seite schwielige Periadenitis wie auch abortive Spättuberkel. Da es sich hier offensichtlich um der isolierten (nach Ranke tertiären) Phthise aufgepfropfte Veränderungen handelt — auch bei histologischer Untersuchung zeigte sich der Primärkomplex völlig abgeschlossen und bot nicht die Anzeichen der lymphoglandulären oder Herdverschlimmerung — hat Pagel die Erscheinungsform dieser post- bzw. epitertiären Veränderungen als viertes Stadium der Tuberkulose bezeichnet. Das will zwar nicht besagen, daß ein Rückfall zu der hohen Empfindlichkeitsstufe der verallgemeinernden Phase stattgefunden habe; ein solcher ist ja nach Ranke begrifflich gar nicht möglich — aber die Heftigkeit der Herdrandreaktionen — ausgedrückt z. B. in zirkumfokalen Blutungen und hämorrhagischen Entzündungen — und die Ausbreitung kompakt käsiger Hilusknotenerkrankung erinnert doch sehr an die Reaktionsform des verallgemeinernden (nach Ranke zweiten) Stadiums. Daß diese nicht vorliegen kann, zeigt vor allem das Fehlen hämatogener Metastasen, abgesehen von den bekannten geringfügigen hämatogenen Endherden in den Parenchymen des Bauches.

Dieses vierte Stadium setzt natürlich voraus, daß man die drei Rankeschen Stadien als ausschließliche anerkennt, und unter dieser Voraussetzung ist die Bezeichnung geprägt und von verschiedenen Seiten angenommen worden. Nur wenn man das grundlegende Bestandstück von Rankes Lehre aufgibt und damit den Sinn der Rankeschen Stadien außer acht läßt, kann man zu so widersinnigen Begriffen wie fünftes, sechstes, siebentes usw. Stadium kommen, mit denen man unserem vierten Stadium wirksam entgegentreten zu können meinte (vgl. oben S. 306). Eine solche Aufstellung war natürlich nur möglich durch die von diesen Verfassern und übrigens auch Herms geübte Nichtachtung der Rankeschen für die Stadien reservierten Allergien und ihre unbekümmerte Übertragung auf den Einzelherd und Herdschub. Der Begriff des vierten Stadiums jedoch als Schlußepoche, als Ausklang der isolierten Phthise bezeichnet kurz und durchaus im Rahmen der Rankeschen Lehre einen morphologischen Komplex, der Abgrenzung und Untersuchung verdient.

Redeker hat mit seiner Pubertätsphthise vor allem die Erscheinung der Phaseninterposition im Auge, d. h. die Entstehung ausgedehnter organzerstörender Phthise in einem

Zeitpunkt, in dem noch Zeichen einer „sekundären Allergie", wie er sie versteht, vorhanden sind (erhöhter Biotonus, Neigung zu akut entzündlichen exsudativen Prozessen mit kräftiger perifokaler Entzündung u. a. m.). Nach BEITZKE (e) findet sich hierbei eine Musterkarte chronisch-azinöser neben akut erweichenden lobulären Prozessen und kompakten Lymphknotenverkäsungen.

Für die klinische Betrachtung (vgl. BRÄUNING, ROMBERG, ULRICI [b, g], LYDTIN, DOUGLAS und PINNER u. v. a. m.) kann kein Zweifel sein, daß häufiger als der Spitzenbeginn die Ausbreitung von einem infraklavikularen Infiltrat im Vordergrunde steht bzw. allein erfaßbar ist. Man ist sogar soweit gegangen, die Lehre vom Spitzenbeginn als Irrlehre

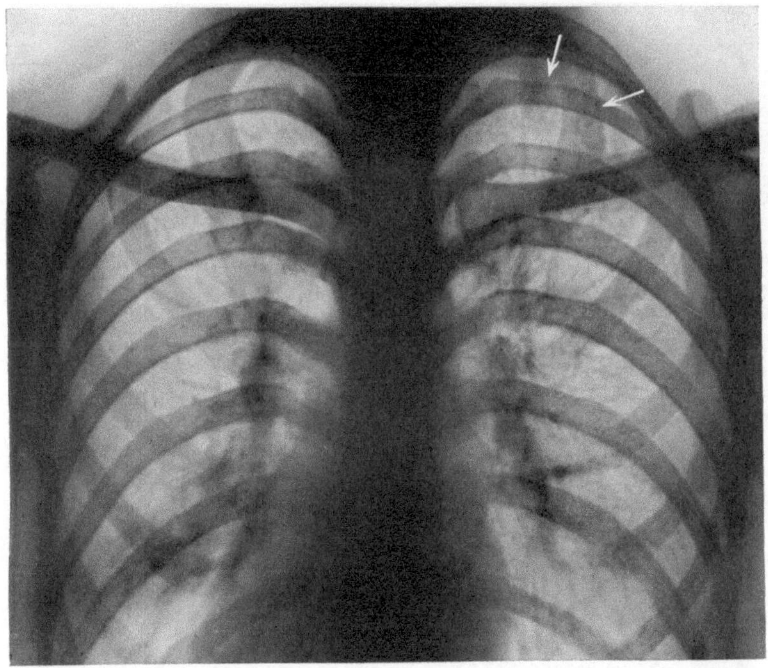

Abb. 140. Phthiseentstehung aus Spitzenfeldprozessen (Pfeile!), (seitenverkehrt).
(Prosektur Städt. Tuberkulose-Krankenhaus Waldhaus Charlottenburg in Sommerfeld.)

zu bezeichnen. Der klinische Beginn der fortschreitenden Lungentuberkulose liegt nicht in der Lungenspitze (ASSMANN, ULRICI [g]).

Die anatomische Seite der Frage des Spitzen- oder Nichtspitzenbeginns der fortschreitenden Lungentuberkulose verlangt zunächst eine Klärung und genaue Festlegung der zu verwendenden Begriffe, für die sich GRÄFF in seinem Referat über den anatomischen Beginn der Lungentuberkulose größte Verdienste erworben hat.

Von den RANKEschen Stadien bzw. Phasen wollen wir — unbeschadet ihrer großen Bedeutung — hier zunächst absehen, da wir uns erst im nächstfolgenden Abschnitt ausführlich mit ihnen zu beschäftigen haben werden.

Hier sei nur so viel bemerkt, daß nicht ausschließlich von RANKEs isolierter, seiner tertiären, auf ein Organ beschränkten, auf dem Blutwege nicht streuenden, die Lymphknoten nicht bzw. nur abortiv beanspruchenden Phthise die Rede sein soll.

Denn es gibt — wie wir oben mehrfach zeigten — eine richtige fortschreitende Lungenschwindsucht, die nicht der Formenreihe der isolierten, sondern der verallgemeinernden Tuberkulose zuzuordnen ist. Im Beginn und oft auch später durch die Morphologie der Einzelherde noch unterscheidbar, können beide schließlich hinsichtlich der Veränderungen einander gleichen, und nur das Vorhandensein oder Fehlen nicht abortiver Fernsiedlungen gibt ungefähr Anhaltspunkte für die Beurteilung. Allerdings können auch zwingende Gründe

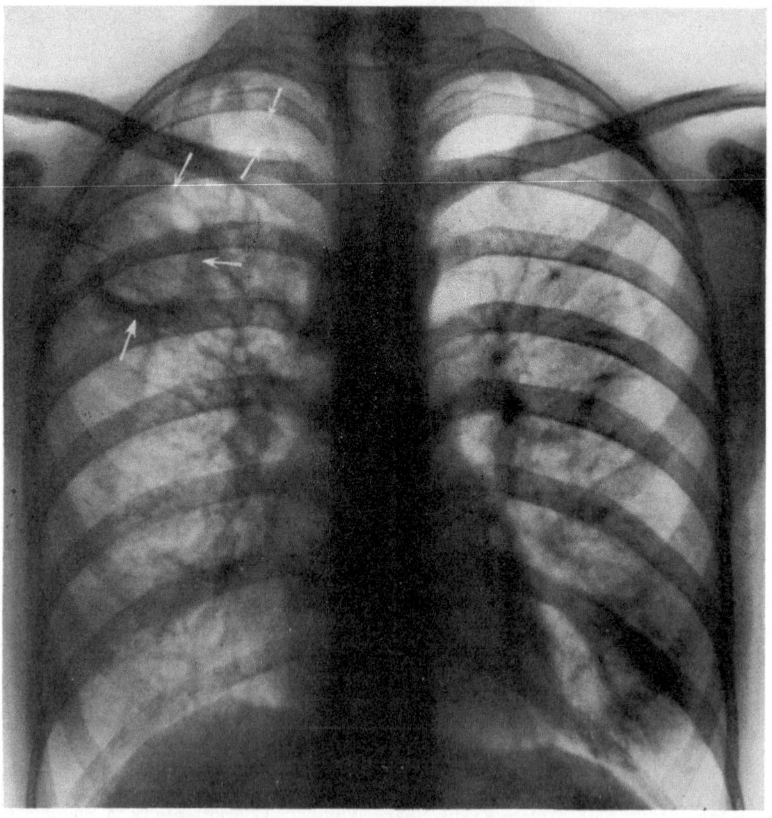

Abb. 141. Zustand des in Abb. 140 dargestellten Falles nach 2¹/₂ Jahren. Es ist nach dem klinischen Verlauf anzunehmen, daß sich die infraklavikulare große Kaverne mit Sekretspiegel (Pfeile) durch unmittelbares Fortschreiten des vorher bestehenden Spitzenprozesses (Pfeile und Abb. 140) entwickelt hat. (Prosektur Städt. Tuberkulose-Krankenhaus Waldhaus Charlottenburg.)

vorliegen, ohne das Vorhandensein von Fernsiedlungen eine Lungentuberkulose als hämatogen zu bezeichnen. Die Lunge ist dann einziges Organ der Metastasierung. Vom Verlauf wird es abhängen, ob man hier von einer isolierten oder verallgemeinernden Tuberkulose zu sprechen hat.

Für unsere Frage nach dem Spitzenbeginn ist jedoch eine andere Unterscheidung von erheblicherer Bedeutung. Es liegt ein großer Unterschied darin, ob der Beginn aller nichtprimären tuberkulösen Veränderungen oder nur derjenigen untersucht wird, die innerhalb der Lunge in Fortschritt begriffen sind. Verhältnismäßig gleichgültig bleibt dabei zunächst, ob und wann sie Bazillenauswurf (offene oder geschlossene Tuberkulose) oder das Bild der Auszehrung, Kachexie und Phthise hervorrufen.

Für erstere, d. h. die Bildung nicht primärer Lungenherde überhaupt („Reinfekte"), insbesondere die Entstehung von Narben, steht nach allen anatomischen Erfahrungen der häufige Spitzensitz und Spitzenbeginn fest und wird kaum von jemand bestritten werden. Gewiß braucht die frische postprimäre Siedlung nicht notwendig in der Spitze zu sitzen — die schon 1902 gegenüber Ribberts Behauptung von der Bevorzugung der Spitze seitens hämatogener Herde zusammengestellten Fälle Schmorls zeigen das eindeutig. Auf der anderen Seite ist der Befund von Spitzennarben und Spitzenschwielen beim Erwachsenen ungemein häufig, nach Loeschcke in 90—98% zu erheben. Daß er ebenso allfällig ist wie der des Primärkomplexes, möchten wir bezweifeln — genauere ad hoc angestellte Untersuchungen werden mit genauer Ausschaltung aller unspezifischen Veränderungen hier Klarheit bringen müssen.

Für den Beginn der fortschreitenden Lungenschwindsucht ergeben sich rein theoretisch nach den vorliegenden anatomischen und klinischen Erhebungen folgende Möglichkeiten:

1. Der Beginn liegt in der Spitze. Die unter Umständen später als Pigmentnarben auftretenden Veränderungen sind durch Streuung ganz allmählich fortgeschritten, grasen die Lunge ab und rufen bei Hinzutritt von Erweichungsvorgängen, akuteren Schüben, Rückfällen usw. das Bild der fortschreitenden isolierten Lungentuberkulose hervor.

2. Im Anschluß an die zur Heilung neigenden, aber noch aktiven bzw. aufflammenden Spitzenveränderungen kommt es durch Aspiration von ihnen zur Bildung des infraklavikularen Infiltrats (Loeschkes groben Streuungskornes). Dieses wird dank der zurückbleibenden Entwicklung der Spitzenherde allein klinisch — insonderheit durch das Röntgenbild — erfaßbar und erscheint als der Beginn (anatomische Pseudobeginn) der fortschreitenden Erkrankung.

3. Gleichzeitig mit dem Auftreten käsigbronchitischer oder käsig-pneumonischer Herde im Gebiet der Spitze (Bronchiolus apicalis) entstehen solche im Bereich der Infra-

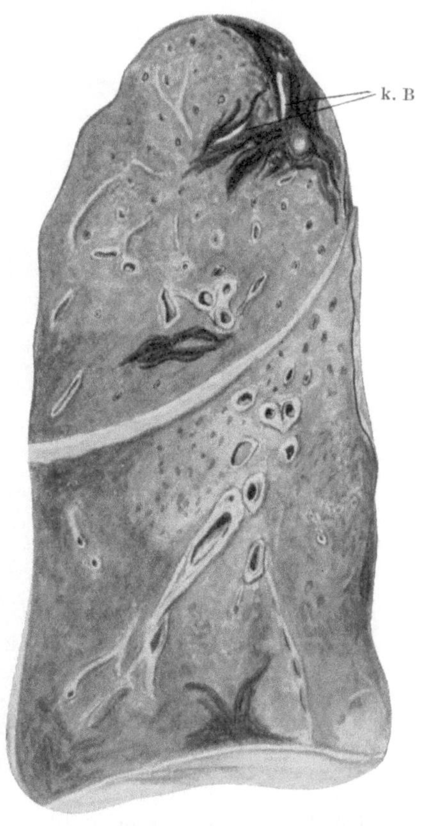

Abb. 142. Anfangs käsige Bronchitis (k.B.) in zirrhotischer Verdickung des Spitzengebiets.

gegend, also des Bronchiolus subapicalis und horizontalis, mithin Frühinfiltrate. In diesen Fällen wird klinisch auch der Spitzenherd als „Frühinfiltrat" erscheinen können, während er sonst nicht erfaßt zu werden pflegt, aber gewiß oft genug zeitweise die Eigenschaften eines solchen gehabt haben dürfte (vgl. Aschoffs [b] ungemein klärende Ausführungen).

4. Es treten Spitzenherde als Erkrankung für sich auf; sie kommen ins Narbenstadium und heilen ab. Unabhängig von ihnen entsteht der infraklavikulare Herd durch exogene Superinfektion oder als Metastase einer extrapulmonalen Quelle. Von ihm aus nimmt die fortschreitende Schwindsucht ihren Ausgang. Das „Frühinfiltrat" ist der wirkliche und nicht nur wie vorher Pseudobeginn der fortschreitenden Erkrankung.

5. Die Spitzenerkrankung fehlt. Lediglich das Frühinfiltrat bildet sich und geht in Schwindsucht aus.

6. Irgendein nicht in der Spitze liegender Herd im Lungengewebe zerfällt, kommt zur Verbreitung und ruft die fortschreitende Lungentuberkulose hervor.

Nach den bisher vorliegenden Erfahrungen von Loeschcke kommt allein die zweite Art in Frage. Danach bedeutet das Infiltrat im anatomischen Sinne lediglich den klinisch ersterfaßbaren Pseudobeginn der fortschreitenden Lungentuberkulose, der allerdings den kritischen Augenblick im Verlauf bezeichnet,

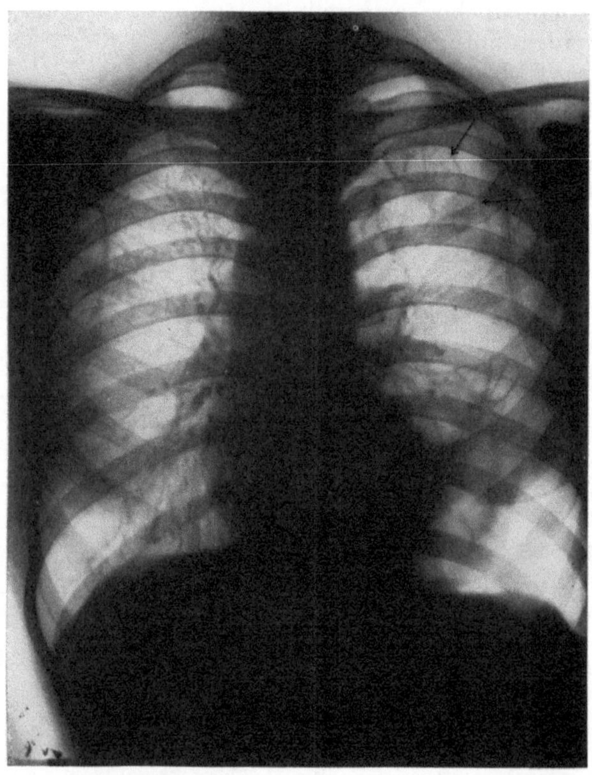

Abb. 143. Frühinfiltrate des linken Oberlappens. Röntgenbild zu nebenstehender Beobachtung.

und dessen Kenntnis daher auf jeden Fall von größter Bedeutung ist. Auch Huebschmann hat sich in diesem Sinne ausgesprochen. Er hat noch niemals Infraherde ohne Spitzenerkrankungen gesehen und nimmt für diese die Entstehung vom Blut aus, für jene die aerogen-aspirative Entstehung an, obschon auch für die Infiltrate nach ihm der Blutweg in Frage kommt. Tendeloo betont die Schwierigkeiten der klinischen Erkennung kleiner und kleinster bazillenhaltiger Herde, von denen reichlichst Aspirationen und die Bildung von Infiltraten ausgehen können. Puder (unter Hollo) beschreibt als aktiv anzusprechende käsige antikleinkavernöse Spitzentuberkulosen.

Auch unseres Erachtens ist hiermit der anatomisch am häufigsten zu bewahrheitende Entstehungsweg aufgezeigt. Indessen: Frische, auch klinisch als solche angenommene Frühinfiltrate hat Loeschcke nicht beschrieben, Huebschmann — wie er selbst sagt — niemals gesehen; auch die von Stefko als

Substrat der ASSMANNherde beschriebenen perifokalen Ausschwitzungen um kleine produktive Herdkerne sind nicht eindeutig. PAGEL konnte einen einschlägigen, allerdings auch nicht ganz frischen Fall beschreiben, in dem ein plötzlicher Unglücksfall die Gelegenheit bot, die Frühvorgänge bei der Ausbreitung von einer aufflackernden Spitzennarbe aus zu verfolgen.

Im einzelnen hatte es sich um eine 38jährige Frau gehandelt, die 3 Jahre vorher schleichend erkrankt war (Temperaturen, Seitenstechen, Bazillenauswurf). Es bestand damals ein exsudatives Infiltrat in der Lingula bei leichter linksseitiger Spitzentrübung und altem Primärkomplex rechts. Nach 3monatiger Kur als geschlossen und wesentlich gebessert entlassen. Lingulaherd in deutlicher Rückbildung. 1927 Wiederholung

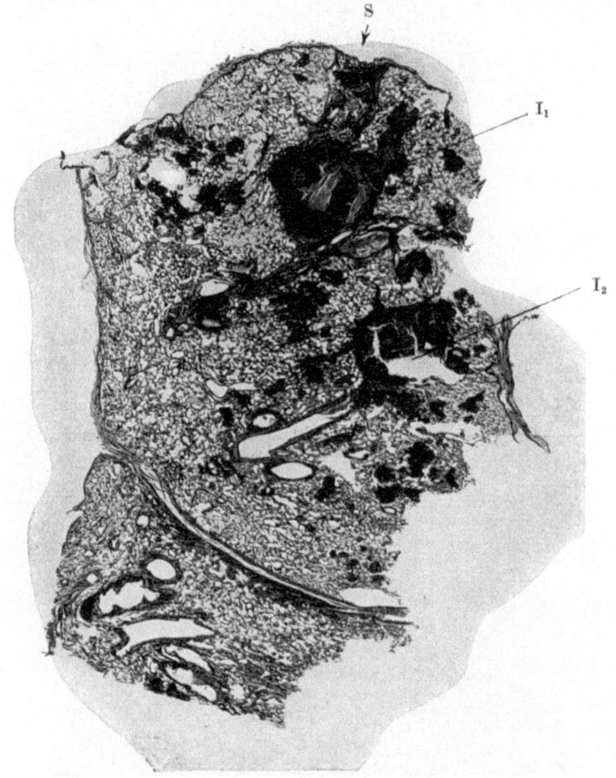

Abb. 144. Nicht ganz frische infraklavikulare Infiltrate (I₁ und I₂) im Bereich des Bronchiol. subapicalis und horizontalis. In das subapikale strahlt von rechts oben ein verkäster Bronchus ein (vgl. Abb. 145). Exazerbierende Spitzennarbe eingezogen bei S. Großer Gefrierschnitt. (Prosektur Städt. Tuberkulose-Krankenhaus Waldhaus Charlottenburg.)

der Beschwerden, Anfang 1928 nicht mehr ganz frisches infraklavikulares Infiltrat festgestellt (Tuberkulosekrankenhaus der Stadt Berlin). Bei der Sektion bestand eine alte Spitzennarbe links. Diese zeigte die typische Einziehung der Spitze und das Bild der atelektatischen Narbe. Außerdem ließen sich in ihr einwandfreie Zeichen der Exazerbation auffinden, wie kleine Käseherde inmitten des Narbengewebes, aber auch frische Tuberkel mit Riesenzellen. Außerdem bestanden kleine käsige Herdchen der Umgebung, sog. Aspirationen kleinen Korns, sowie endlich im Gebiet des Bronchiolus subapicalis und horizontalis je ein fast kirschgroßer Aspirationsherd (käsig pneumonischer Herd in reparativer Phase, sog. PUHLschen Herd). Diese entsprechen den als infraklavikulare Herde angesprochenen Schattenbildungen im Röntgenbild. Der kraniale Herd ließ eine grobkalibrige in ihn einstrahlende käsige Bronchitis erkennen. An dem alten versteinten Primärkomplex keine Zeichen von Exazerbation.

Danach handelt es sich um zwei etwa einjährige infraklavikulare Infiltrate, die fraglos als Streuungen groben Korns von seiten eines

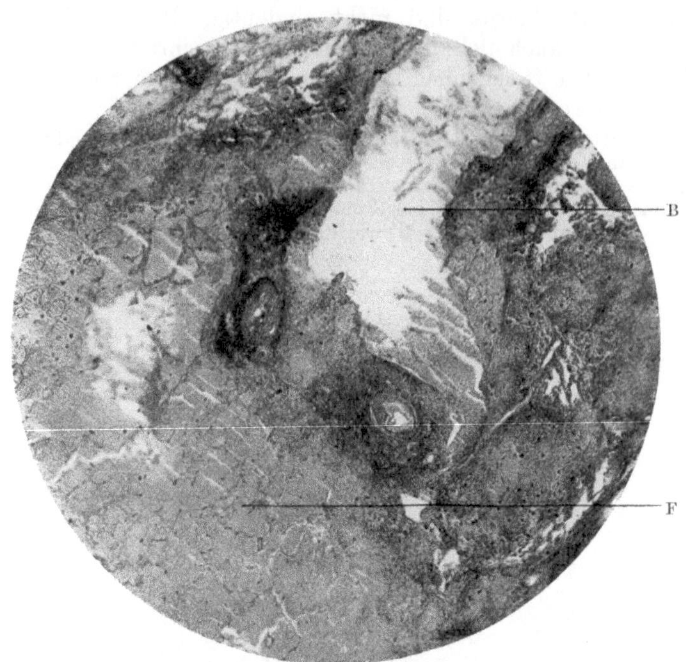

Abb. 145. Einstrahlende käsige Bronchitis (B) in den infraklavikularen Herd (F). Histologisches Bild zu Abb. 143, 144.

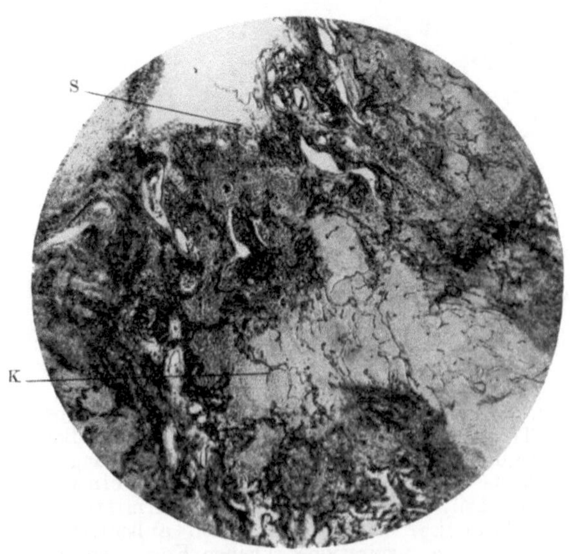

Abb. 146. Käsige Pneumonie im Bereich einer eingezogenen Spitzennarbe (S) mit Tuberkelbildung.

aufflammenden narbigen Spitzenherdes anzusehen sind. Dieser wies einwandfreie Zeichen der Exazerbation auf, was gegenüber Redekers Ausführungen zu dieser Beobachtung hervorzuheben ist. Auch der in der

Vorgeschichte vorkommende Lingulaherd vor 3 Jahren dürfte eine solche
— rasch in Aufsaugung übergegangene — Aspiration dargestellt haben.

Eine weitere von mir gemachte Beobachtung
von ausgebreiteter zirrhotischer Verdichtung im Bereich der Spitzenteile mit kleinsten käsigen Herden,
sowie eines etwas größeren käsigen Herdes im Bereich
des subapikalen und eines noch größeren im Bereich des
horizontalen Bronchus, letztere mit Einschmelzung,
beleuchtet das verschiedene Schicksal der drei
typischen Herdgruppen des Obergeschosses
im Beginn der Tuberkulose (Abb. 157).

Wir haben hier eine allmähliche Entwicklung
der Lungentuberkulose durch schubweise
erfolgende Exazerbation vor Augen, wie sie
für Prozesse mit Beginn in kleinkalibrigen
Bronchen (Spitze!) vorauszusetzen ist (vgl. auch
SCHÜRMANN).

Die Vorgänge des Aufflammens alter tuberkulöser Veränderungen mit Ausgang in frische
Aspirationsstreuung können sich offenbar auch in
der Umgebung alter Kalkherde des Lungenobergeschosses entwickeln. Sei es, daß Bröckel von
solchen Herden selbst, sei es daß Teilchen aus dem

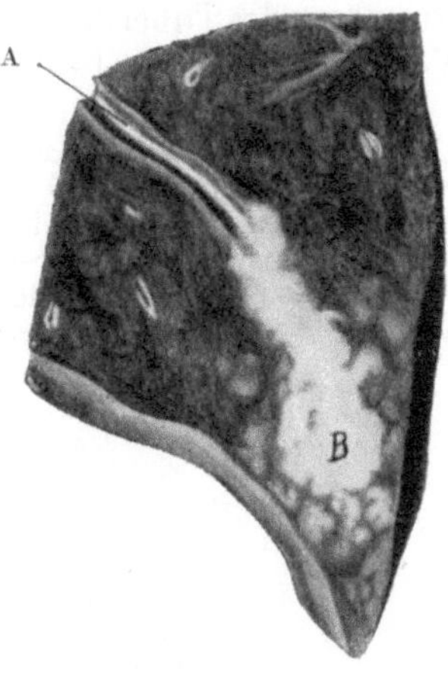

Abb. 147. Käsige Bronchitis mit
käsigem Exsudat (A) und tu-
berkulös-pneumonischem Aspirationsherd (B) (Pathol. Instit.
Breslau).

Gebiet der diese Herde abgrenzenden Entzündung verschleppt werden — es
kommt zur Aspiration infektiösen Materials, zur Bildung frischer Käseherde

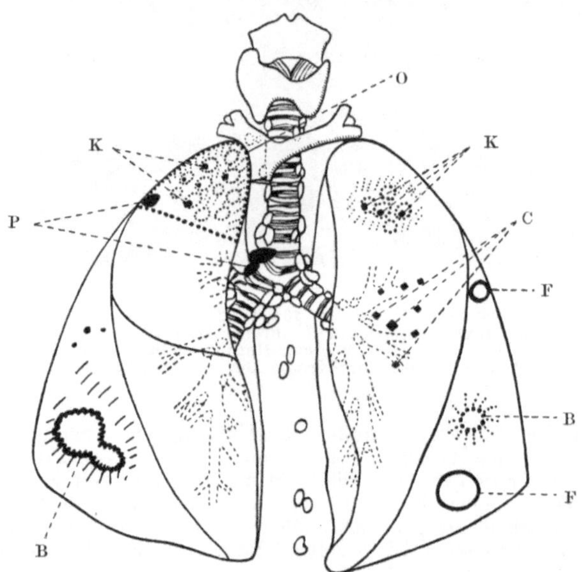

Abb. 148. Entstehung einer Phthise mutmaßlich durch Aspiration bei der Ausstoßung alter Kalk-
herde (K) aus parafokalen Bronchektasen. Diagramm des nebenstehend beschriebenen Falles.
O Grenze des zirrhotisch verdichteten und stark verkleinerten Oberlappens, P Primärkomplex,
C verstreute Kalkherde („SIMONsche oder „ASCHOFF-PUHLsche Herde“), gleichwertig den bei K
angegebenen, nur daß diese ausgesprochen an der Wand von Bronchektasen sitzen, F Frühkavernen,
B ältere bronchektatische Höhlen (gereinigte Kavernen?). (Prosektur Tuberkulose-Krankenhaus
Waldhaus Charlottenburg.)

und von Frühkavernen an irgendeiner Stelle des Lungengewebes, meist in den
kaudalen Abschnitten. Die Lungentuberkulose entsteht hier endogen,

aber bronchogen. Klinische Analoga solcher Fälle haben vor allem Harms, neuerdings Chmielnitzki, Silber und Abramowitsch bekannt gegeben. Eine einschlägige, meines Erachtens nicht anders deutbare Beobachtung (aus der Prosektur des Tuberkulosenkrankenhauses Waldhaus Charlottenburg) bot folgende Verhältnisse (Abb. 148—150):

36jähriger Mann. Mutter 1923 an Tuberkulose gestorben. Beginn Oktober 1918 mit Grippe. Oktober 1919 Bazillen im Auswurf. Jetzt nur einmal ausnahmsweise Bazillen gefunden. September 1929 Phrenikusexhairese rechts. Herzschwäche. Luminalmißbrauch. Bei der Sektion stärkste Schrumpfung des rechten Oberlappens. Dieser vollkommen durchsetzt von einem System gereinigter bis kleinpflaumengroßer Bronchektasen, in deren Wand mehrfach zackige Kalkherde eingelassen sind. Im linken Oberlappen ein ähnliches Bild, aber viel kleiner, in einer talergroßen zirrhotischen Narbenfläche. Zwei ältere gereinigte

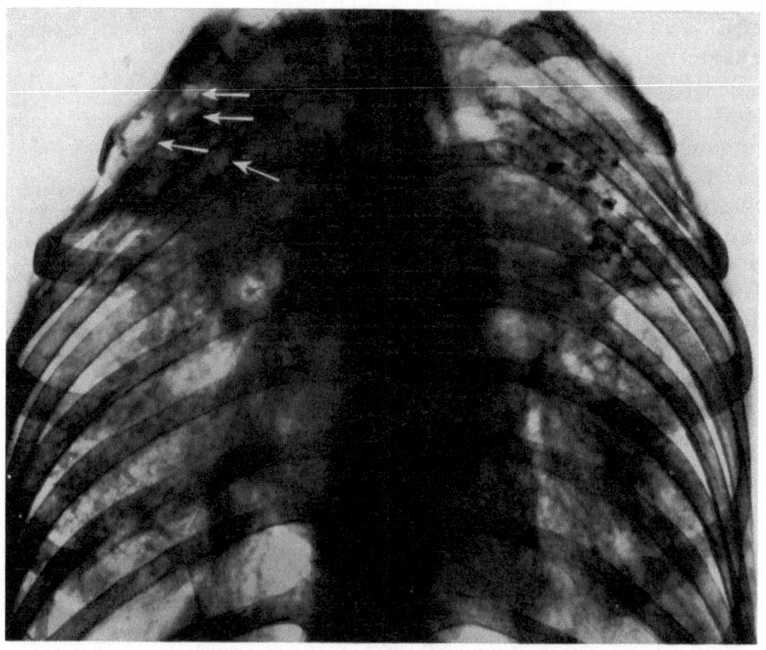

Abb. 149. Röntgenbild des Brustkorbs von Fall S. 404. Die Pfeile weisen auf das System bronchektatischer Höhlen hin, an deren Rande die Kalkherde ihren Sitz haben. Links im Oberfeld verstreute Kalkherde (Aschoff-Puhlsche oder auch Simonsche Herde), weniger deutlich am Rande von Höhlen gelegen. (Prosektur Tuberkulose-Krankenhaus Waldhaus Charlottenburg.)

bronchektatische Höhlen von Walnußgröße in den Unterlappen. Außerdem im linken Unterlappen zwei ganz frische Rundkavernen mit gelblich käsigem Innenbelag und reichlich Bazillen sowie einer im ganzen in die Lichtung hinein sequestrierten Schlagader, die als knopfförmiger Vorsprung erscheint. Histologisch sind die Bronchektasen im allgemeinen gereinigt, oft auch epithelüberzogen, nur stellenweise frische oder chronische Entzündung mit Einlagerung Langhansscher Riesenzellen. Bazillen hier nicht nachweisbar.

In solchen Fällen läßt sich die Exazerbation der Kreideherde klinisch durch das Auftreten verkalkter elastischer Fasern und von Cholestearinkristallen neben Tuberkelbazillen (der „Tetrade" von S. Ehrlich) im Auswurf verfolgen (Chmielnitzky, Silber und Abramowitsch).

Zu 3. Eine Beobachtung, die die gleichzeitige oder doch sehr rasch aufeinanderfolgende Besiedlung der drei hauptsächlich in Betracht kommenden Bronchalgebiete (Bronchiolus apicalis, subapicalis und horizontalis) betrifft, ist folgende (Abb. 151—153):

23jährige Frau, Mutter an Tuberkulose gestorben vor 9 Jahren. Rezidivierende alte und anscheinend ganz frische Polyserositis. Tod an Kehlkopf- und Darmtuberkulose. Primärkomplex mit 2 GHONschen Herden, versteint im linken Oberlappen. Frisch fortschreitende Riesenkaverne des rechten Oberlappens (C), zwei kleinere frische Kavernen (L) im linken Oberlappen. Dorsal im linken Oberlappen ein altkäsig-kreidiger infraklavikularer Herd 2 cm von der Lappengrenze entfernt, außerdem ein kleinerer gleichartiger Herd weiter kranial (P) sowie im Bereich des Spitzenbronchus eine kalkig-kreidige käsige Bronchitis (k. B.).

Soweit hier bei dem Alter der einschlägigen Herde möglich ist, scheint es sich wenigstens nach ihrer Beschaffenheit um ziemlich gleichartige Herde zu handeln.

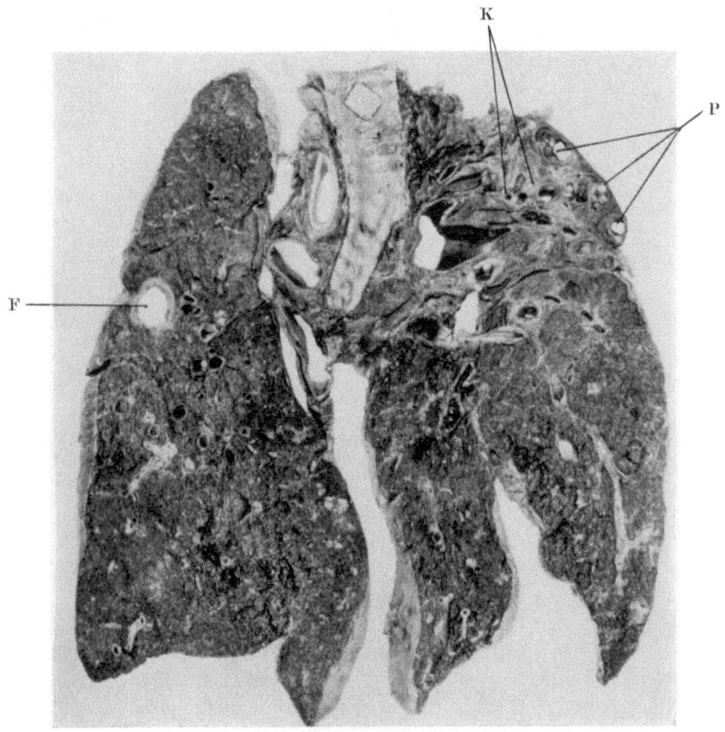

Abb. 150. Durchschnitt durch die Lunge des Falles. K Kalkherde im zirrhotisch verdichteten Gewebe des rechten Oberlappens, P Kalkherde in „parafokalen Bronchiolektasen", F Frische Frühkaverne. (Prosektur Tuberkulose-Krankenhaus Waldhaus Charlottenburg.)

Zu 4. Insbesondere die vierte Möglichkeit, nach der zwar Spitzenherde bestehen, diese aber obsolet werden, während als neue Phase das von ihnen unabhängige Infiltrat einsetzt, lehnt LOESCHCKE ab. Es scheinen nach ihm nicht die ausreichenden Virusmengen für eine Superinfektion im allergischen Organismus zur Verfügung zu stehen. Hier ist zu bemerken, daß nach allen Erfahrungen, besonders an den Infiltrierungen des Kindesalters sehr wohl mit Superinfektion zu rechnen bleibt. Die Infraherde entstehen bei nachweisbar der äußeren Infektion ausgesetzten Leuten, Krankenpflegepersonal, Angehörigen pathologischer Institute u. dgl. (ULRICI). Es handelt sich um fraglos allergische Individuen, deren Röntgenplatte neben dem frischen Infraherd einen verödeten, kalkdichten Primärkomplex zeigt. Andererseits sind ja die Infiltrate auch nicht einfache käsige Bronchopneumonien, sondern Infiltrierungen von durchaus wechselvollem Verlauf und Charakter. Ob sie überwiegend perifokalen Entzündungen um kleine Herdkerne herum oder selbständigen gelatinösen Pneumonien entsprechen, steht dahin. Wahrscheinlicher ist das letztere, da die Herde in allen Phasen ihres Verlaufs einheitlich bleiben,

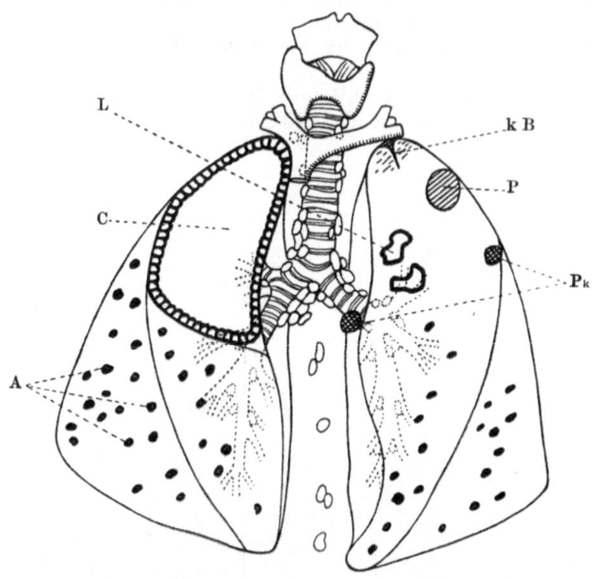

Abb. 151. Beobachtung zu 3: Diagramm der Lungen: Pk Primärkomplex; k B kreidig käsige Bronchitis des Bronchiol. apicalis, P Herde im Bereich des Subapicalis und horizontalis, C Riesen-kaverne des rechten Oberlappens, L frischere kleinere Kava, A grobkörnige Aspirationsaussaat. (Prosektur Tuberkulose-Krankenhaus Waldhaus Charlottenburg.)

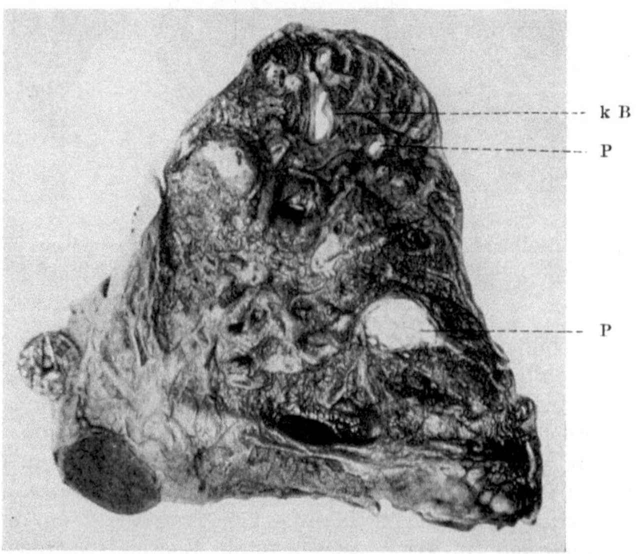

Abb. 152. Makroskopische Übersicht über den linken Oberlappen der Beobachtung von Abb. 151. k B kreidig-käsige Bronchitis apicalis; P und P₁ die Infraherde.

und sich nicht wie bei den Infiltrierungen im engeren Sinne Herdkerne im Verlauf der Beobachtung herauskristallisieren.

Wie es fraglos auch klinische Entwicklungsbilder gibt, die auf die apikale Entstehung von Infraherden hinweisen, so ist andererseits zu bedenken, daß es auch von Infraherden aus zu Spitzenaspirationen kommen kann. Wollte man etwa noch vorhandene ältere abgeschlossene Spitzenherde als Staffel auf dem Wege zur fortschreitenden Lungenschwindsucht werten und deswegen deren Beginn in die Spitze verlegen, so ist man auch folgerichtig genötigt, bis zum Primärkomplex zurückzugehen. Für die Annahme des Spitzenbeginns muß der Nachweis des unmittelbaren Fortschreitens oder was häufiger gelingen dürfte, der Exazerbation gefordert werden. Man vergleiche auch für die vierte Möglichkeit die 3 Beobachtungen SCHÜRMANNs, die — bei absolutem Fehlen von Spitzenherden — allerdings mehr in unsere fünfte und sechste Gruppe gehören.

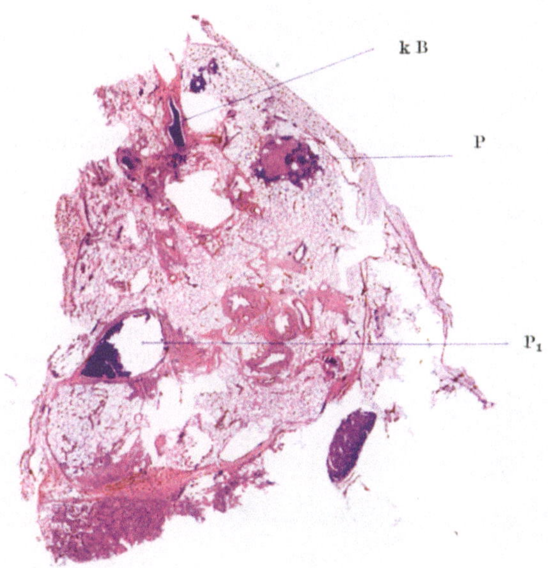

Abb. 153. Beobachtung zu 3: Übersicht über den linken Oberlappen. k B kreidig-käsige Bronchitis im Bereich des Apikalis, P und P₁ Herde im Bereich des Subapikalis und Horizontalis, ebenfalls kreidigkäsig. (Der horizontale Herd war solide. Der Hohlraum ist Kunstprodukt.) Großer Gefrierschnitt.

Die fünfte Möglichkeit, isoliertes infraklavikulares Infiltrat ohne Spitzenherde, wird ebenso wie die sechste Möglichkeit, die Entstehung einer fortschreitenden Lungentuberkulose von irgendeinem Lungenherde aus — gleichgültig welcher Lage und Form fraglos ebenfalls verwirklicht.

Ich verfüge über drei einschlägige, allerdings nicht ganz frische Fälle (Prosektur Städtisches Tuberkulose-Krankenhaus Waldhaus Charlottenburg). Der eine betraf eine 50jährige Diabetikerin mit verstreuten frischen lobulär käsigen Herden im rechten Oberlappen bei freier Spitze, ein anderer eine 21jährige Frau, die bei deutlich freiem Spitzengeschoß ein älteres Indurationsfeld in den mittleren Abschnitten des linken Oberlappens mit eingeschlossener kleinwalnußgroßer Kaverne, im rechten Oberlappen ausgesprochene Aspirationsherde (auch in der rechten Spitze) zeigte. Lymphknoten ohne Verkäsungen. Der dritte Fall (Abb. 154) war der einer 36jährigen Frau, die in der Lungenspitze nur frische Knötchenaussaat, im Dorsalteil des rechten Oberlappens dagegen ausgesprochen infraklavikulär eine walnußgroße frische Kaverne mit großem Blutkuchen aufwies. Beginnende Kehlkopf- und Darmtuberkulose. Tod an der Blutung. Spätverkäsungen in den Lungenlymphknoten. Es war hier auch anatomisch kein Zweifel, daß die Erkrankung nicht in der Spitze begann. In allen Fällen war der obsolete Primärkomplex nachgewiesen.

Das lehren ferner die oben wiedergegebenen (S. 386) Beobachtungen Schürmanns sowie ein neuer Fall von Kudlich und Reimann. An diesem erscheint
mir vor allem das Vorhandensein hämatogener Siedlungen, seine Zugehörigkeit
zur verallgemeinernden Tuberkulose bemerkenswert. Meines Erachtens kommt
dem Beginn der Tuberkulose in solchen Fällen eine ganz andere Wertigkeit zu als
der gemeinen bronchogenen Phthise, auch wenn notorisch hämatogene Herde auf
dem Bronchalweg streuen können. Ähnliches gilt von den von Harbitz neuerdings beschriebenen Früh-
infiltraten. Diese sind überdies noch als postprimär zu
erweisen. Endlich gehören
hierher die seltenen Fälle,
in denen vom Primäraffekt
aus eine richtige isolierte
Phthise unmittelbar ent-
stand (Beitzkes Pubertätsphthise u. dgl.).

Einen solchen eigenartigen
Befund konnten wir bei einem
42jährigen Rechtsanwalt erheben (Prosektur Tuberkulose-
krankenhaus Waldhaus Charlottenburg) (Abb. 155, 156). Der
klinische Krankheitsbeginn war
$2^1/_2$ Jahr vor dem Tode mit
der Entwicklung einer rasch
fortschreitenden Kehlkopftuberkulose anzusetzen. Bei der Sektion bestanden Indurate an
den Lappenrändern (I); das an
der Grenze des Oberlappens und
Mittellappens enthielt den mutmaßlichen Ghonschen Herd und
zog in einer bogenförmigen Linie
an der Konvexität der Lunge in
die Spitzengegend. Im übrigen
fanden sich zerstreut produktive
Herdgruppen, der Mittellappen
war vollständig von einem
System frischer gelatinöser Er-
weichungsherde eingenommen,
nahe der Lungenbasis befanden
sich links käsige Aspirationsherde, zum Teil bereits eingeschmolzen (a).

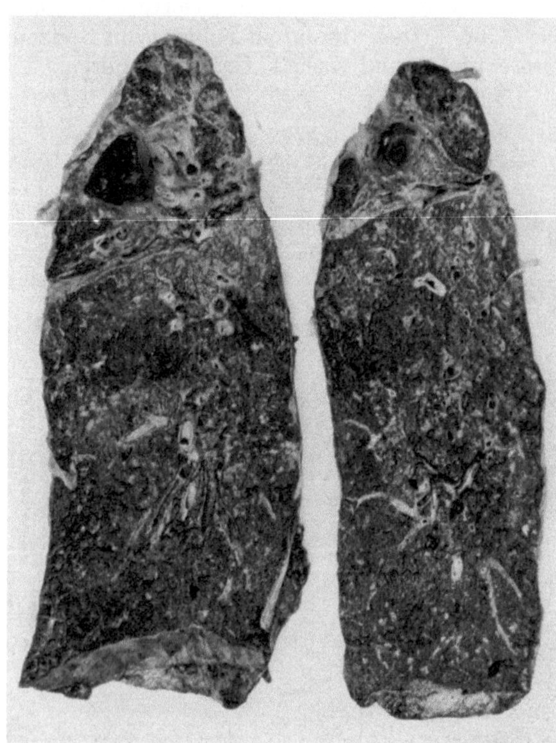

Abb. 154. Eingeschmolzenes Frühinfiltrat. Infraklavikulare
Kaverne. Vollgestopft mit Cruorgerinnsel. Spitze frei bzw.
nur kleinste frische Knötchen enthaltend. 36 jährige Frau.
(Prosektur Städtisches Tuberkulose - Krankenhaus Waldhaus
Charlottenburg in Sommerfeld (Osthavelld.).

Es ist anzunehmen, daß ein proliferierender Primärkomplex bei
einem Erwachsenen vorliegt, der unmittelbar zur einschmelzenden
fortschreitenden Lungentuberkulose geführt hat. Diese zeigt eine eigenartige sprunghafte Ausbreitung ohne Beteiligung der Spitzengebiete.
Die merkwürdige Verteilung der Herde, Indurate und käsigen Einschmelzungen
ist in diesem Falle anscheinend zu erklären durch die Verwicklung mit einer
ausgedehnten Anthrakochalikose, die auch in den Lymphknoten der
Lungenpforte ausgeprägt ist. Daß die Indurate nicht ausschließlich
chalikotische waren, lehrte die histologische Untersuchung, bei der sie sich
auch als tuberkel- und bazillenhaltig erwiesen.

Wir möchten danach mit Aschoff glauben, daß das infraklavikulare
Infiltrat, wenn auch des öfteren, so doch nicht notwendig als
Aspirationsmetastase zu entlarven ist. Es besteht meines Erachtens die

Möglichkeit, daß von veralteten Spitzenherden unabhängige Infiltrate die fortschreitende Lungentuberkulose einleiten, daß also der Beginn der fortschreitenden Erkrankung in solchen Fällen nicht oder, wie wir unter Abschnitt 3 zu zeigen versuchten, nicht allein in der Spitze liegt. Es sei nochmals betont, daß wir nicht Lungentuberkulose als solche, sondern die fortschreitende Tuberkulose im Auge haben — man mag sie Schwindsucht nennen oder nicht.

Im allgemeinen dürfte das infraklavikulare Infiltrat, wenn es in fortschreitende Lungentuberkulose überführt, eine isolierte Lungenphthise einleiten. Wird es in Form der PUHLschen Herdes stabilisiert, so liegt nach unseren

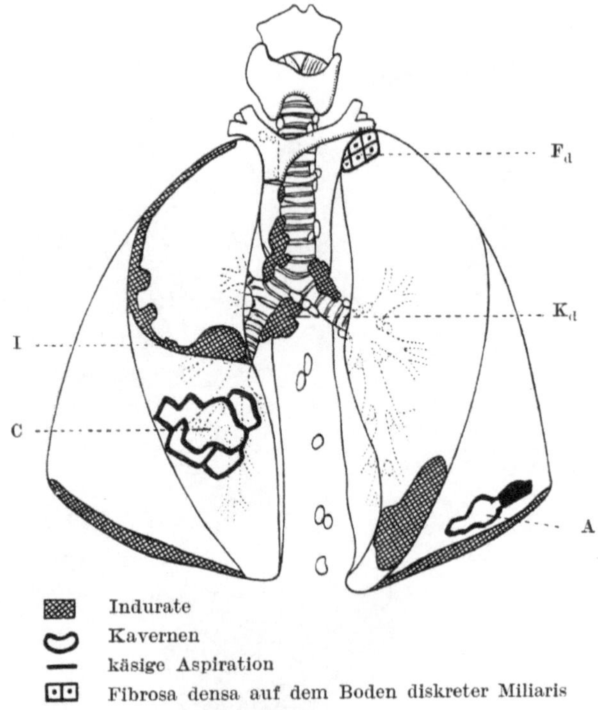

Abb. 155. Diagramm der im Text beschriebenen Beobachtung. I Lappenindurat; Kd Komplexdrüse, C kavernös eingeschmolzener Mittellappen, A einschmelzender käsiger Aspirationsherd. Fd Indurat der Spitze auf dem Boden verstreuter Miliartuberkel. (Prosektur Tuberkulose-Krankenhaus Waldhaus Charlottenburg.)

Erfahrungen öfter eine verallgemeinernde Tuberkulose vor (vgl. unsere Statistik auf S. 225). Mithin ist das Frühinfiltrat keine einheitliche Herdform von stets gleicher Wertigkeit. Entsprechend unterscheidet auch NEUMANN vier Gruppen von Frühinfiltraten: 1. Das rasch zu Zerfall und bronchogener Phthise führende klassische Frühinfiltrat. 2. Das durch Hustenstreuung groben Korns aus Herden einer hämatogenen Tuberkulose entstehende. 3. Die ausgedehnte kollaterale Infiltrierung um kleine Herdkerne (NEUMANNs „Pubertätsphthise") und 4. Kongestionen um alte fibröse Herde bei Individuen, die in dürftigen Verhältnissen leben u. ä.

Die Frage nach dem anatomischen Beginn der Lungentuberkulose ist jedenfalls wie man sieht, nicht einheitlich und abschließend zu beantworten. Es bleibt zu untersuchen und statistisch festzulegen, wie oft eine fortschreitende isolierte Lungentuberkulose unmittelbar von Spitzenherden aus durch allmähliches Weitergreifen, wie oft sie von solchen aus unter Vermittlung von Infiltraten als groben Aspirationsherden, wie oft sie zwar bei Vorhandensein von Spitzenherden, aber von einem von solchen unabhängigen Infiltrat (Assmann-Redeker-Herd), wie oft sie von selbständigen Assmann-Herden ohne Bestehen von Spitzenherden und endlich wie oft sie von irgendwelchen atypischen, weder in der Spitze noch unter dem Schlüsselbein gelegenen Herden ihren Ausgang nahm. Von einem Spitzenbeginn der fortschreitenden Lungentuberkulose kann unseres Erachtens auch für den Anatomen mit Sicherheit nur dann die Rede sein, wenn er den Zusammenhang nichtapikaler fortschreitender Veränderungen mit Spitzenherden nachweisen oder wahrscheinlich machen kann. Andererseits kommt für die klinische und Röntgenbetrachtung ein Übersehen von Spitzenherden

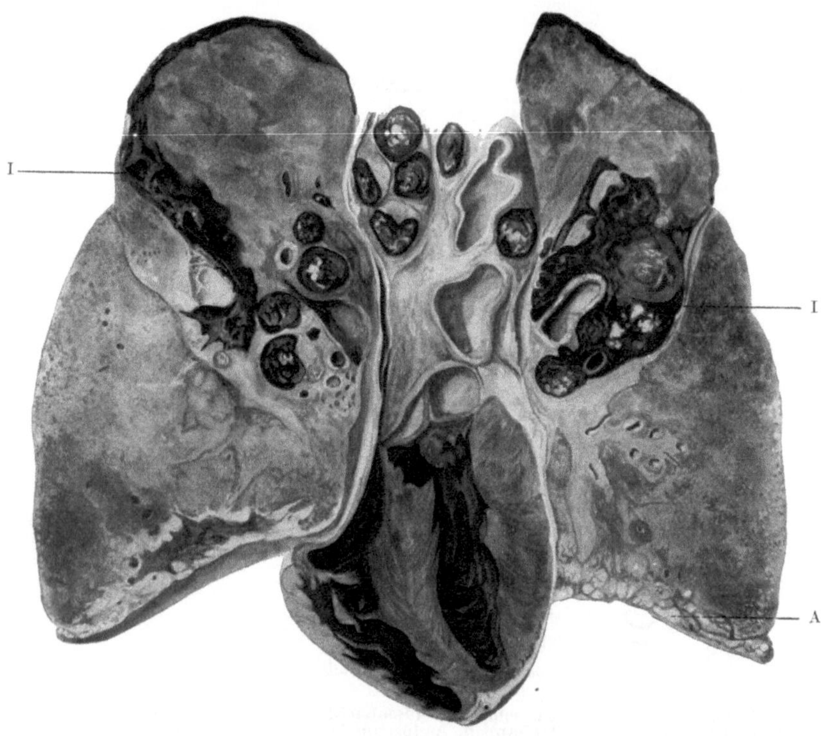

Abb. 156. Makroskopische Übersicht über die Lungen des auf S. 408 geschilderten Falles. I Indurationsfeld der rechten und linken Seite, A frische käsige Aspirationspneumonie. Der völlig erweichte Mittellappen ist nicht zur Darstellung gekommen. (Prosektur Tuberkulose-Krankenhaus Waldhaus Charlottenburg.)

um so leichter in Frage, als die Spitze in medialen Aussackungen der Pleurahöhle liegt, die sich mit dem Mittelfellschatten decken (vgl. Danelius sowie Versé). Auf Grund der bisherigen Kenntnisse läßt sich unseres Erachtens noch nicht für die fortschreitende Lungentuberkulose schlechthin und als Gesetz der Beginn in der Spitze und der apiko-kaudale Verlauf sicherstellen, wenn er auch anatomisch am einwandfreiesten nachweisbar sein dürfte.

Mit Lungenspitze ist hier naturgemäß nicht die schmale suprathorakale Kalotte gemeint, die mit dem oberen Rand der ersten Rippe abschließt (van Nooten, Tendeloo), sondern das weiter begrenzte Gebiet des dorsalen Bronchiolus apicalis.

Zusammenfassend stellen wir fest, daß die fortschreitende Lungentuberkulose gemeinhin in den kranialen Lungenanteilen beginnt, und zwar oft im Bereich des Spitzenastes des dorsalen Oberlappenbronchus. Indessen besteht nach klinischen Erfahrungen die Wahrscheinlichkeit, daß die eigentlich fortschreitende Erkrankung von einem kaudaler-infraklavikular-gelegenen Herde ihren Ausgang nimmt. Dieser entsteht sowohl in Abhängigkeit von vorhandenen Spitzenherden als auch — seltener — unabhängig von solchen und bei Fehlen jeglicher Spitzenerkrankung. Sein typisches Schicksal — entweder Aufsaugung oder rasche Erweichung, Zerfall und Bildung einer Rundkaverne — weicht von dem des Primäraffektes und seiner „sklerotisierenden Allergie" ab, da er nicht wie dieser in einem normergischen, sondern allergischen Individuum entsteht.

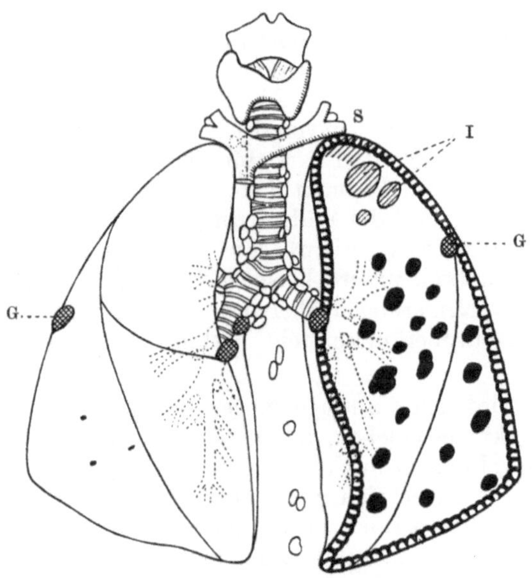

Abb. 157. Diagramm einer Lunge zur Demonstration des verschiedenen Schicksals der Initialherde. Bei S im Bereich des Spitzenbronchus lediglich zirrhotische Verdichtung mit kleinsten Käseherden. Die Infraherde I als große kreidige Käseherde. Bei G doppelseitiger Primärherd mit entsprechenden Lymphknoten. Im übrigen grobknotige frische käsige Aspirationsherde. Stand nach Thorakoplastik links. (Prosektur Tuberkulose-Krankenhaus Waldhaus Charlottenburg.)

Ist dieser Herd kein selbständiger, sondern abhängig von einem anderen, insbesondere einem Spitzenherd, dann kann er eine bronchogene Aspirationsmetastase· oder aber einen auf dem Blutweg entstandenen Herd darstellen, dessen — entsprechend der Allergieform — starke kollaterale Entzündung (einschließlich perifokaler Blutungen) das klinische Bild der Infiltrierung bedingt.

Oft aber besteht — und das ist noch zu wenig betont worden — auch im klinischen Bilde des Beginns der fortschreitenden Lungentuberkulose die Herdbildung weder streng apikal noch infraklavikular, besonders wenn nicht ein, sondern mehrere Frühherde auf einmal entstehen. Je nach dem Schicksal des Herdes wird sich dann der Spitzen- oder infraklavikulare Sitz mehr oder minder scharf herausbilden. Akuter entstehende Herde des Spitzengebiets beziehen bei Hinzukommen perifokaler Infiltration fraglos auch infraklavikulare Gebiete mit ein, und vernarbende Infraherde werden atelektatische Indurationsfelder auch in den Spitzenbezirken erzeugen können.

Besonders lichtvoll hat Aschoff zum Ausdruck gebracht, daß weniger die Gegensetzung: Spitze-Infragebiet in Rede steht als die Frage: Welchem Bronchus sind die Frühherde tributär bzw. wie projizieren sich im Röntgenbild die verschiedenen Herde der verschiedenen Bronchalgebiete, und welche Herde neigen zur Einschmelzung? Nach seinen bisherigen Feststellungen können apikale Herde auch infraklavikulare Schattenbildungen hervorrufen, was ich nach eigenen Erfahrungen bestätigen kann.

Eine andere Frage ist die nach dem akuten Beginn der Tuberkulose. Nach den klinischen Erhebungen soll er ganz überwiegend häufiger sein als der schleichende Anfang (BAYLE, BROUSSAIS, LOUIS, STOKES, LAENNEC, ANDRAL, LETULLE und BESANÇON, RIST, DUDAN, REDEKER, ROMBERG, ULRICI, LYDTIN). So fand u. a. DUDAN in 48% Beginn der Lungentuberkulose mit einer akuten Periode ohne Vorboten oder solche von nicht länger als 48stündiger Dauer, 12% Beginn mit einer akuten Periode und leichteren Vorboten, 6% mit Blutung, 34% schleichend. Doch legt naturgemäß der akute Beginn eines tuberkulösen Herdes nichts über den Ort — Spitze oder Infragebiet — fest. Auch der Spitzenherd kann zunächst ein Frühinfiltrat sein — akut beginnend und große Flächen einnehmend (vgl. GRÄFF, ASCHOFF). Allerdings liegt unseres Erachtens kein Grund vor, den akuten Beginn zu verallgemeinern und den schleichenden zu vernachlässigen (vgl. oben S. 403ff.). Dafür, daß dieser akute Beginn ständig gegeben ist, liegt kein Anhaltspunkt vor.

Auf jeden Fall ist aber die Abheilungsneigung der Spitzenherde größer als die der infraklavikularen. Das läßt sich ganz besonders gut anatomisch unterlegen (vgl. unsere Beispiele S. 402ff.). Damit ist aber nicht gesagt, daß Spitzenveränderungen überwiegend oder immer geschlossen sind. Für die offene Lungentuberkulose steht mithin der Spitzenbeginn als solcher gar nicht in Frage.

Wie man sieht, wird sich die Frage exogen-endogen nicht oder nur scheinbar nach dem Standpunkt verschieben, den man in der Frage des Spitzenbeginns der fortschreitenden Lungentuberkulose einnimmt. Die Anhänger des infraklavikularen Infiltrats zeigen sich zwar überwiegend dem exogenen, die des Spitzenbeginns aber nur zum Teil dem endogenen Modus geneigt (HUEBSCHMANN, aber auf der anderen Seite ASCHOFF und seine Schule). Daß für den Spitzenbeginn ebenso die exogene Lehre vertretbar ist, haben wir oben gezeigt (BEITZKE). Umgekehrt ist auch für das „Frühinfiltrat" der endogene Modus (SCHMINCKE) bzw. die exogene Anregung eines — endogenen — Rezidivs zu erwägen, indem nach REDEKER, neuerdings auch GRÄFF, die Neuaufnahme von Virus vorher bestehende Herde aktiviert, mobilisiert, frische perifokale Infiltrierung bzw. die Bildung von Tochterherden auslöst.

Es ist keine Frage, daß sowohl der exogene wie der endogene Weg bei Entstehung der fortschreitenden Tuberkulose beschritten werden kann. Seine Einheitlichkeit dürfte ebensowenig beweisbar sein, wie es möglich ist, den Beginn für alle Fälle in einem bestimmten Bezirk der Lunge festzulegen. Spitze wie Infragebiet können von außen wie auf dem Blutwege beansprucht werden. Dennoch sind unseres Erachtens die exogenen und die endogenen Lungentuberkulosen nicht gleichwertig — auch nicht in bezug auf die Morphologie ihres Beginns. Sie sind lange genug trennbar und erst in einem Endstadium sind die Unterschiede öfter verwischt (s. oben S. 223, 397).

Fassen wir deshalb an Hand unserer Tabelle die in diesem Kapitel besprochenen Ergebnisse zusammen, so sind Initialveränderungen im Spitzen- und Infragebiet, unter diesen wiederum die hämatogenen und bronchogenen zu unterscheiden. Fraglos hämatogene Spitzenveränderungen sind die SIMONschen Herde (kleine Käse- und Kalkherde der Spitzengegend in reparativer Phase) sowie die „Miliaris discreta" mit

Tabelle 3. Erste postprimäre Herdformen bei beginnender
Lungentuberkulose. Sog. „Reinfekte".

	Hämatogen	Bronchogen
Spitze (Gebiet des Ramus apicalis des dorsalen Oberlappenbronchus).	1. Miliaris discreta mit Übergang in Fibrosa densa, Spitzenschwielen und Narben meist bei verallgemeinernder Tuberkulose, oft im unmittelbaren Anschluß an den Primärkomplex. 2. Gereinigte Höhlen im Gebiet des Bronchiolus apicalis bei verallgemeinernder Tuberkulose. 3. Puhlsche (Simonsche) Herde bei verallgemeinernder Tuberkulose.	1. Apikale Puhlsche Herde besonders käsig bronchitischen Charakters bei isolierter Phthise und 2. deren vermutliche Ausgänge, die atelektatischen Spitzennarben Loeschckes.
Nicht Spitze („Infraherde" Gebiete des Ramus subapicalis und horizontalis des dorsalen Oberlappenbronchus). Sonstige Lungenteile.	Puhlsche Herde bei verallgemeinernder Tuberkulose, unabhängig von vorhandenen oder nicht vorhandenen Spitzenherden.	1. Puhlsche Herde als Aspirationen groben Korns von einem Spitzenherd her. 2. Puhlsche Herde gleichzeitig mit ähnlichen besonders käsig bronchitischen Herden im Bereich des Ramus apicalis. 3. Selbständiger aerogener Puhlscher Herd ohne oder unabhängig von bestehenden Spitzenherden oder Narben. (Exposition!)
	Regellose Lagerung ganz selbständiger oder durch Aspiration von Spitzenherden entstandener Frühsiedelungen.	

ihrer Übergangsmöglichkeit in die „Fibrosa densa", also Indurate, die
auf dem Boden hämatogener Ausstreuungen entstehen. Auch für
manche obsolete Höhlenbildungen mit Neigung zur Reinigung läßt sich
die Entstehung auf dem Blutwege in Fällen verallgemeinernder Tuberkulose voraussetzen. In einem nicht überwiegenden Hundertsatz
wird von diesen Veränderungen aus auf dem Wege bronchaler
Streuung eine fortschreitende Lungentuberkulose entstehen. Käsig
bronchitische Herde der Spitzengegend mit verfolgbarem Ausgang in
Loeschckes atelektatische Spitzennarben weisen vielleicht eher auf den
bronchogenen exogenen Entstehungsmodus.

Von Infraherden sind als hämatogen nach allen Analogien mit Schmincke
solche anzusehen, die in Fällen verallgemeinernder Tuberkulose entstehen und die einzigen additionellen (nicht primären) Lungenherde
darstellen (ein nicht geringer Teil der sog. Puhlschen „exogenen Reinfekte").

Die Puhlschen Herde der Infragegend sind im übrigen als Aspirationen
von käsig bronchitischen Herden zu erweisen und daher bronchogen.

Die gleichzeitig mit oder im unmittelbaren Anschluß an Spitzenveränderungen entstehenden Infraherde dürften überwiegend bronchogenes Gepräge haben.

Die selbständigen Infraherde ohne Bestehen oder unabhängig von
Spitzenherden können des öfteren durch Vorhandensein einer fließenden Ansteckungsquelle oder einleitende käsige Bronchitis Hinweise
auf die exogene Entstehung enthalten.

Daß diese, insbesondere die letzteren Bestimmungen nur Wahrscheinlichkeitswert besitzen, braucht nicht besonders betont zu werden. Eine käsige Bronchitis kann gewiß auch hämatogen entstehen. In etwa $20^0/_0$ wird mindestens nach meinem Material mit hämatogener Entstehung zu rechnen sein. Der Widerspruch, der in den Befunden der Spitzenherde besteht, indem die Kliniker diese vor allem vor der Reifezeit finden, während sie die Anatomen (Loeschke) in die Zeit nach der Pubertät verlegen, dürfte seine Auflösung in der Verschiedenartigkeit und dem verschiedenen Schicksal der beiden Herdformen finden. Die von den Klinikern (Redeker, Simon) gemeinten hämatogenen Herde dürften nicht so häufig nachweisbar sein und rascherer Aufsaugung anheimfallen können als die gemeineren, langsam in die Bildung einer atelektatischen Narbe ausmündenden käsigen Herde der Anatomen.

Die Frage nach dem allergischen Milieu, aus dem sich die isolierte Phthise erhebt, erörtern wir im folgenden Abschnitt, der sich mit den immunologischen Entstehungsbedingungen der Lungentuberkulose beschäftigt. Auf ihnen baut sich die Rankesche Entwicklungslehre der Tuberkulose auf, die den Gegenstand der folgenden Ausführungen bildet.

Lassen wir als Grundlage der Erörterung ganz kurz die Rankesche Lehre so an uns vorüberziehen, wie sie aus Rankes letzten Tuberkulosearbeiten zu entnehmen ist.

4. Die spezifischen (immunologischen) Entstehungsbedingungen der Tuberkulose.

a) Rankes natürliches System der Tuberkulose.

Die Tuberkulosekrankheit stellt keinen einmaligen einheitlichen Ablauf dar, sondern sie setzt sich aus Stadien und innerhalb dieser aus phasischen Entwicklungsgängen zusammen. Notwendige Voraussetzung ist die Anwesenheit des Virus. Die Bestimmung der grundsätzlichen Krankheitsform (des Stadiums, nicht der Einzelphase) richtet sich nach der Reaktionsweise des Organismus auf das Virus. Die Periodizität, das Stadienhafte der Reizantwort ist das Typische, Beharrende und Verbindende der im einzelnen so wechselvollen Erscheinungsformen der menschlichen Tuberkulose.

Der Begriff der Reaktionsweise des Organismus gewinnt an Greifbarkeit, wenn wir ihn mit Ranke in zwei Größen zerlegen. Deren erstere sagt Werdendes, deren letztere Zuständliches aus. Jene umfaßt die Entwicklung der Beziehungen des Organismus zum Kontagium, die Durchseuchung, diese das Zuständliche, das jeweilige Produkt dieser Entwicklung — die Empfindlichkeit. Damit ist bereits ausgemacht, daß diese eine Variable der Durchseuchung ist. Nach den Grundgesetzen der Immunitätslehre stehen beide Größen in umgekehrtem Verhältnis — je größer die Durchseuchung, desto geringer die Empfindlichkeit, und umgekehrt. Es bedarf ferner nicht des Beweises, daß während irgendeines Ablaufs des menschlichen Lebens im ganzen oder auch nur von Ausschnitten aus diesem, die Durchseuchung und damit die Empfindlichkeit keinen beständigen Wert besitzen. Sie müssen anders sein im Zeitpunkt der Erstberührung mit dem Kontagium, als später. Und daß auch dann noch, trotz der ursächlichen Einheitlichkeit, weitgehende Unterschiede in der Reaktion gleicher und verschiedener Gewebe desselben Organismus zu verschiedenen Zeiten bestehen, lehren grundlegende Tatsachen.

Das damit umrissene phasische Geschehen klärt in Rankes Lehre die Tuberkulose als Erkrankung der organismischen Ganzheit auf.

Sie nimmt ihren Ausgang von den verschiedenen Formen, in denen die
Tuberkulose der Lymphknoten der Lungenpforte in Erscheinung
tritt. Besonders kennzeichnend war der Unterschied kompakter Lymphknotenverkäsung, wie sie in erster Linie die beschränkten und veralteten,
sowie die frühen hämatogen metastasierenden Lungenprozesse zu
begleiten pflegt (Abb. 44—49), und der grob-anatomisch überhaupt nicht
sichtbaren, fast reaktionslosen Spättuberkel und Sinuskatarrhe im Lymphknoten bei der gemeinen, das ganze Organ zerstörenden, aber auf dieses
Organ isolierten Schwindsucht (Abb. 158—160). Die Lymphknoten schienen
so zum Gradmesser der Empfindlichkeit ausersehen, die als Ergebnis

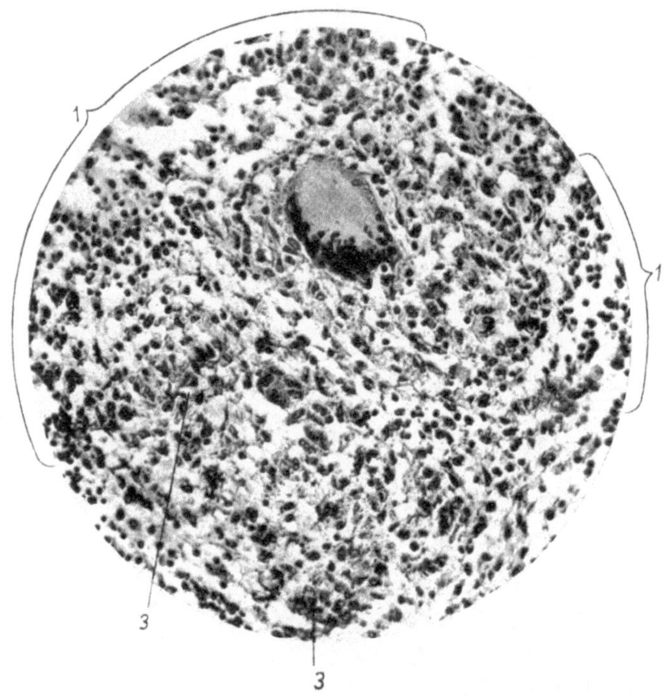

Abb. 158. Spättuberkel in einem Hiluslymphknoten bei isolierter Phthise. 1 verhältnismäßig wenig
verändertes lymphatisches Parenchym. Bei 3 feine Kohlenstaubbeladung. Die LANGHANSsche
Riesenzelle in epithelioidem Gewebe. (Nach RANKE 1916.)

der vorgängigen Virusbeziehungen (Durchseuchung), der durch sie erworbenen
Allergie, aufzuweisen war. Diese Forderung fiel mit der Notwendigkeit
zusammen, die anatomische Erscheinungsform, das herdlich fixierte Produkt
der erstmaligen Berührung von Virus und Organismus, genau kennen zu lernen.
Denn hier war die Quelle für die Gestaltung der Empfindlichkeit zu suchen.
Die KUSS-GHONsche Erhärtung des primären Affekts und seiner Kennzeichen,
vor allem in Lunge und Darm, fügte sich, — zusammengehalten mit dem PARROT-
CORNETschen Gesetz der gleichsinnigen und notwendigen Erkrankung des
örtlichen Lymphknotens — in RANKEs Gedankenwelt zu der gut umrissenen
Einheit des Primärkomplexes. Dieser mußte mindestens in den Fällen nachweisbar sein, in denen man irgendwelche Tuberkuloseabläufe in ihrer Eigenart
auf die mit dem Erstinfekt erworbene Allergie beziehen wollte. Daß er tatsächlich in der überwiegenden Mehrheit aller Menschen nach dem 14. Lebensjahr
in der kennzeichnenden Form vorhanden ist, haben umfängliche Statistiken
aus alter und neuerer Zeit dargetan. Der Primärkomplex erweist sich damit

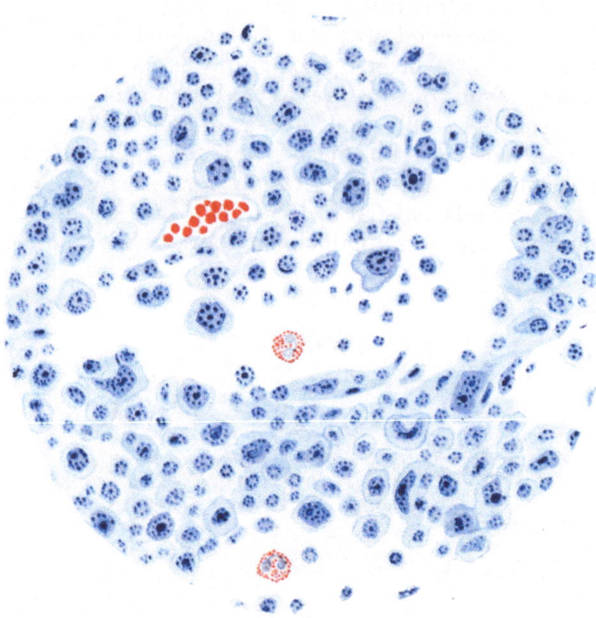

Abb. 159. Sinuskatarrh eines Hiluslymphknotens bei isolierter Phthise. (Starke Vergrößerung.)
(Nach Pagel [o] 1925.)

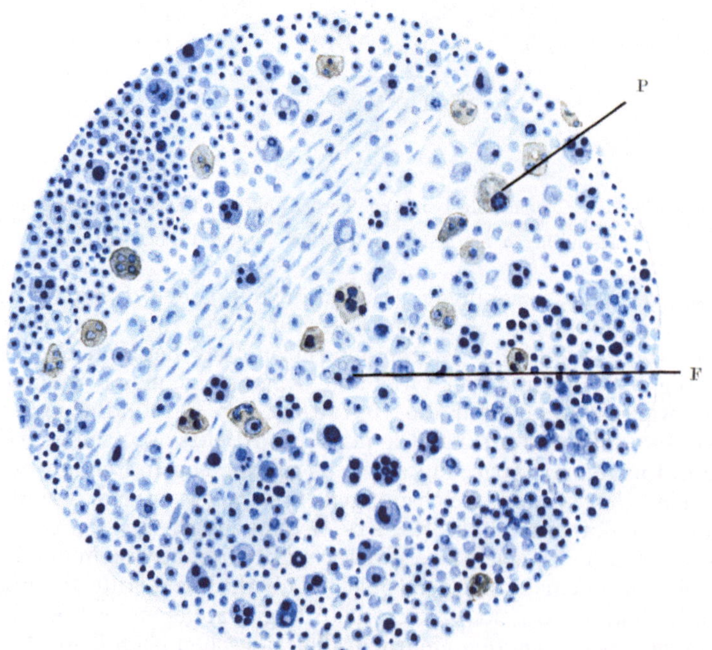

Abb. 160. Hiluslymphknoten bei isolierter Phthise. Sinuskatarrh. Färbung Sudan-Hämalaun.
(Nach Pagel [o] 1925.)

als vollgültiges Instrument für die morphologische Erfassung des Empfindlichkeits- und Durchseuchungsgrades im Einzelfall.

Ist er in seinem Kern, sind die Frühveränderungen abgeschlossen, so ist
aus dem normergischen Individuum das spezifisch empfindliche, sensibilisierte,
allergische geworden, wie die nunmehrige „Tuberkulisation" des zunächst
geweblich unspezifischen Herdes zeigt (Verkäsung, Epithelioidzellbildung,
Bindegewebswucherung). In der Erstherdbildung selbst, innerhalb des ersten
Stadiums, sehen wir einen Phasenablauf. Das Virus erzeugt zunächst eine
einfache Entzündung in der Lunge im Sinne der Frühreaktion einer kleinen
Pneumonie. Im weiteren Verlauf mehrt sich das Virus wieder stark, es setzt
massige Verkäsung, andererseits am Rande starke entzündliche Reizung, auch
Ausschwitzung von Blutbestandteilen (Infiltrierung) ein. Diese Vorgänge pflegen
jedoch bald zur Ruhe zu kommen — unter Umständen erst nach wiederholtem
Wechsel von Verkäsung und Demarkation, einer ausgesprochenen Labilität des
Prozesses, die gürtelförmige Struktur des Herdes bedingt (Abb. 25). Der Herd
bildet nunmehr Zonen der Wucherung und Gewebsneubildung, insbesonders reichlich Bindegewebsfasern am Rande an und ist als solcher fertig. Das Zentrum
oder auch der ganze Herd ruht, neigt zu Verkalkung und Verknöcherung, zu
Statik und Latenz. Inzwischen ist jedoch der zugehörige Lymphknoten auf dem
Lymphwege ergriffen worden. Die interfokalen Lymphbahnen verraten die
Spuren des Virusdurchgangs in Form meist unspezifischer, seltener spezifischer
Veränderungen. Im Lymphknoten entsteht Tuberkel neben Tuberkel in typischer Weise durch epithelioide Umwandlung der Retikulumzellen und unter
Verdrängung der Lymphozyten. Die Tuberkel verkäsen rasch, unter Umständen
direkt, d. h. ohne vorausgehende epithelioide-tuberkulöse Umwandlung, fließen
zusammen und bilden einen kompakt käsigen Herd, den Lymphknotenanteil
des Primärkomplexes. Auch er erzeugt starke Entzündung der unmittelbaren Herdnachbarschaft, die zu schwieliger Periadenitis und zu schließlicher Verlötung mit Nachbargebilden (Bronchen, Gefäßen) führt. Doch auch
hier verhältnismäßig schnell Übergang zur Ruhe, Abkapselung durch
Ausbildung von leimgebendem Bindegewebe in der entzündlichen
Randzone, Verkalkung, Verkreidung (RANKES „Allergie I").

Das Fortschreiten des Primärkomplexes über die erste Schranke des
Lymphknotens schließt nun eine Verlaufsart der Tuberkulose ein, deren Unterschied gegenüber der des abgeschlossenen Primärkomplexes sinnfällig hervortritt.
Die nunmehr einsetzende Verallgemeinerung der Tuberkulose, die Verlegung des Kampfplatzes auf das große Feld der Blutbahn und der von ihr aus
zu beanspruchenden Organe, das Sekundärstadium der Tuberkulose,
bringt eine Reaktionsart zur Auswirkung, die zunächst ein Darniederliegen
der Abwehr voraussetzt. Die Allergie II, die hervortritt, erinnert an die
Schutzlosigkeit des Körpers bei der sog. Serumanaphylaxie. Ihr morphologisches
Kennzeichen auf dem Höhepunkt der Krankheit: In exsudativer Entzündung,
Verkäsung, Erweichung betätigte Übermacht des Virus. Ihr Wesensmerkmal:
Stärkste Beteiligung aller vorhandenen sonstigen tuberkulösen Herde, insonderheit des Primärkomplexes, an der universellen Reaktion. Exazerberation alter
Herde in Form neuaufflammender perifokaler Entzündung mit Gefäßneubildung,
starke seröse Durchtränkung des Herdes, Einschmelzung desselben bei oder ohne
Anwesenheit von Leukozyten, mit anderen Worten alles, was an spezifischer Abwehrkraft mobilisierbar ist, wird in den universellen Kampf gestellt und aktiviert.

Alle Infektionswege sind gangbar.

Nicht immer steht die Allergie II auf dem so gekennzeichneten Höhepunkt.
Auch innerhalb dieses Stadiums ein ständiger Wechsel von Phasen der
Aktivität und Latenz! Auch für ganz chronische Abläufe ist im Rahmen

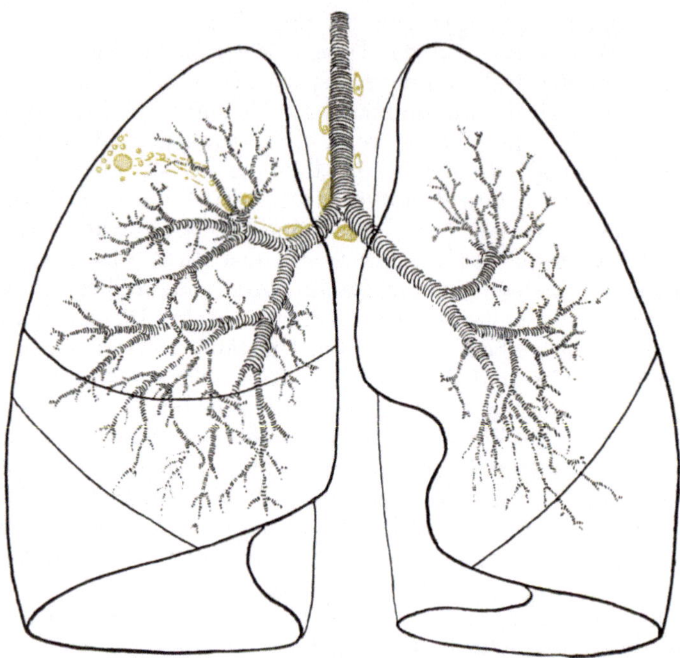

Abb. 161. Schematische Darstellung der verschiedenen RANKEschen Stadien. I Primärkomplex (isoliert), GHONscher Herd und zugehörige Lymphabflußmetastasen. (Nach RANKE, herausgeg. von PAGEL, S. 202.)

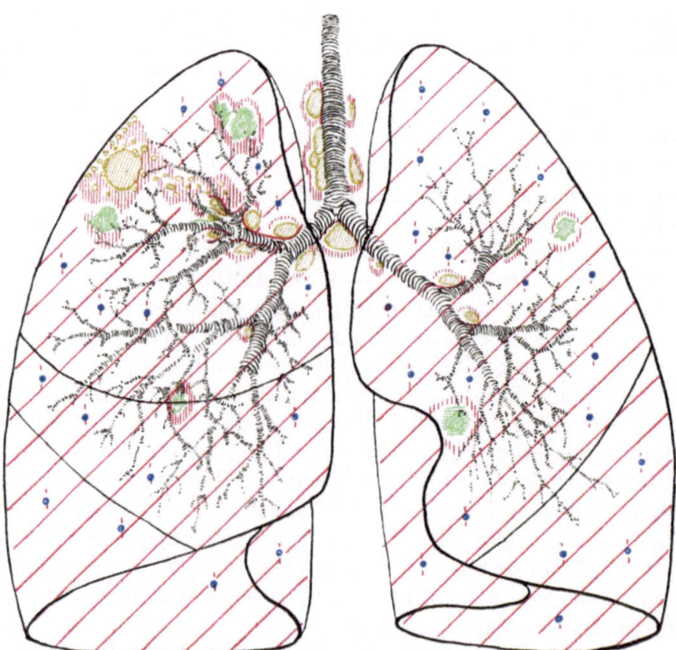

Abb. 162. Akme der Erkrankung. Vergrößerung des Primärkomplexes durch Kontaktwachstum. Ausgiebige hämatogene Dissemination (blaue Punkte), intrakanalikulare Herde und Aspirationen (grün), perifokale Entzündung (rot schraffiert).

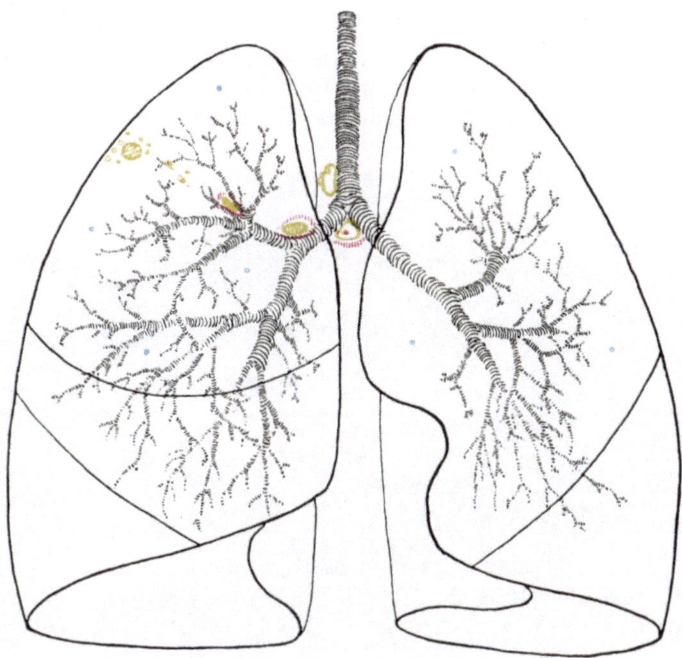

Abb. 163. Weniger stürmischerAblauf wie in Abb. 162. Außer dem Primärkomplex nur geringfügige hämatogene Dissemination (blaue Punkte).

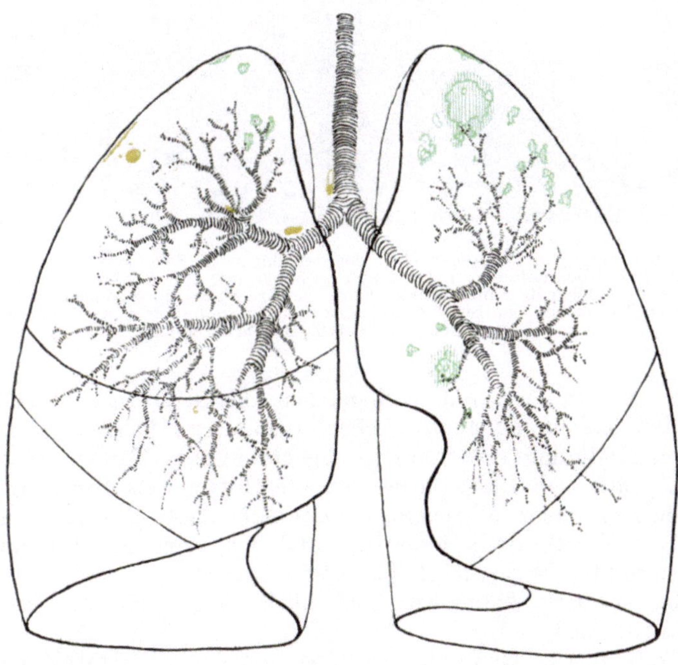

Abb. 164. Isolierte Phthise. Abgeheilter Primärkomplex.

dieses Zeitabschnitts Raum. Es besteht eine Reihe mit allen Übergängen, von der Sepsis acutissima, zu den mehr chronischen Formen der grobknotigen Miliartuberkulose, der Affentuberkulose (mit besonderer Bevorzugung der großen Bauchorgane) und schließlich den mehr systematisierten Formen, etwa der allgemeinen Lymphknoten-, der Milz-, Knochen- und Gelenks-, der Sinnesorgan-, der Hirnhauttuberkulose. Je weniger ausgedehnt die Generalisation, um so größer

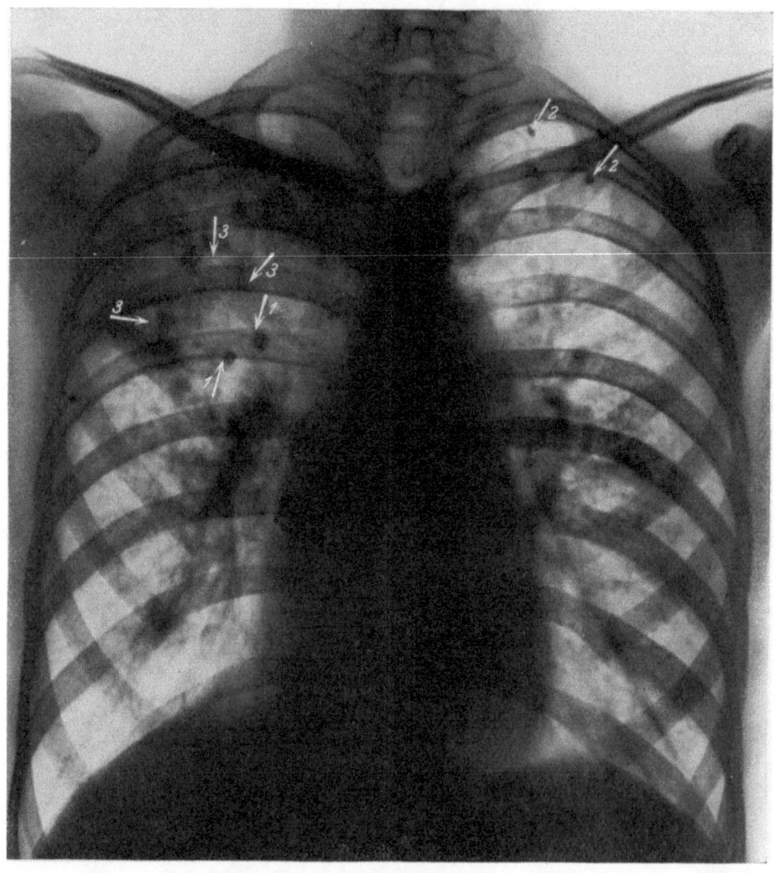

Abb. 165. Kontinuum von Veränderungen der verschiedenen Stadien bis zur isolierten Lungenphthise auf dem Röntgenbilde. 1 Lymphabflußgebiet des Primärkomplexes, 2 sog. Simonsche Herde, einer Verallgemeinerungsperiode hämatogener Streuung zugehörig, 3 infraklavikulare Kavernen, den Beginn der isolierten Phthise kennzeichnend. (Sammlung Prosektur Städt. Tuberkulose-Krankenhaus Waldhaus Charlottenburg.)

scheint der Schatz der bereits vorhandenen Allergie zu sein, obschon die Kurve der Empfindlichkeit der anatomischen Ausbreitung keineswegs parallel geht. Zum Sekundärstadium erweisen sich jene chronischen Formen gehörig dadurch, daß sie nur auf dem Blutwege erreichbare Organe betreffen, vor allem durch Bestehenbleiben einer allgemeinen Empfindlichkeit, das Entstehen weiterer (nicht abortiver) Blutweg-Metastasen und den typischen Tod an allgemeiner oder beschränkter Miliartuberkulose (Meningitis).

Lokaler Ausdruck dieser Empfindlichkeit kann eine starke perifokale Entzündung sein.

Wie die Neigung zu Verkäsung, ist auch die zu Bindegewebsbildung und Vernarbung im Sekundärstadium besonders groß. Hier sehen wir unter Umständen richtige Leber-, Milz- und Lymphknotenzirrhosen auftreten. Man vergleiche in der Lunge die sog. Fibrosa densa einschließlich der hyperplastischen lymphangoitischen Veränderungen.

Also ein proteusartiges Bild, eine besondere Labilität von Empfindlichkeit und Immunität! Auf der einen Seite große Leistungen des Organismus in bezug auf die Virusabwehr, nicht selten erstaunliche Heilungen, auf der andern hemmungsloses Darniederliegen, — so lange bis entweder die Durchseuchung doch einen Wert erreicht, der an Immunität herankommt, oder das Leben vernichtet ist. Oft steht auch das ganze weitere Leben im Zeichen der Auseinandersetzung mit dem Tuberkelbazillus, es ist das Stadium decrementi RANKEs, das jenseits einer überschrittenen Akme der Empfindlichkeit, in chronischem Ablauf doch schließlich tödliche Metastasen auf dem Blutweg setzt.

Diese treten zunächst ganz zurück, es können Jahrzehnte vergehen, bis sie auftreten. Es besteht irgendeine tuberkulöse Organerkrankung, eine Urogenital-, Lymphknoten-, Knochen-, Hauttuberkulose (Skrofulose) mit oder ohne manifesten, bzw. nur röntgenographisch als stumme miliare Aussaat erfaßbaren Lungenbefund. Nennenswerte Metastasierung liegt, ebenso wie Neigung zu Erweichung, Exsudation und Verkäsung nicht vor. Der Prozeß kommt in manchen Eigenschaften einer neuartigen Verlaufsform gleich, die auf dem Wege der vorgebildeten Organkanäle vorwärts schreitet ohne sonderlich auf dem Blutweg zu streuen. Es besteht bei diesem neuen Zyklus eine deutliche humorale Immunität, nur noch grobe, auf dem Weg der vorgebildeten Organkanäle ausgestreute Virusmassen verfangen und führen zu allmählich zerstörendem Abgrasen des Organs (der Schwindsucht desselben), hämatogen erfolgt — wenn überhaupt — die Bildung nur noch abortiver Tochterherde, der ganze Prozeß neigt zu Ruhe, Chronizität, es ist ein hoher Grad von Durchseuchungswiderstand erreicht. Diese muß aber bedingt bleiben, solange irgendwelche dispositionellen Größen in irgendeinem Organ den Prozeß örtlich nicht zur Ruhe kommen und fortschreiten lassen.

An einem im Sekundärstadium entstandenen Vorgange hat so RANKE Merkmale entwickelt, die aus dem Bereich der Allergie II völlig herausfallen und es rechtfertigen, von einem neuen Stadium der Tuberkulose, dem dritten, von der Auswirkung einer bedingten Immunität zu sprechen. Aber mit den aufgeführten Kennzeichen ist doch noch nicht das eigentliche Wesen des Tertiärstadiums umrissen. Dieses liegt vielmehr im Beschränktsein des tuberkulösen Prozesses auf ein Organ, der Ausbildung isolierter Schwindsucht, die zur Bazillenstreuung nur noch auf den vorgebildeten Organkanälen führt. Auf dem Blutwege verschleppte Bazillen — und auch in diesem Stadium besteht Bakteriämie häufig genug[1] — gehen an entfernten Orten nicht mehr an, sondern rufen allenfalls abortive, kleine Spättuberkel ohne scharfe Abgrenzung, in den Lymphknoten Sinuskatarrh, nicht aber mehr die zusammenfließenden Verkäsungen mit zellig-schwieliger Periadenitis oder die sog. großzellige Hyperplasie des Sekundärstadiums, hervor. Der Tod tritt im klassischen Tertiärstadium ein an der allgemeinen Körperkonsumtion und Kachexie, an Darmtuberkulose, nicht aber an hämatogen entstandenen Manifestationen.

Soweit die RANKEsche Lehre! RANKE selbst hatte hierbei anfänglich die große Entwicklungslinie vor Augen, die vom Primäraffekt über seine Verallgemeinerung direkt wieder zu seiner Lokalisierung, dem Korrelat des Immunitätserwerbes, führt. Ursprünglich hat er

---

[1] Nach neueren Untersuchungen von J. E. WOLF allerdings nicht.

diesen zyklischen Ablauf des Geschehens wohl auch für den Einzelfall angenommen, der mit dem Primäraffekt beginnt, das Sekundärstadium durchlebt und dessen Erkrankung mit der isolierten Phthise endet. Daß dies aber so sein muß, hat RANKE gewiß nicht behauptet, ja ausdrücklich geleugnet. Ein sprechendes Beispiel hierfür sind seine spätsekundären Verlaufsformen, in denen ganz chronische Organphthisen — und solche gibt es nicht nur in den Nieren und Knochen, sondern auch in der Lunge — in eine lebensletzte hämatogene Metastase ausmünden, die auch Todesursache wird. Diese gehören also, da sie sich als nicht isolierte Phthisen erweisen, nicht zum Tertiärstadium, dessen Vorhandensein sie nur vortäuschen, sondern zum sekundären.

Ein Tertiärstadium kann mithin aus diesen Formen nicht werden, für einen unmittelbaren Übergang vom Sekundär- in das Tertiärstadium bleibt hier kein Raum. Jede Tuberkuloseform, bei der irgendwelche frischen nicht abortiven Metastasen vorhanden sind, ist mithin als sekundär anzusprechen. Ein bestehendes Sekundärstadium würde einen Durchseuchungsgrad schaffen, der entweder volle Immunität bedeutet oder aber eine Empfindlichkeit, die sich in einer andern Höhenlage bewegt, als die geringwertige des Tertiärstadiums.

Bis hierhin erscheint alles klar. Eine unmittelbare Nachfolge der einzelnen Stadien kommt für die Mehrzahl der Fälle nicht in Frage, vielmehr liegen festumrissene abgegrenzte Abläufe vor. Allerdings bleibt noch festzustellen, wie oft bei Trägern isolierter Phthisen Spuren vorausgegangener Verallgemeinerungen nachzuweisen sind (vgl. Abb. 165, aber auch 148 ff.).

Diese Auffassung bewahrt uns vor der verhängnisvollen Folgerung, den von RANKE auf die Ganzheit des Organismus gerichteten Blick auf den Einzelherd abirren zu lassen. Verfällt man in diesen Fehler und überträgt die von RANKE für Ganzheitsreaktionen festgelegten Begriffe der Allergie I, II und III auf den bunten Wechsel der Einzelveränderungen, dann kommt man in eine uferlose Reihe von Phasen, für die die RANKESchen Allergiebezeichnungen ganz nichtssagend sind und nur die Selbstverständlichkeit des Wechsels von Akuität und Chronizität, von Aktivität und Latenz, Vorwärtsschreiten und Stillstand mit einem gelehrten Namen verbrämen.

Daß diese Darlegung zutrifft, beweist die Tatsache, daß im Sekundärstadium für ganz torpide, im Tertiärstadium für ganz akute Abläufe Raum bleibt. Wir finden dann hier, im Anschluß an eine isolierte Phthise ausgedehnte exsudativ-käsige Prozesse, stärkste perifokale Zelldurchsetzungen, die bis zur Blutung gesteigert sein können, kompakte Drüsenverkäsungen, die an die kennzeichnenden „Kartoffeldrüsen" des Sekundärstadiums erinnern, — kurz, ein Bild, das man geneigt sein könnte, auf ein neues, der Tertiärperiode aufgepfropftes, viertes Stadium zu beziehen, das zwar nicht einen Rückfall in begrifflich vorgeordnete Allergieepochen — von einem solchen ist niemals die Rede gewesen, aber doch eine terminale Änderung des Immunitätsstandes bezeichnet (PAGEL, ULRICI).

Diese vierte Stadium setzt die drei RANKESchen Stadien in dem hier entwickelten Sinne voraus und schließt den Stadienverlauf der Tuberkulose ausdrücklich ab. Die Annahme von REDEKER und LYDTIN [e], daß es die Folgerung unendlich vieler weiterer Stadien enthalte, ist daher unverständlich und beruht offenbar auf Mißdeutung der RANKESchen Lehre und Atomisierung ihrer Bestandteile (vgl. oben S. 306 und S. 396).

Der gegebene Einblick in die Rankesche Gedankenwelt mag nunmehr als Grundlage für eine Besprechung der nicht wenigen gegen diese Tuberkuloselehre erhobenen Einwände dienen. Besonders von pathologisch-anatomischer, aber auch von klinischer Seite fehlt es an Gegnerschaft nicht.

Tendeloo (h) wendet sich zunächst gegen den Primärkomplex. Der primäre Herd sei nur erkennbar, solange er der einzige im Körper ist. Weder Größe noch Form ermöglichen nach Tendeloo hier ein Urteil. Unberechenbare Faktorenkomplexe, wie die örtliche Veranlagung verschiedenster Organbezirke, Schwankungen in der Reizstärke, Verteilung und Vermehrung des Virus sollen im wesentlichen das Geschehen beherrschen.

Eine weitere Unstimmigkeit liege auf dem Gebiet der perifokalen Entzündung. Die Zuordnung höherer Grade kollateraler Entzündung einmal zum Sekundärstadium gemäß der Rankeschen Lehre und auf der anderen Seite ihr bereits beim Primäraffekt zu erhebender Befund (z. B. in den Tierversuchen von Pagel [s, u]) enthält einen Widerspruch. Die kollaterale perifokale Entzündung ist nach den Untersuchungen Tendeloos (d, f) ein entstehungsgeschichtlicher Begriff von allgemeiner Bedeutung. Im Tierversuch kommen frischere Primärherde zur Untersuchung, daher zeigen sie auch die kollaterale Entzündung, die bei den älteren, gewöhnlich untersuchten Herden des Menschen fehlt. Für die Annahme histologischer Allergiekorrelate liegt gar kein Anlaß vor. Die „Gleichartigkeit der infektiösen Noxe" ist keineswegs nachgewiesen. Endlich ereignen sich sowohl humorale wie bronchogene Metastasen jederzeit im Ablauf der Tuberkulose. Auch entspreche der Empfindlichkeitsgrad gegen Tuberkulin nicht einer bestimmten Empfindlichkeit des Lungengewebes gegen das Virus. Die Möglichkeit, einige Fälle nach dem Schema primär, sekundär und tertiär zu ordnen, bedeute noch nicht Allgemeingültigkeit desselben.

Hinsichtlich des Primärkomplexes zunächst haben vielfältige Untersuchungen (s. o. S. 213) einen so eindeutigen morphologischen Charakter erhärtet, daß er ohne Mühe meist auch in schwerst veränderten Organen auffindbar ist.

Der zweite Einwand, daß Stärke der kollateralen (perifokalen) Entzündung nicht einer bestimmten Periode der Krankheit, sondern jedem Herd zukommt, wenn er in frischem Fortschreiten begriffen ist, läßt sich in keiner Weise bestreiten. Wenn aber eine Vielheit von Herden in einem bestimmten Abschnitt der Krankheit vorzüglich einen hohen Grad der Randentzündung zeigt, wie in der Tat für die akut verallgemeinernden Formen erweislich ist, so ist man wohl berechtigt, eine erhöhte auch örtliche Empfindlichkeit in diesem Krankheitsabschnitt vorauszusetzen.

Daß auch ältere Herde — also etwa der Primärkomplex bei Einsetzen der Verallgemeinerung an der allgemeinen entzündlichen Reaktion teilhaben, ja überhaupt die ersten einschlägigen Veränderungen zeigen, entspricht durchaus der Rankeschen Lehre und wird ihr von anderer Seite (Huebschmann) sogar als Unklarheit zum Vorwurf gemacht. Eine strenge Trennung zwischen primär und sekundär gibt es in diesem Sinne nach Rankes eigenen Angaben nicht. Und darum ist auch nicht erstaunlich, daß man bei Primärherden der Versuchstiere, deren Tuberkulose gewöhnlich zu rascher Verallgemeinerung neigt, ausgedehnte perifokale Entzündung und die Teilnahme an der allgemeinen Reaktion z. B. in Form kavernöser Einschmelzung findet. Auch beim Menschen sind solche Phasen wenigstens klinisch erfaßbar (Primärinfiltrierung!) und kommen in den schwereren Verlaufsformen als eingeschmolzene Primäraffekte bei oder durch Generalisation zur Untersuchung. Der einfache Primärkomplex ohne gleichzeitige Verallgemeinerung dürfte jedoch perifokale Entzündungen von derartigen Ausmaßen kaum in irgend einer Phase seiner Entstehung erkennen lassen.

Endlich ist nicht gesagt, daß jeder Herd im Sekundärstadium notwendig die ausgedehnte perifokale Entzündung zeigt. Wie wir ausführten, läßt diese Periode für ganz chronische Formen Raum, in denen die Empfindlichkeit ganz erheblich sinkt oder nur zeitweise wieder höheren Grad erreicht. Und umgekehrt kennen wir auch im Tertiärstadium verhältnismäßig akute Abläufe, bei denen der Herdcharakter gewiß eine starke örtliche Empfindlichkeit voraussetzt.

Auch Baumgarten (c) hat sich gegen das Rankesche Lehrgebäude ausgesprochen.

Wie Tendeloo, dem er sich weitgehend anschließt, setzt er den Hebel der Kritik beim
Primärkomplex ein. Gemäß seinen bekannten, vielfach niedergelegten Auffassungen, insbesondere bezüglich der in gewissem Sinne wieder modernen Lehre von der Genäogenese,
spricht er den Primäraffekt als typischen hämatogenen Herd an. Diese Herde brauchen
durchaus nicht primär bzw. aerogen zu sein, sondern können sehr wohl Tochterherde einer
ganz versteckten, etwa durch wenig virulentes Virus verursachten Eingangspfortenverände-
rung sein, die sich auch der genauesten Sektion entziehen würde.

Vor allem aber wendet sich Baumgarten gegen die Voraussetzung von geweblich
unterlegten verschiedenen Allergien im Gegensatz zur Virulenzänderung der Bazillen,
die eine viel einfachere Erklärung der Verschiedenheit von Ablauf und Erscheinungsform
der Tuberkulose gäbe.

Gegen Rankes primäre „proliferierende“ Reaktion, die aus einem exsudativen Vorstadium hervorgehe, wendet Baumgarten ein, daß nach seinen bekannten grundlegenden
Versuchen (1885) bereits wenige Stunden nach intraokularer Infektion des Kaninchens
Kernteilungsfiguren in den fixen Gewebszellen der Regenbogenhaut aufträten. Mit
vorausgehender Antikörperbildung, die Ranke für die proliferierende Reaktion voraussetzt, sei die Raschheit im Eintritt der zelligen Reaktion nicht zu vereinbaren.

Gegen die Allergie II, vor allem ihre Betätigung in Bildung ausgedehnter perifokaler
Entzündung bringt er bei, daß sich Lymphzellenmäntel ebenfalls in den Irisversuchen
sehr bald nach Entstehung der primitiven Tuberkel in der Regel bereits am 17. Tage nach
Infektion bildeten.

Rankes Vergleich der sekundär allergischen Veränderungen mit den Tuberkulineinspritzungsfolgen stimmen darin nicht, daß hier vorwiegende Beteiligung von Leukozyten
statthat, Ranke dagegen nur die Lymphozyten berücksichtigt hat.

Für das Tertiärstadium besteht nach Baumgarten eine Schwierigkeit zunächst darin,
daß der Übergang vom Sekundären ins Tertiäre schwer verständlich sei, vor allem das Schicksal der mehr oder minder zahlreich vorhandenen lympho- und hämatogenen Metastasen
betreffend. Man müßte solche Herde oder Reste von solchen bei isolierter Phthise antreffen,
was gewöhnlich jedoch nicht der Fall ist. Ferner führe die Annahme exogener Superinfektion zur Durchbrechung des Stadienprinzips und des von ihm behaupteten ununterbrochenen Zusammenhangs. Nimmt man aber auf der andern Seite vollständige Abheilung
des Primärherdes an, wie soll da eine Weiterentwicklung zum dritten Stadium zustande
kommen?

Vor allem aber erkläre sich Rankes „humorale Immunität“ und das Abortivbleiben
der Lymphknotenherde nicht aus biologischer Umstimmung, sondern einfach aus Erschwerung und Hemmung der Viruswege durch die chronischen Veränderungen.

Eine rein intrakanalikulare Metastase gebe es endlich gar nicht, die Absiedlung erfolgt
ja nicht auf der von Luft bedeckten Bronchialschleimhaut, sondern in dem vom Gewebs-
saft durchspülten Gewebe.

Baumgartens Bedenken gegen die Aerogenese der Primäraffekte und
seine These ihrer kongenital-hämatogenen Entstehung würden zunächst, wie
er selbst hervorhebt, sich durchaus mit dem Grundsätzlichen der Rankeschen
Lehre vertragen, ja sich sogar mit ihr berühren (vgl. Petruschky). Man müßte
nur Eindringen und Infektion bzw. Herdbildung noch schärfer trennen[1].

Baumgartens bekannte, mit schwach virulenten Stämmchen angestellte
Tierversuche sind, selbst wenn sie wirklich die regelmäßige, primäre und unmittelbare Zellwucherung auf Eindringen der Erreger dartun, und sich
in diesem Sinne aufrecht erhalten ließen, kein stichhaltiger Einwand gegen
Rankes Allergie 1, deren Aufstellung am Primärherd der menschlichen
Lunge gewonnen ist. Es läßt sich nicht leugnen, daß die Reaktionsform, die
zur Bildung des Primäraffekts der Lunge führt, eine gut umrissene, regelmäßig
wiederkehrende Folge auch im Tierversuch wiedererzeugbarer geweblicher
Veränderungen veranlaßt. Diese bestehen zunächst in einer unspezifischen
Fremdkörperreizung, die in der Lunge Exsudation und Zellabstoßung und
-wucherung, an der Iris der Baumgartenschen Tiere eben Wucherung der

---

[1] Allerdings bleibt nach dem (nicht immer zu bewahrheitenden) Baumgarten-Tangl-
schen Verteilungsgesetz die Eintrittspforte des Tuberkelbazillus niemals ohne Veränderungen bzw. gewebliche Reaktionsspuren.

vorgebildeten Zellen hervorruft, dann in hinzutretenden Folgen der Giftwirkung wie weiterer Exsudation und der Nekrose, endlich aber in der Bildung spezifischen Epithelioidzellengewebes zum Ausdruck kommt, für das sehr wohl eine Umstimmung und spezifische Einstellung des Gewebes angenommen werden kann: Mit anderen Worten RANKEs Allergie I. Es ist natürlich ein Unterschied vorauszusetzen zwischen dieser späten Epithelioidzellbildung und der Entstehung des abkapselnden Bindegewebe im Lungenprimärherd auf der einen und der anfänglichen Wucherung der vorgebildeten Gewebszellen auf den Fremdkörperreiz in der Iris der BAUMGARTENschen Tiere auf der andern Seite.

Dasselbe gilt von dem Vergleich der frühen Lymphozytenmäntel in den Irisknötchen und der Heftigkeit der perifokalen Entzündung in RANKEs Sekundärstadium. Hier liegen wie oben unvergleichbare Tatbestände vor.

Die Beteiligung der Leukozyten, wie sie bei den Tuberkulineinspritzungsfolgen vorzüglich erkennbar war, ist von RANKE in der Tat nicht ausreichend gewürdigt, was BAUMGARTEN zuzugeben ist.

Die von BAUMGARTEN angemerkte Schwierigkeit bezüglich des Überganges generalisierter in isolierte Formen besteht ebenfalls in der Tat und ist für die Mehrzahl der Fälle in dem oben entwickelten Sinne aufzulösen (S. 422).

Einen Stadienzusammenhang im Sinne notwendiger, lückenloser Entwicklung der Tuberkulose vom Primäraffekt bis zum Tertiärstadium anzunehmen, wie es BAUMGARTEN tut, hat RANKE nach seinen eigenen Äußerungen ferngelegen.

Daß sich schließlich die „humorale Immunität" der Spätphase und das Abortivbleiben der Drüsenherde in ihr lediglich durch Verlegung der Bahnen bei der chronischen Erkrankung erklären sollten, hat RANKE selbst ausführlich und mit lichtvollen Gründen zurückgewiesen. Es sei nur erwähnt, daß auch im Sekundärstadium trotz großer chronischer Organzerstörung oft ausgedehnte Metastasen vorhanden sind, und im Tertiärstadium das Virus im Blut und nach Beobachtungen von PAGEL auch in den Lymphknoten der Lungenpforte ohne jede Herdbildung leicht genug nachweisbar ist. Die wechselnde Bazillenvirulenz endlich für die Verschiedenheit der Formen heranzuziehen, läßt sich mit den bisherigen Virulenzprüfungen nicht unterlegen (ROLOFF und PAGEL).

Eine weitere Ablehnung hat die RANKEsche Lehre durch BLUMENBERG (unter RICKER) erfahren.

Es ist der Versuch, die Lebensalterslehre der Tuberkulose auf breiterer Basis zu begründen. Danach sei der klassische Primärkomplex eine lediglich für das Kindesalter spezifische Verlaufsform. Später erworbene Primäraffekte träten in abweichender, atypischer Gestalt auf, vor allem ohne die Lymphknotenbeziehung.

Indessen, auch nachweislich später als im Kindesalter entstehende frische Primärkomplexe zeigen das Urbild der Erstinfektion mit Lymphknotenherd als entscheidendes Merkmal. Wo dieser nicht aufgefunden wird, darf auch jener nicht als Primärherd angesprochen werden. Für die Phthise der späteren Lebensalter läßt sich die Abhängigkeit von früheren Verlaufsformen erhärten. An den Erkrankungsformen nicht durchseuchter Völkerstämme tritt besonders augenscheinlich der Immunitätsfaktor zutage.

Im einzelnen sind wir zum Teil oben auf die Beweisgründe gegen BLUMENBERGs Darlegungen eingegangen (S. 216 u. 220 ff.). Neuerdings von BLUMENBERG gegenüber RANKE vorgebrachte Bemerkungen können wir übergehen. Zu einem ähnlichen Standpunkt wie BLUMENBERG hat sich auf Grund klinischer Erwägungen LYDTIN (unter ROMBERG) bekannt. Er läßt RANKE nur das Verdienst, die drei möglichen Gruppen der Tuberkuloseausbreitung skizziert zu haben, anerkennt aber genetische Zusammenhänge zwischen ihnen nicht. Er betont die Konstitution des Einzelnen, die auch die Immunitätsvorgänge steuere.

Einzugehen ist daher noch auf das Verhältnis der einzelnen Tuberkuloseformen zu Konstitution, Disposition und Lebensalter — zumal eine Reihe anderer Forscher (ich nenne nur A. Sternberg und seine Mitarbeiter) ebenfalls von den konstitutionellen, besonders inkretorischen Verhältnissen die spezifische Reaktionsweise des Organismus herzuleiten versuchen.

Nun besteht ja kein Zweifel, daß das Lebensalter, die Formel der inneren Sekretion, Ernährungsbedingungen, insbesondere Vitaminhunger und Nahrungsmangel überhaupt, abnormer Habitus, Diathesen, Stoffwechselanomalien, interkurrente Krankheiten, also das Heer dispositioneller Größen, Unterschiede hervorrufen, ja die unmittelbare Voraussetzung der einzelnen Organ- und Gewebserkrankungen abgeben können.

Kein Zweifel ferner, daß eine erblich fixierte, in allen Wechselfällen des Lebens beharrende „Grundformel" hierfür von ausgezeichneter Bedeutung ist. Z. B. bedingt sie Gattungsunterschiede, die etwa zwischen der von einem Meerschweinchen, Kaninchen, Affen oder Menschen unter im übrigen genau gleichen Verhältnissen erworbenen Tuberkuloseallergie bestehen.

Indessen bleibt fraglich, ob auch das Auftreten der grundsätzlichen Reaktionsformen: Primärkomplex, Verallgemeinerung und isolierte Organphthise allein von diesen Faktoren gesteuert wird, und ob nicht vielmehr darüber ein von letzteren unabhängiger Durchseuchungsgrad mindestens zu gleichen Anteilen entscheidet.

Es ist ja gerade der Erwerb der Allergie, d. h. also der Schritt von der Jungfräulichkeit zur Virusbekanntschaft, der eine maßgebliche Änderung der Konstitution („Reaktionsart") bewirkt, die wir uns aus den an die Keimzellen gebundenen, den idiotypischen Momenten (d. i. der Erbmasse als solcher, dem „Genotypus") und einer Reihe von — paratypischen — Umweltmomenten („Phänotypus") unspezifischer Art zusammengesetzt denken. Von größter Bedeutung ist mithin bei der grundsätzlichen Festlegung jeden tuberkulösen Geschehens nach der Erstinfektion die konditionelle Gegebenheit der Art, Zeit, Ausdehnung und Stärke der Virusbekanntschaft. Das übrige „Konstitutionelle" ist nur insoweit erheblich, als es den Erwerb der Allergie irgendwie zu beeinflussen in der Lage und für Unterschiede im grundsätzlich durch die Art des Erstinfektes bestimmten Ablauf verantwortlich zu machen ist.

Die Lebensalter- und Dispositionslehren (Blumenberg, Sternberg) betreffen mithin ganz andere vitale Schichten als die spezifische Umstimmungslehre Rankes. Sie sind deshalb nicht vergleichbar, oder gar die eine durch die andere ersetzbar. Beide haben auf ihrem Gebiet ihre Berechtigung. Allergie bestimmt, Disposition und Lebensalter verwirklichen.

Dasselbe gilt von dem Bedenken vieler pathologischer Anatomen, das sich dagegen richtet, bei einer so lange dauernden und so verwickelten Krankheit wie der Tuberkulose mit dem Gedanken veränderter allgemeiner Empfänglichkeitsreaktion auszukommen.

Endlich erkennen Huebschmann und Redeker zwar das grundlegende Verdienst Rankes an, den Allergiebegriff in die Tuberkulosepathologie eingeführt bzw. die anatomischen Veränderungen als Korrelate der Allergie gewertet zu haben. Ersterer bestätigt ferner die Rankesche Lehre vom Primärkomplex und verwendet als Einteilung die Rankesche Gliederung in Primärkomplex, verallgemeinernde und isolierte phthisische Formen.

Die einzelnen Rankeschen Allergien jedoch, ihre Verknüpfung mit den Ausbreitungsweisen, vor allem die Stadienlehre wird von diesen Forschern entschieden abgelehnt.

Huebschmann wendet zunächst ein, daß die Allergie I gar nicht als Allergie bezeichnet werden kann, da Allergie Umstimmung bedeutet, hier aber die Erstreaktion in Rede steht:

Hierzu ist zu sagen, daß man die Umstimmung („Allergie") bei der Tuberkulose dann als begonnen ansehen muß, wenn sich das spezifische Epithelioidzellengewebe, der Tuberkulozyt im Sinne BESSAUS, gebildet hat. Das ist im Primärkomplex selbst der Fall, und ist eine so sinnfällige, auch durch zahlreiche Tierversuche belegte Erscheinung, daß sie in der Tat verdient, einer bestimmten, regelmäßig wiederkehrenden Reaktionsform zugeordnet zu werden [1]. Ob es zweckmäßig ist, hier bereits von Allergie zu sprechen, oder diesen Ausdruck überhaupt zu verwenden, ist eine andere Frage. Die Ausdrücke Allergie, besonders auch Überempfindlichkeit und Immunität könnten wegfallen, um jedes Mißverständnis, insbesondere die Gleichsetzung mit der Serumüberempfindlichkeit zu vermeiden. Diese Namengebungen bedeuteten für RANKE wohl lediglich Vergleiche, die sich in der Tat ziehen lassen, aber ebensogut durch die Bezeichnungen: Jungfräulichkeit, spezifische Reaktion, vermehrte und verminderte Empfindlichkeit, hätten ersetzt werden können.

Ein Hineinnehmen der Allergie II in den Primärkomplex sich rasch ausbreitender Fälle wäre ferner nur dann unlogisch — wie HUEBSCHMANN sagt — wenn RANKE in allen Fällen eine strenge Trennung von Primär- und Sekundärperiode gefordert hätte. In Wahrheit besteht auch bei RANKE diese Trennung nur als gedankliche Hilfsoperation, ohne die eine Ordnung des fließenden Geschehens nicht möglich ist. Die Allergie III endlich ist nach HUEBSCHMANN zwar als solche unanfechtbar, kann aber die Stadienlehre nicht stützen oder begründen, da die Allergie II häufig fehlt bzw. der Allergie III auch erst folgt.

Damit sind wir auf den grundsätzlichen Einwand gegen RANKEs Stadienlehre gekommen, den ihre Gegner fast alle — mindestens unbewußt — erheben. Man sieht die Stadienlehre — so wie es RANKE möglicherweise ursprünglich gewollt haben mag — als ein im Einzelfall notwendig ablaufendes ununterbrochenes Geschehen an. Soll danach die Stadienlehre wirklich Bestand haben, so müßte zum Vorhandensein eines Tertiärstadiums der Nachweis eines vorhergegangenen Sekundärstadiums gefordert werden. Diese Betrachtung, die den Einzelfall in den Mittelpunkt stellt, verträgt die Stadienlehre selbstverständlich nicht. Es handelt sich bei ihr vielmehr um einen „idealisierenden" Typenplan, der allerdings ein Hintereinander der Stadien in sich schließt. Aber dieses Hintereinander braucht nicht in jedem Einzelfall nachweisbar zu sein bzw. ist es nur in einer verhältnismäßig kleinen Gruppe von Fällen, deren nosologische Stellung noch durchaus Gegenstand weiterer Forschung ist. Es ist die „Idee", der allgemeine Plan der Krankheit, die von RANKE durch die Stadienlehre gekennzeichnet werden.

Der unmittelbare Übergang sekundärer in tertiäre Formen am gleichen Einzelindividuum ist in der Tat nur in einem Bruchteil der Fälle anatomisch nachweisbar. Die Mehrzahl zeigt entweder das zweite oder das dritte Stadium in reiner Form und typischem Ablauf. Aber diese Tatsache hindert nicht, daß dies doch „hinter" ersterem bzw. auf seinen Schultern steht. Die Beschränkung des Prozesses auf ein Organ setzt eine Widerstandsfähigkeit des Organismus voraus, die nach allen Analogien mit den übrigen Infektionskrankheiten nicht vor, sondern hinter der Widerstandsschwäche steht, die in Verallgemeinerung des Prozesses zum Ausdruck kommt. Mag auch der Vergleich mit der Syphilis nur für den Teil der Tuberkulosefälle zutreffen, in denen mit „endogener Reinfektion" zu rechnen ist — und das ist ja nach HUEBSCHMANN die Mehrzahl. Im übrigen ist nicht einzusehen, warum in den Fällen tertiärer Phthise eine

---

[1] Verhältnismäßig schwer zu deuten sind die Verhältnisse nur bei der angeborenen Tuberkulose. Hier haben wir gewöhnlich mit dem Sitz der Primärveränderungen im Mutterkuchen zu rechnen. Andererseits ist mit BAUMGARTEN spurloser Virusdurchtritt in die fetalen Gewebe als möglich anzunehmen. Dafür sprechen vor allem die Bazillenbefunde in fetalen Organen und der Plazenta ohne Herde. Es würde dann beim Kinde früher oder später zur Ausbildung des Primärkomplexes kommen. Auch im ersten Lebenshalbjahr tuberkulös erkrankende Säuglinge zeigen das klassische Bild des pulmonalen Primärkomplexes (GHON), nicht aber einen gleichmäßigen allgemeinen käsigen Organzusammenbruch. Nach den Untersuchungen von HAMBURGER und GRÜNER, KATASE u. a. m. wird die Allergie schon vor Vollendung des Primäraffektes erworben (vgl. auch unsere Ausführungen S. 354 ff.).

vorher erlebte Generalisierung anatomisch faßbar sein müßte, um sie vorauszusetzen. Gerade Huebschmann bemüht sich, die Häufigkeit hämatogener Schübe
bei der Tuberkulose — wenn auch in allen Verlaufsformen — darzutun. An einem
isolierten Herd die Diagnose sekundär-tertiär zu stellen, geht natürlich nicht an.

Es kommt beim Rankeschen Stadium also nicht so sehr auf die Vorstellung
des wirklichen Hintereinanders, des ununterbrochenen Ablaufs im Einzelfall
an. Diese stellt ein vorwegnehmendes, vorläufiges Schema dar, das an den
Tatsachen zu prüfen ist. Wir meinen nicht, daß heute schon Veranlassung
besteht, dieses Provisorium mit Huebschmann, Redeker, Ulrici, Lydtin
u. a. als überwunden zu betrachten. Daß damit etwa der Kern der Rankeschen
Lehre fällt, hat auch Huebschmann nicht behauptet. Nicht einmal der nun
eingebürgerte Name: Stadium verschwindet damit, wenn auch der ein ständiges
Fortschreiten bedeutende Nebensinn des Wortes gegenstandslos würde. Wesentlich am Rankeschen Stadium erscheint uns die Festlegung eines bestimmten
gut umrissenen Ablaufs, der einmal morphologisch zu rascher Kapselbildung,
funktionell zu Statik und Latenz zu führen pflegt, sodann Verallgemeinerung
bei vermehrter allgemeiner Empfindlichkeit oder endlich Lokalisierung des
Prozesses bei Verminderung derselben zeitigt.

Die große klinische Bedeutung und Wichtigkeit der „Stadien" ist mit den
Anhaltspunkten gegeben, die sie der Vorhersage liefern. Wohlgemerkt dienen
sie nicht der klinischen Prognose im Sinne der Vorherbestimmung des
individuellen Ablaufs, ob der Kranke „durchkommen" wird oder nicht,
wann eine Krise eintritt usf. Aber sie geben gewisse Grundvorstellungen an die
Hand, die vor allem die Ausbreitung der Erkrankung auf das eine Organ oder
das gesamte Kreislaufgebiet (Meningitis, Miliartuberkulose), sowie die verschiedenen Todesursachen bei der Tuberkulose betreffen, also sozusagen eine nosologische Prognose. Hier steht die Rankesche Lehre auf guter Grundlage
und kommt für den Kliniker nicht „post festum". Daß die „Stadienlehre"
oder sagen wir Ablaufslehre dauernd nachzuprüfen und verbesserungsfähig ist,
wird man mit Ranke selbst ebensowenig bestreiten wie die Tatsache, daß sie —
in welcher Form auch immer, lediglich den Großteil der Fälle umfassen kann
und auch in ihrer klinischen Verwendbarkeit bisher vielleicht überschätzt
worden ist. Und das, weil man womöglich, den Rankeschen Grundsätzen radikal
zuwider, etwa vom Sekundärstadium nur akute und exsudative, vom tertiären
nur chronische und produktive Herde gewärtigte, das Kriterium der isolierten
Phthise im Organzerfall sah, oder gar im Einzelherd Rankes Allergien ablesen zu können vermeinte und ähnliche Gründe zu Enttäuschungen mehr, die
man dann gern Ranke zur Last legt.

Atypische Formen kommen immer wieder vor. Die fortschreitende verlangsamte Durchseuchung hat Ranke selbst der Sache nach berücksichtigt;
kompakte posttertiäre Lymphknotenverkäsungen ferner laufen öfter unter. Die
selteneren Fälle posttertiärer Verallgemeinerung sind noch einer genaueren
Zeichenanalyse daraufhin zu unterziehen, ob hier nicht zum Teil chronische
sekundäre Abläufe vorliegen.

Endlich hat sich Redeker gegen die Stadienlehre gewandt, soweit sie einen
systematisierenden und die Tatsachen vorwegnehmenden Bestandteil enthält.
Redeker bestreitet die Sonderstellung der Allergie I und greift die schematisierenden
Gruppen der je drei Stadien, Allergien, geweblichen Reaktionsformen, Ausbreitungsweisen
und typischen Heilungsvorgänge an. Meist willkürlich suche man sich ein Glied der Reihen
aus und anerkenne stillschweigend die anderen, die in ihrer gleichzeitigen Gültigkeit doch
erst zu beweisen wären. Die Schwierigkeiten zeigen sich nach Redeker einmal beim
Vorfallen hämatogener Metastasen im Verlauf einer als tertiär angesprochenen Phthise,
dann im chronischen Verlauf sekundärer Prozesse, deren folgerichtige Beurteilung als
sekundär schließlich zur Aufgabe des Tertiärstadiums führe. Die stärksten Zweifel erwecken
die „kritischen Zustandsbilder am Angel- und Wendepunkt kommender Entwicklungen",

so besonders die von REDEKER als Ausgang der isolierten Phthise angesprochenen infraklavikulären Infiltrate (Aßmannherde).

REDEKER möchte an Stelle der starren Stadien mehr lockere phasische Abläufe setzen, die einen wellenförmigen Verlauf der Tuberkuloseepochen auf Grund des Allergiewechsels einschließen. Diese könnten sowohl die Qualitätslehre in ihrer neuen, von ULRICI geschaffenen immunbiologisch orientierten Form wie die ASCHOFF-BEITZKEsche Gruppierung in Primäraffekt und „Reinfekt" und die HUEBSCHMANNsche Betonung des entzündlichen Gepräges der Tuberkulose umfassen.

REDEKERs Ansichten — ähnliche vertreten NICOL, auch LYDTIN u. a. — stützen sich im wesentlichen auf ein Material, in dem die Labilität, das Fließen der Erscheinungen am Einzelherd vorzüglich in die Augen fällt und das es nahelegt, statt festgelegter Stadien und Allergien ein freies Wechselspiel von Überempfindlichkeit und annähernder Unempfindlichkeit vorauszusetzen. Man geht hier also vom bunten Wechsel der Einzelherde und Schübe aus und sieht in ihnen die Verwirklichungen wechselnder Immunitätslagen. Die Berechtigung dieser Annahme soll unbestritten bleiben, nur hat sie mit RANKE und seinem Werk nicht mehr viel zu tun, sondern bedeutet eine unberechtigte Übertragung seiner Begriffe auf Dinge, die er damit nicht oder nur ganz nebenbei hat kennzeichnen wollen. NICOL mag dies richtig gesehen haben, als er statt der RANKEschen Begriffe eigene Bezeichnungen für die verschiedenen Phasen einsetzte. Daraus erhellt aber auch, daß diese Annahmen keine Widerlegung der RANKEschen Lehre, geschweige denn einen Ersatz für sie darstellen. Ein solcher erscheint uns auch unnötig. Denn die Mehrzahl der Fälle fügt sich dennoch gut in die Festlegung der drei Abläufe: Primärkomplex — Generalisierung — Isolierung ein, wenn im Sinne RANKEs nur nichtabortive Herdbildungen zur Verallgemeinerung gehören, also Spättuberkel die isolierte Phthise nicht ausschließen. Wendet man diesen RANKEschen Grundsatz nicht an, dann gehört allerdings kein großes Material dazu, um zu dem abwegigen Schluß zu gelangen, daß eine isolierte Phthise äußerst selten ist. So kommt man leicht zu einer „Widerlegung" und ablehnenden „Nachprüfung" der RANKEschen Lehre, indem man den RANKEschen Begriff der isolierten Phthise — nur dem Kenner bemerklich — verschiebt. Übrigens ist nach unseren Erfahrungen (s. unten Abschnitt: Folgen für entferntere Organe) das Vorkommen der Spättuberkel bei isolierter Phthise gar nicht so häufig wie vielfach behauptet wird.

Für die Klinik wird die richtig aufgefaßte RANKEsche Lehre immer mehr an Wert und Bedeutung gewinnen, je mehr man lernt, die hämatogenen und verallgemeinernden Lungentuberkulosen von den bronchogenen und isolierten zu unterscheiden. Hoffnungsvoll hat auf diesem Wege W. NEUMANN begonnen.

Auch die verlangsamte Durchseuchung oder die Reifezeitphthise stellen keine künstlichen Stützen der Stadienlehre dar, sondern sie umfassen gut abgrenzbare Formen, die auch die großen Einzelmöglichkeiten der Verlaufskombinationen spiegeln, aber doch wiederum die große Linie der festgelegten Grundverläufe nicht verleugnen. Im übrigen gilt hier das S. 422 Gesagte!

Die Allergie I kehrt in der anatomischen Untersuchung in sinnfälliger Ausprägung und regelmäßig wieder. Mag auch in gewissen Zeiten der Primärherd seine Aktivität in andersartigen Formbildungen ausleben und die von REDEKER angeführte „Labilität" bestehen (Primärinfiltrierung, primäre Kaverne), in der überwältigenden Mehrzahl der Fälle ist sein Verlauf doch zwangsläufig typisch und eine Erscheinung, mit der jeder Betrachter rechnen kann.

Ein Aufgeben der Generalisation als besonderer Verlaufsform, wie sie die jetzt so beliebte Einteilung in Primäraffekt und Reinfekt (Aschoff-Beitzke) mit sich bringt, erscheint als Bescheidung, die durch das allfällige Vorkommen von Viruskreisen im Blut und der Setzung abortiver Metastasen nicht gerechtfertigt ist.

Das Bild des Rankeschen Sekundärstadiums mit der biologisch wie morphologisch erfaßbaren erhöhten Empfindlichkeit und ihrem von der isolierten Phthise so grundsätzlich abweichenden Verlauf wird von der Mehrheit der einschlägigen Fälle geradezu zwangsläufig erfüllt. Es geht nicht immer im unmittelbaren Anschluß an den Primärkomplex vonstatten. Es ist ein — endogener — „Reinfekt", wie die isolierte Phthise, und doch in jeder Beziehung von ihr verschieden.

Die Frage der Stadieneinteilung der Tuberkulose unterliegt schließlich ganz allgemeiner erkenntniskritischer Prüfung. Ihre Entscheidung bildet die Grundaufgabe allgemeinster biologischer und nosologischer Bemühung, und mit ihr steht und fällt die Rankesche Lehre.

b) Die einzelnen spezifischen Entstehungsbedingungen.

Für die Kenntnis der einzelnen spezifischen (immunbiologischen) Entstehungsbedingungen sind wir in der Hauptsache auf den Tierversuch und die aus ihm zu ziehenden Analogieschlüsse sowie die Erfahrungen der allgemeinen Immunitätslehre angewiesen. Aussichtsversprechende Versuche, beim Menschen Immunität gegen die tuberkulöse Erstinfektion durch Einverleibung abgetöteter (Langer u. a.) bzw. lebender, wenig virulenter Bazillen (B. C. G. Calmette und Mitarbeiter, Schrifttum s. Bessau sowie Übersicht von Kalbfleisch und Nohlen u. v. a.) herbeizuführen, stehen erst im Anfang [1]. Der Erfolg der Schutzimpfung dürfte mit der durch sie erreichten Allergie parallel gehen. Wo eine solche wie z. B. beim Affen nicht eintritt (Kalbfleisch und Nohlen), bleibt auch jede Einwirkung der Schutzimpfung aus. Hinzu kommen die Schwierigkeiten, die in der Art des Antigens, des Tuberkelbazillus liegen und es verbieten, von einer richtigen Immunität überhaupt zu sprechen, so wie sie etwa von den akuten Exanthemen, am reinsten den Pocken hinterlassen wird. Es kann also stets nur von bedingter Immunität die Rede sein.

Solche pflegt allerdings in den einschlägigen Versuchen deutlich ausgeprägt zu sein. Bei Superinfektion spezifisch (vor allem mit lebenden Bazillen) vorbehandelter Tiere bestehen sie im Freibleiben der regionaren Lymphknoten oder wie in den neueren Untersuchungen von B. Lange und Lydtin im Ausbleiben eines neuen Superinfektionsherdes. Aber auch hier zeigen trotz Erkrankens die Lymphknoten deutliche Resistenzerscheinungen und eindeutige Unterschiede gegenüber dem Bilde der Primärinfektion, wie aus den Protokollen der Versucher hervorgeht. Genau wie in diesen Versuchen führt ja auch beim Menschen die Superinfektion zur Erkrankung der Drüsen, aber diese ist im Gegensatz zur primären abortiv. Man vergleiche auch die Versuche von Baldwin und Gardner, A. K. Krause, Willis u. a. Mit B. Lange ist vor allem Selter gegenüber die Notwendigkeit einer zustande gekommenen herdlichen Tuberkuloseerkrankung für die Entstehung des spezifischen Schutzes zu betonen. Daß diese auch durch künstliche Übertragung eines in einer Kapsel verborgenen Gewebsstückes ohne Entstehung metastatischer Herde hervorgerufen werden kann, versucht Kallos zu zeigen.

---

[1] Hinsichtlich der zahlreichen älteren Versuche, mit abgetötetem oder abgeschwächtem Virus vorzubehandeln, verweisen wir auf die Zusammenstellung und Ausführungen von Löwenstein. Mit dem für sie avirulenten humanen Stamm vorbehandelte Kaninchen sind gegen die sonst unfehlbar tödliche bovine Infektion gefeit (Pagel, Lurie).

Auch lokale Gewebsimmunität z. B. der Lunge ist durch Vorbehandlung zu erzielen.

Wenigstens unter den Säugetieren scheint es eine angeborene Tuberkuloseimmunität kaum zu geben. Auch die an sich wenig empfindlichen Ratten und Mäuse können sowohl von selbst wie experimentell erkranken. Wo Gelegenheit zur Erstinfektion gegeben ist, haftet der Bazillus.

Daß jedoch der Immunität entsprechende Erscheinungen bei der Tuberkulose eine wichtige und maßgebende Rolle spielen, haben unsere bisherigen Darlegungen vielfach herausgestellt.

Es besteht zunächst eine wechselnde Empfindlichkeit der Organe gegen Tuberkulose. Der quergestreifte Muskel erkrankt so gut wie nie, der Herzmuskel selten, aber öfter (vgl. LUBARSCH). Das gilt auch für die Impftuberkulose, z. B. des Meerschweinchens. In der Niere dieses Tieres pflegen tuberkulöse Herde nur selten anzugehen, die Niere des Kaninchens ist meist voll von solchen (vgl. LÖWENSTEIN und MORITSCH, KORTEWEG und LÖFFLER, PAGEL).

Das fraglos vorhandene Ausschließungsverhältnis bestimmter Tuberkuloseformen, z. B. gegenüber der Miliartuberkulose (WEIGERT, HUEBSCHMANN) weist auf den spezifischen Immunitätsfaktor hin. Hierher gehört auch die relative Gutartigkeit und besondere Morphologie der Lungenveränderungen bei extrapulmonaler Tuberkulose. Trotz nachweisbarer Bakteriämie entstehen bei der isolierten Phthise keine außer abortiven Tochterherden. Daß zur Erklärung des Phänomens nicht auf Verlegung der Bahnen durch chronische Indurationsprozesse zurückgegriffen werden kann, haben gegenüber ORTH, GRUBER, LE BLANC u. a. RANKE, später SCHÜRMANN begründet. Ich möchte den Beweisgründen der letzteren hinzufügen, daß man z. B. in den Hiluslymphknoten bei isolierter Phthise reichlich säurefeste Stäbchen auffinden kann, ohne daß mehr als abortive Spättuberkel oder überhaupt Herde vorhanden sind. Der chronische Phthisiker, der täglich Unmassen von Virus aushustet, hat gegen diese eine bedingte Immunität, die die Erkrankung der Haut, Schleimhäute und Lungen über lange Zeiträume oder auch ganz verhütet (vgl. meine Ausführungen S. 425).

Endlich deutet auch der perakute Verlauf der Tuberkulose bei nichtdurchseuchten Völkerschaften vielleicht auf das Fehlen vererbbarer Immunität — aber hier scheint das Ausbleiben der Kindheitsinfektion von besonderer Bedeutung zu sein. Einschlägige Beobachtungen hat MUCH für palästinensische Völkerschaften, WESTENHÖFER für Chilenen, METSCHNIKOFF, BURNET und TARASSEWITSCH für Kirgisen, GRUBER für Senegalneger u. v. a. m. bekannt gegeben.

Wie sinnfällig sich die Unterschiede der spezifischen Empfindlichkeit in den Stadien der Tuberkulose als Gesamthandlung ausprägen, will das Werk RANKEs verdeutlichen. Hier soll der Weg zur Immunität auf dem Durchgang durch die Verallgemeinerung, die Durchseuchung liegen — wie sie von den akuten Exanthemen sofort erzeugt wird. Die Durchseuchung ist eine allgemeine Angelegenheit des Organismus, wenn sie auch eine erhebliche Überlagerung durch die lokalen — dispositionellen — Verhältnisse erfahren kann. Im allgemeinen wird sie nur um den Preis vorgängiger Überempfindlichkeit erworben. Überempfindlichkeit und Immunität, polar entgegengesetzte Verhaltensweisen und doch oft eng benachbart, leicht, ja schlagartig ineinander übergehend, sind die beiden Möglichkeiten, mit denen ein mit dem Antigen bekannt gewordener, allergischer Organismus auf die Neuzufuhr von Antigen (exogene Superinfektion oder Metastase) antworten kann. Dem normergischen Individuum, das auf Eindringen des Tuberkelbazillus allmählich mit einer chronischen Lokalerkrankung reagierte, steht das allergische Individuum gegenüber, das nach den grundlegenden Entdeckungen von Pirquet nicht allmählich, sondern sofort, nicht mit einer chronischen, sondern akuten, nicht mit lokaler, sondern allgemeiner Reaktion antwortet. Diese allergische Reagibilität beruht offenbar auf dem Erwerb der Fähigkeit, das Bazilleneiweiß rasch abzubauen. Es liegt auf der Hand, daß hierbei reichlicher und andersartige Giftstoffe frei werden müssen, als beim allmählichen Bazillenabbau seitens des normergischen Gewebes. Liegt hierin einerseits die Gefahr der Überschwemmung mit Giftstoffen, so ist auf der andern Seite hiermit die Möglichkeit gegeben, rasch und wirksam des Infektes Herr zu werden. An Stelle der chronischen, niemals zu Heilung, sondern allenfalls zu Latenz führenden Auseinandersetzung tritt die akute, die zur restlosen Beseitigung und Unschädlichmachung des pathogenen Agens führen kann.

Kraus und Hofer konnten eine energische Auflösung der Tuberkelbazillen im Bauchfellsack allergischer Meerschweinchen demonstrieren. Schon 15 bis 30 Minuten nach der Zufuhr zeigten die Stäbchen Vakuolenbildung und andere Degenerationserscheinungen, die an die beim Pfeifferschen Versuch zu beobachtenden Bakteriolyseerscheinungen erinnerten. Es kam zu einer starken Dezimierung des Virus. — Das Eindringen superinfizierender Bazillen in den allergischen Organismus ist gehemmt (Opie, A. K. Krause). Der Abbau in die Bauchhöhle überpflanzter tuberkulöser Gewebsstücke erfolgt beim Allergischen anders als beim Normergischen (Pagel [e]).

Aber auch mit langem Erhaltenbleiben des Virus im allergischen Organismus ist zu rechnen (Römer, Rabinowitsch, Liebermeister u. a.). Bei Herabsetzung der allgemeinen Widerstandsfähigkeit erlangt es wieder pathogene Kräfte. So werden nach Hamburger auch an und für sich infolge der Allergie reaktionslose Revakzinationsstellen nach 6—8 Monaten typische Primäraffekte, wenn durch äußere Umstände das Tier geschädigt war.

Die Versuche, durch Abtötung oder Extraktion der Tuberkelbazillen die Natur des Antigens zu erforschen, haben eindeutige Ergebnisse bisher anscheinend nicht gehabt. Während Straus und Gamaleia, Grancher und Ledoux-Lebard, Kelber (unter Baumgarten), Prudden und Hodenpyl, Wissmann den abgetöteten Bazillen zwar die Fähigkeit der Knötchenbildung und Erzeugung von Kachexie zuschreiben, sprechen sie ihnen die der Verkäsung ab. Demgegenüber konnte Sternberg in ausgedehnten Versuchen für in strömendem Dampf abgetötete, Kaninchen und Meerschweinchen intravenös zugeführte Bazillen die Fähigkeit nachweisen, Verkäsung zu erzeugen. Die vor allem in den Lungen auftretenden, spezifisch gebauten Knötchen wiesen bei den länger als 22 bzw. 42 Tage lebenden Tieren deutlich käsige Nekrose auf.

Entfettete Bazillen zeigten erheblich geringere Wirkungen, so daß Sternberg geneigt war, das Antigen in den Fettextrakt zu verlegen. Zweifellos sind aber die entfetteten Bazillen noch wirksam (Behring, Löwenstein).

Nach Löwenstein besteht nur eine gewisse, wenn auch nicht sehr erhebliche Giftigkeit des Chloroformextrakts von Tuberkelbazillen. Erheblichere Giftigkeit des wäßrigen Extrakts entfetteter Bazillen fand Maragliano. Nach Dominici und Ostrowsky sollen auch die diffusiblen, wasserlöslichen Tuberkelbazillenbestandteile spezifische Veränderungen hervorrufen können. Löwenstein bezweifelt mit Recht die Stichhaltigkeit dieser Versuche.

Ein nukleinartiges phosphorhaltiges Alkaliextrakt der Bazillen, das „Toxomuzin" Weyls wirkt lokal nekrotisierend.

Auf die Versuche Auclairs, der im Ätherauszug das käsig-nekrotisierende, im Alkohol- und Chloroformextrakt das sklerotisierende Tuberkelgift isoliert haben will, sind wir bereits oben eingegangen (vgl. auch die Versuche R. JAFFÉs u. a.). Doch ist bei allen diesen Versuchen größte Kritik am Platze, da teils embolische Prozesse, teils Fremdkörperwirkungen das Vorhandensein spezifischer Veränderungen vortäuschen können. Bei Versuchen mit Filtrierungen der Bazillen ist ein kryptantigenes ultravisibles Tuberkulosevirus wohl stark überschätzt worden.

Auf die bemerkenswerten Versuche von GUILLERY (sen.) zur Erzeugung toxischer Fernwirkung durch Einpflanzung virushaltiger Schilfsäckchen in die Bauchhöhle der Versuchstiere sei hingewiesen. GUILLERY erhielt niemals Verkäsung, sondern nur Nekrosen und tuberkuloide Strukturen.

Schließlich seien auch CRUSIUS sowie SCHIECK genannt, die den Schutz des einen Auges gegen schwache Infektion nach tuberkulöser Erkrankung des anderen feststellen konnten, endlich LÖWENSTEIN, der bei Reinfektion der vorderen Augenkammer subkutan infizierter Kaninchen das Ausbleiben der Iristuberkulose feststellen konnte.

Die Immunität ist stets eine Infektionsimmunität (UHLENHUTH), d. h. ist an das Bestehen tuberkulöser Erkrankung gebunden. Sie ist ein begrenzter Durchseuchungswiderstand (PETRUSCHKY, DETRE-DEUTSCH, WELEMINSKY). Heilt diese aus, dann soll auch der spezifische Schutz in Wegfall kommen (Versuche von KRAUS und VOLK, Beobachtungen echter Reinfekte durch SCHÜRMANN). Vgl. auch die oben erwähnte Polemik B. LANGE gegen SELTER. Doch bedürfen diese Verhältnisse weiterer Nachprüfung.

Allbekannt ist die Wirkungslosigkeit des Tuberkulins beim normergischen und seine Beeinflussung des allergischen Individuums[1].

Unsere Kenntnisse hinsichtlich der immunologischen Entstehungsbedingungen der Lungentuberkulose stützen sich auf den KOCHschen Grundversuch und die aus ihm erwachsenen Ergebnisse der BEHRING, RÖMER, HAMBURGER, LEWANDOWSKY, DEMBINSKY, KORTEWEG und LÖFFLER u. a. Vgl. meine Ausführungen S. 184 ff.

Den KOCHschen Grundversuch — andersartigen und akuten Verlauf der kutanen Reinfektion beim Meerschweinchen — haben wir wie seine demonstrativsten Abwandlungen — Erweichungsversuch von PAGEL, Entstehung echter bazillenarmer Tuberkel mit Giesonsäumen beim reinfizierten gegenüber dem Aufschießen bazillenreicher, schlaffer leukozytarer Infiltrate beim normergischen intravenös oder intrakardial infizierten Tier (LEWANDOWSKY, KORTEWEG und LÖFFLER) — bereits oben ausführlich berührt.

Es seien hier noch kurz die Versuche RÖMERs wiedergegeben, die die Immunität durch Tuberkulose gegen Tuberkulose und ihre anatomischen Korrelate betreffen.

RÖMER fiel der Unterschied in dem an den Fieberkurven ablesbaren Verlauf der Tuberkulose bei normergischen und allergischen Rindern auf, die der Reinfektion mit einer großen Menge stark virulenter Bazillen ausgesetzt waren. Bei den mit schwach virulenten Bazillen vorinfizierten Tieren ergab sich sofort nach der Reinfektion ein Zustand heftiger Überempfindlichkeit, der nach dem baldigen Abklingen völliges Wohlbefinden hinterließ. Ganz anders bei den normergischen Tieren! Hier ereignete sich zunächst nichts, vielmehr entstand ganz allmählich und schleichend ein fieberhafter Zustand, der nach 3—4 Wochen in tödliche Miliartuberkulose ausmündete.

Ähnliches ließ sich für Meerschweinchen zeigen, bei denen die Reinfektion auffallenderweise die Bildung zahlreicher Kavernen im Gefolge hatte. RÖMER hat hierin Analogien

---

[1] Auf die neueren zahlreichen Versuche, auch beim Normergischen durch die verschiedensten Zusätze wenigstens lokale Tuberkulinreaktion hervorzurufen (vgl. MOROS Parallergie, s. BESSAU, FERNBACH, HAIM [unter MUCH] u. a.), soll hier nur nebenbei hingewiesen werden.

mit der isolierten Phthise des Menschen finden wollen, indem nach ihm in der Kavernenbildung spezifische Heilungsvorgänge bzw. der Ausdruck spezifischer Immunitätsvorgänge
und Antigen-Antikörperreaktionen gegeben seien. Daß letzteres zutrifft, habe ich oben
zu zeigen versucht (S. 300). Daß mit der Erzeugung von Kavernen allein noch keine
mit der menschlichen isolierten Phthise übereinstimmende Erkrankungsform gegeben ist,
haben unter anderem Hamburger und Pagel betont. Das Vorkommen von Kavernen
eignet ja häufig Primäraffekten und vor allem den späteren Verlaufsformen der Verallgemeinerung. Die Kaverne bedeutet eine Immunitätserscheinung, die in jedem Stadium
Ereignis werden kann. Das gilt für alle von Behring, Römer, Orth, Bartel, Sorgo,
Schröder, Lange und Kersten, Seiffert und von anderen durch wiederholte Infektion
oder einmalige Verwendung wenig virulenter Bazillen hervorgerufenen Lungentuberkulosen
beim Meerschweinchen und wohl auch die von Askanazy, Baumgarten und Morpurgo
erzeugten Formen.

Hamburger dagegen legt für die Nachahmung der isolierten menschlichen Phthise
das Hauptgewicht nicht auf die Erzeugung von Kavernen, sondern indurativer Veränderungen zwischen den Höhlen. Mittels schwacher subkutaner Infektion 6—9 Monate über-
lebender Tiere erhielt er einen unter Dyspnoe und chronischer Abmagerung zu Tode führenden Prozeß, der durch schiefrige Indurationen besonders der Lungenunterlappen unterlegt war. Doch bleibt fraglich, ob in der Tat eine isolierte Phthise vorlag. Troje und
Tangl, die mit jodoformiertem, stark abgeschwächtem Virus arbeiteten, sprechen dagegen
ausdrücklich von isolierter Lungen- und Darmtuberkulose.

Es kann mithin kein Zweifel an der Demonstration der Immunitätserscheinungen durch Römer sein, die sich in den Ablaufs- und Gestaltsunterschieden
der Tuberkulose unter dem Einfluß spezifischer Vorbehandlung und der spezifischen Superinfektion ausprägten.

Hamburger ist gleichzeitig und unabhängig von Römer zu gleichlautenden
Ergebnissem vor allem unter Nachahmung natürlicher Verhältnisse und bei
kutaner Infektion gekommen. Das Nichtangehen der Zweitinfektion bei der
kutanen Beibringung von Virus weist in seinen Versuchen auf die führende
Bedeutung des Immunitätsfaktors hin.

Über- und Unempfindlichkeit zeigten sich in allen diesen Versuchen eng
benachbart. Plötzliche Zufuhr großer Bazillenmengen beim allergischen Tier
kann eine bestehende Immunität durchbrechen bzw. durch Auslösung zu heftiger
Überempfindlichkeit den Tod herbeiführen. Der „Ictus immunisatorius" ist
dann zu stark, das Freiwerden spezifischer Bazillengifte zu erheblich gewesen.
Aus dieser Tatsache erklärt sich nach Hamburger zum großen Teil der negative
Ausfall des Kochschen Grundversuchs bei der Nachprüfung (Bail, Baumgarten u. a.).

Daß zum Teil nur Änderungen im Grade der Reaktion des allergischen
Tieres vorliegen, wie Kalbfleisch an den Verhältnissen der Strombahn beim
Kochschen Grundversuch feststellen konnte, ist durchaus nicht zur Ablehnung
der Wirksamkeit von Immunitätsvorgängen verwertbar, wenn anders unter
Immunität im Sinne Römers das Nichteintreten einer Erkrankung, also ein
Schutz zu verstehen ist, unter Bedingungen, bei denen ceteris paribus ein
Individuum erkrankt oder verstorben wäre.

Indessen liegt gerade, wie Pagel zeigte, beim Kochschen Grundversuch
in der zwangsläufigen Nekrose- und Schorfbildung, dem raschen Verschwinden
der Bazillen sowie der phlegmonösen Durchtränkung des Gewebes im Gegensatz zum torpiden herdförmigen Abszeß und Infiltrat des normergischen Tieres
ein Novum qualitativer Art vor.

Von neueren Wiederholungen der Römer-Hamburgerschen Wirkungen mit
positivem Ergebnis nennen wir nur die von Baldwin und Gardner, nach denen
bei inhalatorischer Reinfektion niemals verkäsende, unter Umständen flüchtige
Monozytenpneumonien entstehen, an denen starke Leukozyten- und Fibrinausschwitzung, das Fehlen der Gestaltung eines richtigen Herdes und das Zurücktreten proliferativer Veränderungen auffällt. Meist erfolgte rasche Aufsaugung

vor einsetzender Verkäsung und Zurückbleiben umschriebener Verdickung der Alveolarsepten (vgl. auch Bieling und Schwartz).

Die Nutzanwendung aus allen geschilderten Versuchen ergab sich aus der Tatsache der hochgradigen Durchseuchung der Bevölkerung im Reifungsalter, den hohen Zahlen, die Nägeli, Burkhardt, Puhl, Schürmann u. v. a. für die Befunde tuberkulöser Herde beim Erwachsenen festlegen konnten.

So sieht Römer in der isolierten Organschwindsucht die Tuberkulose nicht des jungfräulichen, sondern allergischen, seit längerer Zeit vorbereiteten Körpers. Metastasierende Autoinfektion (Metastase Petruschkys) erscheint ihm als Grundlage dieser Form wahrscheinlicher als die exogene Superinfektion.

Gegen die Nutzanwendung der Tierversuche auf die Entstehung der menschlichen Schwindsucht hat neuerdings B. Lange eine Reihe von Gründen beigebracht, denen ich jedoch keine Beweiskraft zuerkennen kann. Daß in den Römerschen und anderen Versuchen eine aktive oder aktiv gewesene Tuberkulose den Schutz gewährte, spricht nicht gegen die Übertragung dieser Schutzinfektion auf den Primärkomplex des Menschen. Man denke nur an die nach dem 45. Lebensjahre so häufig aufflackernden Erstinfektionen (Ghon, Anders) und unsere Feststellung der überwiegenden Häufigkeit familiärer Exposition bei der isolierten Schwindsucht gegenüber der verallgemeinernden Tuberkulose.

Mit den Versuchen Römers war die Rolle der spezifischen Entstehungsbedingungen für die einzelnen Formen der Tuberkulose in der Hauptsache umrissen. Auf seinen Ergebnissen ruhten die ersten Stadieneinteilungen, die von Hamburger und Pirquet, später die grundsätzlich gleichartige von Ranke. Schon 1897 hatte Petruschky auf Grund des Vergleiches der Tuberkulose und Syphilis einen Vorläufer dieser Stadieneinteilungen geschaffen. An neueren später als Ranke aufgekommenen Stadieneinteilungen sind zu nennen die von Liebermeister und E. Schulz, in denen das Tertiärstadium mit dem Moment des käsigen Zerfalls und der Geschwürsbildung beginnt, gleichgültig ob Verallgemeinerung oder nicht besteht, und das Sekundärstadium lediglich die Bakteriämien mit unbestimmten Allgemeinerscheinungen ohne Lokalherde umfaßt.

Die Bedeutung der Superinfektion, der Tuberkulineinspritzungen und ähnliches als spezifischer Entstehungsbedingungen habe ich oben S. 430 ff. ausführlich besprochen und kann mich hier auf den Hinweis darauf beschränken.

5. Die unspezifischen Entstehungsbedingungen der Lungentuberkulose.

Ich wies bereits oben darauf hin, daß ich Konstitution in dem weiteren Sinne der Summe aller angeborenen und erworbenen Einflüsse verstehe, die der individuellen Reaktionsart eines Organismus zugrunde liegen. Für die Tuberkulose fallen darunter nicht in erster Linie die erblich, d. h. durch die Keimzellen übertragenen, genotypischen Eigenschaften, weder die „Vererbung" des Virus noch der Veranlagung zur Erkrankung, sondern die konditionelle Gegebenheit des Erstinfekts, die den grundsätzlichen Ablauf aller weiteren Auseinandersetzungen mit dem Virus festlegt und bestimmt (bestimmender Faktor). Alle übrigen phäno- und die genotypischen Momente sind als die unmittelbaren Voraussetzungen der Einzelerkrankung und insoweit erheblich, als sie in der Lage sind, den durch den Erstinfekt grundsätzlich bestimmten Ablaufs- und Gestaltsplan zu überdecken. Als unmittelbare Voraussetzung der „hier und jetzt" entstehenden Erkrankung verwirklichen und veranlagen

sie. Ihrem Einfluß auf die spezifischen Bedingungen fallen z. B. Gattungsunterschiede zur Last, wie sie in der spezifischen Reaktionsart der verschiedenen
Tiere und des Menschen hervortreten. Die in allen Wechselfällen des Lebens
beharrende Grundformel ist ferner sicherlich nicht ohne Einfluß auf Erwerb
und Ablauf der spezifischen Einstellung als solcher, obschon sie anscheinend
stark überschätzt wird. Viel sicht- und greifbarer ist die Konstitutionsänderung,
die durch den Infekt bedingt und meist mit dem Vorliegen einer besonderen
Grundformel verwechselt wird. Auch daß der Infekt in der Lage ist, schlummernde Anlagen und Eigenschaften „konstitutioneller" Art offenbar zu machen
und zu wecken, wird gemeinhin übersehen. Ist gewiß jeder Fall gerade bei der
Tuberkulose ein besonderer, so zeigt sie auf der andern Seite ausgesprochene
Einförmigkeit in der grundsätzlichen Reaktion: Primärkomplex, verallgemeinernde, isolierte Tuberkulose.

Die besondere allgemeine und individuelle Veranlagung der Lunge zur
Tuberkulose ist Gemeingut hippokratischer Überlieferung [1]. Auf ihrem Boden steht
die klassische Schilderung des Thorax phthisicus, also der individuellen Disposition,
durch Aretaios. „Eine Neigung zu diesem Übel besitzen diejenigen, welche einen schlanken
Habitus, eine gleichsam aus zwei Brettern zusammengefügte Brust, wie Flügel heraus-
stehende Schulterblätter und einen hervortretenden Kehlkopf haben, weiß sind und deren
Brustkorb gleichsam mürbe, schwammig oder hinfällig ist. Verbrüdert aber sind dem Leiden
alle die Gegenden, welche kalt und naß sind."

Wie man sieht, ist von jeher die individuelle Veranlagung der Lunge
mit den Eigenschaften des Brustkorbs in Verbindung gebracht worden,
und diese sind es, welche eine erstmalige scheinbar exakte Analyse der „konstitutionellen" Disposition zur Tuberkulose, insonderheit der Lungenspitze
ermöglicht haben.

Bekanntlich gebührt W. A. Freund auf diesem Gebiete das Hauptverdienst.
Dieser ging von den Funktionen der ersten Rippe, insbesondere ihres Knorpels
bei der Atmung aus und sah in der ungewöhnlichen Kürze des ersten Rippenknorpels das Kennzeichen des Phthisikerbrustkorbs.

Diese Freundschen Lehren erfuhren Aufnahme und Bestätigung durch
Hart, Hart und Harras, Jungmann, Bacmeister u. a.

Zwar änderte Hart die Freundschen Ergebnisse dahin ab, daß die abnorme
Aperturform keine querlängliche, sondern eine längsovale sei, die in der Hauptsache die paravertebralen und dorsalen Spitzenteile beeinträchtige. Es handele
sich um einen tierähnlichen Zustand (Theromorphie), wie ja überhaupt
nach Untersuchungen Wiedersheims die obere Thoraxapertur ein in Rück-
und Umbildung befindlicher Teil sei.

Nach Hart bedingt zu schnelles Wachstum der Wirbelsäule gegenüber
dem Brustbein ein zu rasches Absteigen der Rippen und damit eine zu starke
Neigung der Apertur gegen die Horizontalebene.

Es entsteht der Thorax phthisicus als ganz spezifische Form des Brustkorbes, „welche als die Folge von Entwicklungshemmungen im Bereich der
oberen Brustapertur zu betrachten ist. Er ist der sichtbare Ausdruck zunächst
rein anatomischer, mechanischer Störungen am ersten Rippenring, welche
weiterhin eine schwerwiegende Bedeutung für die normale, physiologische Atem-
funktion erlangen" (Hart).

Darunter fallen aber nicht nur angeborene, sondern auch während des Lebens
erworbene Anomalien, die allerdings vorher angelegt, wenn auch erst später
entwickelt sein können. Es handelt sich dabei vor allem um Aperturasymmetrien
und Aperturstenosen durch primäre, rhachitische oder „habituelle" Skoliose
der oberen Brust- und Halswirbelsäule.

---

[1] Bis weit in die Neuzeit gilt die Lunge überhaupt als Ort verminderter Widerstandsfähigkeit und „Primum moriens".

Der so gekennzeichnete Thorax phthisicus ist zu trennen vom Thorax paralyticus als Ausdruck eines Habitus asthenicus (STILLER) und primärer allgemeiner Entwicklungsschwäche. Nach HART und HARRAS ergeben sich folgende Brustkorbgruppen:

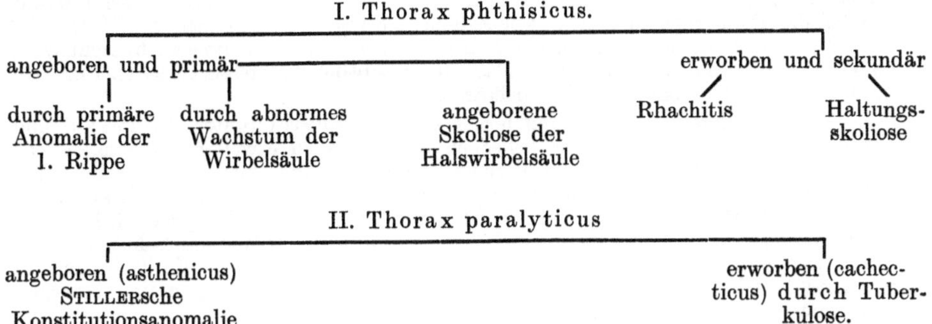

Der beim Phthisiker häufig gefundene Thorax phthisicus ist mithin nach HART durchaus nicht gleich dem Phthisikerbrustkorb, der durch die Phthise entsteht.

So fand HART beim Erwachsenen unter 400 Fällen 11 mal eine rein asymmetrische und 103 mal eine symmetrische Verkürzung des ersten Rippenknorpels, zusammen also in 28,5 %. Von diesen entfallen 26 % (104 Fälle) auf Lungentuberkulose, und zwar 19,5 % (78 Fälle) auf fortschreitende Phthise. Von allen Fällen fortschreitender Phthise fand sich umgekehrt in 64,2 % (78 unter 125 Fällen) ein- oder doppelseitige abnorme Kürze des ersten Rippenknorpels.

JUNGMANN erhob unter 15 Fällen rudimentärer Rippenknorpelentwicklung 10 mal den Befund florider Phthise, bei normalem Knorpel dagegen zeigten 4 von 8 Phthisefällen Heilung, 2 weitgehende Heilungsneigung.

KAISER sah bei 58 % aller Individuen mit röntgenographisch erkennbaren Herden auch Verknöcherung des ersten Rippenknorpels, bei Leuten ohne Herde dagegen nur in 47,5 %, also 10,5 % weniger. Es zeigte sich keine Abhängigkeit der Aperturanomalie vom Grade der Tuberkulose. Sie war daher auch nicht als Folge der letzteren anzusprechen.

Nach KÜCHENHOF ist die abnorme Kyphose der Brustwirbelsäule, der „runde Rücken" für die Neigung der Spitzentuberkulose zum Fortschreiten heranzuziehen. Nach ihm kommt es aber weniger auf die Frage der Spitzenerkrankung als auf die des Fortschreitens der Spitzenerkrankung an.

Die experimentelle Bestätigung der FREUND-HARTschen Lehre suchte BACMEISTER zu liefern. Dieser ließ Tiere in eine lose um die obere Brustapertur gelegte Drahtschlinge hineinwachsen und konnte eine Druckstelle beobachten, die der erste Rippenring in der Lunge erzeugt hatte. Hier bestand dann subpleurale Atelektase durch Zusammenpressung kleiner Bronchen. Aerogene Viruszufuhr erzeugte in diesen Fällen Spitzentuberkulose, wenn sonst noch ein tuberkulöser Herd im Körper bestand, intravenöse und subkutane Infektion aber auch primär.

Die experimentellen Befunde von BACMEISTER werden von SATO bestritten, ebenso von IWASAKI, der sie bei Nachprüfung nicht bestätigen und selbst bei operativer Verkürzung des ersten Rippenpaares keine Spitzenherde finden konnte.

Zahlreiche Forscher haben sich zunächst für die FREUND-HARTsche Lehre ausgesprochen. Exakten Nachprüfungen hat sie bisher nicht standgehalten.

Wir nennen zunächst die Nachprüfungen von W. H. SCHULTZE an mehr als 150 Fällen. SCHULTZE verweist auf die enge Zusammengehörigkeit von Rippenknorpel, Rippe und Brustbein.

Kürze des Knorpels braucht noch keine Anomalie zu bedeuten, sondern zeigt unter Umständen nur an, daß viel Knorpelsubstanz für das Wachstum der knöchernen Rippe verbraucht ist. Hinsichtlich der Exaktheit der Messung bestehen wegen der Ungleichmäßigkeit der Verknöcherung am oberen und unteren Rande, der seitlichen Sternalvorsprünge, der individuellen Schwankungen usf. größte Schwierigkeiten. Bei Kindern erscheint sie sogar wegen des unvermittelten Überganges des Rippenknorpels ins Sternum unmöglich. Der Teil der Untersuchungen von Freund, der das Zurückgehen der Entwicklungshemmung an der 1. Rippe bis ins Kindes-, ja fetale Alter hinein verfolgen wollte, verliert daher ebenso an Beweiskraft wie die einschlägigen Untersuchungen von Mendelssohn.

Wegen dieser Schwierigkeiten legt Schultze als wahre Knorpellänge den Durchschnitt aus kleinster und größter Knorpellänge zugrunde. Er fand als normal 3,7 cm beim Manne und 2,8 bei der Frau (gegenüber Freunds Zahlen: 3,8 und 3,1 und denen von Hart: 3,6 und 3,2). Bei fortschreitender Lungentuberkulose ergaben sich nur minimale Abweichungen, etwa 3,5 beim Mann und 2,9 bei der Frau. Das gilt hinsichtlich der ersten These der Freund-Hartschen Lehre: der abnormen Knorpelkürze.

Die scheidenförmige Verknöcherung ferner ist nach Sumita (unter Kaufmann) und Schultze als Steigerung eines physiologischen Vorganges zu erweisen, es handelt sich nicht — wie Hart annahm — um Perichondritis ossificans, vielmehr liegt bei alten Individuen stets der Knorpel in einer glockenförmigen Ausbuchtung des Rippenknochens, wenn die Knochenbildung abgeschlossen ist. Entsprechende histologische Bilder hat Sumita beigebracht. Nach ihm kann noch bis zur Mitte des dritten Jahrzehnts Längenwachstum der Rippen statthaben. Die erste Rippe ist in bezug auf Wachstum am schlechtesten gestellt und zeigt daher häufig degenerative Veränderungen und Knorpelverknöcherungen.

Von 67 Personen über 40 Jahre zeigten in Schultzes Material 87% Verknöcherung der ersten Rippe. Bei Tuberkulösen kann die Verknöcherung früher eintreten. Gegen ihre veranlagende Rolle spricht aber, daß von 32 Phthisikern nur 14 die Verknöcherung aufwiesen. Auch der Prozentsatz bei Hart ist recht dürftig, wenn man die Fälle über 40 Jahre in Abzug bringt. Akut verlaufende Phthisen lassen die Rippenveränderungen völlig vermissen. Es ist kein Wunder, daß in chronisch verlaufenden Fällen die Ruhigstellung und Konsumption des Körpers zu frühzeitigen Altern der Knorpel führt. Das gleiche bewirkt z. B. Emphysem. Für die Entstehung der Aperturveränderungen sieht Schultze Kyphose und Anomalie des Schultergürtels mit Druck des Schlüsselbeinköpfchens auf das Brustbein als Ursache an.

Sato hat besonders auf die statistischen Unstimmigkeiten der Freund-Hartschen Lehre aufmerksam gemacht. Die Knorpelbreite ferner, die neben der Knorpellänge für die Elastizität des Knorpels ausschlaggebend sei, ist von Freund und Hart gar nicht berücksichtigt worden. Die scheidenförmige Knorpelverknöcherung sei meist eine sekundäre Erscheinung bei Phthise. Wohl könne dagegen eine Vergrößerung des Drehwinkels des ersten Rippenpaares ebenso wie Anomalien im Ansatz des Scaleni für die Entstehung der Tuberkulose von Bedeutung sein.

Ulrici (h) verweist ebenso auf die Ungenauigkeiten der Knorpelmessung. Für die Größe und Lage der Rippe erscheint ferner die Beschaffenheit des Knorpels ohne Belang. Kurze steil verlaufende Rippen bedingen eine gradovale, weit ausholende lange Rippen eine quergestellte weite Apertur und doch kann beidemal die Knorpellänge gleich sein. Es kommt also für die Aperturform vielmehr auf die Rippen als die Rippenknorpel an.

Hinsichtlich der scheidenförmigen Verknöcherung läßt sich auch am Material Ulricis feststellen, daß sie bei Nichttuberkulösen aller Jahresklassen kein seltener Befund ist, während sie bei tuberkulösen Individuen unter 25 Jahren nur etwa in $\frac{1}{6}$ vorkommt.

Bei Berechnung von Tiefe und Breite ergibt sich aus Harts eigenem Material, daß weitaus die meisten Tuberkulösen offenbar eine normale Apertur haben. Extrem breite obere Thoraxformen finden sich allerdings meist bei Individuen ohne Tuberkulose, was aber angesichts des Habitus paralyticus nicht verwunderlich ist. Als normale Formen sind die Aperturverhältnisse (Länge:Breite) 1:1,7—2,65 anzusprechen, und in diese Gruppe gehören 83% der tuberkulösen Männer und 91% der tuberkulösen Frauen. Die schmalsten Aperturen fanden sich bei 12 Nichttuberkulösen und 5 Tuberkulösen. Die Zahlen entsprechen fast genau dem Verhältnis 11:5, in dem beide Gruppen zueinanderstehen. Auch von der schiefen Apertur durch Wirbelsäulenskoliose, die in 21,3% von Ulricis Material also ziemlich häufig vorhanden war, ist kein Einfluß auf die Lungenspitze zu erwarten.

Auch der von Sato als prädisponierend für Phthise angenommene große Drehwinkel der ersten Rippe ließ sich nicht bestätigen.

Die von Freund-Hart als Selbstheilung angeführte Gelenkbildung sah Ulrici achtmal bei fortschreitender Lungentuberkulose und bezieht sie auf angestrengte Atmung, die auch beim Asthma und Emphysem zur Gelenkbildung führt (Jungmann).

„So wenig eine bestimmte Beziehung zwischen Länge der Rippenknorpel und Verknöcherungsvorgängen an denselben einerseits und der Aperturform andererseits nachzuweisen ist, ebensowenig kann von einer Konstanz der Beziehungen zwischen Aperturveränderungen und Lungentuberkulose die Rede sein" (Ulrici).

Auch Orsos (a) hat sich gegen die veranlagende Bedeutung der Kleinheit des ersten Rippenringes ausgesprochen. Durch sie wird allein eine Verringerung des extrathorakalen Teils der Lungenspitze bewirkt. Der höchste Punkt des suprathorakalen Gewebsteils ist nicht immer auch der geometrisch höchste Punkt der Lunge (s. S. 150). Die seitlich dorsalen Teile ragen manchmal über den hinteren höchsten Punkt der ersten Rippe hinaus. Ferner kann die erste Rippe selbst auf der Lungenkuppe liegen und dadurch die Bildung zweier Spitzen erzeugen, die gleich hohe und eventuell auch gleich große Erhebungen des Oberlappens darstellen. Die vordere Spitze liegt dann im suprathorakalen Raume, die hintere aber in dem zuhinterst liegenden höchsten Teil des ersten Interkostalraumes (sattelförmige Spitze). Es kann schließlich dieser letztere Teil den höchsten Punkt darstellen. Niemals aber ergab sich ein Anhaltspunkt für besondere Tuberkulosedisposition seitens dieser und ähnlicher Bildungen.

W. Neumann, der dem ganzen Fragenkomplex eine große kritische Untersuchung gewidmet hat, konnte auf Grund röntgenologischer Messungen der ersten Rippenknorpel an 350 Fällen keinen Zusammenhang zwischen ihrer abnormen Kürze und tuberkulöser Spitzenerkrankung feststellen. Eine Folge der Spitzenerkrankung ist aber nach ihm die Verknöcherung des Knorpels nicht (gegenüber Sato, H. Virchow, Pottenger, Schiele), da sie oft auf der gegenüberliegenden Seite besteht. Dagegen ist die Knorpellänge weder die Ursache der Verknöcherung noch der Aperturstenose. Unter den verknöcherten befanden sich nur 30% zu kurze Knorpel, auf 277 Verknöcherungen kamen 32% Lungenspitzenerkrankungen. Dabei zeigte sich der Grad der Verknöcherung unabhängig von der Schwere der Erkrankung.

Von neueren Untersuchungen, die zur Ablehnung der Freund-Hartschen Lehre gelangt sind, nennen wir noch die von G. Ernst und Böhm. Nach Ernst ist frühzeitige Verkalkung des Rippenknorpels zwar pathologisch, sie besteht aber in 51% der Fälle als Folge nicht nur von Tuberkulose, sondern auch von Atherosklerose, endokrinen Störungen u. a. m. Böhm fand bei 25 von 500 Tuberkulosefällen röntgenographisch vorzeitige Verknöcherung.

Kommt auch den lediglich röntgenologisch gewonnenen Kritiken der Freund-Hartschen Lehre nur sehr bedingt Beweiskraft zu, da sich zahlreiche Spitzenherde und Herdchen der Erfassung im Röntgenbilde entziehen dürften, so kann sie auf Grund der vorliegenden anatomisch-statistischen Nachprüfungen als überwunden angesehen werden.

Eine Reihe weiterer individueller Stigmata, die die Lunge und speziell die Lungenspitze veranlagen sollen, sind angegeben worden.

Schmorl hat bekanntlich auf eine Furche verwiesen, die die erste Rippe in der Lungenspitze hinterlassen kann und die Bedingungen für mangelhafte Blut- und Lymphversorgung sowie Ventilation der Spitzengebiete abgeben soll. Sie verläuft 1—2 cm unter der höchsten Erhebung der Lungenspitze von hinten oben nach vorn unten und ist in den hinteren Abschnitten am meisten ausgeprägt. Zuweilen ist sie fingerbreit und bis zu 1 cm tief. Stets entspricht ihr eine Pleuraschwiele. Nach Schmorl handelt es sich bei der Druckfurche um eine primäre Veränderung und nicht die Folge pneumonischer und atelektatischer Vorgänge (Peiser). Ihre Seltenheit, die Rothschild einwandte, erkläre sich daraus, daß ihre Erfassung genau wie die beginnender Tuberkuloseherde einen Glückszufall bedeute.

Gegen die der Rippenfurche von Schmorl, Hart u. a. zugeschriebene disponierende Bedeutung hat Orsos den bereits beim Kinde zu erhebenden Befund von Rippenfurchen eingewendet, die denen beim Erwachsenen völlig gleichen (vgl. auch Konschegg). Beim Kinde zeigen sich die gleichen Reliefbeziehungen der ersten Rippenfurche und Lungenspitze, ohne daß jemals weder beim Kind noch beim Erwachsenen in dieser Gegend Narbenbildungen oder Kompressionsatelektasen zu erheben waren. Auch unter normalen Verhältnissen kommen beim Erwachsenen die eigentümlichsten individuellen Varianten in der oberen Brusthöhlenpartie vor (vgl. die Beschreibungen und Abbildungen von Orsos).

Birch-Hirschfeld ferner machte auf Verkümmerungen des Verzweigungsgebietes des hinteren Spitzenbronchus aufmerksam, die auch mit Aperturstenose und Schmorlscher Furche verbunden sein können (Lessing).

Nach Rothschild ist vorzeitige Verknöcherung der Handgriff-Brustbeinkörperverbindung ein individuell disponierendes Moment.

Hart weist aber auf die starken Fehlerquellen der Rothschildschen nur am Lebenden vorgenommenen Untersuchungen hin. Hinzu kommt, daß die tatsächlichen Verhältnisse eher umgekehrt liegen als Rothschild annimmt. Nur im höheren Alter und selten ist eine Gelenkbildung zwischen Handgriff und Körper des Brustbeins statt des sonst vorhandenen derben fibrös-elastischen Knorpels vorhanden. Das Sternum macht bei der Atmung dementsprechend auch gar keine Winkelbewegung, sondern nur eine federnde elastische Beugung. Von vorzeitiger Verknöcherung bei Phthisikern oder entstehungsgeschichtlicher Bedeutung einer solchen kann nicht die Rede sein (Hart, Lissauer, Hoffmann, Hansemann), ja nicht selten kommt es nach Hart zu einer vikariierenden Lockerung der Manubriumkorpusverbindung, die die Starre und Funktionstüchtigkeit des ersten Rippenringes ausgleicht.

Auch Halsrippen können einen Druck auf das Lungengewebe ausüben bzw. zu Zervikodorsalskoliose disponieren (Krause, Hart). Vereinigungen der ersten und zweiten Rippe durch Knorpel- oder Knochenbrücken können nach Hart und Jungmann die Funktion der Apertur und Lungenspitzen beeinträchtigen.

Raumbeengende Vorgänge des Brustkorbs — Kyphoskoliosen und dgl. — sollen die örtliche Veranlagung für tuberkulöse Herde schaffen können.

So beschreibt Hart einen Fall von „Stenose der unteren Brustapertur" durch tiefsitzende Kyphoskoliose, der Kavernenbildung in dem Unter- und dem rechten Mittellappen entsprach, während die Oberlappen nur in der Spitze Kreideherde enthielten. Indessen kommen solche Herdverteilungen auch sonst vor (Abb. 148—150), und es bedingt ja sonst anscheinend die Kyphoskoliose keine Disposition zur Lungentuberkulose überhaupt (nach Rokitansky durch die schützende Wirkung venöser Hyperämie).

Druck auf die Lungen durch abnormen Verlauf der Arteria subclavia als lokalen Dispositionsfaktor beschrieb Kitamura. In seinem, einen 12jährigen Knaben betreffenden Fall bestand $1^1/_2$ cm unter der Lungenspitze eine 5 cm lange und 5 mm tiefe von medial nach lateral ziehende Furche an der Vorderfläche der Lunge, die durch abnormen Verlauf der linken Arteria subclavia bedingt schien. Diese lief nicht wie sonst aufwärts, sondern direkt seitwärts. Entsprechend der Furche bzw. Pleurafalte der Subklavia bestand eine Bronchalnarbe mit umgebender Tuberkelaussaat, die die ganze Spitze füllte.

Im Gegensatz zu dem Vorkommnis eines abnormen Blutgefäßverlaufs bedingt nach Hart die V. azygos keine lokale Disposition (Bluntschlis Azygosfalte), da sie genau in Richtung des Spitzenbronchus verläuft und somit kaum in der Lage sei, einen Druck auszuüben.

Im Anschluß an die konstitutionspathologischen Erhebungen Rokitanskys hat Beneke die Spitzendisposition zu Blutstauungen in Beziehung gesetzt, die sich aus relativer Größe der Lunge und Lungenschlagader, der Kleinheit des Herzens und der Enge der Aorta, also einer Minderwertigkeit des Gesamtorganismus ergeben. Kurzer Darm und kleine Leber sollen als Stigmata hinzutreten.

Zahlreiche konstitutionelle Fehler hat man dann in der Folgezeit bei Tuberkulösen gefunden und zum Habitus phthisicus zusammengezogen.

Zielinski sah bei 854 Phthisikernleichen die Costa X fluctuans Stillers u. a. Anomalien, wie Herzhypoplasie, enge und dünne Aorta, hohe Teilung der Bauchaorta in Höhe des 2. und 3. Lendenwirbels, Hufeisenniere, Leber- und Nierenlappung, Mangel einer Niere, Nebenmilzen, abnorme Magenlage, Mesenterium commune, Meckelsches Divertikel, Offenbleiben der Leistenpforten, Infantilismus. Auf Genitalhypoplasie, Fehlen der Scham- und Achselhaare wies Hart hin.

Stillers Habitus asthenicus mit der Verkürzung des antero-posterioren und meist auch transversalen Thoraxdurchmessers und Kompensierung durch Vergrößerung der Längendurchmesser, dem langen kegelförmigen, nach oben spitz ausgezogenen Lungen, der Hypoplasie des Herzgefäßapparates (Kraus), der Schlaffheit der Bänder, der Enteroptose und dgl. gehört ebenfalls hierher. Durch die die Rolle des Zwerchfellzuges betreffenden Erhebungen Loeschckes (s. unten S. 444) hat seine Bedeutung für die Veranlagung zur Tuberkulose eine starke Betonung erfahren (vgl. auch W. Koch). Funktionell wird die Mangelhaftigkeit der respiratorischen Expansionskraft in den Vordergrund gestellt (Schroeder, Rothschild, Ruehle, Sticker).

GERBER beobachtete an seinem Material von 800 Fällen, darunter 350 Gesunden, 350 Phthisikern und 100 mit Lungenblähung Behafteten doppelt so oft Thoraxveränderungen bei Phthisikern wie bei Lungengesunden, und zwar im Sinne dimensionaler Verkleinerung vorwiegend im sternovertebralen Durchmesser, also Flachbrüstigkeit. Diese ist häufiger und wichtiger als die Schmalbrüstigkeit. Diese Veränderungen des Brustkorbbaues sollen Teilerscheinungen einer wirklichen allgemeinen Minderwertigkeit sein. Über die Beziehungen der Lungentuberkulose zu bestimmten Konstitutionstypen vgl. oben WENCKEBACH, MEINICKE, SALTYKOW, ICKERT u. a. S. 365 ff.

Im Anschluß an BENEKE hat BREHMER das Wesen der tuberkulösen Disposition im Mißverhältnis zwischen einem primär, kleinen Herzen und dem übermäßig großen Volumen der auch zu langen Lungen gesehen.

Dagegen haben sich vor allem MARTIUS und SCHLÜTER ausgesprochen, die zwar die Befunde von Herzunterentwicklung als solche anerkennen, aber die zahlenmäßige Verwertung der bloßen Organgewichte und Organmessungen (BENEKE) ablehnen. Hier werden Organgewicht und Organfunktion zu Unrecht in Verhältnis gesetzt. Das Gewicht sei auf die funktionelle Schwäche des Herzens zu legen. Doch sind nach KRAUS u. v. a. mit der Kleinheit des Herzens auch Anhaltspunkte für seine funktionelle Minderwertigkeit gegeben. Im gleichen Sinne äußert sich HART, nach dem Herzgröße bzw. Volumen vielfach anscheinend mit seiner funktionellen Leistungskraft schlechthin gleichgestellt werden kann. HART bezieht die Herzunterentwicklung mit der mangelhaften Entwicklung des Thorax auf eine gemeinsame Schädlichkeit, da sie auch bei gut gebildetem Brustkorb vorkommt (VIRCHOW), während nach CRUVEILHIER und HERZ die Kleinheit des Herzens eine Folge geringer Entwicklung des anteroposterioren Thoraxdurchmessers darstellt.

Die veranlagende Bedeutung von Kreislaufstörungen läßt sich immer wieder am Tagesmaterial belegen (angeborener Herzfehler auf der einen, schwere kardiale Stauung auf der anderen Seite). Eine eigenartige Doppelrolle spielt die Syphilis der Lungenschlagader mit ihren bald erweiternden, bald verengernden Veränderungen des Gefäßrohres. So hat G. SCHWALBE seine Verwunderung über das seltene Vorkommen von Lungentuberkulose bei Syphilis der Lungenschlagader ausgesprochen; die Beobachtungen von HEBB und HENSCHEN, die einseitige Lungentuberkulosen auf der Seite der syphilitischen Schlagaderverengerung betreffen, beweisen jedoch das Bestehen eines ursächlichen Verhältnisses. Noch kennzeichnender ist ein eigener Fall (von mir in der Prosektur des Städt. Tuberkulosekrankenhauses Waldhaus Charlottenburg beobachtet und in der Berl. Ges. für patholog. Anat. 1928 vorgewiesen).

Er betraf einen 42jährigen Mann, bei dem klinisch ein ausgesprochenes diastolisches Geräusch über der Pulmonalis bestand bei starker Erweiterung des Herzens nach rechts. Tod unter den Erscheinungen der Herzstauung und streng einseitigen käsigen Pneumonie. Bei der Leichenöffnung fand sich narbige, histologisch auch gummöse Arteriitis syphilitica der Lungenschlagader mit ausgesprochener Verengerung an der Abgangsstelle des linken und deutlicher Erweiterung des rechten Hauptastes der Lungenschlagader. Entsprechend: vollständige gleichmäßige Durchsetzung der linken Lunge mit käsigen Läppchenpneumonien, in der rechten Lunge nur ganz spärliche abgekapselte Herdchen bei starkem Emphysem. Stauungsorgane. Ausgedehnte perivaskuläre Eisenkalkablagerungen der Milz, solche reichlich auch in der Milzkapsel. Starke Erweiterung des rechten Herzens. Aorta mit nur ganz wenigen Narben oberhalb der halbmondförmigen Klappen. Im Herzmuskel mehrere kleine Schwielen.

Alles in allem ist Einheitlichkeit und Klarheit über Art und Bestehen der individuellen unspezifischen Disposition zur Lungentuberkulose nicht erreicht worden. Mit guten Gründen haben COHNHEIM, CORNET, SCHLOSSMANN u. v. a. die sekundäre Entstehung des Habitus phthisicus behauptet. Danach ist er eine der phthisischen Krankheitserscheinungen (vgl. WENCKEBACH). ORTH, TURBAN, BIRCH-HIRSCHFELD, KORANYI, MARTIUS, SCHLÜTER, STILLER, GERBER u. v. a. sind dennoch der Annahme einer angeborenen, vererbbaren Krankheitsanlage geneigt, während andere den Habitus phthisicus als während des Lebens durch unspezifische Einflüsse erworben ansehen (A. FRAENKEL,

B. Fraenkel und Baginski, Kroenig: behinderte Nasenatmung durch adenoide Wucherungen führt zu Abflachung des Thorax u. a. m.). Kein Zweifel kann wohl an der veranlagenden Bedeutung des Habitus asthenicus wenigstens für die Lungentuberkulose des Erwachsenen bestehen (vgl. später Loeschcke). Nur fragt sich, wie häufig er vorkommt und welche Tuberkuloseformen er begünstigt. Daß er nicht conditio sine qua non ist, liegt ebenso auf der Hand wie die Tatsache, daß er versteckt vorhanden sein bzw. konditionell auftreten oder nur in einzelnen Zügen wirksam werden kann.

Kein Zweifel ferner besteht hinsichtlich der allgemeinen Neigung der Lungen und Lungenspitzen zur tuberkulösen Erkrankung. In einem hohen Hundertsatz aller Sektionen zeigen die Lungenspitzen tuberkulöse Herde oder Narben. Bei der Miliartuberkulose erscheinen sie ebenfalls bevorzugt u. a. m. Für diese allgemeine Veranlagung sind die verschiedenfachsten Argumente beigebracht worden, von denen die wichtigsten kurz registriert seien. Ihre genaue Besprechung würde den Rahmen unserer Ausführungen weit überschreiten.

Nach Tendeloo sind die respiratorischen Volumenschwankungen in den suprathorakalen-paravertebralen Teilen der Lunge am geringsten und nehmen von hier nach allen Richtungen hin zu. Sie erreichen ihren Höhepunkt in den kaudalen und lateralen Gebieten. In jedem Lungenteil sind sie entsprechend in den peripheren Teilen größer als in den zentralen. Mit den respiratorischen Volumschwankungen geht die Bewegungsenergie des Lymphstromes parallel. Diese aber ist maßgebend für die Ansiedlung bzw. das Wachstum eines tuberkulösen Herdes. Dort, wo die Lymphstrombewegung verhältnismäßig gering ist, wird leicht die Ansiedlung eines tuberkulösen Herdes stattfinden (Lungenspitze), wo die Lymphstrombewegung groß ist, werden aus einem bestehenden Herd sowohl viel Giftstoffe ausgeführt wie mehr Nährmaterial eingeführt. Die Bedingungen für die Tuberkelpilze werden hier also günstig liegen, und der Herd wird wachsen. Die Vergrößerung des Herdes ist letzten Endes abhängig von dem Verhältnis der gebildeten zur abgeführten Giftmenge. Alles was die Bewegungskraft des Gewebssaftes und die damit schritthaltende Durchspülung des Herdes zu verstärken in der Lage ist, wie vor allem Blutüberfüllung und sonstige äußeren oder inneren Einflüsse (z. B. „Atemgymnastik") werden das Herdwachstum im allgemeinen befördern. Umgekehrt wird wohl eine verhältnismäßige Ruhe der Lymphstrombewegung zu fortschreitender Inaktivität des Herdes beitragen. Bewegungsenergie des Gewebssaftes wie Durchspülung des Herdes sind nach Tendeloo mit dem Produkt $^1/_2$ m v^2 ausgedrückt, worin m die in der Zeiteinheit bewegte Masse, v die Geschwindigkeit des Saftes bedeutet. Mit diesen Ableitungen Tendeloos stimmt die experimentelle Beobachtung von Arnold überein, nach der sich Ruß vorwiegend in den kranialen-paravertebralen Teilen niederschlägt, die Aufhellung nach völliger Berußung der Lunge aber in kaudo-kranialer Richtung erfolgt.

Diese Thesen Tendeloos — ähnliches hat Cornet angenommen — erklären auch die Ausheilungsneigung der Spitzenherde. Nach ihm besteht in der Lungenspitze nicht eine vollständige Ruhestellung — wie sie etwa Hofbauer als begünstigend für die Ansiedlung der Tuberkelbazillen in ihr annimmt, sondern partiale Ruhe, vor allem im Verhältnis zu den anderen Lungenabschnitten.

Den funktionellen Unterschied der kranialen und kaudalen Lungenteile betont ferner Birch-Hirschfeld, der das grade Aufsteigen des Spitzenbronchus und seinem rechtwinkligen Abgang vom Hauptbronchus hervorhebt. Im Spitzenbronchus kommt es zu einer Umkehrung des Ein- und Ausatmungsstromes gegenüber der Luftröhre, woraus sich eine beträchtliche Erschwerung der exspiratorischen Phase für das Spitzengebiet ergebe (NARATH). In der entstehenden „toten Rohrstrecke" sind alle Bedingungen zur Bazillensiedlung vorhanden. Eine richtige Lüftung und genügende Sauerstoffzufuhr zur Spitze fehlt. TENDELOO allerdings weist demgegenüber auf das Sauerstoffbedürfnis der Tuberkelbazillen hin.

Schon HANAU, später ORTH setzten eine Ausatmungsschwäche der Spitzengebiete voraus (vgl. RÜHLE, RINDFLEISCH, BOLLINGER, KLEBS u. a.). Die geringen Atemexkursionen der Lungenspitze führen nach ORTH zu Anämie und Störungen im Umlauf des Gewebssaftes, die auch ein Hindernis für die Aufsaugung von Exsudaten abgeben. Ferner kommen nach ORTH die gewaltsame Luftfüllung und Dehnung der Spitze beim Husten sowie die häufigen Pleuraverwachsungen als veranlagende Umstände in Betracht. Vorgängige andere Erkrankungen und Staubablagerungen wirken ebenfalls begünstigend.

Ganz ähnlich erklärt noch neuerdings JÄGER im Anschluß an KREUZFUCHS die Spitzenveranlagung durch die von den übrigen Lungenteilen abweichenden Atembewegungen der Spitze, die bei der Ausatmung gedehnt wird und bei der Einatmung zusammenfällt. Hustenreize und ähnliche angestrengte Ausatmungen sollen zu einer besonderen — mittels Elastometers feststellbaren — Belastung der Spitze führen.

Auch die von KOSTER für den Thorax paralyticus behauptete sog. Wechselatmung gehört hierher. Nach ihm soll der kraniale, nur von Weichteilen bedeckte Lungenspitzenteil lediglich eine Luftverschiebung, aber keine Lufterneuerung gestatten, da er bei Vorwiegen der Zwerchfellatmung im paralytischen Brustkorb nicht wie alle anderen Lungenteile bei der Einatmung gedehnt wird und bei der Ausatmung zusammenfällt. Vielmehr saugen die kaudalen intrathorakalen Lungenspitzenteile bei der Einatmung die Luft der obersten Spitzengebiete an und stoßen sie bei der Ausatmung wieder in diese aus. Dagegen hat sich TENDELOO gewandt, nach dem die Rippenatmung niemals in dem Maße fehlt, daß die Bedingungen für die Wechselatmung gegeben seien. Auch werde die Lungenspitze nicht wie KOSTER annahm, von einem, sondern zwei Bronchen versorgt. SCHLÜTER wie HART dagegen lehnen die KOSTERsche Wechselatmung nicht ohne weiteres ab.

Anatomische Unterlagen für diese Thesen schienen u. a. in der funktionellen Besonderheit der ersten Rippe gegeben, die nach HENKE, FICK u. a. nur einer Hebung, nicht aber wie die übrigen Rippen einer nach unten zunehmenden Exkursion nach vorn und seitwärts fähig sein solle. Die Lungenspitzen sind ferner ohne Komplementärraum der Pleurakuppel eingefügt (KORANYI, SCHLÜTER). Ihr Emporragen über die Apertur setzt sie übermäßig dem atmosphärischen Druck aus (KORANYI). Die Tatsache des Überragens der Lungenspitze über den knöchernen Brustkorb betont BEITZKE für die Entstehung ungünstiger Blutversorgung der Lungenspitze. Auch die Dehnungsfähigkeit der Luftröhre und Bronchen ist nach ihm bedeutungsvoll. Ein Teil dieser Lehren hat sich noch mit der neueren Festlegung des geometrisch höchsten Punktes, des Culmen der Lunge in situ (ORSOS, ANDERS) auseinanderzusetzen. Dieser liegt ja nicht extrathorakal (vgl. S. 150).

Nach WERNER soll die Lungenspitze ein rudimentäres, funktionsloses Organ darstellen, eine Ansicht, gegen die sich HART entschieden ausgesprochen hat.

Während die bisher geschilderten Theorien mit TENDELOO von der thorakalen Beatmung der oberen Lungenteile, insbesondere der Lungenspitze und der geringen Ventilation der suprathorakalen paravertebralen Teile ausgehen, legt LOESCHCKE (zum Teil im Anschluß an die Untersuchungen von ORSOS) seinen Auffassungen den Einfluß des Zwerchfells auf die

Lungenspitze und ihre Dehnung, also unter Umständen stärkere Ventilation durch die Zwerchfellatmung zugrunde.

Nach Orsos ist die Lunge ein elastischer, dehnbarer Kegel, der von der Basis aus gedehnt wird. Die Partien geringeren Querschnitts, also die apikalen, zeigen dabei einen geringeren Dehnungswiderstand als die kaudalen. Eine besondere Dehnung erleiden die Spitzenpartien um so mehr, als die Spitze allein bei der Atmung stehen bleibt, während sich die übrigen Lungenteile nach abwärts verschieben.

Orsos veranschaulicht dies an einer regelmäßig durchlöcherten quadratischen Gummiplatte, welche am einen Rande in gleichen Abständen an ein Brett angenagelt ist. Dabei entsprechen die Löcher den Alveolen, und die fixierten Stellen dem Querschnitt der Rippen, die bei der Inspiration die Zugwirkung der Muskulatur auf die Lunge übertragen. Wird die Platte senkrecht zum fixierten Rande ausgespannt, so entsteht eine elliptische Verzerrung der Löcher, die am stärksten unterhalb des fixierten Randes erscheint, in den bogenförmig eingezogenen Zwischengebieten aber noch schwächer ist als in den unteren Partien. Es ergibt sich mithin divergierende Fortpflanzung der Zugspannung von den fixierten Stellen aus, während sich in den Zwischenräumen viel weniger gespannte Gebiete befinden.

Auf die Lunge übertragen, wird in den unter den Rippen selbst liegenden Kostalstreifen die Spannung der Pleura und des Lungengewebes und damit die respiratorische Volumsänderung größer sein als in den Interkostalstreifen. Daraus, nämlich aus der geringeren Gewebsspannung, ergibt sich nach Orsos die stärkere Kohlepigmentierung der Interkostalstreifen.

Verwendet man als Modell eine dreieckige Gummiplatte, so ergibt sich nach dem Zug in dem oberen schmäleren Abschnitt der Platte eine beträchtliche Dehnung der Löcher, aber nur eine geringe Verschiebung des ganzen Plattenabschnitts nach unten. In den unteren Partien hat sich dagegen das Verhältnis umgekehrt, die Verschiebung ist groß, die Dehnung gering. Das illustriert für den Atmungsakt die stärkste Dehnung in den Alveolen der Spitze und die größte vertikale Verschiebung der Lunge an der Basis.

Nach Orsos fallen die kleinen tuberkulösen Narben und Herde in der hinteren Fläche der Oberlappen sehr häufig mit den Interkostalstreifen zusammen, während die Rippenstreifen und Rippenfurchen von ihnen freibleiben. In 110 von 185 in dieser Hinsicht untersuchten Fällen, also in 59,4% waren Infiltrate oder Narben an den Kuppen und tieferen paravertebralen Teilen vorhanden. Es muß sich hier zum großen Teil um initiale Prozesse gehandelt haben, da sorgfältigste Untersuchung diese als die einzigen sicherstellte. Es sind also Punkte herabgesetzter Ventilation, die die Disposition zur Ansiedlung des Virus abgeben sollen.

Während Orsos die verminderte Gewebsspannung der Alveolen und eine deshalb verstärkte Pigmentablagerung in den Interkostalgebieten für die Streifenbildung verantwortlich macht, sieht Kyrieleis im schlechten Abtransport des Staubes aus diesen Räumen durch Verminderung der Gewebsspannung in den Interstitien und die damit gegebene geringere Lymphbewegung die Ursache. Entsprechend ließ sich experimentell eine Verbesserung der Beseitigung des Pigments durch den exspiratorischen Druck der Rippen auf das ihnen unterliegende Lungengewebe wahrscheinlich machen. Es ist anzunehmen, daß die Pigmentaufsaugung zunächst überall gleichmäßig erfolgt, später die Gegend unter dem Rippenknochen bevorzugt. So zeigen auch Frauen mit kostalem Atmungstypus stets, Männer nur in $^3/_4$ der Fälle streifige Pigmentanordnung. Es ist also weniger das Eindringen als die Art der Abwanderung entscheidend.

Während Beitzke, Marchand, Aschoff, Schürmann der Verlegung der Streifen in die Interkostalräume entgegentreten und sie als subkostale Bildungen ansehen, bestreitet Loeschcke überhaupt ihre einheitliche Lage. Sie können sich wohl mit den durch Farbstoffeinspritzung in die Lunge bei der Leiche kenntlich gemachten Interkostalräumen decken. In anderen Fällen liegen die Interkostalmarken deutlich in der pigmentfreien Zone. Diese Uneinheitlichkeit entspricht der verschiedenen Leichenstellung der Lunge je nach der Luft- und Ödemfüllung. Einheitlich wird die Lage der Pigmentstreifen, wenn man durch Zug am Zwerchfell eine künstliche Inspirationsstellung schafft. Dann stehen die Pigmentstreifen überall am unteren Rande der Rippen, mithin an den am stärksten gespannten Partien.

LOESCHCKE lehnt einen lokalisatorischen Zusammenhang der tuberkulösen Spitzenherde mit der Lage der Pigmentstreifen ab. Man müßte annehmen, daß sie sich überall im Bereich der Pigmentstreifen bilden könnten, während sie doch in der Tat auf die dorsalen Spitzenteile beschränkt sind und fast nie die ventralen betreffen. Auch ist die vorzugsweise Lage der „Reinfekte" innerhalb der Pigmentstreifen nicht bewiesen.

Dagegen greift LOESCHCKE die von ORSOS herausgestellte Rolle des Zwerchfellzuges auf, betont aber gegenüber ORSOS die Tatsache der Dehnung, Ventilation und Bewegung der Spitzenpartien durch die Wirkung des Zwerchfells, während ORSOS sein Augenmerk auf die schwächere Beatmung gewisser Spitzenteile gelenkt hat.

Von größter Bedeutung für die Zwerchfellwirkung auf die Lungenspitze erscheint in LOESCHCKEs Theorie die Höhe des Zwerchfellstandes, die sich als Resultante des Druckunterschieds von Brust- und Bauchraum und damit vor allem als Variable des Bauchinhalts sowie der Größe und Nachgiebigkeit der Bauchdecken darstellt. Straffe Bauchdecken und Erhöhung des Innendruckes werden Zwerchfellhochstand, schlaffe Bauchdecken Zwerchfelltiefstand und stärkere Vorwölbung des Bauches bedingen. Ferner ist von Bedeutung das Eigengewicht der auf das Zwerchfell einen Zug ausübenden Eingeweide bei aufrechter Körperhaltung. Große Bauchdecken sind erheblich dehnbarer als kleine. Aus alledem ergibt sich eine besondere Disposition des Asthenikers mit seinen großen Bauchdecken, seiner allgemeinen Muskelschwäche und Enteroptose. Dazu würde auch die besondere Disposition der Altersstufe zwischen 16 und 23 Jahren stimmen, da hier der Mensch ein gesteigertes Längenwachstum zeigt, mit dem das Breitenwachstum nicht Schritt hält. Es besteht ja nicht nur die individuelle — „konstitutionelle" — Disposition des Asthenikers, sondern eine allgemeine — konditionelle — Disposition, wie das überwiegende Vorhandensein der Spitzenherdchen und Spitzennarben bei der menschlichen Leiche zeigt.

Doch beschränkt LOESCHCKE diese allgemeine Disposition auf vorübergehende Zeitabschnitte etwa des Krankseins mit Abmagerung oder abnormen Längenwachstums, zeitweiser Muskelschwäche, schlechter Eingeweidefüllung durch Hunger oder Durchfall, Sinken des intraabdominellen Drucks durch Entfernung von Bauchgeschwülsten oder nach der Geburt u. dgl. Die vorübergehende Dauer der Disposition soll hier die leichte Abheilung der Spitzenherde gegenüber dem Astheniker mit seiner dauernden veranlagenden Einstellung erklären. Eine Berufsveranlagung ergibt sich aus der Notwendigkeit, z. B. der Kellner, viel zu stehen und der damit gegebenen Neigung der Bauchdecken zur Dehnung und Ermüdung (Sport!). Ein weiteres Beispiel konditioneller Disposition ist der Thorax pyriformis (WENCKEBACH), der unter dem Zug sich senkender Eingeweide bei Hängebauch und großen Hernien entsteht.

Für die Disposition des Asthenikers ist das starke Längenwachstum, der schmale, lange Brustkorb mit enger Apertur, der grazile Knochenbau, die langen Bauchdecken, die schlaffe Haltung und spärliche Muskulatur, der mangelhafte Fettansatz trotz großen Nahrungsbedürfnisses und regen Stoffwechsels, der Zwerchfelltiefstand infolge mangelhafter Auspolsterung des Bauches, das hängende Tropfenherz usf. maßgebend. Funktionell besteht starke Ermüdbarkeit der Bauchdecken, stärkere Nachgiebigkeit der Lungen gegen den Zwerchfellzug; die Wölbung des Thorax kommt mehr oder weniger in Wegfall. Es bleibt die beim normalen Thorax dem Zwerchfellzug entgegenwirkende Horizontaldehnung aus, die dadurch eintritt, daß sämtliche Lungenpartien aus Zonen geringerer in Zonen größerer Querschnitte hineingezogen werden. Man kann oft recht deutlich auch noch eine Vertikaleinstellung von Kavernen und Bronchen erkennen, die die Wirkung des Zwerchfellzuges zeigen.

Entsprechend bietet demgegenüber das Kind, besonders der Säugling, mit seinem gedrungenen, noch nicht herabgestiegenen Brustkorb eine Bevorzugung des Mittelgeschosses (Primäraffekt) und der ventralen Teile dar, in denen auch die am weitesten fortgeschrittenen Prozesse ihren Sitz haben.

Beim Greisenthorax ferner steht im Vordergrund die Kyphose mit starker Zunahme des frontodorsalen Durchmessers und starker Hebung der oberhalb der kyphotischen

Abbiegung ansetzenden Rippen. Der obere Thorax und das Lungenspitzengebiet erscheint dadurch in breiter Kuppelform mit stark divergenten Schenkeln, die dem Zwerchfellzug keinen Angriffspunkt bietet. Nach Erfahrungen von Loeschcke scheint dagegen die im Mittelgeschoß auftretende Dehnungszone eine Disposition zur tuberkulösen Herdbildung beim Greise abzugeben.

Diesen Aufstellungen Loeschckes gegenüber betont Orsos die unmittelbare mechanische Schädigung durch den Zwerchfellzug, die nicht auf dem Umweg über die konstitutionelle Schlankheit des Thorax, den Habitus asthenicus, zustande komme, denn hier findet meist allmählicher Ausgleich und Anpassung mit dem Längenwachstum statt.

Walsh sogar vertritt die Behauptung, die Lungenspitze habe einen lebhafteren Luftwechsel und bessere Blutzufuhr als die tieferen Teile. Beweise sollen sein: Bessere Heilung der Herde (Primäraffekt) in den unteren Lungenpartien, die auf bessere Ruhigstellung der letzteren deute, da z. B. beim Pneumothorax die günstige Beeinflussung von Herden durch Ruhigstellung erreicht werde. Die Alveolen sind ferner beim Neugeborenen alle von gleicher Größe, beim Erwachsenen in der Spitze am größten. Hier entwickeln sich auch die ersten Emphysemblasen beim Asthmatiker. Hinzu käme die Widerstandslosigkeit der Lungenspitze gegenüber dem Luftstrom infolge ihrer extrathorakalen Lage. Die Bildung von Blutsenkungen, Senkungspneumonien, Ödem usw. spreche für stärkere Durchblutung der oberen Teile. Die besondere Größe der miliaren Spitzenherde und die starke Anthrakose der Lungenspitze beweise nur eine Andersartigkeit, nicht aber größere Stärke des Lymphstroms in den tieferen Teilen.

Indessen beweist m. E. die Größe der Alveolen noch nicht größere Aktivität des Luftstroms, der Primäraffekt als Beispiel gern abheilender tuberkulöser Veränderungen ist wegen der eigenartigen Immunitätsverhältnisse schlecht gewählt. Für Ruhigstellung der Spitze spricht ferner gerade die ausgesprochene Neigung der Spitzenherde abzuheilen. Die Verhältnisse beim Pneumothorax sind meines Erachtens nicht auf die Initialherde der Lungenspitze übertragbar. Allerdings gilt die heilende Wirkung der Ruhigstellung durch den Pneumothorax durchaus nicht nur für bereits bestehende Herde. Die Beobachtung von Shaw und Valtis (vgl. Beitzke), nach der Pneumothoraxanlage beim Versuchstier sogar zur Vermehrung der Neuherdbildung auf der kollabierten Seite führt, ist klinisch kaum zu belegen; an und für sich erscheint daher eine relative Ruhigstellung der Lungenspitze als veranlagendes Moment ungeeignet.

Gegen die Bedeutung der generellen Spitzendisposition haben sich Hart und Reinders ausgesprochen. Hart betont ihr gegenüber die individuelle Disposition. Die Ventilation der Spitze reiche für ihre Bedürfnisse völlig aus, Anthrakose entstehe in der Spitze nur in bestimmten Fällen. Im jugendlichen Lebensalter sind die Herde über alle Lungenabschnitte verteilt, obschon beim Kinde die gleichen Bronchalverhältnisse bestehen wie beim Erwachsenen, und auch beim Kinde die Atemschwankungen der oberen Thoraxabschnitte den geringsten Wert haben. Rein hämostatische Verhältnisse erklären nicht die Bevorzugung der dorsalen Teile u. a. m.

Reinders verweist auf die Arnoldschen Staubversuche, die keine Bevorzugung der Lungenspitze ergeben hätten. Die Spitze nehme in gleichem Umfange wie die sonstigen Lungenteile an der Atmung teil. Dagegen bewiesen die häufigen Spitzenverwachsungen die vorzügliche Exposition der Spitzen, die von den Halslymphknoten bzw. Tonsillen her erkranken (vgl. dazu die Kritik von Beitzke, S. 358).

Die geschilderten Ergebnisse sollen klar die Rolle der konditionellen und „konstitutionellen" Disposition herausstellen, die fraglos beide zu berücksichtigen sind. Gewiß gibt es ebenso wie eine allgemeine so auch eine individuelle Disposition der Lunge überhaupt und wohl auch der Lungenspitze zur Erkrankung an Tuberkulose. Ihren Wirkungsbereich gegenüber den spezifischen Einflüssen haben wir oben abgegrenzt. Die unmittelbare Rolle der Spitzendisposition bleibt solange nicht festgelegt, als wir nicht wissen, wie oft die in der Spitze entstehenden Herde direkt oder mittelbar zur fortschreitenden Lungentuberkulose führen.

Ein eindeutiges Urteil über Stichhaltigkeit und Bedeutung der verschiedenen geschilderten Theorien über die allgemeine Spitzendisposition wird sich gegenwärtig kaum fällen lassen. Mir scheint bei allen diesen Theorien etwas zu wenig auf die Lungenphysiologie Rücksicht genommen und die anatomischen Vorstellungen zu einseitig zugrunde gelegt zu sein. In allen Teilen der Lunge erfolgt ein rascher Spannungsausgleich (v. NEERGAARD, ROHRER), was u. a. am Pleuradruck und der Strömungsgeschwindigkeit in den Atemwegen meßbar ist (vgl. WIRZ). Nach den Daten der Lungenphysiologie besteht mithin kein Grund für die Annahme einer schlechteren Ventilation der Lungenspitzen. Der ideale Druckausgleich in der ganzen Lunge kann in Hilusnähe unter Umständen durch die Starrheit des Bronchalbaumes eine Einschränkung erfahren (ROHRER). Auch die Tatsache, daß die Elastizität der Lungen weniger von morphologischen Systemen (elastische Fasern) als von der Oberflächenspannung der Grenzfläche: Alveolarepithel-Alveolarluft bestritten werden dürfte (v. NEERGAARD), unterstützt die Lehre vom gleichmäßigen Druckausgleich. Durch diese Erwägungen mag die LOESCHCKEsche Konstitutionstheorie vielleicht eine Unterstützung erfahren.

Auf sonstige disponierende Momente, insbesondere das Verhältnis der Lungentuberkulose zu anderen Krankheiten, zum Beruf und Lebensalter komme ich in einem späteren Abschnitt zurück.

VII. Folgen der Tuberkulose für die Lunge.

Es ist erstaunlich, mit wie geringen Mengen respiratorischen Gewebes der Phthisiker oft bis in die letzten Phasen seines Lebens die Atmung aufrecht erhält. Auf der anderen Seite bestehen schon bei örtlich kleinen Veränderungen schwere Störungen der Atmung. Bekannt ist die hochgradige Atemnot bei der Miliartuberkulose.

Indessen ergibt die genauere Untersuchung des Gasaustausches beim Phthisiker bereits bei mittelschweren Fällen deutliche Beeinträchtigungen der Lungenfunktion.

Nicht nur bei akut zur Ausbreitung kommenden Prozessen oder beim Versagen des Herzens, bei denen ein Ausweichen des Blutes und kompensatorische Hyperpnoe und Zyanose anzunehmen ist, sondern auch bei der gewöhnlichen, schleichenden Erkrankung zeigt der Gaswechsel beachtliche Abweichungen von der Norm. Der in Ruhe anscheinend normal atmende Tuberkulöse bietet bereits bei der geringsten Bewegung deutliche Hyperpnoe dar. Die O_2-Zehrung erreicht ein Vielfaches des Üblichen (E. BRIEGER). Es besteht ein Sauerstoffsättigungsdefizit im Schlagaderblut (HÜRTER, LE BLANC, POMPLUN), mit dem Kohlensäureüberladung Hand in Hand geht. Beides deutet auf die Erschwerung der Gasdiffusion durch das veränderte Lungengewebe hin. In ihm ist eine Erhöhung der Kohlensäurespannung vorauszusetzen, der die Hyperpnoe des Kranken entgegenzuwirken sucht. Indessen muß auf die Dauer ein wirksamer Ausgleich auch in bezug auf die Kohlensäureauswaschung aus dem Blute ausbleiben, und so führt die chronische Anoxämie zur Verschiebung der H-Ionenkonzentration im Blut nach der sauren Seite (SCHADE und CLAUSSEN), zur Überladung mit sauren Valenzen (MONCEAU) und zur Zehrung an den Alkalireserven (BRIEGER). Sauerstoffmangel wie Kohlensäureanhäufung liegen der Hyperpnoe des Phthisikers zugrunde. Vielleicht geht der Weg zu diesen Störungen über eine relative Insuffizienz der Leber (MONCEAU).

Anatomisch unterlegt werden die geschilderten Funktionsausfälle durch
die ausgedehnte Zerstörung des Lungengewebes, die sowohl mit der kavernösen
Einschmelzung, wie mit der bindegewebigen Verdichtung sowie der käsigen
oder der einfach exsudativen Infiltration gegeben sein kann. Oft bestehen die
schwersten Funktionsbeeinträchtigungen gerade bei den relativ wenig ausgedehnten, gewöhnlich isoliert die Oberlappen betreffenden Zirrhosen. Hier
sind weniger die Lungenveränderungen selbst anzuschuldigen, vielmehr wird
der Umweg über die schwere und chronische funktionelle Beeinträchtigung
des Herzens durch die Gewebsschrumpfung und Vermehrung der Haargefäßwiderstände beschritten.

Auch ausgedehnte Atelektasen, wie sie durch die tuberkulöse Erkrankung
von Bronchen, oder durch Druck etwa käsiger Drüsenpakete auf Luftröhrenäste
zustande kommen können, mögen zu Funktionsbehinderungen der Lungen
führen. Eine Beobachtung von akuter massiver Atelektase als Komplikation
eines jungen Primärkomplexes infolge von Druck eines käsigen Lymphknotens
auf einen entzündeten Bronchus hat u. a. Stoloff bekannt gegeben (vgl. auch
meine Beobachtung S. 192 sowie die von Bucher).

Auffallend sind die anscheinend geringen Störungen des Befindens und der Funktion, die lappenfüllende, gelatinöse Infiltrierungen nach sich ziehen. Das epituberkulöse Infiltrat, die Primär- und Sekundärinfiltrierung, bleiben oft klinisch latent.

Das in kaum einer tuberkulösen Lunge fehlende, beschränkte oder allgemeine,
interstitielle oder parenchymatöse, klein- oder grobblasige Emphysem trägt
nicht immer das Gepräge der ausgleichenden Veränderung. Ist ein tuberkulöser
Prozeß über den Azinus hinweggegangen und abgeklungen, so können durch
die Erkrankung des zugehörigen Bronchiolus zusammengefallene Gebiete später
wieder, und zwar über ihre ursprüngliche Ausdehnung hinaus durch Luftzufuhr
aus Nachbargebieten zur Entfaltung kommen (Loeschcke [c]). Die Zerstörung
von Teilen des Azinus führt in diesen erhalten gebliebenen Gebieten zum Emphysem. Oft betrifft dieses Bronchiolen und Alveolargänge. Ein umschriebenes
„Emphysema bronchiolectaticum" findet sich als parafokaler Hohlraum oft
in unmittelbarer Umgebung abgekapselter lobular-käsiger Herde, vor allem von
Primäraffekten und sog. Puhlschen Herden (Pagel [b]). Für die Entstehung
solcher parafokalen Räume ist mit dem Narbenzug des schrumpfenden Kapsel-
bindegewebes zu rechnen. Auch auf dem Röntgenbild sichtbar, beanspruchen
die Räume eine gewisse Bedeutung, da sie mit Kavernen zu verwechseln
sind; auf der anderen Seite aber auch bei Durchbruch und Exazerbation
des Herdes aus ihnen — bronchiolektatische — Kavernen werden können. In
diesem Falle kann die Unterscheidung von tuberkulösen Zwillingsherden mit
ungleich fortgeschrittener Erweichung und Ausstoßung unmöglich sein. Endlich dürfte sich auf solche Hohlräume das Zustandekommen richtiger Bronchektasen, z. B. bei vielfachen Kalkherden, zurückführen lassen (vgl. Beobachtung
auf S. 404).

Auf die Entstehung von Emphysem in tuberkulösen Herden oder ihrer
Umgebung durch Eindringen von Luft, die wohl herein, aber nicht wieder entweichen kann, habe ich oben hingewiesen (S. 324).

Eine besondere Bedeutung hat das Emphysem für das klinische, wie
anatomische Bild bei der hämatogenen Tuberkulose, ja es gibt gewissen
Formen derselben das Gepräge.

Tuberkulöse Spitzennarbenblasen führen endlich nicht selten zum
Spontanpneumothorax (B. Fischer, Zinn und Siebert).

Als wichtige Folgeerscheinung der Tuberkulose für die Lunge sind ferner
die Pleuraverwachsungen zu würdigen, insbesondere soweit es sich bei
ihnen nicht um die Teilerscheinungen einer Pleuratuberkulose, sondern die

unspezifischen Ausstrahlungen der tuberkulösen Lungenveränderungen handelt. Von ihrer Bedeutung für das ganze anatomische Bild der Lungentuberkulose und bei der Kavernenbildung war oben ausführlich die Rede. Im übrigen dürfte den Pleuraverwachsungen für die Atmungsfunktion keine übermäßig große Wichtigkeit zukommen. Von Bedeutung für sie scheint die nach ASCHOFF typische Erscheinung einer Überdachung (Okklusion) des Sinus phrenico-costalis durch die Pleuraschwarte zu sein. Der Komplementärraum selbst bleibt dabei von der Verwachsung frei. Ganz allgemein sind bei den Pleuraverwachsungen mit ASCHOFF, die im Spitzengebiet, die im Obergeschoß und die im Komplementärraum, auf der anderen Seite solche zwischen Brustwand und Lunge, zwischen den einzelnen Lungenlappen und zwischen Teilen der Brustwand zu unterscheiden, für ihre Entstehung sowohl die Organisation an Ort und Stelle entstandener wie durch Aspiration verschleppter und gesenkter Exsudate zu erwägen. Die 6. Rippe bildet eine markante Grenzlinie der Veränderungen (vgl. die instruktiven Röntgenbilder von SCHEIDEMANDEL [c]).

Die Folgen der Lungentuberkulose für Bronchen und Gefäße sind in der Hauptsache ebenfalls oben besprochen worden. Deren Veränderungen gehen im wesentlichen dem zerstörenden oder neubildenden Charakter der Grundprozesse parallel. Je stärker die Neubildung schrumpfenden Bindegewebes, um so erheblicher die Zugwirkung an den Bronchen, ihre Verunstaltung, die Entstehung von Bronchektasen, Bronchostenosen, Begleitbronchitiden, Mischinfektionen durch Bildung toter Räume und dgl. Ausgedehntere Zerstörung von Luftröhrenästen führt naturgemäß zu Mehrbelastung der erhalten gebliebenen Teile. Das klassische Asthma bronchale ist bei der gewöhnlichen Phthise selten, häufiger bei fibrösen Formen und athenischen Individuen. Nach der Art der mechanischen auf die Bronchen einwirkenden Kräfte wird sich auch die Art der unspezifischen Bronchitis, die Entstehung hypertrophierender oder atrophierender Formen richten.

Die Erhöhung der Widerstände im Lungenkreislauf bedingt abgesehen von den oben geschilderten tuberkulösen und unspezifisch obliterierenden Gefäßveränderungen solche eigener Art, die besonders mit der Atheromatose der Lungenschlagaderäste gegeben sind. Vorzugsweise läßt sie dementsprechend die zirrhotische Phthise in Erscheinung treten. Naturgemäß ist es hier weniger die Tuberkulose selbst, als ihre mechanischen Folgen, wie Pleuraverwachsungen, Emphysem, Erhöhung der Haargefäßwiderstände, Stauungen, die zur Atherosklerose der Lungenschlagader führen, Zustände, die nach W. FISCHER ihre typischen Ursachen sind. Allerdings schreibt POSSELT und neuerdings auch STEINBERG der Tuberkulose keine in Betracht kommende Rolle für die Entstehung der Lungenarteriosklerose zu und POSSELT führt unter 172 verwertbaren Fällen die Tuberkulose an 15. Stelle mit $8 = 4{,}6\%$ auf. Nach diesen Autoren spielen die Haargefäßwiderstände bei der Entstehung der Lungenschlagadersklerose nicht die ausschlaggebende Rolle. Diese fällt eher einer allgemeinen, zur Atherosklerose führenden Störung des Fettstoffwechsels zur Last. Bei TORHORST betrafen dagegen allein 4 von 8 Betrachtungen der Lungenschlagadersklerose Phthisen. Besondere Ausmaße erreichte sie in einem von uns beobachteten Fall fortschreitender produktiver Oberlappentuberkulose mit gleichzeitigem subaortischem Ventrikelseptumdefekt. Die Äste der Lungenschlagader waren — unter Aortendruck stehend — äußerst erweitert und mit atheromatös-sklerotischen Platten bis in die feinsten Äste hinein bedeckt.

Alles in allem zeigen die damit geschilderten „metatuberkulösen" Erkrankungen des Lungengewebes eine Bevorzugung der chronisch fibrösen bzw. der abheilenden Formen, während bei den rascher fortschreitenden zerstörenden oder infiltrativen Veränderungen die toxische Beeinflussung des Gesamtkörpers im Vordergrunde steht.

Die Lungentuberkulose begünstigt ferner die Entstehung von Blutpfropfbildung und Embolie. Die schweren Schädigungen des Kreislaufes und der Blutbestandteile erklären die Häufigkeit von Thrombosen und Embolien bei Lungentuberkulose. Die unmittelbare Rolle des Tuberkulosevirus selbst scheint für sie trotz des gelegentlich positiven Bazillenbefundes (s. unten) in den gewöhnlichen Phthisefällen nicht hoch anzuschlagen zu sein.

Fraglos wird das Zustandekommen und die Heilung unspezifischer Erkrankungen der Lunge durch eine bestehende Tuberkulose in ungünstigem Sinne beeinflußt, wie ja auch umgekehrt die Tuberkulose durch sonstige insbesonders entzündliche Lungenerkrankungen zu besonderer Ausbreitung kommen kann. Allerdings wird auch sogar von günstigen Beeinflussungen gesprochen (vgl. Rehberg). Besonders verhängnisvoll scheint hier die Grippe gewirkt zu haben (vgl. die Zusammenstellung von Lewinthal, Kuczynski und Wolff, Much und Ulrici, Liebermeister u. a., für die Pneumonie Cylharz, Jacob und Pannwitz, Ortner s. a. unten). „Grippale" Pneumonien traten hier in Form der käsigen Infiltration auf, aber auch einfach fibrinöse Infiltrationen können säurefeste Stäbchen enthalten (Liebermeister). Doch wird gemeinhin die Rolle der Tuberkulose als Schrittmacherin von Mischinfektionen, ebenso wie die Rolle dieser für die Ausbreitung und den Verlauf der Tuberkulose überschätzt (vgl. Schröder und Mennes). Es ist auffallend, wie wenig unspezifische Erkrankungen bei Phthisikersektionen und überhaupt bei Insassen von Tuberkulosekrankenabteilungen gefunden werden. Wir sind auf diese Fragen oben bei der Besprechung der Kavernenflora bereits eingegangen und kommen auf sie noch einmal im Abschnitt über das Verhältnis der Lungentuberkulose zu anderen Krankheiten zurück. Hier sei nur noch auf die Befunde von Septikämieerregern im Blut von Phthisikern hingewiesen (Babes, Roustan, Thue, Pasquale, Marfan und Jakowski, Petruschky, Spengler u. a.). Man maß z. B. solchen Befunden eine Bedeutung besonders für das hektische Fieber zu. Heutzutage sind Begriffe wie Cornets „septische Lungentuberkulose", Ortners, Marfans und Satas käsige Pneumonie durch Mischinfektion, Spenglers aktive (mit Sputumbefund, Fieber und parenchymatöser Streptokokkenerkrankung) und passive (ohne Fieber, Befund von Streptokokken in Sputum und interstitiellen Narbengewebe) Mischinfektion veraltet.

Die stärksten Folgeerscheinungen für das Lungengewebe gehen naturgemäß zu Lasten der isolierten Organphthise. Kann diese auch jederzeit stillstehen, so ist sie doch der Typus der organzerstörenden Schwindsucht, bei der die gewöhnlich nicht rückbildbare, da käsige Herdbildung mit allen vorwiegend örtlichen Folgen im Vordergrunde steht.

Der in sich abgeschlossene, verkalkte oder verknöcherte Primärkomplex hat naturgemäß nur geringe Bedeutung für das Lungengewebe. Doch ganz anders liegen die Verhältnisse bei der frischen Primärerkrankung, insbesondere dann, wenn die Periode der exsudativen Infiltrierung längere Zeit andauert. Hier können ausgedehnte Narbenfelder mit oder ohne Bronchektasen, meist mit Bildung von Interlobärschwarten zurückbleiben und das Lungengewebe für das ganze spätere Leben empfindlich schwächen. Aber auch abgeschlossene Primärherde können, ebensogut wie sie bis zur Unsichtbarkeit verschwinden, durch die Ausdehnung der Kapselbildung und ihr Bestehenbleiben in Form richtiger, primärer Zirrhosen, schwere unspezifische Veränderungen hervorrufen. Die Folgen primärer Lymphknotenherde auf das Lungengewebe ergeben sich aus ihrer Fähigkeit, die Hilusgebilde zu komprimieren. So können Atelektasen durch Druck auf die Bronchen, Lymphstauungen und seröse Ergüsse durch Druck auf die Gefäße die Folge sein. Doch ist derartiges relativ selten. Auch der RANKEsche „Hiluskatarrh", als dessen Substrat ein Schleimpfropf in großen Bronchen angesehen wird, gehört hierher.

Auch die verallgemeinernden Tuberkulosen können in der Lunge unter dem Bilde ausgedehnter bindegewebiger Verdichtungen einhergehen. Nicht selten besteht das Bild der Lymphangitis reticularis, oder man findet besonders am Lappenrand oder in den Spitzen kompakte zirrhotische Verdichtungen („Phthisis fibrosa densa"), mit fast unkenntlich gewordenen fibrösen Tuberkeln („Miliaris discreta") als Kern, ausgedehnten Gefäßverödungen, schweren Bronchalveränderungen, sowie disseminiertes Emphysem.

Die schweren, käsigen und erweichenden Veränderungen, wie sie die Frühverallgemeinerung kennzeichnet, bedingen naturgemäß einen allgemeinen Zusammenbruch des Lungengewebes, dessen akuter Ablauf kaum erhebliche Veränderungen unspezifischer Art setzen dürfte.

Endlich sei auf die Tatsache verwiesen, daß auch die isolierte Organphthise zur tuberkulösen Bakteriämie führt (JOUSSET, HILDEBRANDT, GARY, LÜDKE, v. JAKSCH, LIEBERMEISTER, SCHNITTER, ROSENBERGER, LIPPMANN, SEIDENBERGER und SEITZ, KENNERKNECHT u. v. a.), wenn auch Fernmetastasen nicht oder nur noch in abortiver Form angehen. Die Befunde werden neuerdings bestritten (J. E. WOLF). Besonders eindrucksvoll bleiben aber die von SEIDENBERGER und SEITZ unter LUBARSCH vorgenommenen Impfversuche mit Herzblut tuberkulöser Leichen. Diese ergaben $58^0/_0$ positive Ausbeute bei fortschreitender, aber sogar noch $14^0/_0$ bei abgeheilter, verkalkter Tuberkulose.

VIII. Folgen der Lungentuberkulose für die Nachbarorgane.

Bei Besprechung der von der Lungentuberkulose abhängigen Erkrankungen der übrigen Organe ist naturgemäß von den tuberkulösen Tochterherden und Absiedlungen abzusehen. Wir fassen hier nur die „unspezifischen" Veränderungen ins Auge, die einer Verschleppung von Giften oder wenig aktiven Keimen oder aber mechanischen Einwirkungen seitens der tuberkulösen Lungenerkrankung ihre Entstehung verdanken. Dabei werden sich oft hinsichtlich der Entscheidung über die Entstehungsbedingungen der Veränderungen Schwierigkeiten ergeben, insbesondere ob es sich um unmittelbare Mitwirkung von Tuberkelbazillen oder nur um toxische Fernwirkungen handelt, bzw. ob wirklich von vornherein unspezifische Veränderungen oder aber nur die Folgen oder Ausheilungsformen ursprünglich typisch gebauter Tuberkuloseherde vorliegen. Ganz allgemein stehen hier die grundlegenden Anschauungen und Befunde G. LIEBERMEISTERs im Vordergrund, nach denen mit der örtlichen Wirkung verschleppten, wenig aktiven Bazillenmaterials zu rechnen ist. Allerdings bestehen hiergegen in mehrfacher Hinsicht Bedenken. LIEBERMEISTER selbst hat auf die Tatsache hingewiesen, daß die positiven Virusbefunde in „unspezifisch" veränderten Organteilen auf den Bazillengehalt der Gefäße zurückgehen könnten; ein solcher kommt ja für jede Form der Tuberkulose periodenweise in Betracht. Des weiteren brauchte es sich bei den „unspezifischen" Veränderungen, einer Myokardschwiele, einer umschriebenen Gefäßwandsklerose, einer fibrösen Narbe der Nierenrinde oder der Leber und dgl., gar nicht um von vornherein unspezifische Erkrankungen zu handeln. Vielmehr ist nach allen Erfahrungen mit weitgehender Heilungs- und Vernarbungsneigung richtiger und größerer tuberkulöser Herde in den großen Parenchymen zu rechnen. Es lägen Veränderungen im Sinne der „granulierenden Tuberkulose" (E. KIRCH) vor. Auch mit toxischer Fernwirkung ist bei den in Rede stehenden Formen, der „entzündlichen Tuberkulose" Poncets und Leriches, Gougerots Tuberculose non folliculaire zu rechnen.

Trotz aller Bedenken sind die Virusbefunde Liebermeisters m. E. doch recht bemerkenswert und in der Lage, Lubarschs Lehre von der Multiplizität der Tuberkelbazillenwirkung glücklich zu ergänzen.

Die Folgen der Lungentuberkulose für das Herz gliedern sich in die für Herzgröße, Gestalt und Volumen, sowie die für Herzbeutel, Herzfleisch und Herzinnenhaut.

Die Beobachtung einer Herzverkleinerung durch Tuberkulose um die Hälfte oder sogar $^2/_3$ des Normalen geht auf die großen französischen Kliniker des XIX. Jahrhunderts zurück (Louis, Laennec). Sie beruhte zunächst auf dem bloßen Eindruck bei der Sektion, ließ sich aber auch mit Hilfe mehr oder weniger exakter Messung bestätigen (Bizot, Beneke, vgl. auch die neueren vergleichenden Feststellungen der Organgewichte von Pearl und Bacon). Die Streitfrage, ob die Herzverkleinerung als sekundär, also Ausdruck der tuberkulösen Kachexie oder als vorgebildete konstitutionelle Abartung anzusehen war, die der Ausbildung der Lungentuberkulose Vorschub geleistet hatte, wurde im Gegensatz zu Louis und Laennec von Rokitansky, Engel, Beneke, Brehmer im letzteren Sinne beantwortet. Deren Lehre fand in den Feststellungen von Kraus (und seiner Schule, ferner Gali, Guarini u. a.) bezüglich des kleinen, median gestellten, an langem Gefäßbande hängendem Tropfenherzens als typischer Herzform des Asthenikers Wiederaufnahme, während sich nach den Messungen von Hirsch, Boas u. a. (unter Zugrundelegung der W. Müllerschen Methodik) ein Parallelismus der Herzverkleinerung mit der Abnahme der Körpermuskulatur ergab, womit die Herzverkleinerung bei Phthise als Folgeerscheinung der konsumierenden Krankheit aufgewiesen war. Nach Pottenger beruht die Herzverkleinerung auf Anpassung an die veränderten physikalischen Verhältnisse im Brustkorb, wie sie besonders durch die Verwachsungen gegeben seien. Fraglos bestehen beide Ansichten zu Recht.

Indessen zeigen auch Phthisiker nicht selten vergrößerte Herzen. Schon Bouillaud und Clendinnung traten (nach der sorgfältigen Übersicht von Grau) gegen Louis' Lehre von der Herzverkleinerung durch Tuberkulose auf. Peacock, Portal, Jaccoud, Buhl, Bard, Marucheau u. v. a. wiesen auf die Erweiterung und Hypertrophie des rechten Herzens besonders bei fibrösen Formen hin; Morgagni betonte hierbei die Bedeutung der Pleuraverwachsungen, Traube die des chronischen Bronchalkatarrhes und Emphysems. Die mit unzureichender Methodik vorgenommenen Herzwägungen von Reuter, ähnlich die von Oppenheimer (unter Bollinger) zeigten eine Kleinheit des Herzens bei Männern in 29, bei Frauen allerdings in 56%, normale Herzen in 30,7 bzw. 23%, übergewichtige in 40,2 bzw. $20,7\%$, wobei der Bierkonsum der Männer in Rechnung zu ziehen ist. Hirsch fand unter seinen 144 Fällen 75 normal schwere, 62 über- und 7 untergewichtige Herzen. Von den 62 großen Herzen wiesen 32 eine Hypertrophie des rechten Herzens auf. Boas und Mann bestreiten die größere Häufigkeit von Vergrößerungen des rechten Herzens bei Tuberkulose. Nach orthodiagraphischen Befunden von Achelis paßt sich das Herz an die Veränderung des Thoraxdurchmesser im Verlauf der Tuberkulose an. Diese bewirke Verkleinerung des sternovertebralen Durchmessers. Das Herz legt sich breit an die vordere Thoraxwand an und erscheint so vergrößert.

Am Material des Tuberkulosekrankenhauses der Stadt Berlin in Sommerfeld (Osthavelland) zeigte fast jeder Fall ausgedehnterer zirrhotischer Phthise Hebung und meist auch Erweiterung des Herzens. Stärkste Grade von Erweiterung des rechten Herzens sah ich bei gleichzeitiger tumorartiger Verkäsung der Lymphknoten der Lungen- und Leberpforte beim Erwachsenen.

Des weiteren bewirkt die Lungentuberkulose in ihren zirrhotischen, schrumpfenden Formen, am Herzen als Organ im ganzen unter Umständen zu erworbener Dextrokardie führende Verdrängung und Verziehung (Lit. bei WIESE). Sie kann bereits im Kindesalter als Folge primärer Narbenfelder, aber auch tertiär zirrhotischer Phthisen vorhanden sein (G. MEYERSTEIN u. v. a.).

Bei der Verdrängung erfährt das Herz gleichzeitig eine Drehung um die sagittale und vertikale Achse (OERI, FISCHBERG). Diese Drehung kommt bei der Verschiebung des Herzens nach rechts besonders zum Ausdruck und bedingt eine scheinbare Vergrößerung, bei Verlagerung nach links kommt sofort die ganze Herzmasse in Bewegung und täuscht trotz Drehung eine Vergrößerung nicht vor (OERI). Meist ist es die Zugwirkung pleuritischer Schwarten, die zur Herzverlagerung führt. Bei etwa 75% der fortgeschrittenen Fälle ist sie nachweisbar (vgl. LOBEN).

Wichtig ist der Einfluß von Exsudaten oder Pneumothorax auf die Lage von Herz und Gefäßen (GRÄFF). Danach bewirkt rechtsseitiger Druck Verschiebung des Herzens nach links ohne Drehung. Es entsteht rechtskonkave bogenförmige Krümmung der Hohlvenen mit Abknickung ihrer Lichtung, wodurch rechtsseitiger Überdruck besonders gefährlich wird. Linkes Herz, Aorta und Lungenschlagader werden von ihm jedoch nicht berührt. Bei linksseitigem Druck erleiden sie dagegen Strangulierung durch Drehung des Herzens. Die Cavae erfahren bei gleichzeitiger Schwartenbildung eine Graderichtung ohne Hypertrophie und Erweiterung des rechten Herzens (vgl. Kritik und Erweiterung der Befunde bei W. KOCH [a]).

Klinischen Ausdruck finden die Störungen der Gesamtkonfiguration des Herzens in einem für den Phthisiker typischen Schnellherzschlag, einer Labilität des Pulses, Unreinheit der Töne mit akzidentellen Geräuschen, Betonung des zweiten Pulmonaltones als Zeichen der Drucksteigerung im kleinen Kreislauf, Erniedrigung des Blutdruckes (zum Teil vielleicht infolge Erniedrigung der peripheren Widerstände durch tuberkulotoxische Gefäßerweiterung — BOUCHARD, ARLOING, COURMONT) u. dgl. m. (vgl. GRAU, dort Lit.).

Für den Herzbeutel scheint die Lungentuberkulose — abgesehen von der tuberkulösen, vor allem verkalkenden Perikarditis einschließlich der Concretio pericardii — keine erheblichen Folgen haben. Das Perikard pflegt bei Tuberkulosesektionen glatt und spiegelnd befunden zu werden, die Flüssigkeit im Herzbeutel ist nicht vermehrt. Es mag sein, daß der Befund von Sehnenflecken besonders auf dem rechten Herzen bei Phthise verhältnismäßig häufig zu erheben ist. Fraglos kommen gestaltlich unspezifische, insbesondere hämorrhagische Herzbeutelentzündungen mit Tuberkelbazillenbefund vor (vgl. FROMBERG, LIEBERMEISTER). Bei ausgedehnterer Lungentuberkulose sind sie selten.

Im Herzfleisch fand LIEBERMEISTER in 7 Fällen Entartung, meist auch leichte Verfettung der Muskelfasern, Wucherungen und Kernvermehrungen im Zwischengewebe, stellenweise kleine strichförmige oder flächenhafte Infiltrate, auch Hyperämien und kleine Blutungen, in einem Fall Thrombosierung eines Kranzschlagaderastes mit Bildung kleiner Infarkte. In diesem Fall zeigte der Thrombus Gehalt an säurefesten Stäbchen. Im übrigen ließen sich in 6 von den 7 Fällen Tuberkelbazillen durch den Tierversuch in den unspezifischen Myokardherden nachweisen. Dasselbe gelang MASSINI und LÜSCHER in je einem Fall und LÜSCHER noch ein zweites Mal mit Hilfe des Antiforminverfahrens. Im Falle MASSINIs bestand allerdings im übrigen keine Tuberkulose. Erwähnung verdienen auch die an ASCHOFFsche Knötchen erinnernden Bildungen, die BROCKHAUSEN im Herzfleisch neben Tuberkeln beschrieben hat.

Sklerosen des Myokards bei Tuberkulose sind schon lange bekannt. Unter den einschlägigen Mitteilungen sind diejenigen auszuschalten, in denen histologisch spezifische Veränderungen beschrieben werden (z. B. BREHME nach

Töppich, ferner Rosenstein, der für seinen Fall narbig ausgeheilte, tuberkulöse Myokarditis annimmt). Neumann fand unter 1459 Sektionen im Material der Charité in den Jahren 1866—1883 fünfmal sklerosierende Prozesse im Myokard. Nach Leyden sind fibröse Entartungen im Herzfleisch bei Tuberkulose selten und häufig andersartigen Ursprungs. Weitere Beobachtungen fibröser Myokardherde, für die tuberkulöse Entstehung angenommen wird, stammen von Carpenter, Crawford, Norres (10 von 41 Fällen), Fiessinger, Raviart, White und Pattinger. Für alle diese Fälle, insbesondere mit positivem Bazillenbefund ist das ursprüngliche Vorhandensein auch histologisch spezifischer Veränderungen im Sinne der granulierenden, vernarbenden Tuberkulose anzunehmen, wie sie in der Leber mit Ausgang in Zirrhose sowie in Niere und Speicheldrüsen mit Ausgang in Schrumpforgane vorkommt (vgl. Kirch, für die Lunge: Galland, die Schilddrüse: Reist).

Töppich hat demgegenüber bei seinen Untersuchungen von Phthisikerherzen niemals interstitielle Veränderungen gefunden. Ich habe sie inunseren 150 ad hoc verarbeiteten Fällen ebenfalls völlig vermißt, außer bei Vorhandensein von Verwickelungen, wie Syphilis, Amyloid, Zuckerkrankheit, sowie einmal von Konglomerattuberkeln im Herzmuskel.

Viel häufiger dagegen zeigt das Herzfleisch vom Phthisiker Ablagerung von Fett und braunem Pigment. Letzteres ist eigentlich ständig vorhanden. So fand Töppich in 95% der Fälle mit Kachexie — und zwar auch schon bei jugendlichen Individuen — das Bild der braunen Atrophie, in 36% das der degenerativen Fettinfiltration, wobei vorwiegend (24%) produktive und weniger (8%) exsudative Grundprozesse in der Lunge vorlagen.

Töppich sieht hierin auf Grund seiner Tierversuche, in denen sich die Rolle etwaiger Mischinfektion ausschließen ließ, die Folge von Tuberkulotoxinwirkung. Bei Meerschweinchen, die vor Ausbruch tuberkulöser Organerkrankung mit Tuberkulin gespritzt waren, zeigte sich diffuse feinkörnige Fettablagerung im Herzbeutel.

Schon Eyselin hatte unter 56 Tuberkulosefällen 13 und davon 7mal erhebliche, 4mal mittelstarke, und 2mal schwache Fettinfiltration festgestellt (vgl. ferner Barabe, Dupuy, Göbel, Krylow u. a.).

Ich fand in Sommerfeld 70% braune Atrophie, überwiegend bei allgemeiner Kachexie und 30% degenerative Fettinfiltration, bei der meist besondere Verhältnisse vorlagen (akuter Verlauf, käsige Pneumonie, Zuckerkrankheit, Knochentuberkulose u. a.).

Angesichts der bekannten, schweren Störung des Fettstoffwechsels bei Lungentuberkulose nimmt die Häufigkeit degenerativer Fettinfiltration des Herzmuskels nicht Wunder. Sie fügt sich in die Gruppe von Veränderungen wie Fettleber, fettige Desquamativpneumonie, Lipoidzellenhyperplasie, Erhöhung, aber auch Verminderung des Fett- und Cholestearinspiegels (Eisler und Laub, Kusonoki), ohne weiteres ein. Sowohl lokale Giftwirkung fett- und lipoidlöslicher Fermente im Sinne der Entstehung von Fettphanerose, wie die allgemeine Ernährungs- und Stoffwechselstörung der Gewebe im Sinne der Fettwanderung und Fettzurückhaltung, sind ursächlich heranzuziehen.

Doch bleibt hervorzuheben, daß die Fettablagerung im Phthisikerherz bei weitem nicht so häufig ist wie die von braunem Pigment und daß sie auch seltener vorkommt als etwa die Fettleber und fettige Desquamativpneumonie.

Auch Endokarditis ist ein beim Phthisiker nicht seltener Befund. Führte man diese besonders früher auf Mischinfektion (Leyden) zurück, so gab der Befund von säurefesten Stäbchen in den Auflagerungen (Heller, Kundrat,

Henke, Etienne, Dor, Cornil, Babes, Courmont, Burkhardt, Vaquez, Barbier, Lion, Londe und Petit) Veranlassung, in der Endokarditis die Erscheinung einer entzündlichen Tuberkulose zu sehen. Doch scheint es sich vorwiegend um sekundäres Haften von säurefesten Stäbchen in endokarditischen Auflagerungen zu handeln (Ribbert).

Altbekannt ist das Ausschließungsverhältnis von Tuberkulose und Klappen- insbesonders Mitralfehlern (Rokitansky). Nach Burns finden sich Klappen- fehler überhaupt nur bei 17,5% der Tuberkulösen, davon sind jedoch verschwin- dend wenige Mitralfehler. Auf die angeborenen Herzfehler vor allem die Stenose der Lungenschlagader als Prädisposition für Lungentuberkulose sei noch kurz verwiesen (Schlüter, Meisenburg). Über Syphilis der Lungenschlagader vgl. oben S. 441.

Die Folgen der Lungentuberkulose für die Gefäße sind noch umstritten. Das gilt vor allem für die Beziehungen von Tuberkulose und Arteriosklerose.

Je nach der Stellung, die man der Intimaverfettung zuzuweisen geneigt ist, schwanken hier die Auffassungen. Denn für diese ist möglicherweise eine größere Häufigkeit bei Tuberkulose vorauszusetzen (vgl. A. Schulz). Und hieraus dürfte sich die Ansicht Saltykows, Mehnerts und Bregemanns, Fabers und auch Schmidtmanns von der befördernden Wirkung der Tuber- kulose auf die Atherosklerose erklären. Auf Grund von 3578 Leichenöffnungen trat Cramer, wie früher schon Bartel und Askanazy gegen den Zusammenhang der beiden Erkrankungen ein. Ebenso ist nach Ophüls sowie Steinberg die Arteriosklerose bei chronischer Lungentuberkulose selten, was ich be- stätigen kann; ebenso bestreitet endlich Lubarsch für den Tuberkulösen über 45 Jahre eine Abweichung im Befund von Arteriosklerose vom sonst Üblichen, sowohl in bezug auf größere Häufigkeit wie Seltenheit.

Von sonstigen Arterienveränderungen sind Liebermeisters Befunde iso- lierter Verkalkungen der Elastica interna bei zum Teil erheblicher Intimawucherung und positivem Ausfall der Tierversuche zu erwähnen.

An den Venen befördert fraglos die Tuberkulose die Neigung zur Thrombo- phlebitis wie zur Blutpfropfbildung überhaupt. Venenthrombosen an den unteren Extremitäten der Phthisiker erwähnte schon Friedrich Hoffmann, dann Hunter, Brechet, Andral, Cruveilhier, Louis, Trousseau u. v. a. (weitere Literatur zusammengestellt bei Liebermeister). Dodwell erhob unter 1300 Fällen von Lungentuberkulose 20mal, das ist in 1,5% den Befund von Venenthrombosen, meist mit Phlebitis verbunden, an den unteren Extremi- täten. Ruge und Hierokles sahen unter 1778 Fällen 19mal, also in 1% Throm- bosen, die durchschnittlich 2—3 Wochen vor dem Tode meist an den unteren Extremitäten auftraten. Annähernd den gleichen Hundertsatz notiert Schellen- berg, der bei 7341 Fällen 131mal, also in 1,8% Gefäßthrombose, und zwar 115mal in den Blut- und 16mal in den Schlagadern fand. Doch sind diese Zahlen viel zu gering. Denn Lubarsch (Allgemeine Pathologie, S. 219) fand bei 432 Fällen von Lungentuberkulose 182 mal = 42,1% überhaupt Venen- pfröpfe (Arterienthromben keinmal), beziehungsweise unter 551 Fällen florider Tuberkulose überhaupt (also nicht nur Lungentuberkulose) 185 mal = 33,3%. Schellenberg betont den Einfluß der Erweiterung des rechten Herzens auf die Entstehung der Thromben. Hirtz berichtet 6 Fälle von Frühthrombosen, ähn- liche Dumont, Jaccoud, Gollard, Singer u. a. Säurefeste Stäbchen fanden Vaquez, Sabrazés und Mongour, Chantemesse und Widal, doch bestanden hier möglicherweise auch histologisch spezifische Veränderungen. Letzteres ließ sich ausschließen in einem Fall von Lesné und Ravout, die positive Impf- tuberkulose und durch Einführung von Tuberkulosebazillen in eine Vene von Meerschweinchen Thrombophlebitis ohne spezifische Strukturen erzielten.

Eine akute Form der Phlebitis kleinerer und mittlerer Venen unter dem bestimmenden Einfluß von Tuberkelbazillen mit oder ohne Thrombose und einfach entzündlichen Strukturen beschrieb Liebermeister als Phlebitis obliterans (vgl. auch Schwarz). Nach Liebermeister handelt es sich um eine häufige Verwicklung bei Lungentuberkulose, die nach 2—3 Wochen Rückgang der Entzündungserscheinungen zeigt und unter Hinterlassung eines derben, nicht druckempfindlichen Stranges abheilt. Die Vene bleibt dabei dauernd auch während des Verlaufs der Erkrankung durchgängig, was am Fehlen der Ödeme und der Füllung der Blutader proximal und distal von der Erkrankungsstelle erkennbar ist. Ein direkter Zusammenhang mit tuberkulösen Krankheitsherden besteht meist nicht. Histologisch fällt das rasche Zurücktreten der Entzündung auf, die Intima erscheint endothelbekleidet, in wechselndem Maße verdickt und geringgradig verfettet, die Lichtung zu einem spalt- oder sternförmigen Raum eingeengt. Auch die Media läßt häufig Verdickung durch Anreicherung der bindegewebigen wie muskularen Anteile, die Adventitia Vermehrung der Längsmuskulatur, vor allem des Bindegewebes und der Gefäße erkennen. Die Blutaderklappen können verdickt sein.

Liebermeister sieht diese Phlebitis obliterans nicht als streng spezifisch für Tuberkulose an, erzielte jedoch in 6 von 8 Fällen ein für Tuberkulose positives Ergebnis im Tierversuch.

Von Veränderungen der Lymphgefäße und des Ductus thoracicus war mehrfach oben die Rede (S. 330). Es hatte sich hier, abgesehen von der tuberkulösen Lymphangitis als wichtiger Form der produktiven Tuberkulose um die Bilder der perivaskularen „lymphangitischen" Bindegewebswucherung, der Thrombolymphangitis obliterans und der Lymphstauung gehandelt.

Am Kehlkopf lassen sich die „unspezifischen" Veränderungen von den „spezifischen" nicht trennen. Die Kehlkopftuberkulose ist mit der des Darmes als „intrakanalikulare Absiedlung" die häufigste Verwicklung der isolierten Lungenphthise. Sie entsteht nach Scheck in 30, nach Schäffer in 64,6, nach Turban in 18,3, nach Besold in 20, nach Kruse (Sektionsstatistik) in 16,6, nach Heinze in 30,6% der Fälle. Nach meinen Erfahrungen an Sektionsmaterial besteht sie in etwa 50% der isolierten Phthisen, während sie klinisch nach Ulrici bei 24,4% (in 415 von 1700 Fällen) gefunden wird. Bei histologischer Untersuchung dürften sich die angegebenen Zahlen noch stark erhöhen.

Die Folgen der Lungentuberkulose für die Lymphknoten der Nachbarschaft sind in den vorhergehenden Abschnitten ausführlich zur Darstellung gekommen. Hier wäre noch darauf hinzuweisen, daß Hyalinablagerungen, umschriebene Fibrosen und Retikulumwucherungen vorwiegend die isolierte Organphthise begleiten dürften.

In der Schilddrüse konnte ich des öfteren Fibrosen mit Reduktion des follikularen Parenchyms und Ausbildung von Lymphknötchen bei Lungentuberkulose beobachten. Hier schien mir nicht die Ausheilungsform einer „granulierenden Tuberkulose" vorzuliegen. Über Schwellung wie Verkleinerung der Schilddrüse im Verlauf der Lungentuberkulose wird des öfteren, vor allem von klinischer Seite berichtet (vgl. Massur u. a.).

Nach Grüner sind Strumen bei Lungentuberkulose nur wenig häufiger als bei Fehlen von Tuberkulose. Basedowsche Krankheit ist nur selten mit Tuberkulose verbunden. Strumen als solche pflegen leichtere Fälle von Tuberkulose zu begleiten. Über Nebenschilddrüsen und Tuberkulose vgl. Sidlovskij. Ich fand bei Miliartuberkulose außer miliaren Tuberkeln keine Veränderungen der Epithelkörperchen.

Von Folgen der Lungentuberkulose für den Thymus scheint außer den seltenen Fällen miliarer oder größerer Tuberkuloseherde wenig bekannt zu sein. (Über Status thymico-lymphaticus und Tuberkulose vgl. BARTEL, LIEBER-MEISTER u. a.)

Beim Tod an chronischer Tuberkulose ist ein akzidentell involvierter Thymus mit verringerter Neubildung der HASSALschen Körper sowie Infiltration mit erythroplastenähnlichen Zellen vorhanden (HAMMAR). Tritt bei chronischer Tuberkulose Tod an anderer Erkrankung ein, so kann ein Ausgleich zwischen beiden stattfinden in dem Punkte, in dem sie gegensätzlich auf die Bestandteile des Thymus einwirken. Bei akuter Tuberkulose (Meningitis, Miliartuberkulose) pflegt auch eine Verkleinerung einzutreten, aber mehr vom Gepräge der aktiven Involution mit Anregung der Bildung HASSALscher Körper.

IX. Folgen der Lungentuberkulose für entferntere Organe[1].

1. Leber: Die häufigste Veränderung bei Tuberkulose ist — abgesehen von den in 80—90 $^0/_0$, nach LUBARSCH in etwa 50 $^0/_0$, nach meinen Erfahrungen ebenfalls nur in 50—60 $^0/_0$ auftretenden kleinen Tuberkeln (LORENTZ, KERN und GOLD, SIMMONDS, SAPHIR) — die Fettleber. Sie kommt nach FRERICHS in 14,5 (ähnlich SPRING), nach GABELER in 10 $^0/_0$ vor, dürfte in Wahrheit aber häufiger, nach meinen Erfahrungen etwa in 20 $^0/_0$ vorhanden sein. LANDAU notiert 11,3 $^0/_0$ vollständige, 54,8 $^0/_0$ leichte bis schwere Verfettungen, in 33,7 $^0/_0$ Fehlen von solchen. Das Urteil über die Häufigkeit der Fettleber schwankt naturgemäß nach der Ausdehnung der Verfettung, die man für die Diagnose Fettleber voraussetzt. So besteht sie nach SAPHIR sogar in 34 $^0/_0$, aber nur in 3 $^0/_0$ vollständig. Der Chloroformextrakt von Lebern Tuberkulöser zeigt hohe Fettmengen, meist 2—8 g auf 100 g frischer Substanz (MONCEAU). Für ihre Entstehung ist nicht — wie man vor allem früher annahm — die Anämie der Phthisiker und eine damit gegebene Störung der Fettverbrennung, auch nicht der starke Eiweißzerfall und Glykogenschwund (ROSENFELD, STAEMMLER) oder eine reine Fettwanderung von den Fettdepots in die Leber anzuschuldigen. Vielmehr handelt es sich nach CLAUBERG um lipolytische Insuffizienz der Leber, wahrscheinlich als unmittelbare Folge bazillärer Giftwirkung. Fand doch VITETTI gerade bei Fettlebern (von Kindern) das Organ voll von Tuberkelbazillen. Histologisch besteht gewöhnlich großtropfige Verfettung vorwiegend der peripheren Läppchenteile, zentral meist feintropfige Fettablagerung. Des öfteren konnte ich in den verfetteten Leberzellen Eisenablagerung nachweisen. Diese übertraf zuweilen an Menge die Hämosiderose der Sternzellen. Auch die ausgesprochen netzförmige Struktur der Phthisikerleber ist durch Fettablagerung — an der Peripherie der Läppchen — bedingt (vgl. KERN und GOLD, SPRING). Oft ist hiermit zentrale Stauung verbunden. Auch Bilder ausgedehnter chronischer Stauung mit starker zentraler Atrophie sind bei Tuberkulose keine Seltenheit. SPRING fand sie in 30 $^0/_0$ seiner Fälle, LORENTZ stets bei Kachexie, LANDAU in 51,5 $^0/_0$. Ich sah sie noch erheblich öfter. Fraglos gebührt der Stauung auch eine wichtige Rolle beim Zustandekommen der Fettablagerung (KAUFMANN). Auch der deutliche Parallelismus von Schwere der Fettleber und der meist gleichzeitig bestehenden Darmtuberkulose und käsigen Pneumonie gibt einen Hinweis auf die Entstehungsursachen der Fettleber. So fand SPRING bei 35 Fällen von hohen Graden der Fettleber in 31 eine hochgradige, in 4 eine nur geringgradige Darmtuber-

---

[1] Hinsichtlich der ausführlichen Darstellung der Organveränderungen bei Lungentuberkulose verweisen wir auf die Schilderung im Band V/1 (Leber), I/2 (Milz), V/2 (Bauchspeicheldrüse) und VI/1 (Niere) dieses Handbuches.

kulose. Umgekehrt zeigten von 41 wahllos herausgegriffenen Fällen hochgradiger Darmtuberkulose 28 totale, oder fast totale Fettleber, 10 eine deutliche periphere Verfettung, 4 nur einzelne periportale Fetthaufen, 1 keine Verfettung. Von 8 Fällen, in denen Tuberkulose im Pfortaderwurzelgebiet fehlte, zeigten 4 keine oder nur spurenweise Verfettung und nur 3 Verfettung der periphersten Läppchenabschnitte.

Auf der anderen Seite kann Fettleber auch ohne Darmtuberkulose, besonders in Fällen rasch fortschreitender käsiger Pneumonie mit starker, allgemeiner Giftwirkung (Fieber!) bestehen, was auch Spring einräumt. Saphir leugnet sogar jede Beziehung zur Anwesenheit von Lebertuberkeln, Darmtuberkulose, Alter, Rasse und Geschlecht. Braune Atrophie findet sich in etwa $10^0/_0$ (vgl. auch Landau), nach meinen Erfahrungen viel öfter bis $50^0/_0$ und mehr.

Die ferner in der Phthisikerleber in $10-15^0/_0$ der Fälle zu beobachtenden Wucherungen des periportalen Bindegewebes können so hohe Grade erreichen, daß man auf den ersten Blick von einer Leberzirrhose auf tuberkulöser Grundlage zu sprechen geneigt ist. Die Bindegewebswucherung kann hier zellreich, dort mehr zellarm und faserreich sein. Oft findet man hier und da einen Tuberkel eingestreut, der ausgedehnte bindegewebige Durchwachsung oder auch mehr die gewöhnlichen Formen der umschriebenen Parenchymdegeneration zeigen kann. Auf weite Strecken hin können jedoch die Tuberkel fehlen. Auch Gallengangswucherungen begegnet man in wechselnder Menge. Hämosiderin ist stets mindestens in Spuren nachweisbar. Von Zellen nehmen in der Hauptsache einkernige Rundzellen, Lymphozyten, auch Makrophagen sowie — spärliche — Leukozyten teil. Was vorliegt, ist mithin eine chronisch-entzündliche, von Tuberkelbildung unabhängige, aber offenbar unter dem Einfluß des tuberkulösen Hauptleidens zustande gekommene Infiltration der Leber — nach Liebermeister wiederum eine echte tuberkulöse Teilerkrankung, deren abweichender histologischer Charakter auf eine Virulenzminderung der Bazillen zurückgeht.

Mit diesen Veränderungen parallel gehen solche an den Gefäßen, insbesondere den Blutadern, die von entzündlich-zelligen Mänteln umgeben sind — wie sie besonders lehrreich Stoerk für die ganz entsprechenden, allerdings in viel höherem Grade ausgesprochenen Vorgänge bei der tuberkulösen Leberzirrhose des Meerschweinchens beschrieben hat.

Die intraazinösen Gitterfasern werden — bei Mensch und Versuchstier — in den Wucherungsprozessen mit einbezogen.

Für die Beurteilung der Veränderungen kann die Frage der tuberkulösen Leberzirrhose hier unmöglich aufgerollt werden. Spring lehnt ebenso wie Lorentz u. a. die Gleichheit der bei Tuberkulose zu beobachtenden „Leberzirrhosen" und der Veränderungen bei der annularen Laennecschen Zirrhose ab. Der die letztere kennzeichnende Organumbau sei bei der Tuberkulose niemals so deutlich. Der Milztumor fehle, die Bauchwassersucht kann vorhanden sein, gehöre aber nicht zum Syndrom, sondern sei anders erklärbar (Stauung oder Bauchfelltuberkulose). Bestanden Bilder Laennecscher Zirrhose oder „Übergangsformen" zu dieser, so ließen sich in Springs Material stets auch noch andere Schädigungen, insbesondere durch Alkohol nachweisen. Kachi hat sich diesem Ergebnis angeschlossen und insbesondere Unterschiede zwischen dem Bild der Leberzirrhose und der tuberkulösen Lebersklerose des Meerschweinchens aufstellen wollen, wie sie von Stoerk als vollkommenes Analogon der ersteren geschildert war. Die Lebererkrankung des Meerschweinchens stelle danach ausschließlich die umschriebene perifokale Bindegewebswucherung um Tuberkel im Glissonschen Gewebe dar.

Gegenüber diesen Behauptungen Kachis ist zunächst festzustellen, daß das Bild der tuberkulösen Meerschweinchenleber mit ihren weitgehenden

Degenerationserscheinungen und Gallengangswucherungen, der ausgedehnten Strukturverwerfung und dem Gewebsumbau, den es darbietet, alle Merkmale der LAENNECschen Zirrhose zeigt. Die Milzschwellung fehlt nie und ist nicht durch die tuberkulösen Milzveränderungen oder Blutstauung allein bedingt. Aszites fehlt zwar oft, kommt aber bei den ausgesprochenen Zirrhosen stets, und zwar ohne Bauchfelltuberkulose vor. Milztumor und Aszites können jedenfalls nichts über Unterschied oder Übereinstimmung des Leberbildes bei Meerschweinchentuberkulose und Leberzirrhose ausmachen.

Für die menschlichen Verhältnisse können meines Erachtens auch nach SPRINGs Erhebungen allenfalls Gradunterschiede gegenüber der Leberzirrhose geltend gemacht werden. Für die Ablehnung jeglichen Zusammenhangs von echten Leberzirrhosen mit einer bestehenden Tuberkulose reichen sie nicht aus. Mit JAGIC, SCHÖNBERG, E. KIRCH u. a. möchte ich daher am Vorkommen der tuberkulösen Leberzirrhose festhalten. Die stärksten Grade von Lebersklerose zeigen Fälle verallgemeinerter Tuberkulose. So scheint für die Entstehung „tuberkulöser Leberzirrhosen" der Immunitätsstandard besonders rücksichtlich der Epoche der tuberkulösen Gesamthandlung ausschlaggebend. Auch die Meerschweinchentuberkulose, die ein einwandfreies Bild tuberkulöser Leberzirrhose darbietet, ist eine verallgemeinernde, sekundäre Form.

Eine weitere, für die Leber des Phthisikers typische Veränderung stellt das Bild der sog. Peliosis hepatis dar. Hierbei liegen eigenartige Entartungsherde der Leber mit Abplattung der Leberzellbalken sowie Gefäßveränderungen vor. Diese bestehen nach SCHÖNLANK in Blutungen, während MITTASCH Erweiterung und Thrombenbildung in Gefäßräumen voraussetzt, die mit den sublobularen Blutadern zusammenhängen (vgl. auch PELTASOHN). Die Herde haben keine Beziehung zu den Lebertuberkeln, entstehen nach MITTASCH auf dem Boden primärer Leberschädigung mit nachfolgenden Druckschwankungen in den kleinen Gefäßen, nach SCHÖNLANK agonal durch Verlangsamung des Blutstromes und Einwirkung zellschädigender Fermente. Sie kommen anscheinend sowohl bei verallgemeinerter wie isolierter Phthise vor.

Funktionell sind die geschilderten, zum Teil recht ausgedehnten Veränderungen der Leber bei Tuberkulose kaum bisher eindeutig erfaßt bzw. ausgeprägt. Die landläufigen Funktionsprüfungen der Leber haben hier versagt (DE MARTINI, LANDAU u. a.). Urobilinurie kann auch durch Stauung bedingt sein, die Lävuloseprobe gibt nur bei fortgeschrittenen Fällen Ergebnisse (HORAK). Leberlipasen sollen im Blut bei Tuberkulose frühzeitig nachweisbar sein (HORAK), ebenso soll Zurückhaltung von Gallenbestandteilen (GERMANI) bestehen. FIESSINGER, NOEL und BRODIN bringen Tuberkulose und Leberfunktion in enge Beziehungen. Sie sprechen von „Anergie hépatique" bei Tuberkulose. — Auffallend ist die Seltenheit von Gallensteinen, und die Dünnflüssigkeit der Galle von Phthisikerleichen. Fraglos ist auch mit Ausscheidung von Tuberkelbazillen in die Galle zu rechnen (RABINOWITSCH, LÖWENSTEIN, KOIZUMI). SASANO und MEDLAR wiesen sie in der Galle des Meerschweinchens mit Lebertuberkulose nach.

2. Milz: Zahlenmäßige Angaben über die verschiedenen unspezifischen Veränderungen der Milz bei Tuberkulose wie Pulpaschwellung, Lymphknötchenschwellung, Amyloid, Stauungsatrophie, Hämosiderose, Fettablagerung sind von LUBARSCH an Hand eines großen Materials im Band I, Abt. 2 dieses Handbuches zusammengetragen worden. Wir verweisen auf seine grundlegenden Ausführungen. Die Milz kann bei Lungentuberkulose im ganzen vergrößert oder verkleinert sein. Es kommen richtige Milztumoren mit Gewicht bis 500 g, bei Miliartuberkulose bis 1000 g und mehr vor. Es pflegt bei Tuberkulose ein vermehrter Blutgehalt, Zellreichtum und Aktivierung der roten Pulpa sowie Verdichtung des bindegewebigen Retikulums als Unterlage einer Milzschwellung, oder seltener eine Atrophie nachweisbar zu sein. Der Befund von Hämosiderin ist in wechselnden, oft größeren Mengen zu erheben, ja es kann nach meinen

Erfahrungen diffus eine **Eisenreaktion an dem retikularen Gerüst** der roten Pulpa nachweisbar sein. Sinusendothelien und Plasmazellen erscheinen oft vermehrt und gewuchert. Die graue Pulpa zeigt demgegenüber meist deutliche Zeichen von Atrophie; Zentren in den Follikeln fehlen, an den Gefäßen pflegt Hyalin, in der Knötchenperipherie Plasmazellen vorhanden zu sein.

Die Blutfüllung von Phthisikermilzen ist gering, das Hervortreten der Retikuloendothelzellen und des verdickten, retikularen Stromas typisch (vgl. Th. Petroff). Dabei handelt es sich weniger um echte Wucherung der Pulpazellen (Fehlen von Kernteilungen) als um Ersatz verschwundener Zellformen, vor allem der Lymphozyten der atrophischen Follikel.

Unreife Blutzellen gehören im Gegensatz zur tuberkulösen Meerschweinchenmilz (Dominici, Weil, K. Ziegler, Pagel u. a.) nicht zum gewöhnlichen Befund. Ebenso Fett. Petroff fand unter 26 Fällen 12mal überhaupt kein, im übrigen nur spärlich Fett — in der Intima der Arterien und Zellen der roten Pulpa. Ähnlich erhob Poscharisky in 6 von 11 Phthisikermilzen überhaupt keine Fettbefunde.

Alle Übergänge von Lymphozyten in die stets reichlich vertretenen Plasmazellen sind vorhanden. Diese zeigen relativ oft degenerative Kernveränderungen, auch mehrere Kerne (bis 5). Nach meinen Befunden speichern die Plasmazellen nur spärlich Eisen. Sie sind mit wenigen Ausnahmen eisenfrei, wie anschaulich die von mir vorgeschlagene Vereinigung der Turnbullschen Eisenreaktion und der Methylgrünpyroninfärbung zeigt. Petroff verzeichnet dagegen Eisenspeicherung durch die Plasmazellen.

An der **Bauchspeicheldrüse** fand Saphir in 4% Tuberkel, in 11% Bindegewebswucherung, nur in 2 Fällen Sklerose ohne Beziehungen zu Fettleber, Darmtuberkulose, Leber- und Pankreastuberkeln oder Lebensalter. Die Langerhansschen Inseln zeigten bei Fettleber kleineren Durchmesser als sonst (kleiner als 350 μ), was möglicherweise zur Entstehung der Fettleber auf dem Umwege über erhebliche Glykogenausschüttungen in Beziehung steht. Weitere Ausführungen siehe bei Gruber, Tuberkulose der Bauchspeicheldrüse (dieses Handbuch V/2, S. 406 ff).

3. Am **Magen** sind als Unterlage der unbestimmten Beschwerden des Phthisikers Bilder **chronischer Gastritis mit Lymphknötchenbildung** bekannt, bei der eine interglanduläre chronisch entzündliche Infiltration von Lymphozyten und Plasmazellen und Veränderungen am Drüsenepithel im Sinne von Atrophie und zystischer Erweiterung beteiligt sind. Auch Ansätze zur Regeneration in Form von Verlängerung und Schlängelung der Schläuche, Vermehrung der Mitosen, Bildung kleiner, heller hauptzellähnlicher Zellen sowie Auftreten von Darmepithelien werden beschrieben. Nach Marfan laufen die Veränderungen in 3 Stadien ab. Im ersten bestehen nur unter dem Epithel Rundzelleninfiltrate, im zweiten ist das Infiltrat größer geworden und hat zur Abhebung von der Muscularis mucosae geführt, an den Drüsen machen sich Veränderungen im Sinne von Atrophie, auch Verlust der Körnelung in den Hauptzellen und embryonale Umwandlung bemerkbar, im 3. Stadium kann es zu wärzchenförmiger Erhebung der infiltrierten Teile und Zystenbildung in den Drüsen kommen. J. Schwalbe fand in manchen Fällen ausgesprochene Verfettung der Drüsenschläuche, in anderen auch interstitielle Entzündung, niemals aber Schleimhautatrophie, in vorgeschrittenen Fällen Schwund der Drüsen nach zystischer Umwandlung.

Die geschilderten Befunde der interstitiellen Gastritis, für die Schwalbe allerdings terminale Entstehung annimmt und die er als ausreichende, anatomische Unterlage der vielfältigen, langjährigen Magenbeschwerden des Phthisikers nicht anerkennt, konnten auch noch von anderen Untersuchern erhoben werden (Przewoski, Faber, Permin, Schnider). Arloing beschrieb tuberkulöse Magenulzera ohne spezifischen histologischen Befund als Folge toxischer Endarteriitis.

Es ist in der Tat schwierig, die beim Phthisiker festzustellenden Magenveränderungen mit Krankheitsverlauf, Dauer und Schwere in Beziehung zu setzen. SCHNIDER bringt sie mit der gleichzeitigen Blutstauung sowie dem Habitus asthenicus in Verbindung und nimmt wegen der besonderen Stärke der Veränderungen im Bereich der Magenstraße eine verursachende Rolle verschluckten Sputums an.

4. Im Gegensatz zum Magen wiegen am Darm die spezifischen Folgen der Lungentuberkulose, die Darmtuberkulose vor. Sie besteht in 50—90%, nach EISENHARDT in 56,6%, nach ORTH ist 70% zu hoch gegriffen; AD. SCHMIDT notiert 50—60, ZAHN 63, WALSH 76, KAUFMANN 90, ENGELSMANN 92,6%. Eigene Erfahrungen beziffern die Darmtuberkulose auf 76% der isolierten Phthisen. Als Durchschnitt aus den verschiedenen Angaben des Schrifttums ergeben sich etwa 70%. Bei Kindern findet sich nur in 30—40% Darmtuberkulose (BOLLINGER), entsprechend bei meinen Verallgemeinerungstuberkulosen in 28%. Unter 100 Fällen ENGELSMANNs waren 91mal der Dünndarm, 83mal der Dickdarm, 70mal die Appendix, der ganze Darm 57mal, Dünn- und Dickdarm 18mal, Dünndarm und Appendix 8mal, Dickdarm und Appendix 4mal betroffen, isoliert der Dünndarm 8mal, der Dickdarm 4mal, die Appendix 1mal erkrankt. In $^1/_3$ der Fälle, nach ULRICI etwa in der Hälfte ist die Diagnose klinisch nicht zu stellen. Auch ausgedehnte Darmtuberkulosen können latent bleiben, während andererseits schon geringfügige Veränderungen im Vordergrunde des Krankheitsbildes stehen können. Auch die tuberkulöse Bauchfellentzündung bei und durch Darmtuberkulose pflegt latent zu bleiben.

Auf die Tatsache des einwandfrei hämatogenen Beginns mancher Darmtuberkulosen (nach PAGEL auf dem Boden von tuberkulösen Infarkten und Gefäßherden — diese täuschen hier HUEBSCHMANNs primäre Alteration vor) sowie auf die Häufigkeit der Mastdarmfistel als Folge von Lungentuberkulose sei hier noch verwiesen.

5. An der Niere sind eine ganze Reihe für Lungentuberkulose typischer Veränderungen bekannt. Auch der klinische Befund geht hiermit parallel. Eigentlich ständig enthält das Urinsediment von Phthisikern rote Blutkörperchen (Mikrohämaturie: VINOGRADOW, vgl. auch LEICHTWEISS). Diese Erscheinung dürfte auf angioneurotische und toxische Einflüsse zurückzuführen sein (TEICHMANN). Als Substrat der Hämaturie konnte i c h in selteneren Fällen eine hämorrhagische Nephropathie feststellen, bei der die Kapselräume der Harnknäuel und die Lichtungen der Harnkanälchen von roten Blutkörperchen erfüllt waren. Außer Zusammensinterung, Verklumpung und Nekrose der Schlingen einzelner Glomeruli bestanden keine deutlichen Veränderungen. Einmal waren allgemeine Hautblutungen feststellbar. Nach LIEBERMEISTER sind Blutungen in der Niere geradezu typisch für Phthise. Hämorrhagische Nephritis als Ausdruck von Tuberkulinüberempfindlichkeit schildern MÜLLER-DEHAM und KOTHNY (vgl. auch DEIST).

Außer der Hämaturie besteht beim Phthisiker häufig — nach LEICHTWEIS in 32% — eine leichte, auch wechselnde Eiweißausscheidung, die 0,5‰ nicht zu überschreiten pflegt. In etwa 12% besteht Zylindrurie. VINOGRADOW fand erhöhte Stickstoff- und Kochsalzausscheidung, FRISCH Herabsetzung der Flüssigkeitsabgabe durch den Urin, die er auf die Zunahme des niederdispersen Fibrinogens im Blut und die damit gegebene Veränderung im Quellungsdruck der Plasmaeiweißkörper zurückführt.

Als anatomische Unterlegung kommen hierfür naturgemäß weniger die nach W. FISCHER in 50% vorhandenen Nierentuberkel einschließlich der tuberkulösen Ausscheidungsherde in Betracht, als leichte, diffuse Veränderungen im Sinne von Schädigungen des tubulären Apparats (KAHLDEN, F. v. MÜLLER) wie sie im Befund von Fettinfiltration — eine solche findet W. FISCHER ständig bei Tuberkulösen in den Epithelien der Henleschen Schleifen und Schaltstücke —, ferner von kleinen Schrumpfungs- und Entzündungsherden zum Ausdruck kommen. Bei solchen sah ich des öfteren halbmondförmige Wucherungen des Kapselepithels der Glomeruli. D'Arrigo fand in 9, Heye in 4 Fällen säurefeste Stäbchen in solchen Herdchen, die an sich nicht den Eindruck tuberkulöser machten. Liebermeister erhielt in Phthisikernieren, die das Bild der Nephrose mit geringer Albuminurie, wenig Ödemen, Fehlen von Hämaturie, Blutdruckerhöhung und Urämie boten, 5mal einen positiven Bazillenbefund. Des öfteren finde ich umschriebene interstitielle Anhäufungen von Lymphozyten und Plasmazellen, die bei sorgfältigem Suchen, im Kern doch noch kleine Tuberkel enthielten oder aber einen positiven Bazillenbefund auf irgendeinem Wege ergaben. Solche Herde gibt es auch des öfteren in der Niere tuberkulöser Meerschweinchen, die bekanntlich gegen umfänglichere Absiedlungen der Tuberkelbazillen ganz erheblichen Widerstand bietet (vgl. Löwenstein und Moritsch, Korteweg und Löffler, Pagel). Auch mit dem Vorkommen einer diffusen Glomerulopathie infolge von Tuberkulose, die die Zeichen ausgesprochener Glomerulonephritis hervorrufen kann (vgl. Deist), ist zu rechnen. Ich verweise auf meine S. 461 geschilderten Sektionsbefunde, bei dem die Kapselräume diffus mit roten Blutkörperchen erfüllt waren (Pagel [n]; vgl. auch den Fall produktiver Glomerulitis von Vail).

Auch die kleinen Rindeninfarkte, wie sie durch terminale Kreislaufstörungen oder aber tuberkulöse Gefäßerkrankung entstehen können (vgl. Spring), sind hier zu erwähnen.

Eine Sonderstellung nimmt die tuberkulöse Schrumpfniere ein, die sich aus histologisch unspezifischen Entzündungsherden tuberkulöser Ätiologie (s. o.) entwickeln kann und dann von der tuberkulösen Infarktschrumpfniere wie von den Ausgängen einer chronisch granulierenden Nierentuberkulose zu trennen ist. Der häufige Befund ausgedehnter, diffuser Rundzelleninfiltrate in nachweislich tuberkulösen Nieren mit geringem Umfang der histologisch spezifischen Veränderungen spricht durchaus im Sinne einer solchen Annahme. Nach Smirnoff können aus solchen unspezifischen noch typische, tuberkulöse Herde werden, oder aber es gehen aus ihnen unmittelbar die Schrumpfnieren hervor. Im gleichen Sinne werden auch zunächst einfache Infarkte als Vorstadien der richtigen, tuberkulösen Herde aufgefaßt, eine Auffassung, die ich in Analogie mit Befunden bei Darmtuberkulose nur unterstützen kann.

Endlich kann nach zahlreichen Befunden die unveränderte Niere tuberkulöser Individuen Tuberkelbazillen ausscheiden (Rolly, Jousset, Fedoroff, Moon, Smirnoff). Jousset unterscheidet dementsprechend Bazilleninvasion der Niere mit spezifischen, mit unspezifischen und ohne jede Veränderung. Es liegt auf der Hand, daß der Beweis des Vorkommens von Bazillenausscheidung durch eine gesunde Niere nur durch die vollständige Zerlegung des Organs in Schnitte und den Nachweis der Tiervirulenz der Bazillen zu führen ist. Gegen die Befunde haben sich Spitzer und Williams, Medlar und Sasano u. a. ausgesprochen.

6. Die Nebennieren sollen bei Lungentuberkulose häufig vergrößert sein (Elliott, Webb, Gilbert und Ryder). Nach Kiyokawa ist ihr Gewicht bei Tuberkulose weitgehendem Wechsel unterworfen und schwankt zwischen 6 und 25 g. Von vielen Autoren werden diffuse Sklerosen und Stromawucherungen in der Nebenniere von Tuberkulösen beschrieben (Beitzke, Simmonds, Lunghetti — Hyperplasie der Gitterfasern — Bernard und Bigard, Kiyokawa), auch Blutungen kommen vor (Letulle, Pilliet, Oppenheim, Arnold). Bemerkenswert ist der deutliche Fett- und Lipoidschwund sowie das Verschwinden

des Pigments aus der Zona reticularis. Von Markhyperplasie bei Phthise hat Rössle berichtet. Kiyokawa erwähnt ferner Zellentartungen, auf der anderen Seite den Befund hypertrophischer Faszikulatazellen und der lymphozytenähnlichen Zellhaufen in der Rinde, Hyperplasie der Gitterfasern besonders in der Zona fasciculata, Stromaverbreiterung in der Marksubstanz. Als primäre Veränderungen setzt er die Schädigung des Parenchyms voraus, der die Bindegewebsvermehrung folge.

Eine funktionelle Minderwertigkeit der Nebennieren bzw. Nebennierenextrakte von Tuberkulösen notieren Wisel, Löschcke, Parisot und Lucien u. a. Über Veränderungen an der Nebenniere des tuberkulösen Meerschweinchens vgl. Sorgo und Habetin sowie Pagel (a).

7. Von ganz besonderen Folgen ist die Lungenschwindsucht für die Keimdrüse begleitet. An Hoden und Eierstock findet man bei der Sektion vor allem der chronisch Schwindsüchtigen ausgedehnte Veränderungen, die auf die zugrundeliegende Lungenerkrankung wie auf die allgemeine Erschöpfung zurückzuführen sind. Mit Brack sind die Veränderungen vor und nach erreichter Geschlechtsreife zu unterscheiden. Beide sind oft durch Übergänge verbunden. Bei ersteren findet man Veränderungen im Sinne einer Dysplasie: Statt der wohlabgegrenzten Läppchen innerhalb eines zellarmen, faserreichen Stromas Verwerfung der Struktur, Verwischung der Läppchengrenzen, Zellreichtum des Stromas, unregelmäßige Anhäufung meist lipoidarmer Leydig, zellen. Nach der Pubertät liegt das Bild der senilen Spermatoangitifibrosa obliterans mit Wucherung der kollagen-fibrösen Kanälchenwand, Schwund der elastischen Membran und Bildung von „Leydigzelladenomen" vor. Das Samenepithel zeigt die verschiedensten Grade von Atrophie und Entartung. Im Vordergrunde steht der Fett- und Lipoidschwund, den Brack mit einer besonderen Störung des Fettstoffwechsels in Verbindung bringt, die die chronisch fibrösen Formen der Lungentuberkulose auszeichne. Allerdings ist dazu zu bemerken, daß örtliche Störungen des Fettstoffwechsels gerade bei dieser Form der Lungentuberkulose zurücktreten, während sie bei den rascher verlaufenden, käsigen Pneumonien erheblich eindrucksvoller sind.

Die Veränderungen sind meist erst histologisch erkennbar, stets ist nach gleichzeitiger Alkoholwirkung zu fahnden (Roschdestwensky über Hodenatrophie und Eunuchoidismus bei Lungentuberkulose, vgl. auch Sylla).

An den Eierstöcken entspricht den Hodenbefunden das Vorhandensein frühzeitiger Fibrosen und Verkalkungen sowie deutlicher Mangel an Lipoid (Brack). Über gleichsinnige Veränderungen an der weiblichen Brustdrüse im Sinne häufiger Mastitis chronica cystica berichtet Kückens.

8. Von typischen Folgen der Lungentuberkulose für entfernte Organe bleibt noch die Neuritis und Polyneuritis der Tuberkulösen zu erwähnen. Sie tritt klinisch in verschiedenen Formen, als Mononeuritis, Plexusneuritis, symmetrische und multiple amyotrophische Neuritis usw. auf. Oft durch Alkoholismus kompliziert, betrifft sie meist die unteren Extremitäten (Eisenlohr, Strümpell, Oppenheim, Siemerling, Skroben, Steinert). Es finden sich vorwiegend degenerative Veränderungen unter Zurücktreten der entzündlichen: Segmentarer Markscheidenzerfall, Bildung variköser Achsenzylinder, Wucherung des Perineuriums (Crouzon, Chavony, Bertrand und Fromment). Auch Entartungen von Vorderhorn- und Hirnzellen, sowie Strangdegenerationen im Rückenmark sind beschrieben (Colela, Macaigne, Tauber und Bernd, Saad u. a.). Bei Verimpfung der veränderten Nerven von Tuberkulosen erhielt Liebermeister bei 2 von 5 Meerschweinchen ein positives Ergebnis.

9. An der Muskulatur zeigt die Lungentuberkulose ausgedehnte Veränderungen: Atrophie, Schwund des Sarkoplasmas, Bildung leerer Sarkolemmschläuche, Quellung und vakuolare Degeneration u. a. m. wie schon von E. Fränkel dargetan worden ist (vgl. Colela, Liebermeister).

10. Endlich ist die allgemeine Amyloidosis als Verwickelung der chronischen kavernösen Lungenphthise zu erwähnen. Ich sah sie in Sommerfeld häufiger infolge extrapulmonaler Tuberkulose als der einfachen Lungenphthise selbst. Für diese finden wir nicht mehr als 6—8% Amyloidosis als Todesursache.

X. Beziehungen der Lungentuberkulose zu einigen wichtigen Allgemeinerkrankungen.

1. Diabetes.

Die Beziehungen der Tuberkulose zum Diabetes werden nach alter Tradition anscheinend in ihrer Bedeutung überschätzt (Lubarsch, Umber). Von jeher ist bekannt, daß ein Tuberkulöser nur höchst selten zuckerkrank wird. Boswell fand nur 3 unter 2000 Fällen. Umgekehrt aber galt Tuberkulose als häufigste Todesursache des Diabetes. Die verzuckerten Gewebe sollten wie für andere Mikroorganismen so auch für den Tuberkelbazillus einen günstigen Nährboden abgeben, der sein Haften befördert. Griesinger bezifferte Tuberkulose als Todesursache von Zuckerkranken auf 42, Frerichs sogar auf 50%. Es besteht ein großer Unterschied im Hundertsatz der an Phthise verstorbenen Privatpatienten von den übrigen Kranken (Naunyn). Dieser beträgt bei ersteren nur 17%; ähnlich fand Labbé bei Wohlhabenden nur 10, bei ärmeren 43% Tuberkulose. Rosenberg und G. Wolff finden im Umberschen Material nur 4% Diabetiker mit Tuberkulose, Escudero 9%, eine Zahl, die nach Jahren zwischen 4,5 und 13,9% schwankt. Meist waren es Leute über 40 Jahre mit 3—4 Jahre bestehendem Diabetes. Bosswell konnte eine größere Häufigkeit tuberkulöser gegenüber nicht tuberkulösen Diabetikern nicht feststellen. Nach H. Curschmann ist die Verbindung Diabetes-Tuberkulose heute erheblich seltener geworden. Auch Fr. Müller vermißt bei der Mehrzahl der Zuckerkranken die Tuberkulose. Die in Anlage abgedruckten statistischen Erhebungen von Lubarsch und L. Pick (die uns freundlichst zur Verfügung gestellt wurden) ergeben rund 25% Todesfälle von Diabetikern an Tuberkulose.

Tabelle 6. Statistik der Diabetesfälle aus dem pathologischen Institut des Krankenhauses im Friedrichshain zu Berlin.

Nr.	Alter	Geschlecht	Lungenstadium	Sekt.-Nr.	Nr.	Alter	Geschlecht	Lungenstadium	Sekt.-Nr.
1	56	♂	ulzerös	824/28	21	20	♂	ulzerös	5/24
2	60	♀	produktiv	1391/27	22	64	♂	produktiv	19/24
3	31	♂	ulzerös	689/27	23	22	♂	ulzerös	140/24
4	60	♀	,,	122/27	24	45	♂	,,	202/24
5	49	♂	,,	60/26	25	65	♂	,,	497/23
6	58	♂	,,	84/26	26	67	♀	,,	886/23
7	58	♀	,,	981/26	27	27	♀	,,	96/23
8	62	♀	,,	813/26	28	23	♀	produktiv	514/22
9	65	♂	,,	589/25	29	67	♀	,,	642/22
10	76	♀	produktiv	1186/25	30	51	♂	ulzerös	1404/21
11	34	♂	ulzerös	549/25	31	55	♂	,,	1478/21
12	53	♂	,,	597/25	32	48	♀	,,	1580/21
13	75	♀	,,	653/25	33	56	♀	,,	230/21
14	?	♀	produktiv	783/25	34	14	♂	,,	402/21
15	18	♂	ulzerös	855/25	35	68	♂	,,	952/21
16	62	♂	,,	877/25	36	27	♀	,,	744/20
17	24	♂	,,	883/25	37	39	♀	,,	676/19
18	42	♀	,,	635/24	38	62	♂	,,	1370/19
19	57	♂	produktiv	895/24	39	65	♂	,,	353/19
20	22	♂	ulzerös	905/24	40	73	♀	,,	372/19

Es fanden sich mithin unter 164 Todesfällen an Zuckerkrankheit 40 mit Tuberkulose verwickelt. Von diesen hatten 33 Zerfallsherde, nur 7 produktive Streuungen. Die Männer überwogen mit 26 gegenüber 14 Frauen.

Tabelle 7. Statistik der Diabetesfälle aus dem Pathologischen Institut der Universität Berlin.

r.	S. Nr.	L. J.	♂♀	Lungentuberkulose		Andere Tbc.	Hauptkrankheit Todesursache	Bemerkungen
				exsud.	prod.			
					1918.			
1	18	26	♂	—	—	Verkalkte Tbc. einiger branch. L.-Kr. kleiner Tbc. d. r. Niere Miliartbc. ds. Kn.-Marks (mikr.)	Diabetes Koma?	Diabetes und multiple Xanthome
2	83	59	♀	—	—	—	Koma? Sepsis?	—
3	146	31	♀	—	—	—	† nach Radikalop. h. wegen eitr. Otitis med.	Urin enthält 1,8% Zucker. Unter Todeskrankheit ist vermerkt: Otitis, Tuberkulose.
4	222	52	♂	—	Chron. indur. Lungentbc. i.bd. O.-L. u. mehrfache Kavernen	Multiple Tbc. Geschwüre im Ileum	Diabetes-Sepsis	—
5	535	9	♀	—	—	—	Diabetes	—
6	1099	78	♀	—	—	—	Diabetes	—

Gesamtsektionen 1278.

r.	S. Nr.	L. J.	♂♀	Lungentuberkulose		Andere Tbc.	Hauptkrankheit Todesursache	Bemerkungen
				exsud.	prod.			
					1919.			
7	172	65	♂	—	—	—	Diabetes, Amput. li. Ob.-Schenkel	—
8	422	58	♂	—	—	—	Diabetes, Pneumonie	—
9	490	?	?	—	Fibröse verkalkte Tbc.-Herde d. l. Lunge. Verkäster tbc. Herd r.	—	Diabetes, Nephrose	—
10	529	56	♂	Chron. ulc. Tbc. d. r. O.-L. mit gr. Kavernenbildg. Gelatinöse und käsige peribronchit. Herde	—	Verkäste tbc. Follikel des Ileum	Diabetes, Lungentbc.	—
11	816	23	♀	—	—	—	Diabetes	—
12	853	66	♀	—	—	—	Diabetes, Amput. r. U.-Schenkel	—
13	1194	9	♂	—	—	—	Diabetes	—
14	1237	42	♂	—	—	—	Diabetes, Septikopyämie	—

Gesamtsektionen 1309.

Nr.	S. Nr.	L. J.	♂♀	Lungentuberkulose exsud.	prod.	Andere Tbc.	Hauptkrankheit Todesursache	Bemerkungen
				1920.				
15	283	58	♀	—	—	—	Diabetes	
16	568	7	♂	—	—	—	Diabetes	
17	642	32	♀	—	—	—	Diabetes	
18	695	23	♂	Ausgedehnte kavernöse Phthise d. r. O.-L. käsige Bronchit. u. Peribronchit., vereinzelte Miliartbc.		Kehlkopf, Darm, Leber, Milz, Nieren	Diabetes, Tuberkulose	
19	862	44	♂	—	—	—	Diabetes, Lues, Leberzirrhose u. Sepsis	
20	1117	61	♂	—	—	—	Diabetes, Atherosklerose	
21	1118	44	♂	Ulzerös-kavernös	—	Larynx, Trachea	Lungentbc. (Diabetes)	Pankreas-Atrophie und Pankreas-Induration (70 g)
22	1457	4	♂	— —	—	—	Diabetes	—
23	1483	19	♀	—	—	—	Diabetes	—
				1921.				
24	185	33	♂	Ulzerös	—	Darm	Diabet., ulc. Tbc.	—
25	272	31	♂	—	—	—	Diabetes	—
26	384	22	♀	—	—	—	Diabetes nitr. otitis m.	—
27	595	28	♂	—	—	—	Diabetes, Pneum.	—
28	600	62	♂	—	Verkalkter Herd i. d. r. Spitze	—	Diabetes, Meningitis	—
29	987	59	♂	—	—	—	Diabetes, Nakkenphlegmone	—
30	1017	25	♂	—	—	Darm, Gekröse, Leber	Diabetes, Peritonitis	—
31	1033	14	♀	—	—	—	Diabetes	—
32	1060	48	♂	—	—	—	Diabetes, Pneumonie	—
33	1112	15	♂	—	—	—	Diabetes	—

Gesamtsektionen 1367.

Nr.	S. Nr.	L. J.	♂♀	Lungentuberkulose exsud.	prod.	Andere Tbc.	Hauptkrankheit Todesursache	Bemerkungen
				1922.				
34	56	7¹/₂	♂	—	—	—	Diabetes, Pneumonie	—
35	58	15	♂	—	—	—	Diabetes, Pneumonie	—
36	129	28	♂	—	—	—	Diabetes, Pneumonie	—
37	543	32	♂	—	—	—	Diabetes	—
38	962	46	♀	Verkäste tbc. Herde von Kirsch- bis Pflaumengröße i. d. li. Lunge	—	—	Diabetes, zentrale Pneumonie	—
39	966	57	♂	—	—	—	Diabetes, Lungengangrän	—
40	1366	55	♂	Kavernöse Tbc. u. käsige Peribronchitis	—	—	Diabetes, Lungentbc.	—

Gesamtsektionen 1387.

Nr.	S.Nr.	L.J.	♂♀	Lungentuberkulose exsud.	Lungentuberkulose prod.	Andere Tbc.	Hauptkrankheit Todesursache	Bemerkungen
					1923.			
41	4	8	♂	—	—	—	Diabetes, pseudomembr. Kolitis	
42	4 42	57	♀	Käs. Pneumonie	—	—	Diabetes, Tbc.	
43	549	67	♀	—	—	—	Diabetes, Magenkarz., Embolie	
44	460	49	♀	—	—	—	Diabetes, Pneumonie	(Verkreidete Spitzenherde)
45	643	58	♀	—	—	—	Diabetes, Pneumonie	(Verkreidete Spitzenherde)
46	893	26	♂	Ulc. Tbc.	—	L.-Knoten, Darm	Diabetes, Ulc. Lungentbc.	
47	967	3	♀	—	—	—	Diabetes	
48	1036	32	♂	Käs. Pneumonie	—	Darm, Milz, L.-Knoten, Trachea	Diabetes, Tbc.	
49	1042	?	♀	—	—	—	Diabetes	
50	1284	34	♀	—	—	—	Diabetes, Pneumonie	
51	1350	38	♂	—	—	—	Diabetes	

Gesamtsektionen 1317.

Nr.	S.Nr.	L.J.	♂♀	Lungentuberkulose exsud.	Lungentuberkulose prod.	Andere Tbc.	Hauptkrankheit Todesursache	Bemerkungen
					1924.			
52	8	63	♀	—	—	—	Diabetes, Sepsis	
53	24	?	?	—	—	—	Diabetes, Pneumonie	
54	33	43	♀	—	—	—	Diabetes	
55	64	49	♂	Ulz.-kavernös	—	Darm, 2. Knoten	Diabetes	—
56	91	17	♂	Chron.-käs. Tbc.	—	Hilus-L.-Kn.	Diabetes Lungentbc.	—
57	307	32	♀	Ulzerös	—	Darm, L.-Kn.	Diabetes, Lungentbc.	—
58	381	59	♂	—	—	—	Diabetes Koronarsklerose	—
59	388	49	♂	—	—	—	Diabetes, Pyelonephritis	—
60	466	53	♀	—	—	—	Diabetes	—
61	516	39	♂	Chron. ulz.-kavernös	—	Trachea, L.-Kn.	Diabetes, Lungentbc.	—
62	528	57	♂	—	—	—	Diabetes, Magenkarz., Otitis, Halsphlegmone	—
63	535	46	♂	Chron. ulz.-kav. Tbc.	—	L.-Kn. Darm	Diabetes, Lungen- u. Darmtbc.	—
64	566	69	♂	—	—	—	Diabetes, Endokarditis	—
65	656	63	♂	—	Einzelne kl. Herde prod. z. T. verkalkenden Tbc. i. bd. Lungen	—	Diabetes, Embolie	—
66	748	32	♀	—	—	—	Diabetes	—
67	827	64	♀	—	—	—	Diabetes Gangrän	—
68	980	25	♂	—	—	—	Diabetes	—
69	1104	36	♂	—	—	—	Diabetes, Pyelonephritis	—

Gesamtsektionen 1281.

Nr.	S. Nr.	L. J.	♂♀	Lungentuberkulose exsud.	prod.	Andere Tbc.	Hauptkrankheit Todesursache	Bemerkungen
				1925.				
70	198	64	♀	—	—	—	Diabetes, Arteriosklerose	—
71	271	48	♀	—	—	—	Diabetes, Sepsis	—
72	322	53	♀♀	—	—	—	Diabetes, Embolie	—
73	587	62	♂	—	—	—	Diabetes	—
74	539	63	♀♀	—	—	—	Diabetes, Arteriosklerose	—
75	720	62	♀	Einige käsig. Pneum.-Herde	—	—	Diabetes, Phlegmone	—
76	813	50	♂	—	—	—	Diabetes, Hämochromatose	—
77	863	50	♀	—	—	—	Diabetes, Embolie	—
78	1051	67	♂	—	—	—	Diabetes, Pyämie	—
79	1052	57	♀	—	—	—	Diabetes, Sepsis	—
80	1058	13	♂	—	—	—	Diabetes	—
81	1067	53	♀♀	2 käsig-pneumon. Herde	—	—	Diabetes	—
82	1154	66	♂		—	—	Diabetes, Lungenkarz.	Verkalkte Spitzenherde
83	1175	55	♂	—	—	—	Diabetes	—
84	1221	72	♀	—	—	—	Diabetes, Kolonkarz.	—
85	1344	64	♀	Käsige Pneum.	—	L.-Kn.	Diabetes, Tbc.	—

Gesamtsektionen 1437.

Nr.	S. Nr.	L. J.	♂♀	Lungentuberkulose exsud.	prod.	Andere Tbc.	Hauptkrankheit Todesursache	Bemerkungen
				1926.				
86	144	59	♀	—	—	—	Diabetes	—
87	486	58	♀♀	—	—	—	Diabetes, eitr. Meningitis	—
88	890	75	♀	2 verkäste Herde	—	L.-Kn.	Diabetes	—
89	900	69	♂	—	—	—	Diabetes, Sepsis	—
90	930	46	♂	—	—	—	Diabetes, Pneumonie	—
91	959	53	♀	—	—	—	Diabetes, eitr. Pyelonephritis	—
92	974	56	♀♀	—	—	—	Diabetes	—
93	1028	25	♀♀	—	—	—	Diabetes, Pneumonie	—
94	1049	62	♀	—	—	—	Diabetes, Gangrän	—
95	1088	62	♂	—	—	—	Diabetes, Arteriosklerose	—
96	1207	56	♂	Exsudativ.	—	Kehlkopf, Darm, L.-Kn.	Diabetes, Tbc.	—

Gesamtsektionen 1384.

Nr.	S. Nr.	L. J.	♂♀	Lungentuberkulose exsud.	prod.	Andere Tbc.	Hauptkrankheit Todesursache	Bemerkungen
				1927.				
97	30	71	♂	—	—	—	Diabetes, Leberzirrhose	—
98	281	36	♂	—	—	—	Diabetes, Leberzirrhose	—
99	661	65	♂	Ulz.-kavernös	—	—	Diabetes, Tbc.	—
100	1104	78	♂	Ulz.-kavernös	—	Darm, L.-Kn.	Diabetes, Tbc.	—
101	1135	64	♀♀	—	—	—	Diabetes, Gangrän	—

Gesamtsektionen 1380.

Zahl der Diabetesfälle: 101.
Zahl der Diabetesfälle mit Tuberkulose: 28.
Fortschreitende Tuberkulose: 15.
Nichtfortschreitende Tuberkulose: 13.

Auf der anderen Seite schafft der Diabetes abnorme Verhältnisse im Gewebschemismus, die sich fraglos auch in Besonderheiten der mit ihm zusammen auftretenden Phthise widerspiegeln.

So ist für die Tuberkulose des Diabetikers eine besondere, ganz auffallende Häufung großer, besonders perihilarer, zum Teil rasch rückbildungsfähiger, zum Teil diffus verkäsender und erweichender Infiltrate festzustellen. Es handelt sich hierbei um Formen der Kindertuberkulose beim Erwachsenen, die mit Recht als „diabetische Tuberkulose" abgegrenzt werden. SOSMAN und STEIDL fanden eine solche in 21 von 182 Diabetikerfällen. Von diesen bestanden demgegenüber nur in 8 gewöhnliche Formen der Erwachsenentuberkulose. Auch histologisch treten Besonderheiten hervor. Sie sind in den hohen Graden der Lipoidablagerung bei der Desquamativpneumonie zu suchen (GIUFFRIDA). Nach Erfahrungen von W. und M. PAGEL ist die Ausbeute an ciacciopositiven Lipoiden bei der Lungentuberkulose des Zuckerkranken besonders groß.

Endlich bleibt die Feststellung von LUNDBERG bemerkenswert, nach der tuberkulöses Gewebe ein „Parainsulin" bilden soll. So erfahre der Diabetiker bei Ausbruch seiner Tuberkulose einen Rückgang der Zuckerausscheidung, Erhöhung der Duldsamkeit für Kohlehydrat und Eiweiß, Ausbleiben von Azidosis trotz reichlicher Fett- und Eiweißzufuhr. LUNDBERGs Feststellungen sind bisher nicht bestätigt worden (vgl. ROSENBERG, ABRAHAM u. a.)

2. Syphilis.

Angesichts der Häufigkeit beider Krankheiten liegt auf der Hand, daß Lues und Tuberkulose nicht selten im gleichen Organismus auftreten.

Im Heilstättenmaterial ist das Vorkommen von Syphilitikern auf etwa 3—5% zu beziffern (WEISS, KÖSTER und AMEND, KÖHN v. JASKI). SAMSON fand unter 1300 Berliner Prostituierten mit positiver Wassermannscher Reaktion 12,5% Tuberkulöse, HENKE sah bei Prostituierten Tuberkulose häufig als Todesursache. HABLISTON und MC LANE geben 14% an. Im allgemeinen gilt Hinzukommen von Lues zur Tuberkulose als starke Verschlechterung der Vorhersage (SCHRÖDER). Auf der anderen Seite nehmen SERGENT, PIÉRY und MIGNOT, SENGER, PORTUCALIS, MANSION, NEVES u. a. einen Einfluß der Lues auf die tuberkulösen Herde im Sinne der Beförderung von Bindegewebswucherung und Sklerosierung an, was HART für frische syphilitische Veränderungen gelten lassen will, während die älteren eine örtliche Disposition zur Tuberkulose schufen. RINDFLEISCH beschrieb einen einschlägigen Fall, in dem eine gereinigte tuberkulöse Kaverne inmitten eines ausgedehnten, schwieligen — als syphilitisch angesprochenen — Indurats gelegen war. Eine hierher gehörige Beobachtung ist auch die von ZURAVLEVA, die kleine einwandfreie tuberkulöse käsige Knötchen innerhalb strahliger Narben der Lunge bei allgemeiner Eingeweidelues und Syphilis der Lungenschlagader beschrieb. Vgl. auch BORST und MARX sowie einen von RÖSSLE (in der Berl. path. Ges. 23. Jan. 1930) mitgeteilten Fall von Verbindung frischer und älterer Syphilis und Tuberkulose der Lungen, insbesondere eines größeren Bronchus, bei der die histologische Untersuchung einwandfrei die Trennung in syphilitische und tuberkulöse Veränderungen — nach dem Bazillen- und Tuberkelgehalt sowie der Art der Verkäsung — erlaubte.

Für die Beurteilung des wechselseitigen Einflusses von Tuberkulose und Lues ist mit SCHLESINGER zu unterscheiden, ob es sich:

1. Um eine alte Lues und frische Tuberkulose handelt. In diesem Falle birgt die erstere keine besonderen Gefahren, wenn sie auch vielleicht der Tuberkulose den Weg geebnet hat, oder ob

2. eine frische Lues und frische Tuberkulose vorliegt. Hier pflegt der Verlauf bösartig zu sein. Endlich

3. kann sich eine alte Phthise mit frischer Syphilis verbinden, eine meist ebenfalls verhängnisvolle Verwicklung, wenn es sich nicht um eine erloschene Tuberkulose handelt.

Nach Scherber u. a. disponiert angeborene Syphilis nicht für Tuberkulose, während bestehende Tuberkulose durch Lues und auch deren latente Formen im ungünstigen Sinne beeinflußt wird. Nach Hochsinger findet sich angeborene Syphilis häufig mit Tuberkulose vereinigt. Aortenaneurysmen begünstigen durch örtliche Kompression der Bronchen bzw. Gefäße (oder auch des Nervus vagus — Cornil, Maissé und Josué u. a.) tuberkulöse Herdbildung (Leyden, Fraenkel, Stokes, Hanot, Kroenig u. a.).

Die Vereinigung von Syphilis und Tuberkulose im gleichen Organ, insbesondere der Lungen scheint nicht häufig zu sein (vgl. Nagibin, Neves, L. Bernard u. a.) und soll nach Karafiath und Prugberger in 0,95% vorkommen. Potain, Pertik, Hart und Hansemann schrieben alten syphilitischen Induraten[1] eine hohe disponierende Bedeutung für Tuberkulose der Lunge zu.

Hier kann die anatomische Diagnose und Unterscheidung der syphilitischen und tuberkulösen Veränderungen beim Fehlen frischerer Tuberkel, säurefester Stäbchen oder der Syphilisspirochäten auf größte Schwierigkeiten stoßen. Das gilt sowohl für gummöse wie produktiv-fibröse und Mischformen. Die morphologischen Merkmale für die Syphilis sind ja nicht unbedingt zuverlässig (Orth, Kaufmann, Flockemann, Herxheimer, Goerdeler), so weder die starke hämorrhagische Infarzierung der Herdränder, wie sie die syphilitischen Herde gegenüber den tuberkulösen auszeichnen soll, noch der bevorzugte Sitz der — prall elastischen — Gummata im Unter- und Mittellappen sowie in Hilusnähe (Stolper, Storch); noch die strahlige („blitzfigurartige") Beschaffenheit der von Käse- und Kalkherden freien Indurate, das Vorhandensein sonstiger syphilitischer Herde und das Fehlen frischer Tuberkulose (Hansemann). Ebenso ist das histologische Bild der Syphilis nur teilweise kennzeichnend, so auch die von Sugai angegebenen Merkmale des schattenhaften Hervortretens der vorgebildeten Bestandteile im Gummi, des Fehlens Langhansscher Riesenzellen, das Vorhandensein von Fettinfiltration und das Erhaltenbleiben der Gitterfasern (Coronini), das ja gerade bei tuberkulösen Lungenherden vorkommt (vgl. Abb. 15). Gut abgrenzbar erscheinen die von Rössle als pathognomonisch an 25 Fällen von Lungensyphilis beschriebenen Veränderungen (vgl. auch Elizade und neuerdings L. Pick), denen die von Letulle und Dalsace beschriebenen Formen der „larvierten" Lungenpleurasyphilis, wie der „Paucilobulitis" mit vorwiegender Beteiligung der kleinen Bronchen, der insularen „verstümmelnden" Kortikopleuritis und der schiefrigen, sklerogummösen Form entsprechen dürften. Wie leicht die histologische Unterscheidung tuberkulöser und syphilitischer Lungenherde anderseits sein kann, zeigt die erwähnte Beobachtung von Rössle.

3. Krebs und Tuberkulose.

Die alte Rokitanskysche Lehre vom Ausschließungsverhältnis zwischen Karzinom und Tuberkulose ist angesichts zahlreicher Beobachtungen ihrer Kombination gefallen. Immerhin haben Centanni und Rezzesi eine Hemmung des Tumorwachstums durch tuberkulöse Infektion experimentell bei der Maus feststellen wollen und gibt neuerdings Teutschländer von einem deutlichen Antagonismus zwischen Roustumor und Tuberkulose (bei Hühnern) Bericht. Wo bei diesen Tuberkulose auftrat oder experimentell erzeugt wurde, entstand spontaner Rückgang der Gewächse. Auch sonst wird noch gern vom Antagonismus zwischen Karzinom und Tuberkulose gesprochen (Cherry, Krizewskij, Hirschowitz, Moise u. a.).

Die Feststellung von Cahen, daß auf 20 Fälle von Krebs oder 50 Fälle von Phthise ein Fall kommt, in dem sich beide kombinieren, ist nach Lubarsch

---

[1] Einschließlich der sog. Lymphangitis reticularis, die nach Hansemann häufig syphilitischen Ursprungs sein soll, was kaum zu bestätigen sein dürfte.

irreführend, da ihr nur diejenigen Fälle zugrunde liegen, in denen Tuberkulose als Krankheit oder Todesursache vermerkt war. Nimmt man aber alle diejenigen Fälle hinzu, in denen irgend eine tuberkulöse Veränderung irgendwo in der Leiche gefunden ist, so ergibt sich ein anderes Bild. Dann nimmt die Zahl der tuberkulösen Karzinomträger zugunsten der karzinomatösen Nichttuberkulösen wie der tuberkulösen Nichtkarzinomatösen ab. Es ergab sich in der Statistik von Lubarsch, daß 4,4 % Tuberkulöse Karzinom hatten (gegenüber 11,70 % Nichttuberkulösen mit Karzinom), während 20,6 % der Karzinomatösen tuberkulöse Veränderungen zeigten (gegenüber 42,7, die solche Veränderungen ohne Karzinom darboten). In einer weiteren Statistik kommt Lubarsch bei Ausschluß der obsoleten tuberkulösen Veränderungen zur Zahl von 19,6 % Karzinomatöser mit frischer Tuberkulose (gegenüber 36 % fortschreitenden Tuberkulosen ohne Karzinom). Danach ist die Kombination beider Erkrankungen ein ziemlich seltenes Ereignis, das allerdings nichts mit dem — nur scheinbaren — Gegensatz in ihrer Altersverteilung zu tun hat. Vielmehr konnte Lubarsch bei Leuten unter 50 Jahren die Kombination in 20,1, bei Leuten über 50 Jahren in 19,4 %, also annähernd im gleichen Maßstabe feststellen (vgl. dazu Pearl). Im Gegensatz zur Meinung von Lebert, daß den Phthisiker eine besondere Veranlagung zum Krebs der Speiseröhre bzw. der Verdauungsorgane auszeichne (Le Goupil) wies Lubarsch eine annähernd gleichmäßige Verteilung des Karzinoms bei Tuberkulösen auf alle Organe auf.

Der Tod eines Lungenphthisikers an Krebs ist mithin ein sehr seltenes Ereignis. Anders die Verbindung von Lungenkrebs und Lungentuberkulose. Nach Kikuth entfallen von 246 Fällen von Lungenkrebs 22 auf solche mit gleichzeitiger Lungentuberkulose. In 16 von diesen bestand rein zufällige Kombination, in 4 waren Krebs und tuberkulöse Veränderungen im gleichen Lappen vorhanden, in 2 Fällen fanden sich tuberkulöse Veränderungen im unmittelbaren Umkreis der Geschwulst. Einzelfälle beschrieben Bard, Hochstetter, Giegler, Zickgraf, Derischanoff (letzterer bei einem 22jährigen Manne, bei dem der linke Oberlappen ganz krebsig zerstört, der Unterlappen käsig pneumonisch und tuberkulös zirrhotisch erkrankt, die rechte Lunge aber ganz frei war. Auch im Hirn Nebeneinander von [metastatischem] Krebs und Tuberkulose. Es wurde eine gegenseitige Beeinflussung der beiden Prozesse im verschlimmernden Sinne angenommen). Taubert fand bei einem 80jährigen Mann auf dem Boden chronisch-indurierender Tuberkulose ein Lungenkarzinom. Nach den Erhebungen von Junghanns am Institut Schmorl ist Tuberkulose in letzter Zeit wesentlich weniger häufig mit Lungen- und Bronchalkarzinom verknüpft als früher: Es bestand eine Abnahme von 21,3 auf 8,1 %, Zalka gibt 3 % an.

Nur ganz selten finden sich im Auswurf bei der Kombination: Lungenkarzinom und Tuberkulose säurefeste Stäbchen. Über Krebs und Tuberkulose in metastatisch erkrankten Lymphknoten vgl. Kritsche, der das gleichzeitige Vorkommen krebsiger und tuberkulöser Veränderungen in diesen für selten, in den verschiedensten sonstigen Organen aber für häufig hält (vgl. dagegen Prym sowie Jehn bei Mammakarzinom).

Hinsichtlich der Art der Kombination von Krebs und Tuberkulose kommt Lubarsch zu vier Möglichkeiten.

1. Hinzutreten des Krebses zu einer in Ausheilung begriffenen, oft Jahre zurückliegenden tuberkulösen Erkrankung. Verlauf der Geschwulst unabhängig von der Tuberkulose. Zusammentreffen zufällig. Etwa die Hälfte der Fälle.

2. Neben alten, frische tuberkulöse Eruptionen besonders häufig der serösen Häute, neben einem in vollster Ausbreitung befindlichen Karzinom, das oft zu ausgebreiteten Metastasen geführt hat. Oft im gleichen Organ neben den

Tochterherden der Geschwulst frische, bazillenreiche miliare Tuberkel. Die allgemeine Krebskachexie bietet einen günstigen Nährboden für die Tuberkelbazillen und reaktiviert den alten tuberkulösen Prozeß. In Lubarschs Material ereignet sich dies in etwa 9%. W. Fischer gibt die Exazerbation alter Tuberkulosen durch Krebskachexie als etwas Häufiges an. Einen einschlägigen Fall, in dem ein Bronchalkarzinom eine alte Lungentuberkulose zum Aufflackern brachte, haben Giegler sowie Zickgraf beschrieben. An Henkes Material sind auch derartige Beobachtungen zu verzeichnen, aber eine wirklich sehr ausgedehnte, zur kavernösen Einschmelzung führenden Lungentuberkulose, deren Verlauf man zeitlich mit dem Ausbruch der Krebskachexie hätte in Zusammenhang bringen können, haben wir doch nur in Ausnahmefällen feststellen können. Es handelte sich sonst mehr nur um das Aufschießen neuer Tuberkelknötchen in der Umgebung alter, zur Abheilung neigender Herde besonders in den Lungenspitzen. Für die Lunge ist noch die lokale Wirkung eines Bronchalkarzinoms im Sinne der Bronchalstenose in Rechnung zu ziehen, die zur Sekretstauung und damit zur Begünstigung tuberkulöser Siedlungen führt. Auch der Druck geschwollener Lymphknoten auf den Hauptbronchus (Fraenkel, Simmonds) oder die Lungenschlagader (de Renzi) kommt in Frage.

3. Zu einem in vollstem Fortschreiten befindlichen Krebs tritt eine frische tuberkulöse Erkrankung hinzu, auch in entfernten Organen (Milz, Leber). Bekannt ist ja die örtliche Kombination von Krebsknoten und Tuberkeln, besonders am Rande der ersteren. Die alten tuberkulösen Herde fehlen jedoch. Auch hier ist mit Ausbruch der Tuberkulose durch Karzinomkachexie zu rechnen. Die Verhältnisse sind oft schwer zu beurteilen.

4. Im Verlauf einer chronisch fortschreitenden Tuberkulose entwickelt sich ein Krebs. Hier kann es sich um rein zufälliges Zusammentreffen handeln oder es besteht ein ursächlicher Zusammenhang (Bronchektasenbildung. Präkanzeröse Veränderungen). Die Tuberkulose schafft ähnlich dem Trauma eine Prädisposition für den Krebs. Man vergleiche die Verhältnisse des Lupuskarzinoms. Wirklich fortschreitende kavernöse Phthisen sind jedoch

4. Stauberkrankungen (Pneumonokoniosen) und Tuberkulose.

Zu denjenigen Faktoren, welche für den Erwerb und Verlauf der Tuberkulose in der Lunge immer besonders ungünstig beurteilt worden sind, gehört die Reizung der feineren und gröberen Luftwege durch Einatmung chemischer und mechanisch reizender Stoffe. Über die Bedeutung der namentlich in den Großstädten unvermeidbaren Einatmungen von gröberen und feineren Rußteilchen besteht seit langer Zeit eine vielseitige Diskussion, und es ist die Beantwortung dieser Frage durch statistische Bearbeitung des Materials in die Wege geleitet worden. Aus dem reichlich vorliegenden hygienisch-statistischen Material ergibt sich, daß die Reizwirkung des Rußes als ungünstiges Moment für das Auskeimen der Tuberkelbazillen im Lungengewebe nicht allzu hoch angeschlagen werden kann. Die allgemeine Erfahrung lehrt ja auch, daß bei der heilenden Tuberkulose bei der sog. schiefrigen Induration die in den verlegten Lymphbahnen zurückgehaltene Kohle keine neue Reizwirkung auf die günstig beeinflußte Tuberkulose auszuüben imstande ist. Aber auch sonst ergibt sich, daß diejenigen Personen, die berufsmäßig der Inhalation von Kohle und Kohlepartikeln besonders ausgesetzt sind, wie Heizer und Bergleute, eine besondere Disposition für Lungentuberkulose oder einen besonders ungünstigen Verlauf der Erkrankung bei sorgfältiger Statistik nicht erkennen lassen. Gerade über die Disposition der Bergleute für die Lungentuberkulose ist viel Material zusammengetragen worden, und die Prüfung desselben ergibt wohl, daß eine besondere Disposition oder die Feststellung einer besonderen anatomischen

Art von Lungentuberkulose bei Anthrakose nicht festgestellt werden kann. Man könnte höchstens gegen die allgemeine Gültigkeit des Satzes, daß die Anthrakose bei den Bergleuten keine Erhöhung der Disposition schafft, geltend machen, daß im allgemeinen für den Beruf des Bergmanns nur besonders kräftige Menschen zugelassen werden, bei denen also von Hause aus die gute Körperbeschaffenheit der Ansiedlung des Tuberkelbazillus nicht günstig ist. Es haben sogar einige Statistiken eine geringere Morbidität und Sterblichkeit für die bergmännische Bevölkerung ausgerechnet als es dem allgemeinen Durchschnitt entspricht (VERSOIS, SOMMERFELD u. a.), und so ist man sogar dazu gekommen, die Kohle in kolloidaler Form für die Behandlung der Lungentuberkulose zu empfehlen (GUILLOT, ROSENFELD, WEDEKIND). — Die gegenteiligen Angaben von ASCHER sind vereinzelt geblieben. VILLARET, GUILLOT, VERSOIS, KUBORO sprechen sogar dem Kohlenstaub eine gegen Tuberkulose immunisierende Wirkung zu. Es muß aber darauf hingewiesen werden, daß schon immer bei der Untersuchung wirklich schwerer Fälle von Anthrakose bei der Sektion der Rat gegeben wurde, auf eine Mischinfektion mit Tuberkulose zu untersuchen und daß die vorliegenden klinischen wie experimentellen Ergebnisse keineswegs eindeutig oder gar überzeugend sind. Die sog. Phthisis atra, bei der wirklich Kavernen im Lungengewebe gefunden werden mit schwarzem tuscheähnlichen Inhalt, sollte immer darauf untersucht werden, ob es sich hier nicht doch bei der wirklichen Einschmelzung des Lungengewebes um eine gleichzeitige Wirkung der Tuberkelbazillen handelt.

Die Überzahl dagegen derjenigen Gewerbekrankheiten, die durch Einatmung kleinerer oder größerer Partikel fester Körper entstehen, weisen entschieden eine größere Disposition für die Lungentuberkulose auf. Das ist insofern merkwürdig, als chemisch reine Anthrakosen anscheinend kaum vorkommen. Immer läßt sich in der Lunge auch ein gesteigerter Siliziumgehalt nachweisen: Chalicosis anthracotica (ARNOLD).

Es darf als durch klinische Beobachtungen und den Befund bei Sektionen als sicher angesehen werden, daß die Einatmung von kleinen Steinteilchen beim Steinhauergewerbe eine größere Disposition für die Entstehung einer langsam, aber auch schneller verlaufenden Lungentuberkulose schafft. Nach OLDENDORFF sind die Schleifer besonders schlecht gestellt, da sie außer dem Eisenstaub auch den feinen spitzigen Silikatstaub einatmen. Von ihnen starben $23{,}8\,^0/_0$ (auf tausend Lebende) an Tuberkulose, während von den einfachen Eisenarbeitern nur $13{,}5\,^0/_0$ an Tuberkulose zugrunde gingen. Es würde zu weit führen, alle hier in Frage kommenden Gewerbekrankheiten auf ihre Disposition zur Häufigkeit der Lungentuberkulose zu untersuchen. Es käme hier mehr darauf an festzustellen, ob die pathologisch-anatomische Form der Lungentuberkulose durch die gleichzeitige oder vorausgehende Reizwirkung mechanischer Partikel oder auch chemischer Dämpfe eine andere ist. Das kann aber nur mit Einschränkungen behauptet werden.

Nach statistischen Feststellungen von BÖHME wiesen von 185 Kohlenhauern mit mehr als 10jähriger Tätigkeit nur $3{,}8\,^0/_0$ eine offene, $1{,}6\,^0/_0$ eine geschlossene, aktive Tuberkulose auf; 126 Gesteinshauer dagegen mit mehr als 10jähriger Arbeitszeit zeigten in $10{,}3\,^0/_0$ offene und in $4\,^0/_0$ geschlossene aktive Tuberkulose. Die Gesamtzahl der aktiven Tuberkulosen beträgt mithin bei den Gesteinshauern fast das Dreifache von der Zahl der Kohlenhauer. Die Tuberkulose der Gesteinshauer betrifft fast ausschließlich Individuen mit ausgesprochen pneumonokoniotischen Schädigungen.

Wie bei der Anthrakose, so ist früher auch bei der Inhalation anderer reizender Substanzen die Meinung sehr verbreitet gewesen, daß teils durch Fremdkörpereinwirkung (inneres Trauma — MENDELSOHN, JAKOB und PANNWITZ-

Sommerfeld u. a.), teils aber auch durch chemische Wirkungen (Mavro-gordato) das Lungengewebe so vorbereitet werde, daß das Haftenbleiben der Tuberkelbazillen dadurch günstig wird. Runde, nicht verletzende Kohlen-staubmolekel sind weniger schädlich, als die spitzen, harten, feinen und mit Zacken versehenen Schleifstaubpartikel. Begünstigend wirkt auch die Lymph-stauung und die ungenügende respiratorische Entfaltung der Lunge im Bereich der Herde (Tendeloo). Und diese Pneumonokoniosen wurden direkt unter den Beispielen für erworbene Disposition zur Lungentuberkulose aufgeführt. So teilt Rössle in seiner Bearbeitung der Pneumonokoniosen in der Thüringi-schen Industrie besonders bei den entsprechenden Erkrankungen der Porzellan-arbeiter mit, daß im Volksmund die sog. Porzellankrankheit als identisch mit Lungentuberkulose bezeichnet werde. — Nun ergibt sich aber gerade aus dem ziemlich großen Material, das Rössle pathologisch-anatomisch verwerten konnte, daß die Gefahr der Erwerbung einer fortschreitenden Lungentuber-kulose für die Arbeiter aus diesen Gewerben keineswegs größer ist, als für den Durchschnitt der Bevölkerung. So fand Rössle bei Porzellanarbeitern nur in 13,3$^0/_0$ tödliche Tuberkulose, eine günstige Zahl, die nur noch mit 9,4$^0/_0$ von den Bäckern und Müllern übertroffen wird. Histologisch fanden sich ausge-sprochene Hemmungsbilder der Tuberkulose, viele Schwielen auch in miliaren Herden. Man hat auch klinisch bei Porzellanarbeitern trotz großer Lungen-veränderungen im Röntgenbild häufig k e i n e Anhaltspunkte für tuberkulöse Erkrankung (Pagel). Es ergibt sich nebenbei für die Einwirkung dieser Fremdkörper überhaupt, daß die Ablagerung der Kalk- und Kieselsäure und anderer Teilchen in den Lungen gar nicht so massig festzustellen war, wie etwa erwartet wurde. Offenbar wird bei gesundem Funktionieren des Flimmer-epithels der größte Teil der eingeatmeten Fremdkörper wieder nach außen geschafft. Andererseits sind durch chemische Untersuchung von Steinhauer-lungen ganz beträchtliche Erhöhungen des SiO_2-Gehaltes festzustellen (Böhme).

Auch die Wirksamkeit aus dem Staub löslicher, narbenfördernder Stoffe nimmt Rössle an, während er die Erklärung der indurativen Tuberkulose-formen durch die Blockade der Lymphbahnen (Fraenkel, Merkel) für un-befriedigend hält.

Für die günstige Einwirkung der Einatmung fein verteilter Kieselsäure jedoch steht die Bestätigung ebenso wie für die Tierversuche von Kahle noch aus. Diese konnten weder von Wigi noch von Maves und Gideon Wells be-stätigt werden, aus Kahles Aufzeichnungen ist ein eindeutiger Unterschied in den von den behandelten Versuchstieren aufgebrachten Heilungsvorgängen gegenüber den auch bei beliebigen unbeeinflußten Tieren großartigen Fibrosen nicht herauszulesen (vgl. Pagel [t]).

In den Tierversuchen von Jötten und Arnoldi beförderte die experi-mentelle Einatmung von S t a h l s c h l e i f s t a u b die Ansiedelung und Ausbreitung der T u b e r k u l o s e , ja hob den durch Erstinfektion erworbenen Durchseuchungs-schutz gegenüber Superinfekten auf. K a l k s t a u b dagegen bewirkte mindestens keine Beförderung, eher eine Hemmung der Tuberkulose (Herdverkalkung). Harter, dann weicher Porzellanstaub, Kohlenstaub und Ruß bildeten eine Reihe mit abnehmenden Schädlichkeitsgrad. Auch Jötten und Arnoldi beschreiben stark fibröse Umsetzung der tuberkulösen Herde ihrer schwach infizierten, der Staubeinatmung ausgesetzten und dann reinfizierten Versuchstiere.

S c h m i r g e l s t a u b e i n a t m u n g bewirkt Verschlimmerung des t u b e r-k u l ö s e n I n f e k t e s , wenn Infektion und Staubexposition zeitlich zusammen-fallen (Gardner und Dworski). M a r m o r - und G r a n i t s t a u b beeinflussen die gleichzeitig erzeugte Tuberkulose im Sinne fibröser Umwandlung. Lange fortgesetzte Staubinhalation mit nachträglicher Infektion führt zu fortgeschrittener kavernöser Tuberkulose, deren Bösartigkeit GARDNER jedoch nicht auf die Staubeinatmung selbst, sondern vielmehr die Verlegung der Lymphbahnen durch den Staub bezieht. Diese Lymphweg-,,Blockade" kann also nach GARDNER (vgl. WILLIS) die Tuberkulose fördern, während sie nach JÖTTEN und ARNOLDI im Sinne der Hemmung wirkt. Der Widerspruch erklärt sich wohl so, daß die Blockade die Bazillen an der Verbreitung hindern (MAVROGORDATO, LUBARSCH), aber zu örtlicher Vermehrung der Bazillen und Intensivierung ihrer Wirkung führen kann. Auch ältere Versuche (CESA BIANCHI u. a.) sprechen im Sinne einer Verschlimmerung der Tuberkulose durch Staubeinatmung.

Fraglos sind die Staubarten einander nicht gleichwertig. Für Silikate und Stahlschleifstaub kann die für Tuberkulose prädisponierende Wirkung als sichergestellt gelten. Hinsichtlich der Entstehung von Staublungentuberkulose dürfte die Gefährlichkeit einer Staubart von ihrem Gehalt an (kristallinischer) Kieselsäure (SiO_2) abhängen. Am gefährlichsten ist Metallschleifstaub. Organischer Staub (außer Kohle) wie Tabak-, Holz-, Leder-, Fellstaub u. a. m. bewirken keine Pneumonokoniosen, sondern nur Asthma und Bronchitis. Die Übersterblichkeit der Arbeiter einschlägiger Industrien erklärt sich aus sozialen Verhältnissen (vgl. RÖSSLE, BRAUER, BÖHME, u. a.). Für die Asbestlunge scheinen noch keine ausreichenden Erfahrungen vorzuliegen. Doch scheint es auch hier zu Pneumonokoniose und häufiger Vereinigung mit Tuberkulose zu kommen (COOKE, MCDONALD). Die Verbindung von Speckstein- (Vivianit-)Lunge und Tuberkulose beschrieb THOREL. Die tuberkulösen Herde, soweit sie im Beginn standen, und koniotischen Indurate, nahmen getrennte Stellen des Lungenparenchyms ein, was für sekundäre Infektion des bereits koniotisch veränderten Organs spricht. Von den Induraten aus konnte man ausgedehnte bindegewebige Ersetzung tuberkulöser Herde feststellen. Zement soll keine Neigung zur tuberkulösen Erkrankung schaffen (Lit. bei SCHOTT). Indessen scheinen hier noch weitere Untersuchungen insbesondere an Sektionsmaterial erforderlich. Nach einem im pathologischen Institut Tübingen beobachteten und von Frl. Dr. E. v. OBERMÜLLER untersuchten Fall scheint das Zusammentreffen von Lungentuberkulose und Zementkoniose doch mehr als zufällig zu sein. Auch die hier vorhandene Tuberkulose wies das Gepräge der Staublungentuberkulose auf. Hinsichtlich der vorhandenen Statistiken für alle in Betracht kommenden Staubsorten muß auf die sorgfältige Zusammenstellung von ICKERT verwiesen werden.

Eine besondere Bedeutung beansprucht die Frage, ob nicht nur die Koniose der tuberkulösen Infektion den Boden bereitet, sondern ob es nicht vielmehr selbst eine — tuberkulöse — Infektion ist, die der Entstehung der Staubknoten und Indurate zugrunde liegt.

Auf Grund von klinischen Blutuntersuchungen, sowie der Sektionsergebnisse von HUEBSCHMANN ist ICKERT geneigt, einen solchen Einfluß anzunehmen (vgl. auch WATKINS-PITCHFORD). Er sieht im Tuberkelbazillus den ,,wesentlichen Hilfsfaktor" für Weiterentwicklung und Verlauf der Pneumonokoniose. Abgesehen von einschlägigen Tierversuchen (MAVROGORDATOS ,,Infective silicosis", NETTER, COLLIS, CLAISSE und JOSUÉ), die z. B. nur bei Einatmung von Staub-Bazillengemischen Lungenfibrose ergaben, entnimmt ICKERT den Beweis für seine Annahme den histologischen Befunden der Staubherde. Hier unterscheidet er mit MAVROGORDATO: 1. Knötchen mit einem zentralen Gefäß, 2. die typischen ,,Pseudotuberkel" der Pneumokoniose und Silikose (,,miliare Fibrome" FRAENKEL) und 3. solche, die den tuberkulösen ,,Superinfekten" (ASCHOFF-PUHL) genau gleichen. Von diesen bestehen fließende Übergänge zum tuberkulösen

Gewebe. Die Ähnlichkeit mit den Puhlschen Herden sieht Ickert in der zentralen homogenen, pigmenthaltigen Masse, die von einer Zone hyalinen Bindegewebes, weiter außen von atelektatischen Alveolen mit Pigment, Staubzellen, Fibroplasten umgeben ist.

Indessen scheint Ickert hier — wie ich mit Böhme, Öhman u. a. glauben möchte — etwas zu weit zu gehen. Der Angabe von Merkel, daß sich die Bazillen in der siderotischen Lunge mit Vorliebe nicht in dem noch lufthaltigen Lungengewebe, sondern gerade in den dichtesten Staubschwielen angesammelt zeigen, woraus das Vorhandensein der Bazillen vor der Schwielenbildung geschlossen wurde — in Gye und Kettles Tierversuche waren alte Narben schwer tuberkulös infizierbar — steht die Schilderung Thorels gegenüber, in dessen Beobachtung die von den Schwielen unabhängige Entwicklung der tuberkulösen Herde nachweisbar war. Die Fälle Böhmes, in denen sorgfältige Nachforschung die Mitwirkung von Tuberkulose ausschloß, lassen sich vermehren (Porzellanlungen!), wenn auch die schweren Konioseformen überwiegend durch Tuberkulose verwickelt sind. Mit dieser Tatsache wird aber nicht vorentschieden, daß die Tuberkulose bei der Entstehung der Koniose mitwirkte. Sie müßte ja auch die gleiche Rolle bei den einfachen Anthrakosen spielen, die analoge Knotenbildungen wie die Koniosen aufweisen. Ich konnte Fälle von Anthrakose- und Steinmetzenlungen beobachten, in denen die histologische Untersuchung die Trennung der koniotischen und sowohl frischen wie älteren Tuberkuloseherde auch in den Lymphknoten der Lungenpforte öfter — wenn auch durchaus nicht immer — einwandfrei ermöglichte. Im einen Fall bestand eine nicht sehr alte Spitzenkaverne von typischem, spezifischen Bau, die zu tödlichen Aspirationspneumonien geführt hatte. Diese zeigten allerdings inmitten des Exsudats auffallend reichlich Kohlepigmenthaufen.

Die histologische Differentialdiagnose gegenüber Kohle- und Konioseknötchen kann sehr schwer, ja undurchführbar sein. Die histologischen Unterscheidungsmöglichkeiten (Goerdeler) sind in keiner Weise durchschlagend. Der Tierversuch kann naturgemäß nur bei bejahendem Ausfall Gültigkeit haben, da bei negativem ein Absterben ursprünglich vorhandener Bazillen nicht auszuschließen ist. Hinsichtlich der Kohleknötchen spricht Armut an Pigment nach Goerdeler mehr für Tuberkulose, während Knötchen mit diffusem, starken Pigment- (oder Fremdkörper-)gehalt oder solchem nur im Inneren rein anthrakotisch sind, ebenso oft solche mit Pigment nur ringsherum. Ich sah jedoch ganz zweifellose tuberkulöse (käsig pneumonische) Herde mit dicken Pigmentklumpen im Inneren und einem typischen Pigmentring im Bereich der Peripherie, auch frische käsige Desquamativpneumonien zeigten oft reichlich Kohlepigment im Leibe der großen Exsudatzellen. Diejenigen Herde endlich ohne bzw. mit wenig Pigment sowohl im Inneren wie der Nachbarschaft können nach Goerdeler zweifelhaft bleiben. Die Lage an Kreuzungspunkten von Alveolarsepten und um die Gefäße herum ist häufig bei den Kohle- und Konioseknötchen verwirklicht. Die Beschaffenheit der elastischen Fasern gibt — wie ich gegenüber Goerdeler betonen muß — ebenfalls keine Anhaltspunkte. Verwaschene Beschaffenheit oder körniger Zerfall entscheiden nach ihm im Sinne des Kohleknötchens. Die elastischen Fasern sollen bei Tuberkulose keine degenerativen Bildungen aufweisen, oft dagegen alveolare Anordnung zeigen, die bei Kohle- und Konioseknötchen nicht verwirklicht zu sein pflegen. Das Tagesmaterial zeigt, daß diese Merkmale besonders in älteren tuberkulösen Primärherden in keiner Weise durchgreifen. Verkalkung und Verknöcherung spricht allerdings durchaus nicht mit Sicherheit für Tuberkulose. Das gilt besonders für osteoide Bildungen. Endlich kann erweichtes Bindegewebe Verkäsung vortäuschen. Es gibt bei der Giesonfärbung einen gelben Ton und kommt besonders in diffuser Verbreitung neben dichten Pigmentmassen und entarteten Elastinfasern vor.

In koniotischen Herden fand ich die elastischen Fasern gewöhnlich bis auf wenige büschelförmige Reste zerstört, oder aber noch ansehnlichere Bestandteile in der Krausenform karnifizierten Gewebes erhalten. Es kam mithin nur die Ähnlichkeit mit denjenigen Puhlschen Herden in Frage, die als „produktive“ zu bezeichnen sind oder aber den selteneren Formen mit bindegewebiger Durchwachsung und Karnifikation. Hier kann in der Tat die Unterscheidung größte Schwierigkeiten bereiten, vor allem wenn es sich um völlig fibröse Herde handelt. Das zentrale, durch Ernährungsstörung nekrotisch gewordene Bindegewebe der koniotischen Herde kann naturgemäß dem Käse der Puhlschen Herde völlig ähnlich sein. Staub- und mit den Eisenreaktionen nachweisbarer Eisengehalt der Herde, auch Fund von Kristallen verschiedenster Art können hier Fingerzeige geben, obschon mit sekundärer Imprägnation tuberkulöser Veränderungen zu rechnen ist und als Cholestearinkristalle in solchen vorkommen. Jedenfalls finden sich genau dieselben Staubknötchen in den Fällen mit und ohne sichere Tuberkulose.

Hinsichtlich der Eisenbefunde gehen die neueren französischen Erhebungen über den Eisengehalt anthrakochalikotischer Lungen soweit, die Kohlenatur des schwarzen Pigments zu leugnen und es für hämoglobinogen anzusprechen (Jousset, Policard, Doubrow und Pillet u. a. m). Die histologischen Bilder geben hierfür jedoch keinen Anhaltspunkt. Nur in Fällen, wo reichlich Hämosiderin auch in den übrigen Organen vorhanden ist, findet man es in der Lunge an denselben Stellen, an denen vorzugsweise das Kohlepigment abgelagert ist (perivaskuläre Lymphbahnen).

Über die bestimmende Mitwirkung des Tuberkelbazillus bei Entstehung der reinen Koniose wird jedenfalls die histologische Ähnlichkeit der Knötchen kaum etwas Entscheidendes ausmachen können. Im übrigen kann zweifellos die Tuberkulose in ihren, die Angehörigen der Staubberufe bevorzugenden, indurativen Formen eine vorhandene Pneumokoniose außerordentlich verstärken. Auch konnte Böhme den Nachweis der Aufpfropfung pneumokoniotischer auf tuberkulöse Veränderungen führen.

Wie dem auch sei, es kann nicht zweifelhaft bleiben, daß Staubknoten und Tuberkulose häufig zusammentreffen und die erstere dieser den Boden bereitet. Die entstehende Tuberkulose pflegt zirrhotischen und daher an und für sich gutartigen Charakter zu haben. Indessen pflegt die „Staublungentuberkulose“ im ganzen eine recht bösartige Form darzustellen, die, wenn auch langsam, zum Tode führt. Ihr Hauptsterbealter liegt zwar nach Ickert (im Gegensatz zu Heymann und Freudenberg) höher als das Tuberkulosesterbealter der übrigen Bevölkerung (zwischen 50—60 Jahren), daraus ist jedoch nicht ihre besondere Gutartigkeit, sondern lediglich der verzögerte Verlauf zu folgern. Die Tuberkulosesterblichkeit als solche ist dagegen in vielen der Staubwirkung ausgesetzten Berufen sehr hoch.

5. Akute Infektionskrankheiten und Lungentuberkulose.

Zu unterscheiden ist erstens, wie der Ausbruch einer akuten Infektionskrankheit im Körper auf einen älteren, vielleicht schon zur Ruhe gekommenen, tuberkulösen Herd wirkt und zweitens wie die Lungentuberkulose, die schon längere Zeit als fortschreitende Erkrankung in der Lunge besteht, durch das Hinzutreten anderweitiger pathogener Erreger beeinflußt wird.

Über ungünstige Wirkungen einer akut einsetzenden Infektionskrankheit auf einen alten latenten Herd in der Lunge hat man besonders immer im Kindesalter gesprochen. Man hat darauf Bezug genommen, daß bei Kindern, die an Masern, Scharlach, Diphtherie usw. verstorben waren, neben den Wirkungen der akuten Infektionskrankheit der Befund eines Aufflackerns einer älteren Lungentuberkulose festzustellen war. Es gibt gewiß Beispiele aus der Bakteriologie, wo durch die Symbiose zweier pathogener Erreger in demselben Körper eine Verstärkung der Wirkung des einen pathogenen Agens festzustellen war. Wir erinnern an Versuche, wo man Milzbrandbazillen und Staphylokokken auf Mäuse verimpfte und feststellen konnte, daß die Milzbrandinfektion für die Maus in diesem Falle ungünstiger verlaufen ist. Freilich ist die Beurteilung der Sektionsbefunde nicht immer leicht in der Richtung, einen neuen Ausbruch der Tuberkulose anzunehmen, da doch auch rein zufällig die Erwerbung irgendeiner akuten Infektion zusammenfallen kann mit dem Neuaufflackern eines älteren, tuberkulösen Komplexes. Aber es hat doch den Anschein, daß eine akute Infektion wie z. B. Masern und Diphtherie, besonders eine alte Kindertuberkulose wieder aufrührt, wenn man etwa neben alten käsigen Bronchalknoten und in der Umgebung eines alten, schon abgekapselten primären Infektes neue graue Knötchen aufschießen sieht. Allerdings finden sich solche auch recht häufig ohne Vorhandensein interkurrenter Infekte.

Bei der Frage der Beeinflussung der Lungentuberkulose durch anderweitige Infektionskrankheiten könnte man die ganze Frage der Mischinfektion von neuem aufrollen, wir begnügen uns mit dem Hinweis auf das oben näher Ausgeführte (S. 322 ff., 450). Nur einige besondere Infektionskrankheiten in ihren Beziehungen zum Krankheitsverlaufe der Lungentuberkulose seien noch besonders herausgehoben. Beachtung wurde z. B. der Grippe immer geschenkt in ihrer Beziehung zur Lungenschwindsucht. Und schon bei der ersten großen Grippeepidemie im Jahre 1889 konnte man in klinischen Betrachtungen es ausgesprochen hören, daß die Influenza namentlich für sehr alte Leute und dann für Lungenschwindsüchtige gewissermaßen das Todesurteil wird. In den letzten Epidemien ist es, soweit wir es übersehen, in den klinisch statistischen Zusammenstellungen ebenfalls deutlich hervorgetreten (vgl. die Zusammenstellungen von Lewinthal, Kuczynski und Wolff, ferner Much und Ulrici, Liebermeister u. a.), daß die Lungenschwindsüchtigen der gleichzeitigen Infektion mit den Influenzaerregern zum Opfer gefallen sind. Der Zusammenhang besteht wohl darin, daß in einer Lunge mit mehr oder weniger fortgeschrittener Tuberkulose bei der Aufpfropfung einer Infektion mit der Grippe der tödliche Ausgang durch die Besitzergreifung der noch lufthaltigen Teile durch die Grippeerreger und die Einwirkung der neuen Infektion auf den Gesamtkörper eintritt. Man hat aber auch Anhaltspunkte dafür, daß die Grippeerreger direkt das Fortschreiten der tuberkulösen Veränderungen oder eine Steigerung der Virulenz der Tuberkelbazillen bewirken.

Die Phthisikerlunge hat gegen ihre eigenen Bazillen einen starken Gewebsschutz, der anscheinend durch die grippale Erkrankung herabgedrückt werden kann.

Über die Beziehungen der genuinen Pneumonie und der verschiedenen Formen der gewöhnlichen Bronchopneumonien zur Lungentuberkulose ist gleichfalls bei der Besprechung der Bedeutung der Mischinfektion oben die Rede gewesen. Es dürfte sich mehr darum handeln, daß eine Lungenentzündung irgendeiner Art, wenn sie auf einen tuberkulösen Prozeß in der Lunge trifft, frühzeitig ungünstig zu Ende geht, weil kleinere oder größere Bezirke des luftführenden Parenchyms der Lunge bereits mit tuberkulösen Produkten belegt sind, als daß wiederum der Eintritt der Pneumonie den tuberkulösen Prozeß selbst beeinflussen würde. Im einzelnen dürften die Pneumonieerreger selbst kaum eine Rolle für die Herdveränderungen selbst, insbesondere die perifokale Entzündung spielen. Wir haben für die Mehrzahl der Befunde die Giftwirkung der Tuberkelbazillen für diese Exsudate verantwortlich zu machen und nicht — mit ORTNER — die Mischinfektion mit Pneumokokken oder Streptokokken.

Die bekannten Angaben, nach denen Pneumonie den Ausbruch einer Tuberkulose besonders häufig bedingen sollte (JAKOB und PANNWITZ), sind schon von FRAENKEL auf Verwechslungen mit perifokalen Infiltrierungen tuberkulösen Ursprungs bezogen worden. Dennoch besteht die Möglichkeit direkten Übergangs fibrinös-pneumonischer Exsudate in verkäsende (HANSEMANN, SOBERNHEIM, DAVIDSOHN u. a.). Nach LANGNER gibt die pneumonische Lunge einen besonders günstigen Boden für exogene Superinfektionen ab. Von tuberkulös exponierten Pneumonikern, zeigten $47\,^0/_0$ Ausgang in Verkäsung, die sonst nur in etwa $7\,^0/_0$ eintrat. Zum Nachweis der Verkäsung ist der Bazillenbefund unerläßlich, um Verwechslungen mit einfachen Nekrosen des Exsudats (ORTH u. a.) zu vermeiden.

Es kann nicht unsere Aufgabe sein, alle Infektionskrankheiten auf ihre eventuelle Beziehungen zur Lungentuberkulose im einzelnen zu untersuchen. Erwähnt sei nur noch, daß namentlich die Hohlraumbildungen in der Lunge der besondere Sitz von sekundären Infektionen in der Lunge werden können, z. B. auch von Schimmelpilzeruptionen (Aspergillus fumigatus, Mucor corymbifer), die die ganze oder einen Teil der Innenwand mit ihren Myzelien bedecken können.

Anhang.
Andere Erkrankungen und Lungentuberkulose.

Trotzdem wohl immer mit Recht die Meinung dahin gegangen ist, daß ungünstige allgemeine Körperbeschaffenheit eine Veranlagung für den Erwerb und für den Fortschritt der Lungentuberkulose abgibt, so muß doch gesagt werden, daß bei gewissen zu schwerer Anämie führenden Erkrankungen, z. B. bei der perniziösen Anämie, eine besondere Neigung zum Erwerb einer rasch verlaufenden Lungentuberkulose oder, wenn alte abgeheilte Herde bestehen, zum Wiederaufflackern dieser Herde in den Stadien der letzten schweren Erkrankung an perniziöser Anämie nicht zusammentrifft. Es ist in HENKEs Institut (MATHIAS) gerade auf diesen Punkt besonders geachtet worden, und es bleibt die Tatsache bestehen, daß nicht alle zu einer allgemeinen Kachexie des Körpers führenden Krankheitsvorgänge eine in die Augen fallende Disposition für die Erwerbung der Lungenschwindsucht aufweisen. Ob dieses auffallende Verhalten mit dem Sauerstoffbedürfnis der Tuberkelbazillen in der Kultur zusammenhängt, das in dem schwer anämischen Körper nicht befriedigt wird, ist nicht zu entscheiden. Denn die Exposition für die Tuberkulose ist doch gewiß im allgemeinen eine große, und das Material, das wir in den Kliniken und den städtischen Krankenhäusern beobachten, stammt zum guten Teil aus den hygienisch gewiß nicht günstigen Wohnungen der Großstadt. Wir möchten bei dieser Gelegenheit noch einmal daran erinnern, daß wir auch während der Kriegszeit bei Sektionen äußerst schlecht ernährter und körperlich heruntergekommener Personen eine endogene Reinfektion alter abgeheilter Lungenprozesse keineswegs häufig beobachtet haben (vgl. dagegen die Feststellungen von STEFKO in Rußland).

Ebenfalls eine alte klinische Beobachtung sagt, daß Herzfehler und Lungentuberkulose sich in der Regel ausschließen, und bekanntlich hat man auf dieser statistisch leicht zu erhärtenden Tatsache fußend, eine Blutstauungstherapie vorgeschlagen. — Wenn eine venöse Blutfülle in einem Organbezirk deswegen, weil nach den Erfahrungen mit den Kulturen die Tuberkelbazillen sehr sauerstoffliebend sind, das Auskeimen der Tuberkelbazillen verhindert, so würden diejenigen Herzfehler als schützend gegen Lungentuberkulose in Frage kommen, wo eine Stauung im kleinen Kreislauf besteht, also besonders die Mitralfehler. Es entspricht wohl auch im allgemeinen der Erfahrung, daß andere Herzfehler, wo die Lungendurchblutung eine schlechte ist, wie besonders die angeborenen Pulmonalstenosen im Gegenteil eine Disposition für die Entstehung und den ungünstigen Verlauf der Lungentuberkulose aufweisen. Nach Herxheimer sterben von den Kindern mit angeborener Pulmonalstenose ungefähr die Hälfte an Lungentuberkulose, die schnell zu verlaufen pflegt (s. o. S. 441).

Auch bei Überlastung des kleinen Kreislaufes mit angeschopptem Blute, die durch raumbeengende Einflüsse des Brustkorbs hervorgerufen wird, also bei Kyphoskoliose, erscheint die Disposition für die Tuberkulose herabgesetzt. Indes muß daran erinnert werden, daß in Ausnahmefällen der Schutz, den die Lunge durch die venöse Hyperämie erfährt, durchbrochen wird. — Wir erinnern an den Atlas der pathologisch-topographischen Anatomie von Ponfick, in dem bei einer schweren kyphoskoliotischen Verkrümmung der Wirbelsäule eine miliare Tuberkulose dargestellt ist.

Trauma und Lungentuberkulose.

Eine wesentliche praktische Frage ist heutzutage für die Unfallbegutachtung die Bedeutung traumatischer Einwirkungen auf den Thorax in ihrer Beziehung zur Entstehung oder zu einem ungünstigen Verlauf der Tuberkulose. Bei der Besprechung eines solchen Zusammenhanges sind zwei Fragestellungen auseinanderzuhalten, einmal die Frage, ob es denkbar oder gar bewiesen ist, daß auf dem Boden einer gröberen oder feineren Verletzung des Lungengewebes Tuberkelbazillen, die gleichzeitig aërogen in die Lunge hineingelangt sind, einen ersten Infekt mit Tuberkulose hervorrufen können. Das ist nicht zu bestreiten, aber es müßte schon ein Zufall sein, wenn Trauma und Inhalation der Tuberkelbazillen zeitlich zusammenfallen würden. Wichtiger und viel erörtert ist die Frage, ob eine schon bestehende alte latent gewordene Tuberkulose durch eine Verletzung des Brustkorbs wieder aufgerührt werden kann, und ferner kann auch die Frage praktisch von Bedeutung werden, ob eine chronische, langsam verlaufende, etwa zu Fibrose neigende Tuberkulose durch ein Trauma in ein schnelleres Wachstumtempo geraten kann, also in die prognostisch ungünstigere Verlaufsform übergehen kann. Eine primär rein traumatische Inokulationstuberkulose der Lungen, die endlich noch in Frage kommt, dürfte zu den größten Seltenheiten gehören (vgl. Zollinger, Döllner u. a.).

Namentlich die Frage, ob bei Bestehen eines alten, latenten verkalkten oder verkreideten Herdes, etwa durch Sprengung der narbigen Abgrenzung, der Kapsel des Herdes, die Bazillen frei werden und eine neue aktive Tuberkulose hervorrufen können, ist immer wieder besprochen worden. Man erinnert an alte Knochentuberkulosen, bei denen durch Verletzungen alte, zur Ruhe gekommene tuberkulöse Prozesse wieder aufgerührt worden sind. Man verweist anderseits auf experimentelle Erfahrungen von Arthur Meyer, Friedrich, Schäffer und Krause, in denen nach Erzeugung einer tuberkulösen Bakteriämie durch Klopfen, Schlagen, Quetschen des Brustkorbes, der Knochen oder Gelenke eine traumatische Tuberkulose nicht zu erzielen war, während SCHÜLLER und SALVIA entgegengesetzte Ergebnisse erzielt haben. Nach MEYER ist daher das Trauma viel eher von Einfluß, wenn es die allgemeine Resistenz herabgesetzt hat. Dann kann es auch nicht auf den Ort der Gewalteinwirkung ankommen.

Während bei der gutachtlichen Äußerung praktisch die bloße Möglichkeit und Verträglichkeit mit den Zeitverhältnissen (Brückenerscheinungen) in dubio für die Rente entscheiden wird, so ist der pathologisch-anatomische Beweis schwer zu erbringen. Zunächst wäre bei der Sektion wenigstens der Versuch zu machen, irgend eine alte, am Thorax, etwa den Rippen vorhandene Verletzung mit einer entsprechenden Stelle in der Lunge, wo die Tuberkulose in besonderer Weise lokalisiert ist, in Verbindung zu bringen. Für die hier interessierende Auffindung eigenartiger pathologisch-anatomischer Befunde für traumatisch entstandene Tuberkulosen in dem eben bezeichneten Sinne ist die Ausbeute bei den Sektionen sehr gering. Das wurde z. B. auch von R. STERN in seiner „Traumatischen Entstehung innerer Krankheiten" unter Heranziehung der gesamten Literatur hervorgehoben, und auch die neuen Bearbeitungen dieser Fragestellung haben etwas wesentlich Neues nicht zutage gefördert.

Bei der Frage des Zusammenhanges von Lungentuberkulose und Trauma wird auf Fälle hingewiesen, in denen bei entsprechender Zeit nach dem Trauma klinisch zunächst auf der verletzten Seite Erscheinungen einer schleichenden Pleuritis als Brückensymptom hervortraten, und bei denen auch nachher bei der Sektion nachgewiesen werden konnte, daß eine tuberkulöse Pleuritis besonders auf der Seite der Verletzungen entwickelt war. — Schon nach dem Kriege 1870/71, jetzt gehäuft im Weltkrieg, mußte man sich mit der Frage beschäftigen, ob auch Schuß- und Stichverletzungen, welche bis in das Lungengewebe durchgegangen waren, eine schlummernde Tuberkulose, die nach den bekannten Statistiken ja bei über 90% aller Menschen vorhanden sein soll, in ein aktives Stadium bringen können. Bei kritischer Würdigung der zeitlichen Verhältnisse zwischen der Verletzung und dem ersten manifesten Auftreten klinischer Erscheinung der Lungentuberkulose bleibt eine Anzahl von Fällen, in denen ein Zusammenhang nicht abgelehnt werden kann.

Auch FRISCHBIER fand unter 6000 kranken Soldaten nur 83, bei denen eine Verletzung der Lunge in Frage kam, darunter 43 mit aktiver Tuberkulose. Wenn der Zusammenhang zwischen Lungenverletzung und Tuberkulose ein häufiger wäre, so konnte erwartet werden, daß die häufigen Lungenschüsse im Kriege als nicht seltene Spätfolge eine Lungentuberkulose im Gefolge haben würden. Es hat sich aber ergeben, daß nur eine sehr geringe Zahl von Lungenschüssen von einer Tuberkulose gefolgt war. Das wäre auch nur einigermaßen wahrscheinlich, wenn direkt ein frischer oder auch ein latenter alter Herd durch den Schuß aufgerührt worden wäre und dadurch die Tuberkelbazillen in dem verletzten Lungengewebe einen guten Nährboden zum Auskeimen gefunden hätten.

Unter die traumatischen Einwirkungen im weiteren Sinne könnten in Krieg und Frieden auch gerechnet werden die Einwirkung außergewöhnlicher Anstrengungen, an die sich augenfällig eine tuberkulöse Erkrankung besonders der Atemwege angeschlossen hätte. Es sind darüber aus der Kriegszeit Mitteilungen gemacht worden, die aber kein eindeutiges Ergebnis gehabt haben.

Besonders ORTH hat in einigen bekannten Gutachten gewisse Normen aufgestellt, die erfüllt sein müssen, um einen Zusammenhang zwischen Verletzung und dem Wiederaufflackern der Tuberkulose wahrscheinlich zu machen. Insbesondere betreffen sie den Nachweis, daß eine schon etwas ausgebreitetere, in ein chronischfibröses Stadium eingetretene Lungentuberkulose wieder rascher vorwärts schreitet und etwa gar in das exsudativ-käsige Stadium nach der traumatischen Einwirkung übergeht. Bei allen solchen Beurteilungen sei nochmals darauf hingewiesen, daß bei der Obduktion naturgemäß versucht werden muß, die topographischen Beziehungen zwischen Verletzung und den frischeren fortschreitenden Prozessen in der Lunge, die gefunden werden, in Beziehung zu bringen. Nach Döllner ist ein Zeitraum von 18—19 Tagen (experimentelle Erfahrungen) bis zu 6 Monaten (Mendelsohn) oder auch einem Jahr (Kaufmann) zwischen Trauma und Ausbruch der Tuberkulose in Anschlag zu bringen, Zollinger begrenzt die Zeit mit 4 Monaten, innerhalb deren sich die ersten Symptome der Phthise nach dem Unfall entwickeln müssen.

Im Schrifttum sind auch einige Fälle niedergelegt (vgl. bei R. Stern), wo durch traumatische Einwirkung auf den Thorax eine besonders reichliche Hämoptoe eingetreten war. Es ist gewiß leicht vorstellbar, daß beim Bestehen eines Arrosionsaneurysmas in der Lunge (Abb. 101) eine schwere Erschütterung des Brustkorbs oder gar eine Verletzung geeignet ist, die dünne Wand des Aneurysmas zum Platzen zu bringen. Neben dem schädlichen Blutverlust für den Kranken, kann das Blut, das sich mit den käsigen Massen des Kaverneninhaltes mischt, bei nicht vollständiger Expektoration in bisher verschont gebliebene Lungenabschnitte eingesaugt werden, und so zu Neuinfektionen lobulärer oder lobärer Art führen, wie sie oben näher besprochen worden sind (Abb. 116). Dann könnte klinisch einige Zeit nach der traumatischen Einwirkung und nach der Hämoptoe das Bild der galoppierenden Schwindsucht sich anschließen. Aber beglaubigte Fälle dieser Art gehören offenbar zu den Seltenheiten. Auch durch die unverletzten Brustkorbbedeckungen erscheint die Entstehung einer Kontusionstuberkulose möglich (Lacher, Lustig u. a.). Nach Mendelsohn ist dazu erforderlich die Ubiquität oder Latenz von Bazillen, eine Blutung und Entzündung als Ursache flacher Atmung und Nichtherausschaffung von Sekreten.

Lungentuberkulose und Schwangerschaft.

Zu dem klinisch so wichtigen und gerade in den letzten Jahren so viel erörterten Kapitel der Beziehung der Schwangerschaft zum Fortschreiten des tuberkulösen Lungenprozesses kann naturgemäß die pathologische Anatomie nicht besonders viel beitragen, da bei noch so genauer klinischer Untersuchung vor Beginn der Schwangerschaft der wahrscheinliche Ablauf der Lungentuberkulose auch ohne Gravidität, im Vergleich nicht abgeschätzt werden kann. So haben die Feststellungen eines besonders rasch fortschreitenden Zerfalls in der Lunge bei Todesfällen nach Ablauf der Schwangerschaft nur einen sehr beschränkten Wert für die Beantwortung der so bedeutungsvollen Frage. Es sei daher auf die außerordentlichen Unterschiede in den Statistiken der Gynäkologen hingewiesen, wie sie z. B. Kühne zusammengestellt hat, wo die Angabe über die Verschlimmerung der Tuberkulose durch die Gravidität zwischen $100\,\%$ und etwa $30\,\%$ schwankt. So ist Kühne auf Grund der Sichtung des Materials über diese Frage beinahe zu dem Standpunkt gekommen, daß es überhaupt fraglich ist, ob wirklich eine Verschlimmerung der Tuberkulose durch die Vorgänge der Schwangerschaft angenommen werden kann.

Wodurch überhaupt eine Verschlimmerung des tuberkulösen Prozesses in der Schwangerschaft zu erklären ist, ist keineswegs leicht zu sagen und wohl nicht bloß durch die Ansprüche der werdenden Frucht an den Stoffwechsel der Mutter zu erklären. Die Beeinträchtigung der Atmung namentlich der Zwerchfellatmung können in Betracht gezogen werden, die ungünstigere Verhältnisse, etwa für die Hinausbeförderung des tuberkulösen Auswurfs und eine Erleichterung der Aspiration tuberkulösen Materials in bisher verschont gebliebene Lungenbezirke schafft. Dagegen würde vielleicht die besondere Gefährlichkeit des Wochenbettes sprechen. Und andererseits soll die Raumbeengung während der Schwangerschaft einen günstigen, dem künstlichen Pneumothorax vergleichbaren Zustand der Ruhigstellung bedingen, und erst die Änderung der Raumverhältnisse nach der Geburt das erregende Moment bedeuten, das durch Unterhaltung eines künstlichen Pneumothorax, eventuell auf beiden Seiten, ausgeschaltet werden kann.

XI. Besonderheiten der Lungentuberkulose in den verschiedenen Lebensaltern.

1. Die Lungentuberkulose im Kindesalter.

Wir hatten schon oben bei der allgemeinen Besprechung der neueren Ansichten über die Entstehung der Lungenschwindsucht Veranlassung, darauf hinzuweisen, daß bei der überwiegenden Zahl der Fälle die Erstinfektion der Lungentuberkulose im Kindesalter stattfindet. Freilich nicht in dem alten Sinne von der überwiegenden Bedeutung der kindlichen Darminfektion mit der perlsuchtbazillenhaltigen Milch (BEHRING), sondern infolge einer aërogenen Infektion. Wir wollen hier diese Erörterung nicht von neuem aufrollen, sondern nur noch einmal zusammenfassend die pathologisch-anatomischen Befunde in den verschiedenen Jahren des Kindesalters kurz zu charakterisieren suchen.

In den ersten Lebensmonaten ist der Befund von tuberkulösen Veränderungen äußerst gering. Fälle, wo in den ersten Wochen des extrauterinen Lebens in der Lunge tuberkulöse Veränderungen gefunden wurden, sind in der Literatur nur äußerst wenige mitgeteilt worden. Aber es gibt einige wenige beglaubigte Fälle, in denen — auch nach der Ausdehnung der tuberkulösen Herde in der Lunge — unbedingt eine intrauterine Erwerbung der Tuberkulose angenommen werden muß (siehe oben S. 354 ff.).

Wie nach der Art des Erwerbes der Tuberkulose in diesen Fällen angenommen werden muß, findet sich hier in der Lunge eine hämatogene, diffuse Aussaat, die, je nachdem der Tod früher oder später eingetreten ist, eine Umwandlung in kleinkäsige, miliare Eruptionen erfahren haben. Einen solchen Befund weist, um an ein sprechendes Beispiel zu erinnern, die Beobachtung von HONL auf. Bei dieser konnte durch die Zeitverhältnisse eine frühzeitige aërogene Infektion von seiten der lungentuberkulösen Mutter ausgeschlossen werden.

Sowie die Neugeborenen ein Alter von einigen Wochen erlangt haben, wird natürlich die Beurteilung, ob es sich um eine frühzeitige aërogene Infektion von der tuberkulösen Umgebung her handelt oder auch um eine intrauterin erworbene Tuberkulose schwierig. In diesem Lebensalter kommt als weitere Möglichkeit hinzu, daß die Lunge bei primärer Darmtuberkulose auf dem Lymphblutweg sekundär infiziert wird (BEHRING u. a.). Wenn in letzter Linie die Lunge hämatogen ergriffen wird, so ist namentlich bei reichlicher Einschwemmung von Tuberkelbazillen in die Lungen, eine miliare Aussaat als anatomischer Befund zu erwarten. Bei spärlicherem Hineingelangen von Tuberkelbazillen auf dem Blutwege in die Lungen kann natürlich auch mehr eine herdweise erfolgte Ausbreitung da und dort im Lungengewebe zustande kommen. Wie früher näher besprochen (S. 354 ff.), kann man bei der weiteren Entwicklung der tuberkulösen Herdchen in der Lunge allenfalls durch das Vorhandensein eines typischen Primärkomplexes, aber auch dadurch nicht mit Sicherheit die ursprünglich aërogene und die hämatogene Natur unterscheiden. Wenn, den von Behringschen Ansichten folgend, eine primäre Fütterungstuberkulose vermutet wird, so könnte eine Entscheidung für die Auffassung dadurch getroffen werden, daß es gelingt, auch in der Lunge den Typus bovinus der Tuberkelbazillen nachzuweisen. Das ist aber bekanntlich in einwandsfreier Weise nur verhältnismäßig selten gelungen und die Statistiken gehen auseinander über die Häufigkeit der kindlichen Tuberkulose durch die Erreger der Perlsucht (vgl. meine Ausführungen S. 359).

Die Frage der Häufigkeit der primären (isolierten) Fütterungstuberkulose im Kindesalter ist statistisch vor allem von Beitzke und Lubarsch ausgewertet worden. Während Beitzke 16,3% (Henke 14,5%, Harbitz 22,5%, Ipsen 17,2%, Nebelthau 19,2%, M. Lange 26,8%, Schürmann 11,93%, St. Engel 14—15%) primärer Tuberkulose im Verdauungskanal fanden, kommt Lubarsch in Posen zu einem Hundertsatz von 30,8 und in Düsseldorf zu einem von 13,5. Damit ist der Nachweis erbracht, daß die Fütterungstuberkulose nicht als der häufigste Ansteckungsmodus im Kindesalter zu bezeichnen ist. Diesen Zahlen stehen bei Lubarsch 40% reine Lungentuberkulose und eine nur ganz geringe Lungenbeteiligung bei der Fütterungstuberkulose gegenüber. Auch ist latente und geheilte Tuberkulose im Säuglings- und Kindesalter erheblich seltener als beim Erwachsenen, was mit der Annahme der überwiegenden Fütterungsinfektion schwer vereinbar wäre (vgl. unten die Statistiken von Ghon und Lubarsch, S. 486).

Zu alledem kommt, daß auch die Säuglingstuberkulose des ersten Lebenshalbjahres das Bild der von einem typischen Lungenprimärkomplex ausgehenden Erkrankung zeigt. Den von Moll für diesen Zeitraum angenommenen allgemeinen, gleichmäßigen tuberkulösen Zusammenbruch der Organe auf Grund intrauteriner Infektion — im Gegensatz zu dem von Moll für das zweite Lebenshalbjahr angenommenen Bild der aërogenen Tuberkulose — konnten Ghon, Kudlich und Winternitz nicht bestätigen. Auf die Bedeutung dieser Tatsache für die Lehre von der Gennäogenese sind wir oben (S. 354 ff.) eingegangen.

Mit steigendem Lebensalter wird die Tuberkulose bzw. die tuberkulöse Infektion bei den Kindern bekanntlich immer häufiger, was ja auch den klinischen Beobachtungen in Gestalt der Zunahme der positiven Tuberkulinreaktion bei anscheinend Gesunden entspricht (Hamburger).

Die Statistiken geben hier — je nach dem Ort und der Art der Untersuchung verschieden — ein buntes Bild, das aber in dem Punkt der allmählichen Tuberkulosezunahme im Spielalter (nach dem 3. Lebensjahr) und der Abnahme von Erkrankungen und Neuinfektionen im Schulalter ungefähr übereinstimmt. So zählte Orth 1904 für die Altersklasse bis zu 1 Jahr 3,4, von 1—5 Jahren 28,26, von 5—10 Jahren 29,17, von 10—15 26,6% Tuberkulose; Harbitz bis zum 1. Jahr 20%, bis zum 15. 85%; Hamburger und Sluka bis zum 1. Jahr 15,4, bis zum 14. Jahr 40%; Sehlbach bis zum 1. Jahr 7,8, bis zum 9. 12,6%; de Besche stellt bis zum 1. Jahr 24,2, bis zum 3. 39,3, bis zum 5. 50, bis zum 15. Jahr 58,8% zusammen; Reinhart fand bis zum 5. Jahr 25, vom 5. bis zum 15. Jahr 41%; Lubarsch 14,91 (bzw. anderwärts 27,9%); Beitzke bis zu 16 Jahren 27,3%; Blumenberg bis zum Alter von 14 Jahren 46% Tuberkulose; Puhl bis 14 Jahre 29,41%; Schürmann bis zu 18 Jahren 57,95% tuberkulöse Ansteckungen.

Im Reifungsalter sind 90% erstinfiziert (Hamburger). Die „latent aktiven" Fälle des Kindesalters verschwinden großenteils in der Geschlechtsreifezeit, da sie zu dieser Zeit bereits manifest geworden sind (Burkhardt, Necker, Beitzke). Ihre Zahl beträgt zwischen 1 und 5 Jahren 9%, zwischen 5 und 14 Jahren 25%, zwischen 14 und 15 Jahren 5%, zwischen 15 und dem höheren

Alter 22⁰/₀. Die „latent inaktiven" Fälle zeigen dagegen einen gleichmäßigen Anstieg (von 4⁰/₀ zwischen 1 und 5 Jahren) bis zu 61⁰/₀ im Greisenalter. Nach BURKHARDT stirbt bis zum 5. Lebensjahr $^1/_4$, zwischen dem 30. und 40. $^1/_3$ aller Infizierten an Tuberkulose.

Ein Vergleich der Sterblichkeitsziffern mit den Infektionszahlen der verschiedenen Lebensalter ergibt einen ganz auffallenden Unterschied. Es besteht

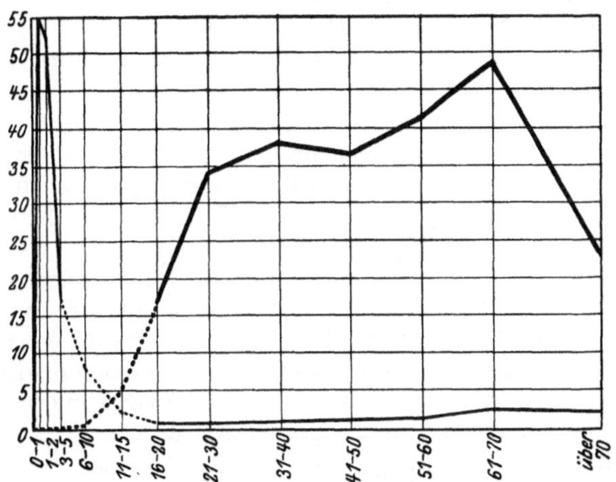

Abb. 166. ———— Mortalität an Phthise. ———— Mortalität an generalisierter Tuberkulose.
(Nach RANKE [e] 1913.)

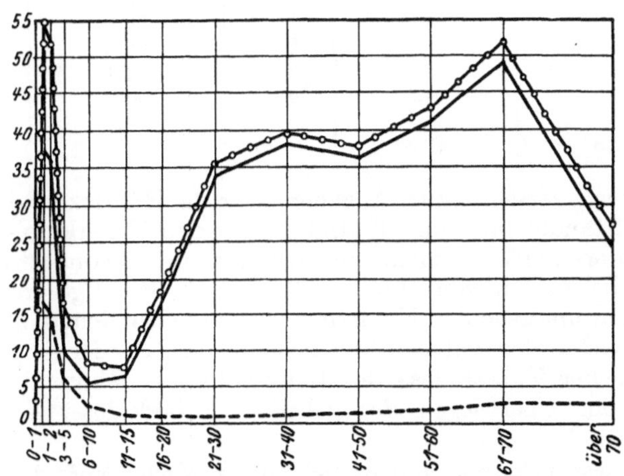

Abb. 167. —o—o—o Gesamtmortalität an Tuberkulose, ———— Mortalität an Lungentuberkulose,
– – – – Tuberkulose anderer Organe. (Nach RANKE [e] 1913.)

nämlich ein rasches Ansteigen der Infektionen (Erstinfektionen, Durchseuchungen) vom 2. bis 12. Lebensjahre, während die Sterblichkeit ihren Höhepunkt bis zum 2. Jahr überschritten hat und nun einen Gipfel erst wieder um das 60. Jahr erreicht. Vergleicht man die Sterblichkeit an Phthise mit der an verallgemeinerter Tuberkulose, so ergibt sich ein ganz ähnliches Bild wie die Sterblichkeitskurve überhaupt, nämlich ein Gipfel für die verallgemeinernden Tuberkulosen bis zum 2. Lebensjahr und ein zweites Maximum — dieses aber für die isolierte Phthise — zwischen dem 60. und 70. Jahr (RANKE). „Auf eine Periode schwerer Infektion mit vergleichsweise zahlreichen, rasch tödlich verlaufenden allgemeinen Tuberkulosen" folgt mithin „eine Infektionsperiode, die ganz überwiegend, langsam verlaufende, auf Jahre hinaus nicht zum Tode führende Infektionen enthält" (Ranke [e]).

Für das 1. Lebensjahr läßt sich etwa eine Sterblichkeit von 50%, für die Altersklasse von 3—5 Jahren aber nur von 6—7, für die vom 6. bis 15. Lebensjahr nur noch von 1—2% der lebenden Infizierten ansetzen. Demgegenüber steigt die Ziffer der Neuinfektionen vom 2. bis 5. Jahr wesentlich an (12 auf 100 im Gegensatz zu 6 auf 100 im 1. Lebensjahr, 9 auf 100 im Schulalter — 6. bis 15. Jahr [Weinberg, Ranke u. a.]).

Die geschilderte Tatsache wird zahlenmäßig durch die Sektionsfeststellungen von Ghon (a) und Lubarsch (b) beleuchtet. Jener fand im ersten Lebenshalbjahr 65%, im 2. Halbjahr 92,59% fortschreitende gegenüber 10% ausgeheilten Fällen, im 3.—4. Jahr 55,8% gegenüber 26,47, im 5.—8. 29,03 zu 41,94, im 9.—14. 20% fortschreitende zu 68% ausgeheilten Fällen. Lubarsch stellt für das Kindesalter 80,2% sicher fortschreitende, 14,8% ausgeheilte Fälle fest (unter Ausschluß verkalkter Herde). Dazu kamen noch 6 unter 162 Fällen, in denen neben fortschreitenden noch ausgeheilte Herde vorhanden waren. Im einzelnen bestand folgende Verteilung auf die Altersklassen, die allerdings bei dem kleinen zur Verfügung stehenden Material nur Annäherungswert haben kann:

Jahr	Sicher fortschreitend	Ausgeheilt	Jahr	Sicher fortschreitend	Ausgeheilt
1	91,3	—	7—8	83,4	16,6
1—2	91,3	—	8—9	80,0	20,0
2—3	94,5	—	12—13	62,5	37,5
3—4	75	16,7	13—14	71,4	28,6
4—5	85,6	14,3	14—15	100	—
5—6	64,3	14,3	15—16	33,3	66,6
6—7	42,8	42,8			

Bei diesen etwas verschiedenen Angaben über die Häufigkeit der fortschreitenden oder vollständig oder unvollständig heilenden Tuberkulose im Kindesalter, deren Unterschiede offenbar auf der Art des Beobachtungsmaterials liegen, dürften die Zahlen von Ghon vielleicht das Richtige treffen, der bei seinem sehr großen untersuchten Kindermaterial zwischen dem 4. und 7. Lebensjahr etwa gleichviel fortschreitende und geheilte oder der Heilung zustrebende Fälle von kindlicher Tuberkulose der Lungen findet, während vom 14. bis 18. Lebensalter ein Überwiegen der geheilten Tuberkulosenfälle festgestellt werden könne.

Schon lange war bekannt, und es fiel immer wieder auf, daß der Befund der Kindertuberkulose in verschiedener Richtung von dem Befunde bei der Phthisis der Erwachsenen abweicht. Zunächst einmal die Lokalisation der ersten Herde. Während bei der Erwachsenentuberkulose die Prädisposition der Spitze immer wieder hervortritt, ist das bei dem jüngeren Kinde keineswegs der Fall, der erste tuberkulöse Herd sitzt ja nicht in der Spitze selbst, sondern weiter unten an den unteren Teilen der Oberlappen oder namentlich auch in den Spitzenteilen der Unterlappen, seltener auch an irgend einer anderen Stelle. Auch die Art des Primärherdes soll dem Lebensalter parallel gehen. Nach Blumenberg zeigt der Primärkomplex im 1. Lebensjahr in 95,8%, im 3. in 100%, im 10.—14. Jahr nur noch in 27,7% totale Verkäsung des benachbarten Lymphknotens.

BLUMENBERG will auch bezüglich des Sitzes des Primäraffekts feinere Altersunterschiede festgestellt haben. Darnach fand er im 14. Lebensjahr ganz gewöhnlich in 6 von 8 Fällen den Primärherd in der Spitze, im Alter von 6—14 Jahren in 41,8 %, am Ende des Spielalters in 28,7 % und im ersten Lebensjahr nur noch in 11,1 %. In den Altersklassen vor dem Schulalter fand er den Primärkomplex überwiegend in Hilushöhe. Trotz der von BLUMENBERG angegebenen Kautelen bei der Untersuchung bleibt fraglich, ob es sich bei seinen großen Zahlen von Spitzenherden wirklich um primäre gehandelt hat, das um so mehr, als er mit steigendem Alter die Drüsenkomponente mehr und mehr vermißte.

Der oft kleinste primäre Herd kann sich nach verschiedener Richtung hin entwickeln. Gerade im Kindesalter gibt es bei entsprechender Virulenz der Erreger bekanntlich eine große Zahl von Fällen, wo von vornherein der Prozeß weitergeht und gar keine Anzeichen von Immunität oder Resistenz sich zeigen. So will BLUMENBERG im ersten Lebensjahr jegliche Bindegewebsbildung am Herd vermißt haben. Ich sah aber bei Säuglingen Primäraffekte mit einer wenn auch zarten Kapselbildung.

Untersucht man die einschlägigen Fälle mit raschem Fortschreiten des Primärherdes, so sieht man Einschmelzungen der käsig pneumonischen Herde, wie sie z. B. Abb. 42 darstellt. Der kavernöse Zerfall erreicht beim Kinde dann rasch erhebliche Ausdehnung und die Kaverne entspricht ihrer Lage nach den ersten kleinen Primärinfekten, die man in anderen Fällen beobachten kann. In der Peripherie der Kaverne sieht man eine Ausstreuung kleinster, meist lobulär und azinös gebauter Herdchen. Es bestätigt sich auch bei der Kindertuberkulose wieder, daß die rasch fortschreitende Form der Lungentuberkulose die Form der exsudativ-käsigen Tuberkulose aufweist. Eine besondere Rolle für die Weiterverbreitung des Primärherdes spielen sowohl Einbrüche dieses selbst wie der Lymphknotenkomponente in Hilusgebilde (Bronchen und Gefäße). Solche Durchbrüche vom GHONschen Herd sind häufiger und bedeutungsvoller als vom Lymphknotenherd aus (vgl. auch W. KOCH [b]). In der Tat lassen sich bei fortschreitenden Fällen in der Umgebung des GHONschen Herdes besonders bei kavernösem Zerfall reichlich käsige Bronchitiden und Aspirationspneumonien nachweisen.

Andererseits kann es nach vielfachen Befunden bei Kindern, die namentlich an Infektionskrankheiten anderer Art sterben, nicht bezweifelt werden, daß, ebenso wie im späteren Lebensalter, in der Überzahl der Fälle der Primärinfekt zur Ausheilung kommt. Schon im 2. Lebensjahr kommen solche zur Beobachtung (GHON, M. LANGE; noch früher vgl. GEIPEL, KUSS, BEITZKE, SCHÜRMANN). BLUMENBERG sah den ersten einschlägigen Fall nicht vor dem 3. Jahr (vgl. auch LUBARSCH).

Diese ganz frühzeitige Tuberkulose führt zum besonders raschen Fortschreiten, zu mächtiger Verkäsung der Bronchallymphknoten und zu kavernösem Zerfall in der Lunge. Sind gleichzeitig Darmveränderungen dabei, käsige Pakete von Gekröselymphknoten und Darmgeschwüre, dann muß manchmal die Frage offen bleiben, welches die primäre Veränderung ist, und es sei an die Ansicht von RIBBERT erinnert, daß gleichzeitig die Tuberkelbazillen in die Luftwege eingesogen werden, und daß andere Tuberkelbazillen auf dem Wege des Magen-Darmkanals einen primären Infekt im Darm und in den Gekröseknoten setzen (Doppelinfektion nach LUBARSCH-MATAKAS).

Zwischen den beiden Extremen des abheilenden Primärkomplexes und der stürmisch verlaufenden Primäraffektphthise gibt es nun auch alle möglichen Übergänge von Befunden, die mehr an das Bild der Erwachsenen-Tuberkulose erinnern, aber sie sind doch seltener. Es sind das Fälle, die man besonders im Reifungsalter findet, bei denen von einem Primäraffekt aus — endogen — ein tuberkulöses Abgrasen des Organs anscheinend in apiko-kaudaler Richtung erfolgt, auch hämatogene Aussaaten produktiver Herd-chen in den Spitzengebieten bestehen können (Beitzke). Gleichzeitig vor-handene Blutwegmetastasen und käsige Lymphknotenschwellungen klären diese Fälle oft als (nach Ranke) primär-sekundär auf (über „Pubertätsphthise" vgl. unten).

Besonders häufig findet man ja in den ersten Lebensjahren des Kindes bei oft geringer Ausbreitung des primären Infektes eine allgemeine Miliartuber-kulose, bei denen es sich, wie oben näher besprochen, um Einbrüche der immer im Vordergrunde stehenden verkästen Bronchaldrüsen in Venen handeln kann, um primär entstandene Venentuberkel oder um eine käsige Tuberkulose des Ductus thoracicus. Neben diesen akut tödlich verlaufenden Miliartuberkulosen, gibt es aber immer eine ganze Reihe von Fällen, wo der Prozeß nicht so stürmisch verläuft, und nicht in sechs oder sieben Wochen der Tod durch Verallgemeinerung des Prozesses auch im Gebiete des großen Kreislaufes eintritt. In Abb. 53 ist ein solcher Fall dargestellt, bei dem es sich der ganzen Ausbreitung des Prozesses nach auch um eine hämatogene Tuber-kulose der Lunge handelt, die, da sie schon länger besteht, bis zur Bildung disseminierter kleinerbsengroßer, käsiger Herde in ihrem ganzen Bereiche ge-führt hat.

Von Befunden, die für die Tuberkulose des kindlichen Lebensalters weiter-hin als eigenartig gelten können, wäre zu erwähnen der Einbruch von käsigen Bronchallymphknoten in einen Bronchus und dadurch bedingte ausgedehnte Aspirationen des käsigen Materials in dem zugehörigen Lungenteil. Wir haben bei den Sektionen von Kindertuberkulosen des öfteren in klarer makroskopischer Weise diesen Befund erheben können. Es bleibt daher unverständlich, warum Ricker bzw. Blumenberg nur einen einzigen Fall von Lymphknotendurch-bruch in den Bronchus anerkennen. Da beim Kind die Verkäsung der bron-chalen Lymphdrüsen ein viel häufigerer Befund ist als bei den Erwachsenen, so ist es auch leicht erklärlich, daß eine völlige käsige Einschmelzung der Bronchialwand und seiner Knorpel durch die andrängenden knolligen, käsigen Drüsen häufiger beobachtet werden wird. Von Ribbert ist eine ganze Reihe solcher Fälle aus der Literatur zusammengetragen worden (vgl. auch Ranke [a]). Nach meiner Erfahrung bieten die Fälle käsiger Aspirationspneumonie nach Drüseneinbruch in den Bronchus oft das Bild der isolierten Phthise dar mit echtem oder sekundären Phthisetod. Diese kann daher schon beim Klein-kind ausgesprochen sein (vgl. meine Beobachtung S. 223).

Eine andere Frage, die auch die Beziehungen der käsigen Lymphdrüsen zum eigentlichen Lungengewebe bei der Kindertuberkulose betrifft, ist die, ob es gelegentlich oder gar häufiger vorkommt, daß die großen käsigen sog. Kartoffeldrüsen sekundär in das Lungengewebe selbst durchbrechen. Manchmal hat es in der Tat bei der makroskopischen Betrachtung etwas Bestechendes anzunehmen, daß in diesen Fällen, selbst wenn vorher ein kleiner primärer Lungenherd da war, doch im weiteren Verlaufe der Erkrankung die Hauptsache für das Fortschreiten des Prozesses das periphere Vordringen der Tuberkel-bazillen von den Lymphknoten in die Lunge hinein gewesen ist (sog. „Hilus-tuberkulose", vgl. Redeker). Wir halten aber, wie früher besprochen, diese Art der Ausbreitung der Tuberkulose, wenn sie überhaupt vorkommt, für außerordentlich selten. Auch bei rascher Einschmelzung der käsigen Drüsen dürfte in der Regel immer noch genug Zeit dazu sein, daß die sich schwielig verdickende Kapsel der Lymphknoten einen genügend starken Wall bildet, um das Eindringen der Tuberkelbazillen in das eigentliche Lungengewebe zu verhindern.

Die Lungentuberkulose des Säuglings ist nach Berichten von Kinderärzten (BESSAU, SIEGERT) nicht unbedingt tödlich, wie man früher annahm. Es liegt aber auf der Hand, daß die Lungentuberkulose als Hauptkrankheit nicht nur bei Säuglingen (GEIPEL, HAMBURGER, NAEGELI u. a.), sondern noch bis zum Schulalter auch zur Todesursache zu werden pflegt (SEHLBACH, M. LANGE, BLUMENBERG).

Nach der Statistik von KLEINSCHMIDT zeigt sich der ungünstige Verlauf der Säuglingstuberkulose an den erschreckenden Zahlen, die lehren, daß im 1. Lebensjahr von den infizierten Kindern 80% sterben. Im 2. Lebensjahr tritt schon eine so gewaltige Änderung des Charakters der Tuberkulose ein, daß von den infizierten nur 10% Todesfälle errechnet werden. Bei allen diesen Tuberkulosen im frühen Kindesalter steht, wie besprochen, im Vordergrund die sofortige ungünstige Weiterentwicklung des primären Komplexes zu kavernösem Zerfall des Lungenherdes, zu der bekannten schwersten käsigen Tuberkulose der Lymphknoten mit ihren eventuellen Folgeerscheinungen, wie Einbruch der käsigen Drüsen in die Bronchen und Fortschreiten des tuberkulösen Prozesses in das Lungengewebe hinein. Bekanntlich ist ja auch die miliare Tuberkulose im frühen Kindesalter besonders häufig und es sei bei dieser Gelegenheit auf die grundsätzlichen Anschauungen von RICKER bzw. BLUMENBERG hingewiesen, der im Gegensatz zu RANKE für das Fortschreiten der tuberkulösen Prozesse im Körper überhaupt mehr die Eigenart des Lebensalters neben der Disposition, als die Immunitätslage, ansieht.

Schon vom 2. Lebensjahr an kommen aber dann auch beim Kind gelegentlich mehr chronisch sich ausbreitende Tuberkulosen zur Beobachtung, wie sie von DIETL jüngst zusammengestellt sind und, wie wir sie aus eigener Erfahrung kennen. Man sieht dann Ausstreuungen von Knötchen, die produktiven Veränderungen treten wie im späteren Lebensalter hervor und bekanntlich kommt es in einer großen Zahl der Fälle zur Abheilung des tuberkulösen Primärkomplexes, den man als zufälligen Befund beim Tode der Kinder an einer interkurrenten Erkrankung nicht selten antrifft. Auch hier meint BLUMENBERG, daß eine solche heilende begrenzte Kindertuberkulose nicht so häufig sei, wie man früher angenommen habe. Im Schulkindesalter kommt der Primärkomplex auffallend selten zum Fortschreiten, die in dieser Altersklasse vorkommenden Phthisen sind oft Erwachsenentuberkulosen bzw. nähern sich der Pubertätsphthise.

2. Pubertätstuberkulose.

Unter den Lungentuberkulosenformen, die in einem gewissen Lebensalter ein besonders Gepräge aufweisen, ist eine weitere Form herauszuheben, die sog. Pubertätstuberkulose. Es sind solche Fälle, in denen besonders in der Pubertätszeit, aber in ähnlicher Form seltener auch im späteren Alter bis zum 5. Jahrzehnt eine chronisch scheinbar isolierte, kavernöse Lungentuberkulose gefunden wird, also im allgemeinen dem Tertiärstadium von RANKE entsprechend, bei der aber gleichzeitig eine fortschreitende käsige Tuberkulose der Lymphknoten besteht. Dieser Art der Erscheinungsform der Lungentuberkulose und der zugehörigen Lymphknoten kommt auch eine grundsätzliche Bedeutung zu. Denn sie erscheint auf den ersten Blick geeignet, die Typen der Stadieneinteilung von RANKE zu durchbrechen, da ja bei der chronischen isolierten Lungenphthise die zugehörigen Lymphknoten so gut wie gar keine makroskopischen Veränderungen aufweisen und höchstens mikroskopisch einen wenig ausgedehnten spezifischen Befund erkennen lassen. Jedenfalls sind in diesem Stadium grob verkäste Lymphdrüsen sonst nicht zu finden.

Wie Pagel (o) zeigen konnte, liegt bei der Aschoffschen Pubertätsphthise — soweit es sich hierbei um eine morphologische Begriffsbildung und nicht nur die Beschreibung des Bildes handeln soll, das in der Reifezeit verstorbene Phthisiker gewöhnlich darbieten — um nichts Einheitliches. Die von Aschoff gekennzeichneten Formen sind keine Besonderheit der Geschlechtsreifezeit, sondern können in jedem späteren Lebensalter ebenso in Erscheinung treten. Die Verbindung: kompaktkäsige Kartoffeldrüsen und apiko-kaudal fortschreitende Tuberkulose könnte einmal der Ausdruck einer chronischen Generalisierung (Tod an Meningitis oder Miliartuberkulose) sein, bei der der verzögerte Verlauf das Vorhandensein isolierter Organphthise vortäuscht („Progressive protrahierte Durchseuchung" Schürmann-Diehl). Sodann kommen in Frage diejenigen Fälle, in denen ein frisch erworbener Primärkomplex in frischem Fortschreiten der käsigen Lymphknotenkomponente unmittelbar die isolierte Organphthise nach sich zieht, die auch als solche zum Tode führt (Kehlkopf- und Darmtuberkulose). Endlich kann das von Aschoff gezeichnete Bild durch solche Formen erfüllt werden, bei denen nichts anderes als eine von vornherein isolierte — nach Ranke tertiäre — Organphthise vorliegt; statt der abortiven Lymphknotenveränderungen, die einer solchen zukommen, bestehen jedoch kompakt käsige Kartoffeldrüsen oder aber eine Mischung diffus käsiger Veränderungen mit dem „tertiär" tuberkulösen Sinuskatarrh, den abortiven Spättuberkeln der tertiären Phthise oder auch der mehr für verallgemeinernde Formen kennzeichnenden großzelligen Hyperplasie (Pagels [o] „viertes Stadium", bezüglich der klinischen Verhältnisse vgl. Ulrici [f]). Hierbei pflegt auch der tuberkulöse Grundprozeß ein verhältnismäßig akuter, exsudativer zu sein (vgl. Oberndorfer [d], W. Koch [b] u. a.).

Von den geschilderten Möglichkeiten dürfte gewöhnlich die erste und die letzte verwirklicht sein, also bei der „Pubertätsphthise" entweder die Vortäuschung einer isolierten Organphthise durch einen primär-sekundären verzögerten Prozeß oder aber eine isolierte rasch und bösartig (exsudativ-käsig) verlaufende Organphthise mit „posttertiärer" Drüsenverkäsung vorliegen (vgl. Beitzkes [p] Spätverkäsungen).

Die Stadieninterposition, also etwa ein Dazwischenkommen einer Periode isolierter organabgrasender Schwindsucht zwischen zwei Phasen bzw. Schübe verallgemeinernder Tuberkulose (ein im Rankeschen System unmögliches Ereignis) ist von Redeker bei seinen neuartigen Konzeptionen über den Beginn der isolierten Phthise aufgenommen worden. Er läßt diese aus der „Pubertätsphthise" hervorgehen, in dem Sinne, daß der initiale Herd mit seinem akuten Beginn und entsprechender, hochgradiger kollateraler Entzündung (sekundäre Allergie wie Redeker sie definiert) eine isolierte — tertiäre — Tuberkulose einleitet auf einem noch „sekundär allergischen" Boden, der auch die anatomischen Unterlagen dieser sekundären „Allergie" in Form kompakter Drüsenverkäsungen zeigt. So kommt Redeker und nach ihm eine Mehrzahl der Kliniker zu einer freien Verwendung der Rankeschen Allergien unter Sprengung des Rankeschen Stadienschemas. Statt der Stadien ein freies Wechselspiel von „sekundär" und „tertiär", von Überempfindlichkeit und Immunität! In jeder Phase kann der Umschlag von der einen Form in die andere erfolgen. Daß diese Aufstellungen durch die Verwendung der Rankeschen Allergiebezeichnungen in mancher Hinsicht sich selbst wie die Rankesche Lehre in Mißachtung bringen und Verwirrung gestiftet haben, setzten wir oben (S. 425 ff.) auseinander. Es besteht eine Berechtigung, im Einzelherd und der Selbstverständlichkeit seines phasenhaften Schwankens von Aktivität und Latenz den Ausdruck von Immunitätsvorgängen zu sehen. Die Rankeschen Immunitätsbeziehungen gelten jedoch für den stadienhaften Gesamtablauf.

Schon vor der Pubertätszeit, im Schulkindesalter, besteht ein Überwiegen isolierter Organphthisen bzw. ihr zugehöriger Züge (H. und E. Grass). Es kann hier zum Bilde der richtigen zirrhotischen Erwachsenenphthise kommen, wie sie z. B. Scheidemandel (b) bei einem 14jährigen Mädchen beschrieb. Klinisch ist dieses Verhalten ebenso ausgesprochen wie pathologisch-anatomisch. Schon vor dem 10. Lebensjahr kann die Lungentuberkulose in der Spitze beginnen (Grass). Erst allmählich und spät bemerkt tritt die Erkrankung auf den Plan, es besteht lange Wohlbefinden, wenig Auswurf, kaum Temperatur, etwas Atemnot und Zyanose. Der Tod erfolgt oft genau wie beim Erwachsenen nicht an der Phthise selbst, sondern an den sekundären Störungen des Herzens und Kreislaufs, Amyloidose, Kehlkopf- und Darmtuberkulose.

Die anatomische Grundform solcher tertiären Kindertuberkulosen ist oft recht eigenartig und steht in besonderem Gegensatz zum verzögerten Ablauf. Es handelt sich um käsig-pneumonische Grundprozesse, die zur Ausbildung mächtiger Zirrhosen führen können, in der Sprache der Kliniker um die exsudativ-zirrhotische Form. Allerdings wird oft übersehen, daß diese kein Reservat des Kindesalters darstellt, sondern auch vielen Zirrhosen des Erwachsenen zugrunde liegt. Auch vor Verwechslungen solcher Prozesse mit verallgemeinernden — also als sekundär anzusehenden — hat man sich zu hüten, worauf W. Koch (b) mit Recht aufmerksam macht. Mischformen verallgemeinernder und organzerstörender Veränderungen können hier im Vordergrunde stehen (vgl. Grass). Dann besteht neben der verzögerten, organabgrasenden Lungenerkrankung eine solche der Knochen, Sinnesorgane, Serosen, Lymphknoten, oder der Tod tritt an tuberkulöser Hirnhautentzündung und dgl. ein. Auch für die verallgemeinernden Formen der Tuberkulose des Schulkindes ist der langsame Beginn, das lange Erhaltenbleiben eines günstigen Ernährungs- und Kräftezustandes hervorzuheben (H. und E. Gross).

Auf die sog. „flüchtigen Infiltrierungen" als besondere Form von Kindertuberkulose ist hier noch hinzuweisen. Auf ihre Anatomie und Klinik bin ich oben (S. 242 ff.) ausführlich eingegangen. An dieser Stelle ist noch daran zu erinnern, daß sie ebenfalls kein Reservat des Kindesalters darstellen, sondern als Tuberkulosen mit ausgedehnter perifokaler Entzündung — man denke an das infraklavikulare Infiltrat — auch beim Erwachsenen zur Beobachtung kommen (vgl. Lydtin [a]).

Wie man sieht, wird mit steigendem Alter die unmittelbare Tuberkuloseausbreitung vom Primärkomplex aus immer seltener. Dem „Reinfekt" fällt immer stärker die Rolle der Einleitung weiterer Tuberkulosegenerationen zu. In einer Reihe von Fällen Blumenbergs, die dieser als für das Reifungs- und mittlere Lebensalter kennzeichnend anführt, sollen es nur scheinbare Reinfekte sein, die zur Lungentuberkulose führen. Für diese schließt Blumenberg vielmehr aus der Nichtauffindbarkeit der Überbleibsel einer Erstinfektion, daß die Tuberkulose des mittleren Lebensalters eine Erkrankung eigener Art darstellt, für deren Form und Ablauf früher durchlaufene Tuberkuloseepochen bedeutungslos sind. Das Bild der Lungentuberkulose des mittleren Alters mit und ohne aufgefundene Rückstände früherer Infektion sei das gleiche. Es ist ausgezeichnet durch das Fehlen erheblicherer Lymphknotenbeteiligung, das Hervortreten indurativer Vorgänge, der bronchogenen Ausbreitung, der Häufigkeit von Kehlkopf- und Darmtuberkulose. Größere Lymphknotenverkäsungen sind Ausnahmebefunde. Mit einem Wort: Es bietet sich im mittleren Lebensalter vorwiegend in der Hauptsache das Bild von Rankes isolierter Phthise, zu der natürlich auch die abortiven Spättuberkel und Leber, Milz und Nieren gehören. Die Behauptung Blumenbergs, daß für diese Form eine vorausgegangene Erstinfektion bedeutungslos sein soll, habe ich oben (S. 216 ff.) zurückgewiesen.

3. Die Lungentuberkulose im höheren Alter.

Es hat sich wohl im allgemeinen die Meinung herausgebildet, daß die Tuberkulose vom 5. oder 6. Jahrzehnt an einen immer mehr chronischen Charakter annimmt, wobei auch die von Hause aus chronischen Tuberkulosen, wenn die Zerstörung noch nicht zu groß geworden ist, zum Stillstand kommen und in das fibröse oder Heilungsstadium eintreten. Naegeli konnte in 56%, Burkhardt in 44, Hart in 75% Abheilungen tuberkulöser Herde bei Leuten zwischen 60 und 70 Jahren feststellen. Für höhere Alter (70—90 Jahre) kommt Hart sogar zu 90—100%, Burkhardt zu 57—61%. Aber wir erleben immerhin auch eine ganze Anzahl von Fällen, wo im vorgerückteren Alter bei bestehendem alten Herd ein neues Aufflackern einer alten Tuberkulose beobachtet wird oder wo eine neue exogene Reinfektion im Körper sich geltend macht. Das macht den verhältnismäßig niedrigen Hundertsatz verständlich, den Blumenberg für ausgeheilte Tuberkulosen des Greisenalters (nach dem 60. Lebensjahr) feststellt, nämlich 33,6%. Ganz im allgemeinen kann man aber sagen, daß in der Tat im höheren Lebensalter eine Zunahme von Resistenzzügen gegenüber dem Eindringen von Tuberkelbazillen festgestellt werden kann. Man findet bei den Sektionen mehr die Knötchentuberkulose und die weitgehend gereinigten Kavernen vertreten.

Bei der Alterstuberkulose hat man auch immer gerne Bezug darauf genommen, daß solche Personen eine bedingte Disposition für eine exogene oder endogene Reinfektion zeigen, welche durch irgendwelche schädigende Einflüsse in ihrem Stoffwechsel geschwächt, also auch in ihrer Widerstandskraft gegen die eindringenden oder wiedererwachenden Tuberkelbazillen benachteiligt seien. Vor einiger Zeit konnte z. B. Henke einen Fall beobachten, wo im Anschluß an eine Schenkelhalsfraktur eine alte Tuberkulose offenbar wieder zu neuer Aktivität aufgeflackert war.

Alterstuberkulose.

Wenn man die Statistiken über das Vorkommen der Tuberkulose, namentlich auf Grund von Leichenbefunden durchsieht, so ergibt sich, daß etwa vom 6. Jahrzehnt an die Tuberkulose seltener wird, aber doch immer noch erhebliche Prozentzahlen aufweist. So sind z. B. nach der Statistik von Hoppe-Seyler die Prozentzahlen noch über 50% der allgemeinen Sterblichkeit an Tuberkulose.

Es ist natürlich, daß in Ausnahmefällen sogar Primärinfekte im höheren Alter vorkommen, wenn durch irgendwelche Zufälligkeiten bis zu diesem Alter der Körper unberührt von Tuberkulose geblieben war. Solche Fälle sind beschrieben worden und können dann grundsätzlich ähnlich verlaufen wie die Tuberkulose der Kinderjahre, also auch mit einem subpleuralen, eventuell kleinbleibenden Lungenherd und einer fortschreitenden verkäsenden Lymphdrüsentuberkulose am Hilus. Eine Anzahl relativ frischer Primärherde im Greisenalter hat auch Blumenberg bekannt gegeben.

Er fand dabei Lokalisation vorwiegend in den kranialen Teilen der Lunge und auffallend geringe Beteiligung der benachbarten Lymphknoten, womit er wiederum die Rankesche Primärkomplexregel erschüttert sehen will. Doch geht aus seinen Aufzeichnungen hervor, daß die Lymphknotenveränderungen in diesen Fällen zum Teil recht ansehnliche waren. Auch kavernöse Umwandlung des Primärherdes notiert Blumenberg für eine ganze Reihe von Fällen, in denen das bronchogene Rezidiv im Vordergrunde stand. In der Überzahl der Fälle handelt es sich bei der Alterstuberkulose natürlich um endogene oder exogene Reinfektion, und es würde sich fragen, ob die Tuberkulose pathologisch-anatomisch im höheren Alter gewissermaßen ein anderes Gesicht bekommt als in den früheren Jahrzehnten. Schürmann (c) hat die Ansicht ausgesprochen, daß ungefähr nach 50 Jahren die immunisierende Wirkung des Primärinfektes aufhöre und dann wieder bei neuer Infektion die Möglichkeit gegeben sei, daß wieder ein primärer Komplex, also ein echter Reinfekt in seiner charakteristischen Eigentümlichkeit zustande komme. Dieser Fall wird naturgemäß eine außerordentliche Seltenheit bleiben. Schürmann berichtet von 9 einschlägigen Fällen.

Der Primärkomplex tritt gewöhnlich als völlig obsolete, meist stark verknöcherte Herdgruppe in Erscheinung. Nach BLUMENBERG liegt er gegenüber den Primärherden jüngerer Altersstufen besonders häufig in verdichteter Umgebung und nicht in ruhendem Gewebe. Der GHONSCHE Herd des Greisenalters zeigt ferner nach BLUMENBERG als Besonderheit weitgehende Zerstörung des Elastingerüstes. Gleichzeitig kommt es daneben zur Ausbildung eines mehr oder weniger hochgradigen Lungenemphysems, das teils physiologisch für das Alter gedeutet werden kann, andererseits, wie oben besprochen, die Folge übermäßiger Beanspruchung der noch übrig gebliebenen lufthaltigen

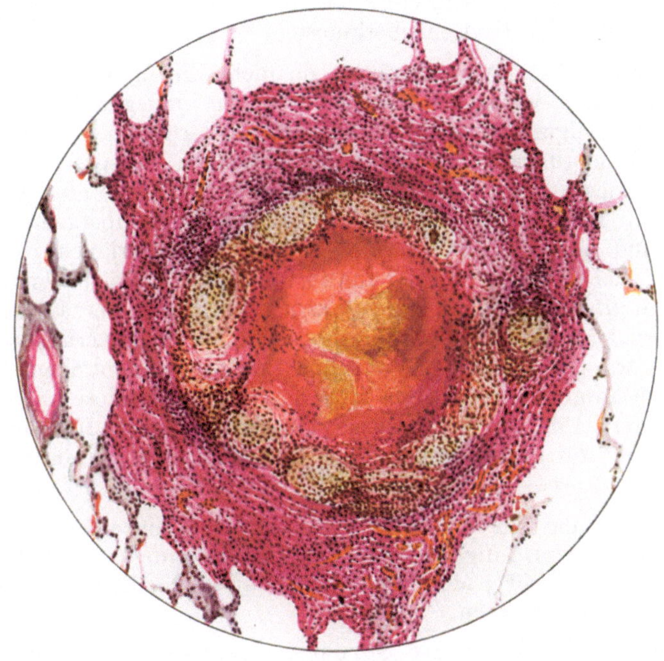

Abb. 168. Konzentrische Kapselbildung eines additionellen (ASCHOFF-PUHLschen) Herdes bei Greisentuberkulose. Die innere Kapsel grob, kernarm, hyalin, die äußere feiner, fibrillär, zellreich. Zwischen den Kapseln ein Kranz anscheinend frischer Epithelioid- und Riesenzellentuberkel. Exazerbation? Eisenhämatoxylin-VAN GIESON-Färbung. (Prosektur Städt. Tuberkulose-Krankenhaus Waldhaus Charlottenburg.)

Teile ist bei fortgeschrittenem phthisischen Zerfall der Lunge. Gerade bei diesen langsam fortschreitenden, chronischen Phthisen kann es wirklich geschehen, daß der Ausfall respiratorischer Atemfläche zur Todesursache wird. Es tritt unter Umständen eine kompensatorische Hypertrophie des rechten Ventrikels des Herzens ein, wenn diese aber nicht mehr ausreicht, so wird die Todesursache gerade hier in letzter Linie ein Herztod sein.

Bemerkenswert für die Lungentuberkulose des Greisenalters ist der häufig verwirklichte atypische Sitz der Veränderungen, die Bevorzugung der kaudaleren Abschnitte — oft unter Freilassung der Lungenspitze (HANSEMANN, RANKE, GOERDELER, BLUMENBERG). Gewöhnlich pflegt allerdings in der Hauptsache doch der Oberlappen betroffen zu sein. Kavernen und käsige Herde sind oft in mehrfacher Anzahl vorhanden (HOPPE-SEYLER, GEIST, BLUMENBERG). Neben ausgesprochener Neigung zu rascher bindegewebiger Umwandlung der Herde bestehen deutlich die Zeichen der Exazerbation und Rezidivbildung, so daß um die Herde oft Ringe entstehen, die einer inneren bindegewebig-hyalinen Kapsel, dann der frischen Exazerbation und lympho-leukozytären Demarkation, sowie endlich einer weiteren bindegewebigen Kapsel nach außen entsprechen. Es bilden sich also doppelte Kapseln mit einer Zwischenschicht verhältnismäßig frischer Veränderungen. Ihr Alter zu bestimmen, ist naturgemäß nur annäherungsweise möglich. Ebensogut wie Exazerbation kommt für die Veränderungen zwischen den Kapseln auch gleichzeitige Entstehung mit dem mittelständigen Herd und von diesem abweichende Weiterentwicklung in Frage. Doch dürfte das letztere mindestens ungewöhnlich sein. Diese geschilderten Verhältnisse veranschaulicht Abb. 168. Erweichungs- und Einschmelzungsvorgänge gehören ferner ebenfalls zum typischen Bilde der Greisentuberkulose.

Ja, es ist mit Ulrici (e) zu erwägen, ob nicht die für Greisentuberkulose kennzeichnenden Züge weniger mit dem Vorwiegen bindegewebig-zirrhotischer als vielmehr der Neigung zu frischen käsigen Exazerbationen neben fibrösen schwieligen Veränderungen gegeben sind. Darnach entsprechen die alten zirrhotisch-kavernösen Veränderungen Überbleibseln einer unter Umständen Jahrzehnte alten Tuberkulose, die in das Greisenalter hinübergenommen wird (vgl. Hecht) und nunmehr erst ihr Gepräge als Alterstuberkulose durch frisch entstehende Aufflackerungen, frische und fortschreitende käsige Veränderungen erhält. Hiermit überein stimmt die Erfahrung Tauberts, der an dem großen Leipziger Material (unter Herzog) stets neben den alten kavernös-indurativen Herden solche frischen käsig-bronchitischen, käsig-pneumonischen oder auch azinös-nodösen Charakters feststellte. Er fand Darmtuberkulose in 35%, Kehlkopftuberkulose in 15%, in 10% käsige Pleuritis. Auch Lydtin und Hecht haben einen Gipfel für käsig-pneumonische Veränderungen in höheren Lebensaltern angegeben.

Neben der Neigung zur örtlichen Exazerbation kennzeichnet die Alterstuberkulose auch die Häufigkeit der Verallgemeinerungen. Taubert fand 10% Miliartuberkulose, 5% Meningitis, sehr häufig Genitaltuberkulose beim weiblichen Geschlecht u. a. m.

Endlich ist die Häufigkeit der Serosentuberkulose im höheren Alter zu registrieren (Marchand, Hansemann, Schwalbe, Blumenberg u. a. gegenüber Stephan u. a.). Blumenberg fand Pleuratuberkulose im 8. Jahrzehnt in $54{,}1\%$. Concretio pericardii ist ebenfalls ein häufiger Befund bei Greisentuberkulose; Bauchfelltuberkulose bestand in den dem Senium angehörenden Fällen Blumenbergs in 25% aller Beobachtungen mit sekundärer Darmtuberkulose, die ihrerseits zu $52{,}2\%$ ermittelt wurde. Andere (Schürmann [f]) haben die Beziehungen von Lebensalter und Serosentuberkulose nicht bestätigen können.

Zuweilen kann bei Greisentuberkulose eine Schwächung des Körpers durch andere Krankheiten nachweisbar sein. So hat z. B. W. Fischer auf die Häufigkeit solcher sekundärer Lungentuberkulosen hingewiesen, wie sie neben fortgeschrittenem Magenkarzinom vorkommen.

Über allgemein schwächende Erkrankungen, bei denen die Tuberkulose wohl zumeist durch endogene Reinfektion wieder aufflackern kann und sogar auch, wenn meist auch nur herdweise, exsudativen Charakter zeigen kann, haben Mathias (unter Henke) sowie Stefko u. a. als ein Charakteristikum der Kriegsjahre berichtet. Bei alten Leuten, die unter besonders ungünstigen wirtschaftlichen Verhältnissen lebten, waren frischere tuberkulöse Veränderungen

in der Lunge zutage getreten. Namentlich auch bei den direkten Hunger-
ödemen waren als Nebenbefund solche tuberkulösen Lungenbefunde von
besonderem Gepräge festgestellt worden.

XII. Der Erreger.
Lungentuberkulosen durch atypisches Virus.

Der Tuberkelbazillus ist nach der klassischen Darstellung von ROBERT KOCH
ein sehr feines, meist zu Gruppen vereinigtes unbewegliches Stäbchen, $^1/_4$—$^1/_2$
so lang wie ein rotes Blutkörperchen. Genaue Messungen ergaben eine durch-
schnittliche Größe von 1, 2, 3, 4 bis 13 μ (EASTWOOD). Der Tuberkelbazillus
kann Fadenformen mit echten Verzweigungen bilden und unter Umständen
mit keulenförmigen Anschwellungen und in aktinomyzes-ähnlichen Gebilden
auftreten (BABES, LEVADITI, FRIEDRICH und NOESSKE, LUBARSCH, E. MAYER
u. a.). Es besteht entsprechend eine botanische Verwandtschaft mit den Strahlen-
pilzen (FISCHL).

Nach LUBARSCH stellen die Keulenformen Hemmungsmißbildungen dar,
für deren Auftreten die Beschaffenheit des Nährbodens entscheidend ist (E.MAYER
und MEYER). Obschon die Kolonien des Tuberkelbazillus dem Nährboden
nur lose aufliegen, die Strahlenpilze aber ihre Fäden tief einsenken, ist der
Tuberkelbazillus mitsamt den übrigen „Säurefesten" (Timothee- und Mist-
bazillus MÖLLER, Butterbazillus RABINOWITSCH u. a.) der Familie der Streptothricheen zuzurechnen.

Auf der Eigenschaft der Säure-Alkali- und Alkoholfestigkeit (Echtfärbigkeit
LÖWENSTEIN) beruhen die gebräuchlichen Färbungsmethoden, die auf den
Gefrier- und Paraffinschnitt zu übertragen sind. KOCH färbte ursprünglich mit
Methylenblau (als „alkalischer Beize"), später nach EHRLICH mit alkalischem
Anilinöl-Fuchsin oder Methylviolett. ZIEHL ersetzte Anilinöl durch Karbol-
säure, NEELSEN veränderte sein Verfahren zu der heute allgemein üblichen
Form (10$^0/_0$ alkoholisch konzentrierte Fuchsinlösung auf 5$^0/_0$iges Karbolwasser).
Die Entfärbung und Gegenfärbung kann durch Verwendung einer gesättigten
wässerigen Methylenblaulösung in einer alkoholischen (50$^0/_0$igen) und schwefel-
sauren (25$^0/_0$igen) Lösung auf einmal stattfinden (FRAENKEL - GABET). Zu
Schnitten empfiehlt sich als Gegenfärbung ebenfalls Methylenblau oder bei
Kombination mit der Elastinfärbung Hämatoxylin.

Gegenüber der Gramfärbung verhält sich der Tuberkelbazillus positiv.
MUCH hat mit ihrer Hilfe bzw. einer veränderten Form der Gramfärbung ein
körnerförmiges, nicht säurefestes Tuberkulosevirus aufdecken können. Die
MUCHschen Granula können den Verband der Bazillen einhalten (Stäbchen-
oder Körnerreihe) oder aber auch ganz selbständig liegen. Es gibt alle Über-
gänge von den nur gramfärbbaren Körnern und Stäbchen zu den Ziehlfärbbaren.
MUCH sprach die Körner als die seit KOCH, METSCHNIKOFF, EHRLICH bekannten
Sporen des Tuberkelbazillus an, aus denen sich der Bazillus unter Erlangung
der Säurefestigkeit durch Fettsäureimprägnation regenerieren könnte. Die nicht
säurefeste Form entsteht im Gewebe durch teilweise Verdauung seitens der
Leukozyten und Gewebszellen. MUCHs Feststellungen haben einen ausgedehnten
Streit hervorgerufen, auf den hier nicht eingegangen werden kann (vgl. BIT-
TROLFF und MOMOSE, die MUCHs Befunde anfochten und das Bestehen des
granularen Virus leugneten). Die Granula seien kurze Stäbchen, die man durch
färberische Maßnahmen — Karbolsäure oder Anilinzusatz — beliebig aus den
Granulis unter dem Mikroskop hervorbringen könnte. Nach FITSCHEN könne

man durch Zusatz von Säuren beliebig Granula entstehen, durch Wasserzusatz beliebig verschwinden lassen. Mit der Ziehlfärbbarkeit verschwinde auch die Gramfärbbarkeit u. a. m. Indessen bedeutet das granulare Virus auf jeden Fall eine wichtige Bereicherung unserer Kenntnis von der Biologie des Erregers, auch wenn es wahrscheinlich nichts mit den Sporen des Bazillus zu tun hat. Daß es sich hier gar nur um Kunstprodukte handelt, ist ganz unwahrscheinlich. Genauere Untersuchung der Bazillenfortpflanzung hat ergeben, daß nicht einfache Teilung stattfindet, sondern ein verwickelterer Vorgang, der mit Teilung eines Bazillus in 3 oder mehr eiförmige Teilchen beginnt, dann diplokokkoide Formen, Zerfall derselben in feinste Staubpartikel und schließlich Ausreifung dieser zu den fertigen Bazillen erkennen läßt (Morton C. Kahn).

Eine weitere besondere Form des Tuberkelbazillus wäre im unsichtbaren (kryptantigenen, filtrierbaren) Virus gegeben, wie es von Arloing, Calmette (und Schülern) sowie Friedberger u. a. angenommen wird. Inwieweit Fehlerquellen der benutzten Bakterienfilter bzw. infolge Vorhandenseins ganz geringer durch Kulturen und Färbeverfahren nicht erfaßbarer Bazillenmengen bei der Auffindung des „unsichtbaren Virus" mitgewirkt haben, bleibt umfassenden Nachprüfungen vorbehalten (vgl. Weleminsky, Selter und Blumenberg, Lucksch u. a.). Auch die etwaige Bedeutung der neuen Virusform für die Gennäogenese, die besonders in letzter Zeit von Calmette betont wurde, ist bisher nicht übersehbar.

Die Unterscheidungen pathogener und nicht pathogener humaner, boviner und saprophytischer Formen durch Färbemethoden (Gasis u. a.) sind mindestens sehr unsicher.

Am Bazillus unterscheidet Bergel (theoretisch) 5 Schichten: Wachsmantelschicht, Lipoidzwischenschicht, Wachskörnerschicht, Neutralfettschicht, Eiweißschicht. Nicht nur die säurefeste, sondern auch die gramfeste Substanz ist lipoidlöslich (Löwenstein). Vollständige Entfettung der Bazillen gelingt sehr schwer, nur bei ihrer vollständigen Zerstörung.

Für gründlichere Erfassung der durch andere Bestandteile verdeckten Tuberkelbazillen ist das Antiforminverfahren — auch in Schnitten (nach Merkel, Liebermeister u. a.) — heranzuziehen. Man benutzt gewöhnlich $15^0/_0$ Antiformin, mit dem der Auswurf oder die Schnitte 24 Stunden in der Kälte oder kürzere Zeit im Brutschrank verdaut werden. Das Zentrifugat wird nach Ziehl gefärbt. Auch Andauung mit Pepsin-Salzsäure kann zuweilen besonders nach meinen Erfahrungen an Gewebsschnitten brauchbare Ergebnisse liefern.

Als Nährböden für Tuberkelbazillen haben sich drei durchgesetzt: 1. Die Glyzerinbouillon, 2. die Glyzerinkartoffel (nach Löwenstein), 3. die Eiernährböden (Dorset-Lubenausche Nährböden: 10 Eidotter auf 200 ccm $5^0/_0$ige Glyzerinbouillon mit oder ohne Kristallviolettzusatz 1 : 10000 nach Petroff). Auch auf eiweißfreien (albumosefreien) Nährböden wächst der Tuberkelbazillus (Kühne). Der Tuberkelbazillus ist ein strenger Aerobier. Sehr einfach gestaltet sich die Kultivierung aus beliebigen Ausgangsmedien (Sputum, Harn) mit der Schwefelsäureaufschließung $(10—15^0/_0)$ nach Löwenstein-Sumiyoshi und Hohn auf Eiernährböden.

Die Typendifferenzierung der Tuberkelbazillen erfolgt auf Grund der gestaltlichen und kulturellen Unterschiede, der verschiedenen Pathogenität für Mensch und Versuchstier, epidemiologischer und immunbiologischer Unterschiede. Die wichtigsten seien hier zusammengestellt. Die morphologischen und kulturellen Kriterien sind allein nicht maßgebend. Es entscheidet die Tiervirulenz! Siehe Tabelle!

	Typus humanus	Typus bovinus
Glyzerinbouillon	Üppiger Rasen nach 6 Wochen die ganze Oberfläche einnehmend. Eugonisches Wachstum	Dünner Schleier. Dysgonisches Wachstum
Eiernährböden	Trocken, Kolonien am Glase emporkletternd	Feucht
Form und Gestalt	Lange, zarte, nur in der Wärme gut färbbare Stäbchen	Pleomorphe, häufig plumpe, auch in der Kälte gut färbbare Stäbchen
Pathogenität		
a) Meerschwein	Virulent	Virulent
b) Kaninchen	Sehr beschränkt virulent, weniger bei subkutaner und intraperiton. Anwendung sowie Fütterung als bei intravenöser Infektion. (Ausnahme: Kaninchenpathogene Humanusstämme. BAUMGARTEN)	Stark virulent
c) Mäuse	Nicht virulent	Zuweilen virulent
d) Rinder, Schafe, Ziegen	Nicht virulent	Stark virulent
e) Hunde, Affen	Stark virulent	Wenig virulent
f) Katze	Virulent	Virulent

Daß dem Typus bovinus auch für den Menschen pathogene Wirkung zukommt, kann heute nicht mehr bezweifelt werden. Wir verweisen auf unsere Angaben S. 359ff. Er kommt vor allem für die Fütterungsinfektion in Betracht, wird aber sehr selten auch bei pulmonalem Primärkomplex gefunden (vgl. oben S. 359). Bei Einimpfungstuberkulosen (Lupus, Tuberculosis cutis verrucosa) ferner dürfte er in einem höheren Hundertsatz der Fälle der Erreger sein. Morphologische Unterschiede zwischen der durch Typus humanus und bovinus hervorgerufenen Tuberkulosen scheinen beim Menschen kaum zu bestehen, abgesehen davon, daß sich das Bild boviner Tuberkulosen dem der Perlsucht mit ihren großen käsigen Lymphknotengeschwülsten annähert.

Bazillen vom Geflügeltyp sind morphologisch von den andern nicht zu unterscheiden, wohl aber kulturell. Sie sind gleichmäßig über die ganze Nährbodenoberfläche verteilt, während humane und bovine Bazillen in Grüppchen zusammen liegen. Die Geflügelbazillen sind ferner verhältnismäßig anspruchslos, thermostabil und wachsen sehr rasch, schon nach 6—8 Tagen in Form weißgrauer feuchter, schmieriger Rasen auf Glyzerinkartoffel oder erstarrtem Blutserum. Das Kaninchen ist empfänglicher als das Meerschweinchen. Intravenöse Einspritzung bewirkt Überschwemmung mit Bazillen, foudroyanten Krankheitsverlauf in 2—3 Wochen. Aus jedem Tropfen Herzblut ging bei Versuchen LÖWENSTEINs eine Kolonie an. Er fand Hepatisationen der Lunge und septische Milz- und Leberveränderungen (Type YERSIN). Im Gegensatz dazu entspricht der „Type VILLEMIN" einer Miliartuberkulose.

Auch chronischer Verlauf mit Ausbildung größerer tuberkulöser Herde und Freibleiben von Milz und Leber ist beschrieben (WEBER und BOFINGER). Die Tuberkulose des Geflügels ist vorwiegend Fütterungstuberkulose.

Enorme Bazillenmengen und auch Riesenzellenkränze um die Herde (M. KOCH und RABINOWITSCH), ferner ausgesprochen exsudativer Charakter der Verkäsung und die Bildung von Fibrinkränzen um die Tuberkel (PAGEL) sind für die Vogeltuberkel bis zu einem gewissen Grade kennzeichnend.

Auf das Vorkommen der Geflügeltuberkulose beim Menschen hat LÖWENSTEIN schon 1905 hingewiesen. Es handelte sich um Urogenitaltuberkulosen hinter dem Bilde gutartiger Septikämien, Hauttuberkulose und endlich das Bild der Sepsis acutissima. Über Lungentuberkulose durch den Geflügeltyp, die überwiegend in miliarer Form auftrat, vgl. Kruse, Pansini und Nocard, Löwenstein (Sputumbefund), Lederer (miliare Lungenherde mit reichlich Bazillenrasen), Koch und Rabinowitsch (miliare Lungenherde), Krasso und Nothnagel (miliare Lungenherde), Lipschütz (miliare Lungenherde).

In einem von Herrn Geh.-Rat Lubarsch ·(nach mündlichem Bericht) beobachteten Falle wogen fast vollkommen die Lympho- und Leukozyten gegenüber den Epithelioid- und Riesenzellen vor.

Hinsichtlich der Eigenschaften der Kaltblüterbazillen verweisen wir auf die Darstellung von Löwenstein. Es unterliegt noch dem Streit, ob die Warmblüterbazillen beim Frosch Tuberkulose erzeugen können.

Lubarsch fand an der Impfstelle riesenzellhaltige Tuberkel ohne Verkäsung. In 6 Wochen erfolgte aber weder Vermehrung noch Verminderung der Bazillen. Auch Küster beschreibt tuberkulöse Veränderungen bei Kaltblütern, die mit Warmblüterbazillen geimpft waren. Noch nach 215 Tagen waren Verreibungen für Meerschweinchen virulent (vgl. ferner Sorgo und Süss u. a.).

In die eben angedeutete Streitfrage hinein spielt das Problem der Variabilität der Tuberkelbazillenstämme. Sind die Typen Standortsspielarten, die beliebig ineinander übergehen können oder handelt es sich um streng zu trennende, starre Artformationen?

Hierbei sind kulturelle und tierpathogene Eigenschaften zu trennen. Gelungene kulturelle Annäherungen bedeuten noch keine Verwandtschaft im biologischen Verhalten. Dennoch deuten manche Tatsachen auf das Vorhandensein und Vorkommen fließender Übergänge zwischen den Typen, die auch im Tierkörper vorzukommen scheinen.

Endlich sei noch auf die Verwechslungsmöglichkeit echter Tuberkelbazillen mit saprophytischen Säurefesten: Smegmabazillen bei Urogenitaltuberkulose, Säurefeste bei Lungengangrän (Pappenheim, Fränkel, Rabinowitsch), bei Bronchitis fibrinosa (Lichtenstein, Moeller), säurefeste Streptothricheen im menschlichen Auswurf (Birth und Leishman, Flexner), im Schleim von Trompeten und Trompetern (Jacobitz und Kaiser) hingewiesen. Es erheben sich immer wieder klinische Stimmen, die nach dem ganzen klinischen Befund und Verlauf nicht so selten das Auftreten von „Tuberkelbazillen" im Auswurf auf das Ausspucken von Säurefesten beziehen (Grass).

Schrifttum.

Abraham: Über die Lungentuberkulose der Diabetiker und ihre Behandlung mit Insulin und Synthalin. Med. Klin. **1927**, 720.— Abrikosoff: Über die ersten anatomischen Veränderungen bei Lungenphthise. Virchows Arch. **178**, 173; Zbl. Path. **1903**, 369. — Achelis: Herz und Tuberkulose. Z. Tbk. **19**, 365; Dtsch. Arch. klin. Med. **1911**, 3 u. 4; Münch. med. Wschr. **1911**, Sept.-H. — Aidelsburger: Über den Reinfekt bei Organphthise. Beitr. Klin. Tbk. **61** (1925). — Albrecht, E.: (a) Thesen zur Frage der menschlichen Tuberkulose. Frankf. Z. Path. **1** (1907). (b) Pathologie der Zelle. Ergeb. Path. **1902**. (c) Zur klinischen Einteilung der Tuberkuloseprozesse in den Lungen. Frankf. Z. Path. **1**, 361. — Albrecht, H.: Über Tuberkulose des Kindesalters. Wien. klin. Wschr. **1909**. — Alexander: (a) Praktische Heilung der Lungentuberkulose und klinischer Befund. Beitr. Klin. Tbk. **62** (1925). (b) Über Hilustuberkulose bei Erwachsenen. Beitr. Klin. Tbk. **62** (1926). (c) Zum Problem der Kaverne. Z. Tbk. **56**, 1 (1930). — Alexander u. Beekmann: Röntgenatlas der Lungentuberkulose des Erwachsenen. I. u. II. Leipzig: Joh. A. Barth 1927—1928. — Allard: Über die tuberkulösen Folgezustände der Pleuritis idiopathica. Beitr. Klin. Tbk. **16** (1910). — Anderes u. Cloetta: (a) Eine weitere Methode zur Prüfung der Lungenzirkulation. Arch. f. exper. Path. **79**, 291 (1916). (b) Der Beweis für die Kontraktilität der Lungengefäße und die Beziehung zwischen Lungendurchblutung und O_2-Resorption. Arch. f. exper. Path. **79**, 301 (1916). — Anders: (a) Die Pathogenese der Altersphthise. Dtsch. path. Ges. 23. Tagg Wiesbaden 1928. (b) Über das Lokalisationsgesetz des phthisischen Reinfekts. Dtsch. path. Ges. 24. Tagg Wien 1929. (c) Ein spät erworbener phthisischer Primäraffekt. Berl. path. Ges. Dez. **1929**. — ANDRAL: (a) Grundriß der pathologischen Anatomie. Übers. von F. W. BECKER, Reutlingen 1832. (b) Recherches sur les modifications de proportion de quelques principes du sang dans les maladies. 1842/43. — ANDREWES: Angeborene Tuberkulose des Menschen. Path. Soc. 7. Jan. 1903. Ref. Dtsch. med. Wschr. **1903**. — AQUILAR, W. DE: Fibrinbildung in Produkten der Tuberkulose. Arb. path.-anat. Inst. Tübingen **2** (1897). — ARAI, J.: Summary of pathologico-anatomical changes in organs which exist in pairs. I. Trans. jap. path. Soc. **18**, 416 (1929). — ARENA: Künstlicher Pneumothorax. 22. med. Kongr. Rom **1923**. — ARETAIOS: περὶ αἰτιῶν καὶ σημείων χρονίων παϑῶν I, 8. περὶ φϑίσεως ed. Boerhaave Lugduni Batav. 1781. — ARLOING: (a) Transformation du bacille de Koch. Congr. Paris **1900**. (b) Des ulcérations tuberculeuses de l'Estomac. Thèse de Lyon **1903**. — ARLOING et COURMONT: Lesons sur la tuberculose et certaines septicémices. Paris 1892. — ARLOING et DUFOURT: (a) Contribution à l'Étude des formes filtrantes du Bacille tuberculeux. C. r. Soc. Biol. Paris **93**, 165 (1925). (b) Recherches expérimentales sur le virus. tuberculeux filtrant en son passage à travers la placenta. Bull. Acad. Méd. **95**, 163 (1926). — ARNDT, H. J.: Vergleichend-Pathologisches zur Cholesterinesterverfettung. Dtsch. path. Ges. 20. Tagg **1925**. — ARNOLD: (a) Beiträge zur Anatomie des miliaren Tuberkels. Virchows Arch. **82** (1880). (b) Untersuchungen über Staubinhalation und Staubmetastase. Leipzig: F. C. W. Vogel 1885. — D'ARRIGO: (a) Beiträge zum Studium der erblichen Übertragung der Tuberbulose durch die Plazenta. Zbl. Bakter. **28**, 683 (1900). (b) Studi comparativi sulla morfologia del bacillo tubercolare Sperimentale **1903**. — ASCHER: Die Einwirkungen von Rauch und Ruß auf die menschliche Gesundheit. Dtsch. med. Wschr. **1909**, Nr 13/14. — ASCHOFF, A.: Tuberkulöse Natur des Pleuraexsudates. Z. klin. Med. **29**, 40. ASCHOFF, L.: (a) Zur Nomenklatur der Phthise. Z. Tbk. **27**. (b) Der phthisische Reinfekt der Lungen. Klin. Wschr. **1929**, Nr 1. (c) Diskussionsbemerkung. Dtsch. path. Ges. 24. Tagg **1929**. (d) Dtsch. path. Ges. **1904**, 104. (e) Über die natürlichen Heilungsvorgänge bei der Lungenphthise. 2. Aufl. München u. Wiesbaden 1922. (f) Das retikulo-endotheliale System. Erg. inn. Med. **26**, 1 (1924). (g) Vorträge über Pathologie. Jena: Gustav Fischer 1925. (h) Morphologie des Retikuloendothels in SCHITTENHELM, Krankheiten des Blutes und der blutbildenden Organe. Bd. 2, S. 473. Berlin: Julius Springer 1925. (i) Bemerkungen zur Physiologie des Lungengewebes. Z. exper. Med. **50** (1926). (k) Diskussionsbemerkung zu Büngeler 1927. (l) Die gegenwärtige Lehre von der Pathogenese der menschlichen Lungenschwindsucht. Tuberkulose **1923**, Nr 4. — ASKANAZY: (a) Pilzförmiges Tuberkulom der Pleura. Z. klin. Med. **32**, 360 (1895). (b) Tuberculose chronique expérimentale chez le lapin. Rev. méd. Suisse rom. **1906**, Nr. 12. (c) Die Gefäßveränderungen bei der akuten tuberkulösen Meningitis. Arch. klin. Med. **99** (1910). (d) Arteriosklerose und Tuberkulose. Kriegspath. Tagg dtsch. path. Ges. **1916**. (e) Äußere Krankheitsursachen in ASCHOOFS Lehrbuch 5. Aufl. 1923. — ASSMANN: (a) Über eine typische Form isolierter tuberkulöser Lungenherde im klinischen Beginn der Erkrankung. Beitr. Klin. Tbk. **60** (1925). (b) Frühinfiltrat. Erg. Tbk.forschg. I. Leipzig: Georg Thieme 1930. — AUCHÉ et CHAMBRELENT: De la transmission à la travers de la placenta du bacillus de la tuberculose. 4. Franz. Kongr. inn. Med. Montpellier **1888**. Ref. Zbl. f. Gynäk. **1898**, 1102. — AUCLAIR: Les poisons du bacille tuberculeux humain. la dégénérescence caséeux. Revue de la Tbc. **1898**. — AUFRECHT: (a) Die Ursache und der örtliche Beginn der Lungenschwindsucht. Wien: Alfred Hölder 1900. (b) Die Genese der Lungenphthise und die Verschiedenheit der mit dem Namen Tuberkel bezeichneten Gebilde. Dtsch. Arch. klin. Med. **75**, 193. c) Pathologie und Therapie der Lungenschwindsucht. Wien 1905. — AUSSET: E. u. M. BRETON: Sur un cas d'orchite tuberculeuse chez un enfant de 3 semaines. Echo méd. du Nord 1901, 22. Dez. — AUSTRIAN u. WILLIS: Studies of the pulmonary changes following hemoptysis in tuberculosis of the lung. I. The pulmonary changes due to intratracheal injection of tubercle bacilli in blood. Trans. Assoc. amer. Physicians **41**, 48 (1926). — AVIRAGNET: De la tuberculose chez les enfants. Thèse de Paris **1892**. — AVIRAGNET u. LAURENT-PRÉFONTAINE: Fall kongenitaler Tuberkulose. Zit. nach LEBKÜCHNER. — AUSCHER: Pachypleurite tuberculeuse. Bull. Soc. Anat. Paris **71**, 42 (1896).

BABES: Rech. sur l'assoc. bact. d. l. tub. Progrès méd. rom. **1888**, Nr 36, 6. Sept. — BABES et GOLDENBERG: Sur la fibrine et la graisse dans la tuberculose pulmonaire. Bull. Soc. Biol. Paris 23. Febr. **1912**. Ref.: Zbl. Tbk.-forschg **6**, 638. — BABES u. LEVADITI: Sur la forme actinomycosique du bacille de la tuberculose. Arch. med. exper. Path. **1897**, 1041. — BADEN: Die Beziehungen des sog. Frühinfiltrats zur Erwachsenenphthise. Beitr. Klin. Tbk **71** (1929). — BAER, G.: Tuberkulose und kongenitale Lues. Beitr. Klin. Tbk. **68**, 181 (1928). — BACMEISTER: (a) Das Kavernenproblem in seiner klinischen Bedeutung. Beitr. Klin. Tbk. **67** (1927). (b) Neue Anschauungen über die Entstehung der chronischen Lungenphthise. Dtsch. med. Wschr. 53, 51 (1927). (c) Zur Differenzierung und qualitativen Erfassung der Erwachsenenphthise. Beitr. Klin. Tbk. **65** (1927). (d) Die mechanische Disposition der Lungenspitze und die Entstehung der Spitzentuberkulose. Mitt. Grenzgeb. Med. u. Chir. **23** (1911). (e) Die Entstehung der Lungenphthise auf Grund experimenteller

Untersuchungen. Mitt. Grenzgeb. Med. u. Chir. **26** (1913). — Bacmeister u. Piesbergen: Die Bedeutung der Kavernen für die Prognose und Therapie der Lungentuberkulose. Z. Tbk. **41**, 161 (1926). — Baginsky: Verh. Berl. med. Ges. 18. Dez. 1901. Diskussion zum Vortrag W. A. Freund. — Bail: Wien. klin. Wschr. **1904**; Z. Immun.-forschg Orig. **4** u. **12**. — Baillie, M.: Anatomie pathologique des organs les plus importans du corps humain. Trad. pas M. Guerbois. Paris 1815. — Bakacs: (a) Beitrag zur Lehre der tuberkulösen Riesenzellen. Virchows Arch. **260** (1926). (b) Beitrag zur Lehre der retrograd-lymphogenen Darmtuberkulose. Zugleich Erwiderung an Beitzke. Virchows Arch. **263** (1927). — Baldwin, E. R. and L. N. Gardner: Reinfection in tuberculosis. Experimental arrested tuberculosis and subsequent infections. Amer. Rev. Tbc. **5**, 429 (1921). — Balint: Tuberkulosesepsis. Wien. Arch. inn. Med. **10**, 165 (1925). — Ballin: (a) Der tuberkulöse „primäre Komplex" im Röntgenbild der Lunge. Beitr. Klin. Tbk. **51**, H. 2. (b) Elastische Fasern im Auswurf. Berl. klin. Wschr. **1920**, 733. (c) Kritisches zur exogenen Reinfektion. Z. Tbk. **39** (1923). — Ballin u. Lorenz: Die Hämoptoe in ihrer Beziehung zu den pathologisch-anatomischen Grundformen der Lungentuberkulose. Beitr. Klin. Tbk. **53** (1922). — Baltisberger: Über die glatte Muskulatur der menschlichen Lunge. Z. Anat. **61** (1921). — Barabé: Herz und Tuberkulose. Thèse de Paris **1878** zit. Grau. — Barbier, Lebée et Coanet: Deux cas d'alvéolite bacillaire initiale rapidement mortelle chez des nourissons de 3 et 5 mois. Sect. d'étud. scient. de l'oeuvre de la tub. Paris, 11. März 1922. Ref. Z. Tbk. **37**, 218. — Barbier: Les poisons tuberculeuses La tuberc. infantile. 1900, p. 1 zit. Cornet. — Bard: (a) De la phthisie fibreuse chronique, ses rapports avec l'emphysème pulmonaire et la dilatation du coeur droit. Thèse de Lyon. **1879**. (b) Les formes cliniques de la tuberculose pulmonaire. J. Méd. Lyon **8** (1927). — Bartel: (a) Zur Frage der Infektionswege der Tuberkulose und der Immunisierungsversuche gegen Tuberkulose. Wien. klin. Wschr. **1909**. (b) Med. Klin. **1913**, Nr 6. (c) Probleme der Tuberkulosefrage. Leipzig u. Wien 1909. (d) Das Stadium lymphoider Latenz im Infektionsgange der Tuberkulose. Wien. klin. Wschr. **1913**, Nr 13. (e) Pathogenese der Tuberkulose. Berlin u. Wien 1918. — Bartel u. Neumann: Über experimentelle Inhalationstuberkulose beim Meerschweinchen. Wien. klin. Wschr. **1906**, Nr 7, 8. — Bartel u. Spieler: (a) Der Gang der natürlichen Tuberkuloseinfektion beim jungen Meerschweinchen. Wien. klin. Wschr. **1905**, 218; **1906**, 25. (b) Experimentaluntersuchungen über natürliche Infektionsgelegenheit mit Tuberkulose. Wien. klin. Wschr. **1907**, 38. — Bartels: Das Lymphgefäßsystem. Jena 1909. — Basch: Zur Kasuistik der Entwicklung primärer Karzinome in tuberkulösen Kavernen. Münch. med. Wschr. **1927**, 193. — Bauer: Konstitution und Tuberkulose. Z. Tbk. **34**, 7. Baum, H.: Die Lymphgefäße der Lungen des Pferdes, Rindes, Hundes und Schweines. Z. Anat. **78**, H. 5/6 (1926). — Baum, F., S. Mebel, and A. Kane,: The fate of the tuberculous cavity. Amer. Rev. Tbc. **18**, 596 (1928). — Baumgarten: (a) Über den Beginn und das Fortschreiten des tuberkulösen Prozesses bei der Lungenphthise. Beitr. path. Anat. **69** (1921). (b) Zur Histogenese des Tuberkels. Zbl. Path. **30**, Nr 11 (1919). (c) Zur Frage des Infektionsmodus der menschlichen Lungentuberkulose. Arch. Sci. med. **50**, 3 (1927). (d) Experimentelle und pathologisch-anatomische Untersuchungen über Tuberkulose. I. Die Histogenese des tuberkulösen Prozesses. Z. klin. Med. **9** u. **10** (1885). (e) Lehrbuch der pathogenen Mikroorganismen. 2. Aufl. Leipzig 1911. (f) Über latente Tuberkulose. Slg klin. Vortr. **1882**, Nr. 218.. (g) Zur Kritik der Lehre von den Infektionswegen der Tuberkulose. Virchows Arch. **254** (1925). (h) Über Lupus und Tuberkulose, besonders der Konjunktiva. Virchows Arch. **82** (1880). (i) Über die pathologisch-histologische Wirkung und Wirksamkeit des Tuberkelbazillus. Dtsch. path. Ges. **1902**. (k) Über Tuberkel und Tuberkulose. Arb. path.-anat. Inst. Tübingen **1** (1891/92). (l) Lehrbuch der pathologischen Mykologie. Braunschweig 1890. (m) Der Tuberkelbazillus und die Tuberkulinliteratur des Jahres 1891. Braunschweig: Bruhn 1893. — Bäumler: (a) Über eine besondere durch Aspiration und Kaverneninhalt hervorgerufene Form akuter Bronchopneumonie bei Lungentuberkulose. Dtsch. med. Wschr. **1893**, Nr 1. (b) Lungenschwindsucht und Tuberkulose. Dtsch. med. Wschr. **1899**. — Bayle: Recherches sur la phthisie pulmonaire. Paris 1810. — Beckmann: Das Eindringen der Tuberkulose und ihre rationelle Bekämpfung. Berlin: S. Karger 1904. — Behring: (a) Leitsätze betr. die Phthiseogenese bei Menschen und Tieren. Berl. klin. Wschr. **1904**, Nr 4. (b) Phthiseogenetische Probleme der Gegenwart in historischer Beleuchtung. Tuberkulosis **4**, 371. (c) Beitr. exper. Ther. **1902**, H. 8 u. **1905**, H. 10. (d) Beitr. Klin. Tbk. **3**. (e) Mitteilg. d. Behringwerke. H. 1. — Beitzke: (a) Über Untersuchungen an Kindern in Rücksicht auf die von Behringsche Tuberkuloseinfektionstheorie. Berl. klin. Wschr. **1905**, Nr 2. (b) Über die Häufigkeit der Tuberkulose am Leichenmaterial des Berliner pathol. Institutes. Berl. klin. Wschr. **1909**, Nr. 9. (c) Über primäre Intestinaltuberkulose usw. Virchows Arch. **194**, Suppl. (d) Häufigkeit, Herkunft und Infektionswege der Tuberkulose beim Menschen. Erg. Path **1910**. (e) Über die Reinfektion bei der Tuberkulose. Beitr. Klin. Tbk **56**. (f) Über den Weg der Tuberkelbazillen von der Mund- und Rachenhöhle zu den Lungen usw. Virchows Arch. **184**. (g) Zur Frage der Infektionswege. Z. Tbk. **47**, 18 (1927). (h) Über die Infektionswege der Tuberkulose. Z. Tbk. **42**, 4, 257 (1925). (i) Die pathologisch-anatomischen Unterlagen für die Diagnose Hilustuberkulose. Handbuch der Tuberkulosefürsorge. Bd. 1. München 1926; Z. Tbk. **32**, 329 (1920). (k) Über das Verhältnis der kindlichen tuberkulösen Infektion zur Schwindsucht des Erwachsenen. Berl. klin. Wschr. **1921**, 912. (l) Pathologische Anatomie. Handbuch der Kindertuberkulose von ST. ENGEL und PIRQUET. Bd. 1, S. 159. (m) Pathologie der Lungen im Lehrbuch der pathologischen Anatomie von ASCHOFF 7. Aufl. 1928. (n) Über die Infektion des Menschen mit Rindertuberkulose. Virchows Arch. **190**, Beih., 58. (o) Warum beginnt die chronische Lungenschwindsucht in der Spitze? Beitr. Klin. Tbk. **57**, 351 (1924). (p) Über Spätverkäsungen von Lymphdrüsen und die RANKEsche Studieneinteilung. Z. Tbk. **47**, 449 (1927). — BELT, T. H.: The pathology of silicosis of the lung. Canad. publ. Health **20**, 494 (1929). — BENDA: (a) Zu den neueren pathologisch-anatomischen Auffassungen der Tuberkulose. Med. Klin. **1929**, Nr 25. (b) Die akute Miliartuberkulose vom ätiologischen Standpunkte. Erg. Path. **5** (1898). Dtsch. path. Ges. **1899**. (c) Akute Miliartuberkulose. Berl. klin. Wschr. 1899. (d) Zur Kenntnis der Histogenese des miliaren Tuberkels. ORTH-Festschrift. — BENEDICT, H.: Über metatuberkulöse Krankheitszustände. Orv. Hetil. (ung.) **1913**, Nr 19 u. 20 Ref.: Z. Tbk. **8**, 305. — BENEKE: Die anatomischen Grundlagen der Konstitutionsanomalien. Marburg 1878. — BENEKE, R.: Untersuchungen über gleichzeitige peritoneale Transplantation verschiedener Organstücke. Beitr. path. Anat. **74**. — BERGEL: Über den Bau des Tuberkelbazillus und den Abbau im Organismus. Beitr. Klin. Tbk. **38**. — BERGEL, S.: Die Lymphocytose; ihre experimentelle Begründung und biologisch-klinische Bedeutung. Berlin 1921. — BERGER: Contribution à l'étude de la pleurésie interlobaire d'origine tuberculeuse et particulièrement de la forme sèche. Thèse de Paris **1908**. — BERNARD: La tuberculose pulmonaire. Paris: Masson 1928. Revue de la Tbc. **4**, 536. — BERNARD u. BIGARD: Etude anatomo-clinique des glandes surrénales des tuberculeux. J. Physiol. et Path. gén. **1906**, 84. — BERNARD u. SALOMON: Experimentelle tuberkulöse Endocarditis. C. r. Acad. Sci. Paris **1904**. — BERTI: Intorno alla possibilità de processi tisiogeni congeniti. Bull. Soc. Med. Bologna **1882**, 29. — BERTRAND u. FROMMENT s. unter CROUZON. — BÉSANÇON et PIERRE WEIL: Les antécédents des pleurétiques. Ann. Méd. **21**, 266 (1927). — DE BESCHE: Untersuchungen über die tuberkulöse Infektion im Kindesalter. Dtsch. med. Wschr. **1913**, Nr 10. — BESCHORNER: Über chronische essentielle fibrinöse Bronchitis (Bronchialkrupp). Slg klin. Vortr., N. F. **73** (1893). — BESOLD: Über die Miterkrankung des Kehlkopfs bei Lungentuberkulose. Münch. med. Wschr. **1898**, 814. — BESSAU: (a) Immunbiologie der Tuberkulose. Klin. Wschr. **1925**, 337 u. 385. (b) Überlegungen zur CALMETTEschen Schutzimpfung. Dtsch. med. Wschr. **1928**, Nr 43. (c) Tuberkuloseimmunisierung des Menschen. Beitr. Klin. Tbk. **67**, H. 1/3, 268 (1927). — BETTMANN: Über Gefäßbefunde bei Lupus vulgaris. Beitr. Klin. Tbk. **72**, 208 (1929). — BETKE, R.: Über das Auftreten von Tuberkelbazillen in der Lymphe des Ductus thoracicus. Frankf. Z. Path. **5** (1910). — BIANCHI, C.: Experimentelle Untersuchungen über Lungentuberkulose. Tuberculosi 5 (1913). — BICKEL und GRUNMACH: Lungensteine. Berl. klin. Wschr. **1908**, Nr 1. — BIEDERT: J. Kinderheilk., N. F. **21**, 158 (1884). — BIERMER: Krankheiten der Bronchen. Virchows Handbuch der speziellen Pathologie. Bd. **5**. 1854; Virchows Arch. **19** (1860). — BIRCH-HIRSCHFELD: (a) Tuberkelbazillen in Herzthromben. 64. dtsch. Naturforscherverslg Halle **1892**. (b) Lehrbuch der pathologischen Anatomie. 4. Aufl. Bd. 2. 1894. (c) Über die Pforten der plazentaren Infektion des Fötus; Beitr. path. Anat. **9**, 383, 1891. (d) Naturforscherverslg Verh. Bremen **1890**, 63. Verslg. (e) Über den Sitz und die Entwicklung der primären Lungentuberkulose. Dtsch. Arch. klin. Med. **64** (1899). — BIRT und LEISHMAN: A new acid-fast streptothrix, pathogenic to man and animals. J. of Hyg. **1902**, Nr 2. — BITTROLF u. MOMOSE: Beiträge zur Frage des granulären Virus. Veröff. Koch-Stiftg Bd. 1. — BIZOT: Recherches sur le coeur et le système arteriell chez l'homme. Mem. Soc. méd. d'Observat. **1** (1837). — BLUM, R.: Zur Statistik der amyloiden Degeneration mit besonderer Berücksichtigung der Tuberkulose. Wien. klin. Wschr. **1903**, 349. — BLUMENBERG, W.: (a) Kritik der Stadienlehre der Tuberkulose unter besonderer Berücksichtigung des Sekundärstadiums RANKEs. Beitr. Klin. Tbk. **71**, 385 (1928). (b) Grundsätzliches über die anatomische Beschaffenheit des Lungenprimäraffektes. Klin. Wschr. **1929**, 505. (c) Über die Lokalisationsgesetze bei der Tuberkulose. Z. Tbk. **26**, H. 3/4. (d) Die Tuberkulose des Menschen in den verschiedenen Lebensaltern auf Grund anatomischer Untersuchungen. Beitr. Klin. Tbk. **62**, H. 5 u. 6; **63**, H. 1 (1926). — BOAS; Herz und Tuberkulose. zit. GRAU. — BÖHM: Z. Tbk. **51**, H. 4, 316. — BÖHME, A.: (a) Zur Kenntnis des Röntgenbildes der Lungenanthrakose. Fortschr. Röntgenstr. **29**. (b) Die Staublunge der Bergarbeiter besonders in ihrer Beziehung zur Tuberkulose. Klin. Wschr. 5, Nr 27 (1926). (c) Staublunge und Tuberkulose bei den Bergarbeitern des Ruhrkohlenbezirkes. Beitr. Klin. Tbk. **61**, 364 (1925). (d) Chemische Untersuchungen an pneumokoniotischen Bergarbeiterlungen. Klin. Wschr. 3, Nr 42, 1909—1912 (1924). (e) Das Röntgenbild der Pneumokoniose der Bergarbeiter Fortschr. Röntgenstr. **31**, 33 (1923). (f) Die Pneumokoniose der Bergarbeiter im Ruhrbezirk. Fortschr. Röntgenstr. **33**, 39. (g) Staubkrankheiten und Lungentuberkulose der Grubenarbeiter im Ruhrbecken. 4. Internat. Kongr. Unfallheilk. Amsterdam, 7.—12. Sept. 1925. — Böhme, A. u. Lucanus: (a) Die Verbreitung von Staubveränderungen bei arbeitenden Gesteinshauern. Zbl. Gewerbehyg 1926, Nr 7—9. (b) Nachuntersuchungen an Staubkranken. Dtsch. med. Wschr. 1926, Nr 38. — Bollinger: Über die Infektionswege des tuberkulösen Giftes. Münch. med. Wochenschr. 1890, Nr 33. — Boquet, Nègre et Valtis: Sur la dissémination des bacilles de Koch inoculés au cobaye par la voie sous-cutanée. C. r. Soc. Biol. Paris 101, 644 (1929). Borrel: Tuberculose pulmonaire experimental. Ann. de l'inst. Pasteur. Tome 7. 1893. Borm: Vergleichend pathologisch-anatomische Studien über die Bedeutung der Lymphgefäße in den Lungen für die Verbreitung von Infektionserregern und Entzündungsvorgängen. Beitr. Klin. Tbk. 63, 6 (1926). — Borschke: Pathologie der Peritonitis tuberculosa. Virchows Arch. 127, 121. — Borschtschewsky: Zur Frage über Tuberkulose der Tabakarbeiter. Z. Tbk. 56, 1, 46 (1930). — Borst: (a) Pathologische Histologie. 2. Aufl. Leipzig 1926. (b) Über die gegenseitige Beeinflussung von Syphilis und Tuberkulose. Berl. klin. Wschr. 1898, 717. — Boswell: Diabetes und Tuberkulosis. New Orleans med. J. 79, 668 (1927). — Bouchard: La petisse relative du coeur et la prédisposition à la tuberculose dans la croissance excessive. Berl. klin. Wschr. 1905, Nr 45. — Bouillaud: Die Krankheiten des Herzens. Dtsch. von F. A. Becker, Leipzig 1836. — Brack: Über unspezifische Keimdrüsenveränderungen bei verstorbenen Tuberkulösen. Beitr. Klin. Tbk. 60, 6 (1925). — Brauer: Das Auftreten der Tuberkulose in Zigarrenfabriken. Beitr. Klin. Tbk. 1, 1. — Brauer und Gehler: Beitrag zur Differentialdiagnose zwischen extrem großen Kavernen und Pneumothorax. Beitr. Klin. Tbk. 14, 395. — Brauer u. Fahr: Über Sektionsmethoden zur topographischen Darstellung von Lungenveränderungen. Beitr. Klin. Tbk. 63, 659 (1926). — Bräuning: Die Ansteckung mit Tuberkulose und ihre Verhütung. Joh. A. Barth 1925. (b) Typische Formen der Lungentuberkulose. Beitr. Klin. Tbk. 58, H. 2 (1924). (c) Auf der Suche nach dem Frühinfiltrat. Z. Tbk. 51 (1928). — Brecke: Zur Frage der akuten infraklavikulären Form der Lungentuberkulose. Z. Tbk. 51 (1928). Bregemann: Ein Beitrag zur Kenntnis der Angiosklerose. Diss. Dorpat 1890. — Brehme: Sklerose des Myocards. Diss. Halle 1883. — Brehmer: (a) Die Ätiologie der chronischen Lungenschwindsucht vom Standpunkt der klinischen Erfahrung. Berlin 1885. (b) Die Therapie der chronischen Lungenschwindsucht. Wiesbaden 1887. — Brelet: Ref. Zbl. Tbk. 24, 525. — Brieger: (a) Über hämorrhagische Randzonen um tuberkulöse Herde. Beitr. Kklin. Tbk. 61, 1 (1925); Zbl. Tbk. 27, 1. (b) Zur Grawitschen Lehre von der Bluteindickung. Beitr. Klin. Tbk. 61, 2. (c) Ergebnisse der pathologischen Physiologie der Atmung. Beitr. Klin. Tbk. 65, 327. — Brieger u. A. Schröter: Zur Kenntnis der Pleuritis mediastinalis. Beitr. Klin. Tbk. 61, 58. — Brindeau: Ein Fall von kongenitaler Tuberkulose. Ref. Zbl. Gynäk. 1900, 450. — Brock, E.: Über die Beziehungen zwischen Steinhauerlungen und Lungensteinen. Med. Klin. 20, Nr. 42, 1464—1465 (1924). — Brockhausen, K.: Ein besonders gearteter Fall von Herzmuskeltuberkulose. Virchows Arch. 274, 302 (1929). — Bronkhorst: Neue Deutungen der Kavernenheilung. Beitr. Klin. Tbk. 72, 1, 36 (1929). — de Bruin: Over de Prognose van Miliairtuberkulose. These de Amsterdam 1926. — Bruns: Beitr. Klin. Tbk. 12, 29; Dtsch. med. Wschr. 1913, 101. — Bucher: Pulmonary tuber-culosis associated with bronchial obstruction. J. amer. med. Assoc. 90, 1289 (1928). — Bugge: Angeborene Tuberkulose. Beitr. path. Anat. 19 (1896). — Buhl: (a) Lungenentzündung, Tuberkulose und Schwindsucht. Zwölf Briefe an einen Freund. München 1872. (b) Messungen der Herzventrikel und der großen Gefäße. Stuttgart 1878. — Burghart: Ges.-Ärzte Basel, 16. Febr. 1911. Dtsch. med. Wschr. 1911, Nr 36. — Burckhardt: (a) Sitzgsber. Ges. Natur- u. Heilk. Dresden 1902—1903. (b) Über Häufigkeit und Ursache menschlicher Tuberkulose auf Grund von 1400 Sektionen. Z. Hyg. 53, 139 (1906). — Burns: Amer. J. med. Sci. 1914. — Büttner-Wobst: Über das Fränkel-Albrechtsche Schema zur Einteilung der chronischen Lungentuberkulose. Münch. med. Wschr., 1916, Nr 32. — Busse: Miliartuberkulose mit Typhusbazillen im Blut. Münch. med. Wschr. 1908, Nr 21.

Cahen: Karzinom und Phthise. Diss. Straßburg 1885. — Calmette: (a) Infektionswege der Tuberkulose. Tuberculosis (Berl.) 5, 491. (b) Die Schutzimpfung gegen die Tuberkulose mit B. C. G. Übersetzt von H. Kalbfleisch. Leipzig: F. C. Vogel 1928. — Calmette u. Guérin: Origine intestinale de la tuberculose pulmonaire. Ann. Pasteur 1906, 353, 609. — Calmette, Grysez u. Letulle: Fréquence relative de l'infection bacillaire et de la tuberculose aux différents âges de la vie. Presse méd. 63 (1911). — Calmette et Valtis: Les éléments virulents filtrables du bacille tuberculeux. Ann. Méd. 19, 553 (1926). — Carpenter: Fibroid disease of the heart in an infant etc. Pediatr. N. Y. and London 1, 1896. — Castrén: Studien über die Struktur der Fibroblasten, Epithelioidzellen und Riesenzellen des tuberkulösen Gewebes beim Menschen. Arb. path. Inst. Helsingfors 3, H. 1/2, Jena 1923. — Ceelen: (a) Über Karnifikation in tuberkulösen Lungen. Virchows Arch. 214 (1913). (b) Tuberkulöse Niereninfarkte. Virchows Arch. 219 (1915). — Centanni u. Rezzesi: Zit. Zbl. Tbk. 26, 302. — Cesa-Bianchi: Staubinhalation und Lungentuberkulose. Z. Hyg. **73** (1913). — CHANTEMESSE et WIDAL: Zit. COLLARD: Contribution à l'étude des phlébites chez les tuberculeux. Thèse de Paris **1904**. — CHARCOT: (a) Tuberculose du poumon et pneumonie caséeuse. Rev. Méd. et Chir. **1877**, 877. (b) Oeuvres complètes. Maladies des poumons et du système vasculaire. p. 230. Paris 1888. — CHARRIN: (a) Tuberculose congénitale chez un foetus de $7^1/_2$ mois. Lyon méd. **1873**, 295. (b) L'hérédité et l'immunité propriétés cellulaires. Rev. gén. Sci., Febr. **1894**. — CHAUFFARD: Bull. Acad. Med. **32**, 33, 147, 158, 527, 1170 u. 1172. — CHAUSSÉ: (a) C. r. Acad. Sci. Paris **156**, 639 (1913); (b) Ann. Inst. Pasteur **30**, 613 (1916). — CHAVONY: Zit. OPPENHEIM, Lehrbuch der Nervenkrankheiten. 5. Aufl. 1908. — CHERRY: The tubercle bacillus and cancer in mice. Med. J. Austral. **1**, 160—184 (1929). — CHEVALLIER: Les périphrénites tuberculeuses primitives. Arch. méd.-chir. Appar. respirat. **3**, 197 (1929). — CHMIELNITZKY, SILBER und ABRAMOWITSCH: Über die Genese, die Diagnostik und Therapie der frühen offenen Formen der Lungentuberkulose. Beitr. Klin. Tbk. **72**, 6 (1929). — CLAISSÉT et JOSUÉ: Recherches expérimentelles sur la pneumoconiose. Arch. Med. exper. **9**. — CLAUBERG, K. W.: Weitere Mitteilung zum Problem der Fettleber bei Lungenschwindsucht. Virchows Arch. **262** (1926). — CLENNDINNING: Facts and interferences relative to the condition of the vital organs and viscera in as to their nutrition in certain chronic diseases. Med.-chir.-trans. Lond. **1838**. — CLOETTA: Über die Zirkulation in den Lungen und ihre Beeinflussung durch Über- und Unterdruck. Arch. exper. Path. **66**, 409 (1911). — COHNHEIM: (a) Die Tuberkulose vom Standpunkt der Infektionslehre. Leipzig 1880. (b) Gesammelte Abhandlungen. Herausgeg. v. E. WAGNER. Berlin 1885. — COHNHEIM u. FRÄNKEL: Übertragbarkeit der Tuberkulose. Virchows Arch. **45** (1869). — COLELA: Polineurite tubercolare. Ann. di Neur. **2**, 21 (1903). — COLLIS, E. L.: Pneumonoconiosis: A summary of present knowledge. Med. J. Austral. **2**, Nr 22, 723—725 (1926). — COMBY: Rôle de la contagion humaine dans la tuberculose enfantile. Arch. Méd. Enf. **12**, 161 (1909). — COOKE: Relation of cancer and phthisis. Med. Tim. a. Gaz. **1866**, 588. — COOKE, W. E.: Fibrosis of the lungs due to the inhalation of asbestos dust. Brit. med. J. **1924**, Nr 3317, 147. — CORNET: (a) Die Skrophulose. Nothnagels Handbuch Bd. 14, S. 4. Wien 1900. (b) Die Tuberkulose. Wien 1907. — CORNIL: (a) Zit. STRAUS (1895). (b) Les anéurysmes des cavernes. Semaine méd. **1901**, 297. (c) Endocarditis mit Tuberkelbazillen. Zit. RIBBERT Handbuch der speziellen pathologischen Anatomie und Histologie von LUBARSCH-HENKE. Bd. 2. — CORNIL, RANVIER, BRAULT, LETULLE: Manual d'histologie pathologique. 3. Aufl. Paris 1912. — CORONINI: Über mikroskopische Unterscheidungsmöglichkeiten zwischen tuberkulöser und luischer Nekrose. Virchows Arch. **274**, 560 (1929). — CORPER, H. S.: The pulmonary aspiration of particular matter and pulmonary tuberculosis produced experimentelly by aspiration. Amer. Rev. Tbc. **8**, Nr 4, 386—392. — CORPER, H. J. and MAX B. LURIE: (a) The variability of localization of tuberculosis in the organs of different animals. I. Quantitative relations in the rabbit, guinea pig, dog and monkey. Amer. R. Tbc. **14**, Nr 6, 662—679 (1926). (b) The variability of localization of tuberculosis in the organs of different animals. II. The importance of the distribution of tubercle bacilli as concerns differences of susceptibility of the organs. Amer. Rev. Tbc. **14**, Nr. 6, 680—705 (1926). — CORSONELLO: Zit. Zbl. Tbk. **26**, 170. — LE COUNT: Focal or insular necrosis produced by the bacillus of the tuberculosis. J. exper. Med. **2** (1897). COURMONT: (a) Cobaye inoculie avec le produit d'une endocardite. Lyon méd. **1894**, 21. (b) Sur l'origine intestinale de la tuberculose pulmonaire. Lyon méd. **106**, 998 (1906). CRAMER: Beiträge zur Atherosklerosefrage mit besonderer Berücksichtigung der Beziehungen von Artherosklerose und Tuberkulose; Virchows Arch. **230** (1921). — CRAWFORD: Edinburgh med. J. **3**, 244 (1901). — CROUZON, CHAVANY, BERTRAND u. FROMMENT: Ref. Zbl. Tbk. **23**, 117. — CRUSIUS: Mitteilungen der Rob. Koch-Stiftung I. — CUNNINGHAM, SABIN, SUGIYAMA, KINDWALL: Rôle of the monocytes in tuberculosis. Bull. Hopkins Hosp. **37** (1925). — CURSCHMANN: (a) Allergie und Einteilung der Lungentuberkulose. Beitr. Klin. Tbk. **69**, 5 (1918). (b) Was liegt dem Ringschatten im Röntgenbilde zugunde? Beitr. Klin. Tbk. **66** (1927). (c) Zur Frage der qualitativen Diagnose und Einteilung der Lungentuberkulose. Beitr. Klin. Tbk. **61**, 398 (1925). — CURSCHMANN, H.: Diabetes und Lungentuberkulose, Beitr. Klin. Tbk. **69**, 540 (1928). — CYLHARZ: Beitr. Klin. Tbk. **21** (1911). CZAPLEWSKI: Zur Frage der Mischinfektion bei der Tuberkulose. Z. Tbk. **45**, H. 6.

DAHLSTEDT: Beiträge zur Kenntnis des lokalisierten Pneumothorax bei Lungentuberkulose. Beitr. Klin. Tbk. **52** (1922). — DAMMANN u. MÜSSEMEIER: Untersuchungen über die Beziehungen zwischen der Tuberkulose des Menschen und der Tiere. Hannover: Schaper 1905. — DANELIUS, G.: Experimentelles über den Verlauf der oberen Lungengrenzen im Röntgenbilde. Fortschr Röntgenstr. **40**, 249 (1929). — DAVIDSON: (a) Über den Ausgang der fibrinösen Pneumonie in Verkäsung. Diss. Berlin 1891. (b) Berl. klin. Wschr. **1907**, 2. — DAVIS, I. D.: Obliterative changes of the pulmonary lymphvessels in tuberculosis. Amer. Rev. Tbc. **19**, 595 (1929). — DEIST: Niere und Tuberkulose. Stuttg. ärztl. Ver., 12. Nov. 1925. — DELACOUR: Erg. Path. **3**, H. 2, 74. — DEMBINSKI: (a) La phagocytose chez le pigeon à l'égard du bacille tuberculeux aviarire et du bacille humain. Ann. Inst.

Pasteur 1899, 426. (b) Recherches sur le rôle des leucocytes dans la tuberculose epérimentale souscutanée. Thèse de Paris 1899. — Demme: Berichte über die Tätigkeit des Jennerschen Kinderhospitals in Bern. Verh. dtsch. Naturforsch. Freiburg 56 (1883). — Derischanoff: Die Kombination von Lungenkrebs und Lungentuberkulose im jugendlichen Alter. Z. Krebsforschg 26, 275 (1912). — Detre-Deutsch: Wien. klin. Wschr. 1904, 764. — Deutsch, J.: Über einen Fall von Geflügeltuberkulose beim Menschen. Med. Klin. 21, 50 (1925). — D'Hour u. Delcour: Caverne tuberculeuse totale du poumon. J. Sci. med. Lille 10. Juni 1928. — Diehl: (a) Beiträge zur Klinik der progressiven Durchseuchungsperiode bei der Tuberkulose. Beitr. Klin. Tbk. 62 (1925). (b) Beitrag zum Ablauf der Tuberkulose innerhalb der progressiven Durchseuchungsperiode. Beitr. Klin. Tbk. 65 (1926). (c) Die physikalischen und physiologischen Grundlagen des Oleothorax und ihre Folgerungen für die Klinik. Z. Tbk. 53, 514 (1929). — Diehl u. Kremer: Thorakoskopie und Thorakokaustik. Berlin: Julius Springer 1929. — Dienes u. Schönheit: The reproduction of tuberculin hypersensitiveness in guinea pigs with various protein substances. Amer. Rev. Tbc. 20, 92 (1929). — Dietl: Über proliferierende und exazerbierende Primärtuberkulose im Kindesalter. Med. Klinik 1923, 38 u. 1928, 306. (b) Die chronische Tuberkulose im Kindesalter. Beitr. Klin. Tbk. 60 (1925). — Dodwell: Thrombosis of the femoral vein in phthisis. Amer. J. med. Sci. Juni 1893. — Dmochowski: Über sekundäre Affektionen der Nasenrachenhöhle bei Phthisikern. Beitr. path. Anat. 16, 109 (1894). — Döllner: Zur Frage der traumatischen Tuberkulose und ihrer Begutachtung. Mit einem Anhang über traumatische Pneumonie. Beitr. Klin. Tbk. 42 (1919). — Dominici: C. r. 52, 851 (1900). — Dominici et Rubens-Duval: Histcgenèse de tubercule et reaction de la rate du cobaye tuberculeux. Arch. Méd. expér. 18, 58 (1906). — Dominici u. Ostrowski: Tuberkuloseimmunität. Zit. Löwenstein. — Mc Donald: Histology of pulmonary asbestosis. Brit. med. J. 3491, 1029 (1927). — Dor: Herz und Tuberkulose. Zit. Grau. — Doubrow et Froment: Rôle des substances fondamentales conjunctives dans l'évolution anatomique des lésions tuberculeuses pulmonaires. Bull. Soc. méd. Hôp. Paris 45, 405 (1929). — Douglas, B. H., M. Pinner u. Ben Wolepor: Acute subapical versus insidious apical tuberculosis. Amer. Rev. Tbc. 19, 153 (1929). — Doutrelepont: Lupus und Miliartuberkulose. Dtsch. med. Wschr. 1885. — Dudan: Se la fréquence du début brusque de la tuberculose pulmonaire chronique. Ann. Méd. 17, 363 (1925). — Dürck, H. u. Oberndorfer: Tuberkulose. Erg. Path. 6 (1901). — Düring: Zur Frage der Prognose und Therapie der tuberkulösen Lungenkavernen. Beitr. Klin. Tbk. 65, 694. — Duken: (a) Das papulo-annuläre Tuberkulid. Z. Kinderheilk. 43 (1927). (b) Die röntgenologische Thoraxuntersuchung bei der Tuberkulose des Kindes. Fortschr. Röntgenstr. 38, 6. (c) Die ambulante Diagnostik der Kindertuberkulose. Handbuch der Tuberkulosefürsorge. Bd. 1. München: J. F. Lehmann 1926. — Dumont: Phlébite prétuberculeuse et phlébite précoce des tuberculeux. Thèse de Paris 1900. — Dunin: Pneumothorax arteficialis. Virchows Arch. 102, 322. — Dupuy: Thèse de Paris 1893.

Edens: (a) Über die Häufigkeit der primären Darmtuberkulose in Berlin. Berl. klin. Wschr. 1905, Nr 49. (b) Die epituberkulöse Infiltration der Lunge bei tuberkulösen Säuglingen und Kindern. Dtsch. Arch. klin. Med. 85 (1905). — Ehret: Über Symbiose bei diabetischer Lungentuberkulose. Münch. med. Wschr. 1897, Nr 52. — Ehrlich: (a) Über Pleuritis. Vortr. Ges. Charité-Ärzte. Berl. klin. Wschr. 1887, Nr 31. (b) Beiträge zur Theorie der Bazillenfärbung. Charité-Annalen 1886, 123. — Eichhorst: Handbuch der speziellen Pathologie und Therapie. Bd. 4, S. 758. Leipzig-Wien 1897. — Eisenhardt: Über Häufigkeit und Vorkommen der Darmtuberkulose. Diss. München 1892. — Eisenlohr: Idiopathische subakute Muskellähmung und Atrophie. Zbl. Nervenheilk. 1879. S. 5. Arch. klin. Med. 26, 553 (1880). — Eisler u. Laub: Wien. klin. Wschr. 1913. — Eliasberg u. Neuland: Zur Klinik der epituberkulösen und gelatinösen Infiltration. J. Kinderheilk. 94 (1921). — Eliaschewitsch: Über die Bedeutung der Gitterfasern bei Tuberkulose. Virchows Arch. 272, 151 (1929). — Elliott: Zit. Webb, Gilbert, Ryder, The adrenals and the thyroid in tuberculosis. Trans. Assoc. amer. Physicians 36, 309 (1921). — Engel, H.: (a) Staubeinatmung und Tuberkulose. Beitr. Zbl. Gewerbehyg. 1, H. 2, 14 (1925). (b) Med. Klin. 22, 1179 (1926) und 1918, 11. — Engel, St.: (a) Die okkulte Tuberkulose im Kindesalter. Tuberkulosebibliothek. Leipzig 1923. (b) Die Topographie der bronchalen Lymphknoten und ihre präparatorische Darstellung. Beitr. Klin. Tbk. 64 (1926). (c) Über paratuberkulöse Lungenerkrankungen. Berl. klin. Wschr. 1921, 877. (d) Med. Klin. 1909, Beih. 11. (e) Die Klinik des Primärkomplexes. Die enterogene Tuberkulose, Meningitis tuberculosa und Miliartuberkulose in Engel, St. u. Pirquet: Handbuch der Kindertuberkulose. I und II. Leipzig: Georg Thieme 1929 u. 1930. — Engelsmann: Über die sekundäre Darmtuberkulose. Beitr. Klin. Tbk. 38, 16 (1918). — Eppinger: (a) Pathogenese, Histogenese und Ätiologie der Aneurysmen. S. 359. Berlin 1887. (b) Über eine neue pathogene Cladothrix und eine durch sie hervorgerufene Pseudotuberkulose. Beitr. path. Anat. 9 (1891). — Epstein: (a) Zur Kenntnis der epituberkulösen Infiltrierungen der Lunge. J. Kinderheilk. 99, 59 (1912). Münch. med. Wschr. 1922, 662. (b) Die Ass-

MANNschen infraklavikulare Herde und ihre Bedeutung für die Phthiseogenese und Klinik der Tuberkulose Erwachsener. Tuberkulose 8 (1928). — ERNST: Die Verkalkungsvorgänge an den Rippenknorpeln. Fortschr. Röntgenstr. 39, 485 (1929). — ERNST, P.: Pathologie der Zelle. Handbuch der allgemeinen Pathologie. Herausgeg. v. KREHL-MARCHAND Bd. 3. 1915. — ESCUDERO: Die Lungentuberkulose der Diabetiker. Zit. Zbl. Tbk. 29, 772. — ESSER: Beiträge zur Frage der atypischen Tuberkulosen. 1. u. 2. Mitt. Beitr. Klin. Tbk. 63, Nr. 6 u. 7 (1926). — ÉTIENNE: Endocardite dans la tuberculose et endocardite à bacilles de Koch. Arch. Méd. expér. 1898. — EULER: Ein Fall von tuberkulösem Granulom. Ein Beitrag zu dem Kapitel: Die Zähne als Eingangspforte für Tuberkulose. Dtsch. Mschr. Zahnkeilk. 1906, 177. — EVANS: Tuberculosis. Its zool. a. geogr. distribution. J. amer. med. Assoc. 1900, Nr 16. — EVANS, BOWMAN and WINTERNITZ: An experimental study of the histogenesis of the miliary tubercle in vitaly stained rabbits. J. of exper. Med. 19 (1914). — EVELBAUER: Über die Fibrinexsudationskomponente des Tuberkels. Zugleich eine neue Methode zur Fibrindarstellung. Beitr. path. Anat. 82, 141 (1929). — EYSELEIN: Untersuchungen über den Fettgehalt der Herzmuskulatur. Virchows Arch. 218 (1914).

FABER: Die Arteriosklerose. Jena 1912. — FALK: Über die exsudativen Vorgänge bei der Tuberkelbildung. Virchows Arch. 139 (1895). — FEDOROFF: Nierentuberkulose. Zit. LIEBERMEISTER: Die Tuberkulose. — FERNBACH: (a) Die epituberkulöse Infiltration. Beitr. Klin. Tbk. 69, H. 5, 514. (b) Zur Frage der Spezifität der tuberkulösen Herdreaktion und des nach Allgemeinreaktionen auftretenden Unempfindlichkeitszustandes. Beitr. Klin. Tbk. 63, 1, 60 (1926). (c) Über die Erzeugung von Tuberkulin-Lokalempfindlichkeit auf Grund von Versuchen am Meerschweinchen und Menschen. Beitr. Klin. Tbk. 63 u. 64, 730 (1926). — FEYRTER, F.: Ein Fall von Bronchiolitis tuberculosa. Beitr. Klin. Tbk. 62, 481 (1926). — FICKER: Über den Einfluß der Erschöpfung auf die Keimdurchlässigkeit des Intestinaltrakts. Arch. f. Hyg. 57, 56. — FIEANDT: Beiträge zur Kenntnis der Pathogenese und Histologie der experimentellen Meningeal- und Gehirntuberkulose beim Hunde. Arb. path. Inst. Helsingfors 3 (1911). — FIESSINGER: Le myocard des tuberculeux. Arch. Méd. expér. 1906. — FIESSINGER, NOEL u. BRODIN: L'anergie hepatique dans la tuberculose. Ref. Zbl. Tbk. 19, 297. — FINDEL: Vergleichende Untersuchungen über Inhalations- und Fütterungstuberkulose. Z. Hyg. 57, 104. — FISCHER, B.: (a) Pneumothorax durch Spitzennarbenblasen. Z. klin. Med. 95, 1 (1922). Münch. med. Wschr. 1927, Nr. 3. (b) Ausheilung größerer tuberkulöser Lungenkavernen. Beitr. Klin. Tbk. 1 (1903). (c) Die Bedeutung der Darminfektion für die Lungentuberkulose und ihren Verlauf. Frankf. Z. Path. 5 (1910). (d) Die Eintrittspforten der Tuberkulose. Münch. med. Wschr. 1904, Nr. 34. (e) Diskussionsbemerkung zu BÜNGELER 1927. Zbl. Path. 38, 591 (1926). — FISCHER, W.: (a) Über einen eigenartigen Fall schwerster Tuberkuloseinfektion. Beitr. Klin. Tbk. 60 (1925). (b) Sklerose der Pulmonalarterie. Dtsch. med. Wschr. 1909, Nr 29 Ver. Ber., S. 916. (c) Über Tuberkulose in einem Krebs der Brustdrüse und in einem Krebs der Gallenblase. Arb. path. Inst. Tübingen 7, 215. (d) Über Nierenveränderungen bei Tuberkulösen. Beitr. path. Anat. 47, 372 (1910); Dtsch. Arch. klin. Med. 99, 317 (1910). — FISHBERG, M.: The mecanism of cardiac displacements in pulmonary tuberculosis. Arch. internat. med., April 1914. — FITSCHEN: Über die Körnelung im Tuberkelbazillus. Zbl. Bakt. 80, 29 (1917). — FLEISCHNER: (a) Lobäre und interlobäre Lungenprozesse. Fortschr. Röntgenstr. 30 (1922/23). (b) Beitrag zur Frage der exsudativen Formen der Lungentuberkulose. Beitr. Klin. Tbk. 61 (1925). (c) Die bevorzugten Metastasenstellen der bronchogenen Phthise (Stadium III, organbeschränkte Phthise RANKE, Phthisis fibrocaseosa NEUMANN). Wien. klin. Wschr. 1926, Nr 46. — FLESCH, F.: Jb. Kinderheilk., N. 25, 233 (1886); Wien. med. Wschr. 1891, 958 u. 998. — FLEXNER: Zit. LÖWENSTEIN. — FLOCKEMANN: Lungensyphilis. Zbl. Path. 10 (1899). — FLÜGGE: (a) Die Verbreitungsweise und Bekämpfung der Tuberkulose a. g. experimenteller Untersuchungen. Hyg. Institut Breslau. Leipzig: Veit & Co. 1908. (b) Infektionswege der Tuberkulose. Tuberculosis (Berl.) 5 519. (c) Die Verbreitung der Phthise durch staubförmiges Sputum und durch beim Husten verspritzte Tröpfchen. Z. Hyg. 30, 107 (1899). — FOCKE: Über die kartilaginösen Pleuraschwielen an der Lungenspitze. Beitr. Klin. Tbk. 59, 228 (1924). — FOOT: (a) Studies on endothelial reactions. II. The endothelial cell in experimental tuberculosis. J. of exper. Med. 32 (1920). (b) IX. The formation of reticulum in the lesions of experimental tuberculosis in rabbits. Amer. J. Path. 1, 341 (1925). (c) Studies on endothelial reactions: X. On the origin of the pulmonary dust. cell. Amer. J. Path. 3, H. 5, 413 (1927). — FORLANINI: Pneumothorax arteficialis. Zit. Erg. inn. Med. 9. — FRANK, R.: Ein Beitrag zur Chemie gesunder und pathologisch veränderter Lunge. Z. exper. Med. 36 (1923). — FRANK u. JAGIC: Wien. klin. Wschr. 1914, 25. — FRÄNKEL, A. (Heidelberg-Rohrbach): Über die Einteilung der chronischen Lungentuberkulose. 27. Kongr. inn. Med. Wiesbaden 1910, 174; Beitr. Klin. Tbk. 43, 221. S. a. unter ALBRECHT sowie ROSTHORN). — FRÄNKEL u. GRÄFF: Ein Schema zur prognostischen Einteilung der bronchogenen Lungentuberkulose auf pathologisch anatomischer Grundlage. Münch. med. Wschr. 1921, 15; 1921, 445. — FRAENKEL, A. (Berlin): Spezielle Pathologie und Therapie der

Lungenkrankheiten. Berlin und Wien 1904. (b) Über die Verbreitungswege der Lungentuberkulose vom klinischen Standpunkt. Dtsch. med. Wschr. **1906**, 342. (c) Lungentuberkulose bei Aneurysma der Pulmonalarterie. Ver. inn. Med. 6. Dez. 1897. — Fränkel, B.: Diskuss.-Vortrag W. A. Freund, Thoraxanomalien. Verh. Berl. med. Ges. 18. Dez. 1901. — Fränkel, C.: Über die Wirkung der Tuberkelbazillen von der unverletzten Haut aus Hyg. Rdsch. **1907**, 903. — Fränkel, E.: (a) Über Veränderungen quergestreifter Muskeln bei Phthisikern. Virchows Arch. **73**, 380. (b) Über pathologische Veränderungen der Kehlkopfmuskeln bei Phthisikern. Virchows Arch. **71**, 261. — Fränkel u. Troje: Pneumonische Form der akuten Lungentuberkulose. Klinische und pathologisch-anatomische Mitteilungen, Z. klin. Med. **24** (1893) und selbständig Berlin: August Hirschwald 1893. — Fräntzel: Ein eigentümlicher Fall von Bronchitis crouposa. Charité-Ann. **5**, 295. Berlin 1880. — Frerichs: Klinik der Leberkrankheiten. 2. Aufl. 1861, S. 309. — Freund, A. W.: Über Thoraxanomalien als Prädisposition zur Lungenphthise und Emphysem. Berlin. klin. Wschr. **1902**, 33. (b) Der heutige Stand der Frage vom Zusammenhang primärer Thoraxanomalien mit gewissen Lungenkrankheiten. **1912**, 36. (c) Beiträge zur Histologie der Rippenknorpel im normalen und pathologischen Zustande. Breslau 1858. (d) Der Zusammenhang gewisser Lungenkrankheiten mit primären Rippenknorpelanomalien. Erlangen 1859. — Freund, A. W. u. Mendelsohn: Der Zusammenhang des Infantilismus des Beckens und des Thorax. Stuttgart 1908. — Fried, B. M.: (a) The origin of histiocytes (Macrophages) in the lungs. An experimental study by the use of intratracheal injections of vital stain. Arch. Path. a. Labor. Med. **3**, 751 (1927). (b) The defensive and metabolic apparatus of the lungs. The lungs and the macrophage system. Arch. Path. **6**, 1008 (1928). —Friedemann, U.: Ein Fall von nekrotisierender Tuberkulose des Retikuloendothelialsystems mit sekundärer Miliartuberkulose. Arch. Verdgskrkh. **37** (1926). — Friedenberg: Über die rückbildungsfähigen Lungeninfiltrationen bei der kindlichen Tuberkulose usw. Z. f. Kinderheilk. **40** (1926). — Friedländer: Kankroid in einer tuberkulösen Lungenkaverne. Fortsch. Med. **10** (1885). — Friedrich: Traumatische Tuberkulose. Dtsch. Z. Chir. **63**. — Friedrich, P. L.: Über strahlenpilzähnliche Wuchsformen im Tierkörper. Dtsch. med. Wschr. **1897**, Nr 41, 653. — Friedrich u. Noesske: Lokalisierung der Tuberkelbazillen. Beitr. path. Anat. **26** (1899). — Friesdorf: Münch. med. Wschr. **1927**, Nr. 39, 1672. — Frisch, A. V.: Über Nierenfunktion und Wasserhaushalt bei Lungentuberkulose. Beitr. Klin. Tbk. **56**, 1 (1923). — Frischbier: Traumatische Tuberkulose bei Soldaten. Z. Tbk. **26**, 1. — Fromberg: Dtsch. med. Wschr. **1913**, Nr 32. — Frommolt: Über das gleichzeitige Vorkommen von Herzklappenfehlern und Lungenschwindsucht. Arch. Heilk. **1875**, Nr 12. — Fürst, L.: Die intestinale Tuberkuloseinfektion mit besonderer Berücksichtigung des Kindesalters. Stuttgart 1905.

Gabeler: Über die Fettleber der Phthisiker. Diss. Berlin 1868. — Gaffky: Zur Frage der Infektionswege der Tuberkulose. Tuberculosis (Berl.) **6**, 437. — Gaillard: Les pleurésis providentielles. Sémaine méd. **1897**, 214. — Gali: Die Herzveränderungen bei Lungentuberkulose. Z. Tbk. **48**, 229 (1927). — Gallard: A propos d'un cas de sclérose pulmonaire interstitielle d'origine tuberculeuse. Thèse de Lausanne **1920**. — Gardner, L. U.: (a) Studies on the relation of mineral dusts tu tuberculosis. Amer. Rev. Tbc. **7**, Nr 5, 344 bis 357 (1923). (b) Tuberculous infection and tuberculous as modified by experimental pneumokoniosis. Tubercle **6**, Nr 7, 336—341 u. Nr 9, 443—453 (1925). — Gardner u. Dworski: The relatively early lesions produced by inhalation of narble dust and their influence on pulmonary tuberculosis. Amer. Rev. Tbc. **6**, Nr 9 (1922, Nov.). — Gardner, L. U. and Smith, B. T.: The origin of the alveolar phagocyte. Studied in paraffin sections of tissue stained supravitally with neutral red. Amer. J. Path. **3**, 445 (1927). — Gärtner: Über die Erblichkeit der Tuberkulose. Z. Hyg. **13**, 201 (1893). — Gary: Bacilles de Koch dans le sang. Lyon 1904. — Gasis: Über eine neue Reaktion der Tuberkelbazillen. Zbl. Bakt. I Orig. **50**, 1, 111 (1909). — Geipel: (a) Z. Hyg. **3** (1906). (b) Ein Beitrag zum Vorkommen des Tuberkelbacillus im Gewebe sowie zur Änderung seiner Säurefestigkeit. Beitr. Klin. Tbk. **17**, 51 (1910). (c) Über Säuglingstuberkulose. Z. Hyg. **53**. — Geist: Klinik der Greisenkrankheiten. Erlangen 1860. — Gerber, P.: Die konstitutionelle und phthiseogenetische Bedeutung der Engbrust. Z. Konstit.lehre **14**, 447 (1929).—Gerhardt: Lehrbuch der Auskultation und Perkussion. 5. Aufl. 1890, S. 287. — Gerhartz: Die Abgrenzung der Lungentuberkuloseformen nach klinischen, hauptsächlich röntgenologischen Zeichen. Beitr. Klin. Tbk. **34**, 191 (1915). — Gerlach u. Finkelday: Zur Frage mesenchymaler Reaktionen. I. Die morphologisch faßbaren biologischen Abwehrvorgänge der Lunge konnergischer und hyperergischer Tiere. Krk.forschg 4 (1927). — Gerner: Primäre Bronchaldrüsentuberkulose bei Erwachsenen. Diss. München 1891. — Germani: Abbau der Gallenrückstände bei der Tuberkulose. Policlinico, sez. med. **30**, 624 (1923). Gessner: Die Prädisposition der Lungenspitze für Tuberkulose in entwicklungsgeschichtlicher Bedeutung. Beitr. Klin. Tbk. **4**, 173 (1905). — Ghon, A.: (a) Der primäre Lungenherd bei der Tuberkulose der Kinder. Berlin-Wien 1912. (b) Einiges zum primären Komplex bei Tuberkulose. Beitr. path. Anat. **69** (1921). (c) Zur anatomischen Nomenklatur der

Lungen. Med. Klin. 21 (1925). (d) Über Sitz, Größe und Form des primären Lungenherdes bei der Säuglings- und Kindertuberkulose. Virchows Arch. 254 (1925); (e) Über kavernöse Säuglingstuberkulose. Z. Tbk. 43. (f) Zur Genese der menschlichen Tuberkulose. Wien. med. Wschr. 1927, Nr. 23. (g) Zur Frage der sog. endogenen Reinfektion bei der Tuberkulosekrankheit des Menschen. Z. exper. Med. 50, H. 1/2, 26. — GHON, KREIDER u. KUDLICH: Zur Genese der Reinfektion der menschlichen Lungenphthise. Virchows Arch. 264, 963 (1927). — GHON u. KUDLICH: (a) Zur Reinfektion bei der menschlichen Tuberkulose. Z. Tbk. 41. (b) Gibt es eine tuberkulöse lymphoglandulare Exazerbation in Lymphknotengruppen ohne unmittelbare Verbindung miteinander. Med. Klin. 1929 I, 54. (c) Gibt es eine tuberkulöse primäre Infektion ohne Veränderung der regionären Lymphknoten? Arch. Sci. med. 50 (1927). (d) Die Eintrittspforten der Infektion vom Standpunkt der pathologischen Anatomie. Handbuch der Kindertuberkulose von ST. ENGEL und PIRQUET. Leipzig: Georg Thieme 1930. Bd. 1, S. 20. — GHON, KUDLICH u. SCHMIEDL: Zur Reinfektion der Tuberkulose beim Menschen. Dtsch. path. Ges. 21. Tagg Freiburg 1926. — GHON u. POTOTSCHNIG: Über den Unterschied im pathologisch-anatomischen Bilde primärer Lungen- und primärer Darminfektion bei Tuberkulose der Kinder. Beitr. Klin. Tbk. 40 (1918). — GHON u. ROMAN: Pathologisch-anatomische Studien über die Tuberkulose bei Säuglingen und Kindern, zugleich ein Beitrag zur Anatomie der lymphatischen Abflußbahnen der Lunge. Sitzgsber. Akad. Wien, Math.-naturwiss. Kl. III, 132 (1913). — GHON u. TERPLAN: Zur Kenntnis der Nasentuberkulose. Z. Laryng. usw. 10, H. 5. — GHON u. WINTERNITZ: Zur Frage über die Häufigkeit der primären pulmonalen und extrapulmonalen Tuberkuloseinfektion beim Säugling und Kind. Z. Tbk. 39, H. 6. — GIEGLER, G.: (a) Über die Vorgänge der Reinigung und Heilung der Kavernen bei der Lungenphthise und deren prognostische Bedeutung. Beitr. Klin. Tbk. 60, 195 (1924). (b) Ein Beitrag zu dem gleichzeitigen Vorkommen von Karzinom und progredienter Phthise der Lungen. Dtsch. Arch. klin. Med. 144, 223. — GIERKE, E. v.: (a) Das Glykogen in der Morphologie des Zellstoffwechsels. Beitr. path. Anat. 37 (1905). (b) Physiologische und pathologische Glykogenablagerung. Erg. Path. 11, 2 (1907). — GIRARDET: Doppelte Perforation eines Tuberkelknotens in die Aorta und die Bifurkation der Trachea. Dtsch. med. Wschr. 1914, Nr 28. — GIUFFRIDA, E.: Tuberculosi pulmonare e lipoidosi del pulmone in un caso di diabete. Arch. Sci. med. 49, 348 (1927). — GLOYNE, S. R.: Syphilis in the etiology and diagnosis of tuberculosis. Brit. J. vener. Dis. 4, 293 (1928). — GÖBEL: Zbl. Path. 4 (1893). — GOEBELL-HASENBEIN: Tuberkulöse Splenomegalie. Diss. Kiel 1920. — GODLEVSKIJ, N.: Die akute Nebenniereninsuffizienz bei der Lungentuberkulose. Ref. Zbl. Tbk. 31, H. 7/8, 470 (1929). — GOERDELER: (a) Die Kriterien der abgelaufenen Tuberkulose der Lungen und Lymphdrüsen. Z. klin. Med. 76, S. 278 (1912). (b) Die menschliche Tuberkulose in ihren selteneren Erscheinungsarten. Beitr. Klin. Tbk. 22 (1913). — GOGLIA, G.: La tubercolosi senile studio anatomo-patologico e clinico. Fol. med. (Napoli) 15, 1014 (1929). — GOLDMANN: Die innere und äußere Sekretion des gesunden und kranken Organismus im Lichte der vitalen Färbung. Dtsch. path. Ges. 15. Tagg 1910. Beitr. Path. Anat. 7 (1896). — GOLDSCHMIDT: Zur Frage des genetischen Zusammenhanges zwischen Bronchialdrüsen- und Lungentuberkulose. Frankf. Z. Path. 1 (1907) u. 4 (1910). — GOLJAJEW, A. W.: Zur Frage der freien Fibrinkörper in der Pleurahöhle. Frankf. Z. Path. 38, 75 (1929). GOLLIARD: Formes cliniques de la tuberc. intest. Méd. mod. 1896, Nr 17, zit. CORNET. GOMBAULD et CHAUFFARD: Etude exper. sur la virulence tuberculeuse de certains épanchements de la pleure et de péritoine. Bull. Soc. méd. Hôsp. Paris 1884. — GOTTSTEIN, AD.: (a) Statistik der Tuberkulose im Handbuch der Tuberkulose von BRAUER-SCHRÖDER-BLUMENFELD. 2. Aufl. I. (b) Die Lehre vom Wesen der Epidemien. Berlin: Julius Springer 1929. — GOUGEROT, H.: (a) Le follicule tuberculeux. La signification. Bull. Soc. Etud. Sci. Tbc. Juni 1911. Ref.: Zbl. Tbk. 6, 244. (b) Bacillotuberculose non folliculaire. Paris 1907/08. (c) Classification des Bacillo Tuberculoses aigues. Rev. Méd. 1912, 788. — LE GOUPIL: (a) Lymphangite tuberculeuse. Thèse de Paris 1892. (b) Coincidence et rapports de la tuberculose et du cancer. Thèse Paris 1882. — GRÄFF: (a) Die Bedeutung der Kaverne für den Verlauf und die Einstellung zur Therapie der Lungentuberkulose. Z. Tbk. 47, 177 (1926). (b) Über die neueren Anschauungen zur pathologischen Anatomie der Lungenschwindsucht des Erwachsenen. Klin. Wschr. 1928, 51. (c) Der Beginn der Lungenschwindsucht. Ref. Dtsch. Tbk.-Ges. Wildbad, 31. Mai 1928. Beitr. Klin. Tbk. 70 (1928). (d) Über den Situs von Herz und Gefäßen bei einseitiger Druckerhöhung im Pleuraraum. Mitt. Grenzgeb. Med. u. Chir. 33, 232 (1921). (e) Pathologisch-anatomische und klinische Forschung der Lungenphthise. Z. Tbk. 34. (f) Über die Bedeutung der Einteilung der Lungenphthise nach pathologisch-anatomischen Gesichtspunkten. Z. Tbk. 34. — GRÄFF u. KÜFFERLE: Beitr. Klin. Tbk. 44 und selbständiger Atlas: Die Lungenphthise. Berlin 1923. — GRANCHER et BARBIER: Traité de méd. et thérap. Paris 1895. — GRASS: (a) Sind offene und geschlossene Tuberkulosen in der Heilstätte zu trennen? Beitr. Klin. Tbk. 59, 363 (1924). (b) Über das Verhältnis der kindlichen Tuberkuloseinfektion zur Schwindsucht der Erwachsenen. Berl. klin. Wschr. 1921, Nr 42. —

Grass, H. u. Scheidemandel: Abheilung tuberkulöser Primär- und Reinfekte und bronchogener Metastasen in der Lunge und ihrer Beziehungen zur tertiären Lungenphthise. Klin. Wschr. 1922, Nr 35. — Grass, H. u. E.: Beobachtungen über die Lungentuberkulose des Schulkindes in ihrer Beziehung zur Stadieneinteilung nach Ranke. Beitr. Klin. Tbk. 51 (1922). — Grau: (a) Ergebnisse der Röntgenuntersuchungen bei Lungentuberkulosen. Beitr. Klin. Tbk. 42 (1919). (b) Untersuchungen über die Entwicklung der Lungentuberkulose. Beitr. Klin. Tbk. 65 (1927). (c) Die Wechselbeziehungen zwischen der Lungentuberkulose und Erkrankungen des Herzens und der Gefäße. Zbl. Tbk. 5, 276 (1911). Grancher: (a) Maladies de l'appareil respiratoire. Paris 1890. (b) Études sur le tubercule et la pneumonie caséeuse. Arch. Physiol. norm. et Path. Paris 1872, 624. (c) De l'unité de la phthisie. Thèse de Paris 1873. — Grätz: Künstlicher Pneumothorax. Beitr. Klin. Tbk. 10, 250. — Grethmann: Zur Pathologie der akuten disseminierten Miliartuberkulose der Lungen. Beitr. Klin. Tbk. 71, 1 (1928). — Griesinger: Diabetes und Tuberkulose. Zit. Cornet. — Grober: (a) Der Tierversuch als Hilfsmittel zur Erkennung der tuberkulösen Natur der pleuritischen Exsudate. Dtsch. Arch. klin. Med. 74, H. 1/2. (b) Klin. Jb. 14, 547. — Gromelski, A.: Die zellularen Abwehrvorgänge des großen Netzes gegenüber Tuberkelbazillen und die Abhängigkeit der spezifischen Gewebsreaktion von der Zustandsänderung der Bazillen. Krkh.forschg 3, 355 (1926). — Gross, F.: Über die alveoläre Reaktion der Lunge gegenüber Ruß-, Quarzstaub und Phthisebazillen und die hier herrschenden Lokalisationsgesetze. Beitr. path. Anat. 76 (1926—1927). — Gruber, Gg. B.: (a) Bemerkungen über Phthise bei Senegalnegern. Z. Tbk. 33. (b) Münch. med. Wschr. 1919, 1266. (c) Zur Frage der kindlichen Lungen- und Lymphdrüsenphthise auf Grund von Beobachtungen an Negern. Z. Kinderheilk. 28 (1921). — Gruber u. Bernheim: Erg. Path. 2 (1895). — Grüneberg: Die entzündlichen Reaktionen bei Erst- und Wiederinfektion mit schwach virulenten Tuberkelbazillen bei Meerschweinchen. Krkg.forschg 5, 329 (1928). — Guillery: (a) Tuberkulotoxische Fernwirkungen an Fettgewebe und Haut. Virchows Arch. 270, 213 (1928). (b) Über toxische tuberkuloide Strukturen. Z. Tbk. 38 (1922). (c) Experimentelle Sympathisierung des Kaninchenauges. Arch. Augenheilk. 94 (1924). (d) Weitere Erfolge in der Sympathisierung des Kaninchenauges. Arch. Augenheilk. 97 (1926). — Guillot: Arch. gén. Méd. 7 (1845). Zit. Hart. — Güterbock: (a) Infiltrierungen und Infiltrate. Tuberkulose 8, 285 (1928). (b) Kritische Bewertung der sog. Lehre vom Frühinfiltrat gemessen an ausländischer, speziell an französischer Literatur. Beitr. Klin. Tbk. 72 (1929). — Gye, W. E. and E. H. Kettle: Silicosis and Miners' phthisis. Brit. J. Path. 3, Nr 5, 241—251 (1922).

Habliston and MacLane: The coexistence of syphilis and pulmonary tuberculosis. In 659 cases with 125 autopsies. Amer. Rev. Tbc. 16, 100 (1927). — Haim, A.: (a) Beitr. Klin. Tbk. 60 (1925). (b) Experimentell immunologische Untersuchungen an der Schleimhaut über die Erzeugung von Tuberkeln und tuberkuloiden Strukturen durch Einspritzen von Lipoiden. Beitr. Klin. Tbk. 71, 269 (1929). — Hamburger, F.: (a) Die Tuberkulose des Kindesalters. 2. Aufl. Leipzig u. Wien 1912 und im Handbuch der Kinderheilkunde von Pfaundler und Schlossmann. (b) Über Tuberkuloseimmunität. Beitr. Klin. Tbk. 12 (1909); ferner 16 u. 17. (c) Über die Tuberkuloseansteckung. Beitr. Klin. Tbk. 50, 162—166 (1922). — Hamburger u. Sluka: Beitrag zur Kenntnis der Tuberkulose im Kindesalter. Jb. Kinderheilk. 62, 523. — Hammar, J. A.: I. Die Menschenthymus in Gesundheit und Krankheit. Ergebnisse der numerischen Analyse von mehr als tausend menschlichen Thymusdrüsen. II. Das Organ unter anormalen Körperverhältnissen. Zugleich Grundlagen der Theorie der Thymusfraktion. Leipzig: Akad. Verlagsgesellsch. 1929. — Hanau u. Sigg: Beiträge zur Lehre von der akuten Miliartuberkulose. Mitt. klin. u. med. Inst. Schweiz. 4 (1896). — Hannau: Beiträge zur Lehre von der akuten Miliartuberkulose. Virchows Arch. 108 (1887). — Hanot: Endocardite tuberculeuse. Arch. Méd., Juni 1893. — Hansemann: (a) Über typische und atypische Lungenphthise. Berl. klin. Wschr. 1911, 1. (b) Lungensyphilis. Kongr. inn. Med. 1901. (c) Berl. klin. Wschr. 1903. — Hansen: Untersuchungen über die Gruppe der Bindegewebssubstanzen. I. Der Hyalinknorpel. Anat. H. 27 (1905). — Hara: Experimentelle Kritik zur Frage der Inhalationstuberkulose des Meerschweinchens. Arb. path.-anat. Inst. Tübingen 7 (1911). — Harbitz: (a) Untersuchungen über die Häufigkeit der Tuberkulose mit Berücksichtigung ihres Sitzes in den Lymphdrüsen und ihres Vorkommens im Kindesalter. Kristiana 1904. (b) Atypical tuberculosis and especially tuberculosis in the blood forming organs and tubercle-bacillary septicaemia (from a pathological standpoint). Acta tbc. scand. (Kobenh.) 5, 1 (1929). (c) Über angeborene Tuberkulose. Münch. med. Wschr. 1913, 741. — Harms: (a) Die Lungentuberkulose der Erwachsenen. Med. Klin. 5 (1929). (b) Die Entwicklungsstadien der Lungentuberkulose. Leipzig: Curt Kabitzsch 1926. — Harms u. Klinckmann: Kavernenheilung im zweiten Stadium. Beitr. Klin. Tbk. 68 (1928). — Hart: (a) Die anatomischen Grundlagen der Disposition der Lungen zu tuberkulöser Erkrankung. Erg. Path. 14, H. 1, 337 (1910). (b) Die Beziehungen des knöchernen Thorax zu den Lungen und ihre Bedeutung für die Genese der tuberkulösen Lungenphthise.

Beitr. Klin. Tbk. 7, 353. 1907. (c) Die mechanische Disposition der Lungenspitzen zu tuberkulösen Phthise. Stuttgart 1906. (d) Die tuberkulöse Lungenphthise alter Leute. Berl. klin. Wschr. 1911, Nr 34. (e) Über die Heilbarkeit und Heilung tuberkulöser Lungenkavernen. Z. Tbk. 35 (1922). — HART u. HARRAS: Der Thorax phthisicus. Stuttgart 1908. — HARTWICH: Statistische Mitteilungen über Miliartuberkulose. Virchows Arch. 237 (1922). — HAUSER: Zur Vererbung der Tuberkulose. Dtsch. Arch. klin. Med. 61 (1898). — HAUSHALTER: Arch. med. Enf. 1902, 5. — HAYTHORN: Zit. FOOT. Zbl. inn. Med. 1902, 1216. — HEBB: Aneurysm of ductus arteriosus and atheroma of pulmonary artery. Trans. path. Soc. Lond. 44, 45 (1893). — HECHT: (a) Über Tuberkuloseformen des höheren Lebensalters. Z. ärztl. Fortbildg 23, 1, 10—14 (1927). (b) Über erworbene Dextrokardie bei chronischer Lungentuberkulose. Beitr. Klin. Tbk. 53 (1923). — HEDINGER, E.: (a) Primäre Tuberkulose der Trachea und Bronchen. Dtsch. path. Ges. 7, 83. (b) Miliartuberkulose der Haut bei Tuberkulose der Aorta abdominalis. Frankf. Z. Path. 2, 120 (1908). — HEDREN: Pathologische Anatomie und Infektionsweise der Tuberkulose der Kinder, besonders der Säuglinge. Z. Hyg. 73 (1913). — HEIBERG: Initiale Tuberkelformen. Beitrag zur Kenntnis der Genese des Tuberkels beim Menschen. Zbl. Pathol. 30 (1919). — HEILMANN: Beiträge zum Studium des tuberkulösen Primäraffektes und Reinfektes der Lungen bei 150 Sektionsbefunden. Beitr. Klin. Tbk. 60 (1924). — HEINZE: Die Kehlkopfschwindsucht. Leipzig 1879. — HEITZ: Transmission placentaire du bacille de Koch du foetus dans un cas de tuberculose pulmonaire à marche rapide. Revue de la Tbc. 1902, 3. — HEITZMANN: Über das Vorkommen roter Blutkörperchen in den Miliartuberkeln der Milz. Virchows Arch. 227 (1920). — HELLER, A.: (a) Beiträge zur Tuberkulosefrage. Berl. klin Wschr. 1904, 517. (b) Dtsch. med. Wschr. 1902, 696; Münch. med. Wschr. 1902, 609. (c) Tuberkelbazillen bei Endokarditis. Naturforschverslg Berlin 1886, 420. — HELLY: Pathologisch-anatomische Krankenhausmaterialstatistik und Tuberkulose. Dtsch. path. Ges. 24. Tagg Wien 1929. — HEMMERLING u. SCHLEUSSING: Leukämie und Tuberkulose. Dtsch. Arch. klin. Med. 157, 309 (1927). — HENIUS, H. u. D. RICHERT: Zur Frage der Kohlenstaubeinwirkung auf die Bindegwebsentwicklung in der Lunge. Z. Tbk. 46, H. 2 (1926). — HENKE: Beitrag zur Frage der intrauterinen Infektion der Frucht mit Tuberkelbazillen. Arb. path.-anat. Inst. Tübingen 2, H. 2, 268 (1896). — HENKE u. SILBERBERG: Die Herkunft der großen Exsudatzellen bei der Lungentuberkulose. Dtsch. pathol. Ges. 24. Tagg Wien 1929. — HENSCHEN, S. E.: Das Aneurysma arteriae pulmonalis. Slg klin. Vortr. 1906, Nr 422/423, 597. — HERMS, J.: Erscheinungen der Generalisation im Verlauf der chronischen Lungenphthise. Z. Tbk. 51, 4, 257 (1928). — HERXHEIMER, G.: (a) Wirkungsweise des Tuberkelbazillus bei experimenteller Lungentuberkulose. Beitr. path. Anat. 33 (1902). (b) Zur feineren Struktur der tuberkulösen Riesenzellen. Dtsch. path. Ges. 17. Tagg 1914. (c) Zur Ätiologie und pathologischen Anatomie der Syphilis. Erg. Path. 11 I (1906). (d) Karzinom und Tuberkulose. Z. Tbk. 27, 251 (1917). (e) Zur Frage der Entstehung der akuten allgemeinen Miliartuberkulose. Virchows Arch. 275, 448 (1930). — HERXHEIMER u. ROTH: Zur feineren Struktur und Genese der Epithelioidzellen und Riesenzellen des Tuberkels. Beitr. path. Anat. 69 (1916). — HESSE: Beiträge zur Anatomie, Statistik und klinischen Diagnostik der Tuberkulose. Beitr. Klin. Tbk. 58 (1924). — HEYMANN: (a) Versuche an Meerschweinchen über Aufnahme inhalierter Tuberkelbazillen. Z. Hyg. 60, 419. (b) Über die Ausstreuung infektiöser Tröpfchen beim Husten der Phthisiker. Z. Hyg. 20, 139 (1899). — HEYMANN, B. u. K. FREUDENBERG: Die Tuberkulosesterblichkeit der Bergarbeiter im Ruhrgebiet vor, in und nach dem Kriege. Z. Hyg. 101, 245 (1924) u. 104, 229 (1925). — HEYMANS, J. F.: (a) Bull. Acad. Méd. Belg. 1904, 780. (b) Sur la genèse des cellules géantes. Arch. internat. Pharmacodynamie 16 (1906). — HILDEBRANDT: Münch. med. Wschr. 1906. — HIRSCH: Über die Beziehungen zwischen dem Herzmuskel und der Körpermuskulatur. Dtsch. Arch. klin. Med. 64, 597, 68, 55 (1899). — HIRSCHKOWITZ: Zur Frage über die Natur der Grundsubstanz in den Exsudaten bei Bronchitis fibrinosa. Beitr. klin. Tbk. 2, 323 (1904). — HIRSCHKOWITZ: Z. Tbk. 35, 327. — HOCHSINGER: Syphilis congenita und Tuberkulose. Wien. med. Bl. 1894, 20 u. 21. — HOCHSTETTER: Tuberkulose und Karzinom der Lunge. Klin. Wschr. 1926, 1091. — HOFBAUER: (a) Ursachen der Disposition der Lungenspitzen für Tuberkulose. Z. klin. Med. 59 (1906). (b) Beiträge zur Lehre von der lokalen Disposition. Wien. klin. Wschr. 1899. — HOFFMANN: (a) Nothnagels Handbuch der speziellen Pathologie und Therapie. 13. (b) Lehrbuch der funktionellen Diagnostik und der Krankheiten des Herzens und der Gefäße. 1911. — HOHLFELD: Verh. dtsch. Ges. Kinderheilk. 1907, 26. — HOLLANDE u. CRÉMIEUX: Endoparasitisme cellulaire du bacille tuberculeux. Les cellules géantes ne sont que des mycétocytes. C. r. Soc. Biol. Paris 100, 996 (1929). — HOLLO: Iuvenile Tuberkulose. Beitr. Klin. Tbk. 45 (1920). — HOMANN: Plattenpräparate. Z. Mikrosk. 1925. — HONL, J.: Bull. internat. Acad. Sci. emp. Franc. Jos. I Prague 1894 zit. CORNET. — HOPPE-SEYLER: Tuberkulose im Greisenalter. Handbuch der Tuberkulose von BRAUER-SCHRÖDER-BLUMENFELD. 1. Aufl. 5, 1915. — HORAK: Tuberkulose und Leber. Ref. Zbl. Tbk. 24, 118. — HOSOMI u. S. SATA: Zbl.

Tbk. **28**, 417 (1928). — Hubert, R.: Über Ausheilungsvorgänge bei Lungentuberkulose mit besonderer Berücksichtigung der Karnifikation. Z. Tbk. **41**, 379 (1925). — Huebschmann: (a) Bemerkungen zum Artikel Beitzke in Z. Tbk. **47** (1927). (b) Zur Pathologie der Lungentuberkulose. Münch. med. Wschr. **1921**, Nr 43. (c) Über primäre Herde, Miliartuberkulose und Tuberkuloseimmunität. Münch. med. Wschr. **1922**, Nr 48. (d) Zur Frage der Infektionswege. Z. Tbk. **45** (1926). (e) Bemerkungen zur Einteilung und Entstehung der anatomischen Prozesse bei der chronischen Lungentuberkulose. Beitr. Klin. Tbk. **55**. (f) Rankesche Stadieneinteilung und Miliartuberkulose. Klin. Wschr. **1928**, Nr 11. (g) Pathologische Anatomie der Tuberkulose. Berlin: Julius Springer 1928. (h) Entstehung und Entwicklung der Tuberkulose im Lichte neuerer Forschung. Ref. Dtsch. path. Ges. 24. Tagg Wien 1929. — Huebschmann u. Arnold: Beiträge zur pathologischen Anatomie der Miliartuberkulose. Virchows Arch. **249** (1923). — Hueck: Über das Mesenchym. Beitr. path. Anat. **66** (1920). — Hürter: Dtsch. Arch. klin. Med. **108**. — Husten: Über den Lungenacinus und den Sitz der azinösen phthisischen Prozesse. Beitr. path. Anat. **68** (1921). — Hutinel: (a) Arch. Mal. Enf. **4** (1909). (b) Les réactions bronchopulmonaires dans les adénopathies médiastines. Gaz. Hôp. **84** (1911).

Ickert, F.: (a) Staublunge und Staublungentuberkulose. Berlin: Julius Springer 1928. (b) Die Tuberkulose im Mansfelder Gebirgskreis. Veröff. Medverw. **17**, H. 8. Berlin 1923. (c) Staublunge und Tuberkulose bei den Bergleuten des Mansfelder Kupferschieferbergbaues. Tuberkulose-Bibliothek Nr 15. Leipzig: J. A. Barth 1924. (d) Staublunge und Tuberkulose. Dtsch. med. Wschr. **50**, 832 (1924). (e) Über die Häufigkeit der Tuberkulose im Schulkindesalter. Z. Tbk. **44**, H. 6 (1926). (f) Phänotype Vorbedingungen für das Angehen von tuberkulöser Infektion und Reinfektion in der Lunge des Erwachsenen. Z. Tbk. **45**, H. 4 (1926). — Ipsen: Untersuchungen über primäre Tuberkulose im Verdauungskanal. Berl. klin. Wschr. **1906**, 795. — Isager: Zit. Ref. Zbl. Tbk. **19**, 145. — Iwasaki: Lungenspitzendisposition. Dtsch. Z. Chir. **130** (1914).

Jaccoud: Lecons de clinique méd. professées à l'hôpital Lariboisière. Path. int. I. 1879 zit. Grau. — Jacob u. Pannwitz: Entstehung und Bekämpfung der Lungentuberkulose. Leipzig 1901/02. — Jacobi: Notes on cow milk and infantile tuberculosis. N. Y. med. J. **75**, 134 (1902). — Jacobitz und Kaiser: Säurefeste Stäbchen. Zit. Löwenstein. — Jaffé: Angiomatosis hepatis. Dtsch. path. Ges. Göttingen **1923**, 202. — Jaffé, R.: (a) Pathologisch-anatomische Veränderungen nach Injektion einzelner Bestandteile des Tuberkelbazillus. Frankf. Z. Path. **17**. (b) Dtsch. med. Wschr. **47**, 734 (1921). — Jaffé, R. H.: Studies on vital staining in experimental tuberculosis. Amer. Rev. Tbc. **13**, 97 (1926). — Jaeger, M.: Wodurch wird die Ansiedlung der Tuberkelbazillen in der Lungenspitze bewirkt? Beitr. Klin. Tbk. **61** (1925). — Jagic: Wien. klin. Wschr. **1096**, 35; **1907**, 28. — Jakowski: Zur Ätiologie der Brustfellentzündung. Z. klin. Med. **22** (1892). — Jansco u. Elfer: Geflügeltuberkulose. Beitr. Klin. Tbk. **18**, 175 (1911). — Janssen: (a) Beitr. Klin. Tbk. **65**, 170 (1926). (b) Geheilte Meningitis. Dtsch. med. Wschr. **1896**. — Jastrzab: Ein Fall von Miliartuberkulose infolge Durchbruchs einer Kaverne in die Aorta nebst Bemerkungen über Hämoptoe bei Miliartuberkulose. Diss. Basel 1926. — Jedlicka: (a) Heilbarkeit tuberkulöser Kavernen. Ref. Jber. Tbkforschg **1924**, 282. (b) Karzinom in einer tuberkulösen Lungenkaverne. Ref. Zbl. Tbk. **23**, 137 (1923). — Jehn: zit. Sauerbruch, Chirurgie der Brustorgane Bd. 2, 1. — Jesionek: Zur Pathogenese des tuberkulösen Krankheitsherdes. Z. Tbk. **41** u. **53** (1925). — Jessen: Ein Fall von Karzinom und Tuberkulose der Lungen, intra vitam diagnostiziert. Zbl. inn. Med. **1906**, 1. — Joest, E.: (a) Untersuchungen über die Tuberkulose des Ductus thoracicus und den Tuberkelbazillengehalt der Ductuslymphe bei tuberkulösen Tieren. Z. Infkrkh. Haustiere. **5**, 3/4 (1909). (b) Untersuchungen über den Fettgehalt tuberkulöser Herde. Virchows Arch. **203** (1911). (c) Zur Frage des Vorkommens latenter Tuberkelbazillen in Lymphdrüsen. Dtsch. path. Ges. 15. Tagg. (d) Verfettungsvorgänge in der tuberkulösen Neubildung und das Arndt-Schultzesche biologische Grundgesetz. Virchows Arch. **263**, 40 (1927). — Joest u. Emshoff: Studien über die Histogenese des Lymphdrüsentuberkels und die Frühstadien der Lymphdrüsentuberkulose. Virchows Arch. **210** (1912). — Joest u. Liebrecht: Jahresbericht der pathogenen Mikroorganismen. Bd. 23, S. 492. 1907. — Jötten, K. W. u. W. Arnoldi: Gewerbe-Staub- und Lungentuberkulose. Berlin: Julius Springer 1927. — Joannovic, G.: Tuberkulose des Menschen, hervorgerufen durch Erreger der Vogeltuberkulose. Wien. med. Wschr. **73**, 22 (1923). — Jonson: A case of probable congenital tuberculosis in a child born of a mother with tuberculosis of the bladder. Phil. w. J. **3**, 231 (1899) zit. Cornet. — de Jong u. Stuurmann: La tuberculose humaine et celle des animaux domestiques sont elles dues à la même espèce microbienne: Le bacille de Koch. Intern. Kongr. Brüssel **1903**. — Jousset, A.: (a) Les pigmentations pulmonaires et la fiction de l'anthracose. Presse méd. **36**, 465 (1928). (b) La bacillémie des tuberculeux. Semaine méd. **1903**, 153. **1904**, 289. — Junghanns, K.: Der Krebs der Lungen, Bronchen und oberen Luftwege. Z. Krebsforschg **28**, 573 (1929). — Jungmann: Beiträge zur Freundschen Lehre vom Zusammenhang primärer Rippenknorpelanomalien mit Lungentuberkulose und Emphysem. Frankf. Z. Path. 3 (1909). — Justi, K.: Über die Unnaschen Plasmazellen in den normalen und tuberkulösen Granulationen. Virchows Arch. 150, 197.

Kachi: Pathologisch-anatomisches und experimentelles Studium über die ätiologischen Beziehungen der Tuberkulose zur Leberzirrhose. Trans. 6. Congr. far-east. Assoc. trop. Med. Tokyo 2, 601 (1926). — Käding: Der röntgenologische Kalkstatus des Brustkorbes. Beitr. Klin. Tbk. 58 (1924). — Kageyama: Über die frühzeitigen Reaktionen des reticulo-endothelialen Systems bei phthisisch-tuberkulöser Infektion (zugleich eine Kritik der Goldmannschen Theorie über den zellulären Transport der Geflügel- und Rindertuberkelbazillen bei der Maus). Beitr. path. Anat. 74 (1925). — Kahlden: Tuberkulinliteratur des Jahres 1891. Zbl. Pathol. 2, Nr 3 (1891). — Kahle: Über die Beziehung des Pankreas zum Kieselsäurestoffwechsel und Versuche über therapeutische Beeinflussung experimenteller Meerschweinchentuberkulose durch Kieselsäuredarreichung. Beitr. Klin. Tbk. 47, 296 (1921). — Kahn, M. C.: A developmental cycle of the tubercle bacillus as revealed by single-cell studies. Amer. Rev. Tbc. 20, 150 (1929). — Kaiser: Röntgenologische Studien über die Beziehungen zwischen Rippenknorpelverknöcherung und Lungentuberkulose. Beitr. Klin. Tbk. 32 (1914). — Kalbfleisch, H. H.: (a) Tuberkulosestudien I. Die experimentelle Tuberkulose des Mesenteriums der Konjunktiva und der Kutis des gesunden Kaninchens. Beitr. path. Anat. 78, 187 (1927). (b) Tuberkulosestudien II. Die Allergie des tuberkulösen Kaninchens nach Superinfektion des Mesenteriums, der Konjunktiva und der Kutis. Experimentelle Untersuchungen im Anschluß an den Kochschen Grundversuch. Beitr. Klin. Tbk. 70, 465 (1928). (c) Beitrag zur Kritik der Lehre von der Tuberkuloseimmunität (nach Experimenten in Anlehnung an den Kochschen Grundversuch). Dtsch. path. Ges. 21. Tagg Freiburg 1926. — Kalbfleisch und Nohlen: (a) Die deutschsprachliche BCG-Literatur. Zbl. Tbk. 1929. (b) Studien über Tuberkulose. IV. Versuche, den Ablauf der Spontantuberkulose des Rhesusmakaken durch prophylaktische Einspritzung von BCG-Impfstoff zu beeinflussen. (Eine Nachprüfung der Schutzimpfungsversuche von Calmette-Wilbert.) Beitr. Klin. Tbk. 72, 121 (1929). — Kallos: Experimentelle Beiträge zur künstlichen Immunisierung gegen Tuberkulose I. Beitr. Klin. Tbk. 71, (1929). — Kallos u. Bajza: II. Verwendung des künstlichen Primärherds. Beitr. Klin. Tbk. 71, 604 (1929). — Kaminsky: Über primären Lungenkrebs. Diss. Greifswald 1898. — Karafiath u. Prugberger: Ref. Zbl. Tbk. 27, 295. — Karlinski: Zur Frage der Übertragbarkeit des menschlichen Tuberkuloseerregers auf Tiere. Z. Tiermed. 8, 415 (1904). — Karwicka: Nebennieren bei Tuberkulose. Beitr. Klin. Tbk. 50 (1911). — Karwacki: Bakteriologische Untersuchungen der Exsudatflüssigkeit bei tuberkulöser Pleuritis. Ref. Zbl. Tbk. 28, 216. — Kaufmann: Lehrbuch der speziellen pathologischen Anatomie. 7/8. Aufl. 1922/23. — Kausch und Klingenstein: Über Früh- und Spätkaverne und ihre Prognose. Klin. Wschr. 1128, 1927. — Kausch und Steinert: Über das gleichzeitige Vorkommen von Bronchiektasie und tuberkulöser Lungenerkrankung. Beitr. Klin. Tbk. 67, 498 (1927). — Kayser-Petersen: Die Bedeutung der Lungenspitzentuberkulose für die Entstehung der Schwindsucht der Erwachsenen. Ref. Dtsch. Tbk.ges. Wildbad 31, 28; Beitr. Klin. Tbk. 70 (1928). — Kelber, E.: Über die Wirkung toter Tuberkelbazillen. Arb. pathol.-anat. Inst. Tübingen 2, 378. — Kellner: Ein seltenes pathologisch-anatomisches Bild bei rapider Kavernenbildung. Beitr. Klin. Tbk. 63, 141 (1926). — Kelsch u. Vaillard: Recherches sur lésions anat.-path. et la nature d. pleurésies. Arch. Physiol. norm. et Path. 8, 162 (1886). — Kennerknecht: Beitr. Klin. Tbk. 23, 265 (1912). — Kern u. Gold: Virchows Arch. 222 (1916). — Kerner: Primäraffekt und endokrines System. Beitr. Klin. Tbk. 64, 572 (1926). — Kerschensteiner: (a) Neuritis. Ergb. Path. 11, H. 2, 32 (1907). (b) Zur Lehre von der Mischinfektion bei Lungentuberkulose. Ges. Morph. u. Physiol. München 18, 83 (1903). — Kidd: Zit. Posselt Lungenschlagadererkrankungen. — Kiener: La tuberculose dans les séreuses chez l'homme et les animaux inoculés. Arch. Physiol. norm. et Path. 7 (1890). — Kikuth: Über Lungenkarzinom. Virchows Arch. 255. — Kimla: Tuberkelbazillen bei Malakoplakie der Blase. Virchows Arch. 184, 469 (1906). — Kirch, E.: (a) Über tuberkulöse Leberzirrhose, tuberkulöse Schrumpfnieren und analoge Folgeerscheinungen granulierender tuberkulöser Entzündung in Pankreas und Mundspeicheldrüsen. Virchows Arch. 225 (1918). (b) Erg. Path. 22, H. 1, 198 (1927). — Kistler: Beiträge zur pathologischen Anatomie des künstlichen Pneumothorax. Beitr. Klin. Tbk. 19, 459 (1911). — Kitamura: Über subapikale Lungenfurchen und ihre Beziehungen zur Genese der tuberkulösen Spitzenphthise. Beitr. Klin. Tbk. 8, 241 (1907). — Kitasato: Gewinnung von Reinkulturen des Tuberkelbazillus und anderer pathogener Bakterien aus Sputum. Z. Hyg. 11 (1892). — Kiyokawa: Nebennieren bei Tuberkulose. Frankf. Z. Path. 29, 287 (1923). — Kiyono: Die vitale Karminspeicherung. Jena 1914. — Klare: Zur Frage der Primärkaverne. Beitr. Klin. Tbk. 68, 156 (1928). — Klebs: (a) Allgemeine Pathologie. Bd. 2, S. 577. Jena 1889. (b) Die kausale Behandlung der Tuberkulose. Hamburg u. Leipzig: Voß 1894. — Klebs u. Valentin: Beitrag zur

Geschichte der Tuberkulose. I. Über die Entstehung der Tuberkulose und ihre Verbreitung im Körper von Klebs. Virchows Arch. 44, 242 (1898). — Kleinschmidt: Tuberkulose der Kinder. 2. Aufl. Leipzig: J. A. Barth 1927. — Klett: Über die Wirkung toter Tuberkelbazillen. Arb. pathol.-anat. Inst. Tübingen 8 (1912). — Klingenstein: Zur Klinik der tuberkulösen infraklavikulären Infiltrate der Lungen. Klin. Wschr. 1926, 49. — Knauer: Tuberkulöse Pleuritis im Kindesalter. Z. Tbk. 1928, 403. — Koch, Jos. u. Baumgarten: Die experimentelle Erzeugung der Halslymphdrüsentuberkulose durch orale und konjunktivale Infektion und ihre Beziehungen zu den Erkrankungen der übrigen Organe, insbesondere der Lungen. Z. Hyg. 97, 477 (1923). — Koch, M.: (a) Kavernöse Lungenphthise bei einem 5 Monate alten Kinde. Dtsch. path. Ges. Stuttgart. 10, 262. (b) Über einen Spirochätenbefund bei kavernöser Lungensyphilis. Dtsch. path. Ges. 1907. — Koch, M. u. Rabinowitsch: Die Tuberkulose der Vögel und ihre Beziehungen zur Säugetiertuberkulose. Virchows Arch. 190, Beih., 246 (1907). — Koch, R.: Die Ätiologie der Tuberkulose. Berl. klin. Wschr. 1882 u. 1883. Mitt. ksl. Gesdh.amt. 2 (1884). Dtsch. med. Wschr. 1891, 1901 u. 1902. — Koch, R. u. Gaffky: Arch. klin. Chir. 28. — Koch, W.: (a) Thoraxschnitte von Erkrankungen der Brustorgane. Berlin: Julius Springer 1924. (b) Pathologische Anatomie der kindlichen Tuberkulose. Dtsch. Ges. Kinderheilk. Innsbruck 1924 u. 1925, 303. Mschr. Kinderheilk. 1929. (c) Der Habitus asthenicus in seinen Beziehungen zu den Brustorganen. Z. exper. Path. 22 (1923). — Kockel: Kaverne mit Aspergillus fumigatus. Naturfverslg Braunschweig 1895. — Köhn von Jaski: Syphilis und Lungentuberkulose. Z. Tbk. 43, 294. — Kölliker: Zur Kenntnis der Lunge des Menschen. Verh. physik.-med. Ges. Würzburg 1881. — Königer: (a) Untersuchungen über Endokarditis. Arb. Path. Inst. Leipzig 1. (b) Pleuritis. Z. Tbk. 18, 417. — Koester u. Amend: Syphilis und Lungentuberkulose. Z. Tbk. 40, 437. — Koizumi: Tuberkelbazillen in der Galle. Z. Tbk. 1924. — Konschegg: Gefäßveränderungen bei käsiger Pneumonie. Virchows Arch. 260 (1926). — Konschegg u. Lederer: Beiträge zur Klinik und Pathologie der Lungentuberkulose beim Säugling. Mschr. Kinderhlk. Orig. 12. — Koopmann: (a) Über die Häufigkeit der menschlichen Tuberkulose und einige mit dieser zusammenhängende Tuberkulosefragen. Beitr. Klin. Tbk. 64 (1926). (b) Die Ausbreitung der Tuberkulose in den Steppen der Kirgisen. Beitr. Klin. Tbk. 68, 807 (1928). (c) Beitrag zur Frage der Koniosen. Virchows Arch. 263, 423 (1924). — Koranyi: Lungentuberkulose. Eulenburgs Realenzyklopädie. Bd. 12, 1887. — Korteweg u. Löffler: Allergie, Primäraffekte und Miliartuberkulose. Frankf. Z. Path. 31 (1925). — Kossel: Über die Tuberkulose im frühen Kindesalter. Z. Hyg. 21, 59 (1895). — Kossel, H., A. Weber u. Heuss: Vergleichende Untersuchungen über Tuberkelbazillen verschiedener Herkunft. Arb. ksl. Gesdh.amt Tuberk. 1905, H. 3, 5. — Kostenitsch: De l'évolution de la tuberculeuse par les bacilles morts. Arch. Méd. expér. 5 (1893). — Kostenitsch et Wolkow: Récherches sur le développement du tubercule expérimental. Arch. Méd. expér. 1892. — Koster: Untersuchungen über die Ursache der chronischen Lungentuberkulose beim Menschen. Diss. Freiburg 1892. — Kraemer, C.: Ätiologie und spezifische Therapie der Tuberkulose. Stuttgart: Ferdinand Enke 1914. — Krasso u. Nothnagel: Wien. Arch. inn. Med. 11, 507 (1925). — Kraus, Fr.: (a) Konstitutionelle Herzschwäche. Med. Klin. 1905, 50. (b) Fettdegeneration und Fettinfiltration. Ref. Verh. dtsch. path. Ges. Kassel 1903. (c) Über frühe Formen der hämatogenen Lungentuberkulose. Verh. dtsch. path. Ges. 13. Tagg Leipzig 1909. — Kraus u. Hofer: Über Auflösung von Tuberkelbazillen im Peritoneum gesunder und tuberkulöser Meerschweinchen. Dtsch. med. Wschr. 1912, Nr 26. — Krause: Über den Anteil von Tuberkuloseformen der zweiten Allergieperiode an der Lungentuberkulose des erwachsenen Alters. Beitr. Klin. Tbk. 67 (1927). — Krause, A. K.: (a) Studies on immunity to tuberculosis. Amer. Rev. Tbc. 4, 560 (1920). (b) The anatomical structure of tubercle from histogenesis to cavity. Amer. Rev. Tbc. 15, 137 (1927). — Krause, A. K. und Willis: Influence of frequently repeated reinfections on allergy and immunity in tuberculosis. Amer. Rev. Tbc. 14, 316 (1926). — Krause, C.: Die Stellung von Tuberkel und Rotzknoten in der Reihe der infektiösen Granulome. Arch. wiss. prakt. Tierhlkd. 56, 5 (1927). — Krause u. F. Loben: Pneumokoniose und ihre Abgrenzung gegen Tuberkulose. Beitr. Klin. Tbk. 67, 369 (1927). — Kräutel: Über die Beziehungen der Streptokokkenvirulenz zum septischen Fieber der Phthisiker. Württemberg. med. Korresp.bl. 1897, 15. — Kremer, W.: Ergänzungsoperationen zum künstlichen Pneumothorax. Beitr. Klin. Tbk. 61, 6 (1925). — Kretz: (a) Über frühe Formen der hämatogenen Lungentuberkulose. Dtsch. path. Ges. 13. Tagg 1909. (b) Über Phthiseogenese. Beitr. Klin. Tbk. 12, 307 (1909). — Krische: Frkf. Z. Path. 12, 63 (1913). — Krizewski: Zbl. Tbk. 27, 499. — Kroenig: Diskussionsbem. z. Vortrag Freund. Berl. med. Ges. 8. Jan. 1902. — Krückmann, E.: Über Fremdkörpertuberkulose und Fremdkörperriesenzellen. Virchows Arch. 138. — Kruse: (a) Beitr. path. Anat. 12, 544, 1893. (b) Beitr. path. Anat. 12, 544 (1893). (c) Beteiligung des Kehlkopfs bei der Tuberkulose. Diss. Göttingen 1892. — Krylow: Virchows Arch. 44. — Kudlich u. Reimann: Zur Morphologie und Genese des Frühinfiltrats. Z. Tbk. **52**, 4, 289 (1930). — Küchenhoff, N.: Über die Bedeutung von Wirbelsäulenanomalien für die Entstehung der Lungentuberkulose. Beitr. Klin. Tbk. **29**, 117 (1914). — Kückens, H.: Über die Fibrosis mammae und die mit ihr zusammenhängenden Geschwulstbildungen. Beitr. z. pathol. Anat. **80**, 1, 40 (1928). — Kuczynski u. Wolff: Pathomorphologie und Pathogenese der Grippe. Erg. allg. Path. **19**, 2, 947 (1921). — Kühne: Lungentuberkulose und Schwangerschaft. Beitr. Klin. Tbk. **60**, 421. — Kukudschanow, N. J.: Vergleichende Bewertung der Veränderungen des Nierenparenchyms außerhalb der Affektionsstellen bei Nierentuberkulose und Nierengeschwülsten. Z. urol. Chir. **28**, 165 (1929). — Kundrat: Endokarditis bei Karzinom und Tuberkulose. Wien. med. Bl. **1885**. — Kurlow: Heilbarkeit der Lungentuberkulose. Dtsch. Arch. klin. Med. **44** (1889). — Kusonoki: Lipoidsubstanzen in der Milz und im Leichenblut. Beitr. path. Anat. **59** (1914). — Kuss: De l'hérédité parasitaire de la tuberculose humaine. Thèse de Paris 1898. — Kutsukake, A.: Über die Initialtuberkulose der Lunge. Trans. jap. path. Soc. **18**, 444 (1922). — Kwiatkowski: Über die hereditäre Disposition zur Lungenschwindsucht. Przegl. lek. (poln.) **1900**, 1. Zit. Hart. — Kyrieleis: Über das Vorkommen und die Entstehung streifiger Pigmentablagerungen auf der Pleura pulmonalis. Beitr. Klin. Tbk. **54**, 383 (1923).

Labbé, M.: Die Tuberkulose der Diabetiker und ihre Behandlung. Ref. Zbl. Tbk. **25**, 666. — Lacher: Über Tuberkulose infolge von Traumen in gerichtlich-medizinischer Hinsicht. Friedreichs Bl. **1891**. — Laennec: Abhandlung von den Krankheiten der Lungen und des Herzens und der mittelbaren Auskultation. Übers. v. Meissner. Leipzig 1832. — Laguesse u. d'Hardiviller: Sur la topographie du lobule pulmonaire. Bibliogr. Anat. **1898**. Lampe: Ref. Zbl. Tbk. **25**, 192. — Landau: Über Leberveränderungen und Leberfunktion bei chronischer Lungentuberkulose mit besonderer Berücksichtigung der Urobilinurie. Beitr. Klin. Tbk. **61**, 29 (1925). — Landouzy: (a) Hérédité tuberculeuse. Rev. Méd. **1871**, 11. (b) J. Méd. et Chir. prat **1885**. Presse méd. **1908**. Rev. Méd. **1908**, 765. Semaine méd. **1891**, 225. — Landouzy et Martin: Faits cliniques et expériment pour servir à l'histoire de l'hérédité de la tuberc. Rev. Méd. **1883**. 1014. — Lang, F. J.: (a) The reaction of lung tissue to tuberculous infection in vitro. J. inf. Dis. **37** (1925). (b) Über Gewebskulturen der Lunge. Ein Beitrag zur Histologie des respiratorischen Epithels und zur Histogenese der Alveolarphagozyten. Arch. exper. Zellforschg **2** (1926). — Lange. B.: (a) Untersuchungen über orale, nasale und konjunktivale Infektion mit Tuberkelbazillen. Z. Hyg. **103** (1924). (b) Staubinfektion bei der Lungentuberkulose. Z. Hyg. **106**, H. 1. (c) Die Verbreitungswege der Tuberkulose. Dtsch. Tbk.-Ges. Düsseldorf. Beitr. Klin. Tbk. **65**, 278 (1926). (d) Weitere Untersuchungen über die Bedeutung der Staubinfektion bei der Tuberkulose. Z. Hyg. **106**, 3 (1926). (e) Experimentelle Untersuchungen zur Frage der Immunität gegen tuberkulöse Superinfektion. I. Die experimentellen Grundlagen der Behring-Römerschen Lehre von der immunisierenden Wirkung der Kindheitsinfektion. Z. Hyg. **110**, 185 (1929). II. Superinfektionsversuche an „latent" tuberkulösen Meerschweinchen. Z. Hyg. **110**, 197 (1929). — Lange, B. u. Keschischian: Experimentelle Untersuchungen über die Bedeutung der Tröpfcheninfektion bei der Tuberkulose. Z. Hyg. **104** (1925). — Lange, B. u. Nowosselsky: Experimentelle Untersuchungen über die Bedeutung der Staubinfektion bei der Tuberkulose. Z. Hyg. **104** (1925). — Lange u. Lydtin: III. Eigene Versuche mit tuberkulöser Superinfektion an Meerschweinchen. Z. Hyg. **110**, 209 (1929). — Lange, M.: Der primäre Lungenherd bei der Tuberkulose der Kinder. Z. Tbk. **38**. — Lange, W.: Über eine eigentümliche Erkrankung der kleinen Bronchen und Bronchiolen (Bronchitis und Bronchiolitis obliterans). Dtsch. Arch. **70**, 342. — Langer, E.: Die Spezifität rückbildungsfähiger Lungeninfiltrate bei der kindlichen Tuberkulose. Z. Kinderheilk. **34** (1922). — Langerhans: Zitiert A. Fränkel, Spezielle Pathologie und Therapie. (Berlin). — Langhans: Über Riesenzellen mit wandständigen Kernen in Tuberkeln und die fibröse Form des Tuberkels. Virchows Arch. **72** (1868). — Langner: Pneumonie und Tuberkulose. Wien. med. Wschr. **1885**, Nr 15/16. — Lapin: Arch. Kinderheilk. **37**, 406. — Laubry, Huguenin et Thomas: Classification anatomo-clinique des artérites pulmonaires. Ann. Anat. path. et Anat. norm. méd-chir. **4**, 595 (1927). — Lebert: (a) Physiologie pathologique. Paris 1845. (b) Über den Einfluß der Stenose des Conus arteriosus, des Ostium pulmonale und der Pumonalis auf die Entstehung der Tuberkulose. Berl. klin. Wschr. **1867**, Nr 22 u. 24. — Lebküchner: Zwei Fälle von weit fortgeschrittener Tuberkulose im frühesten Kindesalter und literarischer Nachweis über kongentiale Tuberkulose. Diss. Tübingen 1900. Arb. pathol.-anat. Inst. Tübingen **3** (1902). — Lebküchner u. Wyss: Übertragung der Tuberkulose. Virchows Arch. **40** (1867). — Le Blanc: Über das Verhältnis der Tuberkulose zu den übrigen Infektionskrankheiten des Menschen. Beitr. Klin. Tbk. **50**. — Lederer: Über Geflügeltuberkulose des Menschen mit Polyzythämie. Wien. Arch. inn. Med. **5**, 23 (1923). — Ledoux-Lebard: Développement et structure des coloniés du bacille tubercul. Arch. Méd. expér. **1898**, 337 u. 601. — Legry: Arch. gén. Méd. **1**, 337, 466 (1892). — Lehmann: (a) Über einen Fall von Tuberkulose der Plazenta. Dtsch. med. Wschr. **18 93**, 200.

(b) Beitr. Klin. Tbk. **30** (1914). (c) Arbeits- und Gewerbehygiene. Handbuch der Hygiene von Gruber und Rubner. Leipzig 1919. — Lehmann-Model: Über Bronchitis fibrinosa. Diss. Freiburg 1890. — Leichtweiss, F.: Nierenveränderungen bei Tuberkulösen. Beitr. Klin. Tbk. **26**, 237 (1913). — Leitmann: Regressive spezifische lobäre Pneumonien bei tuberkulösen Kindern im frühen Kindesalter. Beitr. Klin. Tbk. **69**, H. 6, 606. — Lépine: Zit. Cornil-Ranvier. — Leray: Tuberculose de l'homme et tuberculosa aviaire. Arch. Méd. expér. 7 (1895). — Leroux: La tuberculose du premier âge. Zit. Cornet, Die Tuberkulose. — Lesné u. Ravaut: Semaine méd. **1900**, 340. — Lessing: Ein Beitrag zur Frage der Entstehung der tuberkulösen Lungenspitzenphthise. Diss. Leipzig 1909. — Letulle: (a) Tuberculose pulmonaire et cancer primitif du poumon. Soc. Anat., 12. Juni 1920. (b) Les cancers viscéraux et leur rapport avec la tuberculose. Assoc. franç. Etude Cancer, 19. Jan. 1920. (c) Discussion sur la granulie. Revue de la Tbc. **9**, 579, 1928. (d) La tuberculose pleuropulmonaire. Revue de la Tbc. **8**, 5 (1927). (e) Les conceptions anatomiques actuelles de la tuberculose pulmonaire. Ann. d'Anat. path. **3**, 881 (1926). — Letulle et Bezançon: La pneumonie caséeuse. Presse méd. **33**, 177 (1925). — Letulle et Dalsace: Trois formes larvées de la syphilis pleuropulmonaire. Ann. de Dermat. **8**, 129 (1927). — Leupold, E.: Amyloid und Hyalin. Erg. Path. **21**, 1 (1926). — Levinsohn: Lungenblutung. Beitr. Klin. Tbk. **60**, 549. — Levy: Die tuberkulöse Disposition. Ludwigshafen 1902. — Levy, E.: Über die Erzeugung von tuberkulösen Lungenkavernen im Tierexperiment und deren Bedeutung. Zbl. Bakter. I. Orig. **51** (1909). — Levinthal, Kuczynski u. Wolff: Epidemiologie und Bakteriologie, Pathomorphologie und Pathogenese der Gruppe. Erg. Path. **19**, II, 848 (1921) und die Grippepandemie. Berlin: Julius Springer 1921. — Lew: Über primäre Lymphdrüsentuberkulose beim Erwachsenen. Diss. München 1907. — Lewandowsky, F.: Die Tuberkulose der Haut. Berlin: Julius Springer 1916. — Lewis: The formation of giant cells in tissue cultures and their similarity to those in tuberculous lesions. Amer. Rev. Tbc. **15**, 616 (1927). — Lewis u. Loowis: Vererbung allergischer Reizbarkeit als Grundlage natürlicher Tuberkuloseresistenz. J. exper. Med. **47**, 437 (1928). — Lewis and Willis: The epitheloid cells of tuberculous lesions. Bull. Hopkins Hosp. **36** (1925). Tubercle **6** (1925). — Leyden: (a) Diabetische Lungenphthise. Z. klin. Med. **4** (1881). (b) Über die Affektionen des Herzens mit Tuberkulose. Dtsch. med. Wschr. **1896**. — Liebermeister: (a) Arb. path.-anat. Inst. Tübingen **9**, 7 (1914). (b) Über verschiedene histologische Erscheinungsformen der Tuberkulose. 26. Kongr. inn. Med. **1909**. (c) Studien über Komplikationen der Lungentuberkulose und die Verbreitung der Tuberkelbazillen in den Organen und im Blute der Phthisiker. Virchows Arch. **197**, 332. (d) Zur Frage der ohne Mitwirkung von Tuberkelbazillen erzeugten tuberkulösen Veränderungen. Münch. med. Wschr. **1908**, Nr 36. (e) Tuberkulose. Ihre verschiedenen Erscheinungsformen und Stadien sowie ihre Bekämpfung. Berlin 1921. (f) Gefäßtuberkulose in Löwensteins Handbuch der Tuberkulosetherapie. Berlin u. Wien 1923. (g) Die Bazillämie. Handbuch der Kindertuberkulose von St. Engel und Pirquet. Bd. 1, S. 451. Leipzig 1930. — Lichtenstein: Über das Vorkommen von Pseudotuberkelbazillen im menschlichen Sputum. Z. Tbk. **3** (1902). — Lindblom: Zur Kenntnis der Heilung der Lungentuberkulose bei Pneumothoraxbehandlung. Pathologisch-anatomische Studien. Beitr. Klin. Tbk. **52**, 1 (1922). — Lindemann: Arb. ksl. Gesdh.amt **41** u. **45** (1912/13). — Lindig: Ein Beitrag zur klinischen Sonderstellung gutartiger Kavernenformen. Beitr. Klin. Tbk. **67**, 480. — Lion: Endocardites infectieuses. Thèse de Paris 1889. — Lippmann: Tuberkelbazillen im strömenden Blut. Münch. med. Wschr. **1909**, 2214. — Lipschütz: Über ein eigenartiges, durch den Typus gelinaceus hervorgerufenes Krankheitsbild der Tuberkulose, nebst Bemerkungen über den Nachweis und die Bedeutung der einzelnen Typen der Tuberkelbazillus bei klinisch verschiedenartigen Formen der Hauttuberkulose. Arch. f. Dermat. **120**, 387 (1914). Lissauer: Die Manubriumkorpusverbindung des Sternums und ihre Beziehungen zur Genese der tuberkulösen Lungenphthise. Berl. klin. Wschr. **1907**, 27. — Loben, F.: Pleuritische Residuen in ihrer Bedeutung für das Zustandekommen von Herzstörungen. Beitr. Klin. Tbk. **67**, 389 (1927). — Loeschcke: (a) Vorstellungen über das Wesen von Hyalin und Amyloid auf Grund von serologischen Versuchen. Beitr. path. Anat. **77**, 231 (1927). (b) Die Morphologie des normalen und emphysematösen Azinus der Lunge. Beitr. path. Anat. **68** (1921). (c) Über den Bau des Lungenazinus und die Lokalisation der Tuberkulose in ihm. Beitr. Klin. Tbk. **56** (1923). (d) Über das Wesen der Lungenspitzendisposition zur Tuberkuloseerkrankung. Beitr. Klin. Tbk. **64** (1926). (e) Über Entwicklung, Vernarbung und Reaktivierung der Lungentuberkulose Erwachsener. Zugleich ein kritischer Beitrag zur Lehre von den sogenannten infraklavikulären Frühinfiltraten. Beitr. Klin. Tbk. **68** (1928). (f) Lungentuberkulose der Erwachsenen. Pathologisch-anatomischer Teil. Med. Klin. **1929**, Nr 5. (g) Münch. med. Wschr. **1910**, 1 (Nebennieren bei Tuberkulose). — Lombard: Essai sur les tubercules. Thèse de Paris **1826**. — Londe et Petit: Sur un cas d'endocardite végétante tuberculeuse. Arch. gén. Méd., Jan. **1894**. — Lorentz: Die Leber in ihrem Verhalten zur Tuberkulose und Zirrhose. Z. Tbk. **20** (1914). —

LÖWENSTEIN, E.: (a) Über Septikämie bei Tuberkulose. Z. Tbk. 7, 491 (1905); 41, 1 (1924). (b) Über das Verhalten von Eiterzellen verschiedener Herkunft gegenüber den Tuberkelbazillen. Z. Immun.forschg Orig. 3, 388 (1910). (c) Vorlesungen über Bakteriologie, Immunität, spezifische Diagnostik und Therapie der Tuberkulose. Jena: G. Fischer 1920. — LÖWY, JUL.: Über gegenseitige Beeinflussung innerer Krankheiten. Med. Klin. 1921, 1195. — LOUIS: Recherches anatomiques pathologiques et thérapeutiques sur la phthisie. 2. ed. Paris 1843. — LUBARSCH: (a) Entstehungsweise, Infektions- und Verbreitungswege der Tuberkulose. Z. ärztl. Fortbildg 15, Nr 7. (b) Zur Pathologie der Tuberkulose im Säuglings- und Kindesalter. Reichsmed. Anz. 1918, Nr 9. (c) Beiträge zur Pathologie der Tuberkulose. Virchows Arch. 213 (1913). (d) Arb. path. Inst. Posen 1901. (e) Kapitel: Entzündung im ASCHOFFschen Lehrbuch der allgemeinen Pathologie und pathologischen Anatomie. 7. Aufl. 1922. (f) Zur Kenntnis der Strahlenpilze. Z. Hyg. 31 (1899). (g) Zur vergleichenden Pathologie der Tuberkulose. Dtsch. med. Wschr. 1909, 1921. (h) Über den Infektionsmodus bei der Tuberkulose. Fortschr. Med. 1904, 669. (i) Über den primären Krebs des Ileums nebst Bemerkungen über das gleichzeitige Vorkommen von Krebs und Tuberkulose. Virchows Arch. 111. (k) Milz im Handbuch der speziellen pathologischen Anatomie und Histologie von LUBARSCH-HENKE. Bd. 1, Abt. 2. 1927. (l) Erschöpfungskrankheiten. SCHJERNINGs Handbuch der ärztlichen Erfahrungen im Weltkrieg. (m) Über die Strahlenpilzformen des Tuberkelbazillus und ihre Entstehung im Kaninchenkörper. Verh. dtsch. path. Ges. 1, 152 (1899). — LUBENAU: Experimentelle Inhalationstuberkulose der Lunge. Arch. f. Hyg. 63. — LUBIMOW: Zur Frage der Histogenese der Riesenzellen in Tuberkeln. Virchows Arch. 75. — LUNDBERG: Études sur le diabète accompagné de tuberculose. I. Acta med. scand. (Stockh.) I. u. II. s. 62, 46 (1925). — LUNGHETTI: Arch. per le Sci. med. 1912, Nr 2—6. — LURIE, M. B.: The fate of tubercle bacilli in the organs of reinfectes rabbits. J. exper. med. 50, 747 (1929). — LÜSCHER: Über Mycarditis tuberculosa. Schweiz. med. Wschr. 1921. — LUSTIG: Wien. med. Wschr. 1884, 51. — LYDTIN: (a) Über Tuberkulosen mit starker perifokaler Entzündung bei Erwachsenen. Ein Beitrag zur Frage der sekundären Tuberkulose. Z. Tbk. 45 (1926). (b) Klinische Untersuchungen über die Art der Entwicklung der Lungentuberkulose. Z. Tbk. 49 (1927). (c) Die Entwicklungsformen der Lungentuberkulose. Beitr. Klin. Tbk. 67 (1927). (d) Das Frühinfiltrat. Zbl. Tbk. 30, 9 (1929). (e) Zur Stadienlehre K. E. RANKEs. Z. Tbk. 1928.

MACAIGNE: Polyneurite et lésions médullaires. Bull. Soc. Anat. Paris 6, 49. — MACIESZA-JELENSKA, S.: Mitteilung über den Befund von Plasmazellen bei tuberkulös pneumonischen Prozessen. Beitr. Klin. Tbk. 8, 1 (1907). — MANASSE: Pathologische Anatomie der Tuberkulose der oberen Luftwege. Z. Hals- usw. Heilk. 15 (1926). — MANFREDI u. FRISCO: Ref. Zbl. Bakter. 32, 295. — MANSION: Syphilis et Tuberkulose. Thèse de Nancy 1908. — MARAGLIANO: Über die Bedeutung der Mischinfektion vom klinischen Standpunkt. Münch. med. Wschr. 1900, 708. — MARCHAND: Kongenit. Tuberkulose. Zit. LEBKÜCHNER. — MARFAN: (a) Troubles et lésions gastriques de la phthisie pulm. Paris 1887. (b) Episodes et complications de la tuberculose géneralisée chronique de premier âge. Semaine med. 1893. No 54. — MARTENSTEIN, H.: Über den Zeitpunkt des Eindringens der Tuberkelbazillen in die regionären Lymphknoten und in die Blutbahn bei kutaner Meerschweinchenimpfung. Klin. Wschr. 1929, Nr 4, 159. — MARTENSTEIN u. AMSTER: Klin. Wschr. 1926, Nr 11. — DE MARTINI: Ref. Zbl. Tbk. 22, 250. — MARUCHEAU: État du coeur droit dans la phthisie pulmonaire. Thèse de Paris 1871. — MAS: Lungenblutung. Ref. Zbl. Tbk. 21, 476. — MASSINI: Über tuberkulöse Myokarditis. Schweiz. med. Wschr. 1921, 1156. — MASUR u. KOCKEL: Wirkung toter Tuberkelbazillen. Beitr. path. Anat. 16 (1894). — MASSUR, F. W.: In welchen Beziehungen stehen Schilddrüsenveränderungen zu Entstehung und Verlauf der chronischen Lungentuberkulose. Beitr. Klin. Tbk. 39, 45 (1918). — MATAKAS: Über Kohlenstaubablagerungen im Darm und den Gekröselymphknoten und ihre Beziehungen zu den punktförmigen Pigmentierungen des lymphatischen Darmapparates. Virchows Arch. 263, 220 (1927). — MATSUURA, S.: Über die Färbung mit Kongorot. Fol. anat. jap. 3 (1925). — MATTHIAS, E.: Über das Freibleiben perniziöser Anämien von der Tuberkulose der Kachektischen. Dtsch. med. Wschr. 1926, 2190. — MAVROGORDATO: A Studies in experimentel silicosis and other pneumokonioses. Public. of the South African institute for medical research. Johannisburg 1922. Nr. 15. — MAXIMOW: (a) Tuberculosis of mammalian tissue in vitro. J. inf. Dis. 34, 549 (1924). (b) Über undifferenzierte Blutzellen und mesenchymale Keimlager im erwachsenen Organismus. Klin. Wschr. 47 (1926). (c) Tuberculose des tissus de mammifères en culture. Ann. d'Anat. path. 3 (1926). (d) Morphology of the mesenchymal reactions. Arch. Path. a. Labor. Med. 4, 557 (1927). — MAY: Über Kavernenheilung. Beitr. Klin. Tbk. 67, 191 (1927). — MAY, W. u. TH. PETRI: Beiträge zur Frage der Pneumokoniose. Beitr. Klin. Tbk. 58, 168 (1924). — MAYER, ARTUR: Traumatische Tuberkulose. Med. Klin. 1914, 48. Z. exper. Path. u. Ther. 1915. — MEBIUS: Über die formale Genese der heterotopen perikalkären Knochenbildung. Virchows Arch. 255 (1925). —

Medlar, E. M.: (a) A study of the process of caseation in tuberculosis. Amer. J. Path. 2. (b) Giant cells and their relation to caseation in tuberculosis. Amer. J. Path. 2, 275 u. 291 (1926). — Medlar u. Sasano: The early lesion of intestinal tuberculosis in experimental animals and men. Amer. Rev. Tbc. 10, 370 (1924). — Mehnert: Über die topographische Verbreitung der Angiosklerose. Diss. Dorpat 1888. — Meinertz: Tuberkulose und Blutströmung. Untersuchungen der experimentellen Nierentuberkulose unter geänderten Zirkulationsverhältnissen (venöse Hyperämie der einen Niere durch Unterbindung ihres Ureters. Virchows Arch. 192 (1908). — Meinicke: Die Bedeutung der Vererbung und Konstitution für das Tuberkuloseproblem. Beitr. Klin. Tbk. 56, 159 (1923). — Meisenburg: Über das gleichzeitige Vorkommen von Herzklappenfehlern und Lungenschwindsucht. Z. Tbk. 3, 5 (1902). — Melzer, E.: Histologische Untersuchungen über die Beziehungen zwischen Kavernen und Bronchektasen, zugleich ein Beitrag zur Frage der Kavernenheilung. Beitr. Klin. Tbk. 70, 694 (1928). — Mendelsohn: Untersuchungen an Kindern über die Ursachen der Stenose der oberen Thoraxapertur und ihre Bedeutung für die Entwicklung der Spitzenphthise. Stuttgart: Ferdinand Enke 1906. — Mendelsohn, M.: Traumatische Tuberkulose. Z. klin. Med. 1885. — Menetrier: Des aneurysmes et des lésions vasculaires tuberculeuses specifiques. Arch. Méd. expér. 2, 97 (1890). — Merkel: (a) Tuberkulöse Erkrankung siderotischer Lungen. Dtsch. Arch. klin. Med. 32 (1887). (b) Der Tuberkelbazillennachweis mittels Antiformin und seine Verwendung für die histologische Diagnose der Tuberkulose. Münch. med. Wschr. 1910, Nr 13. — Meszaros, K.: Richtlinien in der Therapie der chirurgischen Tuberkulose mit besonderer Berücksichtigung der Histiogenese des Tuberkels und der Pathologie der chirurgischen Tuberkulose. Arch. klin. Chir. 141 (1926). — Metschnikoff: Über die phagozytäre Rolle der Tuberkelriesenzellen. Virchows Arch. 113 (1888). — Metschnikoff, Burnet u. Tarassewitsch: Recherches sur l'épidémiologie de la tuberculose dans les steppes des Kalmouchs. Ann. Inst. Pasteur 1911, 11. — Meyer, K. u. E. Mayer: Kolbenkranzbildung um tote Tuberkelbazillen als Reaktion des Wirtsorganismus. Ein Beitrag zur Genes der Aktinomyzesformen. Z. Hyg. 108, 38 (1927). — Meyer, P.: De la formation et du rôle de l'hyaline dans les aneurysmes etc. Arch. Physiol. norm. et Path. 12, 598 (1880). — Meyerstein, Gerhard: Über erworbene Dextrokardie bei chronischer Lungentuberkulose des Kindesalters. Arch. Kinderheilk. 77, 4 (1928). — Michael: Über einige Eigentümlichkeiten der Lungentuberkulose im Kindesalter. J. Kinderheilk. 1885, 22, 43. — Michel, R.: Über die neueren Vorschläge zur Stadieneinteilung der Lungentuberkulose. Beitr. Klin. Tbk. 49, 57 (1922). — Miller, J.: Die Histiogenese des hämatogenen Tuberkels in der Leber des Kaninchens. Beitr. path. Anat. 31 (1902). — Miller, W. Sn.: (a) Studies on the normal and pathological histology of the lung. Amer. Rev. Tbc. 11 (1925). (b) Histological studies in pneumonia and tuberculosis. Proc. path. Soc. Philad. 27, 58 (1925). — Millian, G.: Lungen im Manual d'histol. pathol. von Cornil-Ranvier. Paris 1912. — Minami: Zusammenhang zwischen der Immunität resp. Überempfindlichkeit der Tuberkulose und dem Retikuloendothelialsystem I—III, und Zusammenhang zwischen den Metallsalzen und dem Retikuloendothelialsystem insbesondere bezüglich der tuberkulösen Infektion und Immunität (Überempfindlichkeit). Zbl. Tbk. 28, H. 78, 442 (1927). — Mittasch: Über Leberblutungen bei Lungentuberkulose. Virchows Arch. 228 (1920). — Mohler u. Washburn: A comparative study of tubercle bacillus from varied sources. Bur. anim. ind. bull., Juni 1907, No 96. — Moise: Primary carcinoma of the lungs. Arch. int. Med. 28, 733 (1921). — Moll: Säuglingstuberkulose. Ihre Verhütung und Bekämpfung. Fortschr. Med. 45 (1924). — Möllendorff, W. v.: Über das Zellnetz im lockeren Bindegewebe und seine Stellung zum retikuloendothelialen Stoffwechselsystem. Münch. med. Wschr. 73 (1926). — Möllendorff, W. v. u. M. v. Möllendorff: Das Fibrozytennetz im lockeren Bindegewebe, seine Wandlungsfähigkeit und Anteilnahme am Stoffwechsel. Z. Zellforschg 3 (1926). — Möllers, B.: (a) Die Tuberkelbazillen. Handbuch der pathogenen Mikroorganismen. Bd. 5, S. 615. 1928. (b) Der Typus der Tuberkelbazillen bei menschlicher Tuberkulose. Veröff. Koch-Stiftg 1, H. 11/12 (1916). — Mönckeberg, Onetto u. Vergara: L'hérédité de la tuberculose. Bull. Soc. Obstétr. Paris 17, H. 3, 217 (1928). — Monceau: (a) Étude clinique de la bile et du foie des tuberculeux. Revue de la Tbc. 6, 305 (1925). (b) Troubles des échanges nutritifs dans la tuberculose pulmonaire. St. Cloud 1929. — Moon: Renal tuberculosis. Its pathology. Indian. State med. Assoc. J. 14 (1921). — Morel u. Dalous: Contribution à l'étude de l'histiogénèse du tubercule (tuberculose broncho-pulmonaire) expér. Arch. Méd. expér. 13, 225 (1901). — Morley, R. H.: A case of probable antenatal tuberculous infection. Arch. Dis. Childr. 4, 227 (1929). — Moro: Experimentelle und klinische Überempfindlichkeit. Erg. Path. 14, H. 1, 429 (1910). — Moro, E. u. W. Keller: Skrofulose. Handbuch der Kindertuberkulose von St. Engel und Pirquet. Bd. 1, S. 837. 1930. — Moro u. Pirani: Zbl. Tbk. 26, 584. — Morpurgo: Über hämatogene Tuberkulose. Dtsch. path. Ges. 1907, 184. — Morton: Phthiseologia s. Exercitationes de phthisi libri III. Londini 1689. — Most: (a) Infektionswege der Tuberkulose. Berl. klin. Wschr. 1908,

402. (b) Die Topographie des Lymphgefäßapparats und seine Beziehungen zu den Infektionswegen der Tuberkulose. Bibl. med. Abt. C, H. 21 (1908). — Much: (a) Eine Tuberkuloseforschungsreise nach Jerusalem. Würzburg: Curt Kabitzsch 1913. (b) Über die granuläre nach Ziehl nicht färbbare Form der Tuberkelbazillus. Beitr. Klin. Tbk. 8, 1 (1907) (c) Der Tuberkelbazillus. Handbuch der Tuberkulose von Brauer-Schröder-Blumenfeld. 3. Aufl. Bd. 1. 1923. — Much u. Ulrici: Influenza und Lungentuberkulose. Berl. klin. Wschr. 1920, 488. — Mügge: Über das Verhalten der Lungengefäße bei akuter Miliartuberkulose. Virchows Arch. 76 (1879). — Müller: (a) Die Massenverhältnisse des menschlichen Herzens. Hamburg u. Leipzig 1883. (b) Zur Kenntnis der Kindertuberkulose. Münch. med. Wschr. 1889, 875. — Müller, E.: Über die Herstellung und Einbettung von Thorax-Situsschnitten für anatomische und klinische Vergleichsuntersuchungen. Beitr. Klin. Tbk. 63, 360. — Müller, F. v.: Referat Dtsch. path. Ges. Meran 1905, 95 u. 96. Münch. med. Wschr. 69, 379 (1922). — Müller-Deham u. Kothay: Hämorrhagische Nephritis und Tuberkulinüberempfindlichkeit. Wien. Arch. inn. Med. 2, 509 (1921). — Münstermann: Über Bauchfelltuberkulose. Diss. München 1890. — Muralt, L. v. u. K. E. Ranke: Der künstliche Pneumothorax. Berlin: Julius Springer 1922. — Mylius, K. u. P. Schürmann: Universelle sklerosierende tuberkulöse großzellige Hyperplasie, eine besondere Form atypischer Tuberkulose. Beitr. Klin. Tbk. 73, 2, 166 (1929).

Naegeli: Über Häufigkeit, Lokalisation und Ausheilung der Tuberkulose. Virchows Arch. 160. — Naeslund: A contribution to the study of the primary complex in tuberculosis of children. Uppsala Läk.for. Förh. 32, 299 (1927). — Nagibin: Tuberkulose und Syphilis der Lungen. Ref. Jber. Tbk.forschg 1926, 626. — Narath: Der Bronchialbaum der Säugetiere und des Menschen. Bibl. med. A. Anat. H. 3. Stuttgart: Nägele 1901. — Naunyn: Diabetes in Nothnagels Handbuch der speziellen Pathologie und Therapie. — Nauwerck: Gibt es eine genuine lobare tuberkulöse Desquamativpneumonie? Dtsch. med. Wschr. 1883, 261. — Nebelthau: Beiträge zur Entstehung der Tuberkulose vom Darm aus. Klin. Jb. 11, 533 (1903). — Necker: Über die Häufigkeit der tuberkulösen Veränderungen am Leichenmaterial. Dtsch. path. Ges. 8, 129. — Neelsen: Ein kasuistischer Beitrag zur Lehre von der Tuberkulose. Zbl. med. Wiss. 1883, 497. — Nenninger: Z. Hyg. 38, 94, s. a. unter Flügge: Die Verbreitungsweise und Bekämpfung der Tuberkulose. Leipzig: Veit & Co. 1908. — Neergaard, v.: (a) Z. klin. Med. 105 (1927). (b) Beitr. Klin. Tbk. 65 (1927). Verh. 90. Verslg dtsch. Naturforsch. u. Ärzte Hamburg 1928. (c) Neue Auffassungen über einen Grundbegriff der Atemmechanik. Die Retraktionskraft der Lunge abhängig von der Oberflächenspannung in den Alveolen. Z. exper. Med. 66, 373 (1927). — Neufeld, F.: (a) Über Immunisierung gegen Tuberkulose. Dtsch. med. Wschr. 1903, Nr 37. (b) Über Immunität gegen Tuberkulose. Z. Tbk. 34 (1921). (c) Tuberkuloseallergie. Dtsch. Ref. Tbk. Ges. Wildbad 1928. Beitr. Klin. Tbk. 70 (1928). — Neumann: (a) Statistische Beiträge zur interstitiellen Myokarditis. Diss. Halle 1885. (b) Dtsch. med. Wschr. 1893. (c) Wandung tuberkulöser Kavernen. Virchows Arch. 144 (1896). — Neumann, M.: Die Amyloiddegeneration bei kindlicher Tuberkulose. Beitr. Klin. Tbk. 62, 274 (1925). — Neumann, Wilh.: (a) Klinik der beginnenden Tuberkulose Erwachsener. I—III. Wien 1925/26 u. Wien. klin. Wschr. 1920, Nr 51. (b) Die Lebensaussichten bei und nach tuberkulösen Lungenaffektionen. Mitt. Volksgesdh.amt 1929, H. 2—3. Wien. (c) Tuberkulose und Konstitution. Wien. klin. Wschr. 1930, Nr 2. (d) Zur Einteilung der Tuberkulose. (Die Diagnose und Prognose kavernöser, exsudativer, produktiver und pleuraler Prozesse bei der Lungentuberkulose.) Zbl. inn. Med. 16, 346 (1928). — Neumann, W.: (a) Über die mechanischen Ursachen der Disposition der Lungenspitzen zur tuberkulösen Phthise. Beitr. Klin. Tbk. 40, 1 (1919). (b) Über die Bronchialdrüsentuberkulose und ihre Beziehungen zur Tuberkulose im Kindesalter. Dtsch. med. Wschr. 1893. — Netter: Les modes de propagation de la tuberculose. Rev. d'Hyg. 23, 842 (1902). — Neves: Ref. Zbl. Tbk. 8, 683. — Nicol: (a) Die Entwicklung und Einteilung der Lungenphthise. Beitr. Klin. Tbk. 30. (b) Zur Entwicklung der Tuberkulose. Beitr. Klin. Tbk. 68, 61 (1927). — Nicolson, Balfour S.: The dusted lung with special reference to the inhalation of silica dust (SiO_2) and its relation to pulmonary tuberculosis. J. ind Hyg. 5, Nr 6, 220—242 (1923). — Niberle: (a) Studien zur pathologischen Anatomie und Pathogenese der Tuberkulose der Haustiere. I. Der Primärkomplex beim Kalbe. Arch. Tierheilk. 60, 3 (1929). (b) Die Generalisation der Tuberkulose beim Kalb. Arch. Tierheilk. 60, H. 4, 293 (1929). (c) Zum Ablauf der spontanen Tuberkulose der Haustiere. Dtsch. path. Ges. 24. Tagg Wien 1929, 170. — Niemeyer: Klinische Vorträge über die Lungenschwindsucht. 2. Aufl. Berlin: August Hirschwald 1867. — Nocard: Sur les relations, qui existent entre la tuberculose humaine et la tuberculose aviaire. Ann. Inst. Pasteur 12, 561 (1898). — Noesske: Zur Kenntnis der Wirkung abgetöteter Tuberkelbazillen. Med. Klin. 16 (1908). — Nooten, van: Gestalt und Größe der Lungenspitze. Krkh.forschg 6, 169 (1928). — Norries: Tuberculosis and heart diseases. Amer. Journ. med. Sci. 1904, 1049. — Nowack: Münch. med. Wschr. 1890, 319.

518   W. PAGEL und F. HENKE: Lungentuberkulose.

OBERNDORFER: (a) Disk.bem. 24. Tagg dtsch. path. Ges. Wien 1929. (b) Demonstration von Thoraxaperturen. Ärztl. Ver. München 5. Febr. 1908. Münch. med. Wschr. 1908, 20. (c) Pathologisch-anatomische Erfahrungen über innere Krankheiten im Felde. Münch. med. Wschr. 1918, 42. (d) Münch. med. Wschr. 1924, 911. — ÖFFNER: Über die Bedeutung der Pleuritis für die Entwicklung der Lungentuberkulose. Z. Tbk. 50 (1928). — OEHLECKER: Untersuchungen über chirurgische Tuberkulose. Arb. ksl. Gesdh.amt 1907, H. 6. — OERTEL: On the relativ local influence of coexising tuberculous inflammation and cancer in the lung. J. med. Res. 25, 503 (1912). — ÖHMAN, R. C.: Über die pathologische Anatomie der Silikose. Acta tbc. scand. Københ. 4, H. 2, 67 (1928). — OLDENDORF: (a) Morbidität und Mortalitätsstatistik. Eulenburgs Realenzyklopädie, Bd. 13, S. 398. (b) Grundzüge der ärztlichen Versicherungspraxis 1882, S. 83. — OPHÜLS: (a) Arteriosclerosis and vascular diseases. Their relation to infectious diseases. J. amer. med. Assoc. 76, 11 (1921). (b) Pneumonic complications in pulmonary phthisis. Amer. J. med. Sci. 1900. — OPIE, E. L.: Inflammation and immunity. J. of Imm. 17, 329 (1929). — OPIE u. ARONSON: Tubercle bacilli in latent tuberculous lesions and in lung tissue without tuberculous lesions. Arch. Path. a. Labor. Med. 4, 1 (1927). — OPPENHEIM: Lehrbuch der Nervenkrankheiten 5. Aufl. 1908. — OPPENHEIMER: Über die Gewichtsverhältnisse des Körpers und der Organe bei Tuberkulose in jugendlichem Alter. Münch. med. Wschr. 1895, 20. — OERI: Herzverschiebung bei Lungentuberkulose. Beitr. Klin. Tbk. 26 (1913). — ORSOS, F.: (a) Die generelle mechanische Disposition der Lungenkuppen zur Tuberkulose. Beitr. Klin. Tbk. 70, 504 (1928). (b) Zur Frage der Rippenfurchen. Virchows Arch. 264, 2 (1927). (c) Physiologisches und Pathologisches über den Bronchialbaum. Dtsch. path. Ges. 16. Marburg 1913. (d) Die Pigmentverteilung der Pleura pulmonalis und ihre Beziehung zum Atmungsmechanismus und zur generellen mechanischen Disposition der Lungenspitzen für die Tuberkulose. Dtsch. path. Ges. 15. Straßburg 1912. (e) Über die Pigmentstreifen der Pleura visceralis. Dtsch. path. Ges. 23. Wiesbaden 1928. (f) Das Bindegewebsgerüst der Lymphknoten im normalen und pathologischen Zustand. Beitr. path. Anat. 75, 15 (1926). — ORTH: (a) Lehrbuch der speziellen pathologischen Anatomie. Bd. 1, S. 437ff. Berlin 1887. (b) Trauma und Tuberkulose. Z. Tbk. 26—33. (c) Über tuberkulöse Reinfektionen und ihre Bedeutung für die Entstehung der Lungenschwindsucht. Sitzgsber. preuß. Akad. Wiss., Physik.-math. Kl. 3, 51 (1913) u. Verh. Berl. med. Ges., 10. Febr. 1904. (d) Über Fütterungstuberkulose. Virchows Arch. 76 (1879). (e) Ätiologisches und Anatomisches über Lungenschwindsucht. Berlin: August Hirschwald 1887. (f) Welche morphologischen Veränderungen können durch Tuberkelbazillen erzeugt werden. Ref. Verh. dtsch. path. Ges. Hamburg 1902. (g) Über käsige Pneumonie. Festschrift der Assistenten für VIRCHOW. Berlin: G. Reimer 1891. (h) Histologie und Ätiologie der Lungenschwindsucht. Götting. Nachr. 1901. (i) Beiheft zu Virchows Arch. 190. (k) Drei Vorträge über Tuberkulose. Berlin: August Hirschwald 1920. (l) Altes und Neues über Lungentuberkulose. Festschrift für RINDFLEISCH. Leipzig: Wilhelm Engelmann 1907. (m) Experimentelle Lungenschwindsucht bei Tieren. Berl. klin. Wschr. 1906, 645. — ORTH u. RABINOWITSCH: Experimentelle enterogene Tuberkulose. Virchows Arch. 194 (1908). ORTNER: Die Lungentuberkulose als Mischinfektion. Wien 1893. — OTAKA: Über die Phagozyten der Lunge. Trans. jap. path. Soc. 13, 71 (1923). — OTT: Die chemische Pathologie der Tuberkulose. Berlin: August Hirschwald 1907. — OTTO: Das Ausschließungsverhältnis zwischen Herzklappenfehlern und Lungenschwindsucht. Virchows Arch. 144.

PAGEL: (a) Vergleichende Betrachtungen zur Tuberkulosemorphologie von Mensch und Versuchstier. Frankf. Z. Path. 35 (1927). (b) Über parafokale Hohlräume bei Lungentuberkulose. Beitr. Klin. Tbk. 66, 545 (1927). (c) Zur Entstehungsgeschichte der Lungenblutung bei Tuberkulose. Beitr. Klin. Tbk. 66, 631 (1927). (d) Retikuloendothel-Amyloid-Tuberkulose. Zbl. Tbk. 29, 257 (1928). (e) Die Rolle der Allergie beim Abbau in die Bauchhöhle überpflanzter Gewebsteile. Krkh.forschg 6, H. 5, 337 (1928). (f) Tuberkuloseallergie und Bazillenvirulenz. Dtsch. path. Ges. 24. Tagg Wien 1929. (g) Zum Wesen der tuberkulösen Erweichung. Klin. Wschr. 1929, Nr 29, 1352. (h) Die anatomischen Grundlagen der Immunitätsvorgänge. Handbuch der Kindertuberkulose von ENGEL-PIRQUET. Bd. 1. 1929. (i) Die allgemeinen pathomorphologischen Grundlagen der Tuberkulose. Berlin: Julius Springer 1927. (k) Die RANKEsche Stadienlehre und der Beginn der Lungentuberkulose. Klin. Wschr. 1930, Nr 2. (l) Über Entstehung und Bedeutung der Miliartuberkulose. Fortschr. Med. 1929, Nr 14. (m) Zur pathologischen Anatomie des infraklavikularen Infiltrats. Dtsch. med. Wschr. 1929, Nr 10. (n) Zur Morphologie der zirkumfokalen Veränderungen bei Lungentuberkulose. Beitr. Klin. Tbk. 59 (1924). (o) Zur Frage der Pubertätsphthise. Beitr. Klin. Tbk. 60 (1925). (p) Zur Frage der Abstammung der großen Exsudatzellen bei käsiger Pneumonie. Beitr. Klin. Tbk. 61 (1925). (q) Über eine eigentümliche Erscheinungsform des mutmaßlichen „Superinfektionsherdes" der Lunge bei Tuberkulose. Beitr. Klin. Tbk. 62 (1925). (r) Die Gewebsreaktionen des Meerschweinchens bei der experimentellen Infektion mit Tuberkelbazillen. Beitr. zur Pathohistologie der

Meerschweinchentuberkulose. 1. Mitt. Beitr. Klin. Tbk. **61** (1925). (s) Untersuchungen über die Histologie des tuberkulösen Primäraffektes der Meerschweinchenlunge. 2. Mitt. Beitr. Klin. Tbk. **61** (1925). (t) Bemerkungen über Versuche einer Beeinflussung der Meerschweinchentuberkulose, die Kavernenfrage und Gefäßwandreaktionen (SIEGMUNDschen Intimagranulome). Beitr. Klin. Tbk. **63** (1926). (u) Der tuberkulöse Primäraffekt der Meerschweinchenlunge. Krkh.forschg **2** (1926). (v) Allgemein-pathologisch bemerkenswerte Züge im Bilde der experimentellen Meerschweinchentuberkulose. Verh. dtsch. path. Ges. 21. Tagg Freiburg **1926**. (w) Zur Entstehungsgeschichte des Milztuberkels. Zbl. Path. **38** (1926). (x) Meerschweinchentuberkulose und Metallvergiftung. Krkh.forschg **3** (1926). (y) Über die Herdbildung bei intratrachealer Infektion des Kaninchens und Meerschweinchens. Beitr. Klin. Tbk. **66**, 423 u. 588 (1927). — PAGEL u. J. E. GARCIA-FRIAS: Über das Verhältnis der Uferzellenspeicherung und Serumüberempfindlichkeit bei experimenteller Tuberkulose. Virchows Arch. **275**, 1930. Festschrift für LUBARSCH. — PAGEL, W. u. M.: Zur Histochemie der Lungentuberkulose mit besonderer Berücksichtigung der Fettsubstanzen und Lipoide. Virchows Arch. **256** (1925). — PALHIER: Thèse de Paris **1890**. — PALLASSE u. DESPEIGNES: Tuberculose et cancer du poumon. Syphilis concomitante. Lyon méd. **133**, 53 (1924). — PANSINI: Einige neue Fälle von Geflügeltuberkulose bei Menschen und Säugetieren. Dtsch. med. Wschr. **1894**, 694. — PAPPENHEIM: Über Smegmabazillen im menschlichen Auswurf. Berl. klin. Wschr. **1898**. — PARROT: C. r. Soc. Biol. Paris **1876**. — PARTSCH: Die Zähne als Eingangspforte der Tuberkulose. Dtsch. med. Wschr. **1904**, 1428. — PASQUALE: Die Streptokokken bei der tuberkulösen Infektion. Zbl. Bakter. **16**, 114. — PAULI, P. A.: Über Veränderungen von Arterien in Kavernen bei Phthisis pulmonum. Virchows Arch. **77**, 69 (1879). — PEACOCK: On the weights and dimensions of the heart in health and disease. Monthly J. med. Sci. Lond. **1854**. — PEARL, R.: Krebs und Tuberkulose. Lancet **1929** I, 632. — PEARL u. M. L. BACON: Ref. Zbl. Tbk. **23**, 22. — PECO: Rev. med. latinoamer. **12**, 45 (1926). Ref. Zbl. Tbk. **27**, 566. — PEHU u. DUFOUR: Die medizinische Tuberkulose des Kindesalters, übers. von FISCHL. Leipzig: Georg Thieme 1929. — PEISER: Über Rippendruckfurchen. Zbl. Path. **19**, 20 (1902). — PELTASOHN: Über multiple Leberblutungen bei Miliartuberkulose. Virchows Arch. **230** (1921). — PERMIN: Gastritis bei Lungentuberkulose. Zit. SCHNIDER. — PÉRON: Recherches anatomiques et expérimentelles sur les tubercules de la pleure. Revue de la Tbc. **4**, 29 (1896). — PERTIK: Pathologie der Tuberkulose. Erg. Path. 8 (1904). — PETROFF: Histologische Veränderungen in der Milz bei chronischer Lungentuberkulose. Beitr. Klin. Tbk. **66**, 660 (1927). — PETRUSCHKY: Tuberkulose und Septikämie. Dtsch. med. Wschr. **14**, 317 (1893). — PEYRER: (a) Zur Tuberkuloseinfektion. Wien. klin. Wschr. **1920**, 489. (b) Über Gefährlichkeit der Tuberkuloseinfektion im höheren Kindesalter. Beitr. Klin. Tbk. **47**, 164 (1921). — PFEIFFER u. ADLER: Über die Bedeutung der intrazellularen Lagerung der Tuberkelbazillen im Sputum. Z. Tbk. **12**, 114 (1908). — PFEIFFER u. FRIEDBERGER: Vergleichende Untersuchung über die Bedeutung der Atmungsorgane für die Tuberkuloseinfektion. Dtsch. med. Wschr. **1907**, 1577. — PIERY: (a) La tuberculose pulmonaire. Paris 1910. (b) Les localisations scissurales de la tuberculose pulmonaire et leur valeur sémiologique. Presse méd. **1919**. — PIERY u. MIGNOT: Zbl. Tbk. **21**, 353. — PILLIET: Progrès méd. **1891**. — PINKUSSEN, L.: Chemie der Lunge. OPPENHEIMERs Handbuch der Biochemie. Bd. 2, 2. Jena 1909. — PINNER, M.: (a) The cavity in pulmonary tuberculosis. Roentgenologic and anatomical studies. Amer. J. Roentgenol. **20**, 518 (1928). (b) Modern concepts in the pathology of tuberculosis. Amer. Rev. Tbc. **17**, 601 (1928). (c) A note on exsudative and productive processus in pleural tuberculous infection. Amer. Rev. Tbc. **17**, 627 (1928). (d) The source of Glycogen in tubercles. Arch. Path. a. Labor. Med. **2**, 513 (1926). — PIORY: Über die Krankheiten der Luftwege. Übers. v. G. KRUPP. Leipzig 1844. — PIRQUET: Münch. med. Wschr. **1906**. Wien. klin. Wschr. **1906**, Nr 17. — PIRQUET u. SCHICK: Die Serumkrankheit. Wien 1905. — PISSAVY, R. u. J.: Pathogénie des corticopleurites tuberculeuses. Paris méd. **17**, H. 8, 181 (1927). — PLANNER-WILDINGHOF: Tuberkuloseepidemie in Sibirien. Beitr. Klin. Tbk. **47**, 212 (1923). — POLICARD: Sur la nature du revêtement des alvéoles pulmonaires des mammifères. Bull. Histol. appl. **3**, 236 (1926). — POLICARD, DOUBROW u. PILLIET: Recherches histiochimiques sur l'anthracose pulmonaire des mineurs. C. r. Soc. Biol. Paris **100**, 400 (1929). — POLLACK: Über Knochenbildungen in der Lunge. Virchows Arch. **165** (1901). — POMPLUN: Lungentuberkulose und Säureintoxikation (speziell Milchsäure). Beitr. Klin. Tbk. **72**, 324 (1929); Z. Tbk. **50** u. **51**. — PONCET: (a) Arthrite chronique et rheumatisme tuberculeux. Presse méd. **25** (1913). (b) La tuberculose inflammatoire. Rev. Méd. **1913**, No 3. — PONCET et LERICHE: (a) Tuberculose inflammatoire et cancers épithélieux. Rev. de Chir. **45** (1912). (b) Tuberculose inflammatoire, ses localisations multiples. Bull. Acad. Méd. Paris **6**, Nr 23 (1905). — PONFICK: Endangitis des Ductus thoracicus. Berl. klin. Wschr. **1877**. — PORAK: Kongenitale Tuberkulose. Zit. SITZENFREY. — PORTAL: Über Natur und Behandlung der Lungenphthise. Übers. v. M. MUHRY. 1799. — PORTUCALIS: Syphilis et tuberculose. Tbk.-Kongr. **1899**. —

Posadsky: Die Veränderungen der quergestreiften Muskeln bei Schwindsüchtigen. Zbl. med. Wiss. 1881, H. 2, 17. — Poscharisky: Zur Frage des Fettgehaltes der Milz. Beitr. path. Anat. 54, 369. — Posner: Infektionswege der Urogenitaltuberkulose. Z. Tbk. 2. — Posselt: Erkrankungen der Lungenschlagader. Erg. Path. 13, H. 1, 298 (1909). — Potain: (a) Le coeur des phthisiques 1892. (b) Leçons et mém. clin. médic. Charité. 1894. — Pottenger: (a) Increased permeability of vessel walls as a frequent cause of pulmonary hemorrhage. Amer. J. med. Sci. 170, H. 3, 420 (1925). Beitr. Klin. Tbk. 22 (1912). (b) Die Muskelrigidität und ihre Bedeutung als Zeichen der tuberkulösen Spitzenerkrankungen. Dtsch. med. Wschr. 1910, Nr 42. — Poulalion: Les pierres du poumon de la pleure et des bronches et la pseudophthisie d'origine calculeuse. Thèse de Paris 1891, 364. — Preisich u. Heim: Zbl. Bakter. I, Orig. 31, 712. — Preisich u. Schütz: Die Infektion mit Tuberkulose im Kindesalter und deren Bekämpfung. Z. Tbk. 3. 470. — Preuss: Tuberculorum pulmonis crudorum analysis chemica. Diss. Berol. 1835. — Prudden: A study of experimental pneumonitis in the rabbit, induced by the infection of dead tubercle bacilli. N. Y. med. J. a. med. Rec. 1891. — Prudden u. Hodenpyl: N. Y. med. J. a. med. Rec. 1891. — Przewoski: Gastritis tuberculosa. Virchows Arch. 167 (1902). — Puder, S.: Pathologische Untersuchungen über die diskrete Lungentuberkulose der Erwachsenen. Wien. klin. Wschr. 1928, Nr 38. — Puhl: Über die phthisischen Primär- und Reinfekte in der Lunge. Beitr. Klin. Tbk. 52 (1922). — Putschar: (a) Gefäßhaltige Tuberkel. Ärztl. Ver. Göttingen. Münch. med. Wschr. 1929. (b) Über Gefäße in Tuberkeln und ihre Beziehung zur Riesenzellbildung. Beitr. path. Anat. 84, 2, 321 (1930).

Queyrat, M.: Splénopneumonie. Congestion pulmonaire à forme de pleurésie. Thèse de Paris 1886.

Rabinowitsch: (a) Experimentelle Untersuchungen über die Virulenz latenter tuberkulöser Herde. Z. Tbk. 15 (1910). (b) Zur Frage latenter Tuberkelbazillen. Berl. klin. Wschr. 1907, Nr 2, 116 (1913) u. 416 (1914). (c) Virchows Arch. 1908, Beih., 324. (d) Die Geflügeltuberkulose und ihre Beziehungen zur Säugetiertuberkulose. Dtsch. med. Wschr. 1904, 1675. — Rabinowitsch u. Dammann: Berl. klin. Wschr. 1906, 784. — Rabl: Diskussionsbemerkungen über Spitzenschwielen. Dtsch. path. Ges. 24. Tagg Wien 1929. — Raebiger: Untersuchungen über den Tuberkelbazillengehalt des Hühnereies. Beitr. Klin. Tbk. 71, H. 2, 209 (1929). — Ranke: (a) Ausgewählte Schriften zur Tuberkulosepathologie, herausgeg. von W. u. M. Pagel. Berlin: Julius Springer 1928. (b) Beitr. Klin. Tbk. 21 (1911) u. 52 (1922). (c) Primäraffekt, sekundäre und tertiäre Stadien der Lungentuberkulose auf Grund von histologischen Untersuchungen der Lymphknoten der Lungenpforte. Dtsch. Arch. klin. Med. 119, 123, 129 (1916). (d) Diagnose und Epidemiologie der Lungentuberkulose des Kindes. Arch. Kinderheilk. 54 (1910). (e) Die Tuberkulose der verschiedenen Lebensalter. Münch. med. Wschr. 1913. (f) Bemerkungen zur klinischen Diagnose der Entwicklungsformen der menschlichen Tuberkulose. Münch. med. Wschr. 1922. — Rasmussen: Fortgesetzte Beobachtungen über die Hämoptyse. Hosp. tid. (dän.) 12, 11 u. 12. — Rassers: Über die Stellung der Mischinfektion im Tuberkuloseproblem. Z. Tbk. 54, 198 (1929). — Rautmann, H.: Über die Infektionswege der Tuberkulose und die Ausbreitung der tuberkulösen Prozesse im Körper des Rindes. Dtsch. tierärztl. Wschr. 1930, 17—39. — Ravenel: Tuberculosis and milk supply. Report and pap. Amer. publ. health Assoc. 5, 23, 289. — Raviart: La tuberculose du myocarde. Myocardite tuberculeuse non folliculaire. Arch. Méd. expér. 18 (1906). — Recklinghausen: Allgemeine Pathologie des Kreislaufs und der Ernährung. Stuttgart 1883. — Redeker: (a) Über die intraklavikulären Infiltrate, ihre Entwicklungsformen und ihre Stellung zur Pubertätsphthise und zum Phthiseogeneseproblem. Beitr. Klin. Tbk. (1926). (b) Über die Primärinfiltrierung. Z. Tbk. 45 (1926). (c) Über die exsudativen Lungeninfiltrierungen der primären und sekundären Tuberkulose. Beitr. Klin. Tbk. 59 (1914). (d) Über das „Frühinfiltrat" und die Irrlehre vom gesetzmäßigen Zusammenhang der sogenannten Spitzentuberkulose mit der Erwachsenenphthise. Dtsch. med. Wschr. 53, 3 (1927). (e) Zur Abgrenzung der infiltrativen Frühformen und über die verschiedenen Formen des infiltrativen Nachschubes, insbesondere über das Spätinfiltrat. Z. Tbk. 49 (1927). (f) Zur Qualitätsdiagnose und Einteilung der Lungentuberkulose. Beitr. Klin. Tbk. 65 (1927). (g) Zur Stadien- und Allergielehre. Beitr. Klin. Tbk. 68 (1928). — Redeker u. Walther: Entstehung und Entwicklung der Lungentuberkulose der Erwachsenen. 2. Aufl. Leipzig: Curt Kabitzsch 1929. — Rehberg: Lungentuberkulose und Lungenentzündung. Zugleich ein Beitrag zur Tuberkuloseallergie. Beitr. Klin. Tbk. 71, 5/6 (1929). — Reiche: Beitr. Klin. Tbk. 32 (1914). — Reichenbach: Experimentelle Untersuchungen über die Eintrittswege der Tuberkulose. Z. Hyg. 60, 446 (1908). — Reid, Th.: An essay on the nature and cure of the phthisis pulmonum. Londini 1785. — Reinberg: Die exsudative mediastino-interlobär abgesackte Pleuritis als Komplikation des tuberkulösen Primärkomplexes. Ref. Zbl. Tbk. 26, 315 (1926). — Reinders: Die Exposition der Spitze der Lunge. Beitr. Klin. Tbk. 53, 161 (1922). — Reinhardt: Würzburg. Verh. 1 u. 2 (1850/51). Virchows Arch. 1 (1847). — Reist: Über chronische Thyreoiditis. Frankf.

Z. Path. **28**, 140 (1922). — Rennen: Über Sepsis tuberculosa gravissima bei einem Fall von Polyzythämie. Beitr. Klin. Tbk. **53** (1923). — Rennert: Zur Kenntnis der entzündlichen Tuberkulose. Dtsch. med. Wschr. **1912**. — de Renzi: Pathologische Symptome und Behandlung der Lungenschwindsucht. 2. Aufl. übers. Wien 1894. — Reuter: Über die Größenverhältnisse des Herzens bei Lungentuberkulose. Diss. München 1884. — Ribadeau-Dumas: Zitiert Pehu-Dufour (primäre Zirrhose). — Ribbert: (a) Über die Ausbreitung der Tuberkulose im Körper. Univ.-Progr. Marburg 1900. (b) Die Genese der Lungentuberkulose. Dtsch. med. Wschr. **1902** u. **1904**. (c) Über die Miliartuberkulose. Dtsch. med. Wschr. **1906**, H. 1. (d) Über primäre Tuberkulose und über die Anthrakose der Lunge und Bronchialdrüsen. Dtsch. med. Wschr. **1906**. (e) Die Eingangspforten der Tuberkulose. Dtsch. med. Wschr. **1907**, 1732. — Ricker u. Goerdeler: Gefäßnerven, Tuberkel und Tuberkulinwirkung. Z. exper. Med. **4** (1916). — Riegel: Bronchitis pseudomembranacea s. crouposa. Ziemssens Handbuch der speziellen Pathologie und Therapie. Bd. 4. 1877. — Rietschel: Über kongenitale Tuberkulose. Jb. Kinderheilk. **70** (1909). — Rilliet u. Barthez: Traité clinique et pratique des maladies des enfants. Paris 1843. — Rindfleisch: (a) Lehrbuch der pathologischen Gewebelehre mit Einschluß der pathologischen Anatomie. 6. Aufl. Leipzig 1886. (b) Ein Fall von käsiger Pneumonie mit großen Käseknoten in der Leber bei einem Kinde von 8 Tagen. Verh. Naturforsch.-Verslg Bremen **2**, 191. (c) Lues und Tuberkulose. 66. Naturforscherverslg Wien 1894. — Rist, E.: Le début brusque de la tuberculose pulmonaire de l'adulte et salocalisation lobaire. Revue de la Tbc. **11**, 5 (1930). — Rist, Rolland et Hautefeuille: Contribution a l'étude anatomo-clinique de la tuberculose miliaire. Revue de la Tbc. **8**, 625 (1927). — Ritter, H.: Über den Zusammenhang von Lues und Tuberkulose. Dermat. Wschr. **79**, 1587 (1924). — Römer: (a) Spezifische Überempfindlichkeit und Tuberkuloseimmunität. Beitr. Klin. Tbk. **11** (1908). (b) Weitere Versuche über Immunität gegen Tuberkulose durch Tuberkulose. Zugleich ein Beitrag zur Phthiseogenese. Beitr. Klin. Tbk. **13** (1900). (c) Über experimentelle kavernöse Lungentuberkulose. Berl. klin. Wschr. **1909**, Nr 18. — Römer u. Joseph: Die tuberkulöse Reinfektion. Beitr. Klin. Tbk. **17** (1910). — Rössle: (a) Beitrag zur Pathologie der Nebennieren. Münch. med. Wschr. **1910**. (b) Über die Tuberkulose der Staubarbeiter, insbesondere im Porzellangewerbe. Beitr. Klin. Tbk. **47**, 325 (1921). (c) Bedeutung und Ergebnisse der Kriegspathologie. Jkurse ärztl. Fortbildg **1** (1919). (d) Tuberkulose der Staubarbeiter, besonders im Porzellangewerbe. Beitr. Klin. Tbk. **47**, H. 2, 325 (1921). — Rohrer: Atemmechanik. Handbuch der normalen und pathologischen Physiologie 1926. — Rokitansky: Lehrbuch der pathologischen Anatomie. 3. Aufl. Wien 1855—1861. — Rollet: Bronchitis fibrinosa. Wien. med. Wschr. **1866**. — Rolly: Zur Diagnose der Urogenitaltuberkulose. Münch. med. Wschr. **1907**, Nr 31. — Roloff, W. u. W. Pagel: Zur Virulenz der Tuberkelbazillen bei der Tuberkulose. Beitr. Klin. Tbk. **72**, H. 6, 685 (1929). — Romberg: (a) Über die Entwicklung der Lungentuberkulose. Klin. Wschr. **1927**, Nr. 24. Berlin: Julius Springer 1928. Ref. Dtsch. path. Ges. **24**. Tagg Wien **1929**. (b) Die Diagnose der Formen der Lungentuberkulose. Münch. med. Wschr. **1914**, Nr 34. (c) Über den örtlichen Befund und die Allgemeinreaktion, besonders über das weiße Blutbild bei den verschiedenen Formen der Lungentuberkulose. Z. Tbk. **34**. — Rosarius: Die Kaverne bei der Lungenphthise des frühen Tertiärstadiums. Beitr. Klin. Tbk. **64** (1927). — Roschdestwensky: Pathologisch-anatomische Veränderungen in den Hoden bei der Lungentuberkulose. Beitr. Klin. Tbk. **63**. — Rose, S. B.: The finer structure of the lung with special reference to its vascular character and its pathologic significance. Arch. of Path. **6**, 36 (1928). — Rosenbach: Die Erkrankungen des Brustfells. Nothnagels Handbuch Bd. 14, S. 1. 1899. — Rosenberg u. G. Wolff: Diabetes, Lungentuberkulose und Insulin. Klinische Erfahrungen an 40 Fällen. Klin. Wschr. **1927**, Nr 20. — Rosenberger: The presence of tubercle bacilli in the circulating blood in tuberculosis. Zbl. Bakter. **50**, 295 (1909). — Rosenfeld: Pathologische Verfettung. Erg. Physiol. **1** (1902) u. **2** (1903). — Rosenstein: Über chronische Myokarditis mit Herzaneurysma im Kindesalter. Z. klin. Med. **39**, 142 (1900). — Rostoski, Saupe u. Schmorl: Die Bergkrankheit der Erzbergleute in Schneeberg in Sachsen („Schneeberger Lungenkrebs"). Z. f. Krebsforschg **23**, H. 4/5 (1926). — Rothschild: (a) Zur Charakteristik des Thorax paralyticus. Petersburg med. Wschr. **1900**, Nr 18. (b) Der Sternalwinkel in anatomischer, physiologischer und pathologischer Hinsicht. Frankfurt a. Main 1906. — Roubier, Ch.: Anthracose et cavernes pulmonairs. Progrès méd. **51**, No 39, 481—483 (1923). — Roubier, Ch. u. S. Doubrow: Sur l'évolution anatomique des lesions tuberculeuses dans les poumons soumis à l'action prolongée du pneumothorax artificiel. Lyon méd. **1**, 121 (1929). — Roustan: Recherches sur l'inoculabilité de la phthise. Thèse de Paris 1867. — Rubel: Funktionelle Ruhe der Lungen und Koordination der Atmungsbewegungen bei Lungentuberkulose. Z. Tbk. **10**, 193 (1907).— Rubinstein: Zur pathologischen Anatomie der Lungeninfiltrierungen. Beitr. Klin. Tbk. **70** (1928). — Rühle: Lungenschwindsucht. Ziemssens Handbuch der speziellen Pathologie und Therapie. 1887. — Ruf, C.: Über die Unterschiede im pathologisch-anatomischen Bilde primärer Tonsillen- und primärer Lungeninfektion der Kinder. Beitr. Klin. Tbk. **62** (1925). — Ruge u. Hierokles: Über Thrombose bei Lungentuberkulose. Berl. klin. Wschr. **1899**, 73. — Ruhemann: Ätiologie und Prophylaxe der Lungentuberkulose. Jena 1900.

Sabin u. Doan: The relation of monocytes and clasmatocytes to early infection in rabbits with bovine tubercle bacilli. J. of exper. Med. **46**, 627 (1927). — Sabrazès u. Mongour: Zitiert Collard. Contribution à l'étude des phlébites des membres chez les tuberculeux. Thèse de Paris 1904. — Sachs, E.: Milztuberkulose bei Polycythaemia vera. Beitr. Klin. Tbk. **69**, 699 (1928). — Sack: s. Aschoffs Vorträge über Pathologie. Jena 1925. — Saltykow: (a) Jugendliche und beginnende Atherosklerose. Korresp.bl. schweiz. Ärzte 1915. Dtsch. path. Ges. **12**, 197. (b) Tuberkulose und Konstitution. Dtsch. path. Ges. 24. Tagg Wien **1929**. (c) Beitr. path. Anat. **25**, 43. (d) Zur Kenntnis der alimentären Krankheiten der Versuchstiere. Virchows Arch. **213** (1913). (e) Dtsch. path. Ges. **1926**. — Salvia: Über den Einfluß geringer Traumen auf die Lokalisation der Tuberkulose. Policlinico **1904**. Ref. Münch. med. Wschr. 1904, 2021. — Samson, J. W.: Über den Einfluß der Lues auf Verlauf und Entstehung der Lungentuberkulose. Z. Tbk. **39**, 161 (1923). — Samuel: Handbuch der allgemeinen Pathologie als pathologische Physiologie. Stuttgart 1879. — Sanarelli, G.: Die biologische Entwicklung der Tuberkulose beim Menschengeschlecht. II Ramazzini **1912**, No 18. — Sand: Polyneuritis tuberculosa mit kombinierter Systemerkrankung. Neur. Zbl. 1904, 783 u. Jb. Psychiatr. **23**, 412 (1903). — Sanders, A. O.: Report of 50 autopsies in which the primary cause of death was pulmonary tuberculosis. Amer. Rev. Tbc. **20**, 128 (1929). — Saphir: Changes in the liver and in the pancreas in chronic pulmonary tuberculosis with spec. ref. to the islets of Langerhans. Arch. of Path. **7**, 1026 (1929). — Sata: (a) Die Bedeutung der Mischinfektion bei Lungenschwindsucht. Beitr. path. Anat. Suppl. **1899**. (b) Über das Wesen der Infektion und Immunität bei der Tuberkulose. Beitr. Klin. Tbk. **67**, 311. (c) Sammelreferat. Tuberkuloseforschungen **1920—27**. Zbl. Tbkforschg **28**, 417 (1928). — Sato: Zur Lehre von dem Thorax phthisicus und den Operationen der Lungenspitzentuberkulose. Dtsch. Z. Chir. **126** (1926). — Saugmann: Zur Frage der Bedeutung der Tröpfcheninfektion für die Verbreitung der Tuberkulose. Z. Tbk. **6**, 125 (1904). — Sauerbruch: Chirurgie der Brustorgane. Die Erkrankungen der Lungen. Bd. 1, 3. Aufl. 1928 u. 1930, Bd. 2, 2. Aufl. Berlin: Julius Springer 1925. — Sawada: Dtsch. Arch. klin. Med. **76**, 343 (1903). — Schabad: Mischinfektion bei Lungentuberkulose. Z. klin. Med. **33**, 476. — Schade, Claussen, Häbler, Mochizucki u. Birner: Weitere Untersuchungen zur Molekularpathologie der Entzündung: Die Exsudate. Z. exper. Med. **49**, 334 (1926). — Schäffer: (a) Trauma und Tuberkulose. Vjschr. gerichtl. Med. **10** (1895). (b) Dtsch. med. Wschr. **1883**, 21. — Schanz: Die besondere Disposition zur Tuberkulose. Wien. med. Wschr. **1903**, Nr 25. — Scheck: Klinische und histologische Studien über die Kehlkopfschwindsucht. Intell.-Bl. **1880**, Nr 41/42. Zit. Cornet. — Scheidemandel: (a) Das tuberkulöse infraklavikuläre Infiltrat. Münch. med. Wschr. **1928**, Nr 10. (b) Ein Beitrag zur Kasuistik der zirrhotischen Phthise des Schulkindes. Beitr. Klin. Tbk. **56**, 1, 111 (1923). (c) Ein Fall rezidivierender exsudativer Pleuritis im Sekundärstadium der Tuberkulose (zugleich ein Beitrag zu Aschoff: Über gewisse Gesetzmäßigkeiten der Pleuraverwachsungen). Klin. Wschr. **1927**, 1145. (d) Gelatinedauereinbettung von Organschnitten zu Demonstrationszwecken. Klin. Wschr. **1922**, Nr 52. — Schellenberg: Thrombose bei Lungentuberkulose. Diss. Leipzig 1904. — Schenk von Grafenberg: Observationes medicae. Francof. Vol. 1, p. 351. 1600. — Scherber, G.: Über die Wechselwirkung zwischen Syphilis und Tuberkulose. Wien. med. Wschr. **75**, 1054 (1925). — Scherer, A.: (a) Über Lungensteine. Beitr. Klin. Tbk. **49**, 17 (1922). (b) Die Tuberkulose des Rückbildungsalters. Tuberkulose **1925**, Nr 2. — Schieck: Über experimentelle Iris- und Chorioidealtuberkulose der Kaninchen. Dtsch. med. Wschr. **1911**, Nr 16 u. 17, 729. — Schirp, K.: Statistische Mitteilungen über phthisische Erkrankungen bei verschiedenen genauen Sektionsmethoden. Beitr. Klin. Tbk. **49**, 308 (1922). — Schittenhelm: (a) Über Bronchitis fibrinosa mit besonderer Berücksichtigung der pathologischen Verhältnisse der Lunge. Dtsch. Arch. klin. Med. **67** (1900). (b) Normale und pathologische Physiologie; Klinik des Retikuloendothelialsystems. Handb. d. Krankh. d. Blutes 1925. S. 492. — Schittenhelm u. Erhardt: Untersuchungen über die Beziehungen des retikulo-endothelialen Systems zu den großen Monozyten des Blutes mit Hilfe der Vitalspeicherung. Z. exper. Med. **46**, H. 3/4, 225 (1925). — Schläpfer: Die Lösungsverhältnisse bei Pneumonia fibrinosa und Pneumonia tuberculosa s. caseosa. Beitr. Klin. Tbk. **5**, 43 (1906). — Schlenker: Virchows Arch. **134**, 145 (1893). — Schlesinger, H.: Syphilis und innere Medizin. H. 3. Wien 1928. — Schleussing: (a) Studien zur tuberkulösen Verkäsung. Beitr. path. Anat. **81**, 473 (1929). (b) Über die reaktiven Vorgänge bei der Entstehung des miliaren Lebertuberkels. Beitr. Klin. Tbk. **65**, 521 (1927). (c) Beitrag zur Histogenese des Lebertuberkels. Beitr. Klin. Tbk. **63** (1926). — Schlossmann: Tuberkulose. Handbuch der Kinderheilkunde. Leipzig

1906. — Schlüter: Die Anlage zur Tuberkulose. Leipzig und Wien 1905. — Schmaus: Verhalten der elastischen Fasern in tuberkulösen Lungenherden. Kongr. inn. Med. Wiesbaden 1895. — Schmaus u. Albrecht: (a) Über Karyorrhexis. Virchows Arch. **138**, Suppl. (b) Untersuchungen über die käsige Nekrose tuberkulösen Gewebes. Virchows Arch. **144**, Suppl. (1896). — Schmaus u. Uschinsky: Über den Verlauf der Impftuberkulose bei Einwirkung von Alkalialbuminat. Virchows Arch. **136** (1894). — Schmidt: Beiträge zur Kenntnis der Geflügeltuberkulose. Halle: Kersten 1928. — Schmidt, Ad.: Klinik der Darmkrankheiten. Wiesbaden 1913. — Schmidtmann: Das Vorkommen der Atherosklerose bei Jugendlichen und seine Bedeutung für die Ätiologie des Leidens. Virchows Arch. **255** (1925). — Schmincke: (a) Die anatomischen Formen der Lungentuberkulose. Münch. med. Wschr. **1920**, Nr 14. (b) Sekundärstadium der Tuberkulose vom pathologisch-anatomischen Standpunkt. Referat. Tuberkulosetagg Danzig **1925**. (c) Über einige grundsätzliche Tuberkulosefragen. Münch. med. Wschr. **1925** u. **1926**, 1223. (d) Das Kavernenproblem vom anatomischen Standpunkt. Ref. Dtsch. Tbk.-Ges. **1927**. Beitr. klin. Tbk. **67**, 1/3, 124 (1927). (e) Über die Entstehung der Lungenschwindsucht. Z. ärztl. Fortbildg **26** (1929). — Schmitz: Experimentelle Untersuchungen über die Virulenz latenter tuberkulöser Herde beim Menschen, Rind und Schwein. Frankf. Z. Path. **3**. — Schmoe: Über die Phthise der subpleuralen Lymphknoten. Beitr. Klin. Tbk. **71** (1929). — Schmorl: (a) Beginn der Lungentuberkulose. Münch. med. Wschr. **1901**. (b) Zur Frage der Genese der Lungentuberkulose. Münch. med. Wschr. **1902**. (c) Tuberkulose der Plazenta. Dtsch. path. Ges. **1904**. (d) Diskussionsbemerkung zu Koch. Dtsch. path. Ges. **1907**. Obliterierende Bronchiolitis. — Schmorl u. Geipel: Über die Tuberkulose der menschlichen Plazenta. Münch. med. Wschr. **1904**, 1676. — Schmorl und Kockel: Tuberkulose der menschlichen Plazenta und ihre Beziehung zur kongenitalen Infektion mit Tuberkulose. Beitr. path. Anat. **16** 313 (1894). — Schnider: Über die Veränderungen der Magenschleimhaut bei Lungenphthise. Beitr. Klin. Tbk. **64** (1926). — Scholz: Die Formen der durch Tuberkelbazillen verursachten Sepsis. Sepsis tuberculosa acutissima und Miliartuberkulose. Berl. klin. Wschr. **1918**, Nr 48. — Schott, A.: Über eine eigenartige tuberkulöse Wabenlunge im Säuglingsalter. Beitr. Klin. Tbk. **48** (1921). — Schott, F.: Über Zementstaublunge. Beitr. Klin. Tbk. **69**, 43 (1928). — Schottmüller: Beitrag zur Indikation des künstlichen Pneumothorax bei Lungentuberkulose auf Grund anatomischen Befundes. Münch. med. Wschr. **1929**, 1646. — Schönberg: Tuberkulöse Nierenveränderungen. Z. klin. Med. **78**, 381 (1913). — Schönberger, E.: Ein kasuistischer Beitrag zur diabetischen Phthise. Med. Klin. **1925**, 1266. — Schönlank: Ein Fall von Peliosis hepatis. Virchows Arch. **222** (1916). — Schönlein, J. L.: Allgemeine und spezielle Pathologie und Therapie. Nach seinen Vorlesungen. 4. Aufl. St. Gallen 1839. — Schrader: Untersuchungen zur Frage der latenten Tuberkulose im verkalkten Rankeschen Primärkomplex. Virchows Arch. **269**, 355 (1928). — Schröder: (a) Kritische Betrachtungen zur neuen Lehre von der Schwindsuchtsentstehung bei Erwachsenen. Tuberkulose **9**, 21 (1929). (b) Handbuch der Tuberkulose in Bd. 5, herausgeg. von Brauer, Schröder, Blumenfeld. Bd. 4, 2. Hälfte, S. 312. Leipzig: J. A. Barth 1922. — Schröder, G. u. Fr. Mennes: Über die Mischinfektion bei der chronischen Lungentuberkulose. Bonn 1898. — Schuberth, K.: Über zwei Fälle von akuter Pankreatitis bei allgemeiner Tuberkulose. Beitr. Klin. Tbk. **72**, H. 5, 636 (1929). — Schüller: Experimentelle und histologische Untersuchung. Stuttgart 1880. — Schultz, A.: Erkrankungen der Gefäße. Erg. Path. **1927**. — Schultz, W.: Konstitution und Vererbung in ihren Beziehungen zur Tuberkulose. Beitr. Klin. Tbk. **56**, 149 (1923). — Schultze, W. H.: Anomalien des ersten Rippenringes und Lungentuberkulose mit besonderer Berücksichtigung der Hartschen Lehre von der mechanischen Disposition der Lungen zur tuberkulösen Phthise. Beitr. Klin. Tbk. **26**, 205 (1913). — Schulze, F. E.: Die Lungen. Strickers Handbuch 1871. — Schulze, Eberhard: Untersuchungen über den primären tuberkulösen Lungenherd. Beitr. klin. Tbk. **68**, 2/3, 216 (1928). — Schüppel: Untersuchungen über Lymphdrüsentuberkulose. Tübingen 1871. — Schur u. Plaschkes: Experimenteller Pneumothorax. Z. exper. Path. **13**, 478 (1913). — Schürhoff: Pathogenese der allgemeinen Miliartuberkulose. Zbl. Path. **4** (1893). — Schürmann: (a) Ablauf und anatomische Erscheinungsformen der Tuberkulose des Menschen. Beitr. Klin. Tbk. **57** (1923). (b) Über einige Besonderheiten im anatomischen Bild der Tuberkulose bei protrahierter progressiver Beschränkung. Beitr. Klin. Tbk. **62** (1925). (c) Der Primärkomplex Rankes unter den anatomischen Erscheinungsformen der Tuberkulose. Virchows Arch. **260** (1926). (d) Anatomische Befunde bei mit BCG vakzinierten Meerschweinchen. Dtsch. path. Ges. 23. Tagg Wiesbaden **1928**, 395. (e) Zur Frage des Beginns der Lungenphthise. Dtsch. path. Ges. 24. Tagg Wien **1929**. (f) Zur Frage der Gesetzmäßigkeiten im Ablauf der Tuberkulose unter besonderer Berücksichtigung der Entwicklungsgangslehre Rankes. I. Beitr. path. Anat. **81**, 568 (1929). (g) II. Beitr. path. Anat. **83**, 551 (1930). — Schütz: Zur Frage der Mischinfektion bei Lungentuberkulose. Berl. klin. Wschr. **1898**, Nr 14. — Schwalbe: (a) Syphilis der Lungenschlagader. Virchows Arch. **119**, 271 (1890).

524		W. Pagel und F. Henke: Lungentuberkulose.

(b) Entwicklung eines primären Karzinoms in einer tuberkulösen Kaverne. Virchows Arch. 149, 329. — Schwalbe, J.: Die Gastritis der Phthisiker vom pathologisch-anatomischen Standpunkt. Virchows Arch. 117, 316. Zbl. med. Wiss. 27, 765 (1889). — Schwarz: Phlebitis migrans (von syphilitica). Virchows Arch. 182, 178. — Seemann: Zur Biologie des Lungengewebes. Beitr. path. Anat. 74 (1925). (b) Über den feineren Bau der Lungenalveole. Beitrag zur Frage des „respiratorischen Epithels". Beitr. path. Anat. 81, 508 (1929). — Sehlbach: Über die Häufigkeit der Tuberkulose und die beiden Hauptzeitpunkte der Ansteckung mit derselben im Säuglingsalter. Münch. med. Wschr. 1908, 322. — Seidenberger u. Seitz: Über das Vorkommen von Tuberkelbazillen im Herzblut bei chronischer lokalisierter und latenter Tuberkulose. Virchows Arch. 215 (1914). — Seifert, E.: Über den feineren Bau des Mediastinums. Ein Beitrag zur Frage des künstlichen Pneumothorax. Arch. klin. Chir. 151, 237 (1928). — Seligsohn: Beitrag zur Klinik der disseminierten Tuberkulose. Beitr. Klin. Tbk. 68, 485. — Selle: Rudimenta pyretologiae methodicae. Berolinae 1786. — Selter u. Blumenberg: Über filtrierbare Formen von Tuberkelbazillen. Krkh.forschg 7, 1—45 (1929). — Senger: Die Beziehungen der Lungensyphilis zur Tuberkulose. Diss. Berlin 1883. — Sergent: Évolution et traitement de la tuberculose chez les syphilitiques. Presse méd. 1908, 83. — Sergent, Prevost u. Cottenot: Ref. Zbl. Tbk. 24, 311. — Shaw: Zit. Beitzke. Beitr. Klin. Tbk. 57. — Sidlovskij: Ref. Zbl. Tbk. 31, 565. — Siegen, H.: Untersuchungen über den primären tuberkulösen Komplex unter besonderer Berücksichtigung der Reinfektion der Lungen. Beitr. Klin. Tbk. 63 (1925). — Siegmund: (a) Krebsentwicklung in Bronchiektasien. Bemerkungen über die Metaplasie des Bronchialepithels. Virchows Arch. 236 (1922). (b) Untersuchungen über Immunität und Entzündung. Verh. dtsch. path. Ges. 19. Tagg Göttingen 1923. (c) Über einige Reaktionen der Gefäßwände und des Endokards bei experimentellen und menschlichen Allgemeininfektionen. Verh. dtsch. path. Ges. 20. Tagg Würzburg 1925. (d) Über das Schicksal eingeschwemmter Retikuloendothelien (Bluthistiozyten) in den Lungengefäßen. Ein weiterer Beitrag zur Entstehung von Gefäßwandgranulomen. Z. exper. Med. 50 (1926). (e) Das Retikuloendothel und seine Leistungen im Lichte der Vitalfärbung. Jkurse ärztl. Fortbilg 1927, 5. — Siemerling: Zit. Oppenheim. Nervenkrankheiten 5. Aufl. 1908. — Silbergleit: Beiträge zur Entstehung der akuten allgemeinen Miliartuberkulose. Virchows Arch. 179 (1905). — Silberschmidt: Zur Prognose und tuberkulösen Ätiologie der serösen Pleuritis nach den Tierversuchen und Krankengeschichten der medizinischen Klinik Zürich. Beitr. Klin. Tbk. 60, 128 (1925). — Simon: Die Tuberkulose der Lungenspitzen. Beitr. Klin. Tbk. 67 (1927). — Simon u. Redeker: Praktisches Lehrbuch der Kindertuberkulose. Leipzig: Curt Kabitzsch 1926, 2. Aufl. 1930. — Simmonds: (a) Virchows Arch. 172, 480. (b) Tuberkulose des Magens. Dtsch. Arch. klin. Med. 27 (1880). Zbl. Path. 1898. Münch. med. Wschr. 1900, 317. — Simonson, L.: Über perifokale Blutungen bei Tuberkulose. Beitr. Klin. Tbk. 71, 4, 467 (1929). — Singer: Über Venenentzündung als Frühsymptom der Lungentuberkulose. Wien. med. Wschr. 1903, 13. — Sitzenfrey: Die Lehre von der kongenitalen Tuberkulose mit besonderer Berücksichtigung der Plazentartuberkulose. Berlin 1909. — Skrobek: Zit. Oppenheim. Nervenkrankheiten 5. Aufl. 1908. — Sobernheim: Beziehungen zwischen Pneumonie und Tuberkulose. Diss. Berlin 1891. — Skvorcov, M.: Pathologische Anatomie der tuberkulösen Brustfellaffektionen vom Standpunkt der Frage der Häufigkeit der sogenannten kollateralen tuberkulösen Pleuritiden. Ref. Zbl. Tbk. 31, 658 (1929). — Sloan, E. P.: Tuberculosis and goiter. J. amer. med. Assoc. 88, 1954 (1927). — Sluka: Die Hilustuberkulose des Kindes im Röntgenbilde. Wien. klin. Wschr. 7 (1912). — Smirnoff: Zur Frage der kochobazillären Nephrozirrhose. Urologija 1, 7 (1923). — Snoy: Ein Fall von ungewöhnlich großer Lungenkaverne. Beitr. Klin. Tbk. 17, 165. — Sokolowski: Fibröse Form der Lungenschwindsucht. Dtsch. Arch. klin. Med. 37. — Sommerfeld, Th.: Atlas der gewerblichen Gesundheitspflege. Berlin: Preuß. Verlagsanstalt. 1926. — Sonnenfeld: Zur Frage der sogenannten epituberkulösen Infiltrationen beim Erwachsenen. Beitr. Klin. Tbk. 69 (1928). — Sorgo u. Habetin: Über die Veränderungen in den Nebennieren tuberkulöser Meerschweinchen. Beitr. Klin. Tbk. 36 (1917). — Sorgo u. Suess: Über Endokarditis bei Tuberkulose. Wien. klin. Wschr. 1906, Nr 7. — Sosman, M. C. u. J. H. Steidl: Diabetic tuberculosis. Amer. J. Roentgenol. 17, 625 (1927). — Spangenberg: Ref. Zbl. Tbk. 20, 263. — Späth: Über die Beziehungen der Lungenkompression zur Lungentuberkulose. Württemberg. med. Korresp.bl. 58 (1888). — Spengler: (a) Artverschiedenheit der Tuberkulose- und Perlsuchtbazillen. Die symbiotische Doppelätiologie der menschlichen Tuberkulose und die Doppelvakzination. Zbl. Bakter. I Orig. 44, 481. (b) Zur Diagnostik geschlossener Lungentuberkulose, der Sekundärinfektion, tuberkulöser und syphilitischer Phthise. 1900. — Spitzer, W. M. u. W. W. Williams: Does normal kidney tissue permit the passage of tubercle bacilli? J. amer. med. Assoc. 88, 1876 (1927). — Spring: (a) Die Leber bei Tuberkulose. Frankf. Z. Path. 32 (1925). (b) Über die in den Nieren Tuberkulöser zu beobachtenden anämischen Rindenherde und Schrumpfungen. Virchows Arch. 261, 649

(1926). — Spronck: Ätiologie der Tuberkulose. 6. internat. Tbk.-Konferenz Wien 1907, 59. — Staemmler: Veränderungen des Lungengewebes nach längerer Ausschaltung durch Thorakoplastik. Beitr. Klin. Tbk. 67, 518.(1927). — Stapf: Über Bronchitis fibrinosa und ihre Beziehungen zur Lungentuberkulose. Virchows Arch. 263, 800 (1927). — Starlinger: Über Entstehung und Verlauf der phthisischen Reinfektsperiode. Klin. Wschr. 9 (1929). — Stefko: (a) Die pathologische Anatomie der juvenilen Tuberkulose (Pubertäts-phthiseproblem). Beitr. Klin. Tbk. 69, 278 (1928). (b) Vergleichende pathologische Anatomie der Lungentuberkulose der Affen in Zusammenhang mit der stammesgeschichtlichen Entwicklung des Entzündungsvorganges. Virchows Arch. 272, 573 (1929). — Steinberg, U.: Systematische Untersuchungen über die Arteriosklerose der Lungenschlagadern. I. Über sekundäre Pulmonalarteriensklerose. Beitr. path. Anat. 82, 307 (1929). — Steiner u. Neureuther: Tuberkulose im Kindesalter. Prag. Vjschr. 2 (1865). Zit. Cornet. Steinert: (a) Untersuchungen über das Lymphsystem der Lunge. Beitr. Klin. Tbk. 68, 497 (1928). (b) Die Pleuritis in den verschiedenen Stadien der Tuberkulose. Beitr. Klin. Tbk. 64, 303. — Steinert: Zur Kenntnis der Polyneuritis der Tuberkulösen. Beitr. Klin. Tbk. 2, 342. Münch. med. Wschr. 1905, 145. — Stephan: Lungentuberkulose im Rückbildungsalter mit besonderer Berücksichtigung der Kriegseinflüsse. Z. Tbk. 34 (1921). — Stern, R.: Traumatische Entstehung innerer Krankheiten. Jena 1910. — Sternberg, C.: (a) Wirkung toter Tuberkelbazillen. Zbl. Path. 1902, 753. (b) Tödliche Lungenblutung infolge Periarteriitis nodosa. Wien. klin. Wschr. 38, 729 (1925). — Sticker: Berl. klin. Wschr. 1912. Zbl. inn. Med. 6, 443 (1885). — Stiller: (a) Die asthenische Konstitutionskrankheit. Stuttgart: Ferdinand Enke 1907. (b) Lungentuberkulose und Asthenia universalis. 6. internat. Tbk.-Kongr. Washington 1908. — Stock, W.: Tuberkulose als Ätiologie der chronischen Entzündungen des Auges und seiner Adnexe, besonders der chronischen Uveitis. Leipzig 1907. — Stöckel: Bauchorgane eines Kindes, das von einer phthisischen Mutter stammt und 14 Tage p. p. starb. Münch. med. Wschr. 1904, 177 u. 454. — Stokes: Die Krankheiten des Herzens. Dtsch. v. Lindwurm. München 1855. — Stoloff, E. G.: Akute massive Atelektase der Lunge als Komplikation eines jungen Primärkomplexes. Amer. J. Dis. Childr. 35, 239 (1928). — Stolper: Beitrag zur Syphilis visceralis. Bibl. med. 1896, Erg. H. 6. — Storch: Beitrag zur Syphilis der Lungen. Bibl. med. 1896, Erg. H. 8. — Störk, O.: Über experimentelle Leberzirrhose auf tuberkulöser Grundlage. Wien. klin. Wschr. 1907, H. 34f. — Strassmann: Über Tuberkulose der Tonsillen. Virchows Arch. 96 (1884). — Straub: Erg. inn. Med. 25, 1 (1924). — Straus: La tuberculose et son bacillus. Paris 1895. — Straus et Gamaleia: Recherches expérimentelles sur la tuberculose. Arch. Méd. exper. 3 (1891). — Strauss: Über die Infektionswege der Tuberkulose. Dtsch. med. Wschr. 1927, 12. — Strauss, J.: Über die Resorption der Tuberkelbazillen aus dem Darm. Frankf. Z. Path. 5 (1910). — Strümpell: Zur Kenntnis der multipen Neuritis. Arch. f. Psychiatr. 14, 250 (1883). — Struthers u. Mitchell: Congenital tuberculosis. Canad. med. Assoc. J. 21, 297 (1929). — Stürtz: Die lymphangitische Entstehung des Lungenspitzenkatarrhs von den Hilusdrüsen aus. 4. Verslg Tbk.-Ärzte 1907. — Sugai: Ein Fall von Lungensyphilis beim Erwachsenen. Zbl. Path. 20 (1909). — Sukikiehenikow: Topographische Anatomie der bronchialen und trachealen Lymphdrüsen. Berl. klin. Wschr. 40, 14, 16 (1903). — Sumita: Disposition der Lungenspitzen. Dtsch. Z. Chir. 113 (1911). — Sylla: Über Hodenatrophie bei Lungentuberkulose. Virchows Arch. 269, 480 (1928). — Sylvius: Opera medica. Amstelodami 1779. bes. S. 691b. — Swiontek: Über den Zusammenhang der Phthisis pulmonalis mit der scheidenförmigen Verknöcherung der Rippenknorpel. Diss. Straßburg 1877.

Talalaeff: Einige praktische Winke zur Herstellung von pathologisch-anatomischen Plattenpräparaten. Zbl. f. Path. 37, 196 (1926). — Tappeiner: Inhalationstuberkulose. Virchows Arch. 74 u. 82. — Tauber u. Bernd: Über spinale Veränderungen bei Polyneuritis der Tuberkulösen. Z. Heilk. 26, 10 (1905). — Taubert: Über Alterstuberkulose. Münch. med. Wschr. 72, Nr 20, 798 (1925). — Teichmann: Die Hämaturie der Phthisiker. Diss. Leipzig 1906. — Tendeloo: (a) Die Tuberkulose der Lungenspitze und das „Frühinfiltrat". Krkh.forschg 6 (1928). (b) Über Frühinfiltrat und exsudative Lungentuberkulose. Tuberkulose 8, 5 (1928). (c) Die Bedeutung der Atmungsgröße für die Entstehung und Ausdehnung bzw. Heilung der Lungentuberkulose. Beitr. Klin. Tbk. 11, 229 (1908). (d) Kollaterale tuberkulöse Entzündung. Beitr. Klin. Tbk. 6, 329 (1906). (e) Studien über die Ursachen der Lungenkrankheiten. Wiesbaden 1902. (f) Pathologie der Tuberkulose: Handbuch von Brauer, Schröder, Blumenfeld. 3. Aufl., Bd. 1. 1923. (g) Formen, Fälle und Verlauf der Lungentuberkulose. Krkh.forschg 1 (1925). (h) Primäre, sekundäre und tertiäre Lungentuberkulose. Krkh.forschg 2 (1926). — Teissier: Des lésions de l'endocarde chez des tuberculeux. Thèse de Paris 1894. — Teutschländer, O.: „Antagonismus" zwischen Roustumor und Tuberkulose. Klin. Wschr. 35, 1606 (1929). — Thaon: Recherches sur l'anatomie pathologique de la tuberculose. Thèse de Paris 1873. Thevenot, Rebattu u. Dupasquier: Lyon méd. 123, 249 (1914). — Thorel: Die Specksteinlunge. Beitr. path. Anat. 20, 85 (1896). — Thue: Über Sekundärinfektion bei Tuberkulose. Nord. med. Ark. (schwed.) **1904** II, H. 4, 16. — Tillgren u. Nyren: Lungentuberkulose und Glomerulonephritis. Beitr. Klin. Tbk. **64**, 144 (1926). — Timofejewski u. Benewolenskaja: (a) Explantaticnsversuche von weißen Blutkörperchen mit Tuberkelbazillen. Arch. exper. Zellforschg **2** (1925). (b) Zur Frage über die Reaktion von Gewebskulturen auf Tuberkuloseinfektion. Virchows Arch. **255** (1925). (c) Züchtung von Geweben und Leukozyten des Menschen mit Tuberkelbazillen Calmettes (BCG). Virchows Arch. **268**, H. 3, 629 (1928). (d) Zur Frage über die Reaktion pathologischer Leukozytenformen des Menschenbluts in vitro auf Tuberkelbazillen. Virchows Arch. **264**, H. 3, 605 (1927). — Titze u. Weidanz: Infektionsversuche an Hunden mit Tuberkelbazillen des Typus bovinus und des Typus humanus. Arb. ksl. Gesdh.amt **1908**. — Tobiesen, Fr.: Über akute hämorrhagische Nephritis bei Lungenschwindsucht. Ugeskr. Laeg. (dän.) **1913**, Nr 39. — Töppich: (a) Über tuberkulösen und nicht tuberkulösen Spitzenkatarrh. Beitr. Klin. Tbk. **52**, 166 (1922). (b) Myokard bei Phthise. Virchows Arch. **249**. (c) Der Abbau der Tuberkelbazillen in der Lunge durch Zellvorgänge und ihr Wiederauftreten in veränderter Form. Krkh.forschg **3** (1926). — Töppich, G. u. A. Gromelski: Die Verschiedenartigkeit des Abbaues von Kaltblütler und echten Tuberkelbazillen im Netz des Meerschweinchens. Krkh.forschg **6**, 330 (1928). — Tomaszewski: Histologische Veränderungen der normalen und mit Tuberkulose infizierten Lunge unter dem Einfluß des künstlichen Pneumothorax. Beitr. Klin. Tbk. **36**, 1 (1917). — Toparskaja: Physikalisch-chemische Eigenschaften des Blutes bei tuberkulösen Kranken im Zusammenhang mit der Frage bezüglich der Lungenblutungen. Zbl. Path. **29**, 594. — Torhorst: Die histologischen Veränderungen bei der Sklerose der Pulmonalgefäße. Beitr. path. Anat. **36** (1904). — Toyosumi, H.: Intimatuberkel in kleinen Lungenarterien. Virchows Arch. **191** (1908). — Traube: Eine Bemerkung über das Verhältnis der käsigen Pneumonie zu den organischen Herzkrankheiten. Allg. med. Z.ztg **33**, 813 (1864). — Trautner: Kasuistischer Beitrag zum Vorkommen extrem großer Lungenkavernen. Z. Tbk. **30**, 3. — Trojanowski: Klinische Beiträge zur Lehre von der Bronchiektasie. Diss. Dorpat 1864. — Troje u. Tangl: Über die antituberkulöse Wirkung des Jodoforms und über die Formen der Impftuberkulose bei Impfung mit experimentell abgeschwächten Tuberkelbazillen. Arb. path.-anat. Inst. Tübingen **1**, 117 (1891). — Trossarelli, L.: Ricerche sul rapporto fra costituzione del sangue dei tubercolosi e la tendenza di questi soggetti all' emorragia. Giorn. Batter. **4**, 52 (1929). — Tschistowitsch: Tuberkulöse nach außen durchgebrochene Kaverne. Berl. klin. Wschr. **1892**, 476. — Turban: Über beginnende Lungentuberkulose und die Einteilung in Stadien. Beiträge zur Kenntnis der Lungentuberkulose. S. 94. Wiesbaden 1899. — Turban u. Staub: Kavernendiagnose und Kavernenheilung. Z. Tbk. **41**, 81 (1926). — Tuteur, M.: Beiträge zur Bronchitis fibrinosa-Frage. Beitr. path. Anat. **78**, 622 (1927).

Uffenheimer: Über das Verhalten der Tuberkelbazillen an der Eingangspforte der Infektion. Berl. klin. Wschr. **1905**, 14. — Uhlenhut: Über künstliche Immunisierung gegen Tuberkulose. Dtsch. Tbk.-Ges. Salzbrunn 10. Juni 1927. Beitr. Klin. Tbk. **67**, 1/3 (1927). — Ukawa: Zur Frage der Makrophagen der Lunge. Trans. jap. path. Soc. Tokyo **15**, 8 (1925). — Ulrici: (a) Die Kaverne im Röntgenbild, ihre phthiseogenetische Bedeutung, Diagnostik und Therapie. Fortschr. Röntgenstr. **36** (1927). (b) Präphthisisches Infiltrat und Entwicklungsgänge der Lungentuberkulose. Ref. Dtsch. Tbk.-Ges. Wildbad 31. Mai 1928. Beitr. Klin. Tbk. **70** (1928). (c) Klinische Einteilung der Lungentuberkulose nach den anatomischen Grundprozessen. Beitr. Klin. Tbk. **51** (1921). (d) Über die Rolle der Superinfektion bei der Entstehung der tertiären Tuberkuloseformen. Tuberkulose **1924**, Sonderh., 48. (e) Diagnostik und Therapie der Lungen- und Kehlkopftuberkulose. Berlin: Julius Springer 1924. (f) Die Formen der Lungentuberkulose. Klin. Wschr. **1926**, Nr 22. (g) Der Beginn der Lungentuberkulose und ihre röntgenologische Diagnose. Erg. Med. **12**, 3/4, 507 (1928). (h) Untersuchungen zur Hartschen Lehre von der mechanischen Disposition der Lungenspitzen zur tuberkulösen Phthise. Beitr. Klin. Tbk. **32**, 3. — Umber: Lehrbuch des Stoffwechsels und der Stoffwechselkrankheiten, 2. Aufl. Berlin und Wien 1926, ferner zit. Rosenberg und Wolff.

Vail: Über die Veränderungen der parenchymatösen Organe an Lupus zugrunde gegangener Lupuskranker. Moskov. med. Ž. **1927**, Nr 12, 5. Ref. Zbl. Tbk. **29**, 363. — Vaquez: Semaine méd. **1903**, 27. — Valtis: Ann. Inst. Pasteur **36**, 664. — Veraguth, C.: Experimentelle Untersuchungen über Inhalationstuberkulose. Arch. f. exper. Path. **17** (1883). — Versé: Röntgenologisches und Pathologisch-anatomisches zur Frage der Lungentuberkulose. Dtsch. path. Ges. 24. Tagg Wien **1929**, 178. — Versois: Über die Einwirkung des Staubes auf die Gesundheit der Kohlenverkäufer. Schmidts Jb. **100**. — Vetter: Aphorismen aus der pathologischen Anatomie. Wien 1803. — Villaret: Steinhauerlunge. Zit. Hart (a). — Villemin: Études sur la tuberculose. Preuves rationelles et expérimentales de la spécificité et de son inoculabilité. Paris 1868. — Vinogradow: Nierenveränderungen bei Lungentuberkulose. Monogr. med. Fakult. I. Mosk. Staatsuniv. **1925**. Ref. Zbl. Tbk. **26**, 364. — Virchow, R.: (a) Die krankhaften Geschwülste, bes. Bd. 2. Berlin

1868. (b) Würzburg. Verh. 1 (1850). (c) Virchows Arch. 1 (1847). (d) Über Phymatie, Tuberkulose und Granulie. Eine historisch kritische Untersuchung. Virchows Arch. 34 (1865). (e) Die Zellularpathologie in ihrer Begründung auf physiolcgische und pathologische Gewebelehre. 4. Aufl. Berlin 1871. — Vissmann: Wirkung toter Tuberkelbazillen. Virchows Arch. 129 (1892). — Vitetti, G.: Tuberkulöse Fettleber. Pediatr. Arch. 3, 243 (1928). Ref. Tbl. Zbk. 31, 565. — Vogel: Die pathologische Anatomie des menschlichen Körpers. 1. Abt. Leipzig 1845. — Volland: Über den Weg der Tuberkulose zu den Lungenspitzen. Z. klin. Med. 23, 50 (1893). Berl. klin. Wschr. 1899, Nr 47, 1031.

Wagener: (a) Über primäre Tuberkuloseinfektion durch den Darm. Münch. med. Wschr. 1903, Nr 47. (b) Über die Häufigkeit der primären Darmtuberkulose in Berlin. Berl. klin. Wschr. 1905, Nr 5. — Wakabayashi, T.: Über feinere Struktur der tuberkulösen Riesenzellen. Virchows Arch. 204 (1911). — Wakushima: Über das Verhalten der Tuberkulose im Säuglingsorganismus. Arb. path.-anat. Inst. Tübingen 7 (1912). — Waldenburg: Die Tuberkulose, die Lungenschwindsucht und Skrofulose. Berlin 1869. — Wallbach: Über die Spezifität der Zellreaktion in Bauchhöhle und Milz. Virchows Arch. 262, 61 (1926). — Wallgren: Beitrag zur Kenntnis der Pathogenese und Histologie der experimentellen Lebertuberkulose. Arb. path. Inst. Helsingfors 3 (1911). — Walsh: (a) Pulmonary avticity greatest at the apex and least at the base. Amer. Rev. Tbc. 14, 142 (1926). (b) Diagnosis of intestinal tuberculosis. N. Y. med. J. 17, 7 (1909). — Warnecke: Beiträge zur pathologischen Anatomie des künstlichen Pneumothorax. Beitr. Klin. Tbk. 16, 171 (1910). — Warthin and Cowie: A contribution to the cases of placental and congenital tuberculosis. J. inf. Dis. Chicago 1904, 140. — Wassermann: Beitrag zur Lehre von der Tuberkulose im frühesten Kindesalter. Z. Hyg. 17, 343 (1894). — Watanabe, K.: Versuche über die Wirkung in die Trachea eingeführter Tuberkelbazillen auf die Lunge von Kaninchen. Beitr. path. Anat. 31 (1902). — Watkins-Pitchford, W.: (a) Miners' phthisis. Med. J. Austral. 2, Nr 13, 325—327. (b) The diagnosis of silicosis. Med. J. Austral. 2, Nr 15, 382—384 (1923). (c) The silicosis in the South African gold mines, and the changes produced in it etc. J. ind. Hyg. 9, Nr 4, 109—139 (1927). — Webb, Gilbert, Ryder: The adrenals and the thyroid in tuberculosis. Trans. Assoc. amer. Physicians 36, 309 (1921). — Weber: Die Tuberkulose des Menschen und der Tiere. Handbuch der pathologischen Mikroorgane von Kolle und Wassermann. Erg.-Bd. 1906, I, S. 1907 u. Tuberculosis 7, 385. — Weber, A. u. H. Bofinger: Die Hühnertuberkulose. Arb. ksl. Gesdh.amt. Tbk. 1904, 1, 148. — Wechsberg: Beiträge zur Lehre von der primären Einwirkung der Tuberkelbazillen. Beitr. path. Anat. 29 (1901). — Wedekind: (a) Intravenöse Kohleninjektion zur Behandlung der Lungentuberkulose. Dtsch. Arch. klin. Med. 163, 202 (1929). (b) Anthrakose und die Tuberkulose der Lunge. Kongr. inn. Med. 40 (1928). — Weichselbaum: (a) Bazillen im Blute bei allgemeiner Miliartuberkulose. Dtsch. med. Wschr. 1884. (b) Zusammenfassende Berichte über Ätiologie der Tuberkulose. Zbl. Bakter. 3 (1888). (c) Über die Infektionswege der menschlichen Tuberkulose. Wien. klin. Wschr. 1907, Nr 38. — Weichselbaum u. Bartel: Zur Frage der Latenz der Tuberkelbazillen. Wien. klin. Wschr. 1905, 241. — Weigert: (a) Zur Theorie der tuberkulösen Riesenzellen. Dtsch. med. Wschr. 1885. (b) Pathogenese der Tuberkulose. Dtsch. med. Wschr. 1883. (c) Tuberkulose in Lungenarterien. Virchows Arch. 104, 1886. (d) Die Entstehung der akuten Miliartuberkulose. Dtsch. med. Wschr. 1897. (e) Über Venentuberkel und ihre Beziehungen zur tuberkulösen Blutinfektion. Virchows Arch. 88 (1882). Jb. Kinderheilk., N. F. 21 (1884). (f) Zur Lehre von der Tuberkulose und von verwandten Erkrankungen. Virchows Arch. 77, 269 (1879). — Weill u. Gardère: Tuberculose et dilatation bronchique. Z. Kinderheilk. 3, 508. — Weinberg: Die familiäre Belastung der Tuberkulösen und ihre Beziehungen zu Infektion und Vererbung. Beitr. Klin. Tbk. 7 (1907). — Weiss: Über den Einfluß der Syphilis auf Entstehung und Verlauf der Tuberkulose. Beitr. Klin. Tbk. 54, 165 (1925). — Weissmayr, R. v.: Die Ätiologie der Lungentuberkulose. Beitr. Klin. Tbk. 3, 151 (1905). — Weleminsky: (a) Zur Pathologie der Lungentuberkulose. Berl. klin. Wschr. 1903, 843. (b) Zur Pathogenese der Lungentuberkulose. Berl. klin. Wschr. 1903, Nr 37 u. 1905, Nr 24. (c) Der Gang der Tuberkulose in den Lymphbahnen. Berl. klin. Wschr. 1907, 269. — Wenckebach: (a) Spitzentuberkulose und phthisischer Thorax. Wien. klin. Wschr. 1918, Nr 14. (b) Über den Körperbau bei der Trichterbrust. Dtsch. Ges. inn. Med. Wien 1923, 123. — Werner: Zur Ätiologie der Spitzentuberkulose. Diss. Jena 1901. — Wesener: Klinische und experimentelle Beiträge zur Fütterungstuberkulose. Freiburg 1885. — Wessler u. Jaches: Röntgenology of the chest 1923. — Westenhoefer: (a) Bericht über die Tätigkeit des pathologisch-anatomischen Instituts Santiago Chile. Berl. klin. Wschr. 1911, 23. (b) Wege der tuberkulösen Infektion bei Kindern. Berl. klin. Wschr. 1904. Berl. klin. Wschr. 1903, 332. (c) Zur Frage der Disposition bei der Lungentuberkulose mit Beziehung auf ihre Therapie. Ther. Gegenw. 1906. — Westhues: Herkunft der Phagozyten in der Lunge. Beitr. path. Anat. 70 (1922). — Weyl: Zur Chemie und Toxikologie des Tuberkelbazillus. Dtsch.

med. Wschr. 1891, 256. — White, Ch. P.: A note on the association of cancer with tuberculosis. Lancet 208, 544 (1925). — White u. Carpenter: Tuberculous pulmonary cavities in infants. Amer. J. med. Sci. 138 (1909). — Widal et Bezançon: Maladies des veines. Traite med. de Gilbert et Thoinot 25, 43 (1911). — Widal u. Ravaut: Applicat. clin. de l'ét. histol. des épanchem. sérofibrineux de la pleure. C. r. Soc. Biol. Paris 1900, 648. — Wiethold: Die großen Exsudatzellen bei Meningitis und käsiger Pneumonie. Frankf. Z. Path. 26 (1922). — Wiese: (a) Tertiärstadium bei der Kindertuberkulose. Handbuch der Kindertuberkulose von Engel-Porquet. Bd. 1, S. 605. 1929. (b) Ref. Zbl. Tbk. 29, 92 (1928). — Wiesel: Zur Pathologie des chromaffinen Systems. Virchows Arch. 176, 103 (1904). — Wigi: Il silicio nella tubercolosi sperimentale. Pathologica 17, No 399 (1929). — Willis, H. S.: (a) Studies on tuberculous infection. Amer. Rev. Tbc. 11, 427 u. 439 (1925). (b) Studies on tuberculous infection. VIII. Spontaneous pneumokoniosis in the guinea pig. Amer. Rev. Tbc. 1921, Nr 3, 189—215. — Wilson, Fox: The anatomical relations of pulmonary phthisis. Brit. med. J. 1873, 22. — Winkler: Zur Pathologie der Tuberkulose des Kindesalters. Dtsch. path. Ges. 8, 118. — Wirz: Pflügers Arch. 199, 1 (1923). — Withe u. Pattinger: Arch. Malad. Coeur 1908. — Witte: Über Tuberkulose der Mitralklappe und der Aorta. Beitr. path. Anat. 36, 192 (1904). — Wohlfahrt: Ein Fall von Endarteriitis bei käsiger Pneumonie. Arch. Heilk. 8, 162. — Wolf, J. E.: (a) Der Ableitungsbronchus tuberkulöser Kavernen im Röntgenbild. Beitr. Klin. Tbk. 66, 700 (1927). (b) Experimentelle Beiträge zur Frage der tuberkulösen Bazillämie. Schweiz. med. Wschr. 1929, 742. — Wolff: Zur Kenntnis der Hämoptoe. Münch. med. Wschr. 1896, Nr 34. — Wolff-Eisner: (a) Tuberkulose-Diagnostik und Therapie. 3. Aufl. Leipzig 1921. (b) Frühdiagnose und Tuberkuloseimmunität. Würzburg: Curt Kabitzsch 1909. Berl. klin. Wschr. 1907, 22. Beitr. Klin. Tbk. 9, 1. Münch. med. Wschr. 1909, Nr 44. — Wrede: Beitr. path. Anat. 32, 526 (1902). — Wucherpfennig: Der Sitz des phthisischen Primärkomplexes und seine Beziehungen zur tertiären Phthise. Beitr. Klin. Tbk. 61 (1925). — Wurm: (a) Späteinschmelzung alter tuberkulöser Reinfekte (Aschoff-Puhl) mit Bemerkungen zur Frage der dabei beobachteten Erweichungsvorgänge. Beitr. path. Anat. 79 (1927). (b) Beiträge zur pathologischen Anatomie der Tuberkulose. Beitr. Klin. Tbk. 63 (1926). (c) Über Spätveränderungen an alten tuberkulösen Primärkomplexen und Reinfekten. Beitr. path. Anat. 75 (1926).

Yersin, A.: Études sur le development du tubercule experimentale. Ann. Inst. Pasteur 2 (1888).

Zahn: Zusammenstellung der im pathologischen Institut zu Genf während 25 Jahren zur Sektion gekommenen Tuberkulosefälle. Münch. med. Wschr. 1902, 49. — Zalka: (a) Über die Häufigkeit des Lungenkarzinoms und die Ursachen seiner Vermehrung. Z. Krebsforschg 26, 130 (1928). (b) Zwei Fälle von tuberkulöser Aortenperforation. Virchows Arch. 1924. — Zappia: Sifilide et tubercolosi nei rapporti della profilassi. Zbl. Tbk. 25, 17. Rass. internaz. Clin. 6, 253. — Zarfl: Zur Kenntnis der primären tuberkulösen Lungenherde. Z. Kinderheilk. 5 (1913). — Zeiss: Die Lokalisation der tertiär tuberkulösen Narben in den Lungen, zugleich ein Beitrag zur Pigmentstreifenfrage. Beitr. Klin. Tbk. 64, 463 (1926). — Zickgraf: Lungenkarzinom und Tuberkulose. Diss. Heidelberg. Zitiert Teutschländer. — Ziegler: (a) Über die Herkunft der Tuberkelelemente. Würzburg 1875. (b) Über pathologische Bindegewebs- und Gefäßneubildung. Würzburg 1876. (c) Über Tuberkulose und Schwindsucht. Slg klin. Vortr. 151 (1878). (d) Eulenburgs Realenzyklopädie. Bd. 24. 1900. (e) Lehrbuch der speziellen pathologischen Anatomie. Jena 1906. 11. Aufl., herausgeg. von Gierke und K. Ziegler. — Ziegler, K.: Die Milzveränderungen bei experimenteller Impftuberkulose des Meerschweinchens und ihre Beziehungen zur menschlichen Pathologie. Arch. f. exper. Path. 115 (1926). — Ziegler, O.: Pathologisch-anatomische Vorgänge und klinisches Bild der Lungentuberkulose. Beitr. Klin. Tbk. 65, 163 (1926). — Ziegler, O. u. W. Curschmann: Nochmals zur Frage der Qualitätsdiagnose der Lungentuberkulose. Beitr. Klin. Tbk. 66, 265 (1927). — Zieler: (a) Experimentelle Untersuchungen über tuberkulöse Veränderungen an der Haut ohne Mitwirkung von Tuberkelbazillen. Münch. med. Wschr. 1908, 1874. (b) Zur Spezifität der Tuberkulinreaktion mit besonderer Berücksichtigung ihrer histologischen Grundlage. Beitr. Klin. Tbk. 64 (1926). (c) Diskuss. Bem. 24. Tagg d. path. Ges. Wien 1929. — Zielinski: Über die Veränderungen des Körpers bei Schwindsüchtigen. Fortschr. Med. 1900, 32. — Zinn u. Siebert: Über die meist gutartige Form des Spontanpneumothorax. Z. Tbk. 52, 177 (1928). — Zollinger, F.: Richtlinien zur Beurteilung des Zusammenhanges einer Tuberkulose mit einem Unfall. Schweiz. med. Wschr. 1928, Nr 33. — Zuravleva: Zur Frage über die Lungensyphilis und ihre Kombination mit Tuberkulose. Ref. Zbl. Tbk. 30, 835 (1928). — Zypkin: Pseudoleukämie, Lymphosarkomatose, Lymphogranulomatose und ihre gegenseitigen Beziehungen. Fol. haemat. (Lpz.) 32 (1925).

4. Die parasitären Erkrankungen der Atmungswege.

Von

Walther Fischer-Rostock.

Mit 13 Abbildungen.

I. Protozoen als Krankheitserreger.

a) Amöben.

Von den Amöben kommt als Erreger krankhafter Vorgänge an den Atmungswegen die Ruhramöbe, Entamöba histolytica, in Frage. Die durch sie gesetzten pathologischen Veränderungen sind noch verhältnismäßig wenig bekannt und untersucht; immerhin hat mit besserer Diagnostik die Zahl der sicher auf Amöbiasis zurückzuführenden Erkrankungen der Atemwege sich stark vermehrt. Allerdings ist auch zu erwarten, daß heutzutage, wo uns fast spezifische Mittel für die Bekämpfung der Amöbiasis zu Gebote stehen, die Zahl der immer sekundären, metastatischen Erkrankungen, zu denen die der Lunge gehören, sehr wesentlich eingeschränkt werden wird.

Die Amöbiasis stellt sich in der Lunge typisch dar in nekrotisierenden und eitrigen Prozessen, in Form der sog. Amöbenabszesse. Der häufigste Fall ist der: ein Amöbenherd der Leber bricht durch die Leberkuppe durch das Zwerchfell und die mit ihm verwachsene oder verklebte Pleura in die Lunge durch. Das kann ziemlich plötzlich und ungeahnt erfolgen; es wird dann aus den Bronchen einmal, oder auch wiederholt, eine blutig eitrige, gelegentlich auch noch etwas gallig gefärbte Masse entleert, in der man oft vegetative Amöben in großer Zahl findet. An solchen Durchbruch schließt sich gar nicht selten rasche Besserung und sogar völlige klinische Heilung an. Es kann aber auch die Hämoptyse und der Auswurf eitriger und nekrotischer Massen sich öfter wiederholen und sich allmählich immer deutlicher das klinische Bild und der anatomische Befund eines Lungenabszesses ausbilden. Solche Kranken können dann nach manchmal Jahre langem Siechtum kachektisch, bisweilen ziemlich rasch nach stärkerer Hämoptyse zugrunde gehen. Man findet dann in der Lunge einen mehr oder weniger großen, meist von einer schmalen pneumonisch veränderten Zone umgebenen Abszeß. Solche Abszesse sitzen vorzugsweise im Unterlappen der rechten Lunge; man hat sie in allen Größen bis zu der eines Kindskopfes gefunden. Der Inhalt der Herde ist ein schleimig eitriger, oder mehr bräunlich hämorrhagischer, mit nekrotischen Fetzen vermischter. Die Höhle pflegt nicht glatt zu sein, sondern innen noch mehr oder weniger nekrotische Gewebsfetzen erkennen zu lassen. Nach Ausspülen des Inhalts sieht man oft stärker komprimierte, bisweilen durch Granulationspfröpfe verschlossene Bronchen in die Höhle münden. Wo eine weitere Kommunikation mit einem nicht allzukleinen Bronchus besteht, ist während des Lebens oft eine riesige Menge eitrigen Inhalts — bis zu einem Liter an einem Tag — entleert worden. Bei jüngeren und kleineren Herden ist die Höhlenbildung nicht so beträchtlich oder eben erst angedeutet, das Gewebe sieht dann schmutzig bräunlichrot (infolge von kleinen Blutungen) oder auch trüb grüngelb mit roter hyperämischer Randzone aus und ist am Rande des Herdes deutlich pneumonisch infiltriert. Selten findet man bei kleinen Herden eine eigentlich fibröse Abkapselung. Besteht ein größerer Herd, so fehlt eine Verdickung und Verwachsung der Pleura in dem betroffenen Lappen eigentlich nie. Nach der Zwerchfellsfläche findet man meist die stärksten Pleuraveränderungen, und oft einen deutlichen Zusammenhang eines Lungenherdes mit einem Amöbenherd in der Leber. Oder aber man findet, etwa an der Kuppe des rechten Leberlappens, narbige Veränderungen, die auf einen abgeheilten Abszeß hinweisen.

Von den etwas mehr zentral gelegenen Amöbenherden der Lunge führen gelegentlich Fisteln zur Pleura. Eine reaktive akute Pleuritis in der Nähe eines Amöbenherdes ist häufig. Manchmal findet auch Durchbruch eines Lungenherdes in die Pleurahöhle statt; ein Durchbruch eines Leberherdes in die Pleurahöhle ist sehr viel seltener als der Durchbruch in die Lunge selbst.

Die jungen Lungenherde enthalten fast regelmäßig vegetative Amöben, oft in sehr großer Zahl; sie werden sowohl in den ausgehusteten Massen, wie auch in mikroskopischen Schnitten in der der Nekrose verfallenden Gewebspartie, oft noch deutlicher in der Peripherie des Herdes nachgewiesen. Ferner besteht der Inhalt der Herde aus roten Blutkörperchen und Zelldetritus, auch Resten von elastischen Fasern. In der Wand der Herde sind nur die Erscheinungen einer einfachen Entzündung mit Fibrinausschwitzung in den benachbarten Alveolen, in älteren Herden auch indurative Prozesse zu finden. Zysten der Ruhramöbe hat man in den Lungenherden nur ganz ausnahmsweise gefunden. Ist der Herd schon älter, vor allem, kommuniziert er mit größeren Bronchen, so tritt fast immer eine sekundäre Ansiedlung von Bakterien ein, meist von Staphylokokken, gelegentlich auch von Monilien (MANSON-BAHR). Die Amöben verschwinden aus solchem Herd schließlich völlig. Ein Übergang in Gangrän ist ganz ungewöhnlich. Histologisch bieten solche Herde dann keinerlei Abweichungen mehr von dem, was man bei anderweitig entstandenen Lungenabszessen sieht. In den allerjüngsten Stadien hat man Amöbenherde in der Lunge bis jetzt noch nicht untersucht, vermutlich, weil man makroskopisch gar nicht den Verdacht auf Amöbiasis hatte. Es wird angenommen werden dürfen, daß wir bei solchen frischen Herden abgesehen von einer gewissen Gewebsnekrose durch die Amöbenwirkung eine einfache katarrhalische Reaktion in der Umgebung finden, und wohl auch kleine Gewebsblutungen (BUNTING).

Man findet die Amöbenherde in der Lunge in der Regel in der Einzahl, am häufigsten im rechten Unterlappen, wie bei der oben geschilderten gewöhnlichen Entstehungsweise ja auch zu erwarten ist. Doch hat man auch bisweilen multiple Herde in einer Lunge, oder in beiden Lungen gefunden. In solchen Fällen sind dann meistens auch noch anderweitige metastatische Veränderungen durch die Amöben, vor allem im Gehirn, gesehen worden (Fälle von COUTEAUD, DUBU-JADOUX, LEGRAND u. a.). Eine andere Entstehungsweise als die durch Durchbruch eines Leberherdes erhellt sehr deutlich aus einem von BUNTING näher beschriebenen Falle. Hier fand sich in dem zu dem Lungenherd gehörenden Ast der Lungenarterie ein Thrombus mit Amöben. Da die Amöben ja in der Darmwand in die Venen einzudringen vermögen, können sie auf dem Blutwege durch die Leber und Lebervenen (falls sie nicht in der Leber abgefangen werden), leicht in die Lungenarterie geraten. Natürlich ist auch eine hämatogene Infektion der Lunge von einem ausgebildeten Leberherd durch Eindringen in Lebervenen möglich. Doch sind diese hämatogenen Metastasen viel seltener als die per continuitatem von einem Leberherd. Endlich kann noch eine Lungeninfektion auf dem Lymphwege erfolgen. Für gewöhnlich ist nach dem Gesagten die Amöbiasis der Lunge sekundär, metastatisch, und zwar nach einer primären Darmamöbiasis mit sekundärer Beteiligung der Leber. Es kommt vor, daß die Darmerscheinungen so wenig heftig und eindeutig waren, daß an die Möglichkeit einer dysenterischen Affektion gar nicht gedacht wird.

Neuerdings sind, namentlich von PANAYOTATOU und PETZETAKIS für Griechenland und Ägypten, neuestens von HABERFELD für Brasilien, die nicht ganz seltenen Fälle beschrieben worden, bei denen durch die Infektion mit Amöben die Erscheinungen einer meist fieberhaften, oft nur einseitigen Bronchitis hervorgebracht wird. In dem eitrigen, bisweilen etwas blutig gefärbten Auswurf sind vegetative Amöben oft in großer Zahl, Zysten nur ausnahmsweise nachgewiesen worden. Solche oft mit geringer Hämoptoe einhergehenden, nicht selten etwas tuberkuloseverdächtigen Bronchitiden sind bis jetzt anatomisch noch nicht untersucht; es ist aber wohl anzunehmen, daß dabei der Prozeß doch nicht ganz auf die Bronchialschleimhaut beschränkt ist. Daß es sich bei diesen Fällen ebenfalls um metastatische Amöbiasis handelt, geht wohl auch aus dem Umstand hervor, daß in diesen Fällen recht häufig auch Amöben im Urin gefunden worden sind; eine Ruhranamnese ist dabei oft nicht zu erheben. Daß solche Bronchitis etwa durch primäre direkte aerogene Infektion (mit zystenhaltigem Staub) zustande komme, wie von einigen Forschern für möglich gehalten wird, erscheint recht unwahrscheinlich.

b) Flagellaten.

Von anderen Protozoen im Respirationstraktus ist weniger zu berichten. Nicht so ganz selten hat man im Auswurf Flagellaten nachgewiesen, und zwar sind es immer (nach unseren heutigen Kenntnissen) Vertreter der Gattung Trichomonas gewesen.

KANNENBERG hatte schon 1879 in 6 Fällen von Lungengangrän 5 mal „Monaden" (bezeichnet als „Monas lens" und als „Cercomonas") gefunden, und über weitere positive Befunde bei gleicher Krankheit im nächsten Jahre berichtet. Man wird A. SCHMIDT zustimmen müssen, daß diese Protozoen, die auch er in 3 Fällen in DITTRICHschen Pröpfen am Rand der den Kern bildenden Bakterienhaufen fand, zu den Trichomonaden zu rechnen sind. Die Aufstellung einer eigenen Spezies Tr. pulmonalis ist nicht gerechtfertigt. Die Trichomonaden aus der Lunge sind offenbar übereinstimmend mit denen der Mundhöhle, die von einigen Forschern als Tr. elongata (sive buccalis) von Tr. hominis und Tr. vaginalis abgegrenzt werden. MARX hat solche Trichomonaden auch in Schnittpräparaten am Rand von Bakterienhaufen nachweisen können, doch nur in den Bronchen, nicht in den Alveolen. Diese Trichomonaden waren — wie überhaupt die im Auswurf anzutreffenden — vielfach degeneriert, zum Teil geißellos, während die unversehrten Tiere mindestens 4 Geißeln besitzen. Es sind offenbar sekundäre Ansiedler, Saprophyten, denen eine eigentliche pathogene Bedeutung nicht zukommt. Sie finden sich auch keineswegs regelmäßig bei Lungengangränen und putrider Bronchitis — ich habe in 3 aufeinander folgenden Gangränfällen keine gefunden, und auch SCHMIDT sagt, daß sie dabei durchaus nicht regelmäßig anzutreffen sind.

c) Ferner wären zu erwähnen: Die Parasiten der Orientbeule: Leishmania tropica, besonders auch Leishmania brasiliensis. Gelegentlich greift die Orientbeule auch auf die Schleimhaut der Nase über, und die Parasiten sind dann auch hier wie sonst in den Wucherungen unschwer nachzuweisen.

Die Parasiten der Kala azar, Leishmania donovani, sind auch schon in den Lungenepithelien gefunden worden. Daß sie dort charakteristische Veränderungen hervorriefen, ist bis jetzt noch nicht bekannt. An den Gefäßendothelien der Lunge sind bei experimenteller Kala azar auffallend starke reaktive Wucherungen gefunden worden (MELENEY).

Sarkosporidien sind von BARABAO und ST. REMY in den Muskeln des Larynx gefunden worden.

Myxosporidien als Pseudoparasiten, sind einmal im Sputum angetroffen worden (Fall von MIRIEUX und CARRÉ).

Zu den Haplosporidien pflegte man anhangsweise zu stellen die als Rhinosporidien (Rh. seeberi, identisch mit Rh. Kinealyi) bezeichneten Organismen, die zuerst von MALBRAN in einem gestielten Nasenpolypen gefunden worden sind; man hat sie seither mehrere Male in polypösen Wucherungen der Nase gefunden.

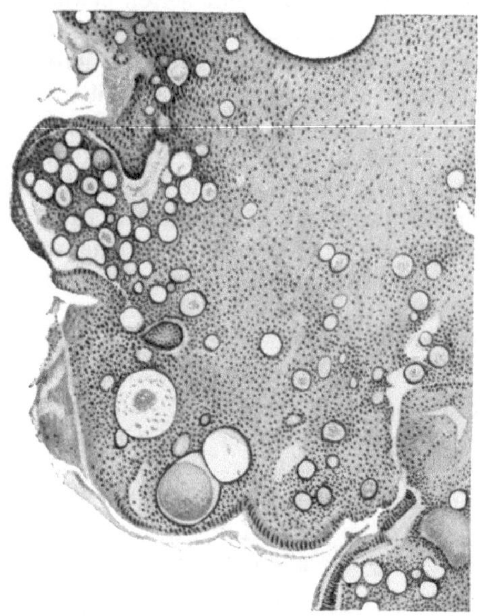
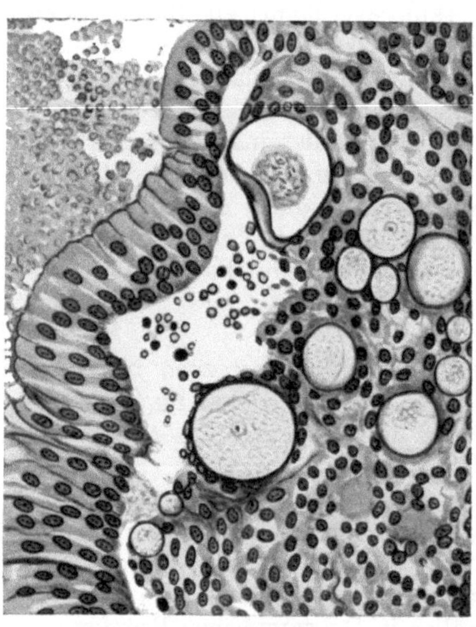

Abb. 1a. 60fach vergr.   Abb. 1b. 260fach vergr.
Abb. 1a und b. Rhinosporidium Seeberi. Nasenpolyp. (Aus WENYONS Protozoology. Bd. I, Abb. 335.)

HARTMANN und SCHILLING, und auch BRAUN haben sich sehr skeptisch über die Protozoennatur dieser Gebilde ausgesprochen, die ähnlich wie manche Sporozoen schließlich ziemlich große, runde, später platzende Zysten ausfüllen; diese Zysten werden schließlich (nach BEATTIE) $^1/_3$—$^1/_4$ im Durchmesser groß. Durch ASHWORTH scheint nun endgültig nachgewiesen zu sein, daß es sich bei diesen Rhinosporidien nicht um echte Protozoen, vielmehr um Pilze handelt. Diese Gebilde sind in Nasenpolypen in verschiedenen Ländern (Süd- und Nordamerika, Indien, Ceylon) gefunden worden, neuestes auch in Amerika (bei einem 40jährigen Manne, von LINCOLN und GARDNER).

II. Würmer.

A. Saugwürmer.

a) Der Lungenegel.

a) der Lungenegel, von COBBOLD 1880 zuerst als Parasit der menschlichen Lunge erkannt, 1893 von BÄLZ als Distomum pulmonale bezeichnet, geht heute unter der zoologischen Bezeichnung Paragonimus Ringeri.

Man pflegt 3 weitere Arten von ihm abzutrennen, nämlich Paragonimus Westermanni, Parasit der Lunge des Königstigers (Indien), Paragonimus Kellicotti Ward 1908 (Amerika), Paragonimus compactus (Indien, Malayenstaaten).

Doch sind diese Arten so nahe verwandt, daß manche Forscher eine Unterscheidung verschiedener Spezies für nicht gerechtfertigt halten. Der Lungenegel ist. vorzugsweise verbreitet in Ostasien, und zwar in Japan und Korea, wohl auch im nördlichen China, und auf den Philippinen. Einzelne Fälle sind auch bei uns, aus dem fernen Osten eingeschleppt, beobachtet worden. Ferner ist Paragonimusinfektion in Südamerika nicht selten gefunden worden (PERU, CORVETTO).

Der erwachsene Lungenegel ist blaß, bräunlich-rot, hat etwa die Größe und Form einer Kaffeebohne, das hintere Ende ist etwas spitzer als das vordere. Die Länge schwankt einigermaßen, ist durchschnittlich um 10 mm herum, mit Extremen von 7,5 und 20 mm; die Breite 5—9 mm.

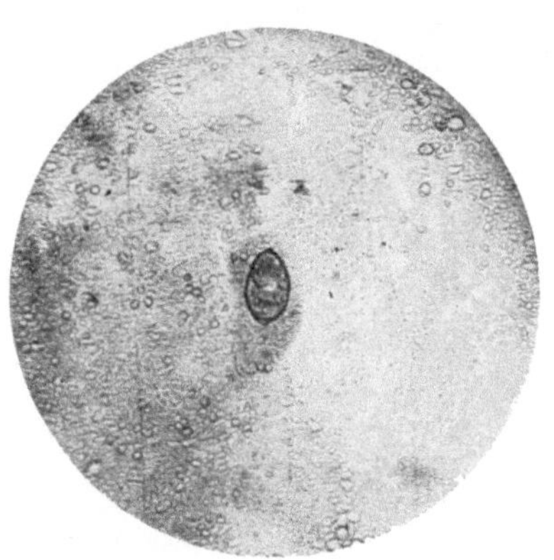

Abb. 2. Auswurf mit Ei des Lungenegels.

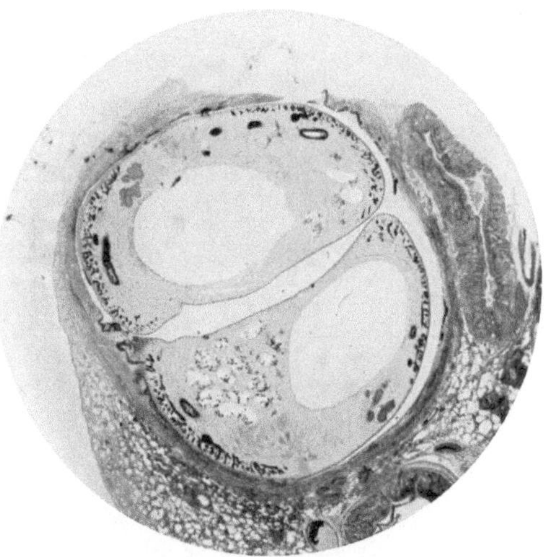

Abb. 3. Lunge mit Paragonimus.

Der Mundsaugnapf mißt nicht ganz 1 mm im Durchmesser, der Bauchsaugnapf ist eine Spur größer. P. Ringeri hat spießförmige Hautstacheln, in mehreren Gruppen in kreisförmigen Reihen angeordnet (bei P. Kellicotti sind sie einzeln in Reihen, bei Westermanni einzeln, bei kompaktus in Haufen). Die durchscheinenden, etwas bräunlichen Eier sind durchschnittlich 93 Mikren lang (87—125) und 56 Mikren (52—66) breit. Die von P. Westermanni sind kleiner, 85:55, von kompaktus 75:48. Das Ei von P. Ringeri hat am stumpfen Pol einen Deckel, und am spitzen andern Pol meist eine kleine, knopfartige Verdickung.

Im Wasser entwickeln sich aus dem Ei die bewimperten Miracidien, die ihre weitere Entwicklung zunächst in einem ersten Zwischenwirt, nämlich in Süßwasserschnecken durchmachen. Es sind das Melaniarten (M. libertina, M. obliquegranosa u. a.), in Südamerika Ampullaria luteostoma. In diesen entwickeln sie sich zu Redien, und in diesen die Cercarien, die ihre weitere Entwicklung in einem zweiten Zwischenwirt, nämlich in Krabben durchmachen. Dies sind: Potamon (= Geotelphusa) obtusipes und P. dehaani, Eriocheir japonicus in Japan, Astacus jap. in Korea und Sesarma dehaanii; Pseudotelphusa iturbei in Südamerika. Bei Genuß ungenügend

gekochten Krabbenfleisches gelangen die Cercarien in den menschlichen Darm-
kanal, exzystieren sich dort und wandern durch die Darmwand hindurch in die
Leibeshöhle, durch das Zwerchfell hindurch in die Pleurahöhle, in die Pleura
und Lunge, wo sie sich, meist dicht subpleural, ansiedeln. Etwa einen Monat
nach erfolgter Infektion lassen sich die schon beinahe reifen Egel in der Lunge
nachweisen. Man findet die Egel in der Lunge, vorwiegend im Oberlappen
subpleural, in kleinen Höhlen oder Zysten, die bis etwa pflaumenkerngroß werden.
Die Höhlen liegen einzeln, gelegentlich auch mehrere beieinander und miteinander kommunizierend. In den Höhlen findet man einen bräunlich roten flüssigen

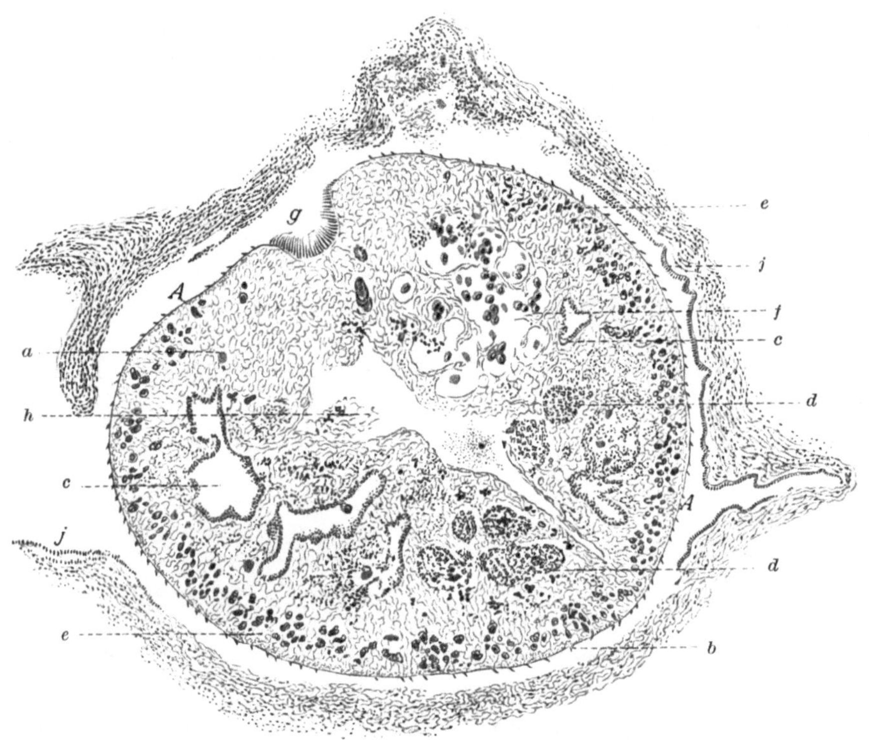

Abb. 4. Wurmhaltige Höhle aus dem Unterlappen der Lunge. *A* Schrägschnitt des Wurmes. *g* Bauchsaugnapf. *a* Parenchym. *h* Exkretionsgefäß. *c* Darm. *j* Zylinderepithel. *e* Dotterstöcke. *f* Uteruseier.
d Hoden. *b* Kutikula mit Stacheln. 12 fach vergrößert.
(Aus KATSURADA: Beitr. path. Anat. 28, Tafel XIV, Abb. 2.)

Inhalt, in dem sich zahlreich die Eier, und meist auch CHARCOT-NEUMANNsche
Kristalle finden, ferner ein oder zwei, gelegentlich auch 3 Egel (SUGA und NAKA-
HAMA). Die Zahl der in den Lungen anzutreffenden Egel ist meist nicht groß,
selten mehr als 6; die Höchstmenge waren wohl 28 Stück (oder noch mehr) in einem
Falle KATSURADAS. Sind die Egel in den Höhlen abgestorben, so weisen sie
eine schmutzig graublaue Farbe auf. Die Wand der Höhlen ist mehr oder weniger
deutlich mit Epithel, Plattenepithel oder Flimmerepithel ausgekleidet, auch
Schleimdrüsen und Muskelfasern hat man in der Wand gefunden, ein Beweis,
daß es sich bei den Höhlen um erweiterte Bronchen handelt. Das braucht aber
nicht immer zuzutreffen; oft ist auch von einer Epithelauskleidung der Zyste
nichts zu erkennen. Daß die Höhle mit Bronchen in Verbindung steht, ist fast
immer makroskopisch zu erkennen; man hat auch Fälle gesehen, wo nur der

dieser Verbindungsstelle zunächst liegende Abschnitt der Höhle epithelisiert war, offenbar vom Bronchus aus. Die äußere Wand der Zyste ist mäßig derb, gelegentlich sogar verkalkt. In der bindegewebigen Wandschicht findet man Leukozyten, auch oft viel Eosinophile, ferner auch Mastzellen; in der innersten Schicht in der Regel Blutungen und Reste von Blutungen, so wie auch manchmal Fremdkörperriesenzellen. Im Zysteninhalt sind wohl immer Blut, und oft auch blutpigmentbeladene Zellen gefunden worden (URCHS). In der Umgebung der abgekapselten Herde kann man Bronchitis und kleinste broncho-pneumonische Herde finden (YAMAGIWA, so auch deutlich auf einer Abbildung bei RIVAS).

Die Anwesenheit der Egel in der Lunge führt zu wiederholten, meist aber nicht ernsthaften Hämoptysen; es wird zähes, schleimig blutiges Sputum, in Mengen von etwa 30—50 ccm am Tag entleert; selten sind starke Blutungen, bis $^1/_2$ Liter. Die klinischen Symptome legen sehr häufig den Verdacht auf eine Tuberkulose nahe (z. B. Fall von BACMEISTER), doch ist die Prognose durchaus günstig. Eine ernsthafte Gefahr besteht dagegen darin, daß bisweilen die Eier mit der Blutbahn verschleppt werden und ins Gehirn geraten können, wo sich tumor- und abszeßartige Bildungen um solche verschleppte Eier in manchen Fällen haben nachweisen lassen. MUSGRAVE (zit. bei LOOSS) sah Paragonimusansiedlung auch in der Pleura. Eine Eosinophilie des Blutes kann bei Paragonimus-Infektion fehlen (KU YUE CHI).

b) Leberegel.

b) Einzig im Schrifttum ist der Fall von DE GOUVEA, bei dem ein Leber-egel aus der Lunge ausgehustet wurde. Das geschah bei einem Marineoffizier, der längere Zeit an Fieber, Husten und geringfügiger Hämoptyse litt; durch Husten entleerte er einen $2^1/_2$ cm langen Egel mit 2 Saugnäpfen. Der Egel ist nach BLANCHARD als Fasciola gigantea anzusehen.

c) Schistosomum.

Von den 3 für die menschliche Pathologie bedeutsamen Schistosomen, nämlich Schistosomum hämatobium (= Bilharzia), Schistosomum mansoni, und Schistosomum japonicum spielen die Egel selbst kaum eine pathogene Rolle, wohl aber die in die Lunge verschleppten Eier dieser Würmer. Bei Schistosomum hämatobium ist das allerdings offenbar äußerst selten — CAWSTON sah endstachlige Eier in der Lunge, — bei den beiden andern aber recht häufig, und die Zahl der in die Lunge verschleppten Eier kann recht erheblich sein.

Die Eier rufen im Lungengewebe eine leichte Entzündung hervor, werden aber bald ganz in der Weise abgekapselt, daß sich um die Eier herum, wie in der Leber, oder im Darm, ein Granulom bildet. Die in diesen Fremdkörper-tuberkel eingeschlossenen Eier können hier noch eine Zeit lebendig bleiben; sterben aber dann ab, können auch verkalken, man findet in den Präparaten meistens recht verschiedene derartige Stadien, Eier mit noch erkennbarem Embryo, leere Eihüllen, oft eigenartig eingebeult, oder ganz verkalkte Gebilde. Oft sind die Eier oder die Trümmer von Eihüllen von manchmal zahlreichen Fremdkörperriesenzellen umgeben; je nach dem Zustand des Eies ist oft auch eine sehr erhebliche Ansammlung eosinophiler Leukozyten in dem kleinen Granulom zu finden. Ein solches Granulom beherbergt bisweilen zahlreiche Eier; derartige Knötchen können makroskopisch ganz genau wie kleinste graulich durchscheinende miliare Tuberkel aussehen (TSUNODA)[1]. Irgendwelche ernsthaften

---

[1] In dem Falle TSUNODAS waren Schistosomen im rechten Vorhof, was wohl die starke Überschwemmung der Lunge mit Eiern erklärt.

Erscheinungen verursachen diese Eier in den Lungen nicht. Mit der Granulombildung um die Eier ist gelegentlich auch eine Verdickung der Septen, eine gewisse Zirrhose der Lungen, verbunden (eigene Beobachtung). Solche eihaltigen Lungen sollen nach RUGE-MÜHLENS-ZUR VERTH gegen Tuberkulose und Pneumonie wenig widerstandsfähig sein. In Südamerika (CARACAS), wo Schistosomiasis bei 20% der Sezierten gefunden wird, findet RISQUEZ sehr häufig eine Kombination mit Tuberkulose.

Die erwachsenen Schistosomen sind meines Wissens nur einmal in der Lunge selbst gefunden worden, und zwar von SYMMERS, der dort ein in Kopula befindliches Pärchen, „im Lungenblute" antraf.

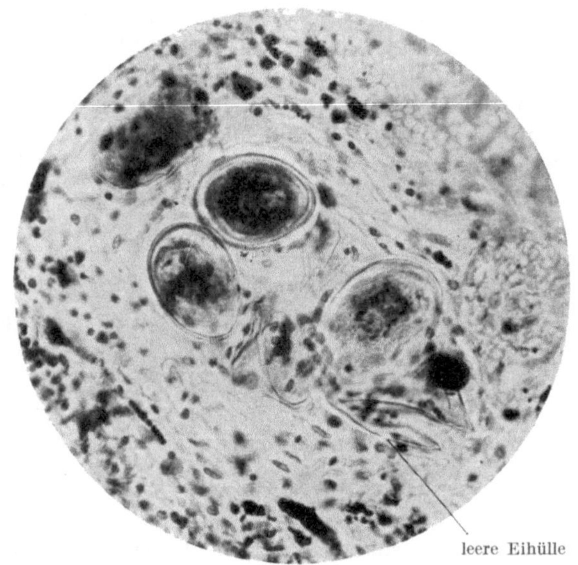

Abb. 5. Eier von Schistosomum japonicum in der Lunge. Apochrom. 4. Comp. Okular 4. Vergrößerung 385fach.

B. Bandwürmer.

a) Von den Bandwürmern haben für die Atmungsorgane des Menschen lediglich die Finnenstadien einiger Bandwürmer eine Bedeutung. An erster Stelle stehen die Finnen des Hundebandwurms, taenia echinococcus. Die Echinokokken finden sich beim Menschen ja viel häufiger in der Leber (50—80%), als in der Lunge; der Prozentsatz der Lokalisation in der Lunge wird in den verschiedenen Statistiken zu 4 bis 9,7% angegeben (Sammelstatistik NEISSER 7,4%, TEICHMANN 8,8%, DÉVÉ 8,5 und 9,7%). Betroffen werden beide Geschlechter, das männliche häufiger als das weibliche; verhältnismäßig recht oft das jugendliche Alter, auch Kinder, doch nie unter 2 Jahren. Dagegen ist im Schulalter Echinokokkus häufig; MORQUIO hat allein über 112 Fälle bei Kindern berichten können.

Man findet die Echinokokken rechts etwas häufiger als links, im Unterlappen häufiger als im Oberlappen (HOSEMANN), bisweilen auch in der Pleura, besonders auch zwischen Rippen, Wirbelsäule und Pleura, subpleurale Thoraxwandechinokokken (LEHMANN, eigene Beobachtungen, YAMATO). In etwa zwei Drittel ist nur ein Echinokokkus vorhanden. Es sind auch schon Echinokokken in beiden Lungen gesehen worden (z. B. ARESU: links eine 11 cm, rechts eine 9 cm große Blase; PETROW: 7 Zysten in der rechten, 3 in der linken Lunge. Die Echinokokken finden sich in der Lunge in der Form fast ganz runder, oft ganz glasig durchsichtiger, oft mehr milchweißer oder etwas weißgelblicher Blasen, deren Wand bei den kleineren nur Bruchteile eines Millimeters, bei älteren einen Millimeter und dicker sein kann. Die Blasen in der Lunge weisen meist eine Größe einer großen Kirsche, einer Billardkugel oder noch darüber auf; Blasen mit einem Durchmesser von 9—12 cm sind gar nicht so ungewöhn-

lich, und man hat noch größere gesehen, die einen ganzen Lungenlappen ausfüllten. In einem Fall von MARIANTSCHIK waren die Maße 14:12:11 cm, im Falle von LASKER gar 40:20:6,5 cm.[1]

Um die Blasen bildet sich in der Lunge eine fast immer nur recht dünne „Wirtskapsel“ aus. Das ist der Grund, weshalb die Echinokokkusblasen aus der Lunge auch so oft durch die Bronchen nach außen entfernt, ausgehustet werden, so daß darauf Heilung eintritt. Selten ist die Wirtskapsel dicker, hyalin oder gar verkalkt letzteres hat LASKER beobachtet, wo die Kapsel geradezu steinhart war.[2] Geringe Kalkablagerung in der bindegewebig-hyalinen Wirtskapsel fand sich auch in dem von mir untersuchten, hier abgebildeten Falle.

Sekundäre Veränderungen an den Blasen sind längst nicht so häufig, wie etwa an den Leberechinokokken — was wohl mit der häufigen spontanen Ausstoßung der Blasen zusammenhängt —. Am häufigsten sieht man noch Vereiterung, die dann reaktive entzündliche Veränderungen in der Umgebung der Blasen (bronchopneumonische Herde, Bronchitis, auch chronische interstitielle Prozesse, und vor allem Pleuraent-

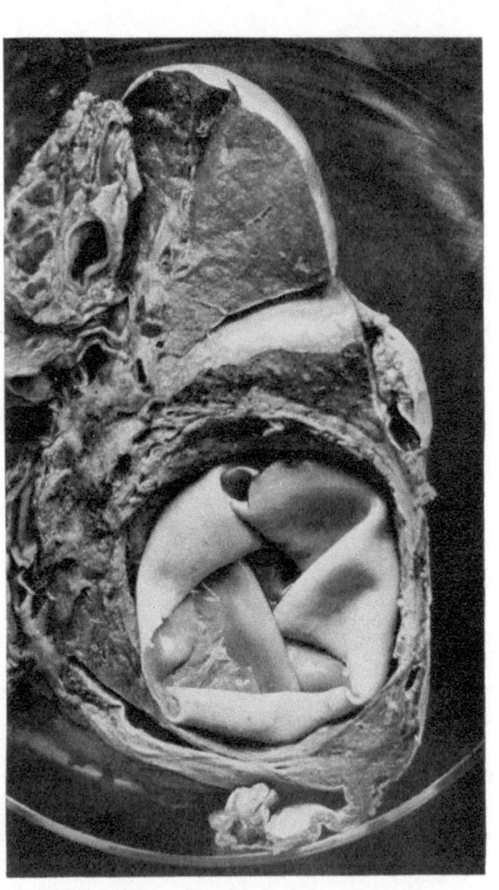

Abb. 6. Zystischer Lungenechinokokkus. Präp. Path. Inst. Rostock.

zündung) veranlassen kann. Doch findet man nur bei einem Viertel der Lungenechinokokken Pleuraverwachsungen (GARRÉ). Auch vereiterte Blasen können durch die Bronchen nach außen entleert werden — in einem Falle von KAPPIS wurde einmal $1/_2$ Liter ausgehustet. Selten erfolgt ein Durchbruch der Blasen in die Pleurahöhle, wie auch Sitz des Echinokokkus in der Pleura selbst nicht häufig ist. Sekundäre Ansiedlung in der Pleura, nach Durchbruch eines Lungenherdes, ist offenbar extrem selten.

---

[1] Nach Lehmann ist es allerdings zweifelhaft, ob es sich im LASKERschen Falle tatsächlich um Echinokokkus, und nicht aber um ein altes vereitertes Dermoid o. ä. gehandelt hat.

[2] Vgl. vorige Anmerkung.

Große Echinokokken machen natürlich eine gewisse, oft sehr erhebliche
Verdrängung und Kompression von Lungengewebe, manchmal auch Verdrängung

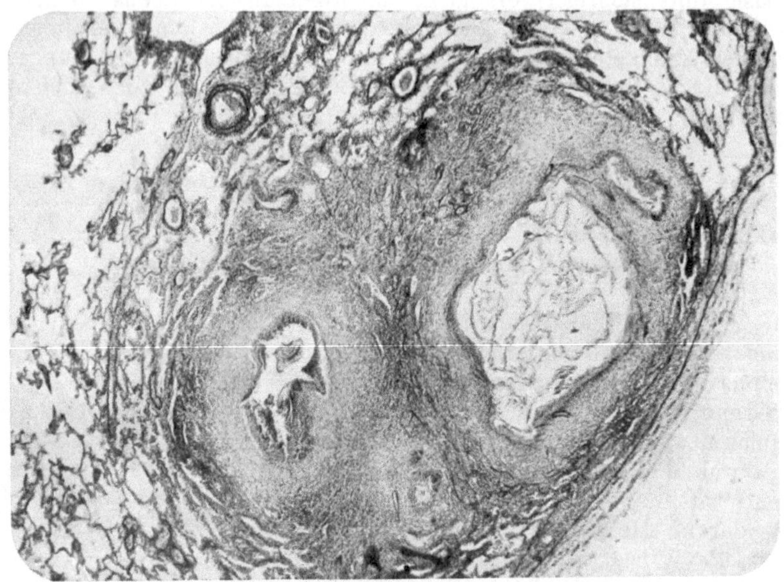

Abb. 7. Lungenechinokokkus. Path. Inst. Rostock.

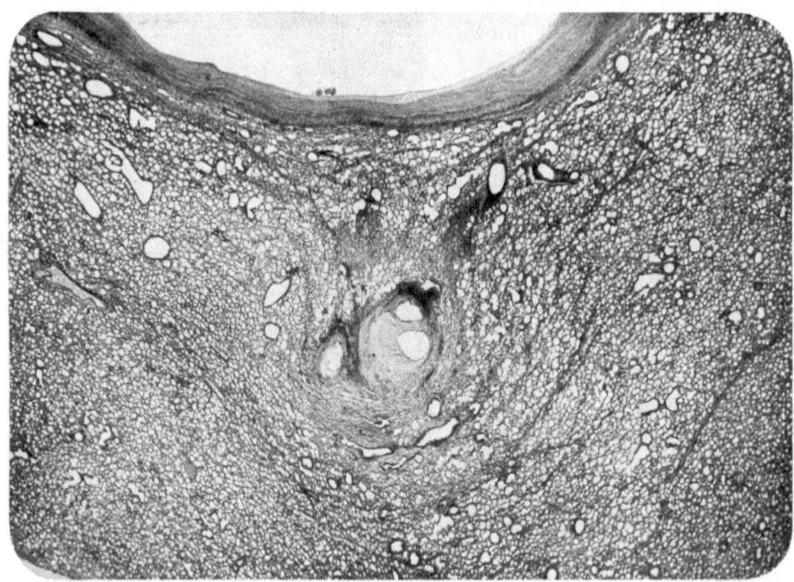

Abb. 8. Lungenechinokokkus, oben Zystenwand mit 3 Skoleces. Mikrosummar 42.
Vergrößerung 7 fach.

des Herzens, und erlangen so erhebliche klinische Bedeutung. Tödliche Blutung
ist äußerst selten. Viel größer ist die Gefahr, daß bei Platzen und Aushusten
der Blasen Aspiration und Erstickung erfolgt, und die Gefahr der weiteren
Dissemination von Blasen. Bei Durchbruch eines Leberechinokokkus in die

Lunge kommt es zu Hepatobronchialfistel; dann kann unter Umständen auch Galle in die Lunge eindringen und galliger Auswurf auf diese Komplikation hinweisen. In einem recht eigenartigen von LJUBOWSKI, leider ganz ungenügend

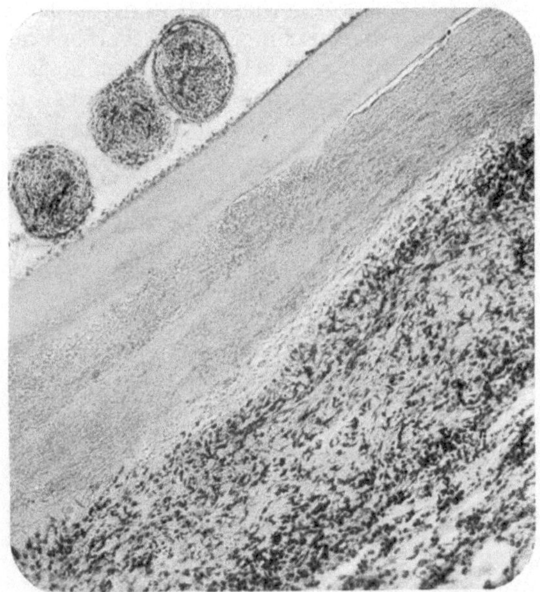

Abb. 9. Wand eines Lungenechinokokkus mit 3 Skoleces. Apochrom. 8, Okular 4. Vergrößerung 96.

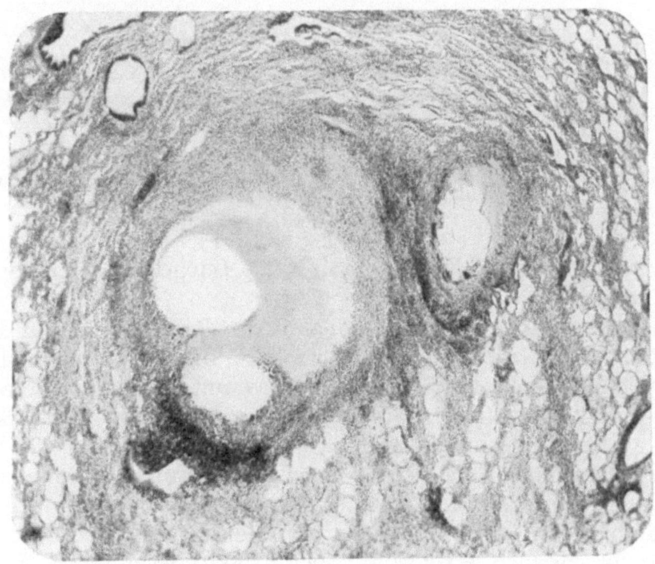

Abb. 10. Lungenechinokokkus. Vergrößerung 24fach.

beschriebenen Falle wurden im Lungengewebe in der Hepatobronchialfistel Gallenkonkremente (Lebersteine?) gefunden.

Viel häufiger aber ist, wie schon erwähnt, Spontanheilung, durch Aushusten der Blasen. LEHMANN findet in seinem Mecklenburger Material (44 Fälle), daß von 33 nicht operierten Patienten 30 spontan geheilt sind; und von 36 überhaupt geheilten Fällen sind fünf Sechstel spontan geheilt. Gleiches berichtet auch eine argentinische Statistik.

Es kommt, wenn auch äußerst selten vor, daß der Lungenechinokokkus der einzige im Körper ist; aber für gewöhnlich finden sich außer dem Lungenechinokokkus noch anderweitige Echinokokken, vorzugsweise in der Leber. Es ist ja auch von vornherein zu erwarten, daß dem so ist; denn die jungen Embryonen gelangen vom Darm aus zunächst in die Leber, die als erstes Filter wirkt und wenn die etwa 25 Mikren breiten Embryonen die Leber passieren,

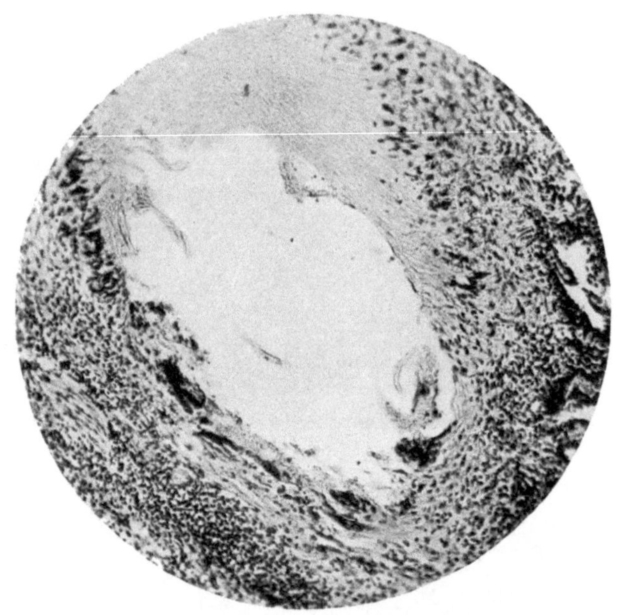

Abb. 11. Fremdkörperriesenzellen um einen kleinen Lungenechinokokkus.
Apochromat 8. Okular 4. Vergrößerung 107 fach.

so gelangen sie in das Kavablut und dann in die Lunge, die so ein zweites Filter darstellt.

In einem Falle CHIARI war ein Echinokokkus der Scheidewand des Herzens in den rechten Vorhof durchgebrochen und die Blasen waren in die Lungenarterie verschleppt, deren Endäste etwas ausgeweitet waren. Diese Verlegung durch die Echinokokkusblasen hatte einen hämorrhagischen Infarkt bewirkt. Durchbruch in die Lungenarterie wird auch von MASCHKA (zit. bei HOSEMANN, Monographie), erwähnt. Nach ROKITANSKY hat ANDRAL Echinokokkusblasen auch in den erweiterten Enden der Lungenvenen(arterie?) gefunden. Die Infektion der Lunge wird nach dem oben Gesagten in der Regel eine sekundäre, hämatogene sein. Möglich, aber wohl äußerst selten, ist auch der Weg, daß die Embryonen durch eine der Kommunikationen der Pfortader mit der Hohlvene unter Umgehung der Leber in die Lunge geraten. Die Infektion der Lunge auf dem Wege des Ductus thoracicus ist bis jetzt meines Wissens noch in keinem Fall wahrscheinlich gemacht worden.

Von den Blasen in der Lunge kann dann wiederum eine weitere Aussaat auf dem Blutwege erfolgen.

Auch der viel seltenere alveoläre (sog. multilokuläre) Echinokokkus wird metastatisch in den Lungen angetroffen. Es finden sich dann meist subpleural gelegene, manchmal aber die Pleura stark vorbuckelnde Herde, deren Zahl in einer Lunge einige Dutzend betragen kann. Die Herde haben einen Durchmesser von einigen Millimetern bis zu 50 mm, ja noch mehr; man hat bis hühnereigroße Herde gesehen, doch ist die häufigste Größe ungefähr die einer Haselnuß. Auf dem Durchschnitt sehen solche Herde oft ganz aus wie metastatische Geschwülste; in einem Fall von LIEBERMEISTER wie induriertes Fettgewebe. Die Farbe solcher Herde ist schmutzig gelblich, manchmal eine

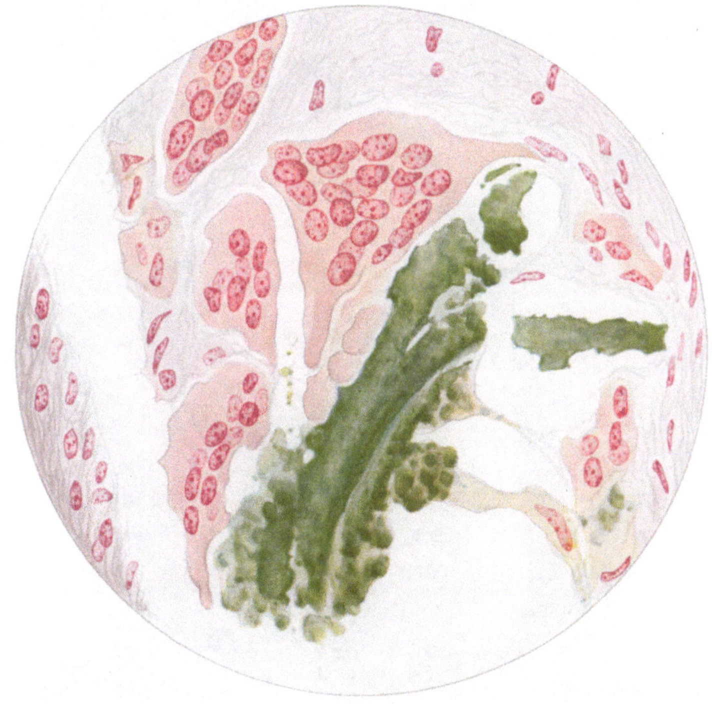

Abb. 12. Alveolarechinokokkus der Lunge. Embolisch verschlepptes Stück in einem Ast der Arteria pulmonalis. Aus JAHN: (Beitr. path. Anat. 76.)

Spur grau, wenn der Inhalt schon etwas verkalkt ist, die Beschaffenheit etwas krümelig. In andern Fällen hingegen findet man deutliche Bläschen, die von bindegewebigen Septen umgeben und durch solche von einander abgegrenzt sind. In den Herden trifft man, je nach dem Alter der Herde mehr oder weniger deutlich ausgeprägt, zu innerst Reste der Kutikula der Echinokokken, Zelldetritus, einzelne Leukozyten, und oft um Kutikulareste herum Fremdkörperriesenzellen. Es folgt nach außen eine kernarme hyaline Bindegewebsschicht, nach außen eine zellreichere Schicht mit manchmal deutlich radiärer Anordnung von Epitheloidzellen, seltenen Riesenzellen, und Rundzellen gelegentlich auch eosinophilen Zellen. In die Umgebung der Herde pflegt Hyperämie, katarrhalische Pneumonie oder auch etwas Induration vorhanden zu sein. Die Herde können auch vereitern. Die Entstehung der Lungeninfektion auf dem Blutweg wird deutlich aus den Befunden, wie sie kürzlich JAHN erhoben hat; er fand in der Lungenarterie embolisierte und zum Teil in Organisation begriffene Reste der Parasiten, und erwähnt einen weiteren derartigen Befund von MELNIKOW-RASWEDENKOW. In verschiedenen Fällen sind die Alveolarechinokokken der Lunge mit Tumor oder mit Tuberkulose zunächst verwechselt worden (so bei BIBER und LIEBERMEISTER). Über Echinokokkus der Nase (1 Fall) und der Stirnhöhle (einige Fälle) findet sich eine kurze Notiz bei SEIFERT.

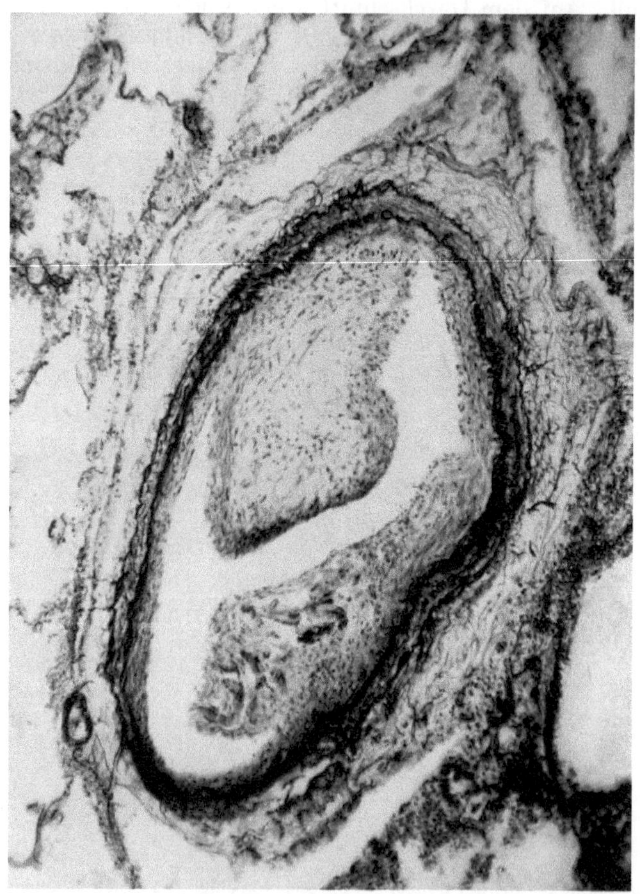

Abb. 13. Alveolarechinokokkus der Lunge. Arterie mit Endarteritis; rechts unten Stücke der embolisch verschleppten Kutikula. (Aus JAHN: Beitr. path. Anat. 76.)

Von anderen Bandwurmfinnen werden Zystizerken nur äußerst selten in der Lunge gefunden (ORTH), haben aber praktisch keinerlei pathogene Bedeutung bei dieser Lokalisation.

Die Larven eines noch fast ganz unbekannten Bandwurms sind in einigen wenigen Fällen in ungeheurer Anzahl in der Haut und in allen möglichen Organen des Körpers gefunden worden, so auch in der Lunge. Es handelt sich um die als Sparganum proliferum (Plerocercoides prolifer) benannte Bandwurm-finne, die 5 mal in Japan, 1 mal in Kalifornien gefunden worden ist. In einem Falle TASHIROS waren die Larven in der stark ödematösen und verwachsenen Lunge in großer Anzahl vorhanden, in einer Größe von meist 0,3 bis 0,4 cm Länge und 0,2 bis 0,3 cm Breite. Um diese Parasiten hatten sich zum Teil kleine Granulome mit Plasmazellen, Lymphozyten und Histiozyten gebildet.

C) Rundwürmer.

a) Von lebenden ausgewachsenen Würmern, die in den Atemwegen des Menschen vorkommen, spielen die wichtigste Rolle die **Spulwürmer, Ascaris lumbricoides.** In der Regel handelt es sich darum, daß ein einzelner Wurm, viel seltener mehrere, etwa ein ganzes Knäuel von Würmern, vom Magen aus durch Erbrechen in den Schlund, und von da aus in Larynx und Trachea, ganz selten bis in die Bronchen gelangt. Solche plötzliche Verlegung der Luftwege durch die verhältnismäßig großen Würmer kann zu fast plötzlichem Tode führen. Nur selten hat ein einzelner Wurm längere Zeit in den Atemwegen verweilt, und man hat dann als Folgen teils mechanische, teils aber auch chemische Reizung, mit Entzündungserscheinungen und oberflächlichen Substanzverluste beobachtet (MOSLER). Selten gelangt ein Spulwurm tiefer, bis in die Trachea, oder gar in die Bronchen. Einzig ist der Fall von LEON, der bei einem 3jährigen Knaben einen Askaris fand, der sich im Bronchus an der Stelle eines verkästen Tuberkuloseherdes durch die Wand hindurch gebohrt hatte und so bis ins Mediastinum gelangt war.

Weniger gefährlich ist die Anwesenheit der Spulwürmer in der Nase, wohin sie vom Schlund aus gelangen können. Es sind mehrere Fälle bekannt, wo lebende Askariden aus der Nase entfernt wurden (schon aus dem 18. Jahrhundert, von BENIVIENI und von HALLER); die Askariden verirren sich gelegentlich auch in die Stirnhöhle (Fälle von TROJA, von WRISBERG) oder in die Oberkieferhöhle (DESCHAMPS, FORTESSIN). Bei SEIFERT sind tabellarisch 32 Fälle von Askariden in Kehlkopf und Luftröhre zusammengestellt; meist handelt es sich um Kinder, und fast stets um plötzliche Erstickung. Natürlich muß man sich hüten, Askariden, die postmortal, wie gar nicht so selten vorkommt, in die Luftwege geraten, eine Bedeutung zuzuschreiben! Bei der Nasenspülung einer an rechtseitiger Naseneiterung leidenden Frau hat SEIFERT auch einen abgestorbenen z. T. schon mazerierten männlichen Spulwurm entfernt.

b) **Oxyuren (Enterobius vermicularis)** gelangen ebenfalls gelegentlich in die Nase und sind aus ihr entfernt worden (Fälle von CHIARI, 14jähriges Mädchen, und von HARTMANN, 13jährige Epileptika, Rheins.).

c) Einzig steht da der Befund eines **vermis albicans** in der Nase, von RHEINS-LEUCKART beobachtet.

d) Nach HÄNISCH hat ZIEMSSEN bei einem an Ankylostomiasis leidenden Tunnelarbeiter den Abgang von Dochmien (= Ankylostomen) aus der Stirnhöhle beobachtet (das Zitat habe ich bei ZIEMSSEN nicht finden können).

Hier ist noch zu gedenken der Wanderungen, die Larven von Rundwürmern ausführen: Sie gelangen dabei in die Lunge, wo sie sich eine Zeit aufhalten, bis sie eine gewisse Entwicklungsreife erlangt haben. Dies ist zuerst für die Larven von Ankylostomen, späterhin auch für die Larven von Strongyloides und Askaris nachgewiesen worden; ferner müßte der Jungtrichinellen im Lungenblut gedacht werden. Die Veränderungen, die an den Lungen und der Trachea bei der Passage durch die Würmer gesetzt werden, sind unseres Wissens beim Menschen noch gar nicht untersucht, wir kennen lediglich die Befunde bei Versuchen an verschiedenen Tierarten bei Infektion mit den genannten Würmern, oder nahe verwandten Formen. Da im Versuch allemal eine so massige Infektion verursacht wird, wie sie in natura beim Menschen wohl kaum je vorkommen wird, so werden wir schließen dürfen, daß wir die Befunde beim Versuchstier, wenn überhaupt, nur mit aller Vorsicht auch auf den Menschen übertragen dürfen. Es ist wahrscheinlich, daß die Askaridenlarven in der Lunge ganz leichte hämorrhagisch-pneumonische Veränderungen verursachen können, und ebenso im Larynx und Trachea entzündliche Veränderungen. In Selbstversuchen KOINOS trat typisches hämorrhagisches Sputum am 5.—10. Tag nach der Infektion auf, und ausgesprochene Heiserkeit. Larven von Askariden waren maximal am 5. Tag im Auswurf zu finden. Sterben Larven in der Lunge ab, so können sie in kleinen Fremdkörpertuberkeln abgekapselt werden; eosinophile Leukozyten fehlen in solchen Knötchen, während sie in den Reaktionsprozessen um lebende Larven zu finden sind. Nach NETTESHEIM machen die Larven kleine Gefäßzerreißungen und neutrophile Leukozytose, doch keine eigentliche Pneumonie. Indes sind bei Versuchen anderer Forscher mit verwandten Wurmlarven auch kleine zentral nekrotisierende Pneumonien gesehen worden. STEINER hat anfallsweise bei Kindern auftretende fieberhafte Erkrankungen bei Kindern, die sich in der Folge als mit Spulwürmern behaftet erwiesen, vermutlich mit Recht auf bronchopneumonische Prozesse, hervorgerufen durch die Anwesenheit der Spulwurmlarven in der Lunge, zurückgeführt.

Es ist recht wahrscheinlich, daß auch die Larven von Ankylostomum und Nekator, wie auch die von Strongyloides, zu ganz ähnlichen Prozessen Anlaß geben. Bei der Ankylostomeninfektion wird bei Bergwerksarbeitern über eine „spezifische" Bronchitis („catarrhe des gourmes", MANOUVRIER) berichtet; ebenso von LOOSS u. a. über Dyspnoe, Katarrh und Husten, zwar in den früheren Stadien kurz nach erfolgter Infektion.

Bei Strongyloidesinfektion sind von GAGE auch filariforme Larven im Auswurf und knötchenartige Herde in der Lunge gefunden worden (zit. bei LOOSS).

Eine Lungeninfektion mit einem Nematoden des Genus: Cyathostoma wurde von JOHN bei einem 33 jährigen Manne gesehen, der sich auf den Philippinen infiziert hatte. Ein 16,6 mm langes Weibchen des Wurmes wurde bei einem Hustenanfall ausgehustet; im schleimig eitrigen Sputum waren auch die 60:102 μ großen Eier, ähnlich den Oxyureneiern, aufzufinden.

Der Aufenthalt von Mikrofilarien (in Frage kämen Microfilaria Bancrofti, loa und perstans) scheint öfters fieberhafte Lungenerscheinungen auszulösen. TANIGUCHI erwähnt sogar eine Filaria-Hämoptoe und Pleuritis (bei Filaria Bancrofti).

D. Blutegel. Hirudinei.

Blutegel hat man nicht so ganz selten im Nasenrachenraum oder im oberen Larynx angetroffen. Es handelt sich dabei meistens um Blutegel, die im Wasser leben und beim Trinken so verunreinigten Wassers in die Mundhöhle gekommen sind und sich nun mit Vorliebe hinten am Gaumen festsetzen. Es gibt zahlreiche solcher Fälle, die in den wärmeren Ländern beobachtet worden sind, in den Balkanländern, in Italien, in der Türkei, in Asien, in Nordafrika usw. Fast immer handelte es sich um Egel der Gattung Bdella(=Limnatis) nilotica, gelegentlich auch um andere Egel, z. B. Hämadipsa ceylonica. Die Egel können zu schweren sogar tödlichen Blutungen, unter Umständen, je nach ihrem Sitz, auch zu Erstickung Anlaß geben. Sitz in der Nasenhöhle wurde von COSTA, TOUBERT und anderen berichtet. Häufig werden sie im Nasenrachenraum, im Pharynx und selbst im Larynx gefunden. Die Egel haben manchmal ganz lange Zeit, so $1^1/_2$ Monate im Fall von VIDAL, 22 Tage (im Fall von PHOTIADES, an der Stimmlippe) verweilt. Manche Fälle endeten durch Blutung oder Ersticken tödlich, in manchen ist durch Extraktion der Egel die Gefahr behoben worden. Einige Dutzend solcher Fälle sind bei SEIFERT mitgeteilt. CHIARI hat 24 Fälle von Blutegeln im Larynx zusammengestellt. In die Trachea gelangen sie nur sehr selten (Fälle von AUBERT, RIVOLA, TAPIA, VICANO).

Zu medizinischen Zwecken angesetzte Blutegel — Spezies: Hirudo medicinalis — sind gelegentlich aus Versehen in die Nasenhöhle gelangt und haben dort Nasenbluten und Nasenverstopfung verursacht (Fälle von LUSITANUS, Fall von SINCLAIR, bei einem 3jährigen Kinde, und andere).

III. Insekten.

a) Fliegen.

Infektion der Nase, nicht ganz selten auch der Nebenhöhlen, durch **Fliegenlarven** spielen in unseren Breiten eine viel geringere Rolle als in den warmen Ländern. Die Fliegen legen ihre Eier mit Vorliebe an Stellen, wo eitrige Sekretion vorhanden ist; an eiternde und ulzerierte Stellen, mit besonderer Vorliebe offenbar auch bei Ozaenakranken (von FRANTZIUS, MANKIEWICZ). Da die Eier nur tags über abgelegt werden, wird die Eiablage nur bei solchen Personen Erfolg haben, die etwa benommen oder betrunken, oder die eingeschlafen sind. Aus den Eiern können sich in warmen Ländern sehr rasch die Maden entwickeln, die recht beweglich und gefräßig sind, und vom Ort der Eiablage auch in die Nachbarschaft wandern — allerdings immer nur an Orte, wo ihnen genügend Sauerstoff zur Verfügung steht. So gelangen sie in die Nasenhöhle, in die Nebenhöhlen der Nase, in Stirnhöhle, Siebbeinhöhle, Kieferhöhle und gelegentlich noch weiter.

Folgende Fliegenarten kommen in Frage:

Sarcophaga carnaria (weit verbreitet, zudringlich);

Lucilia (=Chrysomyia) macellaria — amerikanische Arten. Die Larven gehen dort unter der Bezeichnung: „screw worm";

Pycnosoma bezziana (Afrika);

Wohlfartia magnifica, eine an sich scheue Fliege. Mehrere Fälle aus Rußland (z. B. GERSTÄCKER, 15 Maden in der Nasenhöhle);

Cordylobia anthropophaga und Cordylobia rodhaini.

Von Östrusarten sind Maden gelegentlich in Nase, Larynx und Konjunktiva gesehen worden (Fälle von Östrus ovis, aus Italien und Afrika). Larven von Hypoderma bovis fand POILOUX in der Nase eines 55 jährigen. Um die Larven von Rhinöstrus purpureus hat es sich vermutlich gehandelt in einem Falle BETTIS (Larven aus der Nase entfernt). Dermatobia cyaniventris soll nach SEIFERT auch schon in der Schleimhaut des Larynx angetroffen worden sein.

Die Fliegenlarven können recht umfangreiche Zerstörungen an den Weichteilen, ja selbst an den Knorpeln hervorrufen. Es sind Fälle bekannt, wo der weiche Gaumen, die Uvula, der ganze knorplige Anteil der Nase, selbst das Zungenbein (BRITTON) durch sie zerstört worden ist. Selbst bis zum Gehirn sind sie vorgedrungen und haben dort zu einem tödlichen Abszeß geführt (Fall von CHIODI, durch Lucilialarven). Todesfälle an Meningitis durch Fliegenlarven sind nach CURRAM gar nicht so selten. In der Nase veranlassen sie einen serös eitrigen Katarrh. Sehr charakteristisch ist die starke Schwellung des Gesichts, bei längerer Dauer der Infektion (da bis zur Verpuppung je nach Art bis 14 Tage vergehen können) nervöse Erscheinungen, Benommenheit, Delirien. Oft enden solche Fälle tödlich (MAILLARD 21 mal in 38 Fällen; dagegen sah LAHORY von 91 nur 2 tödlich enden).

Die Zahl der Larven kann sehr beträchtlich sein, man hat über 100, bis zu 350 gezählt. Auch aus der Highmorshöhle hat man in einem tödlichen Falle über 20, aus der Orbita über 36 lebende Larven entfernt (Fall von JOSEPH, 11jähriges Mädchen, Infektion mit Wohlfartia magnifica).

Andere Insekten, deren Larven nur ganz ausnahmsweise angetroffen worden sind: **Cochliomyia, Phormiaarten, Apiochaete, Pycnosoma**; ferner Larven von **Milben** (Piophila) und von **Käfern**.

b) Ohrwürmer.

Forficulaarten (Ohrwürmer) gelangen gelegentlich in die Nase, etwa beim Riechen an Pflanzen, und können hier oder auch in den Nebenhöhlen unter Umständen lange verweilen (so etwa in einem Falle SANDIFORTs, Ohrwurm in der rechten Stirnhöhle).

c) Myriapoden.

Mehrmals sind auch Myriapoden in der Nase oder den Nebenhöhlen gefunden worden. In einem Falle LITTRÉs soll ein 6 Zoll langer Skolopender angeblich 4 Jahre in der Nase verweilt haben! WILSON berichtet über einen 28jährigen Mann, der 2 Jahre krank war und dann einen Tausendfuß beim Schneuzen entleerte. Im Sinus maxillaris wurden Tausendfüßler von BERTRAND, in der Stirnhöhle von BERGMANN beobachtet, in der Nase sind mehrere Fälle bei SEIFERT angegeben. Folgende Arten kommen nach BLANCHARD in Betracht: Verschiedene **Geophilus-, Chaetechelyne-** und **2 Lithobiusarten**. Sie machen, wie Fliegenlarven, eitrige Katarrhe, oft auch schwere nervöse Beschwerden.

IV. Arachnoiden.

Hier sind aufzuführen die zur Klasse der Arachnoiden gehörenden **Linguatuliden**, und zwar die Larve von **Linguatula rhinaria** (= sog. **Pentastomum taenoides**).

Während die Linguatulalarven in der Leber nicht so ganz selten angetroffen werden, ist ihr Vorkommen in der Lunge eine Seltenheit. Die Zahl der jeweils angetroffenen Larven ist klein, meist findet man nur eine. KOCH fand einmal 4, wo gleichzeitig in der Leber 10 vorhanden waren. Eine lebende Linguatulalarve hat LAUDON bei einem 42jährigen ikterischen Manne, der schon Jahre lang an Nasenbluten litt, durch Niesen aus der Nase abgehen sehen. Ferner fand GALLI-VALERIO eine über 1 cm lange 3 mm breite Linguatula auf einem Fibrosarkom der Nase eines 19jährigen. In dem Tumor war von Parasiten oder Eiern nichts zu finden und so ist nichts darüber auszusagen, ob der Parasit irgendwie mit der Geschwulstbildung etwas zu tun hatte. SAGREDO hat bei einem 17jährigen Knaben im Unterlappen der rechten Lunge eine infarktartige erhabene, 15 : 20 mm große Stelle gefunden, mit zentralen weißlichen Pünktchen; hier fand sich eine Linguatulalarve im Gewebe. Nach SAGREDO hatte sie zu Blutung in die benachbarten Alveolen geführt, rote Streifen wiesen auf Wanderung des Parasiten hin. Indes ist nach SONOBEs Kritik die Deutung dieses Falles wohl die, daß hier eine Linguatulalarve im Stadium vor der letzten Häutung vorlag, die nach dem Tod des Trägers die Hülle abstreifen und wandern wollte. Für die Infarktbildung ist sie vermutlich nicht verantwortlich zu machen.

Die pathogene Bedeutung der Linguatulalarven in der Lunge ist recht gering. Von den genannten Fällen abgesehen, hat man immer nur die abgestorbenen verkalkten Larven innerhalb von umschriebenen bindegewebigen Knötchen gefunden. Die Wände sind meist stark hyalin, von den Larven selbst ist oft kaum mehr etwas zu entdecken, wenn man nicht sehr genau nachsucht, und insbesondere nach Säurezusatz frisch untersucht, wo dann die Chitingebilde (vor allem die kleinen Häkchen) deutlich werden und eine Bestimmung ermöglichen.

Schrifttum.

Zusammenfassende Darstellungen:

BRAUN: Die tierischen Parasiten des Menschen. 6. Aufl. 1925. — BRUMPT: Précis de parasitologie. 3. Aufl. 1922.

FANTHAM, STEPHENS und THEOBALD: The animal parasites of man. London 1916.

LOOSS: Würmer und die von ihnen hervorgerufenen Erkrankungen. Menses Handbuch der Tropenkrankheiten, 2. Aufl. Bd. 2. 1914.

NEUMANN, R. O. und MARTIN MAYER: Tierische Parasiten. Lehmanns Atlas. Bd. 11. 1914.

RIVAS: Human parasitology. Philadelphia 1920.

SEIFERT, O.: Pflanzliche und tierische Parasiten. In DENKER-KAHLERs Handbuch der Hals-, Nasen- u. Ohrenheilkunde. Bd. 4, S. 4. Julius Springer 1928.

WENYON: Protozoology. 2 Bände. London 1926.

Protozoen.
1. Amöben.

BUNTING: Zit. bei IZAR.

COUTEAUD: Zit. bei IZAR.

DUBUJADOUX: Ebenda.

FISCHER, WALTHER: Die Aömbenruhr. Kolle-Wassermann Handbuch. 3. Aufl. 1927.

GRALL: Traité de pathologie exotique. Bd. 4. Paris 1920.

HABERFELD: Bronchitis und Peribronchitis amoebiana. Münch. med. Wschr. 1927, 1834.

IZAR: Le metastasi amebiche. Catania 1925.

JUSTI: Die Amöbenerkrankungen der Leber und anderer innerer Organe. Menses Handbuch der Tropenkrankheiten. 3. Aufl. Bd. 4. 1926.

MANSON-BAHR: Pulmonary amoebiasis. Lancet. 22. Sept. 1923, 599.

2. Andere Protozoen.

ASHWORTH: Zit. bei WENYON.

BEATTIE: Brit. med. J. 1. Dez. 1906, 1574. — BARABAO und ST. REMY: Zit. bei WENYON.

HARTMANN und SCHILLING: Die pathogenen Protozoen. Berlin: Julius Springer 1917. — HONIGMANN: Parasitäre Flagellaten in der menschlichen Lunge. Med. Klin. 1921, Nr 22.

KANNENBERG: (a) Über Infusorien im Sputum. Virchows Arch. 75, 471 (1879). (b) Über die Infusorien in den Sputis bei Lungengangrän. Z. klin. Med. 1, 288 (1880).

LINCOLN und GARDNER: A case of rhinosporidium Seeberi in a resident of the United Staates. Arch. of Path. 8, 38 (1929).

MARX: Über den pathologisch-anatomischen Nachweis von Trichomonas pulmonalis bei putrider Bronchitis. Schweiz. med. Wschr. 1927, 487. — MAYER, MART.: Leishmanien. In Kolle-Wassermanns Handbuch. 2. Aufl. B. 7. — MELENEY: Über Wucherung der Lungengefäßendothelien bei mit Kala-azar infizierten Affen. Arch. Schiffs- u. Tropenhyg. 29 (1925). — MIRIEUX: Zit. bei BRAUN.

SCHMIDT, AD.: Über parasitäre Protozoen im Auswurf. Münch. med. Wschr. 1895, 1181.

Trematoden.
a) Paragonimus.

ABEND: Dtsch. Arch. klin. Med. 100, 501 (1910). — AMREIN: Über Lungenegelkrankheit. Schweiz. med. Wschr. 1923, 576. — ANDO: Über die Untersuchung der Lungendistomiasis. Verh. jap. path. Ges. 6, 68 (1916).

BACMEISTER: Distoma pulmonale. Z. Tbk. 46, 270 (1926).

CORVETTO: Ref. amer. med. Assoc. 80, 807 (1923).

DE GOUVEA: La distomatose pulmonaire. Thèse de Paris 1895.

IKEDA: Ref. Jap. J. med. Sci., Abstr. 2, 3 (1925).

KATSURADA: Beitrag zur Kenntnis des Distomum Westermanni. Beitr. path. Anat. 28, 506 (1900). — KIMURA: A case of cysts in the brain caused by Paragonimus West. Mitt. path. Inst. Sendai I. 2, 375 (1921). — KOBAYASHI: Ref. Arch. Schiffs- u. Tropenhyg. 28, 83 (1924). — KRAUSPE: Über die pathologisch-anatomischen Veränderungen in der Lunge eines mit Paragonimus Westermanni infizierten Königstigers. Virchows Arch. 241, 232 (1923). — KUBO und OKAMOTO: Über einen Fall von Paragonimiasis. Verh. jap. path. Ges. 14, 174 (1924). — KU YUE CHI: Über Paragonimus Westermanni. Arch. Schiffs- u. Tropenhyg. 33, 287 (1929).

MIYAIRI: Beiträge zur Kenntnis von der Entwicklung des Paragonimus Westermanni. Mitt. med. Fak. Kiushiu. 6 (1922).

SUGA und NAKAHAMA: Zit. bei KATSURADA.

TANAKA: Zur Kenntnis der Lungendistomenkrankheit. Wien. klin. Wschr. 1911, 49.

URCHS: Ein Fall mit 6facher Wurminfektion. Arch. Schiffs- u. Tropenhyg. **29**, 698 (1925).

WARD: Über das Vorkommen von Distoma Westermani in den Vereinigten Staaten. Zbl. Bakter. **15**, 362 (1894).

YAMAGIWA: (a) Beitrag zur Ätiologie der JACKSONschen Epilepsie. Virchows Arch. **119**, 447 (1890). (b) Über die Lungendistomenkrankheit in Japan. Virchows Arch. **127**, 446 (1897). — YOKOGAWA, SUYEMORI, MURAI: Ref. Arch. Schiffs- u. Tropenhyg. **26**, 21 (1922). — YOKOGAWA: Studien über Übergangs- und Verbreitungswege des Paragonimus Westermanni usw. Verh. jap. path. Ges. **6**, 61 (1916).

b) Schistosomen.

CAWSTON: Bilharzia disease in Natal. J. amer. med. Assoc. **77**, 58 (1921).

KARTULIS: Weitere Beiträge zur pathologischen Anatomie der Bilharzia. Virchows Arch. **152**, 474 (1898).

MILLER, JOHN W.: Über die brasilianische Schistosomiasis. Verh. dtsch. path. Ges. **1914**, 265. — MIYAGAWA: Über die Veränderungen der Eier des Schistosomum japonicum usw. Mitt. med. Fak. Tokyo. **15**, 453 (1916).

RISQUEZ: Note sur la distomatose et la bilharziose humaine au Venezuela. Bull. Soc. Path. exot. Paris. **14**, 382 (1921).

SYMMERS: A note on a case of bilharzial worms in the pulmonary blood etc. Lancet, 7. Jan. **1905**, 22.

TSUNODA: Über tuberkelähnliche Knötchenbildung verursacht durch Eier von Schistosomum japon. Virchows Arch. **197**, 425 (1909).

Bandwürmer.

ANDRAL: Zit. bei ROKITANSKI: Lehrbuch der pathologischen Anatomie. 3. Aufl. 1861. — ARESU: La morte improvvisa nell' echinococco. Riv. osped. **12** (1922). — ARNSTEIN: Über Echinokokkuspneumozysten. Wien. med. Wschr. **1920**, 234.

BIBER: Über einen metastasierenden Echinococcus multilocularis. Zbl. Path. **22**, 481 (1911).

CHIARI: Multiple Echinokokkenembolie in beiden Lungen. Verh. dtsch. path. Ges. **1905**, 27.

DÉVÉ: Zit. bei LEHMANN, Monographie.

ELENEVSKY: Zur pathologischen Anatomie des multilokulären Echinokokkus. Arch. klin. Med. **82**, 393 (1907).

HOSEMANN: (a) Die Chirurgie der parasitären Erkrankungen. Die Chirurgie Bd. 2. 1927. (b) Monographie. Die Echinokokkuskrankheit. Neue dtsch. Chir. Bd. 40.

JAHN: Über den Wachstumstypus des Echinococcus alveolaris und die durch ihn bedingten Reaktionsformen des Wirtsgewebes. Beitr. path. Anat. **76**, 1 (1927).

KAPPIS: Leberechinokokkus mit Vereiterung und Perforation in die rechte Lunge. Arb. path.-anat. Inst. Tübingen. **6** (1909).

LASKER: Beitrag zur Kenntnis der Lungenechinokokken. Arch. klin. Chir. **114**, 864 (1920). — LEHMANN: (a) Behandlung des Echinococcus cysticus. Die Chirurgie. Bd. 2. S. 1. 1927. (b) Wann und wie soll der Lungenechinokokkus operiert werden? Dtsch. Z. Chir. **197**, 91 (1926). (c) Monographie. Die Echinokokkuskrankheit. Neue dtsch. Chir. Bd. 40. LIEBERMEISTER: Beitrag zur Kasuistik des multilokulären Echinokokkus. Inaug.-Diss. Tübingen 1902. — LJUBARSKI: 2 Fälle von Hepatobronchialfistel infolge von Echinokokkus. Arch. klin. Chir. **143**, 718 (1926). — LOZANO: Über die Echinokokkenkrankheit. Münch. med. Wschr. **1923**, 969.

MARIANTSCHIK: Zur Pathologie des Lungenechinokokkus. Zbl. Chir. **1927**, 1286. — MORANSARD: Ref. Zbl. Path. **36**, 522 (1925). — MORQUIO: Ref. J. amer. med. Assoc. **86**, 986 (1926).

PEREYRA: Ref. J. amer. med. Assoc. **80**, 1184 (1923). — PETROW: Zit. bei LEHMANN, Monographie.

SCHABOTINSKI: Ref. Erg. Path. **21**, 2, 416 (1926).

TASHIRO: Clinical, pathologic anatomical and experimental studies on Plerocercoides prolifer Iijima etc. Mitt. Med. Fak. Kyushiu **9** (1924).

YAMATO: Über den Echinokokkus der Wirbelsäule und der Pleura mediastinalis. Virchows Arch. **253**, 364 (1924).

ZSCHENTZSCH: 5 Fälle von Echinococcus multilocularis der Leber. Inaug.-Diss. Zürich 1910.

Rundwürmer.

ALBRECHT: Zit. bei SEIFERT. — ASKANAZY: Zur Lehre von der Trichinosis. Virchows Arch. **141**, 42 (1895).

CHIARI: Zit bei SEIFERT.

DESCHAMPS: Ebenda.

FORTESSIN: Ebenda. — FÜLLEBORN: Die Filarien des Menschen. In Kolle-Wassermanns Handbuch der pathologischen Mikroorganismen. 2. Aufl. Bd. 8. 1913.

HARTMANN: Ebenda. — HÄNISCH: Fremdkörper in der Stirn- und Oberkieferhöhle. Inaug.-Diss. Straßburg 1901. — HÖPPLI: Über Beziehungen zwischen dem biologischen Verhalten parasitischer Nematoden und histologischen Reaktionen des Wirbeltierkörpers. Arch. Schiffs- u. Tropenhyg. 31, Beih., Nr 3 (1927).

JOHN: Infestation of the lung by a nematode of the genus cyathostoma. J. amer. med. Assoc. 92, Nr 22 (1929).

KOINO: Experimental infections on human body with ascarides. Jap. med. World. 2, 317 (1922).

LEON: Notes de parasitologie. Zbl. Bakter. Orig. 72 (1914). — LOOSS: Würmer und die von ihnen hervorgerufenen Erkrankungen. Menses Handbuch der Tropenkrankheiten. 2. Aufl. Bd. 2. 1914.

MANOUVRIER: Zit. bei BRUMPT. — MATSUBARA: Organveränderungen bei der experimentellen Askarisinfektion. Verh. Jap. path. Ges. 15, 253 (1925). — MOSLER: Über Vorkommen von Zooparasiten im Larynx. Z. klin. Med. 6, 495 (1883).

NETTESHEIM: Das Wandern der Spulwurmlarven in inneren Organen. Münch. med. Wschr. 69, 1304 (1922).

RHEINS und LEUCKART: Zit. bei SEIFERT. — SEIFERT: Parasiten in der Nase. Handbuch der Laryngologie. Bd. 3. 1900. — STEINER: Schweiz. med. Wschr. 1920, 334.

TANIGUCHI: Ref. Zbl. Bakter. 37, 752 (1906). — TOCHIHARA: Über die durch Askaridenlarven bedingte Pneumonie. Jap. J. med. Sci., Trans. 2, 3 (1925). — TROJA: Zit. bei SEIFERT.

WRISBERG: Ebenda.

Blutegel.

SEIFERT: Die Parasiten der Nase, in Handbuch der Laryngologie. Bd. 3. 1900. — SEIFERT, O.: Die tierischen Parasiten des Menschen. 2. Teil, 2. Aufl. 1920. — SEYFARTH: Tropische und subtropische Süßwasserblutegel als Parasiten. Zbl. Bakter. Orig. 79, 89 (1917).

Die übrigen im Text zitierten Autoren siehe bei SEIFERT.

Fliegen.

BETTI: Zit. bei FÜLLEBORN. — BRITTON: Zit. bei SEIFERT.

CHIODI: Ebenda.

DIXON: An unusual case of rhinal myiasis with recovery. J. amer. med. Assoc. 83, Nr 17 (1924).

v. FRANTZIUS: Über das Vorkommen von Fliegenlarven in der Nasenhöhle. Virchows Arch. 43, 98 (1868). — FÜLLEBORN: Über Ophthalmomyiasis. Arch. Schiffs- u. Tropenhyg. 23, 349 (1919).

GERSTÄCKER: Zit. bei SEIFERT.

JOSEPH: Zit. bei SEIFERT:

LAHORY: Zit. bei SEIFERT.

DE MAGELHAES: Ref. Zbl. Path. 4, 743 (1893). — MAILLARD: Zit. bei SEIFERT. — MANKIEWICZ: Über das Vorkommen von Fliegenlarven in der Nasenhöhle. Virchows Arch. 44, 375 (1868).

PATTON: Ref. Schiffs- u. Tropenhyg. 27, 37 (1923). — POILOUX: Zit. bei SEIFERT.

SEIFERT: Die tierischen Parasiten des Menschen. Bd. 2, 2. Aufl. 1920. — SINTON: Ref. Arch. Schiffs- u. Tropenhyg. 26, 88 (1922).

Andere Arthropoden.

BERTRAND: Zit. bei SEIFERT. — BERGMANN: Ebenda. — BLANCHARD: Zit. bei BRUMPT.

GALLI-VALERIO: Parasitologische Untersuchungen. Zbl. Bakter. Orig. 86, 346 (1921).

KOCH, M.: Zur Kenntnis des Parasitismus der Pentastomen. Verh. dtsch. path. Ges. 10, 265 (1906).

LAUDON: Kasuistischer Beitrag zur Ätiologie der Nasenblutungen. Berl. klin. Wschr 1878, 730. — LITTRÉ: Zit. bei SEIFERT.

ORTH: Lehrbuch der speziellen pathologischen Anatomie. Bd. 1. 1887.

SAGREDO: Linguatula-rhinaria-Larve (Pentastoma denticulatum) in den Lungen des Menschen. Virchows Arch. 251, 608 (1924). — SANDIFORT: Zit. bei SEIFERT. — SEIFERT: Die tierischen Parasiten des Menschen. 2. Aufl., 2. Teil. 1920. — SONOBE: Über Linguatuliden-Larven-Knötchen usw. Virchows Arch. 263, 753 (1927).

WILSON: Brit. med. J. 9. März 1929.

Namenverzeichnis.

Die *kursiv* gedruckten Ziffern weisen auf die Schrifttumverzeichnisse hin.

Sachverzeichnis.